U. Schwabe/D. Paffrath (Hrsg.)

Arzneiverordnungs-Report 2002

T0254356

Springer-Verlag Berlin Heidelberg GmbH

Ulrich Schwabe und Dieter Paffrath (Hrsg.)

Arzneiverordnungs-Report 2002

Aktuelle Daten, Kosten, Trends und Kommentare

Mit Beiträgen von

Manfred Anlauf
J. Christian Bode
Rainer H. Böger
Volker Dinnendahl
Uwe Fricke
Judith Günther
Hans-Georg Joost
Karl-Friedrich Hamann
Knut-Olaf Haustein
Karl Hans Holtermüller
Adalbert Keseberg
Gerald Klose
Björn Lemmer
Martin J. Lohse

Anna Lorenzen
Klaus Mengel
Bernd Mühlbauer
Bruno Müller-Oerlinghausen
Katrin Nink
Hartmut Oßwald
Thomas Rabe
Gerhard Schmidt
Harald Schmidt
Hasso Scholz
Helmut Schröder
Ulrich Schwabe
Jens Zeller
Reinhard Ziegler

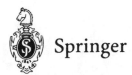 Springer

Prof. Dr. med. Ulrich Schwabe
Pharmakologisches Institut der Universität Heidelberg
Im Neuenheimer Feld 366
69120 Heidelberg

Dr. rer. soc. Dieter Paffrath
Bachstraße 29
50858 Köln

ISBN 978-3-540-43624-9   ISBN 978-3-662-11173-4 (eBook)
DOI 10.1007/978-3-662-11173-4

http://www.springer.de

© Springer-Verlag Berlin Heidelberg 2003
Ursprünglich erschienen bei Springer-Verlag Berlin, Heidelberg, New York 2003

Wichtiger Hinweis
Die Erkenntnisse in der Medizin unterliegen laufendem Wandel durch Forschung und klinische Erfahrungen. Sie sind darüber hinaus vom wissenschaftlichen Standpunkt der Beteiligten als Ausdruck wertenden Dafürhaltens geprägt. Wegen der großen Datenfülle sind Unrichtigkeiten gleichwohl nicht immer auszuschließen. Alle Angaben erfolgen insoweit nach bestem Wissen aber ohne Gewähr.

Die Wiedergabe von Gebrauchsnamen, Handelsnamen, Warenbezeichnungen usw. in diesem Werk berechtigt auch ohne besondere Kennzeichnung nicht zu der Annahme, daß solche Namen im Sinne der Warenzeichen- und Markenschutz-Gesetzgebung als frei zu betrachten wären und daher von jedermann benutzt werden dürften.

Produkthaftung: Für Angaben über Dosierungsanweisungen und Applikationsformen können Autoren, Herausgeber und Verlag keine Gewähr übernehmen. Derartige Angaben müssen vom jeweiligen Anwender im Einzelfall anhand anderer Literaturstellen und anhand der Beipackzettel der verwendeten Präparate in eigener Verantwortung auf ihre Richtigkeit überprüft werden.

Herstellung: PRO EDIT GmbH, D-69126 Heidelberg
Einbandgestaltung: design & production, D-69121 Heidelberg
Satz: AM-Productions, D-69168 Wiesloch
Gedruckt auf säurefreiem Papier   SPIN 10856055   14/3130Re-5 4 3 2 1 0

Vorwort der Herausgeber

Stark gestiegene Arzneimittelkosten sind die Hauptursache für das Milliardendefizit der Gesetzlichen Krankenkassen im Jahr 2001. Daher werden in unserem Jahresbericht über die vertragsärztlichen Arzneiverordnungen die Ursachen der Kostenentwicklung analysiert und Alternativen für eine bessere Nutzung vorhandener Ressourcen aufgezeigt. Besonders bedeutsam sind hohe Wirtschaftlichkeitsreserven bei Generika, Analogpräparaten (Me-too-Präparaten) und umstrittenen Arzneimitteln. Als· Schwerpunktthema haben wir in diesem Jahr die Qualität der Arzneimittelversorgung ausgewählt, um die Diskussion über die von der pharmazeutischen Industrie behauptete Unterversorgung mit innovativen Arzneimitteln auf eine reale Basis zu stellen. Wie in den vorangehenden Jahren wurden uns dankenswerterweise die Verordnungsdaten des vom Wissenschaftlichen Institut der AOK (WIdO) erstellten GKV-Arzneimittelindex von den Projektträgern zur Verfügung gestellt.

An erster Stelle danken wir unseren Autoren aus Pharmakologie, Klinik, Praxis und Krankenversicherung für ihre zügige und kompetente Mitarbeit. Zu besonderem Dank sind wir allen Beratern der Herausgeber verpflichtet, die sich an der Durchsicht der Manuskripte beteiligt haben und uns wertvolle Anregungen zukommen ließen. Unser Dank gilt weiterhin Frau Katrin Nink und Herrn Helmut Schröder im Wissenschaftlichen Institut der AOK (WIdO) für die Erstellung des statistischen Teils und die sorgfältige Datenkontrolle des Gesamtwerks, ebenso für die Mitwirkung von Frau Gudrun Billesfeld, Frau Gabi Brückner, Herrn Kai Bungarz, Frau Dr. Judith Günther, Frau Andrea Hall, Frau Sandra Heric, Frau Manuela Steden, Frau Sylvia Stolle-Meinhardt, Herrn Izzet Tunc und Frau Marie-Luise Watty. Wir danken ferner Frau Rosemarie LeFaucheur im Pharmakologischen Institut der Universität Heidelberg, die bereits seit fünf Jahren die Manuskripte des Buches in bewährter Weise für den Druck vorbereitet. Schließlich gilt unser Dank Herrn Dr. Thomas Mager vom Springer-Verlag für die kompetente Planung und Betreuung der diesjährigen Ausgabe und Herrn Bernd Reichenthaler von der Pro Edit GmbH für die Herstellung des Buches in schnellstmöglicher Zeit.

Heidelberg und Köln, 23. Juli 2002   ULRICH SCHWABE
                                                      DIETER PAFFRATH

Autorenverzeichnis

Prof. Dr. med. Manfred Anlauf, Medizinische Klinik II des Zentralkrankenhauses Reinkenheide, Postbrookstraße 18, 27574 Bremerhaven, e-mail: manfred.anlauf@zkr.de

Prof. Dr. med. J. Christian Bode, Honoldweg 18, 70193 Stuttgart

Prof. Dr. med. Rainer H. Böger, Institut für Experimentelle und Klinische Pharmakologie und Toxikologie, Universitäts-Krankenhaus Eppendorf, Martinistraße 52, 20246 Hamburg, e-mail: boeger.rainer@gmx.de

Prof. Dr. rer. nat. Volker Dinnendahl, Deutsches Apothekerhaus, Ginnheimer Straße 26, 65760 Eschborn, e-mail: v.dinnendahl@abda.aponet.de

Prof. Dr. rer. nat. Uwe Fricke, Institut für Pharmakologie der Universität zu Köln, Gleueler Straße 24, 50931 Köln, e-mail: Uwe.Fricke@ medizin.uni-koeln.de

Dr. rer. nat. Judith Günther, Kurt-Tucholsky-Straße 38, 79100 Freiburg, e-mail: Judith.Guenther@t-online.de

Prof. Dr. med. Karl-Friedrich Hamann, Hals-Nasen-Ohrenklinik und Poliklinik der Technischen Universität München, Ismaninger Straße 22, 81675 München

Prof. Dr. med. Knut-Olaf Haustein, Institut für Nikotinforschung und Raucherentwöhnung, Johannesstraße 85–87, 99084 Erfurt, e-mail: haustein@inr-online.de

Prof. Dr. med. Karl Hans Holtermüller, St. Markus-Krankenhaus, 1. Medizinische Klinik, Wilhelm-Epstein-Straße 2, 60431 Frankfurt am Main, e-mail: med1.mk@diakonie-kliniken.de

Prof. Dr. med. Dr. rer. nat. Hans-Georg Joost, Deutsches Institut für Ernährungsforschung, Arthur-Scheunert-Allee 114–16, 14558 Bergholz-Rehbrücke, e-mail: joost@mail.dife.de

Prof. Dr. med. Adalbert Keseberg, Am Hahnacker 36, 50374 Erftstadt-Liblar, e-mail: Adalbert.Keseberg@t-online.de

Prof. Dr. med. Gerald Klose, Medizinische Klinik, Zentralkrankenhaus links der Weser, Senator-Weßling-Straße 1, 28277 Bremen, e-mail: klose.g@zkhldw.de

Prof. Dr. med. Dr. h.c. Björn Lemmer, Institut für Pharmakologie und Toxikologie, Fakultät für Klinische Medizin Mannheim der Universität Heidelberg, Maybachstraße 14–16, 68169 Mannheim, e-mail: blemmer@rumms.uni-mannheim.de

Prof. Dr. med. Martin J. Lohse, Institut für Pharmakologie und Toxikologie der Universität Würzburg, Versbacher Straße 9, 97078 Würzburg, e-mail: i-pharmakologie@toxi.uni-wuerzburg.de

Privatdozentin Dr. med. Anna Lorenzen, Psychiatrisches Zentrum Nordbaden, Zentrum für Psychiatrie Wiesloch, Heidelberger Straße 1a, 69168 Wiesloch, e-mail: anna.lorenzen@urz.uni-heidelberg.de

Dr. med. Klaus Mengel, Höferstraße 15, 68199 Mannheim

Prof. Dr. med. Bernd Mühlbauer, Institut für Klinische Pharmakologie, Zentralkrankenhaus Sankt-Jürgen-Straße, 28205 Bremen, e-mail: b.muehlbauer@klinpharm-bremen.de

Prof. Dr. med. Bruno Müller-Oerlinghausen, Jebenstraße 3, 10623 Berlin, e-mail: bmoe@zedat.fu-berlin.de

Frau Katrin Nink, Wissenschaftliches Institut der AOK, Kortrijker Straße 1, 53177 Bonn, e-mail: katrin.nink@wido.bv.aok.de

Prof. Dr. med. Hartmut Oßwald, Pharmakologisches Institut der Universität, Wilhelmstraße 56, 72074 Tübingen, e-mail: osswald@uni-tuebingen.de

Prof. Dr. med. Dr. h.c. Thomas Rabe, Universitäts-Frauenklinik, Voßstraße 9, 69115 Heidelberg, e-mail: thomas_rabe@med.uni-heidelberg.de

Prof. Dr. med. Gerhard Schmidt, Institut für Pharmakologie und Toxikologie der Universität, Robert-Koch-Straße 40, 37075 Göttingen, e-mail: fvetterl@med.uni-goettingen.de

Prof. Dr. med. Harald Schmidt, Rudolf-Buchheim-Institut für Pharmakologie, Frankfurter Straße 107, 35392 Gießen, e-mail: Harald.Schmidt@pharma.med.uni-giessen.de

Prof. Dr. med. Dr. h.c. Hasso Scholz, Institut für Experimentelle und Klinische Pharmakologie und Toxikologie, Universitäts-Krankenhaus Eppendorf, Martinistraße 52, 20246 Hamburg, e-mail: h.scholz@uke. uni-hamburg.de

Helmut Schröder, Wissenschaftliches Institut der AOK, Kortrijker Straße 1, 53177 Bonn, e-mail: helmut.schroeder@wido.bv.aok.de

Prof. Dr. med. Ulrich Schwabe, Pharmakologisches Institut der Universität Heidelberg, Im Neuenheimer Feld 366, 69120 Heidelberg, e-mail: Ulrich.Schwabe@urz.uni-heidelberg.de

Prof. Dr. W. Jens Zeller, Deutsches Krebsforschungszentrum, Abt. Perinatale Toxikologie, Im Neuenheimer Feld 280, 69120 Heidelberg

Prof. Dr. med. Reinhard Ziegler, Medizinische Universitätsklinik, Abteilung Innere Medizin I, Bergheimer Straße 58, 69115 Heidelberg

Berater der Herausgeber

Inhaltsverzeichnis

1. Überblick über die Arzneiverordnungen im Jahr 2001

ULRICH SCHWABE

Die Arzneimittelausgaben der gesetzlichen Krankenversicherung (GKV) sind im Jahr 2001 um 10,4% auf 21,3 Mrd. € gestiegen. Der Ausgabenzuwachs beträgt 2,0 Mrd. € und hat damit einen neuen Rekordwert seit 1992 erreicht (Abbildung 1.1). Gleichzeitig hatten Arzneimittel die höchste Steigerungsrate von allen wichtigen Leistungsbereichen der Krankenkassen. Dadurch haben die Arzneimittelkosten ein tiefes Loch in den Gesamthaushalt der GKV gerissen und sind die Hauptursache des Defizits von 2,8 Mrd. € bei den GKV-Gesamtausgaben von insgesamt 138 Mrd. €.

Die Kostenlawine der Arzneimittelausgaben hat nicht nur medizinische Gründe, sondern ist das Resultat aus geschicktem Marketing

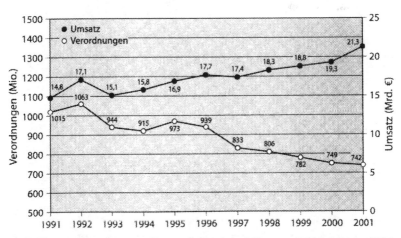

Abbildung 1.1: Entwicklung von Verordnungen und Umsatz 1991 bis 2001 im GKV-Fertigarzneimittelmarkt

1

der pharmazeutischen Industrie und planlosem Agieren der Gesundheitspolitik:

- Am Anfang standen die Behauptungen des Verbandes forschender Arzneimittelhersteller (2000) über dramatische Defizite in der Arzneimittelversorgung in Deutschland. Millionen von Patienten seien mit innovativen Medikamenten unterversorgt und würden unnötig leiden. Hauptgrund sei das Arzneimittelbudget.
- Anfang 2001 kündigte die neue Gesundheitsministerin die von der Industrie vorgeschlagene Ablösung der Arzneimittelbudgets an. Dieser politische Wille wurde im Dezember 2001 im Arzneimittel-budget-Ablösungsgesetz (ABAG) verwirklicht. Obendrein wurde sogar die rückwirkende Aufhebung aller Budgetüberschreitungen von 1999 bis 2001 verfügt, wobei der problematische Vollzug des Kollektivregresses vermutlich auch eine Rolle gespielt hat.
- Viele Ärzte haben diese Entwicklung als Aufhebung und nicht als Ablösung der Arzneimittelbudgets durch Richtgrößen verstanden, da die Politik schon zum zweiten Mal bestehende gesetzliche Regelungen zum Arzneimittelbudget nachträglich aufgehoben hat.
- Die von der Pharmaindustrie gefürchtete Positivliste wurde offenbar aus wahltaktischen Gründen auf das Jahr 2003 verschoben. Damit wird auf eine Qualitätsverbesserung der Arzneitherapie und mögliche Einsparungen von etwa 1,2 Mrd. € verzichtet.

Die Folgen dieser politischen Entscheidungen zeichneten sich bereits zur Jahresmitte 2001 deutlich ab. Neben den bereits geschilderten Kostensteigerungen nahm auch die Zahl der definierten Tagesdosen (DDD) im Jahr 2001 mit 29,07 Mrd. (+3,6%) gegenüber dem Vorjahr (28,06 Mrd. DDD) zu. Dabei ist zu berücksichtigen, daß dieses erhöhte Therapievolumen trotz einer gesunkenen Zahl von Versicherten im Jahr 2001 mit 70,95 Mio. im Vergleich zum Vorjahr (71,25 Mio.) eingetreten ist. Pro Versicherten hat damit das DDD-Volumen von 394 auf 410 (+4,0%) zugenommen. Eine so starke Ausweitung des arzneitherapeutischen Verordnungsvolumens hat es seit 1992 nicht mehr gegeben. Außerdem wird deutlich, daß die durchschnittlichen Therapiekosten einer definierten Tagesdosis im Jahr 2001 von 0,69 € auf 0,73 € (+6,6%) angestiegen sind. Die Arzneitherapie ist also nicht nur durch das gestiegene Arzneitherapievolumen, sondern auch durch die gestiegenen Tagestherapiekosten deutlich teurer geworden.

Die Kostensteigerungen kommen im Jahr 2001 auch in der erneut gestiegenen Strukturkomponente von 10,4% (Vorjahr 6,7%) entsprechend einem Umsatzanstieg von 2,0 Mrd. € (Vorjahr 1,2 Mrd. €) zum Ausdruck (Abbildung 1.2). Auch der Preisindex (+1,0%, Vorjahr +0,7%) und der Packungsgrößeneffekt (+0,4%, Vorjahr −0,5%) haben 2001 wieder stärker zugenommen, so daß durch diese beiden Komponenten zusätzliche Kosten von 198 Mio. € bzw. 82 Mio. € entstanden sind.

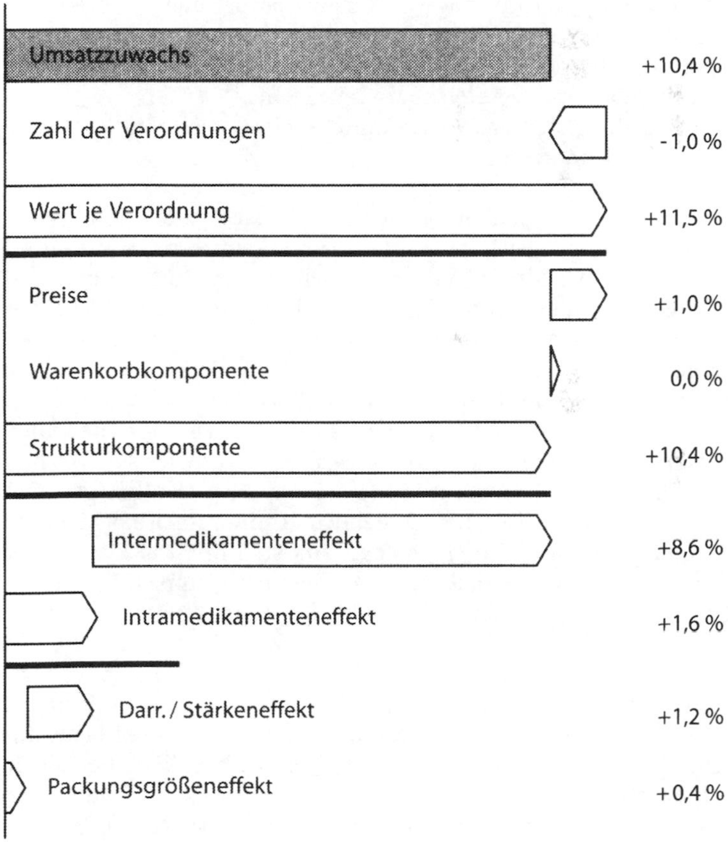

Umsatzzuwachs	+10,4 %
Zahl der Verordnungen	-1,0 %
Wert je Verordnung	+11,5 %
Preise	+1,0 %
Warenkorbkomponente	0,0 %
Strukturkomponente	+10,4 %
Intermedikamenteneffekt	+8,6 %
Intramedikamenteneffekt	+1,6 %
Darr./Stärkeneffekt	+1,2 %
Packungsgrößeneffekt	+0,4 %

Abbildung 1.2: Komponentenanalyse der Umsatzentwicklung 2000/2001

1

Mit den dramatisch gestiegenen Ausgaben erhöhen sich auch die Wirtschaftlichkeitsreserven durch eine rationale Arzneitherapie. Sie sind wiederholt in den Aktionsprogrammen der Kassenärztlichen Bundesvereinigung, teilweise gemeinsam mit den Spitzenverbänden der gesetzlichen Krankenversicherung, dargestellt worden. Diese Einsparmöglichkeiten haben auch in die neuen regionalen Zielvereinbarungen gemäß ABAG Eingang gefunden. Eckpunkte zur Sicherung einer wirtschaftlichen Arzneimittelversorgung sind:

– Umstellung der Verordnung von Originalpräparaten auf preisgünstige Generika,
– Substitution teurer Analogpräparate durch bewährte, pharmakologisch-therapeutisch vergleichbare Wirkstoffe,
– Verzicht auf umstrittene Arzneimittel und ggf. Substitution durch wirksame Alternativen.

Nach den Verordnungsdaten des Jahres 2001 haben sich die Einsparpotentiale in diesen drei Arzneimittelsektoren rein rechnerisch auf 4,2 Mrd. € (Vorjahr 4,1 Mrd. €) erhöht (Tabelle 1.1). Damit könnten fast 20% der gesamten GKV-Arzneimittelausgaben eingespart werden. Bei den generikafähigen Wirkstoffen haben sich die Einsparmöglichkeiten in der Summe nur wenig verändert, weil parallel zur verstärkten Verordnung preiswerter Präparate weitere Wirtschaftlichkeitsreserven durch auslaufende Patente und neue Generika hinzugekommen sind. Weiterhin abgenommen haben die Ausgaben für umstrittene Arzneimittel, wobei der Rückgang mit 130 Mio. € allerdings deutlich geringer als im Vorjahr (394 Mio. €) ist. Erheblich zugenommen hat dagegen das Einsparpotential bei den Analogpräparaten mit 240 Mio. € und damit auch der Umsatzanteil dieser Arzneimittelgruppe am Gesamtmarkt (14,2%). Bisher fehlt den Vertragsärzten eine verbindliche Orientierung, welche Analogpräparate nicht verordnet werden sollten.

Die wichtigsten therapeutischen Entwicklungen der vertragsärztlichen Arzneiverordnungen konzentrieren sich schwerpunktmäßig auf einen kleinen Teil der 86 Indikationsgruppen der Roten Liste. Zur schnellen Orientierung wird ein tabellarischer Überblick über die 20 verordnungsstärksten Indikationsgruppen vorangestellt, mit denen bereits 77% der Verordnungen und 69% des Umsatzes im Gesamtmarkt erfaßt werden (Tabelle 1.2). Eine vollständige Übersicht über alle Indikationsgruppen findet sich in Tabelle 55.3 in der ergänzenden statistischen Übersicht (Kapitel 55).

Der ausgeprägte Strukturwandel hat sich auch im Jahr 2001 wieder auf die Rangfolge der führenden Indikationsgruppen ausgewirkt (Tabelle 1.2). Bei leicht rückläufiger Verordnungstendenz des Gesamtmarkts zeigen neun Indikationsgruppen eine Zunahme der Verordnungen. Während in der Reihenfolge der ersten drei führenden Indikationsgruppen keine Änderung eingetreten ist, fiel die erneut rückläufige Gruppe der Expektorantien und Antitussiva weiter zurück und steht jetzt auf Rang 5 hinter den gestiegenen Magen-Darm-Mitteln. Zugenommen haben auch Antihypertonika (+7,7%) und Antidiabetika (+9,1%).

Tabelle 1.1: Entwicklung der Einsparpotentiale durch Generika, Analogpräparate und umstrittene Arzneimittel im Jahr 2001

Arzneimittelgruppe	Umsatz 2000 Mio. €	Umsatz 2001 Mio. €	Differenz Mio. €
Generikafähige Wirkstoffe			
Gesamtumsatz	9.582,8	9.919,6	+ 336,8
Umsatzanteil am Gesamtmarkt	49,6%	46,5%	
Gesamtumsatz ohne umstrittene Wirkstoffe	7.591,8	8.685,4	
Preisgünstigster Umsatz ohne umstrittene Wirkstoffe	6.054,9	7.168,2	
Einsparpotential	1.536,9	1.517,2	– 19,7
Analogpräparate			
Gesamtumsatz	2.476,6	3.032,6	+ 556,0
Umsatzanteil am Gesamtmarkt	12,8%	14,2%	
Umsatz nach generischer Substitution	2.200,2	2.736,5	
Umsatz nach Wirkstoffsubstitution	959,2	1.253,6	
Einsparpotential	1.241,0	1.481,4	+ 240,4
Umstrittene Arzneimittel			
Gesamtumsatz	2.012,0	1.882,3	– 129,7
Umsatzanteil am Gesamtmarkt	10,4%	8,8%	
Substitution durch wirksame Arzneimittel	658,5	687,6	
Einsparpotential	1.353,5	1.197,3	– 156,2
Gesamtsumme der Einsparpotentiale	4.131,4	4.195,9	+ 64,5
Umsatzanteil am Gesamtmarkt	21,4%	19,7%	

1

Bei den Antitussiva/Expektorantien hat sich der bereits 1999 rückläufige Trend verstärkt. Sie weisen im Jahr 2001 die größte Abnahme (–10,8%) unter den führenden 20 Indikationsgruppen auf und sind von dem seit vielen Jahren behaupteten zweiten Rang jetzt weiter auf Rang 5 zurückgefallen. Expektorantien sind als sogenannte Bagatellarzneimittel bei geringfügigen Gesundheitsstörungen von der Verordnung für Erwachsene ausgeschlossen. Außerdem gehören sie zu den Arzneimitteln mit umstrittener Wirksamkeit. Ähnliches gilt für viele Rhinologika, die ebenfalls deutlich abgenommen haben (–6,5%). Der nochmals verstärkte Rückgang der Koronarmittel (–3,8%) beruht wohl im wesentlichen auf der erfolgreichen Behandlung der koronaren Herzkrankheit mit interventionellen Verfahren (Angioplastie, Bypass-Chirurgie) und auf dem zunehmenden Einsatz von Thrombozytenaggregationshemmern und Lipidsenkern zur Sekundärprophy-

Tabelle 1.2: Die verordnungsstärksten Indikationsgruppen 2001

Rang 2001 (2000)		Indikationsgruppe	Verordnungen (Mio.)	% Änd.	Umsatz (Mio. €)	% Änd.
1	(1)	Analgetika/Antirheumatika	87,0	–0,7	1402,5	23,2
2	(2)	Beta-,Ca-Bl., Angiotensin-Hemmst.	51,7	7,7	1580,1	9,5
3	(3)	Antibiotika/Antiinfektiva	42,3	–9,6	1181,5	1,5
4	(5)	Magen-Darm-Mittel	40,7	1,5	1258,6	12,0
5	(4)	Antitussiva/Expektorantia	40,7	–10,8	264,5	–9,5
6	(6)	Psychopharmaka	38,8	2,2	1200,5	15,1
7	(7)	Dermatika	30,3	–5,6	416,3	–1,3
8	(8)	Broncholytika/Antiasthmatika	28,0	–2,1	1074,1	3,6
9	(10)	Antihypertonika	27,0	7,7	1633,2	12,1
10	(9)	Ophthalmika	26,7	–1,6	328,3	7,9
11	(12)	Antidiabetika	23,5	9,1	1196,4	18,4
12	(11)	Rhinologika/Sinusitismittel	20,3	–6,5	107,2	–2,9
13	(13)	Sexualhormone	19,9	–7,5	491,8	–1,8
14	(14)	Diuretika	18,4	7,8	368,9	10,3
15	(15)	Schilddrüsentherapeutika	17,1	1,1	167,0	2,7
16	(16)	Koronarmittel	14,5	–3,8	352,0	–3,2
17	(21)	Lipidsenker	11,5	13,2	1138,0	18,2
18	(17)	Mineralstoffpräparate	11,4	2,6	180,3	2,9
19	(18)	Hypnotika/Sedativa	10,8	–1,5	114,9	1,0
20	(19)	Antiallergika	10,5	–1,5	337,7	1,6
Summe der Ränge 1 bis 20			571,0	–0,8	14793,7	9,7
Gesamtmarkt GKV-Rezepte mit Fertigarzneimitteln			742,0	–1,0	21342,8	10,4

laxe. Die weitere Abnahme der Schlafmittelverordnungen (–1,5%) ist aus Gründen der Arzneimittelsicherheit zu begrüßen, weil neben den Problemen der Toleranz und Schlafmittelabhängigkeit möglicherweise immer noch mehr Menschen Schlafmittel einnehmen, als medizinisch gerechtfertigt ist (siehe Hypnotika und Sedativa, Kapitel 28). Weitere Verordnungsrückgänge zeigen Antibiotika/Antiinfektiva (–9,6%), Dermatika (–5,6%) und Sexualhormone (–7,5%), die im einzelnen unterschiedliche Ursachen haben.

In der Übersicht über die Aufsteiger und Absteiger sind die wichtigsten Veränderungen der 32 verordnungshäufigsten Indikationsgruppen dargestellt (Tabelle 1.3). An der Spitze der Aufsteiger stehen wie in der Auflistung des Vorjahres die Thrombozytenaggregationshemmer mit einer Verordnungszunahme von 32,4%, die auch zu einem hohen Umsatzzuwachs geführt hat. Hauptgrund ist der schnell wachsende Einsatz der sehr teuren ADP-Rezeptorantagonisten (Ticlopidin, Clopidogrel) in der interventionellen Kardiologie und bei anderen arteriel-

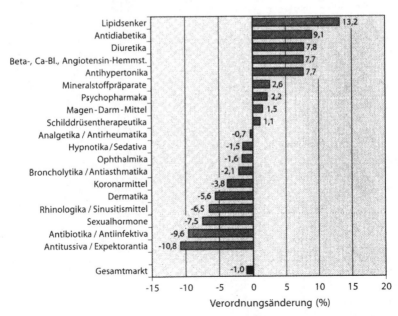

Abbildung 1.3: Verordnungsentwicklung verordnungsstarker Indikationsgruppen 2001

Tabelle 1.3: Änderungen bei verordnungsstarken Indikationsgruppen nach Verordnungen 2001

Indikationsgruppe	Verordnungsänderung %	Umsatzänderung (Tsd.)	(Mio. €)
Aufsteiger			
Thrombozytenaggregationshemmer	32,4	2355,0	69,2
Lipidsenker	13,2	1342,3	175,4
Parkinsonmittel usw.	10,7	484,3	50,8
Antidiabetika	9,1	1962,3	185,8
Diuretika	7,8	1335,5	34,4
Beta-,Ca-Bl.,Angiotensin-Hemmst.	7,7	3693,9	136,5
Antihypertonika	7,7	1924,5	176,5
Gichtmittel	4,1	235,6	1,9
Antiepileptika	3,0	150,5	52,5
Corticoide (Interna)	2,8	208,8	-2,7
Mineralstoffpräparate	2,6	284,8	5,1
Psychopharmaka	2,2	827,2	157,9
Urologika	1,7	153,2	41,0
Magen-Darm-Mittel	1,5	585,4	134,6
Schilddrüsentherapeutika	1,1	179,6	4,4
Summe der Aufsteiger	5,9	15723,0	1223,3
Absteiger			
Hypnotika/Sedativa	-1,5	-163,6	1,2
Antiallergika	-1,5	-162,5	5,2
Ophthalmika	-1,6	-433,0	24,0
Wundbehandlungsmittel	-1,9	-119,6	1,0
Broncholytika/Antiasthmatika	-2,1	-586,7	37,3
Gynäkologika	-2,7	-261,7	-1,4
Antidementiva (Nootropika)	-3,5	-206,8	8,3
Koronarmittel	-3,8	-571,8	-11,5
Antimykotika	-5,3	-553,9	-5,4
Dermatika	-5,6	-1802,7	-5,5
Kardiaka	-6,3	-584,1	-3,9
Rhinologika/Sinusitismittel	-6,5	-1412,6	-3,2
Vitamine	-7,0	-415,1	-3,0
Sexualhormone	-7,5	-1610,8	-8,8
Antibiotika/Antiinfektiva	-9,6	-4472,5	17,7
Antitussiva/Expektorantia	-10,8	-4928,9	-27,7
Mund- und Rachentherapeutika	-15,6	-1098,7	-5,1
Summe der Absteiger	-6,2	-19384,9	19,3

len Gefäßverschlüssen, die über die Krankenhäuser in die ambulante Patientenversorgung gelangen (siehe Abschnitt Spezialpräparate). An der zweiten Stelle der Aufsteiger folgen wiederum die Lipidsenker (+13,2%). Auch die Parkinsonmittel (+10,7%) zeigen einen zweistelligen Verordnungszuwachs. Insgesamt hat der Umsatz der Aufsteiger um 1223 Mio. € zugenommen.

Eine fast ebenso große Zahl von Indikationsgruppen weist 2001 auffällige Verordnungsverluste (über 1,5%) gegenüber dem Vorjahr auf. Bei Antibiotika/Antiinfektiva, Ophthalmika und Broncholytika/ Antiasthmatika gehen die Verordnungsabnahmen allerdings mit hohen Umsatzzunahmen einher. Daher sind die Umsätze der Absteiger sogar um 19 Mio. € gestiegen. Hauptsächlich betroffen sind Indikationsgruppen mit einem hohen Anteil umstrittener Arzneimittel wie z. B. Antitussiva/Expektorantien und Mund- und Rachentherapeutika, die um mehr als 10% abgenommen haben (Abbildung 1.3). Die Umsatzrückgänge dieser beiden Arzneimittelgruppen betragen aber nur 33 Mio. €, so daß damit nur ein kleiner Teil der ohnehin relativ geringen Gesamteinsparungen in Höhe von 156 Mio. € im Bereich der umstrittenen Arzneimittel erzielt worden ist (siehe Einsparpotentiale, Kapitel 50, Tabelle 50.7).

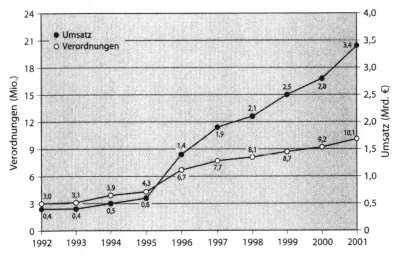

Abbildung 1.4: Entwicklung von Verordnungen und Umsatz der Spezialpräparate von 1992–2001

Tabelle 1.4: Verordnungen und Umsatz von Spezialpräparaten 2001

Arzneimittelgruppen	Verordnungen in Tsd.	Änd. %	Umsatz Mio. €	Änd. %
Blutbildungs- und Blutgerinnungsmittel				
Erythropoetin	663,7	12,0	285,7	26,3
Niedermolekulare Heparine	1900,6	11,3	190,3	20,0
Standardheparine	102,9	2,4	3,3	6,8
ADP-Rezeptorantagonisten	1526,5	29,7	225,7	37,3
Gerinnungsfaktoren	13,0	−23,1	12,3	−32,3
	4206,8	**17,0**	**717,3**	**25,8**
Antiretrovirale Therapeutika				
Nukleosidanaloga	473,0	24,8	218,5	42,5
NNRT-Inhibitoren	125,9	30,4	57,2	33,1
HIV-Proteasehemmer	76,0	−15,0	40,4	−13,4
	674,9	**19,4**	**316,1**	**30,1**
Hypophysenhormone				
Gonadotropine	347,3	−3,0	108,5	11,3
Wachstumshormon	50,8	0,2	158,9	22,0
	398,1	**−2,6**	**267,4**	**17,4**
Immuntherapeutika				
Interferone	388,0	18,1	455,3	21,1
Immunsuppressiva	1182,9	13,1	435,9	24,8
Hyposensibilisierungsmittel	322,8	−40,7	80,9	−43,1
Immunglobuline	181,2	2,9	114,1	13,5
	2074,9	**−1,0**	**1086,3**	**12,2**
Onkologische Präparate				
Zytostatika	747,9	6,7	286,6	41,5
Calciumfolinat	42,3	2,7	17,3	−24,0
Gonadorelinanaloga	395,2	13,6	226,7	19,0
Gestagene, Estramustin	64,0	2,7	29,5	−1,3
Antiöstrogene	541,4	4,6	34,1	−2,3
Antiandrogene	147,9	2,1	25,7	9,4
Aromatasehemmer	125,0	22,0	64,3	28,0
Koloniestimulierende Faktoren	69,2	13,5	70,9	14,3
Bisphosphonate	186,8	17,0	88,1	15,4
Spezielle Antiemetika	237,9	9,3	40,6	5,2
Somatostinanaloga	27,5	7,9	41,8	25,7
	2585,2	**8,6**	**925,7**	**21,1**
Weitere Spezialpräparate				
Acamprosat	48,6	−22,2	3,1	−24,6
Alprostadil	37,5	10,1	16,8	16,9
Riluzol	25,5	−10,4	14,2	−6,7
Dornase alfa	15,1	8,9	16,3	4,2
Ganciclovir	10,1	4,2	9,5	−26,7
	136,8	**−7,9**	**59,9**	**−3,9**
Summe	**10076,7**	**9,6**	**3372,6**	**18,9**

Spezialpräparate

1

Die Wachstumsdynamik der Spezialpräparate hat sich im Jahr 2001 nahezu unverändert fortgesetzt (Abbildung 1.4). Die Verordnungen sind um 9,6% (Vorjahr 5,5%) und der Umsatz um 18,9% (Vorjahr 14,4%) angestiegen (Tabelle 1.4). Dadurch sind Mehrkosten von 536 Mio. € entstanden, die wiederum einen großen Anteil an den Umsatzänderungen der Strukturkomponente haben. Damit hat sich der ungewöhnlich starke Verordnungsanstieg der Spezialpräparate seit 1996 fortgesetzt. Das Umsatzvolumen hat 2001 mit 3,4 Mrd. € bereits 15,8% des Gesamtmarktes erreicht. Seit 1995 haben die Ausgaben für Spezialpräparate um 2,8 Mrd. € zugenommen, so daß 64% des Zuwachses der gesamten Arzneimittelkosten in Höhe von 4,4 Mrd. € allein auf diesen speziellen Therapiesektor entfallen. Die Spezialpräparate haben damit eine besondere Bedeutung für die Bewältigung der zukünftigen Kostenprobleme in der Arzneimittelversorgung.

Die Blutbildungs- und Blutgerinnungsmittel weisen von allen Spezialpräparaten die höchsten Zuwachsraten bei Verordnungen und vor allem beim Umsatz auf (Tabelle 1.4). Hier sind Epoetin, Heparine, ADP-Rezeptorantagonisten und die Gerinnungsfaktoren zusammengefaßt worden. Ein hoher Zuwachs ist wieder bei Epoetin eingetreten. Mögliche Ursachen werden im Kapitel Antianämika (Kapitel 6) genauer erläutert. Besonders kostenintensiv ist auch die Zunahme des Thrombozytenaggregationshemmers Clopidogrel aus der Gruppe der ADP-Rezeptorantagonisten (weiteres siehe Kapitel 14). Die Verordnungen der Gerinnungsfaktoren (Faktor-VIII-Präparate) zur Behandlung von Hämophiliepatienten sind dagegen wie im Vorjahr stark rückläufig. Hier ist aber nur ein Teil der Verordnungen erfaßt, da diese Präparate größtenteils über Direktlieferanten abgegeben werden.

Bei den antiretroviralen Therapeutika hat sich der Schwerpunkt der Verordnungsentwicklung weiter zu den Nukleosidanaloga verlagert. Diese Gruppe bildet zugleich auch die größte Gruppe der antiretroviralen Therapeutika und hat den höchsten Umsatzanstieg aller Spezialpräparate, was sich dementsprechend deutlich auf den Kostenanstieg der Gesamtgruppe auswirkt (Tabelle 1.4). Die HIV-Proteasehemmer sind erneut zurückgegangen.

In der Gruppe der Hypophysenhormone sind die Umsätze trotz eines Verordnungsrückgangs weiter deutlich angestiegen. Besonders ausgeprägt ist der Umsatzzuwachs beim Wachstumshormon, der möglicherweise durch die vermehrte Anwendung bei Erwachsenen

1

bedingt ist (siehe auch Hypophysen- und Hypothalamushormone, Kapitel 29).

Die Immuntherapeutika sind schon seit mehreren Jahren die umsatzstärkste Gruppe der Spezialpräparate. Der größte Teil des Zuwachses entfällt 2001 auf die Immunsuppressiva, die vor allem bei Transplantationspatienten zur Verhinderung von Abstoßungsreaktionen eingesetzt werden. Ähnlich wie im Vorjahr ist auch der Umsatzanstieg in der Gruppe der Interferone. Hauptgrund ist der weiter steigende Einsatz der Betainterferone (*Betaferon, Rebif, Avonex*) bei Patienten mit schubförmig verlaufender multipler Sklerose (siehe Kapitel 30, Immuntherapeutika und Zytostatika). Bei den Alfainterferonen sind die Verordnungen von *Roferon* und *Intron A* deutlich zurückgegangen, die beide nicht mehr unter den 2500 meistverordneten Arzneimitteln vertreten sind. Inzwischen wird statt dessen vermehrt das länger wirkende Peginterferon alfa-2b eingesetzt.

Bei den onkologischen Präparaten haben vor allem die Zytostatika im engeren Sinne, Gonadorelinanaloga, Aromatasehemmer und Somatostatinanaloga kräftig zugenommen. Rückläufig waren dagegen Calciumfolinat, Gestagene, Estramustin und Antiöstrogene. Der Verordnungsanstieg der Gesamtgruppe ist 2001 wieder höher als im Vorjahr, der Umsatz ist noch stärker angestiegen (Tabelle 1.4).

Arzneitherapeutische Analyse des Kostenanstiegs

Der Anstieg der Arzneimittelkosten ist im Jahr 2001 mit 2,0 Mrd. € etwa viermal so hoch ausgefallen wie im Vorjahr (531 Mio. €). Mehr als in den vorangehenden Jahren stellt sich daher die Frage, ob ein so starker Kostenzuwachs aus medizinischen Gründen notwendig war, um eine zweckmäßige und wirtschaftliche Arzneitherapie sicherzustellen. Im Vorfeld der Arzneimittelbudgetablösung ist von Seiten der Pharmaindustrie behauptet worden, daß in Deutschland auf vielen großen Indikationsgebieten eine Unterversorgung der Patienten mit innovativen Arzneimitteln bestanden habe. Die Kostenanalyse soll daher die Veränderungen therapeutisch bedeutsamer Indikationsgruppen erfassen und dabei auch die Rolle innovativer Arzneimittel mit einem echten therapeutischen Zusatznutzen angemessen berücksichtigen.

Der Kostenanstieg des Jahres 2001 in Höhe von 2010 Mio. € ist durch die Umsatzänderungen in 34 umsatzstarken Arzneimittelgruppen erklärbar (Tabelle 1.5). Sie sind nach pharmakologisch-therapeu-

Tabelle 1.5: Analyse des Kostenanstiegs durch innovative Arzneimittel und Analog-präparate im Jahr 2001

Arzneimittelgruppe	Umsatz 2000 Mio. €	Umsatz 2001 Mio. €	Änderung Mio. €
Innovative Arzneimittel			
AT$_1$-Rezeptorantagonisten	422,7	536,5	113,8
Antidementiva, neue	62,3	86,7	24,4
Antiepileptika, neue	82,2	123,8	41,6
Antiretrovirale Therapeutika	243,0	316,1	73,1
Beta$_2$-Sympathomimetika, langwirk.	238,4	338,6	100,2
Cholesterinsynthesehemmer	865,9	1.041,7	175,8
Glaukommittel, neue	78,4	102,5	24,1
Parkinsonmittel, neue	102,6	150,5	47,9
Neuroleptika, atypische	198,0	269,5	71,5
TNFα-Antagonisten	20,1	60,9	40,8
Triptane	69,0	79,3	10,3
	2.382,6	3.106,1	723,5
Therapeutisch bedeutsame Arzneimittel			
ACE-Hemmer ohne Analogpräparate	689,9	766,9	77,0
Epoetin	226,1	285,7	59,5
Immunsupressiva*	349,3	435,9	86,6
Hypophysen/Hypothalamushormone	443,5	512,1	68,6
Interferone*	374,8	455,3	80,5
Opioidanalgetika*	475,8	629,1	153,3
Zytostatika*	247,9	331,4	83,5
	2.807,3	3.416,4	609,0
Innovative Arzneimittel ohne Langzeitevidenz			
ADP-Rezeptorantagonisten	164,4	225,7	61,3
COX-2-Inhibitoren	75,4	134,1	58,7
Glitazone	7,1	40,2	33,1
Insulinanaloga	108,8	207,3	98,5
	355,7	607,3	251,6
Analogpräparate			
ACE-Hemmer	205,7	237,6	31,9
Alpharezeptorenblocker	135,0	167,1	32,1
Antidepressiva, selektive	123,4	161,2	37,8
Antidepressiva, trizyklische	114,8	126,9	12,1
Antidiabetika, insulinotrope	95,6	123,5	27,9
Antihistaminika, wenig sedierende	93,7	120,8	27,1
Betarezeptorenblocker	382,9	442,2	59,3
Calciumantagonisten, langwirkende	349,7	389,3	39,6
Nichtsteroidale Antiphlogistika	140,0	162,3	22,3
Protonenpumpenhemmer	203,5	324,7	121,2
Schleifendiuretika	87,0	106,9	19,9
Thiaziddiuretika	48,7	55,4	6,7
	1.980,0	2.417,9	437,9
Summe	7.525,6	9.547,6	2.022,0

* Arzneimittelgruppen enthalten teilweise auch innovative Wirkstoffe

tischen Kriterien in vier große Hauptgruppen mit unterschiedlicher therapeutischer Qualität gegliedert worden. In drei Hauptgruppen sind fast ausschließlich neue, patentgeschützte Arzneimittel enthalten, die in den letzten zehn Jahren auf den Markt gekommen sind. Dazu gehören innovative Arzneimittel mit therapeutischem Zusatznutzen, innovative Arzneimittel ohne Langzeitevidenz und Analogpräparate ohne therapeutischen Zusatznutzen im Vergleich zu bereits am Markt befindlichen Präparaten. In einem weiteren Abschnitt sind therapeutisch bedeutsame Arzneimittel zusammengefaßt worden, die als wichtige Standardtherapeutika schon länger als zehn Jahre auf dem Markt sind, teilweise aber auch neuere Wirkstoffe mit innovativen Eigenschaften enthalten.

Als innovative Arzneimittel sind elf Arzneimittelgruppen klassifiziert worden, die einen gesicherten therapeutischen Zusatznutzen haben. In der Regel handelt es sich um relativ teure Arzneimittel, die bei bisher noch nicht ausreichend behandelbaren Krankheiten angewendet werden. AT_1-Rezeptorantagonisten wurden bisher bei Unverträglichkeit von ACE-Hemmern bei Hypertonie und Herzinsuffizienz eingesetzt. Seit neuestem ist für Hypertoniepatienten mit linksventrikulärer Hypertrophie über einen Zeitraum von vier Jahren mit dem AT_1-Rezeptorantagonisten Losartan eine Überlegenheit gegenüber dem Betarezeptorenblocker Atenolol nachgewiesen worden (LIFE-Studie, Dahlöf et al. 2002). Damit ist auch für die AT_1-Rezeptorantagonisten die bisher noch fehlende Langzeitevidenz nachgewiesen worden (siehe auch Kapitel 3, ACE-Hemmer und Angiotensinrezeptorantagonisten). Als neue Antidementiva sind die Verordnungen für Cholinesterasehemmstoffe und NMDA-Antagonisten zusammengefaßt worden, die zur temporären Progressionsverzögerung bei der Alzheimerschen Krankheit eingesetzt werden (siehe Kapitel 9, Antidementiva). Neue Antiepileptika werden in der Regel zunächst als Zusatztherapie bei nicht ausreichend behandelbaren Epilepsien eingesetzt. Mehrere Substanzen sind inzwischen aber auch für die Monotherapie zugelassen, so daß insgesamt die Optionen für die antiepileptische Mono- und Kombinationstherapie verbessert wurden (siehe Kapitel 12, Antiepileptika). Antiretrovirale Therapeutika haben sich zur Standardtherapie von HIV-infizierten Patienten entwickelt und durch die Senkung der Mortalität beeindruckende Erfolge erzielt (siehe Kapitel 8, Antibiotika und Chemotherapeutika). Langwirkende $Beta_2$-Sympathomimetika werden in zunehmendem Maße zur Dauertherapie bei mittelschwerem Asthma vor allem auch in Kombination mit inhalativen Glucocorticoiden eingesetzt (siehe Kapitel 19, Bronchospasmolytika und Antiasthmatika). Cholesterinsynthesehemmer spielen seit mehreren Jahren eine überragende Rolle bei der Sekundärprävention der koronaren Herzkrankheit, da in mehreren großen Langzeitstudien eine deutliche Senkung der Gesamtmortalität nachgewiesen wurde (siehe Kapitel 34, Lipidsenkende Mittel). Als neue Glaukommittel bieten Carboanhydrasehemmer und Prostaglandinderivate verbesserte Therapiemöglichkeiten, wodurch es zu einem erheblichen Rückgang der Zahl der notwendig gewordenen Glaukomoperationen gekommen ist (siehe Kapitel 40, Ophthalmika). Als neue Parkinsonmittel werden mehrere Dopaminrezeptoragonisten und der COMT-Hemmer Entacapon heute möglichst frühzeitig bei der Behandlung des Morbus Parkinson eingesetzt, da sie als initiale Monotherapeutika seltener Dyskinesien auslösen, auch wenn sie nicht ganz so effektiv wie die Standardtherapie mit Levodopa sind (siehe Kapitel 41, Parkinsonmittel). Atypische Neuroleptika entwickeln sich immer mehr zur initialen Standardtherapie schizophrener Patienten, da sie ein deutlich günstigeres Nebenwirkungsprofil als die klassischen Neuroleptika vom Haloperidoltyp haben (siehe Kapitel 42, Psychopharmaka). Tumor-Nekrose-Faktor-alpha-Antagonisten (TNFα-Antagonisten) haben eine überlegene Wirksamkeit bei rheumatoider Arthritis und werden daher als echter Fortschritt bei der Therapie aktiver Krankheitsformen angesehen, obwohl sie derzeit als Mittel der letzten Wahl nur in die Hand erfahrener Rheumatologen gehören (siehe Arzneiverordnungs-Report 2001, Kapitel 2, Neue Arzneimittel). Triptane sind als selektive Serotoninrezeptoragonisten seit einigen Jahren die wirksamsten Mittel der akuten Migränetherapie (siehe Kapitel 36, Migränemittel). Auf diese elf innovativen Arzneimittelgruppen entfielen mit 724 Mio. € der größte Teil des Umsatzzuwachses des Jahres 2001 (Tabelle 1.5).

Einen weiteren hohen Umsatzzuwachs weisen sieben weitere Gruppen therapeutisch bedeutsamer Arzneimittel mit Mehrkosten von 609 Mio. € auf. Dazu gehören im wesentlichen bewährte Mittel der Standardtherapie (ACE-Hemmer ohne Analogpräparate, Epoetin, Hypophysen-/Hypothalamushormone) und weitere Arzneimittelgruppen, die teilweise auch neuere innovative Wirkstoffe enthalten. Diese Arzneimittel werden in breitem Umfang bei Bluthochdruck, renaler Anämie, Transplantationspatienten, multipler Sklerose, Virushepatitis, Tumorschmerzpatienten und Krebskrankheiten eingesetzt. Auch bei diesen weiteren sieben Indikationsgruppen ist die therapeutische Wirksamkeit gegenüber der bisherigen Standardtherapie durch Belege aus zahlreichen kontrollierten Studien gesichert. Größtenteils werden die zugehörigen Studienbelege in den jeweiligen Kapiteln des Arznei-verordnungs-Reports erwähnt.

Weitere vier Arzneimittelgruppen wurden als innovative Arznei-mittel ohne Langzeitevidenz zusammengefaßt. Auch hier handelt es sich um therapeutisch neuartig wirkende Substanzen, die kurzfristig genauso gut wirken wie Standardtherapeutika und bei bestimmten Konstellationen besser verträglich oder sogar auch besser wirksam sind. Bisher fehlt jedoch eine ausreichende Evidenz dafür, daß sie den bisher für diese Indikation eingesetzten Mitteln in der Langzeitwir-kung überlegen oder wenigstens ebenbürtig sind. Bis solche Belege in Langzeitstudien erbracht sind, sollten diese neuen Arzneimittel nur eingesetzt werden, wenn gut erprobte Standardtherapeutika nicht ver-tragen werden. Damit werden unnötige Gefahren durch seltene Nebenwirkungen ausgeschaltet, aber auch zusätzliche Kosten durch die fast immer erheblich teureren Neueinführungen vermieden. Als Beispiel für die bisher nicht ausreichende Evidenzsituation können die ADP-Rezeptorantagonisten zur Hemmung der Thrombozytenaggre-gation herangezogen werden. Der Hauptvertreter Clopidogrel (*Plavix*, *Iscover*) ist zur Reduktion atherosklerotischer Ereignisse bei Patienten mit Schlaganfall, Herzinfarkt oder peripherer arterieller Verschluß-krankheit zugelassen. Clopidogrel zeigte jedoch im Vergleich zu dem Standardmittel Acetylsalicylsäure nur eine marginale Überlegenheit bei der Sekundärprävention ischämischer Ereignisse (CAPRIE Stee-ring Committee 1996). Nur beim akuten Koronarsyndrom ist die kom-binierte Gabe von Clopidogrel und Acetylsalicylsäure der Monothera-pie mit Acetylsalicylsäure überlegen (The Clopidogrel in Unstable Angina to Prevent Recurrent Events Trial Investigators 2001). Die indi-kativ breite Anwendung von Clopidogrel bei Herzinfarkt und Schlag-anfall ist dagegen nicht durch Studienergebnisse belegt und entspricht daher nicht den Kriterien der Evidenz-basierten Medizin (siehe auch Kapitel 14, Antikoagulantien und Thrombozytenaggregationshem-mer). Sie wird häufig im Krankenhaus begonnen und kann in der ambulanten Therapie nicht ohne weiteres auf die genauso gut wirk-same Acetylsalicylsäure umgestellt werden. Auf die hier genannten vier Arzneimittelgruppen ohne Langzeitevidenz entfielen 2001 Mehr-kosten von 252 Mio. € (Tabelle 1.5).

Ein erheblicher Teil des 2001 eingetretenen Kostenanstiegs ist durch Analogpräparate ohne therapeutischen Zusatznutzen bedingt. Insgesamt belaufen sich die Mehrkosten auf 438 Mio. € (Tabelle 1.5).

Die ausführliche Begründung für die hier aufgelisteten zwölf Gruppen von Analogpräparaten (Me-too-Präparate) wird im Kapitel Einsparpotentiale (Kapitel 50) gegeben. Auf die beiden Hauptgruppen der innovativen Arzneimittel ohne Langzeitevidenz und die Analogpräparate entfielen 2001 Mehrausgaben von 690 Mio. € und damit etwa ein Drittel der Mehrausgaben von 2,0 Mrd. € im Jahre 2001.

Insgesamt sind etwa zwei Drittel der Gesamtmehrausgaben von 2,0 Mrd. € medizinisch gut begründbar. Dieser Betrag liegt immer noch erheblich höher als die Arzneimittelmehrausgaben des Jahres 2000 in Höhe von 531 Mio. €. Ein Teil des hohen Ausgabenanstiegs ist darauf zurückzuführen, daß die Einsparungen bei den umstrittenen Arzneimitteln im Jahre 2001 deutlich geringer als im Vorjahr ausgefallen sind (130 Mio. € gegenüber 394 Mio. €). Wenn alle diese Aspekte berücksichtigt werden, wäre mit der Hälfte der Mehrkosten des Jahres 2001, also 1,0 Mrd. € eine wirklich hervorragende Verbesserung der Arzneitherapie in immerhin 18 wichtigen Indikationsgebieten möglich gewesen. Die verbleibenden Mehrkosten von 1,0 Mrd. € sind dagegen nicht unmittelbar begründbar. Sie wären vermeidbar gewesen, wenn die Verordnungen innovativer Arzneimittel ohne Langzeitevidenz und teurer Analogpräparate ohne Zusatznutzen zumindest konstant geblieben wären und wenn gleichzeitig umstrittene Arzneimittel im gleichen Umfang wie im Vorjahr weniger verordnet worden wären. Die Tatsache, daß die reale Kostenentwicklung höher als therapeutisch notwendig lag, zeigt, daß die Anreize für eine rationale Therapie und industrieunabhängige Informationsangebote verbessert werden müssen, um mit den knappen Ressourcen des Gesundheitssystems optimale Erfolge zu erzielen.

Um dieses Ziel zu erreichen, sollten innovative Arzneimittel ohne Langzeitevidenz und Analogpräparate mit größerer Zurückhaltung verordnet werden. Vielleicht sollte auch versucht werden, den bisherigen großen Verordnungsumfang in diesen beiden Arzneimittelsektoren allmählich wieder zu reduzieren. Darüber hinaus gibt es erhebliche Wirtschaftlichkeitsreserven durch eine vermehrte Verordnung von Generika sowie Verzicht auf Analogpräparate und umstrittene Arzneimittel (Tabelle 1.1, siehe Kapitel 50, Einsparpotentiale). In diesen drei Arzneimittelsektoren gibt es weiter hohe, teilweise sogar steigende Wirtschaftlichkeitsreserven, die noch auf mehrere Jahre hinaus zur Finanzierung der notwendigen Modernisierung der Arzneitherapie mobilisiert werden können.

Literatur

CAPRIE Steering Committee (1996): A randomised, blinded, trial of clopidogrel versus aspirin in patients at risk of ischaemic events (CAPRIE). Lancet 348: 1329–1339.

Dahlöf B., Devereux R. B., Kjeldsen S.E., Julius S, Beevers G., Faire U. et al. for The LIFE Study Group (2002): Cardiovascular morbidity and mortality in the losartan intervention for endpoint reduction in hypertension study (LIFE): a randomised trial against atenolol. Lancet 359: 995–1003.

The Clopidogrel in Unstable Angina to Prevent Recurrent Events Trial Investigators (2001): Effects of clopidogrel in addition to aspirin in patients with acute coronary syndromes without st-segment elevation. N. Engl. J. Med. 345: 494–502.

Verband Forschender Arzneimittelhersteller (2000): Die Budgets provozieren Unterversorgung. Pressemitteilung Nr. 10/2000 vom 26.6.2000.

2. Neue Arzneimittel

UWE FRICKE und ULRICH SCHWABE

AUF EINEN BLICK

Im Jahr 2001 wurden in Deutschland 33 Arzneimittel mit neuen Wirkstoffen in die Therapie eingeführt. Die pharmakologisch-therapeutischen Bewertungen fielen überwiegend positiv aus, da 15 Substanzen als therapeutische Innovationen und 9 weitere Substanzen als verbesserte Wirkstoffe klassifiziert wurden. Vier neue Arzneimittel sind bereits im Einführungsjahr in die Gruppe der 2500 meistverordneten Präparate gelangt. Allerdings handelt es sich in allen vier Fällen um Analogpräparate ohne therapeutischen Zusatznutzen, die wesentlich teurer als vergleichbare Standardtherapeutika sind. Die Neueinführungen der letzten 10 Jahre zeigen ein überproportionales Umsatzwachstum (31,1%) und haben dadurch ihren Anteil am Gesamtumsatz des Arzneimittelmarkts weiter erhöht (25,9%, Vorjahr 24,5%).

Neue Arzneimittel sind von großer Bedeutung für therapeutische Entscheidungen und die Entwicklung der Arzneimittelkosten. Die Zahl neuer Wirkstoffe, die jährlich in Deutschland auf den Markt kommt, hat seit 1986 deutlich zugenommen (Abbildung 2.1). Aus diesem Grunde werden die Arzneimittel mit neuen Wirkstoffen seit 1987 im Arzneiverordnungs-Report mit den Bewertungen von Fricke und Klaus (2002) tabellarisch dargestellt. Seit zwei Jahren haben wir zusätzlich kurze Charakterisierungen der einzelnen neuen Wirkstoffe verfaßt und Empfehlungen zu ihrer Anwendung gegeben.

Neue Wirkstoffe des Jahres 2001

Im Jahr 2001 wurden in Deutschland 2616 Humanarzneimittel neu zugelassen (Vorjahr 2341). Darunter befinden sich 642 Fertigarzneimittel mit neuen, bisher wissenschaftlich nicht allgemein bekannten

Arzneistoffen nach § 49 AMG sowie 120 Fertigarzneimittel, die die Zulassung durch die Europäische Kommission in Brüssel aufgrund eines Votums der European Medicines Evaluation Agency (EMEA) erhielten. Bei diesen Zahlen ist zu berücksichtigen, daß die EU-Zulassung nicht nur – wie von der nationalen Zulassung gewohnt – unterschiedliche Darreichungsformen und Dosisstärken als jeweils separate Fertigarzneimittel wertet, sondern auch unterschiedliche Packungsgrößen. Damit wurde die bisher höchste Arzneimittelzulassungsrate seit Inkrafttreten des AMG '76 erreicht. Der Anteil der Fertigarzneimittel mit neuen Wirkstoffen an den insgesamt neu zugelassenen Fertigarzneimitteln hat sich allerdings mit 29% gegenüber dem Vorjahr (39%) wieder etwas verringert, liegt aber immer noch deutlich oberhalb der früheren Jahre (15–20%). Unter den 762 Fertigarzneimitteln mit bisher nicht allgemein bekannten Wirkstoffen befinden sich 33 neue Arzneistoffe, die in Deutschland im Jahr 2001 erstmals in die Therapie eingeführt wurden (Tabelle 2.1). Davon wurden 22 Wirkstoffe EU-weit zentral zugelassen. Die pharmazeutischen Unternehmer machen damit zunehmend von diesem Verfahren Gebrauch. Seit dem 1. Januar 1998 besteht die Verpflichtung für das zentrale europäische Zulassungsverfahren, wenn ein Arzneimittel gentechnisch hergestellt oder in mehr als einem Mitgliedstaat der EU in den Verkehr gebracht werden soll. Daneben gibt es noch das nationale Zulassungsverfahren

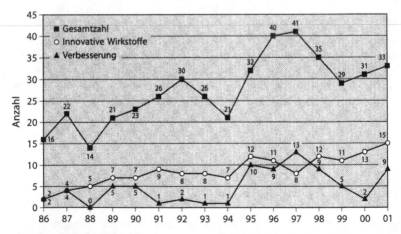

Abbildung 2.1: Markteinführung neuer Arzneistoffe mit der Anzahl innovativer und verbesserter Wirkstoffe in den Jahren 1986 bis 2001

Tabelle 2.1: Arzneimittel mit neuen Wirkstoffen. Die Bewertung wurde von Fricke (2001) übernommen: A: Innovative Struktur bzw. neuartiges Wirkprinzip mit therapeutischer Relevanz, B: Verbesserung pharmakodynamischer oder pharmakokinetischer Eigenschaften bereits bekannter Wirkprinzipien, C: Analogpräparat mit keinen oder nur marginalen Unterschieden zu bereits eingeführten Präparaten, D: Nicht ausreichend gesichertes Wirkprinzip oder unklarer therapeutischer Stellenwert.

Wirkstoff	Handelsname (Einführungsdatum)	Indikation	Bewertung
Agalsidase alfa	Replagal (27.9.01)	Enzymersatztherapie bei Morbus Fabry	A
Agalsidase beta	Fabrazyme (8.8.01)	Enzymersatztherapie bei Morbus Fabry	A
Alemtuzumab	MabCampath (13.8.01)	Chronisch-lymphatische Leukämie	A
Almotriptan	Almogran (5.3.01)	Migräne	C
Botulinumtoxin Typ B	NeuroBloc (16.2.01)	Zervikale Dystonie (Torticollis)	B
Capecitabin	Xeloda (1.3.01)	Kolorektales Karzinom	B
Choriongonadotropin alfa	Ovitrelle (15.10.01)	Induktion der Follikelreifung	A/C
Co-Artemether	Riamet (15.6.01)	Malaria (Therapie)	A
Darbepoetin alfa	Aranesp (11.6.01)	Anämie	B
Deferipron	Ferriprox (1.4.01)	Erhöhter Eisenspiegel	A/D
Desloratadin	Aerius (1.2.01)	Saisonale Rhinitis	C
Dexibuprofen	Deltaran (1.10.01)	Akute Schmerzen, aktivierte Arthrosen	C
Eisen(III)-hydroxid-Dextrankomplex	CosmoFer (1.11.01)	Eisenmangel	C
Ferucarbotran	Resovist (13.11.01)	MRT-Diagnostik	B
Galantamin	Reminyl (1.3.01)	Alzheimerdemenz	A/D
Gatifloxacin	Bonoq (12.11.01)	Ambulant erworbene Pneumonie etc.	C
Glatirameracetat	Copaxone (1.11.01)	Multiple Sklerose	A
Imatinib	Glivec (9.11.01)	Chronisch-myeloische Leukämie	A
Levocetirizin	Xusal (1.2.01)	Allergische Rhinitis, Urtikaria	C
Linezolid	Zyvoxid (1.10.01)	Nosokomiale/ambulant erworbene Pneumonie	A
Lopinavir	in Kaletra (2.5.01)	HIV-Infektion	C
Lutropin alfa	Luveris (1.7.01)	Stimulation der Follikelreifung	A
Meningokokken-C-Vakzine	Meningitec (1.3.01)	Aktive Immunisierung gegen C-Meningokokken	B
Nateglinid	Starlix (2.5.01)	Diabetes mellitus Typ 2	C
Pneumokokken-Vakzine	Prevenar (30.3.01)	Aktive Immunisierung gegen Pneumokokken	B

Tabelle 2.1: Arzneimittel mit neuen Wirkstoffen. Die Bewertung wurde von Fricke (2001) übernommen: A: Innovative Struktur bzw. neuartiges Wirkprinzip mit therapeutischer Relevanz, B: Verbesserung pharmakodynamischer oder pharmakokinetischer Eigenschaften bereits bekannter Wirkprinzipien, C: Analogpräparat mit keinen oder nur marginalen Unterschieden zu bereits eingeführten Präparaten, D: Nicht ausreichend gesichertes Wirkprinzip oder unklarer therapeutischer Stellenwert (Fortsetzung).

Wirkstoff	Handelsname (Einführungsdatum)	Indikation	Bewertung
Protein C	Ceprotin (23.11.01)	Protein-C-Mangel	A/D
Rasburicase	Fasturtec (17.5.01)	Hyperurikämie, Nierenversagen	A
Sirolimus	Rapamune (13.3.01)	Organabstoßung	B
Stickoxid	INOmax (1.12.01)	Lungenversagen mit pulmonaler Hypertonie	A
Telithromycin	Ketek (15.10.01)	Ambulant erworbene Pneumonie, Sinusitis	B
Tenecteplase	Metalyse (13.3.01)	Thrombolyse bei Herzinfarkt	C
Thyrotropin alfa	Thyrogen (5.11.01)	Schilddrüsenfunktionstest	A
Zoledronsäure	Zometa (30.4.01)	Tumorinduzierte Hypercalcämie	B

durch das Bundesinstitut für Arzneimittel und Medizinprodukte (BfArM) sowie das dezentrale Zulassungsverfahren als gegenseitiges Anerkennungsverfahren innerhalb von 90 Tagen, wenn eine Zulassung bereits in einem anderen Mitgliedsstaat der EU besteht.

Die therapeutische Bewertung der neuen Wirkstoffe zeigt, daß 15 Substanzen als wirklich innovativ (Kategorie A) bezeichnet werden können (Fricke 2001), wenn auch bei drei Arzneistoffen (Galantamin, Deferipron, Protein C) nach derzeitiger Datenlage entweder ausreichende Wirksamkeitsbelege fehlen oder eine endgültige Beurteilung des Nutzen-Risiko-Verhältnisses und damit ihres therapeutischen Stellenwerts noch nicht möglich ist und ein Arzneistoff (Choriongonadotropin alfa) keine wesentliche Verbesserung gegenüber bereits verfügbaren Therapeutika, die urinäres Choriongonadotropin enthalten, erkennen läßt. Neun weitere Wirkstoffe (Darbepoetin alfa, Telithromycin, Ferucarbotran, Sirolimus, Botulinumtoxin Typ B, Zoledronsäure, Meningokokken-C-Vakzine, Pneumokokken-Vakzine, Capecitabin) weisen gegenüber bereits verfügbaren Arzneistoffen mit gleicher Indikation Verbesserungen auf, die im wesentlichen pharmakokinetische Eigenschaften betreffen. Die übrigen Wirkstoffe wurden dagegen lediglich als Analogpräparate eingestuft, da sie gegenüber bereits eingeführten Präparaten keine oder nur marginale Unterschiede aufweisen. Damit stellen im Jahr 2001 immerhin fast drei Viertel der neuen Arzneistoffe einen Fortschritt für die Arzneitherapie dar (Vorjahr 48%), ein Ergebnis, das die langjährige „Pattsituation" zwischen wirklich innovativen bzw. verbesserten Arzneimitteln und Analogpräparaten erstmals wieder deutlich übertrifft. Die pharmakologisch-therapeutischen Eigenschaften der neuen Wirkstoffe werden im folgenden unter Berücksichtigung der wichtigsten kontrollierten klinischen Studien dargestellt.

Agalsidase

Agalsidase ist eine rekombinante humane α-Galactosidase zur Substitution des Enzymmangels bei Patienten mit Morbus Fabry. Das Enzym steht in Form der Agalsidase alfa (*Replagal*) aus einer menschlichen Zellinie und der Agalsidase beta (*Fabrazyme*) aus Ovarialzellen des chinesischen Hamsters mit jeweils identischer Aminosäuresequenz des natürlichen Enzyms zur Verfügung. Der Morbus Fabry ist eine seltene X-chromosomal rezessiv vererbte Glykosphingolipidspeicherkrankheit, die durch eine mangelnde oder fehlende Aktivität der lysosomalen α-Galactosidase A bedingt ist und mit einer Inzidenz von 1:40.000–117.000 Geburten auftritt (geschätzte Prävalenz in Deutschland 1000–2000 Patienten). Der Enzymmangel führt zu einer zunehmenden Akkumulation von neutralen Glykosphingolipiden (insbesondere Ceramidtrihexosid) in vielen Geweben. Besonders betroffen sind Endothelzellen und glatte Muskelzellen, wodurch es zu Ischämie mit vorzeitigen Schlaganfällen und Infarkten kommt. Die Patienten versterben vorzeitig im 4. oder 5. Lebensjahrzehnt an renalen, kardialen oder zerebrovaskulären Komplikationen.

Die Wirksamkeit und Sicherheit rekombinanter α-Galactosidase wurde in einer Placebo-kontrollierten Studie über einen Zeitraum von 20 Wochen an 58 Patienten mit Morbus Fabry untersucht (Eng et al. 2001). Durch die Enzymsubstitution (1 mg/kg als i.v.-Infusion alle 2 Wochen) verschwanden die mikrovaskulären Endothelablagerungen von Ceramidtrihexosid bei 69% der Agalsidase-behandelten Patienten, während in der Placebogruppe keine Änderung eintrat. Durch die Enzyminfusion traten in etwa 10% der Fälle Überempfindlichkeitsreaktionen und bei etwa der Hälfte der Patienten Nebenwirkungen in

2

Form von Rigor, Fieber, Kopfschmerzen oder Schüttelfrost auf. Weiterhin entwickelten 88% der Patienten IgG-Antikörper gegen Agalsidase, die jedoch den Therapieerfolg nicht beeinträchtigten. In einer anschließenden sechsmonatigen Fortsetzung der Enzymtherapie verschwanden die Endothelablagerungen bei 75–98% der Patienten. Ähnliche Ergebnisse – wenn auch nicht so ausgeprägt – wurden mit Agalsidase alfa in allerdings deutlich geringerer Dosierung (0,2 mg/kg i.v. alle 2 Wochen) erzielt (Schiffmann et al. 2001). Die jährlichen Therapiekosten der Substitutionstherapie liegen mit etwa 260.000 € exorbitant hoch. Unter diesen Bedingungen kommt der humangenetischen Beratung betroffener Familien und der pränatalen Diagnostik dieser seltenen Erkrankung (etwa 7 Geburten pro Jahr in Deutschland) in Zukunft eine besondere Bedeutung zu.

Empfehlung: Agalsidase alfa (*Replagal*) und Agalsidase beta (*Fabrazyme*) ermöglichen eine wirksame Enzymsubstitution von α-Galactosidase bei Morbus Fabry und vermindern wichtige klinische Manifestationen dieser seltenen Stoffwechselkrankheit.

Alemtuzumab

Alemtuzumab (*MabCampath*) ist neben Rituximab (*Mabthera*) ein weiterer humanisierter monoklonaler Antikörper zur Behandlung maligner Lymphome. Alemtuzumab bindet an das CD52-Antigen, das auf der Oberfläche von mehr als 95% aller Blutlymphozyten und Monozyten sowie auf den meisten B- und T-Zellymphomen exprimiert wird. Die Funktion des lymphozytären CD52-Antigen ist bisher unbekannt. Nach Bindung des CD52-Antikörpers kommt es zu einer Komplement-vermittelten Zytolyse und einer Antikörper-vermittelten zellulären Zytotoxizität. Bei therapierefraktärer chronischer lymphatischer Leukämie wurde bei etwa 30% der Patienten durch Alemtuzumab eine Remission erreicht (EMEA 2001a). Dementsprechend ist Alemtuzumab bei Patienten mit chronischer lymphatischer Leukämie zugelassen, die erfolglos mit Alkylantien oder Fludarabinphosphat vorbehandelt wurden. Unerwünschte Wirkungen treten vor allem in Form eines Zytokin-Freisetzungssyndroms mit Fieber, Rigor, gastrointestinalen Störungen, Hautreaktionen und Hypotonie auf. Ferner muß als Folge der Immunsuppression mit teilweise schweren Infektionen gerechnet werden. Den Nebenwirkungen kann ggf. durch adäquate Prämedikation begegnet werden. Aufgrund einer erfolgreichen Pilotstudie (Kennedy et al. 2002) wird derzeit die Kombinationstherapie von Alemtuzumab mit Fludarabin klinisch geprüft.

2

Empfehlung: Alemtuzumab (*MabCampath*) ist ein monoklonaler Antikörper zur Behandlung der chronischen lymphatischen Leukämie nach erfolgloser Vorbehandlung mit Alkylantien und Fludarabin. Mögliche synergistische Effekte mit Fludarabin werden derzeit klinisch geprüft.

Almotriptan

Almotriptan (*Almogran*) ist der fünfte Vertreter der $5\text{-HT}_{1B/1D}$-Rezeptoragonisten (Triptane) zur Behandlung akuter Migräneattacken. Die Substanz wurde von der spanischen Pharmafirma Almirall Prodesfarma entwickelt und wird von Bayer Vital lediglich in Deutschland vertrieben. Im Vergleich zu den bisher eingeführten Triptanen hat Almotriptan eine relativ hohe Bioverfügbarkeit von 70–80% und eine Halbwertszeit von 3–4 Stunden. Trotz dieser günstigen pharmakokinetischen Eigenschaften bietet Almotriptan keine wesentlichen klinischen Vorteile im Vergleich zu Sumatriptan. In einer doppelblinden Vergleichsstudie an 1173 Migränepatienten wurde 2 Stunden nach Einnahme von Almotriptan (12,5 mg oral) bei 58,0% der Patienten und nach Sumatriptan (50 mg oral) bei 57,3% der Patienten eine Linderung der Kopfschmerzen beobachtet (Spierings et al. 2001). Völlige Schmerzfreiheit wurde bei 17,9% der Almotriptan-Patienten und bei 24,6% der Sumatriptan-Patienten (p=0,005) erreicht. Eine Zweitmedikation bei Wiederauftreten der Kopfschmerzen war bei 36,7% der Almotriptan-Patienten und bei 33,2% der Sumatriptan-Patienten notwendig. Die Häufigkeit unerwünschter Wirkungen zeigte keinen signifikanten Unterschied (15,2% vs. 19,4%), lediglich Brustschmerzen traten nach Almotriptan (0,3%) signifikant seltener als nach Sumatriptan (2,2%) auf. Wie alle anderen Triptane ist Almotriptan bei Patienten mit koronarer Herzkrankheit, Hypertonie, zerebralen Durchblutungsstörungen und peripheren Gefäßkrankheiten kontraindiziert. Die Therapiekosten von *Almogran* liegen bei einer Einzeldosis von 12,5 mg bei 10,22 €. Damit ist das Analogpräparat Almotriptan (*Almogran*) teurer als Sumatriptan (*Imigran*, 8,13 €/50 mg), das 1993 als erster innovativer Vertreter der Triptane in die Therapie eingeführt wurde.

Empfehlung: Almotriptan (*Almogran*) ist der fünfte Vertreter der Triptane zur Akutbehandlung von Migräneattacken. Als Analogpräparat hat es gegenüber dem Standardpräparat Sumatriptan (*Imigran*) keine klinisch relevanten Vorteile und kann daher insbesondere wegen der höheren Therapiekosten nicht empfohlen werden.

Botulinum Toxin Typ B

Acht Jahre nach der Einführung von Clostridium botulinum Toxin Typ A (*Botox*) zur Behandlung des idiopathischen Blepharospasmus (Lidkrampf) steht jetzt ein weiterer Vertreter der Botulinumtoxine zur Behandlung von Spasmen der Skelettmuskulatur zur Verfügung. Clostridium Botulinum Toxin Typ B (*NeuroBloc*) ist für die Behandlung der zervikalen Dystonie (Torticollis) zugelassen. Beide Botulinumtoxine sind hochwirksame Muskelgifte, die über eine temporäre funktionelle Denervierung zu einer neuromuskulären Lähmung und einer Atrophie des injizierten Muskels führen. Vor der therapeutischen Anwendung hatte das Neurotoxin aus dem anaerob wachsenden Bakterium Clostridium botulinum vor allem als Ursache des Botulismus eine toxikologische Bedeutung, da das Botulinumtoxin aus unsachgemäß hergestellten Konserven bei oraler Aufnahme schwerste Muskellähmungen bis zu monatelang anhaltenden Atemlähmungen verursachen kann. Beide Botulinumtoxine blockieren die Acetylcholinfreisetzung an der neuromuskulären Endplatte und erzeugen dadurch eine irreversible Denervierung, die 3–4 Monate bis zur Neubildung von Nervenendigungen anhält. Die beiden Botulinumtoxine binden an unterschiedliche exozytotische Proteine des synaptischen Acetylcholinvesikels. Botulinum Toxin B spaltet das Vesikel-assoziierte Synaptobrevin, während Botulinum Toxin A ein Synaptosomen-assoziiertes Protein (SNAP) zerstört. Ein praktischer Vorteil des neuen Botulinum B-Präparates ist die bessere Haltbarkeit, so daß es in einer gebrauchsfertigen Lösung bei 2–8 °C gelagert werden kann. Die Botulinum A-Präparate liegen dagegen als lyophylisierte Trockenpulver vor, die kurz vor der Injektion aufgelöst werden müssen.

Mit Botulinumtoxin B sind drei Placebo-kontrollierte Studien bei Patienten mit zervikaler Dystonie durchgeführt worden, die zu einer Spasmusreduktion um 21–25% im Vergleich zu Placebo (4–10%) geführt haben (Figgitt und Noble 2002). Kontrollierte Vergleichsstudien zwischen Botulinum Toxin Typ A und Typ B liegen bisher nicht vor. Nach einer experimentellen Studie an gesunden Freiwilligen scheint die maximal erreichbare Paralyse unter Botulinum Toxin B schwächer ausgeprägt und vor allem von deutlich kürzerer Dauer zu sein als unter Botulinum Toxin A (Sloop et al. 1997). Auch scheint Botulinum Toxin B nach ersten klinischen Erfahrungen häufiger Mundtrockenheit, Akkommodationsstörungen, Bindehautreizungen und Schluckstörungen als Botulinum Toxin A auszulösen (Dressler und Benecke 2002). Die Autoren empfehlen daher Botulinum Toxin B nur für die Behandlung von Patienten, bei denen es nach einer Botulinum-Toxin-A-Behandlung zu Antikörperbildung gekommen ist. Nachteilig ist die unterschiedliche Standardisierung der verschiedenen Botulinumtoxine nach Mauseinheiten. Für die Behandlung der zervikalen Dystonie werden nach den bisher vorliegenden Erfahrungen für das Botulinum-A-Präparat *Botox* 200–300 Mauseinheiten (Kosten für 200 Mauseinheiten 816,04 €), für das andere Botulinum-A-Präparat *Dysport* 500-750 Mauseinheiten (Kosten für 500 Mauseinheiten 474,33 €) und für das Botulinum-B-Präparat *Neuro-Bloc* 5.000–10.000 Mauseinheiten (Kosten für 5000 Mauseinheiten 345,08 €) verwendet.

Empfehlung: Botulinum Toxin Typ B (*NeuroBloc*) ist ein weiterer Vertreter der Botulinumtoxine zur Behandlung der zervikalen Dystonie (Torticollis), das bei Antikörper-induziertem Versagen einer Botulinumtoxin-A-Therapie eingesetzt werden kann.

Capecitabin

Capecitabin (*Xeloda*) ist ein Prodrug von 5-Fluorouracil für die First-line-Monotherapie des metastasierten kolorektalen Karzinoms. Capecitabin ist oral wirksam und wurde speziell entwickelt, um hohe 5-Fluorouracil-Konzentrationen in den Tumorzellen zu erzeugen. Capecitabin wird als intaktes Molekül schnell resorbiert und in drei enzymatischen Schritten aktiviert. Im ersten Schritt wird Capecitabin durch eine hepatische Carboxylesterase zu 5'-Desoxy-5-Fluorocytidin hydrolysiert, das durch die Cytidindesaminase zu 5'-Desoxy-5-Fluorouridin (Doxyfluridin) in der Leber und in Tumorzellen desaminiert wird. Im letzten Schritt wird Doxyfluridin durch die Thymidinphosphorylase zu 5-Fluorouracil aktiviert, die in hoher Aktivität in Tumorzellen vorkommt. Dadurch liegen die 5-Fluorouracil-Konzentrationen im Tumorgewebe 3,2fach höher als im gesunden Gewebe und 21fach höher als im Plasma. Orales Capecitabin ist mit intravenös verabfolgtem Fluorouracil plus Calciumfolinat in zwei klinischen Studien als Ersttherapie bei 605 und 602 Patienten mit metastasiertem kolorektalem Karzinom verglichen worden (Hoff et al. 2001, Van Cutsem et al. 2001). Beide Studien zeigten keinen Unterschied in der Zeit bis zur Tumorprogression (4,8 vs. 4,7 Monate) und der Gesamtüberlebenszeit (12,9 vs. 12,7 Monate). Eine der beiden Studien ergab eine höhere initiale Remissionsrate mit Capecitabin (25,8% vs. 11,6%). Beide Studien zeigten auch eine ähnliche Nebenwirkungsinzidenz (16% vs. 18%) mit allerdings deutlich höherem Risiko eines Hand-Fuß-Syndroms unter Capecitabin und umgekehrt höherem Risiko einer Neutropenie unter 5-Fluorouracil/ Calciumfolinat. Postmarketingberichte weisen zudem auf ein möglicherweise erhöhtes Risiko kardiotoxischer Nebenwirkungen (Myokardinfarkt, plötzlicher Herztod) unter Capecitabin hin (Arzneimittelkommission der deutschen Ärzteschaft 2001). Damit besteht zumindest eine therapeutische Äquivalenz zwischen beiden Methoden, die einen Ersatz der intravenösen Therapie mit 5-Fluorouracil/Calciumfolinat durch eine orale Therapie mit Capecitabin ermöglichen. Die Tagestherapiekosten für orales Capecitabin (*Xeloda*) (41,38 €) liegen allerdings deutlich höher als für 5-Fluorouracil/Calciumfolinat (26,31 €).

Empfehlung: Capecitabin (*Xeloda*) ist ein oral wirksames Prodrug von 5-Fluorouracil zur Firstline-Therapie des metastasierten kolorektalen Karzinoms. Wirksamkeit und Verträglichkeit sind der intravenösen Bolustherapie mit 5-Fluorouracil/Folinsäure weitgehend äquivalent bei allerdings 1,5mal so hohen. Auf ein möglicherweise erhöhtes kardiotoxisches Risiko unter Capecitabin ist zu achten.

Choriongonadotropin alfa

Choriongonadotropin alfa (*Ovitrelle*) ist ein rekombinantes humanes Choriongonadotropin. Das natürliche Hormon wird bereits sechs Tage nach der Konzeption von den Trophoblastzellen gebildet, um das Corpus luteum und die frühen plazentofötalen endokrinen Funktionen zu stimulieren. Später wird es in der organisierten Plazenta gebildet und ist für die Aufrechterhaltung der frühen Stadien der Schwangerschaft von besonderer Bedeutung. Über seine luteotrope Aktivität reguliert es die Steroidbildung in den Theka- und Granulosazellen des Ovars sowie in den Leydigzellen des Hodens. Lutropin (luteinisierendes Hormon, LH) und Choriongonadotropin, insbesondere das aus dem Schwangerenharn gewonnene humane Choriongonadotropin, haben identische Wirkungen, wenn sie zur Substitution der endogenen Lutropinsekretion in der Zyklusmitte eingesetzt werden. Beide führen zur Reifung von Eizellen, zum Follikelsprung und zur Stimulation der normalen Hormonsekretion des Gelbkörpers. Auch in den pharmakokinetischen Daten nach subkutaner Gabe (Bioverfügbarkeit ca. 40%, terminale Halbwertszeit ca. 30 Stunden) gibt es keine relevanten Unterschiede zwischen dem aus dem Harn gewonnenen Choriongonadotropin und dem rekombinanten Choriongonadotropin alfa. In einer klinischen Vergleichsstudie waren 250 µg Choriongonadotropin alfa und 5.000 I.E. Choriongonadotropin aus Schwangerenharn zur Ovulationsauslösung gleichwirksam (95,3% vs. 88,0%) (International Recombinant Human Chorionic Gonadotropin Study Group 2001). Der einzige Unterschied waren signifikant seltener auftretende lokale Reaktionen am Injektionsort (Entzündung, Schmerzen) unter Choriongonadotropin alfa. Die Therapiekosten von *Ovitrelle* (83,50 €) liegen deutlich höher als die von Choriongonadotropin aus Schwangerenharn (z. B. *Primogonyl* 5.000 I.E. 12,16 €).

Empfehlung: Choriongonadotropin alfa (*Ovitrelle*) wird zur Ovulationsinduktion zur Vorbereitung einer assistierten Konzeption eingesetzt. Im Vergleich zu den genauso gut wirksamen Choriongonadotropinpräparaten aus Schwangerenharn hat das rekombinante Präparat eine bessere lokale Verträglichkeit, ist aber erheblich teurer.

Co-Artemether

Co-Artemether (*Riamet*) ist eine fixe Kombination aus Artemether und Lumefantrin im Verhältnis von 1:6 (20 mg:120 mg) zur Behandlung der unkomplizierten Malariainfektion durch Plasmodium falciparum. Die Kombination ist ein neues, wirksames und relativ gut verträgliches Antimalariamittel, das auch bei Multiresistenz eingesetzt werden kann. Artemether ist ein Derivat des Naturstoffs Artemisinin und stammt aus dem chinesischen Beifußkraut (Artemisia annua), das bereits seit über 2000 Jahren von der traditionellen chinesischen Medizin bei Fieber und Schüttelfrost angewendet wird. Artemether

2

wirkt während der erythrozytären Phase auf die Blutschizonten, die mehr als 70% des aufgenommenen Hämoglobins in ihrer Nahrungsvakuole unter Freisetzung von Häm verdauen. Das Hämeisen katalysiert die Öffnung der Peroxidbrücke des Artemether, so daß es unter Bildung von freien Radikalen zur Alkylierung und damit Hemmung der Hämpolymerase und so zum Absterben der Malariaerreger kommt. Die Wirkung von Artemether tritt typischerweise schnell ein und führt in den meisten Fällen bereits nach 48 Stunden zu einem Verschwinden der Malariaparasiten aus dem Blut. Nach einer dreitägigen erfolgreichen Monotherapie entwickelt sich jedoch in der Hälfte der Fälle ein Rezidiv. Aus diesem Grund wird Artemether mit Lumefantrin, einem länger wirkenden Strukturverwandten von Halofantrin, kombiniert. Auch Lumefantrin hemmt die Hämpolymerase und damit die Polymerisierung von für die Malariaerreger toxischem Hämeisen zu ungiftigem Hämazoin, so daß die Häm-katalysierte Radikalbildung des Artemether synergistisch verstärkt wird.

Co-Artemether wird in 6 Einzeldosen zu 80 mg Artemether + 480 mg Lumefantrin über 3 Tage gegeben und erreicht in klinischen Studien nach vier Wochen Heilungsraten von 97% (van Vugt et al. 2000). Bei komplizierter oder zerebraler Malaria war die Mortalität jedoch immer noch beträchtlich (13%), so daß die Kombination bei komplizierter Malaria kontraindiziert ist. Es wird daher empfohlen, Co-Artemether nur als Reservemittel einzusetzen, wenn mit anderen Malariamitteln wegen Unverträglichkeit oder Resistenzentwicklungen Probleme zu erwarten sind (Van Agtmael et al. 1999). Mögliche – wenn auch deutlich seltener als unter Halofantrin auftretende – QT-Intervall-Verlängerungen sollten beachtet werden, insbesondere auch im Hinblick auf potentielle Interaktionen mit Azolantimykotika, Makrolidantibiotika, HIV-Proteaseinhibitoren oder trizyklischen Antidepressiva.

Empfehlung: Co-Artemether (*Riamet*) ist ein neues Malariamittel zur Kombinationstherapie unkomplizierter Infektionen mit Plasmodium falciparum. Um möglichen Resistenzentwicklungen gegen das neue Mittel vorzubeugen, gilt Co-Artemether bei sonst resistenten Malariastämmen sowie bei Verträglichkeitsproblemen als Reservemittel. Die Kosten für einen Therapiezyklus liegen bei 50,62 €.

Darbepoetin alfa

Darbepoetin alfa (*Aranesp*) ist ein Analogon des rekombinanten humanen Erythropoetins mit Austausch von fünf Aminosäuren sowie fünf statt drei N-gekoppelten Kohlenhydratketten. Durch diese biochemische Veränderung ist die Halbwertszeit von Darbepoetin alfa im Vergleich zu Erythropoetin bei subkutaner Applikation zwei- bis dreifach länger (49 vs. 13–28 Stunden). Dadurch kann das Dosierungsintervall auf eine einmal wöchentliche Gabe verlängert werden, während Erythropoetin zwei- bis dreimal wöchentlich gegeben werden muß. Unterschiede in der Wirksamkeit (Hämoglobinkonzentration) ergeben sich dadurch bei Dialysepatienten mit renaler Anämie nicht. Auch die Verträglichkeit und das Sicherheitsprofil sind vergleichbar (Macdougall 2001). Insbesondere hat es bei 1534 Patienten über einen Zeitraum von zwei Jahren keine Berichte über Immunreaktionen auf Darbepoetin alfa gegeben (Ibbotson und Goa 2001). Daher ist Darbepoetin eine wichtige neue Möglichkeit für die Anämiebehandlung bei chronischen Nierenkrankheiten. Bei der Umstellung von Erythropoetin wird die Dosis von Darbepoetin mit einer Formel für die Proteinmasse der beiden Moleküle berechnet, wobei 1 µg Darbepoetin 200 I.E. Erythropoetin entspricht. Positiv hervorzuheben ist die Tatsache, daß die Therapiekosten von Darbepoetin trotz seiner praktischen Vorteile nicht höher liegen als die bereits verfügbarer Erythropoetinpräparate.

Empfehlung: Darbepoetin alfa (*Aranesp*) ist ein Erythropoetinanalogon mit einer zwei- bis dreifach längeren Wirkungsdauer zur Behandlung renaler Anämien bei chronischen Nierenkrankheiten. Das neue Präparat ist empfehlenswert, weil die Dosierungsintervalle bei gleicher Wirksamkeit auf eine Woche verlängert werden können, ohne daß damit höhere Therapiekosten entstehen.

Deferipron

Deferipron (*Ferriprox*) ist ein oral anwendbarer Eisenchelator zur Behandlung des erhöhten Eisenspiegels bei Patienten mit Thalassaemia major, bei denen eine Behandlung mit Deferoxamin (*Desferal*) kontraindiziert ist oder stark toxisch wirkt. Deferipron wurde 1999 von der European Agency for Evaluation of Medicinal Products (EMEA) unter besonderen Bedingungen (zusätzliche klinische Studien) zugelassen und vom Hersteller im April 2001 in Deutschland auf den Markt gebracht. Eine Langzeituntersuchung an 19 Thalassämiepatienten hat jedoch gezeigt, daß unter Deferipron die Eisenbelastung nicht ausreichend kontrolliert wird und häufiger Fälle von Leberfibrose auftreten (Olivieri et al. 1998). Die Diskussion über die Bedeutung des oralen Eisenchelators wird daher immer noch kontrovers geführt (Richardson 2001). In den USA ist die Substanz bisher nicht zugelassen worden.

Empfehlung: Deferipron (*Ferriprox*) ist ein oraler Eisenchelator für die Behandlung der Thalassämie, der bei Versagen der parenteralen Therapie mit Deferoxamin (*Desferal*) zur Verfügung steht. Da die wissenschaftliche Bewertung dieses Arzneimittels noch nicht abgeschlossen ist, wurde die Zulassung unter Auflagen erteilt.

Desloratadin

Desloratadin (Descarboethoxyloratadin) (*Aerius*) ist der aktive Metabolit des wenig sedierenden H_1-Rezeptorantagonisten Loratadin (z. B. *Lisino*, *Lora-Lich*). Pharmakologische Vorteile von Desloratadin sind eine höhere H_1-Rezeptoraffinität und eine längere Halbwertszeit (27 Stunden) im Vergleich zu Loratadin (12 Stunden). Diese Vorteile sind jedoch nur von theoretischer Bedeutung, da Loratadin durch Cytochrom-P450-Enzyme (CYP3A4, CYP2D6) in der Leber fast ausschließlich in Desloratadin umgewandelt wird, das im Körper Träger der antihistaminischen Wirkungen von Loratadin ist.

Ein weiterer pharmakologischer Vorteil von Desloratadin ist das Fehlen von klinisch bedeutsamen Wechselwirkungen mit Erythromycin, Ketoconazol, Cimetidin oder Grapefruitsaft, die das Cytochrom-Enzym CYP3A4 hemmen. Diese Inhibitoren blockieren den Abbau von Loratadin und erhöhen dadurch die Plasmaspiegel von Loratadin zwei- bis dreifach (Kosoglou et al. 2000). Trotz dieser pharmakokinetischen Interaktionen traten keinerlei pathologische EKG-Veränderungen auf, so daß die Wechselwirkungen von Loratadin mit Cytochrominhibitoren ohne klinische Bedeutung sind. Die Tagestherapiekosten von Desloratadin (0,77 €) liegen in dem gleichen Bereich wie die meisten wenig sedierenden H_1-Rezeptorantagonisten, sind aber mehr als doppelt so hoch wie die von Loratadingenerika (z. B. *Loragalen*) (0,32 €/Tag). Obwohl Desloratadin (*Aerius*) keine klinisch bedeutsamen Vorteile gegenüber dem racemischen Loratadin hat, ist es bereits im Jahr seiner Einführung in die Gruppe der 2500 meistverordneten Arzneimittel gelangt (Tabelle 2.2).

Empfehlung: Desloratadin (*Aerius*) ist der aktive Metabolit des wenig sedierenden H_1-Antihistaminikums Loratadin (z. B. *Lisino, Loragalen*), hat aber trotz niedrigerer Dosis keine klinisch bedeutsamen Vorteile gegenüber der Muttersubstanz. Eine Verordnung kann nicht empfohlen werden, da die Therapiekosten deutlich höher als bei Loratadingenerika liegen.

Dexibuprofen

Dexibuprofen (*Deltaran*) ist nach Dexketoprofen ein weiterer Vertreter der Enantiomer-selektiven nichtsteroidalen Antiphlogistika. Als wirksames, rechtsdrehendes Enantiomer wird Dexibuprofen halb so hoch wie racemisches Ibuprofen dosiert. Die verminderte Substanzbelastung führt jedoch nicht zu erkennbaren Vorteilen bei Wirksamkeit und Verträglichkeit. Die orale Bioverfügbarkeit liegt mit 66% sogar deut-

Tabelle 2.2: Verordnungen von Arzneimitteln mit neuen Wirkstoffen 2001. Angegeben sind Verordnungen und Umsatz der Präparate mit mindestens 20.000 Verordnungen im Jahr 2001.

Präparat	Wirkstoff	Verordnungen in Tsd.	% Änd.	Umsatz Mio. €	% Änd.
Antiallergika					
Aerius	Desloratadin	1.119,2	(neu)	23,9	(neu)
Xusal	Levocetirizin	408,8	(neu)	9,5	(neu)
Antibiotika und Chemotherapeutika					
Ketek	Telithromycin	54,0	(neu)	2,3	(neu)
Kaletra	Lopinavir	25,9	(neu)	19,4	(neu)
Antidementiva					
Reminyl	Galantamin	35,2	(neu)	3,4	(neu)
Antidiabetika					
Starlix	Nateglinid	65,5	(neu)	3,6	(neu)
Summe		**1.708,6**	**(neu)**	**62,1**	**(neu)**

lich niedriger als nach Gabe des racemischen Ibuprofens (Gabard et al. 1995). Trotz fehlender Vorteile liegen die Tagestherapiekosten von Dexibuprofen mit 1,36 € etwa doppelt so hoch wie die von entsprechenden Ibuprofenpräparaten (z. B. *Ibuflam*).

Empfehlung: Dexibuprofen (*Deltaran*) ist ein weiteres Enantiomerselektives nichtsteroidales Antiphlogistikum ohne erkennbare Vorteile gegenüber dem nicht racemischen Ibuprofen. Wegen hoher Therapiekosten kann eine Verordnung nicht empfohlen werden.

Eisen(III)-hydroxid-Dextrankomplex

Eisen(III)-hydroxid-Dextrankomplex (*CosmoFer*) ist ein weiteres dreiwertiges Eisenpräparat zur intravenösen Anwendung. In Deutschland wird für diesen Zweck seit mehr als 40 Jahren Natrium-Eisen(III)-Gluconatkomplex (*Ferrlecit*) angewendet. In den USA stand bis 1999 nur Eisen-Dextran als parenteral anwendbares Eisenpräparat zur Verfügung, das aufgrund anaphylaktoider Reaktionen nur nach Vorinjektion einer Testdosis angewendet darf, die jedoch ebenfalls anaphylaktoide Reaktionen auslösen kann (Fishbane und Kowalski 2000, Hörl 2001). Als Anaphylaxie-auslösende Komponente wird das Dextranmolekül angesehen, wobei die Nebenwirkungshäufigkeit verschiedener Handelspräparate jedoch offensichtlich unterschiedlich ist. So wurden nach einer Fall-Kontroll-Studie bei 841.252 Anwendungen von zwei Eisen-Dextran-Präparaten insgesamt 165 Nebenwirkungen (entspr. 20 Ereignisse pro 100.000 Dosen) beschrieben, wobei sich das Risiko für das Auftreten einer Nebenwirkung zwischen den beiden Präparaten um etwa den Faktor 8 unterschied (Fletes et al. 2001). Mit der Zulassung des Eisengluconatkomplexes in den USA wurde eine ausgedehnte Phase-IV-Sicherheitsanalyse zur Auflage gemacht. In einer Placebo-kontrollierten Studie an 2534 Patienten war eine Arzneimittelunverträglichkeit nach parenteraler Gabe von Eisengluconatkomplex (0,44%) zwar häufiger als nach Placebo (0,1%), aber sehr viel seltener als in einer historischen Eisendextrankontrollgruppe (2,47%) (Michael et al. 2002). In Übereinstimmung damit stehen Daten aus der Spontanerfassung von Arzneimittelnebenwirkungen in den USA und Deutschland. Seit 1976 traten im Zusammenhang mit der Anwendung von Eisendextranpräparaten in den USA 30 Todesfälle auf, während in Europa keine Todesfälle nach Gabe des Eisengluconatkomplexes berichtet wurden (Faich und Strobos 1999). Aus diesen Gründen wird in den USA die Routineanwendung von Eisendextranpräparaten nur in besonderen Fällen bzw. gar nicht mehr empfohlen (Macdougall 2000, Michael et al. 2002). Unter diesen Umständen ist die Neueinführung des Eisendextranpräparates *CosmoFer* auf den deutschen Markt wenig verständlich. Darüber hinaus liegen die Therapiekosten des Eisen(III)-hydroxid-Dextrankomplexes (22,15 €/100 mg Eisen) erheblich höher als die des Natrium-Eisen(III)-Gluconatkomplexes (*Ferrlecit*) (8,05 €/100 mg Eisen).

Empfehlung: Eisen(III)-hydroxid-Dextrankomplex (*CosmoFer*) ist für die intravenöse Eisentherapie nicht empfehlenswert, da es häufiger anaphylaktoide Reaktionen als Natrium-Eisen(III)-Gluconatkomplex (*Ferrlecit*) auslöst und deutlich höhere Therapiekosten aufweist.

Ferucarbotran

Ferucarbotran (*Resovist*) ist ein superparamagnetisches Kontrastmittel für die Magnetresonanztomographie (MRT) zur Darstellung fokaler Leberläsionen. Das Kontrastmittel besteht aus carboxydextranbeschichteten Eisenoxid-Nanopartikeln, deren Partikelgröße natürlich vorkommenden Proteinen entspricht. Nach intravenöser Injektion verteilt sich Ferucarbotran zunächst im Intravasalraum und wird danach selektiv in das retikuloendotheliale System von Leber und Milz aufgenommen. Ferucarbotran wird dort nach dem Abbau des Trägermoleküls dem körpereigenen Eisenpool zugeführt. Die diagnostisch eingesetzte Höchstmenge von Ferucarbotran (39 mg Eisen) bewirkt nur eine geringfügige Erhöhung des Speichereisens im retikuloendothelialen System (Normalwert für Männer 1000 mg, für Frauen 300 mg). Ferucarbotran wird biphasisch mit einer initialen Halbwertszeit von 0,26 Stunden und einer terminalen Phase von 4,4 Stunden eliminiert. Superparamagnetische Eisenoxide erhöhen durch die selektive Aufnahme in das retikuloendotheliale System den Tumor-Leber-Kontrast und verbessern den Nachweis fokaler Leberläsionen im Vergleich zu kontrastmittelfreier Magnetresonanztomographie (Raman et al. 2001). Bei hepatozellulärem Karzinom wird die Magnetresonanztomographie mit Gadolinium bevorzugt, da kleine Läsionen mit größerer Genauigkeit nachgewiesen werden können (Pauleit et al. 2002).

Empfehlung: Ferucarbotran (*Resovist*) ist ein eisenoxidhaltiges super-paramagnetisches Kontrastmittel für die Magnetresonanztomographie mit einer verbesserten Darstellung von Leberläsionen.

Galantamin

Galantamin (*Reminyl*) ist der vierte Vertreter der zentral wirksamen Acetylcholinesterasehemmer zur symptomatischen Behandlung leichter bis mittelgradiger Demenz vom Alzheimer-Typ. Bereits vor 50 Jahren wurde das Alkaloid Galantamin aus dem kaukasischen Schneeglöckchen (Galanthus woronowi) extrahiert, wird aber inzwischen synthetisch hergestellt. Neben seiner Acetylcholinesterase-blockierenden Wirkung bindet Galantamin – wie Tacrin (*Cognex*) – allosterisch an den nicotinischen Acetylcholinrezeptor und verstärkt dadurch zusätzlich die Wirkung des endogenen Neurotransmitters an seinem Rezeptor. Die therapeutische Wirksamkeit bei Alzheimerpatienten wurde in mehreren Placebo-kontrollierten Studien untersucht. In der größten Studie mit 978 Alzheimerpatienten verbesserten sich kognitive Leistungen (ADAS-Cog 3,9 Punkte gegenüber Placebo) und die Parameter der Alltagsaktivitäten (Tariot et al. 2000). Diese Effekte lagen allerdings knapp unter den Vorgaben einer klinischen Expertengruppe (Food and Drug Administration 1989). In einem Cochrane-Review wurden insgesamt sieben Studien an Patienten mit leichter oder mittelgradiger Alzheimerdemenz analysiert. Das Ausmaß der kognitiven Effekte von Galantamin war danach ähnlich wie bei anderen Cholinesterasehemmern (Olin und Schneider 2002). Auch die Tagestherapiekosten (7,10 €) liegen in einem ähnlichen Bereich wie die von Donepezil (*Aricept*) und Rivastigmin (*Exelon*).

Empfehlung: Galantamin (*Reminyl*) ist der vierte Vertreter der Acetylcholinesterasehemmer zur Behandlung der Alzheimerdemenz. Trotz des nur geringen klinischen Nutzens kann die Anwendung dieser Stoffgruppe indiziert sein, wenn die Diagnose durch einen Spezialisten gestellt wurde und vor der Verschreibung kognitive Funktionen, klinischer Gesamtstatus und die Alltagsaktivitäten analysiert wurden (O'Brien und Ballard 2001).

Gatifloxacin

Gatifloxacin (*Bonoq*) ist ein weiterer Vertreter der Gyrasehemmer mit
verbesserter antibakterieller Aktivität gegen grampositive Erreger
und Anaerobier. Gegen Chlamydia pneumoniae, Mycoplasma pneumoniae und Legionellen wirkt Gatifloxacin stärker als Ciprofloxacin,
bei Enterobakterien ist die Aktivität dagegen schwächer. Pseudomo-
nas- und Serratia-Stämme sind meistens resistent (Perry et al. 2002).
Das antibakterielle Wirkungsspektrum ist damit ähnlich wie das von
Moxifloxacin (*Avalox*). Auch die Therapiekosten (5,94 €/Tag) sind
identisch. Wie Moxifloxacin hat Gatifloxacin eine ausreichend lange
Halbwertszeit (7–9 Stunden) für eine einmal tägliche Gabe. Dieser
weitere Gyrasehemmer hat damit ebenfalls Bedeutung als Reservemittel bei ambulant erworbenen Pneumonien und bei akuten Exazerbationen chronischer Bronchitiden. Ähnlich wie mit anderen Fluorchinolonen sollte die Indikation zur Verordnung von Gatifloxacin streng
gestellt werden, um die Entwicklung bakterieller Resistenzen zu verhindern.

Empfehlung: Gatifloxacin (*Bonoq*) ist ein Gyrasehemmer mit einem
verbesserten Wirkungsspektrum im grampositiven Bereich sowie
gegen atypische Erreger und Anaerobier. Wie bei allen Fluorchinolonen wird zur Vermeidung einer schnellen Resistenzentwicklung ein
zurückhaltender Einsatz empfohlen.

Glatirameracetat

Glatirameracetat (*Copaxone*) ist ein Immunmodulator zur Behandlung der schubförmig remittierenden multiplen Sklerose. Glatirameracetat ist ein Gemisch synthetischer Random-Polymere aus Glutamin-
säure, Lysin, Alanin und Tyrosin mit einer mittleren Molekülmasse
von 4,7–11,0 Kilodalton und einer mittleren Länge von 45–100 Aminosäuren. Als „nicht standardisierte Substanz" (MS-Therapie Konsensus
Gruppe 1999) wird die Chargenkonformität im Tierexperiment
anhand der Wirksamkeit bei der experimentellen Autoimmunenze-
phalopathie überprüft. Nach tierexperimentellen Untersuchungen
scheint Glatiramercetat mit dem sogenannten Myelin-basischen Protein um die Bindung an den MHC-Komplex auf Antigen-präsentieren-
den Zellen zu kompetieren und dadurch T-Zellen vom TH2-Typ zu

2

induzieren, die antiinflammatorische Zytokine freisetzen und die durch Myelin-basisches Protein ausgelöste allergische Enzephalomyelitis unterdrücken. In den USA wurde Glatirameracetat bereits 1996 zur Behandlung der schubförmigen multiplen Sklerose zugelassen, nachdem erste klinische Erfolge bereits 1977 beobachtet worden waren. Vorangegangen war eine große Placebo-kontrollierte Studie mit 251 Patienten über zwei Jahre. In diesem Zeitraum wurde die mittlere Schubrate durch Glatirameracetat von 1,68 auf 1,19 (–29%) gesenkt (Johnson et al. 1995). Anschließend wurden auch die Patienten der Placebogruppe über einen Zeitraum von 6 Jahren mit Glatirameracetat weiterbehandelt. Die beobachteten Ergebnisse über eine Stabilisierung des Behinderungsgrades und eine deutliche Verminderung der klinischen Schubraten (–85%) werden jedoch dadurch eingeschränkt, daß sich für die Fortsetzung der Studie überwiegend solche Patienten entschieden, die seltenere Schubraten und geringere Behinderungen hatten (Johnson et al. 2000). Eine bisher nur als Abstrakt vorliegende Vergleichsstudie gegen Interferon beta-1a (*Avonex*) und Interferon beta-1b (*Betaferon*) weist unter Glatirameracetat eine stärkere Senkung der Schubrate/Jahr (–63% vs. –42% bzw. –27%) aus (Firzlaff et al. 2000, Haas et al. 2001). Glatirameracetat könnte sich somit – auch aufgrund möglicherweise geringerer Nebenwirkungen – zur Ersteinstellung der multiplen Sklerose eignen. Trotzdem bleibt unklar, ob Patienten, bei denen die Betainterferone oder andere Therapeutika nicht mehr ansprechen, mit Glatirameracetat weiterbehandelt werden können. Die Therapiekosten für Glatirameracetat (28 Ampullen 1.135,56 €) sind geringfügig niedriger als die Kosten der Therapie mit Interferon beta-1a (*Avonex* 4 Ampullen 1.170,01 €) oder Interferon beta-1b (*Betaferon* 15 Ampullen 1.369,79 €).

Empfehlung: Glatirameracetat (*Copaxone*) ist ein weiterer Immunmodulator zur Behandlung der schubförmig verlaufenden multiplen Sklerose mit ähnlichen Ergebnissen und vergleichbaren Therapiekosten wie Betainterferone.

Imatinib

Imatinib (*Glivec*) ist der erste spezifische Proteintyrosinkinaseinhibitor zur Behandlung der Philadelphiachromosom-positiven chronischen myeloischen Leukämie in der chronischen Phase nach Versagen einer Interferon-alfa-Therapie, in der akzelerierten Phase oder in der Blastenkrise. Die chronische myeloische Leukämie hat einen triphasischen Verlauf mit einer relativ stabilen chronischen Phase, einer intermediären akzelerierten Phase und der akut verlaufenden Blastenkrise. Unter der derzeitigen Standardtherapie beträgt die mittlere Überlebenszeit ungefähr 5 Jahre. Ursache der chronischen myeloischen Leukämie ist bei ca. 95% der Patienten die Bildung des BCR-ABL-Fusionsgens (sog. Philadelphia-Chromosom) durch reziproke Translokation zwischen den langen Armen der Chromosomen 9 und 22. Das BCR-ABL-Genprodukt ist eine konstitutiv aktive Proteintyrosinkinase, die durch ungehemmtes Zellwachstum, verzögerte Apoptose und abnormale Zelladhäsion zur chronischen Phase der chronischen myeloischen Leukämie führt. Imatinib wurde zunächst als spezifischer Hemmstoff des PDGF-Rezeptors (Platelet-derived growth factor) entwickelt. Später stellte sich heraus, daß auch ABL-Tyrosinkinasen und der Stammzellfaktorrezeptor C-Kit selektiv gehemmt werden, während andere Tyrosinkinaserezeptoren nicht beeinflußt wurden.

Nach ersten erfolgreichen Pilotstudien wurde Imatinib bei 532 Patienten mit chronischer myeloischer Leukämie eingesetzt, bei denen eine vorangehende Therapie mit Interferon alfa versagt hatte. Imatinib induzierte bei 60% der Patienten eine zytogenetische Remission und bei 95% eine komplette hämatologische Remission (Kantarjian et al. 2002). Unerwünschte Wirkungen treten bei nahezu jedem Patienten auf, sind aber offensichtlich leichter Natur. Lediglich 1–5% der Patienten brachen die Therapie wegen Arzneimittel-bedingter Nebenwirkungen ab. Behandlungsbedingte Todesfälle traten nicht auf. Auch in der Blastenkrise, die üblicherweise in drei bis sechs Monaten tödlich verläuft, induziert Imatinib bei 52% der Patienten hämatologische Remissionen und bei 16% der Patienten zytogenetische Remissionen (Sawyers et al. 2002). Die mittlere Überlebenszeit betrug 6,9 Monate. Auffällig ist allerdings eine erhöhte Resistenzentwicklung während der akzelerierten Phase und Blastenkrise. Trotz dieser ermutigenden Ergebnisse gibt es bisher keine kontrollierten Studien, die ein verlängertes Überleben durch Imatinib belegen. Wegen der vergleichsweise guten Verträglichkeit – zwischenzeitlich wurden allerdings Einzelfälle von Milzruptur (Elliott et al. 2002) und Knochenmarknekrosen (Burton et al. 2002) beobachtet – ist Imatinib ein aussichtsreicher Kandidat für die Kombinationstherapie mit anderen antileukämischen Mitteln, die in der Blastenkrise angewendet werden. In den USA hat Imatinib kürzlich auch die Zulassung zur Behandlung gastrointestinaler Stromatumoren erhalten.

Empfehlung: Imatinib (*Glivec*) ist ein spezifischer Proteintyrosinkinaseinhibitor zur Behandlung der chronischen myeloischen Leukämie. Aufgrund hoher zytogenetischer und hämatologischer Remissionsraten eröffnet dieses neue Wirkprinzip Möglichkeiten auch bei therapierefraktären Verläufen.

Levocetirizin

Levocetirizin (*Xusal*) ist ein weiterer Enantiomer-selektiver Wirkstoff aus der Gruppe der wenig sedierenden H_1-Rezeptorantagonisten. Levocetirizin ist der Träger der Wirkung des racemischen Cetirizins und verhindert Histamin-induzierte Änderungen mit der Hälfte der Dosis (5 mg/Tag) wie Cetirizin (10 mg/Tag) (Wang et al. 2001). Trotz der halben Dosierung kostet das Handelspräparat *Xusal* genauso viel wie Cetirizin als Originalpräparat (*Zyrtec*), ist aber mehr als doppelt so teuer wie Cetirizingenerika (z. B. *Cetirizin Hexal*). Trotz fehlender Vorteile ist *Xusal* bereits im Jahr seiner Einführung in die Gruppe der 2500 meistverordneten Arzneimittel gelangt (Tabelle 2.2).

Empfehlung: Levocetirizin (*Xusal*) ist als R-Isomer Träger der Wirkung des racemischen Cetirizin. Klinisch relevante Unterschiede bei der Behandlung der allergischen Rhinitis im Vergleich zu racemischem Cetirizin bestehen nicht. *Xusal* hat mit 0,77 € deutlich höhere Tagestherapiekosten als zahlreiche Cetirizingenerika und ist daher nicht empfehlenswert.

Linezolid

Linezolid (*Zyvoxid*) ist der erste Vertreter aus der Stoffgruppe der Oxazolidinone, einer neuen Klasse synthetischer Antibiotika mit einem neuartigen Mechanismus zur Hemmung der bakteriellen Proteinsynthese. Durch Bindung an die ribosomale 50S-Untereinheit wird die Bildung des 70S-Initiationskomplexes gehemmt, so daß die Proteinsynthese schon vor der durch andere Antibiotika gehemmten Elongationsphase blockiert wird. Aufgrund dieses besonderen Wirkungsmechanismus gibt es keine Kreuzresistenz mit anderen Proteinsynthesehemmern. Linezolid hat ein schmales, ausschließlich auf grampositive Erreger beschränktes Wirkungsspektrum und wirkt bakteriostatisch. Erfaßt werden jedoch auch resistente Erreger wie Methicillin-resistente Staphylokokken, Vancomycin-resistente Enterokokken und Penicillin-resistente Pneumokokken mit Hemmkonzentrationen von 1–4 µg/ml. In klinischen Studien wurden bei Infektionen mit Vancomycin-resistenten Enterokokken Heilungsraten von 67% erzielt (Diekema und Jones 2001).

Linezolid wird nach oraler Gabe schnell und vollständig resorbiert und erreicht genauso hohe maximale Plasmaspiegel wie nach parenteraler Gabe. Die Halbwertszeit beträgt 5 Stunden, die Dosierung bei schweren Infektionen 600 mg alle 12 Stunden. Häufigste Nebenwirkungen sind gastrointestinale Störungen (Diarrhö, Nausea), Kopfschmerzen und Hautreaktionen. Gefährlichste Nebenwirkung ist eine (reversible) Thrombozytopenie (2,4% der Patienten), insbesondere bei mehr als zweiwöchiger Therapie. Linezolid ist ein schwacher MAO-Inhibitor, ohne daß bisher klinische Symptome einer MAO-Hemmung aufgetreten sind. Trotzdem sollen Patienten die Einnahme großer Mengen tyraminreicher Nahrungsmittel vermeiden. Ebenso ist die Gabe von Linezolid bei Patienten mit Hypertonie, Phäochromozytom, Karzinoid, Thyreotoxikose, Depression, Schizophrenie und akuten Verwirrtheitszuständen nur bei genauer Blutdruckkontrolle ratsam. Gleiches gilt für die Anwendung von Arzneimitteln, die auf serotonerge oder adrenerge Rezeptoren wirken. Nachteilig sind die hohen Tagestherapiekosten (236,37 €) im Vergleich zu Vancomycin (165,51 €).

Empfehlung: Linezolid (*Zyvoxid*) ist eine vielversprechende Alternative zur Behandlung schwerer Infektionen vor allem durch resistente grampositive Keime im Krankenhaus.

Lopinavir

Lopinavir ist der sechste HIV-Proteasehemmer zur antiviralen Kombinationsbehandlung HIV-infizierter Patienten. Die Substanz hat eine zehnfach höhere antiretrovirale Aktivität als Ritonavir, wird aber durch Arzneimittel-abbauende Enzyme in der Leber (vor allem CYP3A4) so schnell inaktiviert, daß keine wirksamen Plasmaspiegel erreicht werden. Von Ritonavir ist schon seit längerem eine intensive Hemmung des CYP3A4-Enzyms bekannt, die bereits in vielen Kombinationsschemata zur Wirkungsverstärkung anderer Proteasehemmer eingesetzt wird. Durch Kombination einer subtherapeutischen Dosis von Ritonavir (zweimal 100 mg/Tag) wird die Konzentrations-Zeit-Kurve von Lopinavir mehr als hundertfach erhöht. Unter diesen Bedingungen wird auch eine ausreichende Plasmahalbwertszeit von sechs Stunden erreicht (Hurst und Faulds 2000).

Die Kombinationstherapie mit Lopinavir/Ritonavir (*Kaletra*) mit zweimal täglich 400 mg/100 mg und weiteren antiretroviralen Arzneimitteln ist insbesondere bei vorbehandelten HIV-Patienten hochwirksam. So wurde in einer Studie mit 70 Patienten, die trotz einer Kombinationsbehandlung mit Proteaseinhibitoren HIV-1-RNA-Spiegel von 10000 Kopien/ml hatten, durch eine Umstellung der Therapie auf Lopinavir/Ritonavir zusammen mit Nevirapin und zwei Nukleosidanaloga über einen Zeitraum von 48 Wochen bei 76% der Patienten ein HIV-1-RNA-Spiegel von unter 400 Kopien/ml Plasma erreicht (Benson et al. 2002). Ähnliche Erfolgsquoten sind auch in klinischen Studien mit HIV-infizierten Kindern beobachtet worden. Das Präparat ist daher auch bei Kindern (über zwei Jahre) zugelassen. Die häufigsten unerwünschten Wirkungen sind – wie bei anderen Proteaseinhibitoren – Diarrhö, Übelkeit und Schwäche. Erhöhte Werte von Cholesterin (über 300 mg/dl), Triglyzeriden (über 750 mg/dl), Transaminasewerten (mehr als 5fach erhöhter Normalwert) traten bei ca. 30% der Patienten auf. Wegen der Hemmung des Cytochroms CYP3A4 sind Arzneimittel wie Terfenadin, Midazolam, Triazolam, Pimozid, Amiodaron und Mutterkornalkaloide kontraindiziert. Aus dem gleichen Grunde sind Wechselwirkungen mit zahlreichen anderen Arzneimitteln (einschließlich Simvastatin und hormonalen Kontrazeptiva) zu beachten. *Kaletra* ist mit Tagestherapiekosten von 24,87 € im oberen Kostenbereich der HIV-Proteasehemmer angesiedelt.

Empfehlung: Lopinavir (in *Kaletra*) zeigt in Kombination mit anderen antiretroviralen Arzneimitteln eine hohe Ansprechbarkeit bei Therapieversagen anderer Proteaseinhibitoren. Der Vorteil beruht möglicherweise auf der zehnfach höheren Wirksamkeit und auf dem anderen Proteaseinhibitoren abweichenden Resistenzverhalten (> 8 Mutationen erforderlich). Daher sollte der neue Proteasehemmer primär als Reservemittel bei Versagen von Therapieschemata mit anderen Proteasehemmern eingesetzt werden.

Lutropin alfa

Lutropin alfa (*Luveris*) ist ein rekombinantes humanes luteinisierendes Hormon, das gentechnisch aus Ovarialzellen des chinesischen
Hamsters gewonnen wird. Zusammen mit Follitropin (follikelstimu-
lierendes Hormon, FSH) wird es bei hypogonadotropem Hypogonadismus zur Ovulationsstimulation anovulatorischer Frauen eingesetzt, wenn der endogene Lutropinserumspiegel unter 1,2 I.E./l liegt.
Gegenwärtig wird der hypogonadotrope Hypogonadismus mit Menotropin (menopausale Gonadotropine aus dem Harn postmenopausaler Frauen) behandelt, da die Patientinnen Follitropin und Lutropin
benötigen. In einer Dosisfindungsstudie an 38 anovulatorischen
Patientinnen mit Lutropin- und Follitropinmangel wurde mit einer
Dosis von 75 I.E./Tag Lutropin alfa bei 67% der Patientinnen eine optimale Follikelentwicklung und ein Endometriumwachstum in Kombination mit Follitropin alfa (150 I.E./Tag) gefördert (The European
Recombinant Human LH Study Group 1998). Durch eine höhere
Lutropin-alfa-Dosis (225 I.E./Tag) wird die Erfolgsquote geringfügig
auf 80% erhöht. Frühere Studien mit Menopausengonadotropin
kamen auf Erfolgsquoten von 84–100%. Vergleichsstudien mit Menopausengonadotropin sind jedoch bisher nicht durchgeführt worden.
Die Tagestherapiekosten des rekombinanten Lutropin alfa (83,29 €/
75 I.E.) sind erheblich höher als die von Menopausengonadotropin
(z. B. *Pergonal* 21,50 €/75 I.E. Lutropin).

Empfehlung: Lutropin alfa (*Luveris*) ist ein rekombinantes humanes
luteinisierendes Hormon, das zusammen mit Follitropin zur Follikelreifung bei anovulatorischen Frauen mit Lutropin- und Follitropinmangel angewendet wird. Ein möglicher Vorteil gegenüber urinärem
Menopausengonadotropin liegt in einem geringeren Allergierisiko.
Wegen erheblich höherer Therapiekosten im Vergleich zu der bisher
angewendeten Behandlung mit Menopausengonadotropin ist der routinemäßige Einsatz allerdings nicht zu empfehlen.

Meningokokken-C-Vakzine

Invasive Meningokokkenerkrankungen (Meningitis, Sepsis) treten in
Deutschland vorwiegend im Winter und Frühjahr auf und werden
überwiegend durch Erreger der Serogruppe B (77%) und der Sero-

2

gruppe C (19%) ausgelöst. Die Übertragung erfolgt durch Tröpfcheninfektion von asymptomatischen Keimträgern oder von Erkrankten auf enge Kontaktpersonen. Eine Meningokokkenmeningitis oder Meningokokkensepsis tritt in der Regel nach einer Inkubationszeit von 3–4 Tagen auf. Die Letalität beträgt etwa 10%. Derzeit gibt es zwei Impfstoffe gegen Meningokokken der Serogruppe A und C (*Meningokokkenimpfstoff A+C Merieux*) und gegen die Serogruppen A, C, Y und W_{135} (*Men-c-vax ACWY*). Gegen Meningokokken der in Deutschland häufigen Serogruppe B steht bisher noch kein Impfstoff zur Verfügung, da das Kapselpolysaccharid der Serogruppe B nicht ausreichend immunogen ist. In den Impfempfehlungen der Ständigen Impfkommission (STIKO) (Stand Juli 2001) wird daher eine quadrivalente Schutzimpfung gegen Meningokokkeninfektionen (Gruppen A, C, W_{135}, Y) nur bei gesundheitlich gefährdeten Personen (Immundefekte, Hypogammaglobulinämie, Asplenie), bei Reisenden in Länder mit Meningokokkenepidemien und in Deutschland im Rahmen von lokalen Ausbrüchen durch Serogruppe-C-Meningokokken bei Kindern im Alter über 2 Jahren empfohlen. Der neu eingeführte Meningokokkenkonjugationsimpfstoff der Serogruppe C (*Meningitec*) kann bereits bei Kindern ab 2 Monaten zur aktiven Immunisierung gegen invasive Meningokokkenerkrankungen der Serogruppe C eingesetzt werden, da er auch bei Säuglingen und Kleinkindern ausreichend immunogen ist. Die Sicherheit und Immunogenität des neuen Konjugatimpfstoffs wurden an 182 Kindern im Alter von 2–4 Monaten nachgewiesen (McLennan et al. 2000).

Empfehlung: Der Meningokokkenkonjugatimpfstoff Serogruppe C (*Meningitec*) ermöglicht die aktive Immunisierung von Kindern ab 2 Monaten gegen invasive Meningokokkenerkrankungen bei Risikopatienten entsprechend den Empfehlungen der Ständigen Impfkommission (STIKO).

Nateglinid

Nateglinid (*Starlix*) ist der zweite Vertreter der Glinide zur Behandlung von Typ-2-Diabetikern. Ähnlich wie mit Repaglinid (*NovoNorm*) wird eine Mahlzeiten-angepaßte Steigerung der Insulinsekretion angestrebt. Nateglinid hat eine Wirkungsdauer von 1,5 Stunden und ist damit grundsätzlich für dieses Therapiekonzept geeignet. Die Substanz wird jeweils 1–30 Minuten vor den Hauptmahlzeiten eingenommen. Aufgrund der kurzen Wirkungsdauer sollte mit Nateglinid eine bessere Blutzuckereinstellung bei geringerer Hypoglykämiehäufigkeit als mit Glibenclamid erreichbar sein. Beide Ziele wurden jedoch in einer klinischen Studie im direkten Vergleich der beiden insulinotropen Antidiabetika nicht erreicht. Unter Nateglinid (dreimal 120 mg pro Tag) sank die Nüchternblutglukose lediglich von 189 auf 175 mg/dl, unter Glibenclamid dagegen von 213 auf 150 mg/dl (Hollander et al. 2001). Trotz dieser ungenügenden Wirkung von Nateglinid war die Hypoglykämiehäufigkeit in dem Studienzeitraum von 8 Wochen nicht signifikant vermindert. Auch zusätzlich zu Glibenclamid gegeben senkt Nateglinid den HbA_{1c} nicht signifikant (EMEA 2001b). Da demnach die Gleichwertigkeit der Monotherapie mit herkömmlichen Antidiabetika nicht gezeigt ist, wurde Nateglinid bei Typ-2-Diabetikern nur zur Kombinationstherapie mit Metformin zugelassen. Diese Kombination wurde in einer Studie an 701 Typ-2-Diabetikern über einen Zeitraum von 24 Wochen untersucht (Horton et al. 2000). Durch die Kombinationstherapie wurden Nüchternblutglukose und HbA_{1c} stärker gesenkt als in den jeweiligen Monotherapien. Das Therapiekonzept einer Kombination von Metformin und insulinotropen Antidiabetika ist jedoch umstritten, da in der UKPDS-Studie die Kombination von Metformin mit einem Sulfonylharnstoff die Diabetes-assoziierte Mortalität um 100% erhöhte (UK Prospective Diabetes Group 1998). Eine Umstellung von Glibenclamid bei Patienten, die mit diesem Antidiabetikum nicht adäquat eingestellt waren, auf Nateglinid sowie von Glibenclamid plus Metformin auf Nateglinid plus Metformin führte zu einer Verschlechterung der Blutzuckereinstellung (EMEA 2001b). Trotz dieser Datenlage ist Nateglinid bereits unter den verordnungshäufigsten Arzneimitteln vertreten (Tabelle 2.2). Ein weiterer Nachteil sind die hohen Therapiekosten von *Starlix* (2,75 €/Tag), die fast 20fach höher als die preiswerter Glibenclamidgenerika (0,15 €/Tag) liegen.

Empfehlung: Nateglinid (*Starlix*) ist ein weiterer Vertreter der Glinide zur Mahlzeiten-angepaßten Steigerung der Insulinsekretion von Typ-2-Diabetikern. Bisher ist das Präparat, vermutlich aufgrund einer unzureichenden Wirkung als Monotherapeutikum, nur zur Kombinationstherapie mit Metformin zugelassen. Vorteile, die den sehr hohen Preis rechtfertigen, sind bislang nicht gesichert.

Pneumokokken-Vakzine

2

Der heptavalente Pneumokokkensaccharid-Konjugatimpfstoff *Prevenar* besteht aus sieben Pneumokokkenantigenen (Polysaccharidserotypen 4, 6B, 9V, 14, 19F, 23F und Oligosaccharidserotyp 18C) konjugiert an das CRM167-Protein von Corynebacterium diphtheriae. Der neue Pneumokokkenimpfstoff ist zur Immunisierung von Säuglingen und Kleinkindern im Alter von 2 Monaten bis 2 Jahren gegen invasive Pneumokokkenkrankheiten der genannten Serotypen zugelassen. Die Anwendung soll auf der Basis öffentlicher Empfehlungen erfolgen. Bisher wird von der Ständigen Impfkommission (STIKO) bei Pneumokokkenkrankheiten eine Immunisierung von Personen über 60 Jahre und von Kindern, Jugendlichen und Erwachsenen mit erhöhter gesundheitlicher Gefährdung durch Immundefekte (z. B. Hypogammaglobulinämie etc.) und chronischen Krankheiten (z. B. Herz-Kreislauf-Krankheiten, Diabetes mellitus etc.) sowie bei Frühgeborenen und Kindern mit niedrigem Geburtsgewicht oder Gedeihstörungen empfohlen (http://www.rki.de, Stand Juli 2001). Das Impfschema besteht dann aus drei Dosen im Alter von 2, 4 und 6 Monaten und einer 4. Boosterdosis im Alter von 12 bis 15 Monaten. Die häufigsten Nebenwirkungen sind Reaktionen an der Injektionsstelle und Fieber. Wirksamkeit und Sicherheit des Pneumokokken-Konjugatimpfstoffs wurden in einer großen Doppelblindstudie untersucht, wobei in der Kontrollgruppe (18.941 Kinder) 52 invasive Pneumokokkenkrankheiten und in der Pneumokokken-Konjugatimpfstoffgruppe (18.927 Kinder) 3 invasive Pneumokokkenkrankheiten auftraten, woraus sich eine Wirksamkeit von 94 % ergab (Black et al. 2000). Der neue Pneumokokkenimpfstoff *Prevenar* (4 Impfdosen 339,44 €) ist deutlich teurer als Pneumokokken-Polysaccharidimpfstoffe (z. B. *Pneumopur*, *Pneumovax* 29,36 € für eine Einmalimpfung).

Empfehlung: Der neue heptavalente Pneumokokken-Konjugatimpfstoffs *Prevenar* bietet einen wirksamen Schutz gegen invasive Pneumokokkenkrankheiten bei Kindern im Alter von 2 Monaten bis 2 Jahren. Der Einsatz erfolgt nach den Empfehlungen der Ständigen Impfkommission (STIKO) bei Risikopatienten.

Protein C

Protein C ist ein Vitamin-K-abhängiges Plasmaprotein, das in aktivierter Form einen gerinnungshemmenden Effekt (Inaktivierung von Faktor V und Faktor VIII) und einen fibrinolytischen Effekt (Neutralisation des Gewebsplasminogenaktivatorinhibitors) hat. Bei homozygotem Protein-C-Mangel tritt bereits kurz nach der Geburt eine lebensbedrohliche neonatale Thrombose auf. Die Behandlung erfolgt mit gefrorenem Frischplasma oder Protein-C-Konzentrat. Zur Anwendung gibt es mehrere Einzelfallbeschreibungen (Kumagai et al. 2001). In Deutschland steht Antikörper-gereinigtes Protein C für Menschen erstmals als Handelspräparat (*Ceprotin*) zur Verfügung.

Empfehlung: Protein C (*Ceprotin*) ist ein körpereigenes Plasmaprotein zur Behandlung der Purpura fulminans bei schwerem kongenitalem Protein-C-Mangel.

Rasburicase

Rasburicase (*Fasturtec*) ist die rekombinante Form der Uratoxidase zur Behandlung einer Chemotherapie-bedingten Hyperurikämie bei hämatologischen Malignomen. Die Standardtherapie solcher Hyperurikämien besteht in Hydratation, Alkalisierung und Allopurinol. Trotzdem kommt es zu Beginn der zytoreduktiven Chemotherapie bei 25% der Kinder mit fortgeschrittenen Lymphomen oder akuten lymphatischen Leukämien infolge eines Tumorlysesyndroms zu einem akuten Nierenversagen. In einer kontrollierten Vergleichsstudie an 52 Patienten mit Lymphomen oder Leukämien wurden die Harnsäurespiegel nach Rasburicase bereits nach 4 Stunden um 86%, nach Allopurinol jedoch nur um 12% gesenkt (Goldman et al. 2001). Wegen allergischer Reaktionen (3,5%) und fehlender Erfahrungen wird Rasburicase derzeit nur zur Anwendung bei einem Therapiezyklus empfohlen. Ferner sollte die Dauer der Behandlung 5–7 Tage nicht überschreiten (EMEA 2001c). Anti-Rasburicase-Antikörper wurden in 7–14% der Fälle beobachtet (Easton et al. 2001). Rasburicase sollte daher nur eingesetzt werden, wenn aufgrund der Erkrankung oder der Chemotherapie ein hohes Tumorlyserisiko zu erwarten ist. Die Therapiekosten betragen bei einer einwöchigen Anwendung insgesamt 6620,66 €.

2

Empfehlung: Rasburicase (*Fasturtec*) verhindert bei hämatologischen Malignomen die Chemotherapie-bedingte Hyperurikämie und das damit verbundene Tumorlysesyndrom. Nicht zuletzt auch aufgrund der hohen Kosten sollte Rasburicase nur bei hohem Tumorlyserisiko eingesetzt werden.

Sirolimus

Sirolimus (*Rapamune*) wurde bereits 1975 als Makrolidantibiotikum aus einer Bodenprobe der Osterinsel Rapa Nui gewonnen und zunächst als Rapamycin bezeichnet. Seine immunologische Aktivität wurde in einem tierexperimentellen Modell der Autoimmunenzephalomyelitis beschrieben. Aufgrund seiner strukturellen Ähnlichkeit zu Tacrolimus (*Prograf*) wurde es als Immunsuppressivum zur Prophylaxe der Organabstoßung bei Nierentransplantationen untersucht. Sirolimus bindet wie Tacrolimus an das Tacrolimus-bindende Immunophyllin (FK-Bindungsprotein-12), ist aber im Gegensatz zu diesem (und Ciclosporin) kein Calcineurinantagonist. Hierauf wird die fehlende Nephrotoxizität von Sirolimus (s. u.) zurückgeführt. Der Sirolimus-FKBP-12-Komplex hemmt die zweite Phase der T-Zellaktivierung durch eine Blockade der Signaltransduktion des Interleukin-2-Rezeptors. Dadurch wird der Übergang Zytokin-stimulierter T-Zellen von der G1-Phase in die S-Phase verhindert. Durch die Suppression der Interleukin-induzierten T-Zellproliferation kommt es zu der erwünschten Hemmung der Lymphozytenaktivierung.

Hauptvorteil von Sirolimus gegenüber Ciclosporin und Tacrolimus ist die fehlende Nephrotoxizität. Nierendurchblutung und glomeruläre Filtrationsrate werden nicht beeinträchtigt. Bei direktem Vergleich von Sirolimus und Ciclosporin als Basisimmunsuppressiva waren ein Jahr nach der Nierentransplantation die Serumkreatininspiegel bei den Sirolimus-behandelten Patienten immer niedriger (Groth et al. 1999). Trotzdem werden Sirolimus und Ciclosporin wegen ihrer synergistischen immunsuppressiven Effekte in der Initialphase nach einer Nierentransplantation für einen Zeitraum von zwei bis drei Monaten kombiniert. In der anschließenden Erhaltungstherapie wird Ciclosporin stufenweise abgesetzt und die Dosis von Sirolimus entsprechend erhöht. Sirolimus ist Substrat des Cytochrom-Isoenzyms CYP3A4 und von P-Glykoprotein. Wechselwirkungen mit CYP3A4-Inhibitoren (z. B. Grapefruitsaft) müssen entsprechend beachtet werden. Neben einer

Thrombozytopenie kann es zur Hypercholesterinämie und Hypertriglyzeridämie kommen, die eine Dosisreduktion oder eine Behandlung mit lipidsenkenden Mitteln erfordern. Die Tagestherapiekosten von *Rapamune* betragen bei einer Dosierung von 6 mg/Tag 47,43 €.

2

Empfehlung: Sirolimus (*Rapamune*) ist ein weiteres Immunsuppressivum, das zur Prophylaxe der Organabstoßung bei Nierentransplantationen eingesetzt wird. Durch die gute Nierenverträglichkeit bietet es gegenüber Ciclosporin Vorteile bei der Erhaltungstherapie.

Stickoxid

Stickoxid (*INOmax*) wird als inhalativer Vasodilatator bei Lungenversagen mit pulmonaler Hypertonie eingesetzt. Während intravenös applizierte Vasodilatatoren neben dem pulmonalen Gefäßwiderstand auch den systemischen Gefäßtonus senken, hat Stickoxid den Vorteil, daß es aufgrund seiner hohen Affinität zum Hämoglobineisen schnell inaktiviert wird und daher eine hohe Selektivität für das pulmonale Gefäßsystem hat. Seit über 10 Jahren ist die inhalative Anwendung von Stickoxid in zahlreichen Studien, vor allem bei pulmonaler Hypertonie von Neugeborenen, untersucht worden. Ein systematischer Cochrane-Review hat gezeigt, daß inhaliertes Stickoxid (20 ppm) bei persistierender pulmonaler Hypertonie von Neugeborenen die Notwendigkeit einer extrakorporalen Membranoxigenierung (ECMO) vermindert und die systemische Sauerstoffversorgung verbessert (Finer und Barrington 2001). Die Mortalität wird jedoch nicht gesenkt.

Empfehlung: Stickoxid (*INOmax*) ist ein inhalativer Vasodilatator zur Behandlung des Lungenversagens bei Neugeborenen mit pulmonaler Hypertonie.

Tenecteplase

Tenecteplase (*Metalyse*) ist eine Tripelkombinationsmutante des Plasminogenaktivators Alteplase (*Actilyse*) zur thrombolytischen Therapie eines akuten Herzinfarkts. Vorteile von Tenecteplase im Vergleich zu Alteplase sind eine längere Halbwertszeit (20 vs. 4 Minuten), eine höhere Fibrinspezifität und eine geringere Inaktivierung durch den

Plasminogenaktivatorinhibitor-1. Aufgrund der längeren Wirkungsdauer kann Tenecteplase als intravenöser Einmalbolus gegeben werden, während Alteplase als kombinierte Bolusinjektion mit anschließender Infusion über 90 Minuten gegeben werden muß. In einer
großen Vergleichsstudie an 16.949 Patienten mit weniger als 6 Stunden
zurückliegendem, akuten Herzinfarkt wurde der Einfluß einer Alte-
plase-Infusion mit einer Bolusinjektion von Tenecteplase bei gleichzeitiger Gabe von Acetylsalicylsäure und Heparin auf die Gesamtmortalität nach 30 Tagen verglichen (ASSENT-2 Investigators 1999). Die
30-Tage-Mortalität war in beiden Gruppen (Tenecteplase vs. Alteplase)
nahezu identisch (6,18% vs. 6,15%). Auch intrakranielle Blutungen
(0,93% vs. 0,94%) und die Schlaganfallshäufigkeit (1,78% vs. 1,66%)
zeigten keine signifikanten Unterschiede. Lediglich die nichtzerebra-
len Blutungskomplikationen (26,43% vs. 28,95%) und der Bluttransfu-
sionsbedarf (4,25% vs. 5,49%) waren bei Tenecteplase geringfügig
niedriger. Die Ergebnisse zeigen eine Äquivalenz von Tenecteplase und
Alteplase für die 30-Tage-Mortalität des akuten Herzinfarkts. Aufgrund
der einfacheren und schnelleren Tenecteplaseapplikation scheint eine
schnellere klinische und präklinische Behandlung möglich zu sein.
Die Therapiekosten für Tenecteplase und Alteplase sind identisch.

Empfehlung: Tenecteplase (*Metalyse*) ist ein Alteplaseanalogon mit
längerer Wirkungsdauer und der Möglichkeit der einmaligen Bolusinjektion. Aus diesem Grunde bietet das neue Fibrinolytikum praktische
Vorteile bei der Akutbehandlung des Herzinfarkts.

Telithromycin

Telithromycin (*Ketek*) ist der erste Vertreter der Ketolide, einer neuen
Gruppe von Makrolidantibiotika, die sich von Erythromycin (*Monomy-
cin*) im wesentlichen durch Ersatz des neutralen Zuckers Cladinose
durch eine Ketogruppe unterscheidet. Außer auch von anderen Makrolidantibiotika bekannte Indikationen erfaßt die Zulassung von Telithromycin speziell auch die Behandlung der ambulant erworbenen
Pneumonie. Das Wirkungsspektrum umfaßt Pneumokokken, auch
Penicillin-resistente Pneumokokken, Streptokokken, Staphylokokken,
Moxarella catarrhalis, Legionellen, Chlamydia pneumoniae und Mycoplasma pneumoniae. Dagegen ist Haemophilus influenzae, wichtiger
Erreger der chronischen Bronchitis, nur intermediär empfindlich.

Telithromycin hat eine orale Bioverfügbarkeit von 57% und kann aufgrund einer Halbwertszeit von 9,8 Stunden einmal täglich in einer Dosis von 800 mg appliziert werden (Barman Balfour and Figgitt 2001). Unerwünschte Wirkungen einschließlich QT-Zeit-Verlängerungen entsprechen denen anderer Makrolidantibiotika. Gastrointestinale Störungen scheinen allerdings häufiger zu sein. Zu beachten sind ferner die auch von anderen Makrolidantibiotika bekannten Interaktionen mit Pharmaka, die über CYP3A4 verstoffwechselt werden. Bei der Behandlung akuter Exazerbationen der chronischen Bronchitis war Telithromycin genauso wirksam wie Cefuroximaxetil oder Amoxicillin/Clavulansäure. Bei Streptokokken-induzierter Tonsillitis war eine fünftägige Behandlung mit Telithromycin genauso wirksam wie eine zehntägige Behandlung mit Phenoxymethylpenicillin oder Clarithromycin. Der Vorteil von Telithromycin liegt bei diesen Indikationen im wesentlichen bei der einmal täglichen Dosierung, während die anderen Antibiotika zwei- oder dreimal täglich appliziert werden müssen. Dieser praktische Vorteil hat vermutlich dazu beigetragen, daß *Ketek* bereits im Jahr seiner Einführung in der Gruppe der 2500 meistverordneten Arzneimittel vertreten ist. Die Tagestherapiekosten von Telithromycin (7,64 €) liegen deutlich höher als für Clarithromycin (5,55 €), Roxithromycin (3,71 €) oder für das klassische Phenoxymethylpenicillin (0,56–1,12 €).

Empfehlung: Das neue Makrolidantibiotikum Telithromycin (*Ketek*) hat ein verbessertes antibakterielles Wirkungsspektrum bei Atemwegsinfektionen. Allerdings zeigen klinische Vergleichsuntersuchungen keine Überlegenheit zu den bisherigen Standardantibiotika. *Ketek* ist erheblich teurer als vergleichbare Makrolidantibiotika und kann deshalb nicht für die Verordnung empfohlen werden.

Thyrotropin alfa

Thyrotropin alfa (*Thyrogen*) ist ein rekombinantes humanes schilddrüsenstimulierendes Hormon (TSH) zur Diagnostik des differenzierten Schilddrüsenkarzinoms mittels Serumthyreoglobulintest und Radioiodganzkörperszintigraphie. Die Langzeitprognose des differenzierten Schilddrüsenkarzinoms ist relativ gut. Trotzdem treten bei ca. 20% der Patienten Rezidive auf, mitunter sogar Jahrzehnte nach der Initialtherapie. Die Standardkontrollen bestehen in einer Messung des Serumthyreoglobulins und der diagnostischen Ganzkörperszintigraphie mit

2

radioaktivem Iod. Beide Methoden sind bei erhöhten TSH-Werten besonders empfindlich, wenn ein Schilddrüsenhormonentzug durch Absetzen der Therapie ausgelöst wird. Mit dem rekombinanten humanen Thyrotropin steht jetzt eine Methode zur Verfügung, den Einbau von radioaktivem Iod von Schilddrüsenkarzinomzellen zu stimulieren, ohne eine Hypothyreose durch Thyroxinentzug auszulösen. Mehrere klinische Studien haben gezeigt, daß rekombinantes Thyrotropin und Thyroxinentzug bei der Diagnostik des residualen Schilddrüsenkarzinoms gleichwertig sind (Robbins et al. 2001). Es gibt sogar erste Hinweise, daß die TSH-induzierte Thyreoglobulinstimulation diagnostisch sicherer ist als die gleichzeitige Radioiodganzkörperszintigraphie (Mazzaferri und Kloos 2002). Die zusätzlichen Kosten der Stimulation mit rekombinantem Thyrotropin (1.222,21 € für 2 mal 0,9 mg pro Untersuchung) liegen sehr hoch, sind aber zu rechtfertigen, wenn in Zukunft die diagnostische Radioiodganzkörperszintigraphie entbehrlich ist.

Empfehlung: Thyrotropin alfa (*Thyrogen*) kann zur Therapiekontrolle des Schilddrüsenkarzinoms empfohlen werden, weil die direkte Stimulation bei gleicher diagnostischer Sicherheit wie die TSH-Stimulation durch Schilddrüsenhormonentzug für den Patienten besser verträglich ist.

Zoledronsäure

Zoledronsäure (*Zometa*) ist der vierte Vertreter aus der Gruppe der Bisphosphonate, der in Deutschland für die Behandlung der Tumor-induzierten Hyperkalzämie zugelassen wurde. Bisphosphonate haben eine hohe Affinität zu den Knochenmineralien und hemmen als metabolisch stabile Pyrophosphatanaloga den pathologischen Knochenabbau bei Tumor-induzierter Hyperkalzämie. In einer Kurzzeitstudie über 56 Tage an 287 Patienten kam es unter Zoledronsäure zu einer schnelleren Normalisierung des Plasmacalciums (Major et al. 2001). Außerdem hielt der therapeutische Effekt unter Zoledronsäure länger an (32–43 Tage vs. 18 Tage). In einer Langzeitstudie an 1648 Patienten mit multiplem Myelom oder fortgeschrittenem Mammakarzinom über 13 Monate war Zoledronsäure (4 mg) genauso wirksam und verträglich wie Pamidronsäure (90 mg) (Rosen et al. 2001). Die Kosten für eine Infusion von 4 mg *Zometa* betragen 418,86 € und sind damit identisch mit den Kosten für eine Infusion von 90 mg Pamidronsäure (418,86 €).

Empfehlung: Zoledronsäure (*Zometa*) ist ein weiteres Bisphosphonat zur Behandlung der Tumor-induzierten Hyperkalzämie, das aufgrund seines schnellen Wirkungseintritts und seiner längeren Wirkungsdauer möglicherweise Vorteile gegenüber den bisher verwendeten Bisphosphonaten bei dieser Indikation hat und damit letztlich auch kostengünstiger ist als diese.

2

Neue Wirkstoffe seit 1992

Die Fertigarzneimittel mit neuen Wirkstoffen, die seit 1992 zugelassen wurden und sich erfolgreich am Markt etabliert haben, nahmen im Durchschnitt kräftig zu. Die erfolgreichsten Neueinführungen dieses Zeitraums mit einem Umsatz von mehr als 50 Mio. € im Jahre 2001 sind in der Tabelle 2.3 zusammengefaßt.

Auch im Jahre 2001 war der Lipidsenker Atorvastatin (*Sortis*) der erfolgreichste Wirkstoff. Mit einem Umsatz von 432 Mio. € und einem Umsatzanstieg von 36,9 % lag er mit weitem Abstand vor allen anderen Neueinführungen. Auffällig an dieser Entwicklung ist die Tatsache, daß Atorvastatin erst 1997 auf den Markt kam und sich in nur drei Jahren an die Spitze der Statine setzte. Möglicherweise beruht der Markterfolg des Atorvastatins auf der relativ starken cholesterinsenkenden Wirkung, die bereits mit der niedrigsten im Handel befindlichen Dosis (10 mg) erreicht wird.

Die zweite erfolgreiche Substanz ist der Calciumantagonist Amlodipin (*Norvasc*), der 1994 neu eingeführt wurde und seit 1998 der am häufigsten verordnete Wirkstoff unter den Calciumantagonisten ist. Vermutlich beruht diese Entwicklung auf seiner besonders langen Wirkungsdauer und vor allem dem langsamen Anfluten der Substanz, wodurch reflektorische Tachykardien vermieden werden. Die bisher führenden Substanzen (z. B. Nifedipin) mit schneller und kurzer Wirkung waren in retrospektiven Analysen mit einem erhöhten Risiko eines Herztodes assoziiert (siehe auch Calciumantagonisten, Kapitel 20). Allerdings gibt es bisher im Gegensatz zu Nitrendipin keine Daten zur antihypertensiven Langzeitwirkung von Amlodipin (siehe Calciumantagonisten, Kapitel 20).

Die seit 1992 neueingeführten Wirkstoffe haben 2001 einen Umsatzanteil von 25,9 % (Vorjahr 24,5 %) am Gesamtmarkt erreicht (Tabelle 2.4). Die Steigerungsrate dieses Marktsegments (+31,1 %) liegt deutlich höher als die des Gesamtmarktes (+10,4 %). Allein durch die

Tabelle 2.3: Erfolgreiche Neueinführungen 1992 bis 2001. Angegeben sind Verordnungen und Umsatz von Präparaten, die seit 1992 neu eingeführt wurden und 2001 einen Umsatz von mindestens 50 Mio. € erreicht haben.

Jahr	Wirkstoff	Präparat	Verordnungen in Tsd.	Änd. %	Umsatz in Mio. €	Änd. %
1992	Ribavirin	Rebetol	55,7	−14,1	54,3	+2,2
1993	Lamotrigin	Lamictal	280,7	+19,4	60,2	+43,8
1994	Amlodipin	Norvasc	3.029,8	+9,1	240,6	+12,7
	Pantoprazol	Pantozol	1.785,1	+63,8	134,7	+63,7
	Risperidon	Risperdal	840,6	+45,8	94,3	+34,8
	Fluvastatin	Locol	579,7	+51,8	50,0	+62,9
1995	Losartan	Lorzaar	615,4	−0,7	53,1	+1,1
	Tacrolimus	Prograf	138,4	+21,2	61,7	+18,1
1996	Glimepirid	Amaryl	2.149,8	+16,8	93,9	+21,3
	Insulin lispro	Humalog	754,9	+38,6	93,3	+42,9
	Olanzapin	Zyprexa	638,7	+31,0	119,5	+33,8
	Mirtazapin	Remergil	549,5	+40,8	62,5	+44,8
	Citalopram	Cipramil	537,2	+42,4	52,1	+48,7
	Interferon beta-1b	Betaferon	96,0	+7,4	123,8	+13,9
	Follitropin alfa	Gonal	91,6	+8,3	54,9	+22,4
	Mycophenolsäure	CellCept	90,9	+33,8	51,5	+31,0
1997	Atorvastatin	Sortis	3.777,5	+34,1	432,3	+36,9
	Formoterol	Foradil	932,5	+19,3	65,6	+30,6
	Cerivastatin	Lipobay	913,0	−18,1	91,9	−16,3
	Candesartan	Atacand	560,5	+6,0	51,9	+6,9
	Interferon beta-1a	Rebif	79,8	+52,8	108,5	+58,0
	Interferon beta-1a	Avonex	68,4	+14,8	78,2	+15,3
1998	Clopidogrel	Plavix	680,0	+50,9	109,3	+56,6
	Clopidogrel	Iscover	596,0	+37,3	95,2	+39,7
1999	Rofecoxib	Vioxx	1.627,3	+25,4	96,3	+50,1
2000	Esomeprazol	Nexium Mups	1.333,4	+747,5	80,7	+904,3
	Insulin glargin	Lantus	489,4	+343,1	52,0	+381,5
	Peginterferon alfa-2b	PegIntron	41,1	+311,4	51,3	+327,7
Summe			**23.333,0**		**2.713,7**	
Summe aller Neueinführungen			**61.196,8**	**+22,1**	**5.526,7**	**+31,1**
Anteil aller Neueinführungen am Gesamtmarkt (%)			**8,2**		**25,9**	

Tabelle 2.4: Verordnung von Arzneimitteln mit neuen Wirkstoffen 2001. Angegeben sind alle Präparate, die von 1991 bis 2001 eingeführt wurden und 2001 mindestens 20.000 Verordnungen erreicht haben.

2

Präparat	Wirkstoff	Verordnungen 2001 in Tsd.	Änd. %	Umsatz 2001 in Mio. €	Änd. %
Neue Wirkstoffe 1992					
Torem	Torasemid	806,5	31,5	41,0	32,5
Unat	Torasemid	735,0	28,9	37,7	30,7
Fosinorm	Fosinopril	336,1	−11,7	18,4	−9,7
Lamisil Tabletten	Terbinafin	316,4	2,0	41,4	11,9
Seroxat	Paroxetin	293,6	1,9	33,0	2,3
Psorcutan	Calcipotriol	293,5	−0,7	14,9	2,7
Loceryl	Amorolfin	202,9	1,2	9,5	1,9
Dynacil	Fosinopril	154,1	−13,9	8,5	−7,5
Dynorm	Cilazapril	153,4	−9,1	9,5	−4,6
Aredia	Pamidronsäure	96,0	6,9	44,9	13,8
Allergodil	Azelastin	93,4	−14,6	1,9	−7,0
Lamisil Creme	Terbinafin	91,7	20,6	0,8	−3,4
Escor	Nilvadipin	70,5	52,0	5,1	43,9
Bambec	Bambuterol	69,8	−20,8	4,6	−22,0
Tagonis	Paroxetin	68,6	−13,8	9,1	−4,1
Daivonex	Calcipotriol	68,6	−8,3	3,3	−8,8
Videx	Didanosin	66,1	64,6	21,5	105,6
Acular	Ketorolac	60,9	−5,5	1,3	−6,5
Loxin	Azelastin	60,3	30,3	0,8	30,2
Rebetol	Ribavirin	55,7	−14,1	54,3	2,2
Nivadil	Nilvadipin	49,1	−22,0	4,1	−19,5
Allergodil Tabs	Azelastin	39,5	−37,7	0,6	−32,6
Paroxat	Paroxetin	35,7	(neu)	3,1	(neu)
Neotigason	Acitretin	30,6	−15,6	5,4	−24,5
Liserdol	Metergolin	26,5	0,4	1,0	11,4
Sabril	Vigabatrin	24,2	−56,5	3,8	−54,8
Allergodil Augentropfen	Azelastin	20,4	−12,2	0,3	−12,4
		4.319,1	**6,5**	**380,0**	**9,9**
Neue Wirkstoffe 1993					
Zithromax	Azithromycin	1.737,1	−18,0	41,9	−18,2
Ecural	Mometason	925,7	2,8	11,6	6,7
Nasonex	Mometason	824,6	49,5	11,5	54,8
Agopton	Lansoprazol	534,0	−12,9	43,1	−10,8
Keimax	Ceftibuten	472,5	−19,8	17,3	−17,3
Cibacen	Benazepril	462,3	4,0	25,3	5,1
Imigran	Sumatriptan	405,6	2,3	29,4	4,1
Lamictal	Lamotrigin	280,7	19,4	60,2	43,8
Parkotil	Pergolid	147,2	9,1	30,3	27,4
Clivarin	Reviparin	125,5	0,1	7,4	9,4
Lorafem	Loracarbef	112,7	−17,3	4,9	−10,9
Innohep	Tinzaparin	101,0	12,2	10,5	20,3

Tabelle 2.4: Verordnung von Arzneimitteln mit neuen Wirkstoffen 2001. Angegeben sind alle Präparate, die von 1991 bis 2001 eingeführt wurden und 2001 mindestens 20.000 Verordnungen erreicht haben (Fortsetzung).

Präparat	Wirkstoff	Verordnungen 2001 in Tsd.	Änd. %	Umsatz 2001 in Mio. €	Änd. %
Neue Wirkstoffe 1993					
Udrik	Trandolapril	59,9	−17,2	3,2	−15,4
Lanzor	Lansoprazol	59,3	−35,5	5,7	−27,7
Navoban	Tropisetron	57,6	0,7	8,3	−5,4
Pilzcin	Croconazol	37,7	−11,7	0,3	−8,9
Botox	Botulismustoxin Typ A	31,8	25,7	12,5	31,1
Gopten	Trandolapril	27,7	−33,9	1,6	−30,9
Dysport	Botulismustoxin Typ A	24,2	−12,6	15,4	−0,6
		6.427,1	**−4,0**	**340,7**	**4,5**
Neue Wirkstoffe 1994					
Norvasc	Amlodipin	3.029,8	9,1	240,6	12,7
Pantozol	Pantoprazol	1.785,1	63,8	134,7	63,7
Risperdal	Risperidon	840,6	45,8	94,3	34,8
Advantan	Methylprednisolonaceponat	811,1	1,8	8,4	2,8
Flutide	Fluticason	694,0	−14,7	35,3	−32,7
Rifun	Pantoprazol	626,7	1,3	48,2	1,5
Locol	Fluvastatin	579,7	51,8	50,0	62,9
Livocab Nasenspray	Levocabastin	480,8	2,1	11,5	2,6
Cranoc	Fluvastatin	305,0	−18,3	26,8	−12,6
Atemur	Fluticason	170,2	−29,7	9,1	−42,4
Livocab Augentropfen	Levocabastin	161,8	0,6	2,3	0,9
Proscar	Finasterid	145,7	3,2	20,1	11,4
Flutide Nasal	Fluticason	129,1	−10,4	3,2	−7,0
Fumaderm	Fumarsäurealkylester	115,4	16,7	23,5	32,1
Andante	Bunazosin	111,9	−17,7	7,9	−15,6
Levophta	Levocabastin	35,6	−11,3	0,5	−9,2
Globocef	Cefetamet	35,3	−39,6	1,2	−41,3
		10.057,8	**12,8**	**717,6**	**16,6**
Neue Wirkstoffe 1995					
Lorzaar	Losartan	615,4	−0,7	53,1	1,1
Serevent	Salmeterol	542,5	−1,6	32,8	4,1
Trusopt	Dorzolamid	356,6	−12,7	23,2	−7,8
Neurontin	Gabapentin	320,0	76,4	34,2	71,2
Uroxatral	Alfuzosin	263,1	6,1	20,5	33,5
Mykosert	Sertaconazol	161,2	15,5	1,7	12,8
Cabaseril	Cabergolin	151,9	56,0	47,0	71,2

Tabelle 2.4: Verordnung von Arzneimitteln mit neuen Wirkstoffen 2001. Angegeben sind alle Präparate, die von 1991 bis 2001 eingeführt wurden und 2001 mindestens 20.000 Verordnungen erreicht haben (Fortsetzung).

Präparat	Wirkstoff	Verordnungen 2001		Umsatz 2001	
		in Tsd.	Änd. %	in Mio. €	Änd. %
Neue Wirkstoffe 1995					
Urion	Alfuzosin	146,5	1,9	11,7	27,6
Aeromax	Salmeterol	141,8	-29,9	8,5	-25,1
Prograf	Tacrolimus	138,4	21,2	61,7	18,1
Zalain	Sertaconazol	51,0	-12,2	0,6	-15,9
Almirid	Dihydroergo-cryptinmesilat	47,4	5,6	7,7	-4,5
Dostinex	Cabergolin	38,3	-5,1	4,7	20,8
Erysec	Erythromycin-stinoprat	30,5	-46,3	0,8	-46,8
		3.004,6	3,4	308,2	18,3
Neue Wirkstoffe 1996					
Amaryl	Glimepirid	2.149,8	16,8	93,9	21,3
Humalog	Insulin lispro	754,9	38,6	93,3	42,9
Zyprexa	Olanzapin	638,7	31,0	119,5	33,8
Remergil	Mirtazapin	549,5	40,8	62,5	44,8
Cipramil	Citalopram	537,2	42,4	52,1	48,7
Diovan	Valsartan	532,3	16,4	48,1	19,6
Omnic	Tamsulosin	507,9	21,9	48,2	33,3
Alna	Tamsulosin	475,5	13,0	44,3	21,5
Mobec	Meloxicam	401,2	-8,0	15,2	13,2
Fosamax	Alendronsäure	345,2	62,6	41,5	51,1
Trevilor	Venlafaxin	335,0	44,1	41,3	67,7
Humalog Mix	Insulin lispro	253,9	50,6	27,6	48,7
Differin	Adapalen	179,7	0,0	2,3	13,5
Sepram	Citalopram	138,4	37,4	13,1	38,4
Provas	Valsartan	136,1	75,0	11,8	88,8
Betaferon	Interferon beta-1b	96,0	7,4	123,8	13,9
Gonal	Follitropin alfa	91,6	8,3	54,9	22,4
CellCept	Mycophenolsäure	90,9	33,8	51,5	31,0
Zerit	Stavudin	82,8	-10,7	26,5	-9,3
Epivir	Lamivudin	77,0	4,1	23,0	5,2
Campral	Acamprosat	48,6	-22,2	3,1	-24,6
Curatoderm	Tacalcitol	47,4	-20,9	2,3	-27,4
Arimidex	Anastrozol	46,4	8,5	23,1	10,5
Puregon	Follitropin beta	45,1	18,0	23,5	32,7
Casodex	Bicalutamid	38,1	12,6	20,8	16,1
Gemzar	Gemcitabin	35,6	-23,6	8,7	-21,3
Bondronat	Ibandronsäure	34,5	72,9	16,1	50,2
Rilutek	Riluzol	25,5	-10,4	14,2	-6,7
Crixivan	Indinavir	20,5	-18,6	9,5	-18,9
		8.715,4	22,6	1.115,9	26,6

Tabelle 2.4: Verordnung von Arzneimitteln mit neuen Wirkstoffen 2001. Angegeben sind alle Präparate, die von 1991 bis 2001 eingeführt wurden und 2001 mindestens 20.000 Verordnungen erreicht haben (Fortsetzung).

Präparat	Wirkstoff	Verordnungen 2001 in Tsd.	Änd. %	Umsatz 2001 in Mio. €	Änd. %
Neue Wirkstoffe 1997					
Sortis	Atorvastatin	3.777,5	34,1	432,3	36,9
Foradil	Formoterol	932,5	19,3	65,6	30,6
Lipobay	Cerivastatin	913,0	-18,1	91,9	-16,3
Nebilet	Nebivolol	704,2	28,6	44,7	32,3
Telfast	Fexofenadin	700,5	18,2	19,3	17,3
Oxis	Formoterol	691,4	-7,7	42,8	0,2
Xalatan	Latanoprost	615,3	31,0	43,3	37,3
Atacand	Candesartan	560,5	6,0	51,9	6,9
Blopress	Candesartan	463,8	-4,1	43,5	-3,9
Ascotop	Zolmitriptan	428,9	10,7	23,0	13,8
Zoloft	Sertralin	339,5	24,5	34,3	33,4
Beofenac	Aceclofenac	327,8	-14,9	6,9	14,2
Aprovel	Irbesartan	289,2	13,6	27,3	15,1
Karvea	Irbesartan	250,3	3,5	24,3	7,6
Teveten	Eprosartan	205,4	-7,2	13,9	1,2
Quadropril	Spirapril	180,4	-1,0	9,4	-0,9
Naramig	Naratriptan	152,3	8,1	8,2	6,1
Zenas	Cerivastatin	150,7	-8,3	15,1	-4,9
Gladem	Sertralin	137,0	10,0	13,7	20,2
Aricept	Donepezil	120,8	30,3	32,5	36,2
Requip	Ropinirol	96,5	19,3	14,1	23,4
Alomide	Lodoxamid	87,8	-3,6	0,9	4,9
Rebif	Interferon beta-1a	79,8	52,8	108,5	58,0
Avonex	Interferon beta-1a	68,4	14,8	78,2	15,3
Parkinsan	Budipin	51,1	-50,4	6,8	-47,2
Femara	Letrozol	44,7	19,3	22,7	21,4
Nefadar	Nefazodon	32,3	48,4	1,8	34,4
Fempress	Moexipril	25,3	-12,5	1,3	-9,5
Vectavir	Penciclovir	20,3	-11,0	0,3	-11,1
		12.447,0	**12,6**	**1.278,5**	**20,9**
Neue Wirkstoffe 1998					
Tavanic	Levofloxacin	877,8	27,8	30,6	31,6
Plavix	Clopidogrel	680,0	50,9	109,3	56,6
Iscover	Clopidogrel	596,0	37,3	95,2	39,7
NovoNorm	Repaglinid	538,8	40,1	25,9	44,7
Detrusitol	Tolterodin	426,5	10,3	30,8	19,9
Singulair	Montelukast	352,7	15,3	40,8	17,2
Maxalt	Rizatriptan	339,5	37,8	18,7	46,4
Zolim	Mizolastin	278,5	-17,3	8,4	1,2
Alphagan	Brimonidin	272,9	11,2	15,2	17,6
Diastabol	Miglitol	269,8	-10,0	10,8	-4,6
Motens	Lacidipin	202,4	-4,1	13,3	2,0

Tabelle 2.4: Verordnung von Arzneimitteln mit neuen Wirkstoffen 2001. Angegeben sind alle Präparate, die von 1991 bis 2001 eingeführt wurden und 2001 mindestens 20.000 Verordnungen erreicht haben (Fortsetzung).

Präparat	Wirkstoff	Verordnungen 2001 in Tsd.	Änd. %	Umsatz 2001 in Mio. €	Änd. %
Neue Wirkstoffe 1998					
Pariet	Rabeprazol	196,6	-2,6	12,2	7,5
Mizollen	Mizolastin	155,6	-45,4	5,4	-27,5
Comtess	Entacapon	142,9	44,1	20,7	69,6
Sifrol	Pramipexol	116,7	66,4	23,5	82,4
Evista	Raloxifen	113,0	88,6	13,5	93,1
Topamax	Topiramat	77,1	18,2	16,6	72,3
Exelon	Rivastigmin	76,2	38,0	11,4	45,3
Edronax	Reboxetin	72,7	55,9	5,1	65,6
Viramune	Nevirapin	58,7	36,6	24,5	44,3
Aldara	Imiquimod	32,4	71,4	3,5	71,4
Viracept	Nelfinavir	26,3	-12,6	15,5	-11,8
		5.903,1	18,9	551,1	35,7
Neue Wirkstoffe 1999					
Vioxx	Rofecoxib	1.627,3	25,4	96,3	50,1
Avalox	Moxifloxacin	816,6	20,1	29,7	22,4
Sympal	Dexketoprofen	454,5	9,4	4,6	8,6
NovoRapid	Insulin aspart	294,7	134,7	34,6	144,4
Micardis	Telmisartan	293,2	53,8	26,7	61,0
Telos	Lornoxicam	174,6	9,2	3,5	11,2
Liviella	Tibolon	138,2	8,2	11,1	10,4
Solian	Amisulprid	125,8	43,7	23,3	62,8
Arava	Leflunomid	95,6	24,4	22,0	49,7
Sonata	Zaleplon	75,9	-6,3	0,9	3,4
Sustiva	Efavirenz	67,2	25,4	32,7	25,8
Ziagen	Abacavir	43,5	-3,1	19,8	-2,6
Vexol	Rimexolon	40,8	2,5	0,4	2,5
Emadine	Emedastin	40,4	-14,3	0,6	-14,3
Tanatril	Imidapril	37,2	21,7	1,7	25,7
Temodal	Temozolomid	24,6	40,0	25,3	43,9
Relenza	Zanamivir	23,6	-48,4	0,7	-48,4
		4.373,8	24,2	333,9	42,6
Neue Wirkstoffe 2000					
Nexium Mups	Esomeprazol	1.333,4	747,5	80,7	904,3
Celebrex	Celecoxib	692,3	192,6	37,8	240,2
Lantus	Insulin glargin	489,4	343,1	52,0	381,5
Azopt	Brinzolamid	255,3	138,8	13,3	169,0
Carmen	Lercanidipin	255,3	1.148,2	14,6	1.301,6
Actonel 5	Risedronsäure	231,9	333,5	21,7	398,0
Avandia	Rosiglitazon	170,9	188,8	23,4	253,7
Seroquel	Quetiapin	152,3	289,3	17,0	316,7

Tabelle 2.4: Verordnung von Arzneimitteln mit neuen Wirkstoffen 2001. Angegeben sind alle Präparate, die von 1991 bis 2001 eingeführt wurden und 2001 mindestens 20.000 Verordnungen erreicht haben (Fortsetzung).

Präparat	Wirkstoff	Verordnungen 2001 in Tsd.	Änd. %	Umsatz 2001 in Mio. €	Änd. %
Neue Wirkstoffe 2000					
Yasmin	Drospirenon und Estrogen	138,5	1.352,3	4,2	1.557,1
Actos	Pioglitazon	109,3	2.486,1	16,8	3.460,4
Trileptal	Oxcarbazepin	82,9	90,2	9,7	99,8
Corifeo	Lercanidipin	80,6	1.552,3	4,4	2.225,1
Petibelle	Drospirenon und Estrogen	78,9	1.816,6	2,5	1.963,9
PegIntron	Peginterferon alfa-2b	41,1	311,4	51,3	327,7
Enbrel	Etanercept	40,3	406,7	40,0	427,6
Keppra	Levetiracetam	34,3	1.511,5	11,5	2.264,8
Aromasin	Exemestan	31,9	91,4	16,6	121,7
Herceptin	Trastuzumab	21,8	413,7	21,0	413,7
		4.240,3	376,0	438,7	395,4
Neue Wirkstoffe 2001					
Aerius	Desloratadin	1.119,2	(neu)	23,9	(neu)
Xusal/A	Levocetirizin	408,8	(neu)	9,5	(neu)
Starlix	Nateglinid	65,5	(neu)	3,6	(neu)
Ketek	Telithromycin	54,0	(neu)	2,3	(neu)
Reminyl	Galantamin	35,2	(neu)	3,4	(neu)
Kaletra	Lopinavir	25,9	(neu)	19,4	(neu)
		1.708,6		62,1	
Summe		61.196,8	22,1	5.526,7	31,1
Anteil am Gesamtmarkt (%)			8,2		25,9

vermehrte Verordnung von Neueinführungen sind die Arzneimittelkosten 2001 um 1.311 Mio. € gestiegen. Dieser Anstieg erklärt 65 % des Zuwachses im Gesamtmarkt in Höhe von 2.011 Mio. € (Tabelle 1.2).

Eine Reihe von Arzneimitteln sind wegen besonderer Risiken in dem Zeitraum von 1985 bis 2001 vom Markt genommen worden (Tabelle 2.5). Es fällt auf, daß allein in den letzten zwei Jahren bei fünfzehn Präparaten Marktrücknahmen erforderlich waren. Im Jahre 2001 wurde das Ruhen der Zulassung für Levacetylmethadol (*Orlaam*) von der Europäischen Arzneimittelbehörde empfohlen, weil mit diesem Mittel zur Opioidsubstitutionsbehandlung über zehn Fälle von lebensbedrohlichen Herzrhythmusstörungen berichtet worden sind (Arzneimittelkommission der Deutschen Apotheker 2001). Weiterhin wurde

Tabelle 2.5: Marktrücknahmen von Arzneimitteln 1985–2001

Präparat	Wirkstoff	Einführung	Marktrücknahme
Pacyl	Isoxicam	1983	Oktober 1985
Carnivora	Venusfliegenfallenpreßsaft	1984	Januar 1986
Cronassial	Hirnganglioside	1986	1989
Neuralgin (u. a.)	Phenacetin	1887	April 1986
Laxenta (u. a.)	Datron		Januar 1987
Edrul	Muzolimin	1985	Juli 1987
Arteparon	Knorpelextrakt	1966	Mai 1988
Tercospor	Terconazol	1985	Dezember 1988
Mictrol	Terolidin	1990	August 1991
Teflox	Temofloxacin	1992	Juni 1992
Fragivix	Benzaron	1972	Oktober 1992
Centoxin	Nebacumab	1991	1993
Toratex	Ketorolac	1992	Juni 1993
Roxiam	Remoxiprid	1991	Dezember 1993
Peroxinorm	Orgotein	1981	März 1994
Ponderax	Fenfluramin	1973	September 1997
Isomeride	Dexfenfluramin	1993	September 1997
Posicor	Mibefradil	1997	Juni 1998
Cerate	Mibefradil	1997	August 1998
Tasmar	Tolcapon	1997	November 1998
Serdolect	Sertindol	1997	Dezember 1998
Trovan	Trovafloxacin	1998	Juni 1999
Vaxar	Grepafloxacin	1997	Oktober 1999
Alimix	Cisaprid	1990	Juni 2000
Propulsin	Cisaprid	1990	Juni 2000
Panorex	Edrecolomab	1995	August 2000
Hismanal	Astemizol	1985	August 2000
Peritrast (i.v.)	Amidotrizoesäure	ca. 1960	September 2000
Conray (u. a.)	Iotalaminsäure	ca. 1964	September 2000
Telebrix (i.v.)	Ioxitalaminsäure	ca. 1973	September 2000
TicoVac	FSME-Impfstoff	2000	März 2001
Orlaam	Levacetylmethadol	1998	April 2001
Regenon (u. a.)	Amfepramon	vor 1971	Juni 2001
Rondimen	Mefenorex	1975	Juni 2001
Mirapront N (u. a.)	Norpseudoephedrin	vor 1974	Juni 2001
Lipobay	Cerivastatin	1997	August 2001
Zenas	Cerivastatin	1998	August 2001

im Juni 2001 Appetitzüglern, die Amfepramon (z. B. *Regenon*), Mefe-norex (*Rondimen*) oder Norpseudoephedrin (z. B. *Mirapront N*) ent-halten, wegen des ungünstigen Nutzen-Risiko-Verhältnisses die Zulas-sung entzogen. Im August 2001 wurde schließlich Cerivastatin (*Lipobay, Zenas*) von den Herstellerfirmen vom Markt genommen, da weltweit 52 Todesfälle infolge von Rhabdomyolysen im zeitlichen

Zusammenhang mit der Einnahme von Cerivastatin aufgetreten waren. Berichte über Cerivastatin-assoziierte tödliche Rhabdomyolysen sind etwa zehnfach häufiger als mit anderen Statinen. Ursache ist vermutlich eine deutlich höhere systemische Verfügbarkeit von Cerivastatin (60%) im Vergleich zu anderen Statinen, wie Simvastatin (< 5%), Atorvastatin (12%), Pravastatin (17%) und Fluvastatin (24%), wodurch Schäden an der Skelettmuskulatur eher möglich sind.

Literatur

Arzneimittelkommission der deutschen Ärzteschaft (2001) Myokardinfarkt und plötzlicher Tod unter Capecitabin (Xeloda®). Dtsch. Ärztebl. 98: A3394.

Arzneimittelkommission der deutschen Apotheker (2001): Levacetylmethadol (Orlaam®). Pharm. Ztg. 146: 1367.

ASSENT-2 Investigators (1999): Single-bolus tenecteplase compared with front-loaded alteplase in acute myocardial infarction: the ASSENT-2 double-blind randomised trial. Lancet 354: 716–722.

Barman Balfour J.A., Figgitt D.P. (2001): Telithromycin. Drugs 61: 815–829.

Benson C.A., Deeks S.G., Brun S.C., Gulick R.M., Eron J.J., Kessler H.A. et al. (2002): Safety and antiviral activity at 48 weeks of lopinavir/ritonavir plus nevirapine and 2 nucleoside reverse-transcriptase inhibitors in human immunodeficiency virus type 1-infected protease inhibitor-experienced patients. J. Infect. Dis. 185: 599–607.

Black S., Shinefield H., Fireman B., Lewis E., Ray P., Hasen J.R. et al. (2000): Efficacy, safety and immunogenicity of heptavalent pneumococcal conjugate vaccine in children. Pediatr. Infect. Dis. J. 19: 187–195.

Burton C., Azzi A., Kerridge I. (2002): Adverse events after imatinib mesylate therapy. N. Engl. J. Med. 346: 713.

Diekema D.J., Jones R.N. (2001): Oxazolidinone antibiotics. Lancet 358: 1975–1982.

Dressler D., Benecke R. (2002): Erste Erfahrungen mit der klinischen Anwendung von Botulinum-Toxin Typ B. Nervenarzt 73: 194–198.

Easton J., Noble S., Jarvis B. (2001): Rasburicase. Paediatric Drugs 3: 433–439.

Elliott M.A., Mesa R.A., Tefferi A. (2002): Adverse events after imatinib mesylate therapy. N. Engl. J. Med. 346: 712.

Eng C.M., Guffon N., Wilcox W.R., Germain D.P., Lee P., Waldek S. et al. (2001): Safety and efficacy of recombinant human α-galactosidase A replacement therapy in Fabry's disease. N. Engl. J. Med. 345: 9–16.

European Agency for the Evaluation of Medicinal Products (EMEA) (2001a): MabCampath, European Public Assessment Report (EPAR), 6 July 2001.

European Agency for the Evaluation of Medicinal Products (EMEA) (2001b): Starlix, European Public Assessment Report (EPAR), 3 April 2001.

European Agency for the Evaluation of Medicinal Products (EMEA) (2001c): Fasturtec, European Public Assessment Report (EPAR), 23 February 2001.

Faich G., Strobos J. (1999): Sodium ferric gluconate complex in sucrose: safer intravenous iron therapy than iron dextrans. Am. J. Kidney Dis. 33: 464–470.

Figgitt D.P., Noble S. (2002): Botulinum toxin B. A review of its therapeutic potential in the management of cervical dystonia. Drugs 62: 705–722.

Finer N.N., Barrington K.J. (2001): Nitric oxide for respiratory failure in infants born at or near term. Cochrane Database Syst. Rev. 4: CD000399.

Firzlaff M., Schröder M., Schmid M., Haas J. (2000): Comparison of immunomodulatory treatment of relapsing remitting multiple-sclerosis (RRMS) – A prospective open study in 498 MS-patients treated with interferon beta (IFNß) 1-B, IFNß 1-A s.c., glatirameracetat (COPAXONE) or immunoglobuline. J. Neurol. 247 (Suppl. 3): P 451.

Fishbane S., Kowalski E.A. (2000): The comparative safety of intravenous iron dextran, iron saccharate, and sodium ferric gluconate. Sem. Dial. 13: 381–384.

Fletes R., Lazarus J.M., Gage J., Chertow G.M. (2001): Suspected iron dextran-related adverse drug events in hemodialysis patients. Am. J. Kidney Dis. 37: 743–749.

Food and Drug Administration (1989): Peripheral and Central Nervous System Drugs Advisory Committee Meeting, July 7, 1989. Rockville MD: Dept. of Health and Human Services, Public Health service 1989: 227.

Fricke U. (2001): Neue Arzneimittel – Ein Überblick. Therapiesymposium 2001. Arzneimittelkommission der deutschen Ärzteschaft, Frankfurt am Main.

Fricke U., Klaus W. (2002): Neue Arzneimittel, Band 12. Fakten und Bewertungen von 1997 bis 2000 zugelassenen Arzneimitteln. Wissenschaftliche Verlagsgesellschaft mbH, Stuttgart.

Gabard B., Nirnberger G., Schiel H., Mascher H., Kekuta C., Mayer J.M. (1995): Comparison of the bioavailability of dexibuprofen administered alone or as part of racemic ibuprofen. Eur. J. Clin. Pharmacol. 48: 505–511.

Goldman S.C., Holcenberg J.S., Finklestein J.Z., Hutchinson R., Kreissman S., Tou C. et al. (2001): A randomized comparison between rasburicase and allopurinol in children with lymphoma or leukemia at high risk for tumor lysis. Blood 97: 2998–3003.

Groth C.G., Backman L., Morales J.M., Calne R., Kreis H., Lang P. et al. for the Sirolimus European Renal Transplant Study Group (1999): Sirolimus (rapamycin)-based therapy in human renal transplantation: similar efficacy and different toxicity compared with cyclosporine. Transplantation 67: 1036–1042.

Haas J., Firzlaff M., Schmidt M. (2001): Comparison of new immunomodulatory treatment in the early stages of MS. Multiple Sclerosis 7 (Suppl. 1): O-28.

Hörl W.H. (2001): Should we still use iron dextran in hemodialysis patients? Am. J. Kidney Dis. 37: 859–861.

Hoff P.M., Ansari R., Batist G., Cox H., Kocha W., Kuperminc M. et al. (2001): Comparison of oral capecitabine versus intravenous fluorouracil plus leucovorin as first-line treatment in 605 patients with metastatic colorectal cancer: results of a randomized phase III study. J. Clin. Oncol. 19: 2282–2292.

Hollander P.A., Zheng H., Schwartz S.L., Foley J.E., Gatlin M.R., Dunning B.E., Haas S.J. (2001): Importance of early insulin secretion. Comparison of nateglinide and glyburide in previously diet-treated patients with type 2 diabetes. Diabetes Care 24: 983–988.

Horton E.S., Foley J., Clinkinbeard C., Mallows S., Gatlin M., Shen S. (2000): Nateglinide alone and in combination with metformin improves glycemic control by reducing mealtime glucose levels in type 2 diabetes. Diabetes Care 23:1660–1665.

Hurst M., Faulds D. (2000): Lopinavir. Drugs 60: 1371–1379.

Ibbotson T., Goa K.L. (2001): Darbepoetin alfa. Drugs 61: 2097–2104.

International Recombinant Human Chorionic Gonadotropin Study Group (2001): Induction of ovulation in World Health Organization group II anovulatory women undergoing follicular stimulation with recombinant human follicle-stimulating hormone: a comparison of recombinant human chorionic gonadotropin (rhCG) and urinary hCG. Fertil. Steril. 75: 1111–1118.

Johnson K.P., Brooks B.R., Cohen J.A., Ford C.C., Goldstein J., Lisak R.P. et al. for the Copolymer 1 Multiple Sclerosis Study Group (1995): Copolymer 1 reduces relapse rate and improves disability in relapsing-remitting multiple sclerosis: results of a phase III multicenter, double-blind placebo-controlled trial. Neurology 45: 1268–1276.

Johnson K.P., Brooks B.R., Ford C.C., Goodman A., Guarnaccia J., Lisak R.P et al. for the Copolymer 1 Multiple Sclerosis Study Group (2000): Sustained clinical benefits of glatiramer acetate in relapsing multiple sclerosis patients observed for 6 years. Mult. Scler. 6: 255–266.

Kantarjian H., Sawyers C., Hochhaus A., Guilhot F., Schiffer C., Gambacorti-Passerini C. et al. (2002): Hematologic and cytogenetic responses to imatinib mesylate in chronic myelogenous leukemia. N. Engl. J. Med. 346: 645–652.

Kennedy B., Rawstron A., Carter C., Ryan M., Speed K., Lucas G., Hillmen P. (2002): Campath-1H and fludarabine in combination are highly active in refractory chronic lymphocytic leukemia. Blood 99: 2245–2247.

Kosoglou T., Salfi M., Lim J.M., Batra V.K., Cayen M.N., Affrime M. B. (2000): Evaluation of the pharmacokinetics and electrocardiographic pharmacodynamics of loratadine with concomitant administration of ketoconazole or cimetidine. Br. J. Clin. Pharmacol. 50: 581–589.

Kumagai K., Nishiwaki K., Sato K., Kitamura H., Yano K., Komatsu T., Shimada Y. (2001): Perioperative management of a patient with purpura fulminans syndrome due to protein C deficiency. Can. J. Anesth. 48: 1070–1074.

Macdougall I.C. (2000): Intravenous administration of iron in epoetin-treated haemodialysis patients – which drugs, which regimen? Nephrol. Dial. Transplant. 15: 1743–1745.

Macdougall I.C. (2001): An overview of the efficacy and safety of novel erythropoiesis stimulating protein (NESP). Nephrol. Dial. Transplant. 16 (Suppl. 3): 14–21.

Major P., Lortholary A., Hon J., Abdi E., Mills G., Menssen H.D. et al. (2001): Zoledronic acid is superior to pamidronate in the treatment of hypercalcemia of malignancy: a pooled analysis of two randomized, controlled clinical trials. J. Clin. Oncol. 19: 558–567.

Mazzaferri E.L., Kloos R.T. (2002): Is diagnostic iodine-131 scanning with recombinant human TSH useful in the follow-up of differentiated thyroid cancer after thyroid ablation? J. Clin. Endocrinol. Metab. 87: 1490–1498.

McLennan J.M., Shackley F., Heath P.T., Deeks J.J., Flamank C., Herbert M. et al. (2000): Safety, immunogenicity, and induction of immunologic memory by a serogroup C meningococcal conjugate vaccine in infants. JAMA 283: 2795–2801.

Michael B., Coyne D.W., Fishbane S., Folkert V., Lynn R., Nissenson A.R. et al. (2002): Sodium ferric gluconate complex in hemodialysis patients: adverse reactions compared to placebo and iron dextran. Kidney Int. 61: 1830–1839.

MS-Therapie Konsensus Gruppe (MSTKG) (1999): Immunmodulatorische Stufentherapie der multiplen Sklerose. Nervenarzt 70: 371–386.

O'Brien J.T., Ballard C.G. (2001): Drugs for Alzheimer's disease. Brit. Med. J. 323: 123–124.

Olin J., Schneider L. (2002): Galantamine for Alzheimer's disease (Cochrane Review). In: Cochrane Library, Issue 1, 2002. Oxford: Update Software.

Olivieri N.F., Brittenham G.M., McLaren C.E., Templeton D.M., Cameron R.G., McClelland R.A. et al. (1998): Long-term safety and effectiveness of iron-chelation therapy with deferiprone for thalassemia major. N. Engl. J. Med. 339: 417–423.

Pauleit D., Textor J., Bachmann R., Conrad R., Flacke S., Layer G. et al. (2002): Hepatocellular carcinoma: detection with gadolinium- and ferumoxides-enhanced MR imaging of the liver. Radiology 222: 73–80.

Perry C.M., Ormrod D., Hurst M., Onrust S.V. (2002): Gatifloxacin. A review of its use in the management of bacterial infections. Drugs 62: 169–207.

Raman S.S., Lu D.S.K., Chen S.C., Sayre J., Eilber F., Economou J. (2001): Hepatic MR imaging using ferumoxides: prospective evaluation with surgical and intraoperative sonographic confirmation in 25 cases. Am. J. Radiol. 177: 807–812.

Richardson D.R. (2001): The controversial role of deferiprone in the treatment of thalassemia. J. Lab. Clin. Med. 137: 324–329.

Robbins R.J., Tuttle R.M., Sharaf R.N., Larson S.M., Robbins H.K., Ghossein R.A. et al. (2001): Preparation by recombinant human thyrotropin or thyroid hormone withdrawal are comparable for the detection of residual differentiated thyroid carcinoma. J. Clin. Endocrinol. Metab. 86: 619–625.

Rosen L.S., Gordon D., Antonio B.S., Kaminski M., Howell A., Belch A. et al. (2001): Zoledronic acid versus pamidronate in the treatment of skeletal metastases in patients with breast cancer or osteolytic lesions of multiple myeloma: a phase III, double-blind, comparative trial. Cancer J. 7: 377–387.

Sawyers C.L., Hochhaus A., Feldman E., Goldman J.M., Miller C. B., Ottmann O.G. et al. (2002): Imatinib induces hematologic and cytogenetic responses in patients with chronic myelogenous leukemia in myeloid blast crisis: results of a phase II study. Blood 99: 3530–3539.

Schiffmann R., Kopp J.B., Austin H.A. III, Sabnis S., Moore D.F., Weibel T. et al. (2001): Enzyme replacement therapy in Fabry disease. JAMA 285: 2743–2749.

Sloop R.R., Cole B.A., Escutin R.O. (1997): Human response to botulinum toxin injection: Type B compared to type A. Neurology 49: 189–194.

Spierings E.L.H., Gomez-Manzilla B., Grosz D.E., Rowland C.R., Whaley F.S., Jirgens K.J. (2001): Oral almotriptan vs. oral sumatriptan in the abortive treatment of migraine. Arch. Neurol. 58: 944–950.

Tariot P.N., Solomon P.R., Morris J.C., Kershaw P., Lilienfeld S., Ding C. et al. (2000): A 5-month, randomized, placebo-controlled trial of galantamine in AD. Neurology 54: 2269–2276.

66   Uwe Fricke und Ulrich Schwabe

The European Recombinant Human LH Study Group (1998): Recombinant human
luteinizing hormone (LH) to support recombinant human follicle-stimulating
hormone (FSH)-induced follicular development in LH- and FSH-deficient anovulatory women: a dose-finding study. J. Clin. Endocrinol. Metab. 83: 1507–1514.
UK Prospective Diabetes Study (UKPDS) Group (1998): Effect of intensive blood-
glucose control with metformin on complications in overweight patients with
type 2 diabetes (UKPDS 34). Lancet 352: 854–865.
Van Agtmael M.A., Eggelte T.A., van Boxtel C.J. (1999): Artemisinin drugs in the
treatment of malaria: from medicinal herb to registered medication. TiPS 20:
199–205.
Van Cutsem E., Twelves C., Cassidy J., Allman D., Bajetta E., Boyer M. et al. for the
Xeloda Colorectal Cancer Study Group (2001): Oral capecitabine compared
with intravenous fluorouracil plus leucoverin in patients with metastatic colorectal cancer: results of a large phase III study. J. Clin. Oncol. 19: 4097–4106.
Van Vugt M., Looareesuwan S., Wilairtana P., McGready R., Villegras L., Gathmann I.
et al. (2000): Artemether-lumefantrine for the treatment of multidrug-resistent
falciparum malaria. Transact. Royal Soc. Trop. Med. Hyg. 94: 545–548.
Wang D.Y., Hanotte F., De Vos C., Clement P. (2001): Effect of cetirizine, levocetiri-
zine, and dextrocetirizine on histamine-induced nasal response in healthy adult
volunteers. Allergy 56: 339–343.

3. ACE-Hemmer und Angiotensin-rezeptorantagonisten

MANFRED ANLAUF

AUF EINEN BLICK

Verordnungsprofil

ACE-Hemmer und Angiotensinrezeptorantagonisten gehören zu den besonders erfolgreichen Arzneimitteln zur Behandlung kardiovaskulärer Krankheiten.

Trend

Das DDD-Volumen der ACE-Hemmer hat 2001 um 21% und das der Angiotensinrezeptorantagonisten (Sartane) um 24% zugenommen, so daß inzwischen 7,3 Mio. Patienten (Vorjahr 6,0 Mio.) mit diesen beiden Stoffgruppen behandelt werden.

Bewertung

Besondere Beachtung hat der Nachweis der Überlegenheit von Losartan gegenüber Atenolol bei der Behandlung von älteren Hypertonikern mit linksventrikulärer Hypertrophie gefunden (LIFE-Studie). Darüber hinaus gibt es weitere Hinweise, daß die Hemmstoffe des Angiotensinsystems bei kardiovaskulären Risikopatienten unabhängig von ihrer blutdrucksenkenden Wirkung eine zusätzliche Bedeutung haben. Viele dieser Effekte sind primär mit ACE-Hemmern erzielt worden. Bisher ist nicht geklärt, ob die Sartane den ACE-Hemmern möglicherweise überlegen sind, da viele neuere Studien nur noch mit Sartanen durchgeführt werden.

Die Wirkung einer medikamentösen ACE-Hemmung besteht in einer verminderten Bildung von Angiotensin II aus Angiotensin I. An dieser Bildung sind allerdings auch andere Enzymsysteme beteiligt. Ebenfalls gehemmt wird der Abbau von Bradykinin. Angiotensin II wirkt stark vasokonstringierend im arteriellen, aber auch im venösen System. Es

führt zu einer vermehrten Freisetzung von Aldosteron und Catecholaminen. Nachgewiesen wurden außerdem trophische Effekte in Zell-
kulturen, die Bedeutung für die vaskulären und kardialen Veränderungen bei Hochdruck- und Nierenkrankheiten haben. Untersuchungen
mit den neueren Angiotensinrezeptorantagonisten zeigten, daß die
Rezeptoren für Angiotensin II in mindestens zwei Gruppen, AT_1- und
AT_2-Rezeptoren, mit teilweise gegensätzlichen Effekten gegliedert werden müssen. Die antihypertensive Wirkung erfolgt über AT_1-Rezeptor-
blockade, während der AT_2-Rezeptor weiterhin der Wirkung des
Angiotensins ausgesetzt ist. Dies und der nicht gehemmte Abbau von
Bradykinin gestatten nicht die ungeprüfte Annahme einer gleichen
klinischen Wirksamkeit von ACE-Hemmern und Angiotensinrezeptorantagonisten oder gar die voreilige Behauptung, Angiotensinrezeptorantagonisten seien lediglich besser verträgliche ACE-Hemmer.

Im Jahre 2001 fanden sich unter den meistverordneten Substanzen
elf ACE-Hemmer und sechs Angiotensinrezeptorantagonisten. Unter-
schiede zwischen den ACE-Hemmern liegen vor allem in der Kinetik.
Während Captopril und Lisinopril keine „Prodrugs" sind, müssen
Benazepril, Cilazapril, Enalapril, Fosinopril, Imidapril, Moexipril,
Perindopril, Spirapril, Quinapril, Ramipril und Trandolapril in der
Leber in die aktive Substanz umgewandelt werden. Die Plasmahalb-
wertszeiten der Wirksubstanzen liegen zwischen 2 (Captopril) und 24
Stunden. Für die Dosierung bei Dauertherapie haben sie jedoch nur
eine untergeordnete Bedeutung, eine ein- oder zweimal tägliche Gabe
ist in der Regel ausreichend, für Captopril wird eine 2–3 mal tägliche
Gabe empfohlen.

Fosinopril, in geringerem Maße auch Benazepril, Moexipril, Quinapril, Ramipril, Spirapril und Trandolapril haben neben einem renalen
auch einen hepatischen Ausscheidungsweg. Die Unterschiede der
ACE-Hemmer in Wirkungen und Nebenwirkungen sind gering. Für
die Behandlung der Hypertonie sind alle Präparate, für die Herzinsuffizienz (Rote Liste 2002) alle Monopräparate außer Cilazapril, Imidapril, Moexipril und Spirapril, für die diabetische Nephropathie aber
nur Captopril zugelassen.

Unterschiede zwischen den sechs in dieser Liste vertretenen Angiotensinrezeptorantagonisten bestehen vor allem in der Pharmakokinetik. Trotz etwas unterschiedlicher Halbwertszeiten wird eine einmal
(bei *Lorzaar* auch zweimal) tägliche Gabe empfohlen. Der Prozentsatz
renal eliminierter Substanz liegt zwischen 2 (Telmisartan) und 59
(Candesartan). Als erster Vertreter dieser Gruppe ist Losartan zur

Behandlung der Herzinsuffizienz zugelassen „zusätzlich zu Diuretika und in der Regel auch Digitalis" (Fachinformation 9/2000).

Verordnungsspektrum

ACE-Hemmer und Angiotensinrezeptorantagonisten zeigen im Jahr 2001 eine Steigerung der Verordnungen um 476 Mio. DDD. Der Verordnungszuwachs betrifft mit 368 Mio. DDD die ACE-Hemmer und die kostenintensiveren Angiotensinrezeptorantagonisten mit 108 Mio. DDD (Abbildung 3.1) Die Umsatzsteigerung beider Stoffgruppen unter den 2500 meistverordneten Präparaten hat sich 2001 mit 215 Mio. € im Vergleich zum Vorjahr (60 Mio. €) mehr als verdreifacht (Tabelle 3.1). Deutlich zugelegt haben Enalapril und Lisinopril mit ihren zahlreichen Generika, aber auch die Ramiprilpräparate ohne wesentliche Einbuße der übrigen ACE-Hemmer-Präparate (Tabelle 3.2 und 3.3). Dagegen war der Zuwachs fixer Kombinationen von Captopril und anderer ACE-Hemmer gering (Tabelle 3.4 und 3.5). Umgekehrt ist der Zuwachs an Verordnungen von kostenintensiven Angiotenrezeptorantagonisten bei den Monopräparaten relativ moderat, aber bei den fixen Kombinationen fast 50% (Tabelle 3.6).

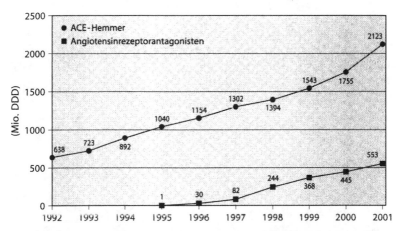

Abbildung 3.1: Verordnungen von ACE-Hemmern und Angiotensinrezeptorantagonisten 1992 bis 2001. Gesamtverordnungen nach definierten Tagesdosen

Tabelle 3.1: Verordnungen von ACE-Hemmern und Angiotensinrezeptorantagonisten 2001. Angegeben sind die verordnungshäufigsten Präparate mit Verordnungsrang, Verordnungen und Umsatz 2001 im Vergleich zu 2000.

Rang	Präparat	Verordnungen in Tsd.	Änd. %	Umsatz Mio. €	Änd. %
43	Captohexal	1594,1	−5,4	21,1	−3,9
52	Delix/ -protect	1509,4	+35,6	101,2	+41,3
80	Enahexal	1227,4	+51,2	32,5	+56,8
86	ACE-Hemmer-ratiopharm	1170,1	−5,0	15,5	−2,1
100	Delix plus	1056,6	+28,0	82,1	+29,2
105	Benalapril	1040,9	+1,1	28,3	+10,0
169	Captohexal comp.	784,8	+1,4	15,0	+4,0
187	Enalapril-ratiopharm	737,6	+117,0	18,0	+126,5
200	Lorzaar plus	702,2	+10,3	63,0	+13,1
231	Codiovan	632,2	+25,1	56,2	+28,2
239	Lorzaar	615,4	−0,7	53,1	+1,1
271	Atacand	560,5	+6,0	51,9	+6,9
280	Accuzide	549,7	+2,1	40,6	+4,3
292	Xanef	537,6	−19,4	27,9	−20,8
295	Diovan	532,3	+16,4	48,1	+19,6
309	Captobeta	515,1	−7,7	6,2	−5,7
322	Cibadrex	504,6	+2,2	34,2	+4,0
362	Blopress	463,8	−4,1	43,5	−3,9
363	Cibacen	462,3	+4,0	25,3	+5,1
364	Acercomp	462,0	−6,6	37,6	−4,6
367	Lisinopril-ratiopharm	455,2	+198,9	11,5	+222,8
398	Vesdil plus	430,8	+4,2	35,7	+6,1
412	Lisihexal	419,5	+194,2	10,8	+205,4
434	Acerbon	404,8	−29,4	21,2	−28,4
457	Vesdil	388,7	+11,4	25,9	+13,1
466	Enalapril Stada	378,0	+53,3	9,3	+61,0
474	Accupro	371,2	−6,4	20,7	−4,7
506	Captogamma	353,9	−9,0	4,8	−8,9
513	Renacor	349,5	−10,2	27,2	−8,4
534	Fosinorm	336,1	−11,7	18,4	−9,7
544	Atacand plus	328,7	+353,6	31,5	+341,8
548	Arelix ACE	326,6	+1,9	28,2	+6,1
553	Coaprovel	320,4	+37,8	32,9	+45,9
594	Lopirin	301,3	−18,1	12,4	−17,2
614	Micardis	293,2	+53,8	26,7	+61,0
623	Aprovel	289,2	+13,6	27,3	+15,1
694	Coversum	261,8	+10,7	13,7	+8,8
695	Corvo	261,7	+121,4	6,8	+129,9
704	Acenorm	257,6	−20,9	8,8	−19,2
718	Captopril AL	253,6	+6,9	2,6	+6,5
724	Karvea	250,3	+3,5	24,3	+7,6
726	Delmuno	249,3	+22,7	23,6	+27,7
729	Captopril Heumann	247,1	−7,4	3,1	−4,2
753	Acenorm HCT	235,6	+0,6	4,5	+2,3

Tabelle 3.1: Verordnungen von ACE-Hemmern und Angiotensinrezeptorantagonisten 2001. Angegeben sind die verordnungshäufigsten Präparate mit Verordnungsrang, Verordnungen und Umsatz 2001 im Vergleich zu 2000 (Fortsetzung).

Rang	Präparat	Verordnungen in Tsd.	Änd.%	Umsatz Mio. €	Änd.%
755	Karvezide	234,9	+34,0	23,5	+38,9
837	capto von ct	206,0	-13,4	2,4	-10,4
841	Teveten	205,4	-7,2	13,9	+1,2
843	Lisinopril Stada	204,7	+123,4	5,3	+128,5
846	ACE-Hemmer-ratiopharm comp	203,3	+24,0	3,8	+30,9
849	Enabeta	203,0	+126,0	5,2	+136,7
871	Pres plus	198,9	-7,6	15,4	-7,6
947	Blopress Plus	182,2	+331,9	18,1	+307,4
962	Quadropril	180,4	-1,0	9,4	-0,9
1023	enalapril von ct	166,9	+109,3	3,8	+116,3
1031	Unimax	165,4	+1,7	16,4	+14,8
1032	Capto-Isis	164,9	-18,0	6,3	-12,7
1037	Adocor	163,8	-21,4	2,2	-8,4
1086	Dynacil	154,1	-13,9	8,5	-7,5
1090	Dynorm	153,4	-9,1	9,5	-4,6
1098	Captopril Stada	151,7	+21,5	2,0	+22,0
1113	Capto-ISIS plus	150,3	+3,5	2,8	+5,4
1117	Lisinopril-Azu	149,1	+69,9	4,0	+82,0
1123	Adocomp	148,4	-5,5	2,7	-3,8
1136	Enalapril AZU	146,2	+39,0	3,6	+51,4
1137	Enadura	145,9	+65,3	3,8	+85,2
1194	Dynorm Plus	138,5	-10,5	11,4	-9,6
1209	Enalagamma	137,1	+40,6	3,7	+41,9
1218	Tarka	136,3	+4,1	11,5	+7,4
1223	Provas	136,1	+75,0	11,8	+88,8
1227	Provas comp.	135,6	+62,9	11,6	+76,4
1232	Fosinorm comp	135,0	+32,7	10,1	+47,5
1243	Captobeta comp.	133,5	+16,5	2,5	+22,5
1280	Capozide	126,6	-17,2	9,7	-16,3
1295	Lisodura	125,6	+173,7	3,4	+216,1
1317	Pres	122,5	-21,6	6,7	-22,3
1413	Captopril HCT comp. Stada	113,7	+3,9	2,1	+3,5
1456	Captoflux	109,6	-2,9	1,6	-4,4
1534	tensobon	102,2	-34,4	4,5	-32,1
1549	Captopril Pfleger	100,7	-21,3	1,6	-5,2
1571	Capto AbZ	99,0	+6,2	1,1	+7,0
1592	capto comp. von ct	97,5	+10,2	1,8	+18,8
1619	Lisinopril-Heumann	94,9	+173,6	2,2	+172,0
1625	Tensiomin	94,5	-23,1	1,9	-11,2
1672	Tensostad	91,2	-16,1	1,3	-15,0
1796	Udramil	82,0	-8,6	6,8	-5,4
1806	Capto Puren	81,4	-9,6	1,7	-5,8
1845	Lisi-Lich	78,6	+268,5	2,0	+274,0
1848	Enalapril Heumann	78,5	+427,8	1,8	+480,1

Tabelle 3.1: Verordnungen von ACE-Hemmern und Angiotensinrezeptorantagonisten 2001. Angegeben sind die verordnungshäufigsten Präparate mit Verordnungsrang, Verordnungen und Umsatz 2001 im Vergleich zu 2000 (Fortsetzung).

Rang	Präparat	Verordnungen in Tsd.	Änd. %	Umsatz Mio. €	Änd. %
1852	tensobon comp	78,3	-18,3	6,2	-17,1
1874	Capto-1A Pharma	76,5	+19,9	0,8	+20,6
1936	CORIC plus	72,9	-27,1	5,9	-25,0
1955	Capto Dura M	71,9	-9,7	0,8	-31,2
1983	lisinopril von ct	70,5	+229,3	1,6	+220,4
2058	Ena Puren	66,3	+69,5	1,8	+92,9
2167	Lisi-Puren	61,1	+238,2	1,6	+301,7
2194	Udrik	59,9	-17,2	3,2	-15,4
2225	Enalapril AL	57,9	(>1000)	1,3	(>1000)
2257	CORIC	56,7	-37,0	3,2	-34,7
2276	Coversum combi	55,9	+908,4	4,4	(>1000)
2308	Lisigamma	54,8	+295,9	1,5	+320,3
2370	Captogamma HCT	52,2	+33,1	1,0	+33,1
2417	Captopril Verla	50,1	-1,5	0,8	+1,9
Summe		**30537,1**	**+12,8**	**1543,0**	**+16,2**
Anteil an der Indikationsgruppe		**59,1%**		**97,7%**	
Gesamte Indikationsgruppe		**51670,9**	**+7,7**	**1580,1**	**+9,5**

Nach verordneten DDD wurden 2001 etwa eine Mio. Patienten mehr als im Vorjahr mit einem der hier genannten ACE-Hemmer-Monopräparate oder einer fixen ACE-Hemmer-Kombination behandelt. Mit Ausnahme von Imidapril (*Tanatril*) und Moexipril (*Fempress*) befanden sich alle ACE-hemmenden Substanzen zumindest mit einem Monopräparat in der Gruppe der meistverordneten Arzneimittel. Die mittleren Tagesbehandlungskosten für ACE-Hemmer-Monopräparate waren im Berichtszeitraum stark unterschiedlich, für Captopril betrugen sie 0,28 €, für Enalapril 0,34 €, für Lisinopril 0,35 € und für die übrigen 0,48 € (Ramipril) bis 0,87 € (Quinapril). Bemerkenswert sind die Unterschiede in den Anteilen der Originalpräparate an der Verordnung der nicht mehr patentgeschützten Substanzen: Captopril 6,0%, Enalapril 12,2% und Lisinopril 20,1%.

Trotz eines hohen Generikaanteils gibt es bei den Captoprilpräparaten immer noch hochpreisige Generika (*Acenorm*, *Capto-Isis*), während sich die DDD-Kosten von Enalaprilgenerika (0,27–0,34 €) und Lisinoprilgenerika (0,26–0,30 €) nur geringfügig unterscheiden (Tabelle 3.3). Noch größere Wirtschaftlichkeitsreserven ergeben sich

Tabelle 3.2: Verordnungen von ACE-Hemmern 2001 (Monopräparate). Angegeben sind die 2001 verordneten Tagesdosen, die Änderungen gegenüber 2000 und die mittleren Kosten je DDD 2001.

Präparat	Bestandteile	DDD in Mio.	Änderung in %	DDD-Kosten in €
Captopril				
Captohexal	Captopril	96,9	(−3,3)	0,22
ACE-Hemmer-ratiopharm	Captopril	71,1	(−0,4)	0,22
Captobeta	Captopril	32,8	(−5,1)	0,19
Captogamma	Captopril	23,3	(−5,8)	0,21
Acenorm	Captopril	15,1	(−16,9)	0,58
Captopril AL	Captopril	14,3	(+8,5)	0,18
Captopril Heumann	Captopril	13,6	(−2,8)	0,23
Lopirin	Captopril	13,0	(−16,7)	0,96
capto von ct	Captopril	10,7	(−9,1)	0,22
Adocor	Captopril	9,8	(−17,6)	0,22
Capto-Isis	Captopril	8,9	(−13,3)	0,72
Captopril Stada	Captopril	8,3	(+22,9)	0,24
Captoflux	Captopril	7,9	(−5,8)	0,20
Capto AbZ	Captopril	6,4	(+8,8)	0,17
Tensostad	Captopril	5,7	(−15,4)	0,23
Captopril Pfleger	Captopril	5,6	(−19,5)	0,28
Tensiomin	Captopril	5,2	(−26,8)	0,37
Capto Puren	Captopril	5,0	(−2,5)	0,35
tensobon	Captopril	4,8	(−31,2)	0,94
Capto-1A Pharma	Captopril	4,7	(+22,8)	0,18
Capto Dura M	Captopril	3,9	(−1,7)	0,20
Captopril Verla	Captopril	2,7	(+2,3)	0,30
		369,6	(−5,3)	0,28
Summe		**369,6**	**(−5,3)**	**0,28**

durch die Substitution teurer Analogpräparate der langwirkenden ACE-Hemmer durch preisgünstige Enalaprilgenerika. Der Therapie-kostenvergleich auf der Basis der jeweiligen WHO-Tagesdosis und der größten Packungsgrößen für die Dauertherapie ergibt die höchsten rechnerischen Einsparpotentiale bei Ramipril (*Delix, Vesdil*), Fosino-pril (*Fosinorm, Dynacil*) und Benazepril (*Cibacen*) (Tabelle 3.7). In der Gruppe der langwirkenden ACE-Hemmer ermöglicht die Substitution teurer Analogpräparate durch preiswerte Enalaprilgenerika allein bei den genannten drei Beispielen ein rechnerisches Einsparvolumen von 129 Mio. €. Ein ähnlicher Betrag ergibt sich bei Berücksichtigung der tatsächlichen DDD-Kosten und aller verordneten Packungen (siehe auch Kapitel 50, Einsparpotentiale, Tabelle 50.4).

Tabelle 3.3: Verordnungen von langwirkenden ACE-Hemmern 2001 (Monopräparate). Angegeben sind die 2001 verordneten Tagesdosen, die Änderungen gegenüber 2000 und die mittleren Kosten je DDD 2001.

Präparat	Bestandteile	DDD in Mio.	Änderung in %	DDD-Kosten in €
Enalapril				
Enahexal	Enalapril	118,3	(+60,8)	0,27
Benalapril	Enalapril	82,4	(+18,5)	0,34
Enalapril-ratiopharm	Enalapril	61,1	(+131,7)	0,30
Xanef	Enalapril	37,9	(−22,1)	0,74
Enalapril Stada	Enalapril	31,8	(+62,8)	0,29
Corvo	Enalapril	24,8	(+138,2)	0,27
Enabeta	Enalapril	18,5	(+139,1)	0,28
Enalagamma	Enalapril	13,9	(+41,8)	0,27
Enadura	Enalapril	13,6	(+100,3)	0,28
Enalapril AZU	Enalapril	12,5	(+64,3)	0,29
enalapril von ct	Enalapril	12,3	(+121,0)	0,31
Pres	Enalapril	9,4	(−23,4)	0,71
Ena Puren	Enalapril	6,5	(+111,4)	0,27
Enalapril Heumann	Enalapril	5,8	(+498,7)	0,31
Enalapril AL	Enalapril	4,6	(> 1000)	0,29
		453,4	**(+50,0)**	**0,34**
Ramipril				
Delix/ -protect	Ramipril	210,7	(+62,5)	0,48
Vesdil	Ramipril	51,9	(+29,4)	0,50
		262,6	**(+54,7)**	**0,48**
Lisinopril				
Lisinopril-ratiopharm	Lisinopril	41,8	(+241,8)	0,28
Lisihexal	Lisinopril	39,9	(+212,4)	0,27
Acerbon	Lisinopril	29,7	(−27,5)	0,71
Lisinopril Stada	Lisinopril	19,6	(+130,7)	0,27
Lisinopril-Azu	Lisinopril	15,1	(+91,1)	0,26
Lisodura	Lisinopril	12,9	(+241,6)	0,26
Lisinopril-Heumann	Lisinopril	7,7	(+173,8)	0,29
Lisi-Lich	Lisinopril	7,4	(+280,6)	0,27
Lisigamma	Lisinopril	5,8	(+337,7)	0,26
Lisi-Puren	Lisinopril	5,7	(+341,2)	0,28
lisinopril von ct	Lisinopril	5,3	(+219,0)	0,30
CORIC	Lisinopril	4,6	(−33,4)	0,70
		195,6	**(+91,5)**	**0,35**
Fosinopril				
Fosinorm	Fosinopril	26,4	(−8,8)	0,70
Dynacil	Fosinopril	11,7	(−4,0)	0,72
		38,1	**(−7,3)**	**0,71**

Tabelle 3.3: Verordnungen von langwirkenden ACE-Hemmern 2001 (Monopräparate). Angegeben sind die 2001 verordneten Tagesdosen, die Änderungen gegenüber 2000 und die mittleren Kosten je DDD 2001(Fortsetzung).

Präparat	Bestandteile	DDD in Mio.	Änderung in %	DDD-Kosten in €
Andere langwirkende ACE-Hemmer				
Cibacen	Benazepril	49,2	(+5,8)	0,51
Accupro	Quinapril	23,8	(–3,1)	0,87
Coversum	Perindopril	18,6	(+8,0)	0,74
Dynorm	Cilazapril	15,9	(–3,6)	0,60
Quadropril	Spirapril	15,1	(–0,8)	0,62
Udrik	Trandolapril	4,4	(–14,8)	0,73
		127,0	(+1,5)	0,65
Summe		**1076,7**	**(+45,4)**	**0,43**

Fixe Kombinationen (Tabellen 3.5 und 3.6) von ACE-Hemmern mit Diuretika verstärken die Blutdrucksenkung. Die DDD-Kosten der Captoprilkombinationen unterscheiden sich von denen der Monopräparate nur um 0,01 €, bei den übrigen ACE-Hemmern sind die DDD-Kosten mehr als doppelt so hoch wie die der Monopräparate. Als diuretischer Kombinationspartner für den ACE-Hemmer wurde mit zwei Ausnahmen (*Arelix ACE, Coversum combi*) Hydrochlorothiazid verwendet. Bei Kombination mit kaliumsparenden Diuretika besteht die Gefahr der Hyperkaliämie. Die fixe Kombination aus einem ACE-Hemmer (Trandolapril bzw. Ramipril) und einem Calciumantagonisten (Verapamil bzw. Felodipin) ist prinzipiell sinnvoll (s. Kapitel Antihypertonika).

Bei der Herzinsuffizienz wurden wegen der Gefahr schwerer Hypotonie niedrige Dosisstärken z. B. als „cor"-Varianten hergestellt. Wegen ihres Preises ist deren Verordnung bei Hypertonie nicht sinnvoll und bei Herzinsuffizienz in der Regel nur initial indiziert, aber durch Teilung von Tabletten mit höherem Wirkstoffgehalt häufig auch vermeidbar. Zu beachten ist, daß die nach Roter Liste empfohlenen Maximaldosen in der Dauertherapie der Herzinsuffizienz entweder nur wenig unter den Maximaldosen bei Hypertonie (Enalapril, Lisinopril) oder sogar darüber liegen (Captopril). Aus Gründen der Konsistenz wurden alle mit einem Basiswarenzeichen bezeichneten Präparate in einem Standardaggregat zusammengeführt. Die Konsequenz ist, daß die gemittelten DDD-Kosten bei Präparaten mit einem wesentlichen Umsatz an Niedrigdosispräparaten auffällig hoch sind.

76   Manfred Anlauf

Tabelle 3.4: Verordnungen von Captopril-Kombinationen mit Diuretika 2001. Angegeben sind die 2001 verordneten Tagesdosen, die Änderungen gegenüber 2000 und die mittleren Kosten je DDD 2001.

Präparat	Bestandteile	DDD in Mio.	Änderung in %	DDD-Kosten in €
Captohexal comp.	Captopril Hydrochlorothiazid	71,7	(+4,0)	0,21
Acenorm HCT	Captopril Hydrochlorothiazid	21,2	(+2,3)	0,21
ACE-Hemmer-ratiopharm comp	Captopril Hydrochlorothiazid	17,9	(+29,7)	0,21
Capto-ISIS plus	Captopril Hydrochlorothiazid	13,5	(+5,3)	0,21
Adocomp	Captopril Hydrochlorothiazid	13,1	(−4,1)	0,21
Captobeta comp.	Captopril Hydrochlorothiazid	12,1	(+22,6)	0,21
Capozide	Captopril Hydrochlorothiazid	11,7	(−16,4)	0,83
Captopril HCT comp. Stada	Captopril Hydrochlorothiazid	10,1	(+3,9)	0,21
capto comp. von ct	Captopril Hydrochlorothiazid	8,7	(+19,4)	0,21
tensobon comp	Captopril Hydrochlorothiazid	7,2	(−16,8)	0,86
Captogamma HCT	Captopril Hydrochlorothiazid	4,6	(+34,8)	0,21
Summe		192,0	(+4,9)	0,27

Die mittleren Tagesbehandlungskosten für Angiotensinrezeptorantagonisten-Monopräparate sind mit 0,86 € dreimal (Captopril) bis zweimal (übrige ACE-Hemmer) so hoch wie die für ACE-Hemmer-Monopräparate. Ihr Verordnungszuwachs ist 2001 genauso hoch wie im Vorjahr. Wegen einer deutlichen Zunahme der fixen Diuretikakombinationen war die Zuwachsrate von Mono- und Kombinationspräparaten aller Präparate von Angiotensinrezeptorantagonisten 2001 noch höher als im Vorjahr (Tabelle 3.6). Seit drei Jahren liegt ihr Anteil an Hemmstoffen des Renin-Angiotensin-Systems um 20%. Da die Ergebnisse erster positiver Endpunktstudien (siehe unten) zur therapeutischen Wirksamkeit von Angiotensinrezeptorantagonisten erst im Herbst 2001

Tabelle 3.5: Verordnungen von langwirkenden ACE-Hemmer-Kombinationen 2001. Angegeben sind die 2001 verordneten Tagesdosen, die Änderungen gegenüber 2000 und die mittleren Kosten je DDD 2001.

Präparat	Bestandteile	DDD in Mio.	Änderung in %	DDD-Kosten in €
Mit Diuretika				
Delix plus	Ramipril Hydrochlorothiazid	83,4	(+27,9)	0,98
Accuzide	Quinapril Hydrochlorothiazid	47,1	(+2,6)	0,86
Cibadrex	Benazepril Hydrochlorothiazid	40,5	(+1,9)	0,84
Acercomp	Lisinopril Hydrochlorothiazid	40,1	(−4,5)	0,94
Vesdil plus	Ramipril Hydrochlorothiazid	36,4	(+5,5)	0,98
Renacor	Enalapril Hydrochlorothiazid	30,4	(−8,2)	0,89
Arelix ACE	Ramipril Piretanid	26,0	(+2,5)	1,08
Pres plus	Enalapril Hydrochlorothiazid	17,2	(−7,6)	0,90
Dynorm Plus	Cilazapril Hydrochlorothiazid	11,9	(−9,5)	0,96
Fosinorm comp	Fosinopril Hydrochlorothiazid	10,8	(+38,7)	0,94
CORIC plus	Lisinopril Hydrochlorothiazid	6,3	(−23,8)	0,93
Coversum combi	Perindopril Indapamid	4,1	(> 1000)	1,06
		354,2	(+6,1)	0,94
Mit Calciumantagonisten				
Delmuno	Ramipril Felodipin	19,5	(+23,9)	1,21
Unimax	Ramipril Felodipin	13,3	(+9,5)	1,24
Tarka	Trandolapril Verapamil	11,7	(+7,6)	0,98
Udramil	Trandolapril Verapamil	7,0	(−5,2)	0,98
		51,4	(+11,6)	1,13
Summe		405,6	(+6,7)	0,96

bzw. März 2002 publiziert wurden, spricht dies dafür, daß Angiotensinrezeptorantagonisten entgegen vielen Empfehlungen nicht nur zur Vermeidung von Nebenwirkungen von ACE-Hemmern eingesetzt wurden,
z. B. wenn ein störender Husten auftritt oder befürchtet wird, insbesondere bei chronisch obstruktiven Pulmonalerkrankungen. ACE-Hemmer lösen bei 5–20% der Patienten Husten aus (Israili und Hall 1992).

Therapeutische Aspekte

Herzinsuffizienz und koronare Herzkrankheit

Zur Behandlung der Herzinsuffizienz mit ACE-Hemmern liegen seit
der ersten Studie (CONSENSUS Trial Study Group 1987) inzwischen
eine Reihe weiterer Studien vor. Die in der AIRE-Studie (The Acute
Infarction Ramipril Efficacy Study Investigators 1993) nachgewiesene
Erhöhung der Überlebenswahrscheinlichkeit durch Ramipril bei herzinsuffizienten Patienten nach akutem Myokardinfarkt war auch fünf
Jahre nach Therapiebeginn noch nachweisbar (Hall et al. 1997). Überwiegend handelte es sich um Patienten mittleren Alters mit koronarer
Herzkrankheit oder dilatativer Kardiomyopathie. Dabei wurden ACE-
Hemmer in der Regel als Zusatz zu einer Basistherapie mit Diuretika,
Digitalisglykosiden oder Koronarmitteln verwendet. Bei guter Ver-
träglichkeit und Zunahme der Leistungsfähigkeit wurde eine Senkung
der Morbidität erreicht. In einzelnen Studien wurde eine signifikante
Senkung der Letalität beobachtet. Obgleich die sinnvolle Begleitmedi-
kation weiter diskutiert wird und der Nutzen von Betablockern bei
dieser Indikation ebenfalls belegt wurde, hat als Folge der genannten
Studien die ACE-Hemmergabe zu Recht einen festen Platz in der
Behandlung der Herzinsuffizienz. Erfahrungen in der routinemäßigen
oralen Anwendung von Captopril bei Verdacht auf einen akuten Myokardinfarkt haben zu einer Reduktion der Todesrate um 5 pro 1000
Patienten im ersten Monat geführt (ISIS-4 Collaborative Group 1995).
Eine Analyse der Daten von 12763 Patienten aus verschiedenen Studien kommt zu dem Schluß, daß die Gabe von ACE-Hemmern Teil des
Routinevorgehens bei Patienten mit linksventrikulärer Dysfunktion
oder Herzinsuffizienz mit oder ohne durchgemachtem Herzinfarkt
sein sollte (Flather et al. 2000). Gefürchtete Nebenwirkung bei akutem
Myokardinfarkt und schwerer Herzinsuffizienz ist eine ausgeprägte
und anhaltende Senkung des ohnehin meist niedrigen Blutdrucks.

Tabelle 3.6: Verordnungen von Angiotensinrezeptorantagonisten 2001. Angegeben sind die 2001 verordneten Tagesdosen, die Änderungen gegenüber 2000 und die mittleren Kosten je DDD 2001.

Präparat	Bestandteile	DDD in Mio.	Änderung in %	DDD-Kosten in €
Monopräparate				
Atacand	Candesartan	69,3	(+7,6)	0,75
Blopress	Candesartan	59,0	(−3,5)	0,74
Diovan	Valsartan	53,2	(+29,4)	0,90
Lorzaar	Losartan	48,5	(−0,7)	1,10
Micardis	Telmisartan	36,0	(+66,5)	0,74
Aprovel	Irbesartan	30,6	(+15,6)	0,89
Karvea	Irbesartan	26,7	(+9,1)	0,91
Provas	Valsartan	13,8	(+107,0)	0,86
Teveten	Eprosartan	12,8	(+3,0)	1,09
		349,8	(+13,9)	0,86
Kombinationspräparate				
Lorzaar plus	Losartan Hydrochlorothiazid	57,8	(+11,1)	1,09
Codiovan	Valsartan Hydrochlorothiazid	52,1	(+27,5)	1,08
Coaprovel	Irbesartan Hydrochlorothiazid	25,6	(+45,6)	1,29
Atacand plus	Candesartan Hydrochlorothiazid	24,5	(+393,1)	1,29
Karvezide	Irbesartan Hydrochlorothiazid	18,6	(+35,6)	1,26
Blopress Plus	Candesartan Hydrochlorothiazid	14,1	(+356,4)	1,29
Provas comp.	Valsartan Hydrochlorothiazid	10,7	(+77,0)	1,08
		203,3	(+47,1)	1,16
Summe		**553,1**	**(+24,2)**	**0,97**

Vorsichtsmaßnahmen sind: Vermeiden eines starken Natriumverlustes vor Therapiebeginn (Diuretika!), Beginn mit sehr niedriger Dosierung und sorgfältige Beobachtung nach Behandlungsbeginn. Durch eine Verbesserung der Myokardfunktion wird nicht selten eine Normalisierung zuvor erniedrigt gemessener Blutdruckwerte beobachtet, so daß bei Herzinsuffizienz mit normalem oder niedrigem Blutdruck nicht auf ACE-Hemmer bzw. Angiotensinrezeptorblocker verzichtet werden muß.

Die erste Vergleichsstudie zwischen Captopril und Losartan bei älteren Patienten zur Frage der Beeinflussung der Nierenfunktion ergab überraschenderweise eine Überlegenheit für Losartan bei der Behandlung der Herzinsuffizienz (Pitt et al. 1997). Diese konnte in einer Nachfolgestudie mit dem primären Endpunkt Mortalität nicht bestätigt werden (Pitt et al. 2000). Bei einer mittleren Verlaufsbeobachtung von 1,5 Jahren an im Mittel 71,4jährigen ergaben sich keine Unterschiede in der Gesamtmortalität von im Mittel 11%. Bei den Überlebenden waren Therapieabbrüche (14%) und Husten (2,7%) unter Captopril allerdings signifikant häufiger als unter Losartan (9,7% bzw. 0,3%). Kritisiert wurde die nur einmal tägliche Gabe von 50 mg Losartan im Vergleich zu dreimal 50 mg Captopril. Sind diese Ergebnisse mit anderen Angiotensinrezeptorantagonisten reproduzierbar und ist wegen der Unterschiede in den Wirkmechnismen eine Kombination mit den übrigen bei Herzinsuffizienz etablierten Substanzgruppen wie ACE-Hemmern und Betablockern sinnvoll? Im Valsartan Heart Failure Trial (Val-Heft) an im Mittel 62,7jährigen Patienten wurde der Effekt einer relativ hohen Dosis von Valsartan (160 mg zweimal täglich) in Kombination mit einem ACE-Hemmer geprüft. Nach Intention-to-Treat-Analyse sank zwar die Rate kombinierter Endpunkte um 13,3%, wenn die ACE-Hemmerbehandlung um Valsartan und nicht um ein Placebo ergänzt wurde. Die Subgruppenanalyse zeigte jedoch, daß die Signifikanz des Unterschiedes durch jene 7%

Tabelle 3.7: Therapiekostenvergleich von führenden ACE-Hemmern

Eigenschaften	Ramipril Delix, Vesdil	Fosinopril Fosinorm, Dynacil	Benazepril Cibacen
WHO-Tagesdosis	2,5 mg	15 mg	7,5 mg
Packungsgröße, 100 Tbl.	2,5 mg	10 mg/20 mg	5 mg/10 mg
Preis für 100 DDD, €	66,96	66,01	56,50
Umsatz 2001, Mio. €	127,1	26,9	25,3
DDD 2001, Mio.	262,6	38,1	49,2
Substitution			
Wirkstoff	Enalapril	Enalapril	Enalapril
Präparat (Beispiel)	Enahexal	Enahexal	Enahexal
Packungsgröße 100 Tbl.	10 mg	10 mg	10 mg
Preis für 100 DDD, €	28,43	28,43	28,43
Einsparung/100 DDD, €	38,53	37,58	28,07
Einsparpotential, Mio.€	101,2	14,3	13,8

der Studienpatienten bedingt war, die entgegen dem Studienplan keinen ACE-Hemmer sondern nur Valsartan bzw. Placebo erhalten hatten. Bei ihnen sanken Mortalität um 30% sowie Klinikeinweisungen um 44,5%. Wenn Patienten eine Kombination aus ACE-Hemmer und Betarezeptorenblocker bekamen, ergab sich ein Trend zu ungünstigem Studienausgang für Valsartan (Dickstein 2001).

Diabetische Nephropathie und andere Nierenerkrankungen

Insulinresistenz ist möglicherweise eine gemeinsame pathophysiologische Ursache verschiedener kardiovaskulärer Risiken. Sie kann durch ACE-Hemmer vermindert werden. In einer Langzeitstudie an Typ-2-Diabetikern (UK Prospective Diabetes Study Group 1998) wurde allerdings keine Überlegenheit von Captopril im Vergleich zu Atenolol bei der Vermeidung diabetischer Komplikationen nachgewiesen, lediglich die Therapietreue war unter dem ACE-Hemmer besser.

Von klinischer Bedeutung ist, daß nach einigen Studien ACE-Hemmer bei Nephropathie infolge Diabetes mellitus Typ 1 (Lewis et al. 1993 mit Captopril), aber auch bei anderen Nierenerkrankungen (Maschio et al. 1996 mit Benazepril, The GISEN Group 1997 mit Ramipril) besser als andere Antihypertensiva in der Lage sind, die Progression, vielleicht sogar die Entwicklung (The EUCLID Study Group 1997 mit Lisinopril) einer Niereninsuffizienz aufzuhalten. Statistisch tritt dieser Effekt auch unabhängig von der Blutdrucksenkung auf (Kasiske et al. 1993). In der EUCLID Study wurde auch die Progression der diabetischen Retinopathie durch ACE-Hemmer vermindert.

Patienten mit Diabetes mellitus oder Niereninsuffizienz haben ein deutlich erhöhtes kardiovaskuläres Risiko. ACE-Hemmer sind offenbar in der Lage, die absolute Komplikationsrate bei diesen Patienten stärker zu senken als bei den übrigen Patienten (Mann et al. 2001, The Heart Outcomes Prevention Evaluation Study 2000a und 2000b).

Wegen der unterschiedlichen Wirkmechanismen von ACE-Hemmern und Angiotensinrezeptorantagonisten wurde bei nicht-insulinabhängigen Diabetikern mit Mikroalbuminurie der Versuch einer Kombinationsbehandlung gemacht. Dabei senkte die Kombination aus Candesartan und Lisinopril den Blutdruck stärker als die Einzelsubstanzen (Mogensen et al. 2000).

Im September 2001 erschienen drei Studien, in denen der Einfluß eines Angiotensinrezeptorantagonisten auf Entstehung (Parving et al.

2001) und Progression (Lewis et al. 2001, Brenner et al. 2001) einer Nephropathie bei Diabetes mellitus Typ 2 geprüft wurde. In der ersten Studie senkte die zusätzliche Gabe von 150 mg Irbesartan bei Diabetikern mit Mikroalbuminurie die Manifestation einer diabetischen Nephropathie von 14,7 (Placebo) auf 9,7 % innerhalb von 2 Jahren, die Gabe von 300 mg Irbesartan sogar auf 5,2 %. Dabei unterschieden sich die mittleren diastolischen Blutdruckwerte zwischen den Gruppen nicht, systolisch betrugen sie maximal 3 mmHg. In der zweiten Studie mit mittleren Ausgangswerten des Serumkreatinins um 1,67 mg/dl wurden in 2,6 Jahren unter zusätzlicher Placebogabe 17,8 % der Patienten terminal niereninsuffizient, unter 10 mg Amlodipin 18,3 %, unter 300 mg Irbesartan nur 14,2 %. Hierbei lag allerdings nur der Unterschied zwischen Amlodipin und Irbesartan an der Signifikanzgrenze. Signifikante Mortalitätsunterschiede traten nicht auf, deutlich signifikant besser als Placebo bzw. Amlodipin war Irbesartan jedoch in der Verhinderung einer Verdopplung der Serum-Kreatininkonzentration als Progressionsparameter. Die Dauer der dritten Studie war mit 3,4 Jahren länger, die Ausgangs-Serumkreatininwerte lagen mit 1,9 mg/dl etwas höher. Mit im Mittel 85 mg Losartan wurde im Vergleich zu Placebo auch hier kein Mortalitätsunterschied erzielt. Signifikant weniger Patienten wurden aber terminal niereninsuffizient (19,6 % bzw. 25,5 %) oder verdoppelten ihre Serum-Kreatininkonzentration (21,6 % bzw. 26 %).

Vor allem in Anbetracht der zur Zeit noch hohen Kosten für Angiotensinrezeptorantagonisten wurde das Fehlen eines ACE-Hemmerarms in den genannten Studien kritisiert. Basierend auf den Erfahrungen bei Typ-1-Diabetes gehen die meisten Nephrologen von einer Gleichwertigkeit beider Substanzgruppen aus. Für Nationen mit guter Dialyseversorgung reduziert sich das Problem, da nach Überschlagsrechnungen durch Aufschieben der Dialysebehandlung mindestens gleich hohe Kosten gespart, wie sie durch Gabe eines Angiotensinrezeptorantagonisten verursacht werden. Eine wirkungsvolle Blockade des Renin-Angiotensin-Systems schützt bei diabetischer Nephropathie die Niere stärker als auf Grund der Blutdrucksenkung zu erwarten ist. Dies ist vor allem deswegen von Bedeutung, weil selbst unter den Bedingungen der hier zitierten Studien die von verschiedenen Gesellschaften definierten Zielblutdruckwerte von unter 130/80 mmHg bei diabetischer Nephropathie im Mittel systolisch nie, diastolisch nicht immer erreicht wurden. Dies ist auch bei Disease Management Programmen zu berücksichtigen.

Hypertonie

Die Attraktivität der ACE-Hemmer für die Behandlung der Hypertonie besteht in der guten subjektiven Verträglichkeit, sieht man
von dem häufig auftretenden Reizhusten (ca. 10%) und anderen, sehr
seltenen, aber teils lebensbedrohlichen Nebenwirkungen (s. unten) ab.
Das Captopril Prevention Project (CAPPP), eine Studie mit 10985
Patienten über 6,1 Jahre, zeigte, daß Captopril im Vergleich zu einer
konventionellen Hochdrucktherapie mit Diuretika und Betarezeptorenblockern keine Unterschiede in der Morbidität und Letalität
bewirkt (Hansson et al. 1999).

Inzwischen liegt eine besonders sorgfältig, bereits vor Abschluß
der einbezogenen Studien geplante Metaanalyse zur ACE-Hemmer-
therapie bei Hypertonie vor (Neal et al. 2000). In den vier Placebo-
kontrollierten Studien wurden ACE-Hemmer bzw. Placebo jeweils
lediglich als Zusatztherapie bei häufig komplexer übriger Medikation
eingesetzt, so daß bereits die Ausgangsblutdruckwerte mit im Mittel
unter 140/80 mmHg im normotonen Bereich lagen (weitere Überlegungen s. unten). In diesen Studien wurde während der zwei- bis fünfjährigen Behandlungszeiten die Gesamtmortalität im Mittel um 16%,
die Schlaganfallrate um 30%, die Rate koronarer Ereignisse um 20%
gesenkt. Die Metaanalyse der drei Vergleichsstudien (CAPPP, STOP2
und UKPDS-HDS) zwischen ACE-Hemmern einerseits und Diuretika/
Betarezeptorenblockern andererseits ergab für keinen Endpunkt signifikante Unterschiede. In allen drei Studien waren die mittleren Ausgangsblutdruckwerte deutlich hyperton.

Für den Angiotensinrezeptorantagonisten Losartan wurde wider
Erwarten eine Überlegenheit im Vergleich zum Betablocker Atenolol
gefunden. In die LIFE-Studie (Losartan Intervention For Endpoint
reduction, Dalhöf et al. 1998 und 2002, Lindholm et al. 2002) wurden
Patienten im Alter von durchschnittlich 66,9 Jahren mit einem Blutdruck von 160–200 mmHg systolisch sowie 95–115 mmHg diastolisch
und elektrokardiographisch nachgewiesener linksventrikulärer Hypertrophie aufgenommen. Die Rate kombinierter Endpunkte aus kardiovaskulärer Mortalität, Schlaganfällen und Myokardinfarkten betrug in
der Losartangruppe 2,38/100 Patientenjahre, in der Atenololgruppe
2,79/100 Patientenjahre und war damit unter Losartan um 15% niedriger als unter Atenolol. Verantwortlich für die Überlegenheit von
Losartan waren vor allem um 25 % seltener auftretende Schlaganfälle.
Außerdem wurde unter Losartan seltener die Erstmanifestation eines

Diabetes mellitus beobachtet. Bei Patienten mit Diabetes bereits bei Studienbeginn betrug die Reduktion primärer Endpunkte 24%. Hier wurden durch Losartan auch kardiovaskuläre und gesamte Mortalität verringert. Legt man die zu behandelnden Patienten zur Verhinderung eines Ereignisses (z. B. 270 Patienten pro Jahr für die Verhinderung eines Schlaganfalles) sowie die Kostendifferenz zwischen Losartan und Atenolol zugrunde, so ergäbe ein undifferenziertes Umsetzen der antihypertensiven Therapie bei allen Hypertonikern mit linksventrikulärer Hypertrophie Mehrkosten von über 200 Millionen €/Jahr (Anlauf 2002).

Zur Sekundärprophylxe nach Schlaganfall wurden Ergebnisse einer Studie mit Perindopril (PROGRESS Collaborative Group 2001) publiziert. Dabei war die Kombination aus Perindopril plus Indapamid erfolgreich nicht aber Perindopril allein. Indapamid allein wurde nicht geprüft. Erste Ergebnisse einer vorzeitig abgebrochenen Studie mit Candesartan (Schrader et al. 1998) zeigen eine um 47,5% stärkere Reduktion kardiovaskulärer Komplikationen, wenn Patienten bereits in den ersten Tagen nach Schlaganfall Candesartan erhielten als bei späterem Behandlungsbeginn.

Unerwünschte Wirkungen

Seltene schwere Nebenwirkungen der ACE-Hemmer und Angiotensinrezeptorantagonisten sind u. a. Angioödem im Schlundbereich (häufiger bei ACE-Hemmer), Verstärkung allergisch-anaphylaktischer Reaktionen (bei ACE-Hemmer), Hyperkaliämie vor allem bei Niereninsuffizienz, dialysepflichtige Niereninsuffizienz (z. B. bei Stenosen der Nierenarterien), Leukopenie (auch als Wechselwirkung mit Allopurinol bei ACE-Hemmer), Hautveränderungen und kindliche Mißbildungen bei Nichtbeachtung der Kontraindikation Schwangerschaft.

Das weitgehende Fehlen des Hustens nach Gabe von Angiotensinrezeptorantagonisten (s. oben) beweist, daß, wie vermutet, die Wirkung der ACE-Hemmer auf den Bradykininstoffwechsel für diese Nebenwirkung verantwortlich ist. Dies scheint für das angioneurotische Ödem nicht zuzutreffen, das auch unter Losartan beobachtet wurde, allerdings seltener als unter ACE-Hemmern.

Ausblick

Der Stellenwert von ACE-Hemmern und Angiotensinrezeptorantagonisten muß vor allem bei kardiovaskulären Hochrisikopatienten
und zum Teil unabhängig von ihrer blutdrucksenkenden Potenz
gesucht werden. Die Heart Outcomes Prevention Evaluation Studie
(2000) mußte vorzeitig abgebrochen werden, weil bei Hochrisikopatienten ohne Herzinsuffizienz die Gabe von 10 mg Ramipril pro Tag
die Rate von Todesfällen, Herzinfarkten und Schlaganfällen deutlich
reduzierte. Dabei lagen die Blutdruckwerte bei Studienbeginn im
Mittel bei 139/79 mmHg und sanken unter der Therapie lediglich auf
136/76 mmHg.

Dies legt eine sehr breite, den Thrombozytenaggregationshemmern
vergleichbare Anwendung der Präparate nahe. Um dabei die Medikali-
sierung der Bevölkerung zu begrenzen, richten sich die Hoffnungen
auf genetische Marker zur vorzeitigen Identifikation von Therapieversagern. Bisher wurden einzelne physiologisch interessante Polymor-
phismen der Gene für ACE, Angiotensinogen und AT_1-Rezeptor
beschrieben, ohne daß jedoch allgemein bedeutsame therapeutische
Konsequenzen gefunden wurden.

Nach den aktuellen Erfahrungen werden weitere vergleichende klinische Studien kaum klären, ob die Angiotensinrezeptorantagonisten
den ACE-Hemmern überlegen, gleichwertig oder unterlegen sind.
Hersteller von Angiotensinrezeptorantagonisten, die erfreulicherweise
viel früher als bei Calciumantagonisten und ACE-Hemmern geschehen, durch kontrollierte Studien eine Evidenzbasis für Ihre Präparate
erarbeiten, haben kein Interesse an einer weiteren Profilierung der
ACE-Hemmer und anderer patentfreier Antihypertensiva. Wegen der
epidemiologischen Bedeutung von Herz-Kreislauf-Erkrankungen
wird vorgeschlagen, entsprechende Studien oder Studienergänzungen
aus öffentlichen Mitteln als ökonomisch, sogar ethisch notwendig zu
finanzieren.

Literatur

Anlauf M. (2002): Sartane für alle Hypertoniker? In: Arzneimittelkommission der
    Deutschen Ärzteschaft: Arzneiverordnungen in der Praxis, im Druck.
Brenner B.M., Cooper M.E., De Zeeuw D., Keane W.F., Mitch W.E., Parving H.H. et al.
    (2001): Effects of losartan on renal and cardiovascular outcomes in patients
    with type 2 diabetes and nephropathy. N. Engl. J. Med. 345: 861–869.

CONSENSUS Trial Study Group (1987): Effects of enalapril on mortality in severe congestive heart failure: Results of the Cooperative North Scandinavian Enalapril Survival Study (CONSENSUS). N. Engl. J. Med. 316: 1429–1435.

Dahlöf B., Devereux R. B., Julius S., Kjeldsen S.E., Beevers G., de Faire U. et al. (1998): Characteristics of 9194 patients with left ventricular hypertrophy: the LIFE study. Losartan Intervention For Endpoint Reduction in Hypertension. Hypertension 32: 989–997.

Dahlöf B., Devereux R. B., Kjeldsen S.E., Julius S, Beevers G., Faire U. et al. for The LIFE Study Group (2002): Cardiovascular morbidity and mortality in the losartan intervention for endpoint reduction in hypertension study (LIFE): a randomised trial against atenolol. Lancet 359: 995–1003.

Dickstein K. (2001): ELITE II and Val-HeFT are different trials: together what do they tell us? Curr. Control Trials Cardiovasc. Med. 2: 240–243.

Flather M.D., Yusuf S., Kober L., Pfeffer M. et al. (2000): Long-term ACE-inhibitor therapy in patients with heart failure or left-ventricular dysfunction: a systematic overview of data from individual patients. Lancet 355: 1575–1581.

Hall A.S., Murray G.D., Ball S.G. (AIREX Study Group Investigators) (1997): Follow-up study of patients randomly allocated ramipril or placebo for heart failure after myocardial infarction: AIRE extension (AIREX) study. Lancet 349: 1493–1497.

Hansson L., Lindholm L.H., Niskanen L., Lanke J., Hedner T., Niklason A., Luomanmaki K., Dahlof B., de Faire U., Morlin C., Karlberg B.E., Wester P.O., Bjorck J.E. (1999): Effect of angiotensin-converting-enzyme inhibition compared with conventional therapy on cardiovascular morbidity and mortality in hypertension: the Captopril Prevention Project (CAPPP) randomised trial. Lancet 353: 611–616.

Heart Failure Society of America (HFSA) practice guidelines (1999): HFSA guidelines for management of patients with heart failure caused by left ventricular systolic dysfunction – pharmacological approaches. J. Card. Fail. 5: 357–382.

ISIS-4 Collaborative Group (1995): ISIS-4: a randomised factorial trial assessing early oral Captopril, oral mononitrate and intravenous magnesium sulphate in 58050 patients with suspected acute myocardial infarction. Lancet 345: 669–685.

Israili Z.H., Hall W.D. (1992): Cough and angioneurotic edema associated with angiotensin-converting enzyme inhibitor therapy. A review of the literature and pathophysiology. Ann. Intern. Med. 117: 234–242.

Kasiske B.L., Kalili R.S.N., Ma J.Z., Liao M., Keane W.F. (1993): Effect of antihypertensive therapy on the kidney in patients with diabetes: a meta-regression analysis. Ann. Intern. Med. 118: 129–138.

Lewis E.J., Hunsicker L.G., Bain R.P., Rohde R.D. for the Collaborative Study Group (1993): The effect of angiotensin-converting-enzyme inhibition on diabetic nephropathy. N. Engl. J. Med. 329: 1456–1462.

Lewis E.J., Hunsicker L.G., Clarke W.R., Berl T., Pohl M.A., Leiws J. B. et. al. (2001): Renoprotective effect of the angiotensin-receptor antagonist irbesartan in patients with nephropathy due to type 2 diabetes. N. Engl. J. Med. 345: 851–60.

Lindholm L.H., Ibsen H., Dahlöf B., Devereux R. B., Beevers G., de Faire U. et al. for The LIFE Study Group (2002): Cardiovascular morbidity and mortality in patients with diabetes in the losartan intervention for endpoint reduction in hypertension study (LIFE): a randomised trial against atenolol. Lancet 359: 1004–1010.

Mann J.F., Gerstein H.C., Pogue J., Bosch J., Yusuf S. (2001): Renal insufficiency as a predictor of cardiovascular outcomes and the impact of ramipril: the HOPE randomized trial. Ann. Intern. Med. 134: 629–636.

Maschio G., Albert D., Ganin G., Locatelli F., Mann J.F.E. et al. (1996): Effect of the angiotensin-converting-enzyme inhibitor benazepril on the progression of chronic renal insufficiency. N. Engl. J. Med. 334: 939–945.

Morgensen C.E., Neldam S., Tikkanen I., Oren S., Viskoper R., Watts R.W., Cooper M.E. (2000): Randomised controlled trial of dual blockade of renin-angiotensin system in patients with hypertension, microalbuminuria, and non-insulin dependent diabetes: the Candesartan And Lisinopril Microalbuminuria (CALM) Study. Brit. Med. J. 321: 1440–1444.

Neal B., MacMahon S., Chapman N. for the Blood Pressure Lowering Treatment Trialists' Collaboration (2000): Effects of ACE inhibitors, calcium antagonists, and other blood-pressure-lowering drugs: results of prospectively designed overviews of randomised trials. Lancet 356: 1955–1964.

Parving H.-H., Lehnert H., Bröchner-Mortensen J., Gomis R. (2001): The effect of irbesartan on the development of diabetic nephropathy in patients with type 2 diabetes. N. Engl. J. Med. 345: 870–878.

Pitt B., Segal R., Martinez F.A., Meurers G., Cowley A.-J. et al. (Elite study investigators) (1997): Randomized trial of losartan versus captopril in patients over 65 with heart failure (Evaluation of the losartan in the elderly study, ELITE). Lancet 349: 747–752.

Pitt B., Poole-Wilson P.A., Segal R., Martinez F.A. et al. (2000): Effect of losartan compared with captopril on mortality in patients with symptomatic heart failure: randomised trial – the Losartan Heart Failure Survival Study ELITE II. Lancet 355: 1582–1587.

PROGRESS Collaborative Group (2001): Randomised trial of a perindopril-based blood-pressure-lowering regimen among 6,105 individuals with previous stroke or transient ischaemic attack. Lancet 358: 1033–1041.

Schrader J., Rothemeyer M., Luders S., Kollmann K. (1998): Hypertension and stroke – rationale behind the ACCESS trial. Acute Candesartan Cilexetil Evaluation in Stroke Survivors. Basic Res. Cardiol. 93 (Suppl. 2): 69–78.

The Acute Infarction Ramipril Efficacy (AIRE) Study Investigators (1993): Effect of ramipril on mortality and morbidity of survivors of acute myocardial infarction with clinical evidence of heart failure. Lancet 342: 821–828.

The EUCLID Study Group (1997): Randomised placebo-controlled trial of lisinopril in normotensive patients with insulin-dependent diabetes and normoalbuminuria or microalbuminuria. Lancet 349: 1787–1792.

The GISEN Group (1997): Randomised placebo-controlled trial of effect of ramipril on decline in glomerular filtration rate and risk of terminal renal failure in proteinuric, non-diabetic nephropathy. Lancet 349: 1857–1863.

The Heart Outcomes Prevention Evaluation (HOPE) Study Investigators (2000a): Effects of an angiotensin-converting-enzyme inhibitor, Ramipril, on cardiovascular events in high-risk patients. N. Engl. J. Med. 342: 145–153.

The Heart Outcomes Prevention Evaluation (HOPE) Study Investigators (2000b): Effects of ramipril on cardiovascular and microvascular outcomes in people with diabetes mellitus: results of the HOPE study and MICRO-HOPE substudy. Lancet 355: 253–259.

UK Prospective Diabetes Study Group. (1998): Efficacy of atenolol and captopril in reducing risk of macrovascular and microvascular complications in type 2 diabetes: UKPDS 39. Br. Med. J. 317: 713–720.

4. Analgetika

RAINER H. BÖGER und GERHARD SCHMIDT

4

AUF EINEN BLICK

Trend

Für die Behandlung von Schmerzen sind 2001 erstmals mehr Opioidanalgetika als nichtopioide Analgetika verordnet worden. Ursachen sind eine erneute kräftige Zunahme der Opioidverordnungen (+30%) und ein gleichzeitiger Rückgang nichtopioider Analgetika bei den Acetylsalicylsäure- und Paracetamolpräparaten. In der Gruppe der stark wirkenden Opioidanalgetika hat transdermales Fentanyl seine führende Position weiter ausgebaut. Auch die Oxycodonverordnungen stiegen stark an, während Morphin leicht rückläufig war. Diese stark wirkenden Opioide werden primär zur Tumorschmerzbehandlung gemäß der Stufe 3 des WHO-Stufenschemas eingesetzt. Bei den Opioiden zur Substitutionstherapie opioidabhängiger Personen wurde wieder mehr Methadon, aber weniger Dihydrocodein rezeptiert. Als Fertigarzneimittel zur Opioidsubstitution war erstmals sublinguales Buprenorphin vertreten.

Für die Schmerzbehandlung werden in erster Linie Opioide und nichtopioide Analgetika eingesetzt. Die nichtopioiden Analgetika wirken zusätzlich antipyretisch, einige auch entzündungshemmend. In manchen Fällen bereitet es Schwierigkeiten, eine eindeutige Trennung von Analgetika gegenüber den Antirheumatika und Antiphlogistika vorzunehmen. So wird Acetylsalicylsäure besonders in Deutschland vorzugsweise zur Behandlung von Schmerzen eingesetzt. Sie wirkt aber in höheren Dosen auch antiphlogistisch. Seit mehreren Jahren wird das nichtsteroidale Antiphlogistikum Ibuprofen in geringerer Dosis als rezeptfreies Schmerzmittel verwendet.

Verordnungsspektrum

Die Analgetika sind mit 84 Präparaten weiterhin eine bedeutende Arzneimittelgruppe unter den 2500 verordnungshäufigsten Präparaten (Tabelle 4.1). Die Abbildung 4.1 zeigt, daß bei den opioiden Analgetika die Verordnungen 2001 gegenüber dem Vorjahr erneut angestiegen sind. Es handelt sich um eine Tendenz, die bereits in den zurückliegenden Jahren zu beobachten war. Gründe für diese Entwicklung sind vor allem die abermals stark angestiegenen Verordnungen von Tramadol, die nach Auslaufen des Patentschutzes für *Tramal* durch zahlreiche Generika zu beobachten sind, und die Zunahme der Verordnungen von Tilidin/Naloxon-Kombinationen. Unter den stark wirksamen Opioiden sind die Verordnungen von Fentanyl deutlich angestiegen, während die Verordnungen von Morphin stagnieren. Seit der zum 1. Februar 1998 erfolgten Vereinfachung der betäubungsmittelrechtlichen Verordnungsvorschriften war ein Trend zur Mehrverordnung stark wirksamer Opioide bemerkbar, der sich in den vergangenen Jahren noch auf die Verordnungszahlen sowohl von Morphin als auch von Fentanyl ausgewirkt hatte. Von Seiten der Schmerztherapeuten war wiederholt an die übrigen Bereiche der praktischen Medizin appelliert worden, Patienten mit schweren Schmerzen nicht aufgrund einer unbegründeten Angst vor einer Opioidabhängigkeit eine effektive Schmerztherapie vorzuenthalten.

Bei den nichtopioiden Analgetika fällt auf, daß die Verordnungszahlen im Gegensatz zu den Opioiden gegenüber dem Vorjahr erneut einen Rückgang aufweisen (Abbildung 4.1 und Tabelle 4.5). Dieser Abfall beruht seit 1997 vor allem auf einer Abnahme der Verordnungen von Acetylsalicylsäure. Allerdings besteht ein umfangreiches Verordnungsvolumen niedrig dosierter Acetylsalicylsäurepräparate, die in die Indikationsgruppe Thrombozytenaggregationshemmer eingeordnet worden sind (siehe Kapitel 14, Antikoagulantien und Thrombozytenaggregationshemmer).

Opioidanalgetika

Bei der Verordnung von Opioiden als Monopräparate hat das von der Betäubungsmittel-Verschreibungsverordnung ausgenommene Arzneimittel Tramadol weiter zugenommen (Tabelle 4.2). Die Substanz ist durch die steigende Verordnung von Generika mit großem Abstand

Tabelle 4.1: Verordnungen von Analgetika 2001. Angegeben sind die verordnungshäufigsten Präparate mit Verordnungsrang, Verordnungen und Umsatz 2001 im Vergleich zu 2000.

Rang	Präparat	Verordnungen in Tsd.	Änd. %	Umsatz Mio. €	Änd. %
2	Paracetamol-ratiopharm	4882,6	−9,4	9,2	−6,0
28	Novaminsulfon-ratiopharm	1856,9	+13,1	12,2	+20,8
31	ben-u-ron	1817,5	−24,9	4,2	−23,9
45	Novalgin	1574,8	+1,8	9,6	+14,5
50	Paracetamol Stada	1516,7	−10,1	2,4	−6,7
70	ASS-ratiopharm	1313,9	−57,2	3,6	−57,5
77	Valoron N	1254,7	+3,5	82,4	+20,0
95	Tramal	1114,6	−8,3	39,1	−2,1
102	paracetamol von ct	1050,3	+9,1	1,5	+8,9
110	Tramadolor	994,5	+4,3	27,5	+24,5
112	Novaminsulfon Lichtenstein	983,5	+12,1	6,2	+14,4
113	ASS Hexal	968,2	+7,2	3,0	+18,9
117	Durogesic	952,9	+40,2	209,7	+63,4
118	Gelonida Schmerz	952,6	−9,8	3,9	−20,2
131	Paracetamol-Al Pharma	900,8	+15,0	1,6	+19,0
137	Berlosin	876,2	−16,3	2,5	−12,6
172	Katadolon	781,1	+14,9	18,1	+22,8
185	Paracetamol BC	744,9	−10,3	1,0	−8,9
186	Tramadol-ratiopharm	743,2	+12,8	13,7	+24,0
192	ASS von ct	728,5	+0,0	2,1	+2,0
208	ParaCetaMol Lichtenstein	693,6	−16,9	1,1	−16,4
263	Paracetamol Hexal	573,7	+3,9	1,1	+6,6
323	Tilidin-ratiopharm plus	503,8	+4,0	16,4	+2,0
347	dolomo TN	478,5	−46,1	2,9	−37,1
386	talvosilen	442,7	−14,3	2,1	−7,0
401	Tramundin	429,1	−14,5	23,3	+9,5
447	Paracetamol comp. Stada	397,0	−1,1	1,7	+9,1
454	MST Mundipharma	390,9	−14,7	53,1	−4,1
483	Tilidalor Hexal	366,6	+6,7	11,2	+5,0
499	Analgin	356,9	−14,4	1,0	−9,7
605	ASS Stada	296,6	+3,8	0,6	+11,2
646	Oxygesic	281,4	+49,4	45,0	+73,9
652	Nedolon P	279,2	−2,5	1,2	+0,6
749	Tramadol Stada	236,2	+14,0	4,3	+12,9
750	Trancopal Dolo	236,1	+10,2	4,5	+21,8
834	Morphin Merck / -retard	206,8	−2,5	7,9	+8,0
861	Titretta S/T	200,7	−10,8	2,2	−10,3
885	Azur compositum	196,8	+10,3	0,8	+15,1
965	Tramabeta	180,0	+51,2	4,0	+130,2
976	Tramagit	177,9	+13,1	4,3	+29,6
992	Metalgin	174,2	+312,1	0,8	+326,6
1026	Combaren	166,5	−0,6	6,3	+17,1
1067	Temgesic	157,4	−5,1	7,5	+5,6
1079	Tramagetic	155,2	+10,5	2,4	+19,1

Tabelle 4.1: Verordnungen von Analgetika 2001. Angegeben sind die verordnungs-häufigsten Präparate mit Verordnungsrang, Verordnungen und Umsatz 2001 im Vergleich zu 2000 (Fortsetzung).

Rang	Präparat	Verordnungen in Tsd.	Änd. %	Umsatz Mio. €	Änd. %
1080	Amadol	155,2	+37,7	3,6	+75,7
1115	Tramadol AL	149,8	+18,5	2,4	+31,7
1140	Aspisol	145,5	+4,7	3,8	+6,8
1191	Tramadura	138,8	+5,6	3,1	+41,4
1200	Paracetamol Heumann	138,3	−11,5	0,2	−14,8
1269	Cibalgin compositum N	128,0	(neu)	4,7	(neu)
1327	L-Polamidon	121,9	−6,1	3,6	−16,2
1331	ParacetaCod-ratiopharm	121,4	+8,7	0,3	+11,7
1358	Dolviran N	118,4	−21,8	0,9	−21,3
1471	Subutex Sublingual	108,3	+430,1	3,9	+446,6
1524	Doloreduct	103,2	−34,7	0,2	−39,2
1589	Sevredol	97,7	+16,1	5,2	+27,1
1648	Tilidin comp. Stada	93,0	+12,7	3,0	+15,9
1657	Gelonida NA Saft	92,4	−17,9	0,7	−14,8
1700	Paedisup K/S	89,4	−9,3	0,3	−6,5
1723	Captin	87,2	−22,4	0,2	−19,1
1738	Trama KD	85,8	−0,5	0,9	+10,4
1757	Paracetamol 1A-Pharma	84,4	+36,0	0,1	+12,7
1786	Lonarid	82,6	−7,4	0,4	−6,7
1838	ASS 1A Pharma	79,1	+454,1	0,2	+459,7
1860	M-Dolor	77,6	−10,6	7,7	−11,1
1868	DHC Mundipharma	76,9	−25,1	7,8	+1,8
1933	Optalidon N	72,9	−7,9	0,4	−3,2
1966	Tramadol-Lichtenstein	71,2	+10,7	0,9	+11,9
2004	Thomapyrin	69,5	−18,5	0,3	−15,5
2005	Tilidin AL comp.	69,5	+38,8	2,1	+42,0
2011	Trama AbZ	68,6	+17,9	1,0	+17,3
2031	Acesal	67,7	−23,7	0,2	−21,9
2047	Morphin-ratiopharm	66,8	+41,3	5,8	+53,3
2054	Palladon retard	66,4	+71,3	14,2	+77,8
2139	M Long	62,1	−7,3	7,0	−10,8
2151	MSI Mundipharma	61,7	−3,0	2,9	−7,4
2196	Delgesic	59,6	+6,3	0,4	+10,0
2222	ASS AL	58,1	+93,8	0,1	+93,4
2254	tramadol von ct	56,8	+14,9	0,9	+18,6
2320	paracet comp. von ct	54,3	+0,0	0,1	−2,2
2372	Neuralgin	52,1	−30,8	0,2	−30,6
2420	Paedialgon	50,0	−34,2	0,1	−35,2
2472	Tramadol Heumann	48,1	+11,5	0,8	+20,7
2481	Dipidolor	47,6	−22,9	0,6	−5,4
Summe		**37064,3**	**−6,4**	**750,3**	**+24,2**
Anteil an der Indikationsgruppe		**42,6%**		**53,5%**	
Gesamte Indikationsgruppe		**86988,1**	**−0,7**	**1402,5**	**+23,2**

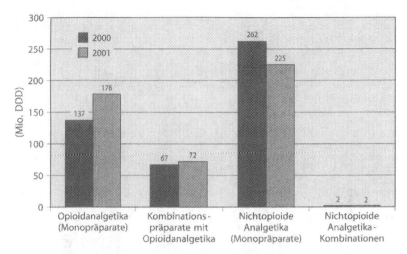

Abbildung 4.1: Verordnungen von Analgetika 2001. DDD der 2500 meistverordneten Arzneimittel

das am meisten verordnete Opioid. Das Erstanbieterpräparat *Tramal* führt die Verordnungsliste zwar weiter an, weist aber im Gegensatz zu den meisten Generikapräparaten wiederum einen Rückgang in den Verordnungszahlen gegenüber dem Vorjahr auf. Die Verordnungszahlen für Morphin, welches in oraler Form fast nur als Retardpräparat (z. B. *MST Mundipharma*) zur Behandlung von Tumorschmerzen verschrieben wird, sind 2001 um knapp 4% zurückgegangen.

Besonders auffällig ist dagegen erneut der starke Zuwachs des Opioids Fentanyl (*Durogesic*) als Membranpflaster zur transdermalen Opioidzufuhr. Das besonders gut an Haut und Blut-Hirnschranke penetrierende Opioid Fentanyl eignet sich zur Dauertherapie schwerer chronischer Schmerzen. Der Einsatz von Fentanyl als Membranpflaster erstreckt sich nicht nur auf die Therapie von Tumorschmerzen, es wird neuerdings vermehrt auch bei anderen chronischen Schmerzzuständen (z. B. stärkere Rückenschmerzen) verwendet. Allerdings gibt es dazu bisher keine Daten aus Placebo-kontrollierten Studien (Breivik 2001). Die unerwünschten Wirkungen von Fentanyl am Gastrointestinaltrakt (spastische Obstipation) sind geringer als bei anderen Opioiden. Das liegt daran, daß aufgrund der guten Lipidlöslichkeit von Fentanyl der Anteil, welcher in das Gehirn eindringt,

Tabelle 4.2: Verordnungen von Opioidanalgetika 2001 (Monopräparate). Angegeben sind die 2001 verordneten Tagesdosen, die Änderungen gegenüber 2000 und die mittleren Kosten je DDD 2001.

Präparat	Bestandteile	DDD in Mio.	Änderung in %	DDD-Kosten in €
Tramadol				
Tramal	Tramadol	18,6	(−1,8)	2,11
Tramadolor	Tramadol	16,1	(+24,7)	1,71
Tramundin	Tramadol	10,3	(+10,3)	2,26
Tramadol-ratiopharm	Tramadol	9,5	(+19,4)	1,43
Tramadol Stada	Tramadol	3,1	(+13,0)	1,37
Tramagit	Tramadol	2,9	(+23,6)	1,47
Tramabeta	Tramadol	2,4	(+98,9)	1,62
Tramadol AL	Tramadol	2,1	(+36,4)	1,16
Amadol	Tramadol	2,1	(+55,5)	1,75
Tramadura	Tramadol	2,0	(+26,3)	1,54
Tramagetic	Tramadol	1,7	(+19,3)	1,44
Trama AbZ	Tramadol	0,9	(+18,8)	1,16
tramadol von ct	Tramadol	0,7	(+17,7)	1,33
Tramadol-Lichtenstein	Tramadol	0,7	(+10,5)	1,35
Trama KD	Tramadol	0,7	(+10,6)	1,32
Tramadol Heumann	Tramadol	0,6	(+20,4)	1,40
		74,3	**(+15,5)**	**1,78**
Morphin				
MST Mundipharma	Morphin	9,4	(−7,2)	5,65
M-Dolor	Morphin	1,9	(−11,1)	4,10
Morphin Merck/-retard	Morphin	1,5	(+2,5)	5,16
Morphin-ratiopharm	Morphin	1,4	(+58,2)	4,03
M Long	Morphin	1,4	(−16,7)	5,06
MSI Mundipharma	Morphin	0,7	(−10,8)	4,18
Sevredol	Morphin	0,6	(+19,6)	8,43
		17,0	**(−3,7)**	**5,29**
Andere Opioide				
Durogesic	Fentanyl	52,4	(+53,9)	4,00
Oxygesic	Oxycodon	12,8	(+65,3)	3,52
Palladon retard	Hydromorphon	9,1	(+78,1)	1,56
Subutex Sublingual	Buprenorphin	5,7	(+483,5)	0,69
L-Polamidon	Levomethadon	3,6	(−7,6)	1,00
DHC Mundipharma	Dihydrocodein	1,7	(−0,1)	4,70
Temgesic	Buprenorphin	1,4	(+8,4)	5,34
Dipidolor	Piritramid	0,1	(−22,9)	7,93
		86,7	**(+58,2)**	**3,37**
Summe		**177,9**	**(+30,1)**	**2,89**

größer ist als bei anderen therapeutisch verwendeten Opioiden. Das Verhältnis von zentralnervöser analgetischer Wirkung zu peripherer Darmmotilitätshemmung ist deshalb bei Fentanyl besonders günstig.

Oxycodon, ein seit 80 Jahren bekanntes Opioidanalgetikum, das in Deutschland bis 1989 als *Eukodal* im Handel war und im August 1998 unter dem Namen *Oxygesic* in Retardform wieder auf den Markt gebracht wurde, tauchte 1999 erstmals unter den 2500 verordnungs- häufigsten Präparaten auf und weist auch 2001 wieder einen deut- lichen Zuwachs gegenüber dem Vorjahr auf. Ähnlich wie Morphin ist es für die orale Dauertherapie schwerer bis sehr schwerer Schmerzen geeignet, hat aber durch eine höhere orale Verfügbarkeit (65%) und eine längere Halbwertszeit (4–6 Stunden) pharmakokinetische Vor- teile gegenüber Morphin.

Bei Levomethadon als Fertigarzneimittel (*L-Polamidon*) ist im Jahr 2001 eine leichte Abnahme eingetreten. Wesentlich höher liegen die Verordnungsmengen von racemischem D,L-Methadon in Form von Rezepturen aus Apotheken. Mit der Verwendung von Methadon zur oralen Substitutionsbehandlung von Opioidabhängigen, die 1993 durch eine Änderung der Betäubungsmittel-Verschreibungsverord- nung (BtmVV) eingeführt wurde, haben die Methadonrezepturen in den letzten fünf Jahren stark zugenommen und 2001 bereits 1000 kg (1995: 353 kg) erreicht. Von Levomethadon wurden dagegen in Form des Fertigarzneimittels *L-Polamidon* nur 151 kg (2000: 146 kg) in Apo- theken abgegeben (Bundesopiumstelle 2002). Wenn man diese Men- genangaben unter Zugrundelegung der definierten Tagesdosen der WHO von 25 mg für Methadon und 12,5 mg für Levomethadon umrechnet, wurden im Jahr 2001 40 Mio. DDD von Methadon als Rezeptur (Abbildung 4.2) und 12,1 Mio. DDD von Levomethadon ver- ordnet, von letzterem 3,6 Mio. DDD für GKV-Versicherte (Tabelle 4.2).

Der Einsatz von *DHC-Mundipharma* (Dihydrocodein) ist mit 1,7 Mio. Tagesdosen gegenüber 2000 erneut geringfügig zurückgegan- gen (Tabelle 4.2). Wesentlich mehr Tagesdosen (7,4 Mio.) entfallen auf die beiden als Antitussiva im Handel befindlichen Dihydrocodeinprä- parate *Paracodin* und *Remedacen* (Tabelle 17.2). Die Verordnungs- mengen sind allerdings nur bedingt vergleichbar, da die nach Herstel- lerangaben berechnete DDD für *DHC-Mundipharma* mindestens 120 mg Dihydrocodein (als Hydrogentartrat) entspricht, während die Antitussivapräparate im Mittel nur halb so hoch dosiert sind. Danach folgen die Verordnungsmengen von Dihydrocodeinrezeptu- ren, die von 38 kg im Jahre 1990 auf 6020 kg im Jahre 1995 angestiegen sind und 2001 mit 724 kg weiter stark rückläufig waren (Goedecke et al. 1994, Bundesopiumstelle 2002). Die Relation zu den verordneten Fertigarzneimitteln wird auch hier deutlicher, wenn die Dihydrocodeinrezepturen auf eine definierte Tagesdosis von 120 mg Dihydrocodein (als Hydrogentartrat) umgerechnet werden, wie es in Abbildung 4.2 geschehen ist. Die früheren hohen Verbrauchsmengen von Dihydrocodeinrezepturen resultierten fast ausschließlich aus der nicht sachgerechten Substitutionsbehandlung von Drogenabhängigen, die mit wesentlich höheren Tagesdosen durchgeführt wurde und zu einer alarmierenden Zunahme von Dihydrocodein-assoziierten Todesfällen geführt hatte (Penning et al. 1993). Aus diesem Grunde ist die Betäubungsmittel-Verschreibungsverordnung (BtmVV) zum 1. Februar 1998 geändert worden. Es wurde dort festgelegt, daß zur Substitution opioidabhängiger Patienten „nur Zubereitungen von Levomethadon, Methadon oder ein zur Substitution zugelassenes Arzneimittel oder in anders nicht behandelbaren Ausnahmefällen Codein oder Dihydrocodein" verschrieben werden dürfen. Die Landesbehörden können für diese nicht anders zu behandelnden Ausnahmefälle nähere Festlegungen treffen. Der anhaltende Rückgang der Dihydrocodein-Verordnungen weist darauf hin, daß die unkritische Substitutionsbehandlung Opioidabhängiger mit Dihydrocodein reduziert wurde. Seit Ende 1999 steht auch Buprenorphin (*Subutex*) zur Substi-

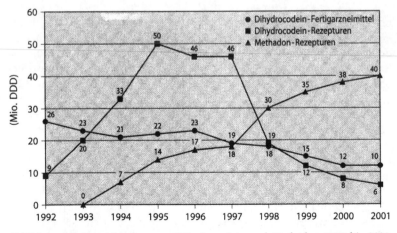

Abbildung 4.2: Verordnungen von Dihydrocodein und Methadon 1992 bis 2001. Gesamtverordnungen nach definierten Tagesdosen

tutionsbehandlung Opioidabhängiger zur Verfügung. Buprenorphin ist ein partieller Agonist an opioiden μ- und κ-Rezeptoren mit hoher Affinität, der nicht durch Morphin oder Heroin vom Rezeptor verdrängt werden kann. Es weist 2002 den größten Verordnungszuwachs aller opioiden Analgetika auf (Tabelle 4.2).

Unter den Kombinationspräparaten mit Opioiden nehmen Tilidinkombinationen insofern eine Sonderstellung ein, als sie für die Bekämpfung schwerer Schmerzen in ähnlicher Weise verwendet werden können wie stark wirkende Opioide, die unter der BtmVV stehen. Durch den Zusatz von Naloxon, welches nach intravenöser Zufuhr die Wirkung von Tilidin antagonisiert, nach oraler Zufuhr jedoch infolge First-pass-Metabolismus weitgehend inaktiviert wird und die analgetische Wirkung von Tilidin ungeschwächt zuläßt, sind diese Tilidinkombinationen aus der Bestimmung der BtmVV ausgenommen. Die Verordnung aller Tilidinkombinationen einschließlich dem Originalpräparat *Valoron N* weist 2001 gegenüber dem Vorjahr wieder einen deutlichen Zuwachs auf (Tabelle 4.3).

Bei den Kombinationspräparaten mit Codein und nichtopioiden Analgetika ist die Verordnungshäufigkeit weiter rückläufig (Tabelle 4.4). Nach Metaanalysen verstärkt Codein die analgetische Wirkung

Tabelle 4.3: Verordnungen von Tilidinkombinationen 2001. Angegeben sind die 2001 verordneten Tagesdosen, die Änderungen gegenüber 2000 und die mittleren Kosten je DDD 2001.

Präparat	Bestandteile	DDD in Mio.	Änderung in %	DDD-Kosten in €
Valoron N	Tilidin Naloxon	32,7	(+18,5)	2,52
Tilidin-ratiopharm plus	Tilidin Naloxon	11,4	(+1,9)	1,44
Tilidalor Hexal	Tilidin Naloxon	7,5	(+4,3)	1,50
Tilidin comp. Stada	Tilidin Naloxon	2,1	(+15,9)	1,44
Tilidin AL comp.	Tilidin Naloxon	1,7	(+39,4)	1,28
Summe		**55,3**	**(+13,1)**	**2,08**

Tabelle 4.4: Verordnungen von Codeinkombinationen 2001. Angegeben sind die 2001 verordneten Tagesdosen, die Änderungen gegenüber 2000 und die mittleren Kosten je DDD 2001.

Präparat	Bestandteile	DDD in Mio.	Änderung in %	DDD-Kosten in €
Codein mit Paracetamol				
Gelonida Schmerz	Paracetamol Codein	2,8	(−26,4)	1,39
talvosilen	Paracetamol Codein	2,1	(−3,7)	1,00
Paracetamol comp. Stada	Paracetamol Codein	1,9	(+10,8)	0,88
Nedolon P	Paracetamol Codein	0,8	(+0,7)	1,39
ParacetaCod-ratiopharm	Paracetamol Codein	0,3	(+11,3)	0,98
Lonarid	Paracetamol Codein	0,3	(−7,9)	1,38
paracet comp. von ct	Paracetamol Codein	0,2	(−3,3)	0,94
		8,4	(−9,6)	1,15
Andere Codeinkombinationen				
dolomo TN	Acetylsalicylsäure Paracetamol Coffein/Codein	2,6	(−35,1)	1,13
Combaren	Diclofenac Codein	2,1	(+11,7)	2,92
Titretta S/T	Propyphenazon Codein	1,6	(−8,5)	1,36
Cibalgin compositum N	Propyphenazon Codeinphosphat	1,0	(neu)	4,49
Azur compositum	Paracetamol Codein Coffein	0,8	(+11,4)	1,05
Dolviran N	Acetylsalicylsäure Codein	0,4	(−21,1)	2,34
Gelonida NA Saft	Paracetamol Codein Natriumsalicylat	0,3	(−18,2)	2,22
		8,8	(−3,9)	2,08
Summe		17,2	(−6,8)	1,63

von Acetylsalicylsäure (Zhang und Po 1997) und Paracetamol wenig
bis gar nicht (Zhang und Po 1996).

Nichtopioide Analgetika

Bei den nichtopioiden Analgetika hat sich die Tendenz zum Einsatz
von Monopräparaten fortgesetzt. Die Verordnung der Monopräparate
ist bei Metamizol deutlicher als im Vorjahr angestiegen, bei Acetylsalicylsäure und Paracetamol dagegen rückläufig, was insgesamt zu einer
erneuten Abnahme im Gesamtbereich der nichtopioiden Analgetika
führt (Abbildung 4.3, Tabelle 4.5).

Monopräparate

Bei den Monopräparaten der Acetylsalicylsäure ist 2001 gegenüber
dem Vorjahr erneut eine Abnahme bei den Verordnungszahlen eingetreten (Tabelle 4.5). Das Originalpräparat *Aspirin* tauchte erstmals im
Jahr 2000 nicht mehr unter den 2500 verordnungshäufigsten Präparaten auf. Das hängt vornehmlich damit zusammen, daß die niedrig
dosierten Arzneiformen unter einer gesonderten Bezeichnung (*Aspi-*

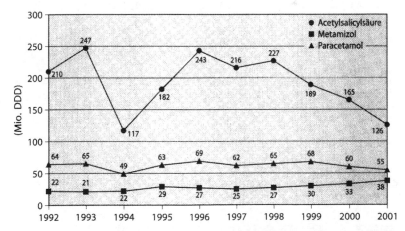

Abbildung 4.3: Verordnungen von Acetylsalicylsäure, Paracetamol und Metamizol
1992 bis 2001. Gesamtverordnungen nach definierten Tagesdosen

Tabelle 4.5: Verordnungen von nichtopioiden Analgetika 2001 (Monopräparate). Angegeben sind die 2001 verordneten Tagesdosen, die Änderungen gegenüber 2000 und die mittleren Kosten je DDD 2001.

Präparat	Bestandteile	DDD in Mio.	Änderung in %	DDD-Kosten in €
Salicylate				
ASS-ratiopharm	Acetylsalicylsäure	62,5	(−40,9)	0,06
ASS Hexal	Acetylsalicylsäure	29,1	(+8,4)	0,10
ASS von ct	Acetylsalicylsäure	21,8	(+0,3)	0,10
ASS Stada	Acetylsalicylsäure	5,7	(+21,8)	0,11
Acesal	Acetylsalicylsäure	1,9	(−21,3)	0,12
ASS 1A Pharma	Acetylsalicylsäure	1,8	(+537,5)	0,09
ASS AL	Acetylsalicylsäure	1,3	(+90,1)	0,09
Aspisol	Lysin-Acetylsalicylat	0,8	(+2,3)	5,11
Delgesic	Lysin-Acetylsalicylat	0,5	(+7,7)	0,91
		125,2	(−23,4)	0,11
Paracetamol				
Paracetamol-ratiopharm	Paracetamol	23,2	(−7,9)	0,40
ben-u-ron	Paracetamol	8,2	(−24,2)	0,51
Paracetamol Stada	Paracetamol	5,5	(−7,2)	0,44
Paracetamol-Al Pharma	Paracetamol	4,3	(+16,4)	0,38
paracetamol von ct	Paracetamol	3,4	(+9,3)	0,44
Paracetamol Hexal	Paracetamol	2,8	(+5,3)	0,38
ParaCetaMol Lichtenstein	Paracetamol	2,7	(−15,9)	0,41
Paracetamol BC	Paracetamol	2,2	(−7,1)	0,47
Doloreduct	Paracetamol	0,5	(−36,8)	0,35
Paracetamol Heumann	Paracetamol	0,5	(−15,4)	0,43
Paracetamol 1A-Pharma	Paracetamol	0,4	(+36,0)	0,29
Captin	Paracetamol	0,3	(−17,6)	0,49
Paedialgon	Paracetamol	0,2	(−35,3)	0,48
		54,2	(−8,6)	0,42
Pyrazolderivate				
Novaminsulfon-ratiopharm	Metamizol	15,2	(+21,4)	0,80
Novalgin	Metamizol	10,4	(+17,9)	0,93
Novaminsulfon Lichtenstein	Metamizol	7,9	(+14,7)	0,79
Berlosin	Metamizol	2,4	(−14,8)	1,03
Analgin	Metamizol	1,0	(−11,9)	1,00
Metalgin	Metamizol	1,0	(+333,1)	0,85
		37,9	(+16,8)	0,85
Andere Analgetika				
Katadolon	Flupirtin	6,4	(+24,2)	2,84
Trancopal Dolo	Flupirtin	1,5	(+25,7)	2,99
		7,9	(+24,5)	2,87
Summe		225,2	(−13,9)	0,41

rin protect) ausschließlich zur Thrombozytenaggregationshemmung angeboten werden und daher in der Roten Liste in die entsprechende Indikationsgruppe umgruppiert worden sind (siehe Kapitel 13). Auch bei anderen Acetylsalicylsäurepräparaten (*ASS-ratiopharm*, *ASS von ct*, *ASS-Hexal*) entfällt der weitaus größte Anteil der Verordnungen auf die 100 mg-Tabletten, die überwiegend zur Prophylaxe des Myokardinfarkts und nach zerebralen Ischämien eingesetzt werden.

Die zweite wichtige Monosubstanz, das vorzugsweise zentral analgetisch wirksame Paracetamol, hat 2001 gegenüber dem Vorjahr um ca. 9% abgenommen (Tabelle 4.5). Einige Gencrikapräparate von Paracetamol weisen allerdings deutliche Zuwächse auf, die aus dem Gesamttrend zur Abnahme der Paracetamol-Verordnungen herausfallen.

Bei dem verschreibungspflichtigen Metamizol ist eine weitere Zunahme bei den Verschreibungen eingetreten (Tabelle 4.5). Es ist immer wieder darauf hingewiesen worden, daß die Gefahr der Sensibilisierung und Auslösung von Agranulozytosen und Schockreaktionen (nach i. v. Gabe) zu einer Einschränkung der Indikation für die Verwendung von Metamizol führen muß. Die zuverlässige schmerzstillende Wirkung von Metamizol durch intravenöse Anwendung z. B. bei Steinkoliken wäre sicherer, wenn nicht durch Einsatz bei leichten Schmerz- und Fieberzuständen die Sensibilisierungsrate gegenüber Pyrazolanalgetika kritiklos gesteigert würde. Obwohl das Anwendungsgebiet von Metamizol aus diesem Grunde erheblich eingeschränkt und die Rezeptpflicht angeordnet wurde (Arzneimittelkommission 1986), und obwohl das Bundesgesundheitsamt 1987 für alle metamizolhaltigen Kombinationspräparate die Zulassung widerrufen hat, scheint der Trend zur Mehrverordnung dieser Substanz über die letzten Jahre auch 2001 anzuhalten (Abbildung 4.3).

Katadolon enthält den Wirkstoff Flupirtin mit einem vermutlich spinal bedingten analgetischen und muskelrelaxierenden Effekt, der allerdings unabhängig von Opioidrezeptoren vermittelt wird (Szelenyi et al. 1989). Die Wirkungsstärke liegt zwischen der von Codein und Morphin. Die Verordnungszahlen von Flupirtin haben 2001 gegenüber dem Vorjahr weiter zugenommen.

Kombinationspräparate

Auf die Kombinationen von nichtopioiden Analgetika entfällt nur noch ein kleiner Teil der Verordnungen. Ihre Anwendung ist 2001 noch

einmal um 15% zurückgegangen (Tabelle 4.6). Nach pharmakologisch-therapeutischen Kriterien gibt es keine wissenschaftliche
Begründung für die hier verwendeten Kombinationspartner. Nach
neueren Metaanalysen wird die analgetische Wirkung von Paracetamol oder Acetylsalicylsäure durch Coffein wenig oder gar nicht verstärkt (Zhang und Po 1996, Zhang und Po 1997). Weiterhin ist festgestellt worden, daß eine Analgetikanephropathie nach Einnahme
analgetischer Monopräparate nur selten beschrieben wurde, während
nach mehrjährigem Gebrauch von Kombinationsanalgetika auch nach
dem Verbot von Phenacetin ein 6–8fach höheres Risiko für die Entwicklung eines Nierenversagens besteht (De Broe und Elseviers 1998).

Die Prinzipien einer rationalen Schmerztherapie sind in den letzten
Jahren nach der Einführung des modifizierten WHO-Stufenschemas
(WHO 1986) überarbeitet worden. Nach diesen neueren Empfehlungen sollen möglichst Einzelsubstanzen verwendet werden, solange der
Schmerz damit beherrscht werden kann. Reicht die Monotherapie,
z. B. mit einem Cyclooxygenasehemmer nicht aus, sollen gemäß Stufe
2 des WHO-Stufentherapieschemas zur Tumorschmerztherapie diese
Substanzen mit schwach wirksamen Opioiden kombiniert werden
(z. B. Dihydrocodein, Tramadol, Tilidin plus Naloxon). Zur Behandlung schwerster Schmerzen können potente Opioidanalgetika wie

Tabelle 4.6: Verordnungen von nichtopioiden Analgetikakombinationen 2001.
Angegeben sind die 2001 verordneten Tagesdosen, die Änderungen gegenüber 2000
und die mittleren Kosten je DDD 2001.

Präparat	Bestandteile	DDD in Mio.	Änderung in %	DDD-Kosten in €
Optalidon N	Propyphenazon Coffein	0,6	(−7,8)	0,60
Paedisup K/S	Paracetamol Doxylaminsuccinat	0,4	(−9,3)	0,76
Thomapyrin	Acetylsalicylsäure Paracetamol Coffein	0,4	(−17,8)	0,71
Neuralgin	Acetylsalicylsäure Paracetamol Coffein	0,3	(−30,8)	0,66
Summe		1,7	(−15,3)	0,68

Morphin, Fentanyl u. a. eingesetzt werden, wobei auch hier die Kombination mit einem Cyclooxygenasehemmer beibehalten werden soll. Erfahrungen aus der Dauertherapie von Schmerzpatienten haben gezeigt, daß Sucht- und Abhängigkeitserscheinungen nicht nennenswert zunehmen. Dies läßt es gerechtfertigt erscheinen, chronische Schmerzpatienten dauerhaft mit Opioiden zu behandeln. Entscheidend ist jedoch die wiederholte Feststellung und Dokumentation von Wirksamkeit und Verträglichkeit. Es gibt keine Einigkeit darüber, ob Analgetika so hoch dosiert werden sollen, daß eine vollständige Schmerzfreiheit erzielt wird („Schmerzgedächtnis löschen"), oder ob eine Schmerzlinderung um mehr als 50% (z. B. anhand einer visuellen Analogskala) in Anbetracht der besseren Verträglichkeit ausreicht. Eine individuelle Abstimmung der Therapie für den jeweiligen Patienten erscheint notwendig.

4

Literatur

Arzneimittelkommission der deutschen Ärzteschaft (1986): Bundesgesundheitsamt schränkt Anwendungsgebiet von Metamizol-haltigen Monopräparaten ein. Dtsch. Ärztebl. 83: 3267.

Breivik H. (2001): Opioids in cancer and chronic non-cancer pain therapy – indications and controversies. Acta Anaesthesiol. Scand. 45: 1059–1066.

Bundesopiumstelle (2002): Persönliche Mitteilung.

De Broe M.E., Elseviers M.M. (1998): Analgesic nephropathy. N. Engl. J. Med. 338: 446–452.

Goedecke H., Lander C., Menges K. (1994): Dihydrocodein/Codein – keine Mittel zur Substitution bei Drogenabhängigen. Bundesgesundheitsblatt 37: 207–212.

Penning R., Fromm F., Betz P., Kauert G., Drasch G., von Meyer L. (1993): Drogentodesfälle durch dihydrocodeinhaltige Ersatzmittel. Dtsch. Ärztebl. 90: C-345–346.

Szelenyi I., Nickel B., Borbe H.O., Brune K. (1989): Mode of antinociceptive action of flupirtine in the rat. Br. J. Pharmacol. 97: 835–842.

WHO (World Health Organization) (1986): Cancer Pain Relief. WHO Publications, Genf.

Zhang W.Y., Po A.L. (1996): Analgesic efficacy of paracetamol and its combination with codeine and caffeine in surgical pain – a metaanalysis. J. Clin. Pharm. Ther. 21: 261–282.

Zhang W.Y., Po A.L. (1997): Do codeine and caffeine enhance the analgesic effect of aspirin? A systematic overview. J. Clin. Pharm. Ther. 22: 79–97.

5. Antiallergika

ULRICH SCHWABE

5

AUF EINEN BLICK

Verordnungsprofil
Größte Gruppe der Antiallergika sind die wenig sedierenden H_1-Antihistaminika, die vor allem zur Behandlung des Heuschnupfens und der allergischen Bindehautentzündung eingesetzt werden.

Trend
Trotz Einführung neuer Wirkstoffe (Desloratadin, Levocetirizin) haben die Verordnungen der Gesamtgruppe abgenommen. Weiter rückläufig waren auch die Verordnungsvolumina der sedierenden H_1-Antihistaminika und der topischen Antiallergika. Auch die in den vergangenen Jahren stark gestiegenen Hyposensibilisierungsmittel sind etwas weniger angewendet worden.

Antiallergika werden zur Behandlung der allergischen Rhinitis und Konjunktivitis, des Asthma bronchiale, allergischer Hautreaktionen (z. B. Urtikaria, Pruritus) und generalisierter allergischer Krankheiten (z. B. Insektengiftallergien, anaphylaktische Reaktionen) eingesetzt. In diesem Kapitel werden schwerpunktmäßig H_1-Antihistaminika und Hyposensibilisierungsmittel besprochen. Weitere Arzneimittel für allergische Indikationen werden in den Kapiteln über Bronchospasmolytika (Kapitel 19), Corticosteroide (Kapitel 21), Dermatika (Kapitel 22), Ophthalmika (Kapitel 40) und Rhinologika (Kapitel 43) dargestellt. Die Verordnungen der Antiallergika sind 2001 erneut geringfügig zurückgegangen, der Umsatz hat sich dagegen leicht erhöht (Tabelle 5.1).

Tabelle 5.1: Verordnungen von Antiallergika 2001. Angegeben sind die verordnungshäufigsten Präparate mit Verordnungsrang, Verordnungen und Umsatz 2001 im Vergleich zu 2000.

Rang	Präparat	Verordnungen in Tsd.	Änd.%	Umsatz Mio. €	Änd.%
34	Zyrtec	1769,2	-17,9	46,8	-16,5
68	Fenistil/-retard	1329,6	-8,3	13,3	-7,4
93	Aerius	1119,2	(neu)	23,9	(neu)
170	Lisino	782,9	-63,6	15,2	-67,8
204	Telfast	700,5	+18,2	19,3	+17,3
257	Fenistil Gel	579,8	-10,7	3,2	-7,2
426	Xusal/A	408,8	(neu)	9,5	(neu)
493	Tavegil	363,0	-6,1	3,7	-5,1
655	Zolim	278,5	-17,3	8,4	+1,2
804	Lorano	216,4	(neu)	3,1	(neu)
1076	Mizollen	155,6	-45,4	5,4	-27,5
1087	Atarax	153,7	+0,4	2,4	-4,3
1482	Alerid	107,5	-22,8	2,0	-14,0
1641	Allergodil	93,4	-14,6	1,9	-7,0
1652	Systral Gel/Creme	92,6	-15,0	0,5	-12,9
1760	Loratadin ratiopharm	84,3	(neu)	1,0	(neu)
1908	Terfenadin-ratiopharm	74,4	-30,2	0,7	-28,2
2001	Loratadin Stada	69,6	(neu)	0,8	(neu)
2082	Soventol Gel	65,3	-3,4	0,3	-8,6
2092	AH3 N	64,7	-8,1	1,0	-4,0
2197	Tavegil Gel	59,6	-12,2	0,3	-12,7
2258	Corto-Tavegil Gel	56,6	-9,7	0,6	-19,8
2326	Heuschnupfenmittel DHU	54,1	-19,7	0,8	-18,3
Summe		**8679,4**	**-3,1**	**164,3**	**-2,8**
Anteil an der Indikationsgruppe		**82,5%**		**48,6%**	
Gesamte Indikationsgruppe		**10520,5**	**-1,5**	**337,7**	**+1,6**

H₁-Antihistaminika

Systemisch anwendbare Antihistaminika sind zur Linderung leichter Symptome der allergischen Rhinitis geeignet. Bei infektiöser Rhinitis sind sie dagegen nur von begrenztem Wert. Hauptsächlich werden die wenig sedierenden H_1-Antihistaminika verwendet, die deutlich geringere zentrale Effekte als die traditionellen Antihistaminika haben (Tabelle 5.2). Infolgedessen haben sich die wenig sedierenden H_1-Antihistaminika bereits vor 15 Jahren zur verordnungsstärksten Gruppe der Antiallergika entwickelt und sind seit 1992 durch weitere

Tabelle 5.2: Verordnungen von oralen und intranasalen Antiallergika 2001. Angegeben sind die 2001 verordneten Tagesdosen, die Änderungen gegenüber 2000 und die mittleren Kosten je DDD 2001.

Präparat	Bestandteile	DDD in Mio.	Änderung in %	DDD-Kosten in €
Cetirizin				
Zyrtec	Cetirizin	58,5	(−16,0)	0,80
Alerid	Cetirizin	2,5	(−13,1)	0,82
		61,0	(−15,9)	0,80
Loratadin				
Lisino	Loratadin	18,6	(−68,6)	0,82
Lorano	Loratadin	6,3	(neu)	0,50
Loratadin ratiopharm	Loratadin	2,1	(neu)	0,50
Loratadin Stada	Loratadin	1,6	(neu)	0,50
		28,5	(−51,7)	0,71
Mizolastin				
Zolim	Mizolastin	9,5	(−6,2)	0,88
Mizollen	Mizolastin	6,3	(−31,6)	0,86
		15,9	(−18,3)	0,87
Weitere wenig sedierende Antihistaminika				
Aerius	Desloratadin	31,2	(neu)	0,77
Telfast	Fexofenadin	26,7	(+17,8)	0,72
Xusal/A	Levocetirizin	12,3	(neu)	0,77
Allergodil	Azelastin	2,5	(+2,0)	0,76
Terfenadin-ratiopharm	Terfenadin	1,6	(−28,0)	0,45
		74,4	(+171,8)	0,75
Sedierende Antihistaminika				
Fenistil/-retard	Dimetinden	14,1	(−6,4)	0,94
Tavegil	Clemastin	5,2	(−3,1)	0,71
Atarax	Hydroxyzin	2,4	(−4,3)	0,99
AH3 N	Hydroxyzin	1,0	(−3,5)	1,02
		22,7	(−5,3)	0,90
Homöopathika				
Heuschnupfenmittel DHU	Luffa operculata D4 Galphimia glauca D3 Cardiospermum D3	3,3	(−18,0)	0,23
Summe		**205,8**	**(−0,3)**	**0,77**

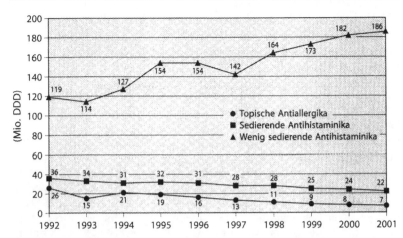

Abbildung 5.1: Verordnungen von Antiallergika 1992 bis 2001. Gesamtverordnungen nach definierten Tagesdosen

Neueinführungen mit nur wenigen Unterbrechungen kontinuierlich gewachsen (Abbildung 5.1). Dagegen ist das Verordnungsvolumen der sedierenden H_1-Antihistaminika in dem gleichen Zeitraum rückläufig und hatte 2001 nur noch einen Anteil von 11% bei den verordneten Tagesdosen (Tabelle 5.2).

Der führende Vertreter der wenig sedierenden H_1-Antihistaminika ist seit 1992 Cetirizin (*Zyrtec, Alerid*). Seine Verordnungen zeigen 2001 eine auffällige Abnahme, die vermutlich mit der Einführung des Enantiomer-selektiven Nachfolgeprodukts Levocetirizin (*Xusal/A*) durch die gleiche Herstellerfirma in Zusammenhang steht. Cetirizin ist der Hauptmetabolit des Tranquilizers Hydroxyzin und scheint nach einigen klinischen Studien in der üblichen therapeutischen Dosis stärker sedierend zu wirken als Loratadin oder Terfenadin, aber weniger als die traditionellen Antihistaminika (Spencer et al. 1993).

Der zweite führende Vertreter der wenig sedierenden H_1-Antihistaminika war lange Zeit Loratadin (*Lisino*), das 1989 auf den Markt kam und bereits im Jahr seiner Neueinführung in die Gruppe der verordnungshäufigsten Arzneimittel gelangte (Arzneiverordnungs-Report '90). Loratadin ist chemisch mit den beiden sedierenden H_1-Antihistaminika Ketotifen und Azatadin verwandt, hat aber nur wenig diesbezügliche Nebenwirkungen, weil es kaum in das Gehirn eindringt. Mit

Ablauf des Patentschutzes von *Lisino* sind ab Juni 2001 mehrere Loratadingenerika (*Lorano*, *Loratadin-ratiopharm*, *Loratadin Stada*) eingeführt worden, die dazu beigetragen haben, daß die Verordnungen von *Lisino* zurückgegangen sind (Tabelle 5.2). Hauptgrund der drastischen Verordnungsabnahme dürfte jedoch die Einführung von Desloratadin (*Aerius*) im Februar 2001 als Nachfolgepräparat von *Lisino* durch die gleiche Herstellerfirma sein. Desloratadin (Descarboethoxyloratadin) ist der aktive Metabolit von Loratadin und hat eine längere Halbwertszeit (27 Stunden) als Loratadin (12 Stunden). Da aber Loratadin in der Leber sowieso fast vollständig in Desloratadin umgewandelt wird und die klinischen Wirkungen somit durch den aktiven Metaboliten vermittelt werden, ergibt sich aus der längeren Pharmakokinetik kein therapeutischer Vorteil (siehe auch Kapitel 2, Neue Arzneimittel). Desloratadin hat daher keinen wesentlichen therapeutischen Zusatznutzen und ist lediglich als Pseudoinnovation zu bewerten, die den höheren Preis (DDD-Kosten 0,77 €) im Vergleich zu den Loratadingenerika (DDD-Kosten 0,50 €) nicht rechtfertigt.

Die Wirkungen und Nebenwirkungen von Cetirizin und Loratadin sind mehrfach vergleichend untersucht worden. Danach bestätigt sich, daß Loratadin bezüglich Sedation mit Placebo vergleichbar ist und Cetirizin in einigen Studien Sedation oder psychomotorische Hemmung zeigte (Adelsberg 1997). Deshalb wird Loratadin insbesondere für Patienten empfohlen, die Auto fahren, Maschinen bedienen oder Flugzeugpiloten sind. Andererseits wurde in mehreren Studien zur Wirksamkeit gezeigt, daß die Symptome der allergischen Rhinitis durch Cetirizin schneller und stärker als durch Loratadin gebessert werden (Meltzer et al. 1996, Frossard et al. 1997, Day et al. 1998).

Als weiterer Vertreter der wenig sedierenden H_1-Antihistaminika hat sich Fexofenadin (*Telfast*) etabliert. Es wurde im Dezember 1997 als Nachfolgepräparat von Terfenadin eingeführt und hat im Jahr 2001 zugenommen. Fexofenadin wurde als aktiver Metabolit von Terfenadin identifiziert, der die klinische Antihistaminwirkung vermittelt, aber anders als Terfenadin nicht arrhythmogen wirkt. Das Ursprungsprodukt Terfenadin (*Terfenadin-ratiopharm*) ist nur noch als Generikum am Markt vertreten und hat 2001 deutlich abgenommen. Der Rückgang dieses potentiell risikoreichen H_1-Antihistaminikums ist zu begrüßen. Allein in Großbritannien wurden 21 Todesfälle im Zusammenhang mit Terfenadin berichtet (Routledge et al. 1999). Unverständlicherweise sind aber nur die höher dosierten Arzneiformen von Terfenadin (120 mg/Tbl.) nach einer Entscheidung der European

Tabelle 5.3: Therapiekostenvergleich der wenig sedierenden H_1-Antihistaminika

Eigenschaften	Cetirizin Zyrtec, Alerid	Desloratadin Aerius	Fexofenadin Telfast	Mizolastin Mizollen, Zolim
WHO-Tagesdosis	10 mg	5 mg	120 mg	10 mg
Packungsgröße, 100 Tbl.	10 mg	5 mg	120 mg	10 mg
Preis für 100 DDD, €	69,63	69,62	69,60	79,74
Umsatz 2001, Mio. €	48,8	23,9	19,3	13,8
DDD 2001, Mio.	61,0	31,2	26,7	15,9
Substitution				
Wirkstoff	Loratadin	Loratadin	Loratadin	Loratadin
Präparat (Beispiel)	Lorano	Lorano	Lorano	Lorano
Packungsgröße, 100 Tbl.	10 mg	10 mg	10 mg	10 mg
Preis für 100 DDD, €	30,55	30,55	30,55	30,55
Einsparung/100 DDD, €	39,08	39,07	39,05	49,19
Einsparpotential, Mio. €	23,8	12,2	10,4	7,8

Medicines Evaluation Agency (EMEA) wegen ihres arrhythmogenen Potentials im September 1998 aus dem Handel genommen worden.

Deutlich abgenommen hat auch der Wirkstoff Mizolastin (*Mizollen*, *Zolim*), der ähnliche Wirkungen wie Cetirizin und Loratadin hat.

Mit den erstmals vertretenen Loratadingenerika können nicht nur bei den Originalpräparaten von Loratadin (*Lisino*) und Desloratadin (*Aerius*) Einsparpotentiale realisiert werden sondern auch bei weiteren teuren Analogpräparaten der wenig sedierenden H_1-Antihistaminika. Der Therapiekostenvergleich auf der Basis der jeweiligen WHO-Tagesdosis und der größten Packungsgrößen für die Dauertherapie ergibt hohe rechnerischen Einsparpotentiale bei Cetirizin (*Zyrtec, Alerid*), Desloratadin (*Aerius*), Fexofenadin (*Telfast*) und Mizolastin (*Mizollen, Zolim*) (Tabelle 5.3). In der Gruppe der wenig sedierenden H_1-Antihistaminika ermöglicht die Substitution teurer Analogpräparate durch preiswerte Loratadingenerika allein bei den genannten vier Beispielen ein rechnerisches Einsparvolumen von 54 Mio. €. Ein ähnlicher Betrag ergibt sich bei Berücksichtigung der tatsächlichen DDD-Kosten von allen verordneten Packungen (siehe Kapitel 50, Einsparpotentiale, Tabelle 50.4).

Wie in den vorangehenden Jahren waren die Verordnungen der sedierenden H_1-Antihistaminika auch im Jahr 2001 rückläufig, wovon alle vier Präparate betroffen waren (Tabelle 5.4).

Tabelle 5.4: Verordnungen topischer Antiallergika 2001. Angegeben sind die 2001 verordneten Tagesdosen, die Änderungen gegenüber 2000 und die mittleren Kosten je DDD 2001.

Präparat	Bestandteile	DDD in Mio.	Änderung in %	DDD-Kosten in €
Antihistaminika				
Fenistil Gel	Dimetinden	5,2	(–6,4)	0,62
Systral Gel/Creme	Chlorphenoxamin	0,7	(–12,6)	0,65
Tavegil Gel	Clemastin	0,5	(–13,4)	0,65
Soventol Gel	Bamipin	0,5	(–9,9)	0,65
		6,8	(–7,8)	0,63
Antihistaminika und Corticosteroide				
Corto-Tavegil Gel	Clemastin Clocortolon	0,6	(–26,9)	0,98
Summe		7,4	(–9,7)	0,66

Weiter abgenommen haben auch die Verordnungen topischer Antiallergika (Tabelle 5.4). Die lokale Anwendung von Antihistaminika auf der Haut ist aus dermatologischer Sicht problematisch. Sie sind wenig wirksam und können bei längerer Anwendung Sensibilisierungen auslösen (O'Neill und Forsyth 1988).

Hyposensibilisierungsmittel

Die Verordnung der Präparate zur Hyposensibilisierung hat im Jahr 2001 wie im Vorjahr leicht abgenommen (Tabelle 5.5). Da die Einzelpräparate nicht unter den 2500 meistverordneten vertreten sind, wurden die aggregierten DDD-Werte für alle Präparate mit mindestens 10.000 Verordnungen analysiert, um die Verordnungsentwicklung dieser Präparategruppe darzustellen. Einen größeren Zuwachs erreichte im Jahr 2001 nur das Präparat *Allerbio* (Tabelle 5.5).

Die allergenspezifische Immuntherapie (Hyposensibilisierung) wurde lange Zeit kontrovers diskutiert. Die Empfehlungen verschiedener Fachgesellschaften reichten von vorsichtiger Akzeptanz bis zu völliger Ablehnung. Neuere Metaanalysen kontrollierter Studien zeigen, daß die Immuntherapie mit Allergenen eine wirksame Behandlung für Patienten mit allergischer Rhinokonjunktivitis, allergisch bedingtem Asthma bronchiale und Insektengiftallergien darstellt (WHO

Tabelle 5.5: Verordnungen von Hyposensibilisierungsmitteln 2001. Angegeben sind die 2001 verordneten Tagesdosen, die Änderungen gegenüber 2000 und die mittleren Kosten je DDD 2001.

Präparat	Bestandteile	DDD in Mio.	Änderung in %	DDD-Kosten in Euro
Alk-depot	Adsorbierte Allergene	30,5	4,0	1,41
Novo-Helisen	Allergoid-Depot	11,7	–0,4	1,23
Allergovit	Allergenextrakte	8,4	0,7	2,97
Purethal	Allergenextrakte	6,0	8,0	1,46
Bencard	Allergenextrakte	4,6	–20,5	3,42
Stalmed	Allergoid-Depot	3,3	–22,1	3,40
Depot-HAL	Allergenextrakte	3,1	0,0	0,81
BU-Pangramin	Allergenextrakte	2,9	13,4	2,26
Allerbio	Allergenextrakte	2,4	59,8	1,81
Sublivac	Allergenextrakte	1,3	0,1	3,11
Summe		**74,4**	**–0,6**	**1,84**

Position Paper 1998, Abramson et al. 1999). Eine Indikation zur Immuntherapie mit Allergenen ist gegeben, wenn eine Arzneitherapie zur Kontrolle von Symptomen nicht ausreicht oder eine wirksame Allergenkarenz nicht möglich ist. Voraussetzung für die Anwendung ist der Nachweis spezifischer IgE-Antikörper gegen klinisch relevante Allergene und die Verfügbarkeit standardisierter Allergenextrakte. Undefinierte Allergengemische (z. B. Hausstaub, Bakterien) sollten nicht eingesetzt werden, da keine Wirksamkeit in kontrollierten Studien nachgewiesen wurde.

Die Erfolgsaussichten werden daher von der Art des Allergens geprägt. Bei IgE-vermittelten Insektengiftallergien ist eine spezifische Hyposensibilisierung bei der überwiegenden Mehrheit der Patienten wirksam, bei Wespengiftallergien ist der Schutz günstiger als bei Bienengiftallergien (Müller et al. 1992). Bei Tierhaarallergien sind Effekte nachweisbar, aber gering (Hedlin et al. 1995). Bei Graspollen-induzierter allergischer Rhinitis ist eine symptomatische Besserung nach subkutaner Immuntherapie beobachtet worden, die mehrere Jahre nach Absetzen der Immuntherapie anhält (Durham et al. 1999). Nach sublingualer Immuntherapie sind die Erfolge im allgemeinen geringer. Die Studie von Clavel et al. (1998) ergab nach 6 Monaten nur einen Rückgang des Medikationsscores und der Asthmaanfälle, aber keine signifikanten Änderungen der Rhinitis- und Konjunktivitissymptome. Pradalier et al. (1999) beschrieben nur eine signifikante Abnahme konjunktivaler Symptome ohne Veränderung der Rhinitissymptomatik und des Arzneiverbrauchs. Bei asthmatischen Kindern hatte aber auch die subkutane Immuntherapie mit Aeroallergenextrakten in einer kontrollierten Studie über 30 Monate im Vergleich zu einer adäquat durchgeführten Arzneitherapie keinen erkennbaren Nutzen (Adkinson et al. 1997). Eine Behandlung mit Allergenextrakten ist daher bei Versagen der Allergenkarenz oder der Arzneitherapie zu erwägen (Austen 2001).

Wesentliches Risiko der Immuntherapie mit Allergenen sind anaphylaktische Reaktionen. In den USA wurden von 1985 bis 1989 insgesamt 17 Todesfälle im Rahmen einer Immuntherapie berichtet (Reid et al. 1993), in Deutschland von 1977 bis 1994 28 tödliche Zwischenfälle (Lüderitz-Püchel 1996). Daher soll dieses Verfahren nur durch erfahrene Ärzte durchgeführt werden, die Anaphylaxiesymptome frühzeitig erkennen und eine geeignete Notfalltherapie einleiten können (WHO Position Paper 1998).

Literatur

Abramson M., Puy R., Weiner J. (1999): Immunotherapy in asthma: an updated systematic review. Allergy 54: 1022–1041.

Adelsberg B.R. (1997): Sedation and performance issues in the treatment of allergic conditions. Arch. Intern. Med. 157: 494–500.

Adkinson N.F., Eggleston P.A., Eney D., Goldstein E.O., Schuberth K.C. et al. (1997): A controlled trial of immunotherapy for asthma in allergic children. N. Engl. J. Med. 336: 324–331.

Austen K.F. (2001): Allergies, anaphylaxis, and systemic mastocytosis. In: Braunwald E. et al. (eds.): Harrison's principles of internal medicine. McGraw-Hill Medical Publishing Division, New York, pp. 1913–1922.

Clavel R., Bousquet J., André C. (1998): Clinical efficacy of sublingual-swallow immunotherapy: a double-blind, placebo-controlled trial of a standardized five-grass-pollen extract in rhinitis. Allergy 53: 493–498.

Day J.H., Briscoe M., Widlitz M.D. (1998): Cetirizine, loratadine, or placebo in subjects with seasonal allergic rhinitis: effects after controlled ragweed pollen challenge in an environmental exposure unit. J. Allergy Clin. Immunol. 101: 638–645.

Durham S.R., Walker S.M., Varga E.M., Jacobson M.R., O'Brian F., Noble W., Till S.J., Hamid Q.A., Nouri-Aria K.T. (1999): Long-term clinical efficacy of grass-pollen immunotherapy. N. Engl. J. Med. 341: 468–475.

Frossard N., Lacronique J., Melac M., Benabdesselam O., Bran J.J. et al. (1997): Onset of action in the nasal antihistaminic effect of cetirizine and loratadine in patients with allergic rhinitis. Allergy 52: 205–209.

Gottlieb S. (1999): Antihistamine drug withdrawn by manufacturer. Brit. Med. J. 319: 7.

Hedlin G., Heilborn H., Lilja G., Norrlind K., Pegelow K.O. et al. (1995): Long-term follow-up of patients treated with a three-year course of cat or dog immunotherapy. J. Allergy Clin. Immunol. 96: 879–885.

Lüderitz-Püchel U., May S., Haustein D. (1996): Zwischenfälle nach Hyposensibilisierung. Münch. Med. Wschr. 138: 129–132.

Meltzer E.O., Weiler J.M., Widlitz M.D. (1996): Comparative outdoor study of the efficacy, onset and duration of action, and safety of cetirizine, loratadine, and placebo for seasonal allergic rhinitis. J. Allergy Clin. Immunol. 97: 617–626.

Müller U., Helbling A., Berchtol E. (1992): Immunotherapy with honeybee venom and yellow jacket venom is different regarding efficacy and safety. J. Allerg. Clin. Immunol. 89: 529–535.

O'Neill S.M., Forsyth A. (1988): Urticaria. Prescribers J. 28: 14–20.

Pradalier A., Basset D., Claudel A., Couturier P., Wessel F., Galvain S., André C. (1999): Sublingual-swallow immunotherapy (SLIT) with a standardized five-grass-pollen extract (drops and sublingual tablets) versus placebo in seasonal rhinitis. Allergy 54: 819–828.

Reid M.J., Lockey R.F., Turkeltaub P.C., Platts-Mills T.A. (1993): Survey of fatalities from skin testing and immunotherapy 1985–1989. J. Allergy Clin. Immunol. 92: 6–15.

Routledge P.A., Lindquist M., Edwards I.R. (1999): Spontaneous reporting of suspected adverse reactions to antihistamines: a national and international perspective. Clin. Exp. Allergy 29 (Suppl. 3): 240–246.

Spencer C.M., Faulds D., Peters D.H. (1993): Cetirizine: a reappraisal of its pharmacological properties and therapeutic use in selected allergic disorders. Drugs 46: 1055–80.

WHO Position Paper (1998): Allergen immunotherapy: therapeutic vaccines for allergic diseases. Allergy 53 (Suppl. 1): 1–42.

6. Antianämika

KLAUS MENGEL und HARALD SCHMIDT

AUF EINEN BLICK

Verordnungsprofil
Die Verordnungen der Antianämika erstrecken sich auf Eisenpräparate, Folsäure und Folsäurekombinationen sowie Epoetin.

Trend
Bei nur wenig verändertem Verordnungsvolumen sind die Umsätze infolge der weiteren Zunahme der Epoetinverordnungen erneut deutlich angestiegen. Wesentliche Ursache dieser Entwicklung sind die aktuellen Hämoglobinzielwerte bei der chronischen Niereninsuffizienz sowie die Anwendung bei Tumor- und Zytostatika-bedingter Anämie.

Eine Anämie liegt vor, wenn das Hämoglobin unter definierte Normwerte abfällt. Sie kann zahlreiche Ursachen haben, die vor Beginn der Therapie mit Antianämika geklärt werden sollten. Am häufigsten ist die Eisenmangelanämie, die überwiegend durch Blutverlust infolge gastrointestinaler Blutungen oder gesteigerter Mensesblutungen, aber auch durch nutritiven Eisenmangel bedingt ist. Hinzu kommen Störungen der Eisenresorption bei älteren Patienten. Daneben gibt es sekundäre Anämien bei Leber- oder Nierenkrankheiten, Tumoren, Infektionen oder Zytostatikatherapie sowie weitere Anämieformen mit gestörter Erythrozytenbildung (z. B. aplastische Anämie) und mit gesteigertem Erythrozytenabbau (hämolytische Anämien verschiedener Art).

Verordnungsspektrum

Unter den 2500 Präparaten, die im Jahr 2001 am häufigsten verordnet wurden, befinden sich in der Gruppe der Antianämika 14 Eisenpräparate, ein Folsäurepräparat, sechs Kombinationspräparate und zwei Erythropoetinpräparate. Im Vergleich zum Vorjahr haben sich die Verordnungen kaum verändert, während die Umsätze, bedingt auch durch die weitere Zunahme der Erythropoetinpräparate (*Erypo, Neo-Recormon*), erneut anstiegen (Tabelle 6.1). Die Verordnungszahlen sind etwas größer als hier angegeben, weil die Vitamin B_{12}-Präparate von den Herstellern der Gruppe der Vitamine zugeordnet werden und daher hier nicht mit erfaßt sind, obwohl Vitamin B_{12} nur bei perniziöser Anämie und ihren neurologischen Begleitsymptomen indiziert ist (American Medical Association 1986).

Eisenpräparate

Die Behandlung einer Eisenmangelanämie sollte möglichst auf oralem Wege und mit zweiwertigen Eisenverbindungen erfolgen. Zweiwertiges Eisen wird wesentlich besser als dreiwertiges resorbiert. Nüchterneinnahme erhöht die Bioverfügbarkeit, aber auch die Nebenwirkungen. Wenn Nebenwirkungen auftreten, kann das Präparat auch nach dem Frühstück eingenommen werden. Da die Kapazität der Erythrozytopoese begrenzt ist, ist es zwecklos, das tägliche orale Eisenangebot von 50–100 mg zu überschreiten (Begemann und Rastetter 1993). Mit höherer Dosierung (WHO-Empfehlung) steigt meist nur noch die Unverträglichkeitsrate. Oft besteht keine ausgesprochene Eile, d. h. die Dauer der oralen Behandlung kann sich bis zur Normalisierung des Blutbildes etwa zwei Monate oder länger hinziehen. Zur Aufsättigung des Speichereisens sollte nochmals über dieselbe Zeit therapiert werden. Da es sich bei den sekundären Anämien nicht um Eisenmangelanämien handelt, ist eine klare diagnostische Abgrenzung erforderlich und eine Eisentherapie in der Regel nicht indiziert.

Die einfachste und billigste Art der Eisentherapie ist die Anwendung von anorganischem Eisen(II)-sulfat (Forth et al. 2001). Andere Ferrosalze wie Gluconat, Fumarat, Ascorbat, Succinat werden therapeutisch als gleichwertig angesehen (Büchner 1999). Die unterschiedlichen Verbindungen bedingen keine wesentlichen Resorptionsunterschiede im Vergleich zu dem gut resorbierbaren Sulfat. Da der

Tabelle 6.1: Verordnungen von Antianämika 2001. Angegeben sind die verordnungshäufigsten Präparate mit Verordnungsrang, Verordnungen und Umsatz 2001 im Vergleich zu 2000.

Rang	Präparat	Verordnungen in Tsd.	Änd. %	Umsatz Mio. €	Änd. %
76	ferro sanol/duodenal	1269,2	+5,2	19,3	+6,1
399	Erypo	430,6	+14,0	180,2	+31,3
592	Plastulen N	302,2	−15,1	4,7	−16,0
760	Neorecormon	233,1	+8,6	105,6	+18,7
982	Ferrlecit Amp.	176,5	−14,8	3,8	−4,7
1022	Eisendragees-ratiopharm	167,0	+7,2	1,3	+10,7
1036	Folsan	164,2	+5,2	3,1	−2,9
1193	Vitaferro Kaps.	138,6	−6,0	1,8	−4,6
1207	Eryfer 100	137,3	−4,8	2,3	−3,3
1233	Haemoprotect	134,8	+4,8	1,5	+17,0
1404	Lösferron	115,0	−3,3	1,3	−5,3
1435	Ferro-Folsan Drag.	111,6	−12,3	1,0	−10,9
1485	Ferrum Hausmann Sirup/Tr.	107,4	−7,0	1,0	−7,2
1622	ferro sanol gyn	94,6	+65,9	1,2	+69,3
1747	Hämatopan F	85,1	−14,7	0,7	−14,7
1802	Dreisafer	81,7	+6,6	1,2	+8,2
1922	Tardyferon-Fol Drag.	73,7	−15,5	1,1	−15,5
2019	Tardyferon	68,3	+7,8	0,9	+4,0
2050	Haematopan	66,5	−1,1	0,9	−4,5
2063	Plastufer	65,8	+13,0	1,2	+18,2
2334	Ferrum Verla	53,7	−9,3	0,4	−1,0
2364	Eisensulfat Stada	52,4	+16,2	0,6	+23,9
2380	Folicombin	51,7	+1,4	0,7	+1,3
Summe		4181,3	+1,5	335,7	+21,7
Anteil an der Indikationsgruppe		87,7%		95,9%	
Gesamte Indikationsgruppe		4767,2	+1,2	350,2	+22,9

Eisengehalt der einzelnen Eisensalze unterschiedlich ist, wurde die definierte Tagesdosis der Monopräparate für Erwachsene früher nach den Angaben der Preisvergleichsliste einheitlich mit 100 mg Eisen berechnet, seit 1997 jedoch auf die WHO-DDD von 200 mg umgestellt. Dies ist beim Vergleich mit den Zahlenangaben in früheren Ausgaben des Arzneiverordnungs-Reports zu berücksichtigen.

Ferro sanol/duodenal wird unter den Monopräparaten am häufigsten verordnet (Tabelle 6.2). Die Duodenalform setzt das Eisen erst im Duodenum frei, wodurch lokale Reizerscheinungen im Magen umgangen werden. Einige andere Präparate zeigen auch noch im Dünndarm eine verzögerte Freigabe und erreichen dadurch Darmabschnitte, die

Tabelle 6.2: Verordnungen von Antianämika 2001. Angegeben sind die 2001 verordneten Tagesdosen, die Änderungen gegenüber 2000 und die mittleren Kosten je DDD 2001.

Präparat	Bestandteile	DDD in Mio.	Änderung in %	DDD-Kosten in €
Eisensalze				
ferro sanol/duodenal	Eisen(II)-glycinsulfat	34,2	(+6,3)	0,56
Eryfer 100	Eisen(II)-sulfat	4,3	(-3,1)	0,54
Vitaferro Kaps.	Eisen(II)-sulfat	3,8	(-3,8)	0,47
Haemoprotect	Eisen(II)-sulfat	3,5	(+18,5)	0,44
Eisendragees-ratiopharm	Eisen(II)-sulfat	2,9	(+10,6)	0,46
Dreisafer	Eisen(II)-sulfat	2,5	(+8,5)	0,46
Ferrum Hausmann Sirup/Tr.	Eisen(III)-hydroxid-Polymaltose-Komplex	2,2	(-7,1)	0,46
Plastufer	Eisen(II)-sulfat	2,1	(+18,9)	0,54
Lösferron	Eisen(II)-gluconat	2,1	(-6,0)	0,62
Tardyferon	Eisen (II)-sulfat	1,6	(+3,2)	0,60
Haematopan	Eisen(II)-sulfat	1,5	(-4,8)	0,59
Eisensulfat Stada	Eisen(II)-sulfat	1,0	(+26,0)	0,59
Ferrum Verla	Eisen(II)-gluconat	0,7	(+0,5)	0,62
Ferrlecit Amp.	Natrium-Eisen(III)-gluconat	0,6	(-10,1)	6,83
		63,1	(+4,9)	0,59
Eisensulfatkombinationen				
Plastulen N	Eisen(II)-sulfat Folsäure	17,2	(-14,9)	0,27
ferro sanol gyn	Eisen(II)-glycinsulfat Folsäure	4,1	(+69,5)	0,30
Tardyferon-Fol Drag.	Eisen(II)-sulfat Folsäure	3,5	(-15,6)	0,30
Ferro-Folsan Drag.	Eisen(II)-sulfat Folsäure	2,5	(-10,8)	0,41
Folicombin	Ammoniumeisen(II)-sulfat Folsäure	2,1	(+1,4)	0,34
Hämatopan F	Eisen(II)-sulfat Folsäure	1,4	(-14,7)	0,46
		30,8	(-7,5)	0,30
Folsäure				
Folsan	Folsäure	6,6	(+13,6)	0,46
Erythropoetin				
Erypo	Epoetin alfa	9,2	(+32,0)	19,67
Neorecormon	Epoetin beta	5,4	(+18,8)	19,66
		14,5	(+26,8)	19,67
Summe		115,1	(+3,9)	2,92

Eisen schlechter resorbieren. *Ferro sanol/duodenal* hat jedoch eine genügend hohe Resorptionsquote (Heinrich 1986).

Lösferron und *Ferrum Verla* enthalten Eisen(II)-gluconat, das genauso gut wirksam ist wie das Sulfat. Wegen der geringen Löslichkeit kann es bei anaziden Patienten allerdings auch unwirksam sein. *Ferrum Hausmann* (Sirup und Lösung/Tropfen) bietet den Vorteil der individuellen Dosierung bei Kindern, enthält andererseits dreiwertiges Eisen, das prinzipiell als schlecht resorbierbar gilt. Die Darreichung als Polymaltosekomplex soll eine etwas günstigere Resorption während der Nahrungsaufnahme gewährleisten, dennoch ist sie gering (Kaltwasser et al. 1987). Es gibt mehrere Eisenpräparate mit zweiwertigem Eisen in flüssigen Darreichungsformen für die Anwendung bei Kindern (z. B. *ferro sanol Tropfen* mit Eisenglycinsulfat, *Vitaferro Tropfen* mit Eisenchlorid).

Ferrlecit Amp. sind das einzige Monopräparat zur parenteralen Anwendung unter den meistverordneten Präparaten. Es enthält dreiwertiges Eisen als Gluconat. Parenterales Eisen führt nicht zu einem besseren Therapieeffekt, sondern ist der oralen Applikation gleichwertig (Kaltwasser 1998). Die einzige Ausnahme bildet die Eisensubstitution bei Erythropoetintherapie der renalen Anämie (MacDougall 1999). Darüber hinaus ist die parenterale Eisentherapie wegen zahlreicher Risiken nur selten indiziert, nämlich dann, wenn die orale Therapie unwirksam oder wegen zusätzlicher irritierender Wirkungen auch bei einschleichender Dosierung mit einem Zehntel der Tagesdosis kontraindiziert ist, z. B. bei chronisch entzündlichen Darmerkrankungen.

Folsäure

Bei den Verordnungszahlen von Folsäurepräparaten fällt auf, daß im Jahr 2001 das niedrig dosierte *Lafol* (0,4 mg/Kaps.), das vor allem zur Prophylaxe bei erhöhtem Bedarf in der Schwangerschaft empfohlen wird, nicht mehr wie bisher unter den meist verordneten Präparaten aufgeführt ist. *Folsan* hingegen, das jetzt in 2 Stärken verfügbar ist (0,4 und 5 mg pro Tabl.), wurde deutlich häufiger verordnet. Die Tabletten mit der großen Wirkstoffmenge sind u. a. zur Behandlung klinischer Folsäuremangelzustände vorgesehen, während die neu eingeführten Tabletten mit der kleinen Wirkstoffmenge wie das Präparat *Lafol* vor allem der Prophylaxe bei erhöhtem Bedarf in der Schwangerschaft dienen.

Die Verordnung von Folsäure steht zum Teil vermutlich im Zusammenhang mit der Empfehlung einer präkonzeptionellen Folsäuregabe zur Prävention von Neuralrohrdefekten (Schneider und Sterzik 1992, Rinke und Koletzko 1994, Czeizel und Dudas 1992, Werler et al. 1993, Botto et al. 1999). Folsäuremangel oder ein genetisch bedingter Folsäurestoffwechseldefekt können eine Störung der fetalen Neuralrohrentwicklung auslösen (z. B. Anenzephalie, Spina bifida). Bei einer Inzidenz von 1–1,5 pro 1000 Geburten ist in Deutschland mit ca. 1000 Neuralrohrdefekten pro Jahr zu rechnen. Für die Region Mainz wurden jedoch 2,5 Neuralrohrdefekte pro 1000 Kinder errechnet, mit steigender Tendenz in den letzten Jahren. Ohne zusätzliche Einnahme von Folsäure läßt sich eine wirksame Vorbeugung praktisch nicht erzielen. Nur 57% der Schwangeren nehmen Folsäure ein, und nur ca. 9% zum richtigen Zeitpunkt. Die Entwicklung des Neuralrohrs ist nach dem 28. Tag der Schwangerschaft abgeschlossen. Infolgedessen ist eine wirksame Vorbeugung nur dann zu erzielen, wenn Frauen bereits 4 Wochen vor Beginn einer Schwangerschaft bis etwa 8 Wochen nach deren Eintritt Folsäure einnehmen. Eine längere Einnahme ist unschädlich. Bei Frauen mit anamnestischer Belastung durch eine vorausgegangene Schwangerschaft mit Neuralrohrdefekt wird eine Folsäuresupplementierung mit einer Dosis von 4 mg/Tag empfohlen; dann läßt sich das Risiko, daß ein weiteres Kind geschädigt wird, um mehr als 70% vermindern. Neben der Prävention von Neuralrohrdefekten wird neuerdings empfohlen, bei genetisch bedingter Hyperhomocysteinämie und bei erhöhter Neigung zu thromboembolischen Komplikationen 0,4–0,5 mg Folsäure zu verordnen (Baker und Bick 1999). Die Anreicherung von Grundnahrungsmitteln (z. B. Mehl in den USA) wird als unzureichend eingeschätzt und birgt zudem das Risiko, daß die Diagnose von Anämien anderer Genese verzögert würde.

Kombinationspräparate

Die seit 1992 rückläufigen Verordnungen der wenig sinnvollen Kombinationspräparate aus Eisen und Folsäure zeigten auch im Jahr 2001 insgesamt eine weitere, deutliche Abnahme (Abbildung 6.1 und Tabelle 6.2). Bei den Kombinationspräparaten wurden seit 1994 fast nur noch Zweierkombinationen aus Eisensulfat und Folsäure häufig

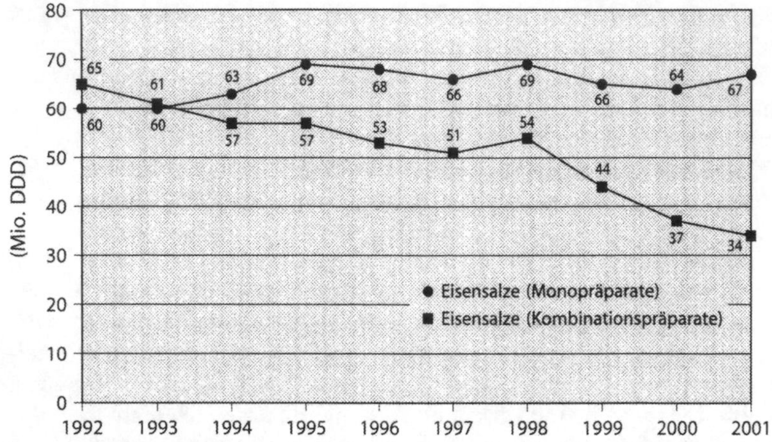

6

Abbildung 6.1: Verordnungen von Antianämika 1992 bis 2001. Gesamtverordnungen nach definierten Tagesdosen

verordnet. Wenn auch Eisen und Folsäure für die Anämieprophylaxe in der Schwangerschaft grundsätzlich in Frage kommen, ist jedoch festzuhalten, daß gesunde Schwangere keine Eisensubstitution benötigen. Eine Routineverordnung ist daher nicht angebracht, insbesondere vor dem Hintergrund, daß eine zu hohe Eisensubstitution die Zinkresorption aus dem Darm behindern kann. Für die tägliche Aufnahme in der Schwangerschaft werden 30 mg Eisen und 0,4 mg Folsäure (siehe oben) empfohlen (Marcus und Coulston 1996), sofern keine massive Eisenmangelanämie vorliegt. Mit den in Tabelle 6.2 vertretenen Präparaten wird oft mehr Eisen (60–100 mg/Tag) als notwendig zugeführt und damit die gastrointestinale Verträglichkeit der Prophylaxe unnötig beeinträchtigt. Dieser Empfehlung entsprechend wäre *Folicombin* (40 mg Eisen und 0,5 mg Folsäure) etwa richtig dosiert, wenn nur ein Dragee/Tag gegeben wird. Jedoch ist die Supplementation mit einer fixen Eisen/Folsäure-Kombination generell nicht sinnvoll. Folsäure wird im ersten Trimenon benötigt (siehe oben im Abschnitt Folsäure), während die Eisensubstitution erst im zweiten Trimenon nötig werden könnte, da erst zu dieser Zeit der Bedarf ansteigt und die Emesis gravidarum zurückgeht.

Erythropoetin

Das Glykoprotein Erythropoetin (Epoetin, EPO, rhEPO) wird bei Erwachsenen vorwiegend in den Nieren gebildet und von dort ins Blut sezerniert. Eine Anämie ist der stärkste Anreiz für eine vermehrte Synthese und damit für eine Stimulation der Erythropoese im Knochenmark. Seit einigen Jahren steht rekombinantes humanes Epoetin alfa (*Erypo*, *Eprex*) und Epoetin beta (*NeoRecormon*) zur parenteralen Applikation zur Verfügung. Sie werden in großem Umfang bei Dialysepatienten mit renaler Anämie und zunehmend auch bei onkologischen Patienten verwendet. Beide Präparate werden vielfach auch durch die Dialysezentren direkt von den Herstellern bezogen. Im Juni 2001 wurde Darbepoetin alfa (*Aranesp*) eingeführt. Es unterscheidet sich von Epoetin durch zwei zusätzliche Kohlenhydratketten, die den Abbau des Proteins verzögern und die Halbwertszeit um den Faktor 2–3 verlängern (siehe auch Neue Arzneimittel, Kapitel 2). Dadurch kann das Dosierungsintervall auf einmal pro Woche bei gleicher Wirksamkeit ohne zusätzliche Therapiekosten verlängert werden (Ibbotson und Goa 2001).

Die DDD-Verordnungen von Epoetin haben 2001 weiter zugenommen (Tabelle 6.2). Die Umsatzkosten dieser beiden Epoetinpräparate betragen inzwischen 286 Mio. €, also über 80% der gesamten Antianämikakosten (Tabelle 6.1). So versechsfachte sich der Gebrauch von Epoetin allein im ambulanten Bereich. Eine wesentliche Ursache der erhöhten Verordnung von Epoetin ist vermutlich auf die intensive Diskussion über den optimalen Hämoglobinwert und den Beginn der Epoetintherapie bei Patienten mit chronischer Niereninsuffizienz und onkologischen Patienten zurückzuführen (O'Riordan und Foley 2001). Ein weiterer Grund für die häufigen Verordnungen ist vermutlich die Anwendung bei neuen Indikationen, wie z. B. Steigerung der Eigenblutgewinnung vor Operationen (Eckardt 1998). Schwierig zu kontrollieren ist der Mißbrauch von Epoetin als Dopingmittel bei Sportlern, der mit Todesfällen bei Radrennfahrern in Zusammenhang gebracht worden ist (Gareau et al. 1996).

Bei Dialysepatienten sind Hämoglobinwerte unter 11 g/dl entsprechend einem Hämatokrit von 30% mit einem um 18–40% erhöhten Letalitätsrisiko assoziiert (Collins et al. 1998). Eine Normalisierung des Hämatokrits wird jedoch weiterhin nicht empfohlen, da die Letalität herzkranker Patienten mit dialysepflichtiger Niereninsuffizienz durch Erhöhung des Hämatokrits von 30% auf 42% nicht signifikant vermindert wird (Besarab et al. 1998). Es gab sogar einen Trend zu mehr nichttödlichen Myokardinfarkten. Von der National Kidney Foundation, USA, werden daher derzeit Hämatokritwerte von 33–36% empfohlen (Collins et al. 1998), als Hämoglobinwert maximal etwa 12,5 g/dl.

Als schwerste unerwünschte Wirkung von Epoetin galt lange die Zunahme des Hämatokrit mit Blutdruckanstieg oder thrombotischen Komplikationen, insbesondere Shunttthrombosen. In den vergangenen Monaten werden vermehrt transfusionsbedürftige isolierte Erythroblastopenien gemeldet, die mit dem Auftreten neutralisierender Antikörper gegen rekombinantes und endogenes Epoetin einhergehen (Casadevall et al. 2002).

Als Folge des erwünschten therapeutischen Effektes kann es zum sekundären Eisenmangel kommen, falls nicht rechtzeitig mit Gabe von Eisen dem zu erwartenden erhöhten Bedarf vorgebeugt wird. Ein zusätzlicher Folatmangel kann durch Hämodialyse zustande kommen, sehr wahrscheinlich aber nicht weiter verstärkt durch den Einsatz von Epoetin (Bamonti-Catena et al. 1999). Die Gabe von Eisen (hier in der Regel nur nach i.v. Applikation effektiv, nicht nach oraler Gabe) vermindert auch die notwendige Epoetindosis (Fishbane et al. 1999). Weiterhin vermindert werden kann die Epoetindosis, die zur Stützung des gewünschten Hämatokritwerts notwendig ist, durch s.c. Verabreichung von Epoetin im Vergleich zur i.v. Anwendung sowie auch durch lediglich einmal wöchentliche s.c. Gabe (Kaufman et al. 1998, Weiss et al. 2000).

Die Pathogenese der Anämie ist bei Tumoren und chronisch-entzündlichen Krankheiten multifaktoriell. Hinzu kommen die durch deren Therapie ausgelöste Anämien. Insbesondere platinhaltige Zytostatika führen zu verminderter Erythropoetinbildung. Jedoch nur ein Teil der Tumorpatienten (multiples Myelom) profitiert von einer Epoetintherapie (Marsh et al. 1999), während die Therapie bei soliden Tumoren mäßig und beim myelodysplastischen Syndrom kaum wirksam ist. Eine weitere Metaanalyse von 22 klinischen Studien kommt zu dem Schluß, daß Epoetin dem Transfusionsbedarf anämischer Tumorpatienten signifikant um 55% senkt (Seidenfeld et al. 2001). Bezüglich einer Verbesserung der Lebensqualität ergaben nur solche Studien signifikante Ergebnisse, in denen Patienten mit Hb-Werten ≤10,0 g/dl mit Epoetin behandelt wurden. Als wichtiger prognostischer Faktor für den Erfolg einer Epoetintherapie hat sich ein relativer Erythropoetinmangel erwiesen. Prädiktive Parameter sollten 2 bis 4 Wochen nach der Therapie überprüft werden, um einen unsinnig breiten und teuren Einsatz (bis zu 7000 € pro Patient) zu vermeiden. Als Anfangsdosierung von Epoetin reichen 50 I.E./kg dreimal pro Woche aus. Für die Erhaltungstherapie werden 75–300 I.E./kg pro Woche empfohlen. Die Berechnung der DDD-Kosten erfolgt mit dem WHO-DDD-Wert von 1000 I.E. (bisher 2000 I.E.). Subkutane Applikation kann gegenüber intravenöser Dosis Ersparnisse von bis zu 52 % ermöglichen. Dies gilt nicht für Darbepoetin, das mit gleicher Effizienz einmal pro Woche intravenös appliziert werden kann.

6

Literatur

American Medical Association (1986): Drug evaluations (6th Edition). Saunders Company Philadelphia, London, pp. 589–601.

Baker W.F.Jr., Bick R.L. (1999): Treatment of hereditary and acquired thrombophilic disorders. Semin. Thromb. Hemost. 25: 387–406.

Bamonti-Catena F., Buccianti G., Porcella A., Valenti G., Como G. et al. (1999): Folate measurements in patients on regular hemodalysis treatment. Am. J. Kidney Dis. 33: 492–497.

Begemann H., Rastetter J. (Hrsg.) (1993): Klinische Hämatologie, Kapitel „Anämien". Georg-Thieme-Verlag Stuttgart, New York, S. 237–418.

Besarab A., Bolton W.K., Browne J.K., Egrie, J.C., Nissenson A.R. et al. (1998): The effects of normal as compared with low hematocrit values in patients with cardiac disease who are receiving hemodialysis and epoetin. N. Engl. J. Med. 339: 584–590.

Botto L.D., Moore C.A., Khoury M.J., Erickson J.D. (1999): Neural-tube defects. N. Engl. J. Med. 341: 1509–1519.

Büchner T. (1999): Therapie der Anämien. In: Therapie Innerer Krankheiten (Hrsg. Paumgartner G.). Springer-Verlag Berlin, Heidelberg, New York, 9. Aufl., S. 926–927.

Casadevall N., Nataf J., Viron B., Kolta A., Kilidjian J. et al. (2002): Pure red-cell aplasia and antierythropietin antibodies in patients treated with recombinant erythropoietin. N. Engl. J. Med. 346: 469–475.

Collins A.J., Ma J.Z., Xia A., Ebben J. (1998): Trends in anemia treatment with erythropoietin usage and patient outcomes. Am. J. Kidney Dis. 32 (Suppl. 4): S133–S141.

Czeizel A.E., Dudas I. (1992): Prevention of the first occurrence of neural-tube defects by periconceptional vitamin supplementation. N. Engl. J. Med. 327: 1832–1835.

Eckardt K.U. (1998): Erythropoietin, Karriere eines Hormons. Dtsch. Ärztebl. 95: A-285–290.

Fishbane S., Mittal S.K., Maesaka J.K. (1999): Beneficial effects of iron therapy in renal failure patients on hemodialysis. Kidney Int. 55: 67–70.

Forth W., Rummel W., Wollenberg P. (2001): Pharmakotherapie des Eisenmangels. In: Allgemeine und spezielle Pharmakologie und Toxikologie (Hrsg. Forth W., Henschler D., Rummel W., Förstermann U., Starke K.). Urban & Fischer Verlag München, Jena, 8. Aufl., S. 739–749.

Gareau R., Audran M., Baynes R.D., Flowers C.H., Duvallet A. et al. (1996): Erythropoietin abuse in athletes. Nature 380: 113.

Heinrich H.C. (1986): Bioverfügbarkeit und therapeutischer Wert oraler Eisen(II)- und Eisen(III)-Präparate. Dtsch. Apoth. Ztg. 126: 681–690.

Ibbotson T., Goa K.L. (2001): Darbepoetin alfa. Drugs 61: 2097–2104.

Kaltwasser J.P. (1998): Eisenstoffwechselstörungen. In: Classen M. et al. (Hrsg.): Innere Medizin. 4. Auflage, Urban & Schwarzenberg, München Wien Baltimore, S. 237–246.

Kaltwasser J.P., Werner E., Niechzial M. (1987): Bioavailability and therapeutic efficacy of bivalent and trivalent iron preparations. Arzneim. Forsch. 37: 122–129.

Kaufman J.S., Reda D.J., Fye C.L., Goldfarb D.S., Henderson W.G. et al. (1998): Subcutaneous compared with intravenous epoetin in patients receiving hemodialysis. N. Engl. J. Med. 339: 578–583.

MacDougall I.C. (1999): Strategies for iron supplementation: Oral versus intravenous. Kidney Int. 55: 61–66.

Marcus R., Coulston A.M. (1996): The Vitamins. In: Goodman & Gilman's The Pharmacological Basis of Therapeutics, 9th edition. McGraw-Hill, New York, pp. 1547–1553.

Marsh W.A., Rascati K.L. (1999): Meta-analyses of the effectiveness of erythropoetin for end-stage renal disease and cancer. Clin. Ther. 21: 1443–1455.

O'Riordan E., Foley R.N. (2001): When should we start erythropoietin therapy? Nephrol. Dial. Transplant. 16: 891–892.

Rinke U., Koletzko B. (1994): Prävention von Neuralrohrdefekten durch Folsäurezufuhr in der Frühschwangerschaft. Dtsch. Ärztebl. 1/2: 30–37.

Schneider A., Sterzik K. (1992): Präkonzeptionelle Folsäuregabe zur Prävention von Neuralrohrdefekten. Dtsch. Ärztebl. 92: A-1771.

Seidenfeld J., Piper M., Flamm C., Hasselblad V., Armitage J.O., Bennett C.L. et al. (2001): Epoetin treatment of anemia associated with cancer therapy: a systematic review and meta-analysis of controlled clinical trials. J. Natl. Cancer Inst. 93: 1204–1214.

Weiss L.G., Clyne N., Divino Fihlho J., Frisenette-Fich C., Kurkus J., Svensson B. (2000): The efficacy of once weekly compared with two or three times weekly subcutaneous epoetin ß: results from a randomized controlled multicentre trial. Swedish Study Group. Nephrol. Dial. Transplant. 15: 2014–2019.

Werler M.M., Shapiro S., Mitchell A.A. (1993): Periconceptional folic acid exposure and risk of occurrent neural tube defects. JAMA 269: 1257–1261.

7. Antiarrhythmika

Hasso Scholz

AUF EINEN BLICK

Trend

Die Antiarrhythmikaverordnungen haben 2001 den seit vielen Jahren rückläufigen Trend fortgesetzt. Weiterhin entfällt etwa die Hälfte der Verordnungen auf die Vertreter der Klasse I C (Propafenon, Flecainid) und gut ein Drittel auf die Klasse III (Amiodaron). Stärker rückläufig waren Detajmiumbitartrat und die Chinidinkombination *Cordichin.* Als Folge der negativen Ergebnisse der CAST-Studie sind damit die Antiarrhythmikaverordnungen seit 1992 um über 60% zurückgegangen.

Antiarrhythmika sind Substanzen, die zur Behandlung von bradykarden und tachykarden Rhythmusstörungen verwendet werden. Die Behandlung von Bradyarrhythmien erfolgt vorwiegend nichtmedikamentös, zur Akuttherapie sind Betasympathomimetika oder Parasympatholytika geeignet. Substanzen zur Behandlung supraventrikulärer und ventrikulärer Tachyarrhythmien werden in Anlehnung an E. M. Vaughan Williams (1975) nach ihren elektrophysiologischen Wirkungen in vier Klassen eingeteilt:

I. *Membranstabilisierende Substanzen* oder *Antifibrillantien* bewirken eine Hemmung des schnellen Na^+-Einstroms. Die einzelnen Substanzen unterscheiden sich vor allem in der Beeinflussung der Aktionspotentialdauer. *Chinidinartig wirkende Antifibrillantien* (Klasse I A) verbreitern das Aktionspotential, während *Antifibrillantien vom Lidocaintyp* (Klasse I B) das Aktionspotential verkürzen. *Flecainid* und *Propafenon* (Klasse I C) beeinflussen die Aktionspotentialdauer nicht wesentlich und weisen chinidin- und lidocainähnliche Eigenschaften auf. Bei Propafenon kommen noch Betarezeptor-blockierende Eigenschaften hinzu.

II. *Betarezeptorenblocker* hemmen vor allem die durch Ca^{++} vermittelten arrhythmogenen und herzfrequenzsteigernden Wirkungen von Catecholaminen.

III. *Repolarisationshemmende Substanzen* verbreitern das Aktionspotential und führen dadurch zu einer Verlängerung der Refraktärzeit. In diese Gruppe gehören Amiodaron und der Betarezeptorenblocker Sotalol.

IV. *Calciumantagonisten* blockieren den langsamen Ca^{++}-Einstrom. Prototypen dieser Gruppe sind Verapamil und Diltiazem.

7

Mit ähnlicher Indikation wie Calciumantagonisten werden Herzglykoside, Adenosin und eventuell Parasympathomimetika wegen ihrer negativ dromotropen Wirkung am AV-Knoten eingesetzt. Sie bilden eine eigene Antiarrhythmika-Klasse V.

Die heute übliche Einteilung der Antiarrhythmika zur Behandlung tachykarder Rhythmusstörungen darf in ihrer Bedeutung für die klinische Differentialtherapie nicht überschätzt werden, da sich die klinische Wirksamkeit einer bestimmten Substanz bei einer bestimmten Arrhythmieform nicht vorhersagen läßt. Eine Vorbedingung jeder antiarrhythmischen Medikation ist eine eindeutige kardiologische Diagnose und eine Klassifikation der Rhythmusstörung. Aufgrund der allen Antiarrhythmika eigenen proarrhythmischen Wirkungen muß die Indikationsstellung streng erfolgen.

Wie bei der Therapie mit Herzglykosiden gilt auch beim Einsatz von Antiarrhythmika, daß eine Kombinationstherapie grundsätzlich nicht mit fixen Kombinationen durchgeführt werden soll, die eine individuelle Dosierung nicht zulassen und die Beurteilung etwaiger unerwünschter Wirkungen erschweren (Sloman 1976, Nies 1978). Für den Fall einer Kombinationstherapie in freier Form sollen nur Substanzen mit unterschiedlichen Wirkungsmechanismen aus verschiedenen Klassen kombiniert werden.

Verordnungsspektrum

Bei Antiarrhythmika hat es gegenüber dem Vorjahr praktisch keine Veränderungen gegeben. Unter den 2500 am häufigsten verordneten Präparaten befinden sich auch 2001 in der Gruppe der Antiarrhythmika sieben Monopräparate. Sie stammen überwiegend aus der Gruppe der Natriumkanalblocker (Klasse I A, I C). Die übrigen Antiarrhythmika sind mit dem Klasse-III-Antiarrhythmikum Amiodaron (*Cordarex, Amiohexal*), dem Parasympatholytikum *Itrop* und der Antiarrhythmikakombination *Cordichin* aus dem Natriumkanalblocker Chinidin und dem Calciumantagonisten Verapamil vertreten (Tabelle 7.2).

Die Verordnungshäufigkeit aller Antiarrhythmika hat gegenüber 2000 um 1,2% (Vorjahr –4,8%) abgenommen (Tabelle 7.1). Das ist angesichts der kritischen Einstellung gegenüber der medikamentösen Arrhythmietherapie verständlich. Damit haben die Antiarrhythmikaverordnungen seit 1992 als Folge der CAST-Studie um 64% abgenommen. In der Klasse I A ist nur noch das in den neuen Bundesländern verbreitete Detajmiumbitartrat (*Tachmalcor*) vertreten, das sich vom Ajmalin ableitet. Die Natriumkanalblocker der Klasse I C machen nahezu unverändert 50,5% des Marktsegments aus. Insgesamt gesehen ist die Verordnungshäufigkeit von Klasse-I-Antiarrhythmika angesichts der Ergebnisse der CAST-Studie weiterhin erstaunlich groß. Sie werden vermutlich überwiegend bei supraventrikulären Arrhythmien eingesetzt.

Am geringsten (17,7 vs. 17,8 Mio. DDD) ist die Verordnungsabnahme bei Amiodaron (*Cordarex, Amiohexal*). Zur Zeit entfallen 35,8% aller Antiarrhythmikaverordnungen auf dieses Klasse-III-Antiarrhythmikum.

Tabelle 7.1: Verordnungen von Antiarrhythmika 2001. Angegeben sind die verordnungshäufigsten Präparate mit Verordnungsrang, Verordnungen und Umsatz 2001 im Vergleich zu 2000.

Rang	Präparat	Verordnungen in Tsd.	Änd.%	Umsatz Mio. €	Änd.%
793	Rytmonorm	221,1	–13,5	10,9	–12,8
1017	Cordarex	167,8	–6,5	17,5	–31,8
1052	Tambocor	161,4	+11,5	15,2	+13,3
1600	Tachmalcor	96,9	–15,0	5,3	–15,3
1774	Cordichin	83,3	–16,3	6,6	–11,1
1820	Propafenon-ratiopharm	80,6	+4,0	1,9	+5,7
2152	Amiohexal	61,6	+16,9	5,9	+15,6
2396	Itrop	51,1	+3,6	5,2	+10,3
	Summe	923,8	–5,0	68,6	–10,9
	Anteil an der Indikationsgruppe	25,1%		44,7%	
	Gesamte Indikationsgruppe	3684,6	–1,2	153,2	–4,1

Die fixe Kombination *Cordichin* steht weiterhin auf dem fünften Rang der Verordnungstabelle (Tabelle 7.1).

Therapeutische Gesichtspunkte

Die Gruppe der Antiarrhythmika bietet seit 1989 besondere Auffällig-keiten, weil die Zulassung zunächst für *Tambocor* erheblich einge-schränkt wurde, nachdem in der CAST-Studie bei Patienten nach Myo-kardinfarkt mit Flecainid oder Encainid eine größere Häufigkeit von Herzstillständen und Todesfällen als bei der Placebogruppe beobach-tet worden war (Echt et al. 1991). Das ähnlich wie Flecainid wirkende Propafenon ist in der CAST-Studie nicht untersucht worden.

Zur Zeit ist Flecainid für folgende Indikationen zugelassen: Symp-tomatische und behandlungsbedürftige tachykarde supraventrikuläre Herzrhythmusstörungen wie z. B. AV-junktionale Tachykardien oder supraventrikuläre Tachykardien bei WPW-Syndrom oder paroxysma-les Vorhofflimmern; schwerwiegend symptomatische ventrikuläre

Tabelle 7.2: Verordnungen von Antiarrhythmika 2001. Angegeben sind die 2001 ver-ordneten Tagesdosen, die Änderungen gegenüber 2000 und die mittleren Kosten je DDD 2001.

Präparat	Bestandteile	DDD in Mio.	Änderung in %	DDD-Kosten in €
Klasse I A (Chinidintyp)				
Tachmalcor	Detajmiumbitartrat	1,7	(−15,3)	3,10
Klasse I C				
Rytmonorm	Propafenon	13,2	(−11,9)	0,83
Tambocor	Flecainid	6,8	(+11,1)	2,24
Propafenon-ratiopharm	Propafenon	5,0	(+5,9)	0,37
Klasse III				
Cordarex	Amiodaron	12,9	(−7,3)	1,36
Amiohexal	Amiodaron	4,8	(+21,1)	1,24
Parasympatholytika				
Itrop	Ipratropiumbromid	1,2	(+3,7)	4,18
Kombinationen				
Cordichin	Verapamil Chinidin	3,9	(−17,7)	1,67
Summe		**49,5**	**(−4,1)**	**1,38**

tachykarde Herzrhythmusstörungen, wenn diese nach Beurteilung des Arztes lebensbedrohend sind. Außerdem wurde folgender Hinweis in die Gebrauchsinformation aufgenommen: „Für die Dauerbehandlung von Herzrhythmusstörungen mit Klasse-I-Antiarrhythmika ist ein lebensverlängernder Effekt nicht erwiesen." Seit 1993 gelten die gleichen Indikationsbeschränkungen auch für alle anderen Antiarrhythmika der Klassen I A und I C sowie in abgeschwächter Form für die Substanzen der Klassen I B und III.

Das arrhythmogene Potential von Amiodaron ist deutlich geringer als das anderer Antiarrhythmika. Trotz seiner unerwünschten Wirkungen auf die Schilddrüsenfunktion wegen des hohen Iodgehalts von etwa 35% und seiner Einlagerung in zahlreiche Gewebe wird dieses Mittel häufiger als früher zur Behandlung supraventrikulärer und ventrikulärer Rhythmusstörungen eingesetzt. Dies geschieht zu Recht, denn die Nebenwirkungen von Amiodaron sind dosisabhängig, bei den zur Zeit verwendeten niedrigen Dosen relativ selten und meist reversibel. Außerdem hat Amiodaron keine klinisch relevante negativ inotrope Wirkung.

Das Kombinationspräparat *Cordichin* wird weiterhin unter der Vorstellung angeboten, daß sich Chinidin (Klasse I) und Verapamil (Klasse IV) in ihrem Wirkungsspektrum ergänzen und daß Verapamil der bei Chinidin möglichen unerwünschten Beschleunigung der AV-Überleitung entgegenwirken kann. Außerdem hat Verapamil bei Vorhofflimmern möglicherweise einen günstigen Einfluß auf das „Remodeling" und damit auf den Erhalt des Sinusrhythmus. Es ist jedoch zu bedenken, daß beide Substanzen auch negativ inotrope, negativ chronotrope und hypotensive Wirkungen haben, die sich addieren können (Young 1984). Außerdem kann Verapamil die Chinidin-Plasmakonzentration erhöhen, so daß bei Verwendung dieser Kombinationen insbesondere Chinidinnebenwirkungen häufiger sein können (N. N. 1987). Die weiterhin relativ häufige Verordnung dieses Präparates entspricht also nicht den üblichen Therapieempfehlungen. Bei freier Kombination beider Wirkstoffe sind additive Nebenwirkungen und störende Interaktionen einfacher zu kontrollieren als mit der fixen Kombination (Arzneimittelkommission der deutschen Ärzteschaft 1996).

Das Bundesinstitut für Arzneimittel und Medizinprodukte (BfArM) hat im Dezember 1994 ein Stufenplanverfahren eingeleitet, weil ein Widerruf der Zulassung für erforderlich gehalten wurde (Arzneimittelkommission der Deutschen Apotheker 1995). Eine entsprechende wissenschaftliche Stellungnahme der Arzneimittelkommission der deutschen Ärzteschaft über die antiarrhythmische Therapie mit *Cordichin* im Deutschen Ärzteblatt konnte aufgrund einer vom Hersteller erwirkten einstweiligen Anordnung erst 1996 in veränderter Form erscheinen (Arzneimittelkommission der deutschen Ärzteschaft 1996). Mit Wirkung vom 1. August 1996 hat das BfArM die Anwendungsgebiete von *Cordichin* folgendermaßen eingeschränkt: „Zur Kardioversion von Vorhofflimmern und -flattern, wenn eine Elektrokonversion nicht anwendbar ist. Zur Rezidivprophylaxe von chronischem Vorhofflimmern nach erfolgreicher Konversion mittels Cordichin bei Patienten, bei denen die Wiederherstellung des Sinusrhythmus zu einer Besserung schwerwiegender Symptome geführt hat." Diese Formulierung ist kritisch zu sehen. Zum einen ist eine elektrische Kardioversion immer möglich, zum anderen ist gerade die fixe Kombination nicht zur Kardioversionstherapie geeignet. Weiterhin ist diese Indikationseinschränkung so eng, daß eine Verordnung von *Cordichin* nur noch in seltenen Fällen gerechtfertigt und das nach wie vor relativ große Verordnungsvolumen erstaunlich ist. Wirksamkeit und Sicherheit von *Cordichin* bei diesen Indikationen werden derzeit in prospektiven kontrollierten Untersuchungen geprüft (PAFAC und SOPAT-Studie). Die Studien sind abgeschlossen, jedoch die Ergebnisse noch nicht ausführlich publiziert.

Literatur

Arzneimittelkommission der deutschen Ärzteschaft (1996): Risiken der antiarrhythmischen Therapie mit Chinidin/Verapamil. Dtsch. Ärztebl. 93: A-561.

Arzneimittelkommission der Deutschen Apotheker (1995): Cordichin Filmtabletten. Pharm. Ztg. 140: 6–7, 90–92.

Echt D.S., Liebson P.R., Mitchell L. B., Peters R.W., Obias-Manno D., Barker A.H. et al. (1991): Mortality and morbidity in patients receiving encainide, flecainide, or placebo. N. Engl. J. Med. 324: 781–788.

Nies A.A. (1978): Cardiovascular disorders. In: Clinical Pharmacology (Melmon K.L., Morelli H.F., eds.), Macmillan New York, pp. 155–300.

N.N. (1987): Noch einmal: Verapamil und Chinidin. Arzneimittelbrief 21: 8.

Sloman J.G. (1976): Cardiovascular diseases. In: Drug Treatment (Avery G. S., ed.), adis Press Sydney, pp. 425–481.

Vaughan Williams E.M. (1975): Classification of antidysrhythmic drugs. Pharmac. Ther. B 1: 115–138.

Young G.P. (1984): Calcium channel blockers in emergency medicine. Ann. Emerg. Med. 13: 712–722.

8. Antibiotika und Chemotherapeutika

ULRICH SCHWABE

AUF EINEN BLICK

Trend

Die Verordnungen der Antibiotika und Chemotherapeutika sind 2001 erstmals seit 4 Jahren auffällig zurückgegangen (−9,6%). Davon waren alle klassischen Antibiotikagruppen betroffen, am stärksten Penicilline (−17,7%), Tetracycline (−11,4%) und Sulfonamide (−12,9%). Gegen den allgemeinen Trend haben lediglich die Verordnungen der Gyrasehemmer (+8,4%) und der Virostatika (+15,3%) zugenommen.

Im Gesamtgebiet der Antiinfektiva bilden die Antibiotika neben den antibakteriellen Chemotherapeutika aus dem Bereich der Sulfonamide, Chinolone (Gyrasehemmer) und Nitroimidazole sowie den Virostatika weiterhin die praktisch bedeutsamste Gruppe. Bei den einzelnen Infektionskrankheiten ist die Indikation für eine antibiotische Therapie sehr unterschiedlich zu stellen. Während bei Harnwegsinfektionen die Gabe von Antibiotika oder Chemotherapeutika unabhängig von der Lokalisation der Infektion fast immer obligat ist, werden akute Atemwegsinfektionen, vor allem die akute Bronchitis, in mehr als 90% der Fälle durch Viren ausgelöst und sind daher keine primäre Indikation für Antibiotika.

Bei der Auswahl eines Antibiotikums sind neben den pharmakologischen Eigenschaften des Wirkstoffs die Art der Infektion und die klinische Situation des Patienten maßgebend. Grundsätzlich sollen daher folgende Punkte beachtet werden (Archer und Polk 2001):

- Material mit infektiösen Erregern sollte vor Beginn einer Antibiotikatherapie zur bakteriologischen Untersuchung und zur Erstellung des Antibiogramms gewonnen werden.

- Nach Erregeridentifizierung soll für eine gezielte Therapie das Antibiotikum mit dem schmalsten Spektrum ausgewählt werden.
- Dabei wird das pharmakokinetische Profil, das Nebenwirkungsprofil und die klinische Wirksamkeit aus kontrollierten Studien berücksichtigt.
- Schließlich sollte bei Gleichheit aller Faktoren das kostengünstigste Präparat ausgewählt werden.

Für die große Zahl der häufigen Atemwegs- und Harnwegsinfektionen bieten viele neuere Wirkstoffe keine wesentlichen Vorteile gegenüber den älteren, weniger kostspieligen Antibiotika (Archer und Polk 2001, Daschner 2002).

Seit 1991 haben die klassischen Beta-Lactamantibiotika (Penicilline, Aminopenicilline, Cephalosporine) ihre führende Position mit nur geringen Schwankungen kontinuierlich ausgebaut (Abbildung 8.1). Ihre Dominanz beruht nach über 50jähriger Anwendung auf der bisher unübertroffenen Kombination pharmakologischer Eigenschaften mit einer hohen antibakteriellen Aktivität, geringer Toxizität und der daraus resultierenden großen therapeutischen Breite. Der weitaus größte Teil der Beta-Lactamantibiotikaverordnungen entfällt auf die klassischen Penicilline und Aminopenicilline (Abbildung 8.2). Als

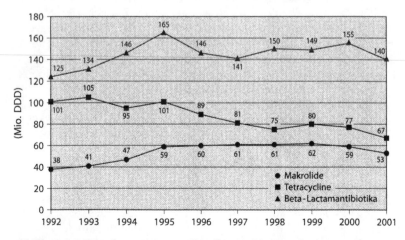

Abbildung 8.1: Verordnungen von Antibiotika 1992 bis 2001. Gesamtverordnungen nach definierten Tagesdosen

zweite Hauptgruppe sind die Tetracycline seit 1991 überwiegend rückläufig. Im Gegensatz dazu haben sich die Makrolidantibiotika durch die Einführung neuer Vertreter mit höherer Wirksamkeit, besserer Verträglichkeit und günstigeren pharmakokinetischen Eigenschaften zu einer häufig verwendeten Antibiotikagruppe entwickelt.

Trotz der deutlichen Abnahme der Antibiotikaverordnungen ist die Zahl der Antibiotikapräparate unter den 2500 meistverordneten Arzneimitteln im Vergleich zum Vorjahr konstant geblieben (149 Präparate) (Tabelle 8.1). Auffällig ist aber ein großer Präparatewechsel. Erstmals vertreten sind 18 Präparate, die überwiegend aus der Gruppe der Generika stammen. Mit dem Ablauf des Patentschutzes von *Rulid* sind sechs Roxithromycingenerika (*Roxithromycin-ratiopharm, Roxithromycin Stada, Roxidura, Roxithromycin AZU, Roxi-Puren, Roxithro Lich*) in die Gruppe der häufig verordneten Arzneimittel gelangt. Weiterhin sind vier Ciprofloxacingenerika (*Ciprohexal, Ciprobeta, Ciprofloxacin Stada, Ciprofloxacin-ratiopharm*) nach dem Patentablauf von *Ciprobay* hinzugekommen. Jeweils ein weiteres Generikum ist bei Cefuroximaxetil (*Cefuroxim-ratiopharm*), Clindamycin (*Clindamycin-ratiopharm*), Amoxicillin (*Amoxi-1A Pharma*) und der Amoxicillin/Clavulansäure-Kombination (*Amoxidura plus*) vertreten. Als

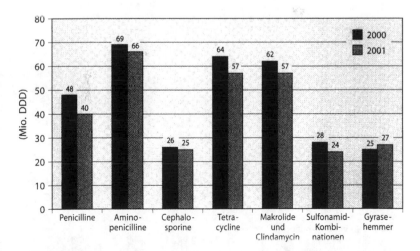

Abbildung 8.2: Verordnungen von Antibiotika und Chemotherapeutika 2001. DDD der 2500 meistverordneten Arzneimittel

Tabelle 8.1: Verordnungen von Antibiotika und Chemotherapeutika 2001. Angegeben sind die verordnungshäufigsten Präparate mit Verordnungsrang, Verordnungen und Umsatz 2001 im Vergleich zu 2000.

Rang	Präparat	Verordnungen in Tsd.	Änd. %	Umsatz Mio. €	Änd. %
35	Zithromax	1737,1	−18,0	41,9	−18,2
47	Klacid	1533,5	−17,8	48,1	−17,2
69	Cotrim-ratiopharm	1316,5	−8,7	4,0	−7,6
82	Amoxicillin-ratiopharm	1214,3	−11,0	15,2	−13,5
91	Ciprobay	1126,6	−25,6	55,8	−15,3
116	Penicillin V-ratiopharm	964,4	−12,6	7,5	−12,2
136	Tavanic	877,8	+27,8	30,6	+31,6
159	Avalox	816,6	+20,1	29,7	+22,4
173	Isocillin	777,8	−27,6	6,9	−25,0
215	Amoxypen	687,0	−2,7	6,8	−19,1
216	Kepinol	684,9	−19,2	2,8	−16,5
235	Rulid	623,8	−63,6	15,6	−63,8
238	Locabiosol/Locabiotal	616,1	−5,3	7,8	−13,0
245	Tarivid	609,2	−30,3	17,1	−30,3
264	Megacillin oral	573,0	−20,8	4,6	−21,1
276	Roxigrün	552,8	−52,1	13,0	−53,6
302	Roxithromycin-ratiopharm	521,9	(neu)	9,5	(neu)
312	Doxy Wolff	513,6	−22,2	2,3	−19,9
330	Doxy-ratiopharm	496,2	−14,7	2,1	−7,7
343	Amoxihexal	481,2	−9,6	5,6	−18,7
354	Keimax	472,5	−19,8	17,3	−17,3
358	Penhexal	470,2	−16,0	3,8	−16,4
365	Erythromycin-ratiopharm	457,5	−13,4	4,6	−14,6
380	Suprax	447,6	−0,0	15,9	+0,3
381	Grüncef	446,5	−13,5	11,0	−13,0
382	Amoxi-Wolff	445,7	−11,4	4,4	−20,5
385	Infectomox	443,1	+82,9	3,6	+81,4
388	Eryhexal	437,7	−12,2	4,3	−12,1
404	cotrim forte von ct	426,9	−7,6	0,9	−5,4
408	Roxithromycin STADA	424,9	(neu)	7,7	(neu)
436	Roxidura	403,8	(neu)	7,2	(neu)
461	Umckaloabo	384,4	+36,3	4,7	+37,8
462	CEC	383,4	+0,1	7,4	−4,9
464	Penicillat	378,2	−16,1	2,7	−25,8
484	Clindahexal	365,2	+0,2	8,5	+1,5
494	Sobelin	363,0	−27,6	12,8	−25,0
505	Infectocillin	355,0	−2,3	2,9	−15,6
512	Doxyhexal	349,9	−19,0	1,5	−10,2
526	Cefaclor-ratiopharm	340,2	−5,1	6,3	−11,1
565	Orelox	314,7	−22,3	10,7	−18,4
574	Doxycyclin-ratiopharm	311,0	−23,7	1,1	−16,2
576	Bactoreduct	308,2	−17,5	0,8	−15,7
585	Penicillin V Stada	304,7	−4,4	2,7	−3,1
596	Elobact	299,7	−31,7	18,1	−27,6

8

Tabelle 8.1: Verordnungen von Antibiotika und Chemotherapeutika 2001. Angegeben sind die verordnungshäufigsten Präparate mit Verordnungsrang, Verordnungen und Umsatz 2001 im Vergleich zu 2000 (Fortsetzung).

Rang	Präparat	Verordnungen in Tsd.	Änd. %	Umsatz Mio. €	Änd. %
598	Amoxicillin AL	299,4	−4,4	3,4	−3,6
636	Firin	286,2	+22,4	3,0	+14,2
660	Podomexef	275,8	−5,1	8,7	−1,3
664	Doxycyclin Stada	275,0	−4,4	1,3	+7,3
671	doxy von ct	272,6	−13,7	1,0	−31,4
731	Doxycyclin Heumann	245,9	−21,4	1,1	−17,6
769	Doxycyclin AL	230,0	−5,7	0,8	−5,6
781	Baycillin	225,8	−24,2	6,6	−19,1
782	Amoxibeta	224,3	−27,6	2,6	−26,9
789	Penbeta Mega	221,9	−23,7	1,5	−21,9
790	Arcasin	221,4	−27,7	1,8	−26,5
810	Azudoxat	214,8	−17,2	1,0	−18,2
816	Infectomycin	213,0	−5,6	4,1	−11,9
818	Roxithromycin AZU	211,6	(neu)	3,8	(neu)
840	amoxi von ct	205,6	−11,5	2,9	−12,8
853	Cephoral	202,5	−13,5	7,7	−10,6
863	Penicillin V AL	200,5	−23,7	1,2	−23,9
886	Amoxicillin Heumann	196,8	−14,0	2,8	−14,3
898	Enoxor	193,5	−11,9	2,4	−11,7
909	Doxymono	190,4	−17,3	0,7	−19,5
939	Skid	183,2	+21,2	2,8	+14,9
964	Augmentan	180,2	−19,5	11,2	−11,7
966	Clindastad	179,8	+5,1	3,9	+2,6
1003	Clinda-saar	171,9	+80,7	6,3	+102,4
1040	Unacid PD oral	163,6	+6,6	5,7	+11,9
1056	Penicillin V Heumann	160,1	−21,9	1,3	−20,9
1088	Amoxicillin Stada	153,7	+1,5	1,9	−0,3
1110	Cotrimoxazol AL	150,6	−2,5	0,3	−2,2
1132	Doxy-1A Pharma	146,6	+11,9	0,5	+20,2
1142	Clin-Sanorania	145,1	−23,6	3,1	−23,6
1149	Norfloxacin Stada	144,2	+13,5	1,7	+11,7
1155	Cefuroxim-ratiopharm	143,9	+374,2	6,6	+346,7
1251	Cefuhexal	132,0	+174,7	5,8	+175,1
1258	Ciprohexal	130,4	(neu)	5,0	(neu)
1271	Supracyclin	127,6	−31,2	0,8	−26,4
1272	Paediathrocin	127,4	−21,2	1,5	−20,6
1285	Roxi Puren	126,4	(neu)	2,3	(neu)
1302	Erythromycin Wolff	124,5	−31,9	1,2	−31,1
1309	Cefa Wolff	123,8	+0,2	2,0	−12,0
1333	Roxithro Lich	121,3	(neu)	2,2	(neu)
1343	InfectoBicillin	120,0	−34,9	2,6	−32,4
1375	Cotrimstada	117,0	+0,5	0,4	+5,2
1398	Cotrim Hexal	115,4	−13,8	0,3	−2,4
1422	Lorafem	112,7	−17,3	4,9	−10,9

8

136   Ulrich Schwabe

Tabelle 8.1: Verordnungen von Antibiotika und Chemotherapeutika 2001. Angegeben sind die verordnungshäufigsten Präparate mit Verordnungsrang, Verordnungen und Umsatz 2001 im Vergleich zu 2000 (Fortsetzung).

Rang	Präparat	Verordnungen in Tsd.	Änd. %	Umsatz Mio. €	Änd. %
1438	Monuril	111,5	-2,8	1,2	+7,0
1465	Aciclovir-ratioph.Tabl./p.i.	108,7	+9,3	4,1	+3,3
1468	Berlocombin	108,5	-21,9	0,5	-22,1
1473	Norflosal	108,1	+9,4	1,3	+16,3
1488	Amoclav/ -forte	107,1	+62,8	3,7	+82,1
1509	Norflox-AZU	104,7	+8,2	1,0	-3,4
1535	Amoxi Lichtenstein	102,1	-40,8	1,3	-38,9
1546	Erythromycin Stada	101,0	-26,4	0,9	-27,8
1548	Combivir	100,8	+14,4	72,1	+16,8
1576	Monomycin	98,4	-28,0	0,9	-28,4
1580	Infectocef	98,1	+83,3	1,8	+54,1
1614	TMS Tabletten/Kindersaft	95,2	-14,5	0,4	-14,7
1634	TMP-ratiopharm	93,8	+7,3	0,5	+11,1
1646	Doxyderma	93,0	+17,7	0,5	+18,8
1649	Amoxillat	93,0	-17,9	1,2	-17,8
1695	Penicillin V Wolff	89,5	-37,9	0,7	-34,8
1697	Zinnat	89,5	-35,6	5,5	-32,1
1704	Doxy Komb	89,0	-30,0	0,4	-31,5
1705	Cotrim Heumann	88,9	-12,5	0,3	-13,6
1706	Erybeta	88,7	-18,0	0,8	-19,6
1715	Clont oral	87,8	-5,9	1,0	-5,4
1730	P-Mega-Tablinen	86,1	-26,7	0,5	-23,2
1783	Zerit	82,8	-10,7	26,5	-9,3
1816	Amoxicillin-ratiopharm comp.	80,8	+41,3	2,8	+37,7
1866	Epivir	77,0	+4,1	23,0	+5,2
1892	Acic Hexal Tbl.	75,2	-4,3	2,9	-3,7
1914	Eusaprim	74,2	-25,2	0,3	-25,4
1937	Cephalexin-ratiopharm	72,9	-4,2	1,7	-3,4
1947	Panoral	72,4	-21,7	2,1	-13,9
1952	Infectotrimet	72,1	+3,2	0,7	+9,1
1971	Barazan	71,0	-30,4	1,7	-24,7
1975	Staphylex	70,8	-34,7	2,8	-32,2
1985	Ampicillin-ratiopharm	70,2	+3,9	1,0	+8,5
2015	Ciprobeta	68,5	(neu)	2,6	(neu)
2029	Arilin oral	67,8	-13,4	0,6	-10,9
2033	Amoxi Clavulan Stada	67,4	+31,5	2,5	+33,2
2037	Sustiva	67,2	+25,4	32,7	+25,8
2060	Videx	66,1	+64,6	21,5	+105,6
2097	Aciclostad	64,4	-12,6	2,4	-18,1
2106	Amoxi Hefa	64,0	-25,4	0,8	-25,4
2119	Doxy-Tablinen	63,5	-31,6	0,2	-28,0
2123	Biaxin HP	63,2	-47,1	4,7	-48,2
2130	Cotrimox-Wolff	62,8	-15,5	0,3	-17,7
2210	Viramune	58,7	+36,6	24,5	+44,3

Tabelle 8.1: Verordnungen von Antibiotika und Chemotherapeutika 2001. Angegeben sind die verordnungshäufigsten Präparate mit Verordnungsrang, Verordnungen und Umsatz 2001 im Vergleich zu 2000 (Fortsetzung).

Rang	Präparat	Verordnungen in Tsd.	Änd. %	Umsatz Mio. €	Änd. %
2218	Cotrim Diolan	58,4	−6,5	0,2	−6,5
2274	Clindamycin-ratiopharm	56,0	+56,2	1,5	+90,5
2281	Rebetol	55,7	−14,1	54,3	+2,2
2283	Ciprofloxacin STADA	55,6	(neu)	1,7	(neu)
2309	Amoxi-Diolan	54,8	−50,3	0,7	−45,7
2318	Ciprofloxacin-ratiopharm	54,4	(neu)	2,1	(neu)
2329	Ketek	54,0	(neu)	2,3	(neu)
2330	Virzin	53,9	−2,0	1,6	−1,1
2347	Supracombin	53,0	−32,6	0,2	−35,7
2371	Amoxi-1A Pharma	52,1	+133,2	0,6	+111,8
2378	Metronidazol-ratiopharm	51,9	−9,7	0,5	−8,3
2439	Vagimid oral	49,3	−2,4	0,4	+1,3
2458	Zostex	48,7	(> 1000)	5,6	(> 1000)
2459	Penicillin-Heyl oral	48,6	−2,7	0,3	−4,1
2490	Sanasepton	47,5	−33,0	0,6	−32,3
2493	Amoxidura plus	47,3	+27,0	1,8	+34,9
2495	Zovirax oral/i.v.	47,2	−19,3	2,9	−22,6
Summe		38631,8	−9,5	956,8	−2,5
Anteil an der Indikationsgruppe		91,4%		81,0%	
Gesamte Indikationsgruppe		42287,3	−9,6	1181,5	+1,5

8

neuer Wirkstoff ist erstmals das Makrolidantibiotikum Telithromycin (*Ketec*) in die Gruppe der 2500 meistverordneten Arzneimittel gelangt. Weitere bisher nicht vertretene Präparate sind die antiretroviralen Mittel Didanosin (*Videx*) und Nevirapin (*Viramune*) sowie das Virostatikum Brivudin (*Zostex*).

Nicht mehr häufig verordnet wurden drei Cephalosporine (*Cefallone, Cef Diolan, Globocef*), vier Minocyclingenerika (*Minakne, Minocyclin-ratiopharm, Mino-Wolff, Lederderm*), zwei Erythromycingenerika (*Erythromycin Heumann, Erysec*), zwei Clindamycingenerika (*Aclinda, Turimycin*) und jeweils ein Generikum von Amoxicillin (*Flui-Amoxicillin*), Tetracyclin (*Tetracyclin Wolff*), Doxycyclin (*Doxy-AbZ*) und Co-trimoxazol (*Berlocid*). Auch das Aminoglykosid Tobramycin (*Gernebcin*) und das Peptidantibiotikum Colistin (*Colistin*) sind nicht mehr unter den meistverordneten Arzneimitteln vertreten.

Beta-Lactamantibiotika

Oralpenicilline und Isoxazolylpenicilline

Die Gruppe der Oralpenicilline hat im Jahre 2001 kräftig abgenommen. Weiterhin ist Phenoxymethylpenicillin (Penicillin V) mit 14 Präparaten vertreten. Die übrigen Oralpenicilline spielen nur eine untergeordnete Rolle. Propicillin (*Baycillin*) und Benzathinpenicillin (*InfectoBicillin*) sind etwa doppelt so teuer wie Phenoxymethylpenicillinpräparate, haben aber keine besonderen therapeutischen Vorteile. Beide sind noch stärker rückläufig als die Phenoxymethylpenicillinpräparate (Tabelle 8.2). Noch stärker abgenommen hat die Verord-

8

Tabelle 8.2: Verordnungen von Penicillinen 2001. Angegeben sind die 2001 verordneten Tagesdosen, die Änderungen gegenüber 2000 und die mittleren Kosten je DDD 2001.

Präparat	Bestandteile	DDD in Mio.	Änderung in %	DDD-Kosten in €
Phenoxymethylpenicillin				
Penicillin V-ratiopharm	Phenoxymethylpenicillin	7,1	(-11,4)	1,06
Isocillin	Phenoxymethylpenicillin	5,4	(-23,0)	1,27
Megacillin oral	Phenoxymethylpenicillin	4,1	(-20,0)	1,12
Penhexal	Phenoxymethylpenicillin	3,7	(-16,0)	1,02
Penicillat	Phenoxymethylpenicillin	2,8	(-17,7)	0,94
Infectocillin	Phenoxymethylpenicillin	2,7	(-1,8)	1,09
Penicillin V Stada	Phenoxymethylpenicillin	2,4	(-1,9)	1,11
Penbeta Mega	Phenoxymethylpenicillin	1,6	(-19,9)	0,95
Arcasin	Phenoxymethylpenicillin	1,5	(-24,0)	1,15
Penicillin V AL	Phenoxymethylpenicillin	1,4	(-21,2)	0,89
Penicillin V Heumann	Phenoxymethylpenicillin	1,3	(-20,7)	1,01
P-Mega-Tablinen	Phenoxymethylpenicillin	0,6	(-23,1)	0,90
Penicillin V Wolff	Phenoxymethylpenicillin	0,5	(-33,2)	1,33
Penicillin-Heyl oral	Phenoxymethylpenicillin	0,2	(-4,9)	1,19
		35,4	(-16,5)	1,08
Weitere Oralpenicilline				
Baycillin	Propicillin	2,8	(-21,8)	2,36
InfectoBicillin	Phenoxymethylpenicillin-Benzathin	1,0	(-34,5)	2,63
Staphylex	Flucloxacillin	0,3	(-35,5)	8,53
		4,1	(-26,5)	2,91
Summe		39,5	(-17,7)	1,27

nung des penicillinasefesten Flucloxacillin (*Staphylex*) aus der Gruppe der Isoxazolylpenicilline.

Aminopenicilline

Bei den Aminopenicillinen entfällt der größte Teil der Verordnungen auf Amoxicillin. Im Vergleich zu den Penicillinen haben die Aminopenicilline ein breiteres Wirkungsspektrum im gramnegativen Bereich und sind vor allem für Bronchial- und Harnwegsinfektionen anwendbar, wenn auch zunehmend Resistenzen zu beachten sind. Anders als im Vorjahr sind die meisten Präparate im Jahre 2001 weniger verordnet worden, so daß für die ganze Gruppe eine Abnahme resultiert (Tabelle 8.3). Wichtigste Ausnahme sind die besonders preisgünstigen Generika *Infectomox* und *Amoxi-1A Pharma*, deren Verordnungen mehr als doppelt so hoch wie im Vorjahr liegen. Die starke Verordnungszunahme dieser beiden Präparate hat wesentlich dazu beigetragen, daß der Durchschnittspreis der definierten Tagesdosen (0,89 €) gegenüber dem Vorjahr (0,96 €) weiter zurückgegangen ist.

Bei den Kombinationspräparaten mit dem Beta-Lactamasehemmer Clavulansäure waren die Verordnungen der Amoxicillin-Clavulansäure-Kombination *Augmentan* weiter rückläufig, während die Generika kräftig zunahmen (Tabelle 8.3). Eine weitere Beta-Lactamasehemmer-Kombination ist Sultamicillin (*Unacid PD oral*). Sie besteht aus einem Ester aus Ampicillin und dem Betalactamaseinhibitor Sulbactam, der das Spektrum von Ampicillin auf betalactamasebildende Erreger verbreitert (Ausnahme Typ I-Betalactamasen). Diese relativ teure Kombination hat im Gegensatz zum Vorjahr wieder zugenommen.

Cephalosporine

Oralcephalosporine entsprechen in ihrem Wirkungsspektrum weitgehend den Aminopenicillinen und werden daher üblicherweise bei unzureichender Wirksamkeit der Penicilline oder bei Penicillinallergie eingesetzt. Wegen ihrer guten Wirkung auf grampositive Keime sind sie eine Alternative zu den penicillinasefesten Penicillinen. Aus dieser Gruppe hat sich Cefaclor durch mehrere preisgünstige Generika und erneute Preissenkungen weiterhin als führender Wirkstoff

Tabelle 8.3: Verordnungen von Aminopenicillinen 2001. Angegeben sind die 2001 verordneten Tagesdosen, die Änderungen gegenüber 2000 und die mittleren Kosten je DDD 2001.

Präparat	Bestandteile	DDD in Mio.	Änderung in %	DDD-Kosten in €
Amoxicillin				
Amoxicillin-ratiopharm	Amoxicillin	16,3	(−9,1)	0,93
Amoxypen	Amoxicillin	7,5	(−5,3)	0,90
Amoxihexal	Amoxicillin	6,1	(−13,2)	0,92
Infectomox	Amoxicillin	5,1	(+108,8)	0,72
Amoxi-Wolff	Amoxicillin	5,0	(−10,7)	0,89
Amoxicillin AL	Amoxicillin	4,2	(−0,4)	0,81
amoxi von ct	Amoxicillin	3,0	(−12,0)	0,96
Amoxibeta	Amoxicillin	3,0	(−23,8)	0,87
Amoxicillin Heumann	Amoxicillin	2,9	(−13,7)	0,96
Amoxicillin Stada	Amoxicillin	2,1	(+3,3)	0,92
Amoxi Lichtenstein	Amoxicillin	1,5	(−38,6)	0,89
Amoxillat	Amoxillat	1,3	(−15,8)	0,91
Amoxi Hefa	Amoxicillin	0,9	(−26,3)	0,89
Amoxi-1A Pharma	Amoxicillin	0,8	(+130,8)	0,74
Amoxi-Diolan	Amoxicillin	0,7	(−42,4)	0,97
		60,5	**(−6,6)**	**0,89**
Andere Aminopenicilline				
Unacid PD oral	Sultamicillin	0,6	(+11,7)	8,92
Ampicillin-ratiopharm	Ampicillin	0,6	(+6,2)	1,86
		1,2	**(+9,1)**	**5,61**
Kombinationen				
Augmentan	Amoxicillin Clavulansäure	1,8	(−12,4)	6,22
Amoclav/-forte	Amoxicillin Clavulansäure	0,8	(+87,9)	4,85
Amoxicillin-ratiopharm comp.	Amoxicillin Clavulansäure	0,6	(+39,6)	5,00
Amoxi Clavulan Stada	Amoxicillin Clavulansäure	0,5	(+33,4)	5,05
Amoxidura plus	Amoxicillin Clavulansäure	0,3	(+35,4)	5,08
		4,0	**(+13,7)**	**5,54**
Summe		**65,7**	**(−5,3)**	**1,26**

behauptet, obwohl zwei Präparate (*Cefallone, Cef Diolan*) nicht mehr vertreten sind. Die mittleren Tagestherapiekosten (3,28 €) sind gegenüber dem Vorjahr (3,54 €) weiter zurückgegangen (Tabelle 8.4).

Tabelle 8.4: Verordnungen von Cephalosporinen 2001. Angegeben sind die 2001 verordneten Tagesdosen, die Änderungen gegenüber 2000 und die mittleren Kosten je DDD 2001.

Präparat	Bestandteile	DDD in Mio.	Änderung in %	DDD-Kosten in €
Cefaclor				
CEC	Cefaclor	2,3	(+1,6)	3,25
Cefaclor-ratiopharm	Cefaclor	2,0	(-3,7)	3,21
Cefa Wolff	Cefaclor	0,7	(+1,7)	2,91
Infectocef	Cefaclor	0,6	(+66,4)	3,09
Panoral	Cefaclor	0,5	(-12,8)	4,36
		6,0	(+2,3)	3,28
Cefuroximaxetil				
Elobact	Cefuroximaxetil	2,7	(-28,8)	6,71
Cefuroxim-ratiopharm	Cefuroximaxetil	1,2	(+364,4)	5,41
Cefuhexal	Cefuroximaxetil	1,1	(+191,1)	5,46
Zinnat	Cefuroximaxetil	0,9	(-32,6)	6,41
		5,8	(+2,6)	6,17
Weitere Cephalosporine				
Grüncef	Cefadroxil	3,0	(-14,4)	3,69
Keimax	Ceftibuten	2,7	(-16,7)	6,49
Suprax	Cefixim	2,5	(-0,5)	6,45
Orelox	Cefpodoxim	1,6	(-20,8)	6,86
Podomexef	Cefpodoxim	1,3	(-3,1)	6,93
Cephoral	Cefixim	1,2	(-11,9)	6,49
Lorafem	Loracarbef	0,6	(-8,0)	8,25
Cephalexin-ratiopharm	Cefalexin	0,4	(-4,3)	4,27
		13,1	(-11,6)	5,95
Summe		24,9	(-5,5)	5,36

8

Die neuen Oralcephalosporine mit erweitertem Spektrum zeigen eine stärkere Aktivität gegen gramnegative Keime bei eingeschränkter Wirkung gegen Staphylokokken. Daraus leiten sich ihre Vorteile gegenüber der Cefaclorgruppe bei bakteriellen Atemwegsinfektionen ab. Hauptsächlich verwendet wird das Cefuroximderivat Cefuroximaxetil mit einer relativ kurzen Halbwertszeit von 1,2 Stunden. Die mittleren Tagestherapiekosten (6,17 €) liegen immer noch doppelt so hoch wie die von Cefaclor, obwohl jetzt schon zwei Generika (*Cefuroximratiopharm, Cefuhexal*) vertreten sind.

Die beiden Cefotaximderivate Cefixim (*Cephoral, Suprax*) und Cefpodoximproxetil (*Orelox, Podomexef*) wirken ähnlich, aber länger als

Cefuroximaxetil. Cefixim (Halbwertszeit 3–4 Std.) kann einmal täglich gegeben werden. Ceftibuten (*Keimax*) und Loracarbef (*Lorafem*) sind weitere neue Oralcephalosporine, die ähnlich dem Cefotaxim der dritten Generation der Cephalosporine zuzurechnen sind. Im Gegensatz zu Cefuroximaxetil sind die Verordnungen aller diese neuen Oralcephalosporine zurückgegangen.

Tetracycline

Tetracycline haben ein breites Wirkungsspektrum gegen grampositive und gramnegative Keime und werden daher vielfach bei ambulant erworbenen Infektionen eingesetzt. Bei weitgehend ähnlichem Wirkungsspektrum der einzelnen Vertreter sind seit einigen Jahren fast nur noch Doxycyclin und Minocyclin unter den häufig verordneten Arzneimitteln vertreten. Beide Wirkstoffe haben sich aufgrund ihrer pharmakokinetischen Vorteile bei der Resorption und der Wirkungsdauer durchgesetzt. Infolge ihrer häufigen Anwendung ist jedoch die Resistenzentwicklung bei grampositiven und gramnegativen Bakterien zu berücksichtigen. Nach wie vor sind die Resistenzquoten bei Haemophilus influenzae und Pneumokokken relativ gering, so daß sie weiterhin zu den bevorzugten Mitteln zur Behandlung der chronischen Bronchitis in der Praxis gehören. Der seit 1993 rückläufige Verordnungstrend hat sich im Jahre 2001 weiter fortgesetzt (Abbildung 8.1).

Über 90% der verordneten Tagesdosen entfallen auf die Doxycyclinpräparate (Tabelle 8.5), die auch wegen ihrer günstigen Therapiekosten bevorzugt werden. Die Doxycyclinverordnungen waren bis auf wenige Ausnahmen rückläufig. Der Preiswettbewerb der Doxycyclingenerika hat dazu geführt, daß die mittleren Tagestherapiekosten im Jahre 2001 (0,28 €) im Vergleich zu 1990 (0,60 €) um mehr als die Hälfte abgenommen haben (siehe Arzneiverordnungs-Report '91).

Minocyclin hat ein identisches Wirkungsspektrum wie Doxycyclin, muß aber aus pharmakokinetischen Gründen doppelt so hoch wie Doxycyclin dosiert werden und ist insgesamt fünffach teurer. Minocyclin ist besonders lipophil, was als Vorteil bei der Aknebehandlung angesehen wird. Andererseits ist damit eine erhöhte Liquorgängigkeit verbunden, die zu Schwindel und Übelkeit führen kann.

Tabelle 8.5: Verordnungen von Tetracyclinen 2001. Angegeben sind die 2001 verordneten Tagesdosen, die Änderungen gegenüber 2000 und die mittleren Kosten je DDD 2001.

Präparat	Bestandteile	DDD in Mio.	Änderung in %	DDD-Kosten in €
Doxycyclin				
Doxy-ratiopharm	Doxycyclin	8,2	(-8,2)	0,26
Doxy Wolff	Doxycyclin	7,4	(-20,3)	0,31
Doxyhexal	Doxycyclin	5,6	(-13,5)	0,27
Doxycyclin Stada	Doxycyclin	4,7	(+7,3)	0,27
Doxycyclin Heumann	Doxycyclin	4,2	(-15,2)	0,26
doxy von ct	Doxycyclin	3,9	(-13,3)	0,25
Doxycyclin AL	Doxycyclin	3,7	(-5,2)	0,21
Doxycyclin-ratiopharm	Doxycyclin	3,6	(-23,2)	0,29
Azudoxat	Doxycyclin	2,9	(-16,7)	0,33
Doxymono	Doxycyclin	2,8	(-18,6)	0,24
Doxy-1A Pharma	Doxycyclin	2,3	(+18,7)	0,20
Doxyderma	Doxycyclin	1,9	(+22,5)	0,29
Supracyclin	Doxycyclin	1,8	(-26,1)	0,43
Doxy-Tablinen	Doxycyclin	0,9	(-29,6)	0,24
Doxy Komb	Doxycyclin	0,8	(-32,0)	0,47
		54,7	(-12,3)	0,28
Minocyclin				
Skid	Minocyclin			
Summe		56,8	(-11,4)	0,32

Makrolidantibiotika und Clindamycin

Makrolidantibiotika haben eine breite antibakterielle Aktivität gegen grampositive Bakterien mit zusätzlichen Wirkungen gegen Legionellen, Mykoplasmen, Campylobacter und einige Chlamydienarten. Seit 1992 wird allerdings eine zunehmende Resistenzentwicklung bei Pneumokokkeninfektionen in Deutschland beobachtet (Reinert et al. 2002).

Die Makrolidverordnungen sind bei fast allen Wirkstoffen zurückgegangen (Tabelle 8.6). Die einzige Ausnahme bildet Roxithromycin. Nach Ablauf des Patentschutzes sind erstmals sechs preiswerte Generika vertreten, die den Rückgang des Originalpräparates (*Rulid*) und des Lizenzpräparates (*Roxigrün*) voll kompensiert haben. Roxithromycin ist damit mit weitem Vorsprung der am häufigsten verordnete Wirkstoff der Makrolidantibiotika (Tabelle 8.6). Es hat ein ähnliches Wirkungsspektrum wie Erythromycin und ist auch bei Infektionen

144   Ulrich Schwabe

Tabelle 8.6: Verordnungen von Makrolidantibiotika und Clindamycin 2001. Angegeben sind die 2001 verordneten Tagesdosen, die Änderungen gegenüber 2000 und die mittleren Kosten je DDD 2001.

Präparat	Bestandteile	DDD in Mio.	Änderung in %	DDD-Kosten in €
Erythromycine				
Eryhexal	Erythromycin	2,8	(–13,3)	1,52
Erythromycin-ratiopharm	Erythromycin	2,6	(–10,7)	1,76
Infectomycin	Erythromycin	1,1	(–9,2)	3,90
Erythromycin Wolff	Erythromycin	0,7	(–29,1)	1,56
Erythromycin Stada	Erythromycin	0,7	(–27,5)	1,29
Paediathrocin	Erythromycin	0,7	(–19,2)	2,19
Erybeta	Erythromycin	0,6	(–22,5)	1,36
Monomycin	Erythromycin	0,4	(–28,1)	2,25
Sanasepton	Erythromycin	0,3	(–31,9)	1,79
		10,0	(–17,4)	1,90
Roxithromycin				
Rulid	Roxithromycin	4,4	(–63,1)	3,54
Roxigrün	Roxithromycin	3,8	(–51,8)	3,42
Roxithromycin-ratiopharm	Roxithromycin	3,6	(neu)	2,62
Roxithromycin STADA	Roxithromycin	2,9	(neu)	2,63
Roxidura	Roxithromycin	2,7	(neu)	2,64
Roxithromycin AZU	Roxithromycin	1,4	(neu)	2,65
Roxi Puren	Roxithromycin	0,9	(neu)	2,64
Roxithro Lich	Roxithromycin	0,8	(neu)	2,64
		20,6	(+4,1)	2,97
Andere Makrolidantibiotika				
Klacid	Clarithromycin	11,3	(–13,2)	4,26
Zithromax	Azithromycin	8,0	(–18,5)	5,23
Biaxin HP	Clarithromycin	0,9	(–47,7)	5,27
Ketek	Telithromycin	0,3	(neu)	7,85
		20,5	(–16,5)	4,74
Clindamycin				
Sobelin	Clindamycin	1,7	(–23,2)	7,74
Clindahexal	Clindamycin	1,6	(+2,6)	5,16
Clinda-saar	Clindamycin	1,2	(+111,2)	5,25
Clindastad	Clindamycin	0,7	(+2,4)	5,23
Clin-Sanorania	Clindamycin	0,6	(–23,2)	5,17
Clindamycin-ratiopharm	Clindamycin	0,3	(+95,8)	5,13
		6,1	(+2,6)	5,88
Summe		57,2	(–8,3)	3,73

des Respirationstrakts sowie bei HNO- und Hautinfektionen von vergleichbarer klinischer Wirksamkeit. Pharmakokinetische Vorteile in Form höherer Bioverfügbarkeit und längerer Halbwertszeit sind weitgehend in eine fünffach geringere Tagesdosis umgesetzt worden. Trotzdem liegen die DDD-Kosten im Durchschnitt auch nach Einführung der Roxithromycingenerika immer noch deutlich höher als bei Erythromycin.

Clarithromycin (*Klacid*) hat ebenfalls ein Erythromycin-ähnliches Wirkungsspektrum. Vorteilhaft sind eine höhere Bioverfügbarkeit von 50–55%, eine geringere Nebenwirkungsrate und 2–4fach geringere Hemmkonzentrationen bei mehreren grampositiven Erregern. Clarithromycin wird als antibiotische Komponente der Tripeltherapie für die Eradikation von Helicobacter pylori bei der Therapie peptischer Ulzera eingesetzt, auch erkennbar an dem Präparat *Biaxin HP*, das speziell in einer therapiegerechten Packungsgröße für die siebentägige Behandlung angeboten wird.

Azithromycin (*Zithromax*) wurde als erster Vertreter der Azalide 1993 eingeführt. Die Säurestabilität und damit die orale Bioverfügbarkeit wurden durch die Einführung eines methylsubstituierten Stickstoffs erheblich verbessert. Außerdem ist das antibakterielle Spektrum im gramnegativen Bereich erweitert worden. Die Substanz hat eine ungewöhnlich hohe Gewebsaffinität und eine lange terminale Halbwertszeit (2–4 Tage), so daß sie noch bis zur vierten Woche nach der letzten Gabe im Urin ausgeschieden wird. Deshalb wirkt eine 3–5tägige Therapie genauso gut wie eine zehntägige Erythromycintherapie. Es bleibt trotz dieser Vorteile abzuwarten, ob mit der hohen Gewebspenetration auch besondere Risiken verbunden sind, da bei Langzeitgaben im Tierversuch Phospholipidosen infolge Aufnahme in Gewebslysosomen beobachtet wurden. Wegen Störungen der fetalen Ossifikation darf Azithromycin in der Schwangerschaft nur bei vitaler Indikation gegeben werden.

Neu hinzugekommen ist das im vergangenen Jahr eingeführte Telithromycin (*Ketek*). Vorteile sind ein verbessertes antibakterielles Wirkungsspektrum und eine relativ lange Halbwertszeit (9,8 Stunden), die eine einmal tägliche Gabe ermöglicht. Klinische Vergleichsuntersuchungen haben allerdings keine Überlegenheit zu den bisherigen Standardantibiotika gezeigt (siehe auch Kapitel 2, Neue Arzneimittel).

Clindamycin hat ein ähnliches Wirkungsspektrum wie die Makrolidantibiotika, ist jedoch erheblich teurer und führt zu überdurchschnittlich häufigen gastrointestinalen Nebenwirkungen (z. B. pseu-

8

domembranöse Colitis). Anwendung findet Clindamycin bei schweren Anaerobier- und Staphylokokkeninfektionen. Das Verordnungsvolumen ist durch die Zunahmen der Clindamycingenerika angestiegen (Tabelle 8.6).

Sulfonamid-Kombinationen

Sulfonamide und Trimethoprim bewirken nach dem Prinzip der Sequentialblockade eine synergistische Hemmung der bakteriellen Folsäuresynthese und stellen ein wirksames Kombinationsprinzip mit einem breiten antibakteriellen Wirkungsspektrum dar. Auch aus pharmakokinetischen Gründen ist die Kombination sinnvoll, weil beide Komponenten nahezu gleiche Eliminationshalbwertszeiten haben und zusammen renal eliminiert werden. Sie sind Mittel der Wahl bei Harnwegsinfektionen, Salmonellosen und Pneumocystis-carinii-Pneumonien. Sie können außerdem als therapeutische Alternative bei chronischer Bronchitis und verschiedenen Enteritiden eingesetzt werden.

Die Verordnungen der Sulfonamid-Trimethoprim-Kombinationen sind nach einer fast kontinuierlichen Abnahme seit 1993 weiter rückläufig (Tabelle 8.7). Von diesem Trend sind auch besonders preisgünstige Generika (*cotrim forte von ct, Bactoreduct, Cotrimoxazol AL*) betroffen.

Gyrasehemmer

Gyrasehemmer (Chinolone) hemmen eine bakterielle Gyrase (DNS-Topoisomerase), die bei der Bakterienvermehrung von entscheidender Bedeutung für eine schnelle DNS-Replikation ist. Eine Hemmung dieses Enzyms führt zum raschen bakteriellen Zelltod. Die therapeutisch wichtigsten Vertreter der Gyrasehemmer sind derzeit die Fluorchinolone mit einer guten antibakteriellen Aktivität, einem breiten Wirkungsspektrum und einer günstigen Pharmakokinetik. Ältere Chinolone vom Typ der Nalidixinsäure sind wegen ihrer ungünstigen Pharmakokinetik, geringer Aktivität und schnellen Resistenzbildung weitgehend verlassen worden. Derzeit sind nur noch Cinoxacin (*Cinoxacin Rosen Pharma*) und Pipemidsäure (*Deblaston*) im Handel, gehören aber schon seit 1991 nicht mehr zu den häufig verordneten Arzneimitteln.

Tabelle 8.7: Verordnungen von Sulfonamiden 2001 (Kombinationspräparate). Angegeben sind die 2001 verordneten Tagesdosen, die Änderungen gegenüber 2000 und die mittleren Kosten je DDD 2001.

Präparat	Bestandteile	DDD in Mio.	Änderung in %	DDD-Kosten in €
Cotrim-ratiopharm	Trimethoprim Sulfamethoxazol	8,6	(−8,9)	0,47
Kepinol	Trimethoprim Sulfamethoxazol	4,7	(−18,1)	0,59
cotrim forte von ct	Trimethoprim Sulfamethoxazol	2,6	(−7,7)	0,33
Bactoreduct	Trimethoprim Sulfamethoxazol	2,1	(−17,6)	0,36
Cotrimoxazol AL	Trimethoprim Sulfamethoxazol	1,0	(−3,5)	0,34
Cotrimstada	Trimethoprim Sulfamethoxazol	0,8	(+4,3)	0,55
Berlocombin	Trimethoprim Sulfamerazin	0,7	(−20,9)	0,70
Cotrim Hexal	Trimethoprim Sulfamethoxazol	0,7	(−14,4)	0,43
TMS Tabletten/Kindersaft	Trimethoprim Sulfamethoxazol	0,6	(−16,2)	0,61
Cotrim Heumann	Sulfamethoxazol Trimethoprim	0,5	(−14,4)	0,58
Eusaprim	Trimethoprim Sulfamethoxazol	0,5	(−26,6)	0,61
Cotrim Diolan	Trimethoprim Sulfamethoxazol	0,5	(−5,8)	0,39
Cotrimox-Wolff	Trimethoprim Sulfamethoxazol	0,5	(−13,2)	0,68
Supracombin	Trimethoprim Sulfamethoxazol	0,4	(−35,5)	0,50
Summe		**24,3**	**(−12,9)**	**0,48**

8

Die Verordnungen der Fluorchinolone sind im Jahre 2001 weiter angestiegen. Die zunehmende Verwendung der Gyrasehemmer hat einen im Vergleich zu allen anderen antibakteriellen Chemotherapeutika überdurchschnittlich hohen Resistenzanstieg bei grampositiven und gramnegativen Keimen zur Folge. Die Fluorchinolone werden in einer therapeutisch ausgerichteten Klassifikation dargestellt. Als Grundlage dient die Einteilung, die von einer Expertengruppe der Paul-Ehrlich-Gesellschaft vorgeschlagen wurde (Naber und Adam 1998).

Die erste Gruppe bilden die Harnwegs-Fluorchinolone, zu denen Norfloxacin und Enoxacin (*Enoxor*) gehören (Tabelle 8.8). Der erste Vertreter dieser Gruppe war das 1984 eingeführte Norfloxacin (*Barazan*), das unter dem Druck der generischen Konkurrenz weiter deutlich rückläufig ist (Tabelle 8.8). Enoxacin (*Enoxor*) hat ein ähnliches

8

Tabelle 8.8: Verordnungen von Gyrasehemmern 2001. Angegeben sind die 2001 verordneten Tagesdosen, die Änderungen gegenüber 2000 und die mittleren Kosten je DDD 2001.

Präparat	Bestandteile	DDD in Mio.	Änderung in %	DDD-Kosten in €
Harnwegs-Fluorchinolone				
Firin	Norfloxacin	1,5	(+14,1)	2,01
Norfloxacin Stada	Norfloxacin	0,9	(+22,2)	2,00
Norflosal	Norfloxacin	0,6	(+17,3)	1,99
Enoxor	Enoxacin	0,6	(−11,6)	3,80
Norflox-AZU	Norfloxacin	0,5	(+2,6)	2,02
Barazan	Norfloxacin	0,5	(−22,5)	3,48
		4,6	(+5,0)	2,41
Standard-Fluorchinolone				
Tavanic	Levofloxacin	9,6	(+31,7)	3,19
Ciprobay	Ciprofloxacin	4,4	(−21,1)	12,64
Tarivid	Ofloxacin	2,6	(−34,7)	6,52
Ciprohexal	Ciprofloxacin	0,5	(neu)	9,17
Ciprobeta	Ciprofloxacin	0,3	(neu)	9,15
Ciprofloxacin-ratiopharm	Ciprofloxacin	0,2	(neu)	8,83
Ciprofloxacin STADA	Ciprofloxacin	0,2	(neu)	9,09
		17,9	(+5,9)	6,42
Anaerobier-Fluorchinolone				
Avalox	Moxifloxacin	4,9	(+22,5)	6,05
Summe		27,4	(+8,4)	5,68

Wirkungsspektrum wie Ofloxacin und Ciprofloxacin, wird jedoch aufgrund einer schwächeren antibakteriellen Wirkungsstärke im wesentlichen nur bei Harnwegsinfektionen eingesetzt (Naber und Adam 1998).

Die nächste Gruppe bilden systemisch anwendbare Fluorchinolone mit breiter Indikation, die heute auch als Standardfluorchinolone bezeichnet werden. Dazu gehören Ofloxacin (*Tarivid, Uro-Tarivid*), Ciprofloxacin (*Ciprobay*) und Levofloxacin (*Tavanic*). Levofloxacin hat seine führende Position durch einen weiteren Verordnungsanstieg ausgebaut (Tabelle 8.8). Als linksdrehende Form des als Racemat vorliegenden Ofloxacin wirkt es bereits in der Hälfte der Dosis und soll in Zukunft Ofloxacin ganz ersetzen. Zu seinem Erfolg haben möglicherweise auch die günstigen DDD-Kosten beigetragen, die allerdings im wesentlichen darauf beruhen, daß die Berechnung mit der relativ niedrigen WHO-DDD von 250 mg erfolgte. Beim Kostenvergleich ist zu berücksichtigen, daß der Hersteller bei Sinusitis 500 mg, bei chronischer Bronchitis 250–500 mg und bei Pneumonien sogar 750 mg als Tagesdosis empfiehlt.

Der nächste Vertreter der Standardfluorchinolone ist Ciprofloxacin, bei dem im vergangenen Jahr mit dem Patentablauf vier Generika hinzugekommen sind. Alle Ciprofloxacinpräparate sind im Vergleich zu Levofloxacin deutlich teurer (Tabelle 8.8).

In der dritten Gruppe der Fluorchinolone mit verbesserter Aktivität gegen grampositive und atypische Erreger sowie gegen Anaerobier (Anaerobier-Fluorchinolone) ist nach der 1999 erfolgten Marktrücknahme von Trovafloxacin (*Trovan*) nur noch Moxifloxacin (*Avalox*) vertreten (Tabelle 8.8). Moxifloxacin hat im Vergleich zu Ciprofloxacin eine etwa achtfach verbesserte antibakterielle Aktivität gegen Staphylokokken, Pneumokokken und Bacteroides fragilis, aber eine verminderte Aktivität gegen Pseudomonas aeruginosa (Balfour und Wisemann 1999). Ein weiterer Vorteil ist die längere Wirkungsdauer mit einmal täglicher Dosierung.

Antiretrovirale Mittel

Die Verordnungsentwicklung der Virostatika ist von der weiteren Zunahme der antiretroviralen Therapie bei HIV-Patienten geprägt. Als derzeitige Standardtherapie wird eine Kombination antiretroviraler Substanzen aus Nukleosidanaloga (z. B. Zidovudin, Didanosin, Stavudin, Lamivudin), nichtnukleosidischen Reverse-Transkriptase-Inhibitoren (NNRTI) (z. B. Nevirapin) und Proteaseinhibitoren (z. B. Saquinavir, Ritonavir) nach definierten Stufenschemata empfohlen (Brockmeyer 1998). Aktuelle Richtlinien (Stand 4. Februar 2002) sind vom amerikanischen Department of Health and Human Services (DHHS) und der Henry J. Kaiser Family Foundation auf der HIV/AIDS Treatment Information Service Website (http://www.hivatis.org) erhältlich.

Durch eine derartige Kombinationstherapie wird die HIV-RNS-Menge im Plasma bereits nach kurzer Zeit auf 1% der Ausgangsmenge gesenkt, gefolgt von einer zweiten, langsameren Phase (Chun et al. 1997). Die Erfolge der antiretroviralen Kombinationstherapie sind beeindruckend. Während die Letalitätsrate von HIV-infizierten Patienten 1995 noch 23% betrug, sank sie in dem Zeitraum vom September 1997 bis März 1998 auf 4,1% (Mocroft et al. 1998).

Entsprechend den neuen Therapieempfehlungen hat die Verordnung von *Combivir*, einer fixen Kombination aus Zidovudin und Lamivudin, weiter zugenommen, während die Monopräparate Stavudin (*Zerit*) und Lamivudin (*Epivir*) nur wenig anstiegen oder rückläufig sind (Tabelle 8.9). Aus der Gruppe der nichtnukleosidischen Reverse-Transkriptase-Inhibitoren (NNRTI) ist neben Efavirenz (*Sustiva*) auch Nevirapin (*Viramune*) vertreten. In der Kombination mit Zidovudin und Lamivudin zeigen sie eine höhere antivirale Aktivität und eine bessere Verträglichkeit als der Proteasehemmer Indinavir (Staszewski et al. 1999). Ein weiterer Vorteil der NNRTI ist die lange Halbwertszeit von Efavirenz (40–55 Stunden) und Nevirapin (25–30 Stunden), so daß die Dosis einmal täglich gegeben werden kann. Auch die HIV-Proteasehemmer werden routinemäßig eingesetzt, erreichen aber als Einzelpräparate nicht das Segment der 2500 meistverordneten Präparate. Leider kommt es auch unter der Kombinationstherapie zu Resistenzentwicklungen, die vor allem bei nebenwirkungsbedingten Therapieunterbrechungen problematisch werden.

Weitere Virostatika

Aciclovir ist ein Virostatikum zur Behandlung von Herpes-simplex- und Varicella-zoster-Virusinfektionen. Es hemmt nach Phosphorylierung zu Aciclovirtriphosphat die DNS-Polymerase und damit die Virus-DNS-Replikation. Die Verordnung von Aciclovir hat 2001

Tabelle 8.9: Verordnungen von Virostatika 2001. Angegeben sind die 2001 verordneten Tagesdosen, die Änderungen gegenüber 2000 und die mittleren Kosten je DDD 2001.

Präparat	Bestandteile	DDD in Mio.	Änderung in %	DDD-Kosten in €
Antiretrovirale Mittel				
Combivir	Lamivudin Zidovudin	3,0	(+14,4)	23,83
Epivir	Lamivudin	2,2	(+2,9)	10,27
Zerit	Stavudin	2,2	(−11,1)	11,97
Sustiva	Efavirenz	2,0	(+25,8)	16,32
Videx	Didanosin	1,8	(+101,2)	12,01
Viramune	Nevirapin	1,7	(+32,0)	14,49
		13,0	(+17,0)	15,45
Aciclovir				
Aciclovir-ratioph.Tabl./p.i.	Aciclovir	0,5	(−0,2)	8,26
Acic Hexal Tbl.	Aciclovir	0,4	(−3,5)	7,93
Aciclostad	Aciclovir	0,3	(−19,7)	7,95
Virzin	Aciclovir	0,2	(−1,1)	6,30
Zovirax oral/i.v.	Aciclovir	0,1	(−23,9)	23,60
		1,5	(−7,7)	9,02
Ribavirin				
Rebetol	Ribavirin	1,5	(+4,3)	36,85
Brivudin				
Zostex	Brivudin	0,3	(> 1000)	16,44
Summe		16,3	(+15,3)	16,80

8

trotz Einführung mehrerer preisgünstiger Generika abgenommen (Tabelle 8.9).

Ribavirin (*Rebetol*) ist ein weiteres antivirales Mittel aus der Gruppe der Nukleosidanaloga, das 2001 weiter leicht zugenommen hat (Tabelle 8.9). Das Guanosinanalogon wurde bereits Anfang der 70er Jahre synthetisiert und erhielt 1986 die Zulassung zur inhalativen Behandlung kindlicher Bronchialinfektionen durch Respiratory-Syncytial-Viren (RSV) in den USA. Im Jahre 1992 folgte die Zulassung von Ribavirin (*Virazole*) für diese Indikation auch in Deutschland. Später wurde die Anwendung von Ribavirin bei der chronischen Hepatitis C in Kombination mit Interferon alfa (*Roferon*, *Intron A*) wesentlich bedeutsamer. In mehreren klinischen Studien führte eine sechsmonatige Kombinationstherapie von Interferon alfa und Ribavirin bei 46–75% der Patienten mit reaktivierter Hepatitis C zu einer anhalten-

den Viruselimination (Übersicht bei Cummings et al. 2001). Daraufhin
wurde Ribavirin für diese neue Indikation zugelassen und kam im Mai
1999 mit dem Handelsnamen *Rebetol* auf den deutschen Markt.

Erstmals ist das Virostatikum Brivudin (*Zostex*) unter den 2500 verordnungshäufigsten Arzneimitteln vertreten. Es wird zur Behandlung
von Herpes zoster bei immunsupprimierten Patienten eingesetzt und
kann aufgrund einer fast vollständigen Resorption oral gegeben werden. Vergleichsuntersuchungen mit intravenös appliziertem Aciclovir
haben eine klinisch äquivalente Wirksamkeit bei 48 Patienten gezeigt
(Wutzler et al. 1995).

Nitroimidazole

Hauptvertreter der Nitroimidazole ist Metronidazol, das speziell bei
Trichomoniasis, Amöbenruhr und Anaerobierinfektionen wirksam
ist. Weiterhin bedeutsam ist sein Einsatz bei der Tripeltherapie zur
Eradikation des Helicobacter pylori bei der Therapie des Ulcus ventriculi et duodeni (siehe Kapitel 33). Die Verordnungen der Metronida-
zolpräparate haben 2001 gegenüber dem Vorjahr weiter abgenommen
(Tabelle 8.10).

Trimethoprim

Trimethoprim (*TMP-ratiopharm*, *Infectotrimet*) kann zur Behandlung
unkomplizierter Harnwegsinfektionen als Alternative zu Co-trimoxazol bei Sulfonamidunverträglichkeit eingesetzt werden. Das Monopräparat wirkt jedoch schwächer als die Kombination aus Sulfamethoxa-
zol und Trimethoprim (Co-trimoxazol) und ist etwa zweifach teurer
als Co-trimoxazolpräparate (s. Tabelle 8.7).

Andere Mittel

Locabiosol (Tabelle 8.10) enthält das Staphylokokkenantibiotikum Fu-
safungin, das als oberflächlich wirkende Substanz nur sehr begrenzt
wirksam ist und deshalb im Rahmen der Aufbereitung negativ bewertet wurde. In der vorliegenden Form handelt es sich um ein Dosier-
aerosol, das zur Behandlung von Atemwegsinfektionen wie Rhinitis,

Tabelle 8.10: Verordnungen sonstiger Chemotherapeutika und Antibiotika 2001. Angegeben sind die 2001 verordneten Tagesdosen, die Änderungen gegenüber 2000 und die mittleren Kosten je DDD 2001.

Präparat	Bestandteile	DDD in Mio.	Änderung in %	DDD-Kosten in €
Nitroimidazole				
Clont oral	Metronidazol	0,3	(−5,2)	3,52
Arilin oral	Metronidazol	0,2	(−9,5)	3,27
Metronidazol-ratiopharm	Metronidazol	0,2	(−6,8)	2,92
Vagimid oral	Metronidazol	0,1	(−5,8)	3,45
		0,8	(−6,7)	3,32
Trimethoprim				
TMP-ratiopharm	Trimethoprim	0,6	(+11,3)	0,78
Infectotrimet	Trimethoprim	0,5	(+6,2)	1,63
		1,1	(+9,1)	1,13
Andere Mittel				
Locabiosol/Locabiotal	Fusafungin	10,3	(−5,2)	0,75
Umckaloabo	Pelargonium reniforme/sidoides	5,1	(+37,7)	0,93
Monuril	Fosfomycin	0,1	(−2,8)	10,69
		15,5	(+5,6)	0,88
Summe		17,4	(+5,2)	1,01

Pharyngitis und Laryngitis empfohlen wird. Da diese Erkrankungen in der Mehrzahl der Fälle durch Viren ausgelöst werden, ist ein Staphylokokkenantibiotikum nicht indiziert. Die Verordnungen dieses Mittels sind nach jahrelanger Kritik im Jahr 2001 weiter zurückgegangen.

Umckaloabo besteht aus einem Pelargoniumwurzelextrakt südafrikanischer Geranienarten, der Cumarine und Gerbsäuren enthält und schwache antibakterielle Wirkungen in Konzentrationen von 5–10 g/l hat (Kayser und Kolodziej 1997). In der Roten Liste wird das Mittel als pflanzliches Antibiotikum bezeichnet und vom Hersteller für die Behandlung von Atemwegsinfektionen in tropfenweiser Dosis empfohlen. Da *Umckaloabo* nur 8,2 mg Extrakt pro ml Lösung enthält, ist das Präparat mindestens 1000fach unterdosiert, um selbst unter optimalen Resorptionsbedingungen wirksam zu sein. Zur Wirksamkeit und Verträglichkeit des Präparates gibt es lediglich unkontrollierte, offene Beobachtungsstudien, die nur den üblichen Spontanverlauf der akuten Bronchitis bei Kindern mit Abklingen der Symptome nach 7–14 Tagen bestätigten (Haidvogl et al. 1996). Trotz alledem wurde *Umckaloabo* 2001 deutlich mehr verordnet.

Monuril (Fosfomycin) gilt als Mittel zweiter Wahl bei Staphylokokkeninfektionen. Es ist in der Regel nur indiziert, wenn eine Penicillinallergie oder Resistenz gegen andere Antibiotika vorliegt oder der Infektionsherd pharmakokinetisch schwer erreichbar ist.

Literatur

Archer G.L., Polk R.E. (2001): Approach to therapy for bacterial diseases. Braunwald E. et al. (eds.): Harrison's principles of internal medicine. McGraw-Hill Medical Publishing Division, New York, pp. 867–882.

Balfour J.A. B., Wiseman L.R. (1999): Moxifloxacin. Drugs 57: 363–373.

Brockmeyer N. (1998). Rationale für die antiretrovirale Therapie. Dtsch. Ärztebl. 95: C-313–316.

Christakis D.A., Zimmerman F.J., Wright J.A., Garrison M.M., Rivara F.P., Davis R.L. (2001): A randomized controlled trial of point-of-care evidence to improve the antibiotic prescribing practices for otitis media in children. Pediatrics 107: E15.

Chun T.W., Carruth L., Finzi D., Shen X., DiGiuseppe J.A. et al. (1997): Quantification of latent tissue reservoirs and total body viral load in HIV-1 infection. Nature 387: 183–188.

Cummings K.J., Lee S.M., West E.S., Cid-Ruzafa J., Fein S.G., Aoki Y., Sulkowski M.S., Goodman S.N. (2001): Interferon and ribavirin vs. interferon alone in the retreatment of chronic hepatitis C previously nonresponsive to interferon: A meta-analysis of randomized trials. JAMA 285: 193–199.

Daschner F. (2002): Antibiotika am Krankenbett. 11. Aufl., Springer-Verlag, Berlin, Heidelberg, New York.

Haidvogl M., Schuster R., Heger M. (1996): Akute Bronchitis im Kindesalter. Multizenter-Studie zur Wirksamkeit und Verträglichkeit des Phytotherapeutikums Umckaloabo. Z. Phytother. 17: 300–313.

Kayser O., Kolodziej H. (1997): Antibacterial activity of extracts and constituents of Pelargonium sidoides and Pelargonium reniforme. Planta Med. 63: 508–510.

Mocroft A., Vella S., Benfield T.L., Chiesi A., Miller V. et al. (1998): Changing patterns of mortality across Europe in patients infected with HIV-1. Lancet 352: 1725–1730.

Naber K.G., Adam D. (1998): Einteilung der Fluorchinolone. Chemotherapie Journal 7: 66–68.

Reinert R.R., Al-Lahham A., Lemperle M., Tenholte C., Briefs C., Haupts S. et al. (2002): Emergence of macrolide and penicillin resistance among invasive pneumococcal isolates in Germany. J. Antimicrob. Chemother. 49: 61–68.

Staszewski S., Morales-Ramirez J., Tashima K.T., Rachlis A., Skiest D., Stanford J. et al. for the Study 006 Team (1999): Efavirenz plus zidovudine and lamivudine, efavirenz plus indinavir, and indinavir plus zidovudine and lamivudine in the treatment of HIV-1 infection in adults. N. Engl. J. Med. 341: 1865–1873.

Veldhuyzen Van Zanten S., Farley A., Marcon N., Lahaie R., Archambault A., Hunt R. et al. (2000): Bismuth-based triple therapy with bismuth subcitrate, metronidazole and tetracycline in the eradication of Helicobacter pylori: a randomized, placebo controlled, double-blind study. Can. J. Gastroenterol. 14: 599–602.

Wutzler P., De Clercq E., Wutke K., Farber I. (1995): Oral brivudin vs. intravenous acyclovir in the treatment of herpes zoster in immunocompromised patients: a randomized double-blind trial. J. Med. Virol. 46: 252–257.

8

9. Antidementiva

ULRICH SCHWABE

AUF EINEN BLICK

Trend

Bei den Antidementiva bleiben Ginkgoextrakte trotz einer weiteren Abwärts-
bewegung und der nach wie vor ungenügenden Beleglage mit über 50% der
Verordnungen weiterhin die führende Präparategruppe. Kräftige Zuwächse
erzielten dagegen die Cholinesterasehemmer.

Bewertung

Cholinesterasehemmer werden in mehreren Evidenz-basierten Leitlinien bei
leichter bis mittelschwerer Alzheimerdemenz empfohlen, wenn auch der
durchschnittliche Nutzen gering ist und lediglich eine Progressionsverzögerung von fünf Monaten erreichbar ist.

Die Demenz ist eine Krankheit des höheren Lebensalters und hat sich
durch den steigenden Anteil der älteren Bevölkerung in vielen Indu-
strieländern zu einem großen Gesundheitsproblem entwickelt. Häufigste Ursache ist die Alzheimersche Krankheit. Die Prävalenz nimmt
ab dem 60. Lebensjahr rasch zu und erreicht bei 85jährigen nach neueren neuropathologischen Befunden 33% der Bevölkerung (Polvikoski
et al. 2001). Bei 10–15% der Demenzkranken liegen potentiell reversible Grundkrankheiten vor, die sich durch eine spezifische Therapie
teilweise oder vollständig rückbilden können.

Die Alzheimerdemenz ist eine chronische neurodegenerative
Krankheit, die sich langsam entwickelt und durch einen zunehmenden Verlust des Gedächtnisses und zahlreicher funktioneller Fähigkeiten geprägt ist. Bei vielen Alzheimerpatienten kommen Verhaltensver-
änderungen und psychiatrische Störungen hinzu, die eine enorme

Belastung für die Betreuungspersonen und die Kosten nach Aufnahme in institutionalisierte Pflegeeinrichtungen darstellen. Nach aktuellen epidemiologischen Daten leiden in Deutschland 900.000 Patienten an dementiellen Erkrankungen, davon 650.000 an der Alzheimerschen Demenz (Bickel 2000). Wie bei allen Demenzformen sind die Symptome der Alzheimerdemenz ganz wesentlich durch Störungen der synaptischen Neurotransmission infolge von degenerativen Veränderungen kortikaler und subkortikaler Neurone in spezifischen Hirnarealen bedingt. Eine besondere Bedeutung hat die Hypothese des cholinergen Defizits der Alzheimerschen Krankheit bekommen, die bereits vor mehr als 25 Jahren aufgestellt wurde (Davies und Maloney 1976). Auffällig ist der Verlust cholinerger Neurone im Neocortex und Hippocampus von Alzheimerpatienten. Diese Hirnareale sind mit Lernen, Gedächtnis, Funktionssteuerung, Verhalten und emotionalen Reaktionen assoziiert. Die Behandlungsstrategien zur Behebung des cholinergen Defizits zielen daher in erster Linie auf eine Hemmung cholinerger Funktionen durch Cholinesterasehemmstoffe, die den Acetylcholinabbau hemmen.

Ein grundsätzliches Problem bei der Beurteilung von Arzneimitteln zur Behandlung der Alzheimerschen Krankheit sind allgemein akzeptierte Kriterien für den Nachweis der therapeutischen Wirksamkeit. In der Richtlinie der Europäischen Gemeinschaft werden als Hauptziele der Behandlung der Alzheimerschen Krankheit eine symptomatische Besserung, eine Progressionsverzögerung der Symptome und eine Primärprävention der Krankheit im präsymptomatischen Stadium genannt (Committee for Proprietary Medicinal Products 1998). Eine symptomatische Besserung soll in den folgenden drei Beobachtungsebenen nachgewiesen werden:

– Neuropsychologischer Status, gemessen durch objektive Teste (kognitive Endpunkte),
– Aktivitäten des täglichen Lebens (funktioneller Endpunkt),
– klinische Gesamtwirksamkeit, erfaßt durch globale ärztliche Beurteilung (globaler Endpunkt).

Klinische Studien sollen signifikante Unterschiede in mindestens zwei primären Variablen zeigen. Die amerikanische Food and Drug Administration (FDA) (1989) trifft ihre Zulassungsentscheidungen derzeit nach einen Richtlinienentwurf, in dem eine Überlegenheit nach globaler klinischer Beurteilung und nach objektiver Messung kognitiver Funktionen für den Nachweis der Wirksamkeit gefordert wird (Leber

1990). An der Harmonisierung der Richtlinien verschiedener Länder
wird gearbeitet (Reisberg et al. 1997).

Verordnungsspektrum

Die Verordnung der Antidementiva hat sich 2001 gegenläufig entwickelt. Während die Verordnungen weiter abnahmen, ist der Umsatz
angestiegen (Tabelle 9.1). Die Umsatzzunahme wird hauptsächlich

Tabelle 9.1: Verordnungen von Antidementiva 2001. Angegeben sind die verordnungshäufigsten Präparate mit Verordnungsrang, Verordnungen und Umsatz 2001
im Vergleich zu 2000.

Rang	Präparat	Verordnungen in Tsd.	Änd. %	Umsatz Mio. €	Änd. %
129	Tebonin	903,4	−0,5	37,4	+3,1
228	Gingium	638,9	−1,6	16,2	+0,3
297	Ginkobil	529,2	−6,6	14,4	−7,3
509	Akatinol Memantine	352,4	+18,6	39,4	+28,6
603	Piracetam-ratiopharm	297,7	−0,3	5,8	−0,4
728	Natil	247,5	−9,1	11,0	−8,1
752	rökan	235,7	−11,2	9,7	−6,9
1042	Normabrain	163,3	−15,9	5,4	−11,9
1061	Nootrop	159,4	−14,8	5,6	−15,4
1085	Kaveri	154,1	−6,9	5,0	−0,2
1339	Aricept	120,8	+30,3	32,5	+36,2
1387	Cinnarizin-ratiopharm	116,2	+4,1	1,0	+0,7
1500	piracetam von ct	105,4	+4,6	2,2	+9,3
1640	Piracetam-neuraxpharm	93,4	+7,1	3,0	+8,3
1659	cinna von ct	92,2	+7,2	0,6	+3,6
1670	Ginkgo Stada	91,3	+8,7	2,2	+11,3
1689	Gingopret	89,9	+3,7	1,9	+8,1
1753	Nimotop	84,6	−22,8	5,6	−20,2
1812	Ginkgo Syxyl	81,1	−1,6	0,9	−5,4
1880	Exelon	76,2	+38,0	11,4	+45,3
1881	Piracebral	76,2	+0,8	1,8	+1,8
1965	Gingobeta	71,3	+1,0	1,6	+1,8
1976	Hydergin	70,8	−27,6	2,0	−29,1
2049	Ginkodilat	66,7	+2,9	1,6	+3,0
2162	Orphol	61,3	−19,1	1,6	−21,3
2224	Complamin	58,0	−18,3	1,2	−10,3
2360	DCCK	52,6	−28,5	1,5	−27,1
Summe		5089,7	−2,7	222,6	+7,2
Anteil an der Indikationsgruppe		90,5%		101,8%	
Gesamte Indikationsgruppe		5623,1	−3,5	218,8	+3,9

von dem NMDA-Antagonisten Memantin (*Akatinol Memantine*) sowie den beiden Acetylcholinesterasehemmstoffen Donepezil (*Aricept*) und Rivastigmin (*Exelon*) getragen, die aber nur 11 % der verordneten Tagesdosen ausmachen. Bei allen übrigen Antidementiva hat sich die rückläufige Entwicklung seit 1992 fortgesetzt (Abbildung 9.1).

Cholinesterasehemmer

Die Gruppe der Cholinesterasehemmer ist im Jahr 2000 mit zwei Präparaten unter den 2500 verordnungsstärksten Arzneimitteln vertreten (Tabelle 9.2). Zu Donepezil (*Aricept*) liegen mehrere große klinische Studien vor. In einer 24wöchigen Studie bei Patienten mit leichter bis mittlerer Demenz besserte Donepezil (10 mg/Tag) den globalen klinischen Effekt (CIBIC plus) um 0,44 Punkte und die kognitiven Leistungen (ADAS-Cog) um 2,88 Punkte im Vergleich zu Placebo (Rogers et al. 1998). Damit wurde allerdings nicht die Besserung um vier Punkte erreicht, die von einer Expertengruppe als klinisch bedeutsam angesehen wurde (Food and Drug Administration 1989). In einem Cochrane-Review über acht Placebo-kontrollierte Studien fanden sich leichte Besserungen kognitiver Funktionen und eine positivere globale ärztliche Beurteilung, jedoch keine Besserung in

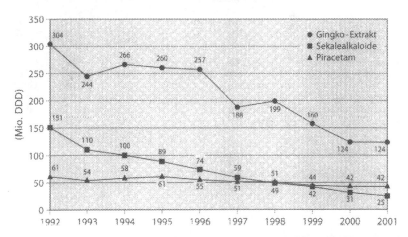

Abbildung 9.1: Verordnungen von Antidementiva 1992 bis 2001. Gesamtverordnungen nach definierten Tagesdosen

Tabelle 9.2: Verordnungen von Antidementiva 2001. Angegeben sind die 2001 verordneten Tagesdosen, die Änderungen gegenüber 2000 und die mittleren Kosten je DDD 2001.

Präparat	Bestandteile	DDD in Mio.	Änderung in %	DDD-Kosten in €
Cholinesterasehemmer				
Aricept	Donepezil	6,8	(+40,6)	4,75
Exelon	Rivastigmin	1,8	(+39,6)	6,43
		8,6	(+40,4)	5,10
NMDA-Rezeptorantagonisten				
Akatinol Memantine	Memantin	13,9	(+17,8)	2,83
Ginkgo-biloba-Extrakt				
Tebonin	Ginkgoblätterextrakt	47,5	(+3,0)	0,79
Gingium	Ginkgoblätterextrakt	21,3	(+0,5)	0,76
Ginkobil	Ginkgoblätterextrakt	19,4	(−7,3)	0,74
rökan	Ginkgoblätterextrakt	12,5	(−6,1)	0,78
Kaveri	Ginkgoblätterextrakt	6,2	(−6,4)	0,80
Ginkgo Stada	Ginkgoblätterextrakt	2,8	(+11,3)	0,77
Gingopret	Ginkgoblätterextrakt	2,4	(+9,3)	0,77
Ginkodilat	Ginkgoblätterextrakt	2,1	(+3,0)	0,77
Gingobeta	Ginkgoblätterextrakt	2,1	(+1,8)	0,77
Ginkgo Syxyl	Ginkgoblätterextrakt	1,5	(−5,9)	0,59
		117,7	(−0,7)	0,77
Sekalealkaloide				
Hydergin	Dihydroergotoxin	3,8	(−29,7)	0,53
DCCK	Dihydroergotoxin	3,0	(−25,9)	0,51
Orphol	Dihydroergotoxin	2,8	(−23,1)	0,56
		9,6	(−26,7)	0,53
Piracetam				
Piracetam-ratiopharm	Piracetam	10,1	(−1,6)	0,57
Normabrain	Piracetam	6,1	(−13,5)	0,88
Nootrop	Piracetam	5,7	(−11,6)	0,99
piracetam von ct	Piracetam	4,3	(+9,8)	0,52
Piracetam-neuraxpharm	Piracetam	3,7	(+13,2)	0,82
Piracebral	Piracetam	3,5	(+1,4)	0,53
		33,4	(−2,9)	0,72
Andere Antidementiva				
Natil	Cyclandelat	14,7	(−7,9)	0,75
Cinnarizin-ratiopharm	Cinnarizin	4,9	(+0,1)	0,21
cinna von ct	Cinnarizin	3,8	(+2,9)	0,16
Complamin	Xantinolnicotinat	1,5	(−4,5)	0,82
Nimotop	Nimodipin	0,8	(−22,3)	7,05
		25,7	(−5,3)	0,76
Summe		209,0	(−1,0)	1,07

der Lebensqualität nach der Patientenselbstbeurteilung (Birks et al. 2002). Die praktische Bedeutung dieser Veränderungen für Patienten und Betreuer ist unklar. Zwei kürzlich publizierte Einjahresstudien mit Donepezil hatten ebenfalls nur marginale Ergebnisse. In einer amerikanischen Studie verlängerte Donepezil die Zeit bis zu einem klinisch evidenten Funktionsverlust gegenüber Placebo zwar um fünf Monate (Mohs et al. 2001). Nach einem Jahr lag jedoch der Anteil der Alzheimerpatienten ohne Funktionsverlust in der Donepezilgruppe nur geringfügig höher als in der Placebogruppe (51% vs. 35%). In einer europäischen Einjahresstudie verfehlte die Besserung der Demenzsymptome nach der Gottfries-Bråne-Steen-Skala als primärer Endpunkt mit einem Unterschied von 3,7 Punkten bezogen auf den Ausgangswert von 30 Punkten die Signifikanzgrenze (p=0,054) (Winblad et al. 2001).

Der zweite Cholinesterasehemmer Rivastigmin (*Exelon*) ermöglicht ähnlich wie Donepezil eine geringe Progressionsverzögerung (Corey-Bloom et al. 1998). Dieser Wirkstoff erreichte von allen bisher untersuchten Antidementiva die größte Besserung kognitiver Leistungen, blieb aber in der Intention-to-Treat-Analyse ebenfalls unter dem Zielwert der FDA-Experten. Nach einer Cochrane-Metaanalyse über insgesamt sieben Studien verbessert Rivastigmin im Vergleich zu Placebo kognitive Funktionen, Alltagsaktivität und den Schweregrad in Dosen von 6–12 mg täglich (Birks et al. 2000).

Insgesamt fällt bei allen bisher geprüften Cholinesterasehemmern auf, daß die statistisch signifikanten Besserungen kognitiver und globaler Endpunkte nur selten mehr als 9–14% der Ausgangswerte erreichen. Auch die nachgewiesene Progressionsverzögerung beschränkt sich lediglich auf einen Zeitraum von fünf Monaten (Mohs et al. 2001). Nach einer Evidenz-basierten Übersicht der American Academy of Neurology können Cholinesterasehemmer bei Patienten mit leichter bis mäßiger Alzheimerdemenz in Betracht gezogen werden, obwohl der durchschnittliche klinische Nutzen nur gering ist (Doody et al. 2001). Auch das britische National Institute for Clinical Excellence (NICE) hat sich kürzlich dafür ausgesprochen, daß Cholinesterasehemmer für die medikamentöse Therapie von Alzheimerpatienten zur Verfügung stehen sollten, wenn die Diagnose durch einen Spezialisten gestellt wurde und vor der Verschreibung kognitive Funktion, klinischer Gesamtstatus und die Alltagsaktivitäten analysiert wurden (O'Brien und Ballard 2001). Wegen der insgesamt marginalen Effekte in der Langzeitanwendung und der weiterhin unklaren Bedeutung für

9

die praktische Therapie ist eine Empfehlung für eine routinemäßige Anwendung der Acetylcholinesterasehemmer aus den bisher vorliegenden Studiendaten nicht ableitbar.

NMDA-Rezeptorantagonisten

Seit einiger Zeit werden N-Methyl-D-Aspartat (NMDA)-Antagonisten als weitere Arzneimittel zur Beeinflussung von Lernen und Gedächtnis diskutiert (Marin und Davis 1995). Erste Hinweise auf kognitive Verbesserungen bei Patienten mit schwerer Alzheimerdemenz zeigte der NMDA-Rezeptorantagonist Memantin in einer 12wöchigen Studie (Winblad und Poritis 1999). Diese Ergebnisse wurden durch zwei weitere Studien mit positiven Daten zu kognitiven, funktionellen und globalen Endpunkten bestätigt, die allerdings bisher nur als Abstrakts vorliegen (Orgogozo und Forette 2000, Reisberg et al. 2000).

Ginkgoextrakt

Die Verordnungen der Ginkgopräparate sind 2001 nur geringfügig zurückgegangen. Sie bleiben damit weiterhin die verordnungsstärkste Gruppe der Antidementiva (Tabelle 9.2). Die weitere Abwärtsentwicklung ist vermutlich auf die insgesamt mangelhafte Evidenz für Ginkgopräparate zurückzuführen. In eine erste größere Metaanalyse waren 40 kontrollierte Studien einbezogen worden, von denen jedoch nur zehn Studien, darunter acht Studien bei zerebraler Insuffizienz, als methodisch akzeptabel bewertet wurden (Kleijnen und Knipschild 1992). Auch eine weitere Ginkgostudie mit drei primären Wirksamkeitsparametern ist nicht überzeugend (Kanowski et al. 1996). Die Responderanalyse erfaßte zwei von drei Primärparametern und ergab nach 24wöchiger Behandlung einen Arzneimitteleffekt bei 18% der Patienten (Ginkgogruppe 28%, Placebogruppe 10%). Wurden alle drei Primärparameter ausgewertet, resultierte nur ein marginaler Arzneimitteleffekt von 8%. Weitere Mängel der Studie sind fehlende Effekte auf die Alltagsaktivität, unvollständige Subgruppenanalyse für Alzheimer- und Multiinfarktdemenz sowie fehlende Zuordnung unabhängiger Beobachter für die drei Merkmalsgruppen.

Ebenso erreichte eine in den USA durchgeführte Ginkgostudie nur bescheidene Änderungen (Le Bars et al. 1997). Die kognitiven Leistungen zeigten nach 52 Wochen mit Ginkgoextrakt gegenüber Placebo im ADAS-Cog Score nur eine Zunahme um 1,4 Punkte. Die klinische Globalbeurteilung ergab gar keine Unterschiede zwischen Ginkgo- und Placebogruppe. Die relativ gute Verträglichkeit von Ginkgo hatte nicht den erwarteten Vorteil, da die Abbruchquote (56%) in der einjährigen Studie ebenfalls ungewöhnlich hoch lag. Trotz dieser enttäuschenden Ergebnisse hat die Herstellerfirma mit dem Slogan „USA-Studie bestätigt erneut: Tebonin ist unbestreitbar klinisch wirksam" geworben.

In der neuesten Ginkgostudie zur Behandlung der Alzheimerdemenz und altersbedingten Gedächtnisstörungen wurde auf allen drei Beobachtungsebenen kein Unterschied zu Placebo gefunden (van Dongen et al. 2000). In Anbetracht dieser zunehmend negativen Ergebnisse stellt sich die berechtigte Frage, ob Ginkgopräparate überhaupt noch eine Zulassung als Arzneimittel beanspruchen können. In den USA werden Ginkgoextrakte als Nahrungsergänzungsmittel (dietary supplement) vertrieben und tragen den Hinweis, daß diese Produkte nicht für die Diagnose, Behandlung, Heilung oder Prävention irgendeiner Krankheit bestimmt sind. Die amerikanische Vorgehensweise wird dadurch bestätigt, daß Ginkgoextrakt auch bei Tinnitusbehandlung, einer weiteren in Deutschland zugelassenen Indikation, nicht besser als Placebo wirkte (Drew und Davies 2001).

Abschließend ist zu betonen, daß Ginkgopräparate keine Aufnahme in zwei wichtige deutsche und amerikanische Therapieempfehlungen gefunden haben. Nach der Therapieempfehlung der Arzneimittelkommission der deutschen Ärzteschaft (2001), die mit der Deutschen Gesellschaft für Psychiatrie, Psychotherapie und Nervenheilkunde sowie mit der Arbeitsgemeinschaft für Neuropsychopharmakologie und Pharmakopsychiatrie abgestimmt wurde, liegen für Ginkgobiloba-Präparate keine sicheren Studienergebnisse vor, die eine günstige Wirkung bei der Demenz belegen. Auch in der Leitlinie der American Academy of Neurology werden die Ergebnisse mit verschiedenen Ginkgoextrakten nicht als ausreichend für eine klinisch wirksame Antidementivatherapie angesehen (Doody et al. 2001).

Piracetam

Auch die Piracetamverordnungen sind weiter rückläufig (Tabelle 9.2). Auf der Basis tierexperimenteller Befunde wird Piracetam seit 25 Jahren bei Hirnleistungsstörungen älterer Patienten zur Steigerung von

Lernen und Gedächtnis in Tagesdosen von 2,4–4,8 g/Tag eingesetzt. Die älteren Studien wurden an unterschiedlichen Patientengruppen durchgeführt und hatten widersprüchliche Ergebnisse (Vernon und Sorkin 1991). Eine Langzeitstudie, die nach den heutigen Empfehlungen in mehreren Beobachtungsebenen über einen Zeitraum von 12 Monaten durchgeführt wurde, zeigte trotz sehr hoher Dosierung (8 g/Tag) keine Effekte auf den globalen psychopathologischen Status sowie auf Verhalten und Alltagsaktivität (Croisile et al. 1993). Lediglich im Bereich kognitiver Leistungen ergab sich bei drei Einzel-Gedächtnistests eine Verlangsamung der Progression gegenüber Placebo. Eine häufige unerwünschte Nebenwirkung von Piracetam ist vermehrte, vor allem nächtliche Unruhe. Trotz der amtlichen Zulassung wird Piracetam daher bei der Behandlung von Demenzpatienten weiterhin als entbehrlich angesehen (Hollister und Gruber 1996).

Sekalealkaloidderivate

Bei den Sekalealkaloidderivaten ist im Jahr 2000 der größte Verordnungsrückgang aller Antidementiva eingetreten (Tabelle 9.2). Dihydroergotoxin (z. B. *Hydergin*) ist in zahlreichen Placebo-kontrollierten Studien an Patienten mit seniler zerebraler Insuffizienz untersucht worden. Mehrfach wurden statistisch signifikante Ergebnisse beobachtet (Gaitz et al. 1977, Kugler et al. 1978). Nach wie vor ist aber umstritten, ob das Ausmaß der beobachteten Verbesserungen eine klinisch relevante therapeutische Wirksamkeit belegen kann. Das vormalige Bundesgesundheitsamt hatte Dihydroergotoxin nur noch als unterstützende Maßnahme bei hirnorganischem Psychosyndrom mit den Leitsymptomen Niedergeschlagenheit, Schwindel, Verwirrtheit und Verhaltensstörungen zugelassen. Bei Alzheimerpatienten wurden mit Dihydroergotoxin keine signifikanten Effekte erzielt (Thompson et al. 1990).

Nicergolin (z. B. *Sermion*) ist nach einem weiteren Verordnungsrückgang nicht mehr unter den 2500 meistverordneten Arzneimitteln vertreten. Nach einem systematischen Cochrane-Review hatte Nicergolin positive Effekte auf kognitive Parameter und das Verhalten, die jedoch nicht mit der derzeit methodischen Studienqualität gemessen worden sind (Fioravanti und Flicker 2001).

Calciumantagonisten und Cinnarizin

Im Bereich der Calciumantagonisten entfällt auf Cyclandelat (*Natil*) eine größere Zahl von Verordnungen (Tabelle 9.2). Dieses Mittel wird als vasoaktiver oder atypischer Calciumantagonist bezeichnet und bei verschiedenen Formen zerebraler Durchblutungsstörungen angewendet. Mehrere ältere unkontrollierte Studien erfüllen nicht die heutigen Anforderungen zum Nachweis der klinischen Wirkung bei dieser Indikation. Gleiches gilt für eine neuere Placebo-kontrollierte Studie mittels quantitativer EEG-Analyse und psychophysiologischen Testskalen an Patienten mit kognitiven Störungen (Schellenberg et al. 1997).

Cinnarizin wurde ursprünglich als Antihistaminikum entwickelt und für die Behandlung von vestibulären Störungen empfohlen. Seine Bedeutung hat weiter abgenommen, nachdem es in der Indikation Hirnleistungsstörungen von der Aufbereitungskommission beim vormaligen Bundesgesundheitsamt negativ bewertet und deshalb auf die Negativliste gesetzt wurde (Tabelle 9.2).

9

Ausblick

Trotz zunehmender Kenntnisse über die Pathogenese der Alzheimerschen Krankheit ist bisher nicht abschätzbar, ob in naher Zukunft neue Therapieformen entstehen, die den Prozeß der Demenzentwicklung aufhalten können. Seit vielen Jahren wird ein präventiver Effekt von nichtsteroidalen Antiphlogistika auf die Entstehung der Alzheimerschen Krankheit diskutiert, obwohl die Daten bisheriger Beobachtungsstudien widersprüchlich sind. Kürzlich wurde in einer prospektiven Kohortenstudie an 6.989 Patienten über einen Zeitraum von 6,8 Jahren gefunden, daß eine mehr als zweijährige Einnahme nichtsteroidaler Antiphlogistika das relative Risiko einer Alzheimerdemenz auf 20% im Vergleich zu einer Kontrollgruppe senkt (in't Veld et al. 2001). Dieses vielversprechende Ergebnis muß jedoch in einer Primärpräventionsstudie bestätigt werden.

Häufig werden Antioxidantien zur Progressionsverzögerung der Alzheimerschen Krankheit empfohlen. In einer Placebo-kontrollierten Studie an 341 Alzheimerpatienten über zwei Jahre wurden jedoch keine signifikanten Unterschiede zwischen Vitamin E (2000 I.E./Tag), Selegilin (10 mg/Tag) und Placebo gefunden (Sano et al. 1997). Erst bei

nachträglicher Adjustierung der kognitiven Leistungen in den einzelnen Gruppen ergaben sich Hinweise auf eine Progressionsverzögerung, die jedoch methodisch zweifelhaft sind.
Auch eine einjährige Östrogensubstitution hatte keinen Effekt auf die Krankheitsprogression bei Alzheimerpatientinnen (Mulnard et al. 2000). Besonders enttäuschend war der Abbruch einer klinischen Phase-II-Studie mit einem Alzheimer-Impfstoff (AN-1792) zur Erzeugung von Antikörpern gegen β-Amyloid, da bei 5 von 360 Patienten eine Enzephalomyelitis aufgetreten war (Birmingham und Frantz 2002).

Es besteht jedoch kein Anlaß zu therapeutischem Nihilismus, da eine Reihe von nichtmedikamentösen und medikamentösen Maßnahmen zur symptomatischen Therapie zur Verfügung stehen. Mit der Demenz assoziierte Verhaltensstörungen, wie z. B. Depression, Unruhe und Angst, können mit milieutherapeutischen und psychotherapeutischen Maßnahmen oder mit spezifischen Psychopharmaka aus dem Bereich der Antidepressiva und Neuroleptika gelindert werden, die wegen ihrer Nebenwirkungen aber problematisch sein können (orthostatische Dysregulation, Verschlechterung der kognitiven Funktionen, extrapyramidale Symptome). Darüber hinaus werden seit einigen Jahren eine Reihe von neuen pharmakologischen Prinzipien untersucht. Viele dieser neuen Wirkstoffe haben zunächst eine symptomatische Besserung bestimmter Symptome zum Ziel, wie z. B. den typischen Verlust kognitiver Fähigkeiten der Alzheimerpatienten. Andere Therapieansätze basieren auf dem seit längerem bekannten Neurotransmitterverlust oder theoretischen Überlegungen zur Entzündungshemmung, zur Antioxidation und zur Hemmung der Amyloidbildung durch γ-Sekretaseinhibitoren.

Literatur

Arzneimittelkommission der Deutschen Ärzteschaft (2001): Empfehlungen zur Therapie der Demenz. Arzneiverordnung in der Praxis, Sonderheft, 2. Auflage.
Bickel H. (2000): Dementia syndrome and Alzheimer disease: an assessment of morbidity and annual incidence in Germany. Gesundheitswesen 62: 211–218.
Birks J., Iakovidou V., Tsolaki M. (2000): Rivastigmine for Alzheimer's disease. Cochrane Database Syst. Rev. 2: CD001191.
Birks J.S., Melzer D., Beppu H. (2002): Donepezil for mild and moderate Alzheimer's disease (Cochrane-Review). The Cochrane Library, Issue 2, 2002, Oxford: Updated Software.

Birmingham K., Frantz S. (2002): Set back to Alzheimer vaccine studies. Nat. Med. 8: 199–200.

Committee for Proprietary Medicinal Products (CPMP) (1998): Note for guidance on medicinal products in the treatment of Alzheimer's disease.

Corey-Bloom J., Anand R., Veach J. for the ENA 713 B352 Study Group (1998): A randomized trial evaluating the efficacy and safety of ENA 713 (rivastigmine tartrate), a new acetylcholinesterase inhibitor, in patients with mild to moderately severe Alzheimer's disease. Int. J. Geriatr. Psychopharmacol. 1: 55–65.

Croisile B., Trillet M., Fondarai J., Laurent B., Mauguière F., Billardon M. (1993): Long-term and high-dose piracetam treatment of Alzheimer's disease. Neurology 43: 301–305.

Davies P., Maloney A.J. (1976): Selective loss of central cholinergic neurons in Alzheimer's disease. Lancet 2: 1403.

Doody R.S., Stevens J.C., Beck C., Dubinsky R.M., Kaye J.A., Gwyther L. et al. (2001): Practice parameter: Management of dementia (an evidence-based review). Report of the Quality Standards Subcommittee of the American Academy of Neurology. Neurology 56: 1154–1166.

Drew S., Davies E. (2001): Effectiveness of Ginkgo biloba in treating tinnitus: double blind, placebo controlled trial. Brit. Med. J. 322: 1–6.

Fioravanti M., Flicker L. (2001): Efficacy of nicergoline in dementia and other age associated forms of cognitive impairment. Cochrane Database Syst. Rev. 2001 (4): CD003159.

Food and Drug Administration (1989): Peripheral and Central Nervous System Drugs Advisory Committee Meeting, July 7, 1989. Rockville MD: Dept. of Health and Human Services, Public Health service 1989: 227.

Gaitz C.M., Varner R.V., Overall J. E. (1977): Pharmacotherapy for organic brain syndrome in late life. Evaluation of an ergot derivative vs. placebo. Arch. Gen. Psychiatry 34: 839–845.

Hollister L., Gruber N. (1996): Drug treatment of Alzheimer's disease. Effects on caregiver burden and patient quality of life. Drugs Aging 8: 47–55.

In't Veld B.A., Riutenberg A., Hofman A., Launer L.J., van Duijn C.M., Stijnen T. et al. (2001): Nonsteroidal antiinflammatory drugs and the risk of Alzheimer's disease. N. Engl. J. Med. 345: 1515–1521.

Kanowski S., Herrmann W.M., Stephan K., Wierich W., Hörr R. (1996): Proof of efficacy of the Ginkgo biloba special extract Egb 761 in outpatients suffering from mild to moderate primary degenerative dementia of the Alzheimer type or multi-infarct dementia. Pharmacopsychiatry 29: 47–56.

Kleijnen J., Knipschild P. (1992): Ginkgo biloba. Lancet 340: 1136–1139.

Kugler J., Oswald W.D., Herzfeld U., Seus R., Pingel J., Welzel D. (1978): Langzeittherapie altersbedingter Insuffizienzerscheinungen des Gehirns. Dtsch. Med. Wochenschr. 103: 456–462.

Le Bars P.L., Katz M.M., Berman N., Itil T.M., Freedman A.M., Schatzberg A.F. (1997): A placebo-controlled, double-blind, randomized trial of an extract of Ginkgo biloba for dementia. JAMA 278: 1327–1332.

Leber P. (1990): Guidelines for the clinical evaluation of antidementia drugs. Food and Drug Administration. Rockville, MD, USA.

Marin D. B., Davis K.L. (1995): Experimental therapeutics. In: Bloom F.E., Kupfer D.J. (eds.): Psychopharmacology: The fourth generation of progress. Raven Press Ltd., New York, pp. 1417–1426.

Mohs R.C., Doody R.S., Morris J.C., Ieni J.R., Rogers S.L., Perdomo C.A., Pratt R.D. for the „312" Study Group (2001): A 1-year, placebo-controlled preservation of function survival study of donepezil in AD patients. Neurology 57: 481–488.

Mulnard R.A., Cotman C.W., Kawas C., van Dyck C.H., Sano M., Doody R. et al. (2000): Estrogen replacement therapy for treatment of mild to moderate Alzheimer disease. JAMA 283: 1007–1015.

O'Brien J.T., Ballard C.G. (2001): Drugs for Alzheimer's disease. Brit. Med. J. 323: 123–124.

Orgogozo J.M., Forette F. for the MMM 300 Group (2000): Efficacy of memantine in mild to moderate vascular dementia (the MMM 300 Trial). Sixth Int. Stockholm/Springfield Symposium on Advances in Alzheimer Therapy. April 5–8, 2000.

Polvikoski T., Sulkava R., Myllykangas L., Notkola I.-L., Niinistö L., Verkkoniemi A. et al. (2001): Prevalence of Alzheimer's disease in very elderly people. Neurology 56: 1690–1696.

Reisberg B., Schneider L., Doody R., Anand R., Feldman H. et al. (1997): Clinical global measures of dementia. Alz. Dis. Assoc. Dis. 11 (Suppl. 3): 8–18.

Reisberg B., Windscheif U., Ferris S.H., Hingorani V.H., Stöffler A., Möbius H.-J. (2000): Memantine in moderately severe to severe Alzheimer's disease (AD): results of a placebo-controlled 6-month trial. Neurobiology of Aging 21 (1S): S275.

Rogers S.L., Farlow M.R., Doody R.S., Mohs R., Friedhoff L.T. and the Donepezil Study Group (1998): A 24-week, double-blind, placebo-controlled trial of donepezil in patients with Alzheimer's disease. Neurology 50: 136–145.

Sano M., Ernesto C., Thomas R.G., Klauber M.R., Schafer K., Grundman M et al. for the Members of the Alzheimer's Disease Cooperative Study (1997): A controlled trial of selegiline, alpha-tocopherol, or both as treatment for Alzheimer's disease. N. Engl. J. Med. 336: 1216–1222.

Schellenberg R., Todorova A., Wedekind W., Schober F., Dimpfel W. (1997): Pathophysiology and psychopharmacology of dementia – a new study design. 2. Cyclandelate treatment – a placebo-controlled double-blind clinical trial. Neuropsychobiology 35: 132–142.

Thompson T.L. II, Filley C.M., Mitchell W.D., Culig K.M., LoVerde M., Byyny R.L. (1990): Lack of efficacy of hydergine in patients with Alzheimer's disease. N. Engl. J. Med. 323: 445–448.

Van Dongen M.C.J.M., van Rossum E., Kessels A.G.H., Sielhorst H.J.G., Knipschild P.G. (2000): The efficacy of ginkgo for elderly people with dementia and age-associated memory impairment: new results of a randomized clinical trial. J. Am. Ger. Soc. 48: 1183–1194.

Vernon M.W., Sorkin E.M. (1991): Piracetam. An overview of its pharmacological properties and a review of its therapeutic use in senile cognitive disorders. Drugs Aging 1: 17–35.

Winblad B., Engedal K., Soininen H., Verhey F., Waldemar G, Wimo A. et al. and the Donepezil Nordic Study Group (2001): A 1-year, randomised, placebo-controlled study of donepezil in patients with mild to moderate AD. Neurology 57: 489–495.

Winblad B., Poritis N. (1999): Memantine in severe dementia: results of the 9M-Best Study (Benefit and efficacy in severely demented patients during treatment with memantine). Int. J. Geriat. Psychiatry 14: 135–146.

9

10. Antidiabetika

HANS-GEORG JOOST und KLAUS MENGEL

AUF EINEN BLICK

Trend

Die Arzneitherapie des Diabetes mellitus hat in den letzten zehn Jahren stetig zugenommen. Die Insulinverordnungen haben sich in diesem Zeitraum ungefähr verdoppelt. Die Biguanidverordnungen sind sogar zehnfach angestiegen, während die Sulfonylharnstoffe annähernd konstant geblieben sind.

Kosten

Im Jahr 2001 ist der Umsatz der Antidiabetika durch erhöhte Verordnung teurer Neueinführungen überproportional angestiegen. Allein durch neue insulinotrope Antidiabetika sind Mehrkosten von etwa 100 Mio. € verursacht worden. Auch die Umstellung auf Insulinanaloga stellt einen erheblichen Kostenfaktor von ca. 100 Mio. € dar.

Ziele der Diabetestherapie sind Symptomfreiheit, Verbesserung der Lebensqualität und Vermeidung von Spätkomplikationen. Dieses wird nach den Daten mehrerer Studien durch eine möglichst optimale Blutzuckereinstellung erreicht. Für den Typ-1-Diabetes ist die Wirkung der Blutzuckereinstellung durch die DCCT-Studie gesichert (Diabetes Control and Complications Trial Research Group 1993). Für den Typ-2-Diabetes haben die Ergebnisse der UKPDS-Studie gezeigt, daß eine intensivierte Diabetestherapie mit einem HbA_{1c}-Wert unter 7% über die ersten zehn Jahre nach der Diagnose die Häufigkeit mikrovaskulärer und – in geringerem Ausmaß – makrovaskulärer Komplikationen senkt (UK Prospective Diabetes Study Group 1998a, Stratton et al. 2000).

Grundlage jeder Diabetestherapie ist die Diätbehandlung des Patienten. Beim Typ-1-Diabetes ist zudem immer die Gabe von Insulin erforderlich. Die Ersteinstellung übergewichtiger Typ-2-Diabetiker gelingt häufig allein durch Diät und Normalisierung des Körpergewichts. Gewichtsabnahme und körperliche Betätigung reduzieren die Progredienz einer gestörten Glucosetoleranz zur Nüchternhyperglykämie um 60% (Tuomilehto et al. 2001) und sind somit die wirksamsten therapeutischen Maßnahmen. Erst bei unzureichendem Erfolg von Diät und Bewegungstherapie ist die Gabe oraler Antidiabetika, im weiteren Verlauf der Erkrankung oft auch von Insulin, angezeigt.

In den letzten zehn Jahren hat die Arzneitherapie des Diabetes stetig zugenommen. Die Insulinverordnungen haben sich ungefähr verdoppelt (Abbildung 10.1). Das Verordnungsvolumen der Biguanidpräparate ist annähernd zehnfach angestiegen, während die Sulfonylharnstoffe seit 1992 konstant geblieben sind. Im Jahr 2001 stieg die Verordnungshäufigkeit der gesamten Indikationsgruppe im Vergleich zum Anstieg des Vorjahrs deutlich, der Umsatz sogar noch stärker an (Tabelle 10.1). Eine genaue Analyse der Tabelle zeigt, daß der Anstieg des Umsatzes nicht nur auf eine erhöhte Diabetesprävalenz und auf eine intensivierte Therapie zurückzuführen ist, sondern vor allem auch auf die Verordnung teurer Neueinführungen.

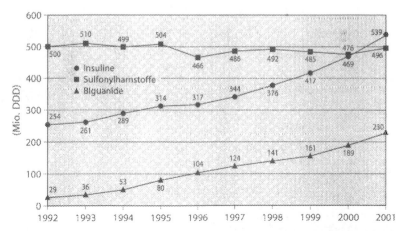

Abbildung 10.1: Verordnungen von Antidiabetika 1992 bis 2001. Gesamtverordnungen nach definierten Tagesdosen

Tabelle 10.1: Verordnungen von Antidiabetika 2001. Angegeben sind die verordnungshäufigsten Präparate mit Verordnungsrang, Verordnungen und Umsatz 2001 im Vergleich zu 2000.

Rang	Präparat	Verordnungen in Tsd.	Änd. %	Umsatz Mio. €	Änd. %
24	Amaryl	2149,8	+16,8	93,9	+21,3
36	Insuman Comb	1706,4	−1,8	146,7	+0,3
37	Insulin Actraphane HM	1687,7	+5,3	154,6	+6,7
60	Glucobay	1371,3	−10,6	55,6	−11,3
106	Euglucon	1036,0	−14,8	12,6	−14,5
111	Glucophage	993,2	−3,8	21,6	−4,6
122	Glibenclamid-ratiopharm/-S	936,5	−5,1	6,3	−5,3
133	Insulin Actrapid HM	882,9	+8,2	79,0	+12,5
139	Maninil	867,6	−7,9	9,7	−8,0
181	Humalog	754,9	+38,6	93,3	+42,9
184	Siofor	745,5	+34,7	12,9	+27,1
195	Insulin Protaphan HM	725,6	+2,7	60,3	+3,2
214	Insuman Rapid/ -Infusat	687,2	+33,8	61,4	+37,5
217	Glibenhexal	683,5	−9,6	4,5	−9,3
290	NovoNorm	538,8	+40,1	25,9	+44,7
337	Lantus	489,4	+343,1	52,0	+381,5
353	Metformin-ratiopharm	472,8	+61,2	7,5	+60,5
371	Diabetase	452,2	+15,6	7,3	+11,8
424	Meglucon	410,9	+12,0	6,7	+13,5
451	Mediabet	391,6	−1,5	6,9	+0,3
455	Insuman Basal	390,7	−2,8	32,9	−0,7
610	NovoRapid	294,7	+134,7	34,6	+144,4
677	Diastabol	269,8	−10,0	10,8	−4,6
717	Humalog Mix	253,9	+50,6	27,6	+48,7
778	Berlinsulin H	226,6	+16,1	19,8	+18,7
784	Mescorit	223,8	−11,6	5,0	−11,1
791	Metformin Stada	221,3	+46,3	3,5	+40,8
825	Huminsulin Basal	209,4	−8,8	17,2	−5,2
845	Diabesin	203,9	+37,2	3,2	+35,9
1010	Avandia	170,9	+188,8	23,4	+253,7
1016	Metformin-Basics	169,2	−0,9	2,5	−4,6
1152	Duraglucon	144,0	−10,9	1,6	−10,5
1182	gliben von ct	140,3	+13,6	0,7	+12,7
1185	Glibenclamid AL	140,1	+16,8	0,7	+16,7
1274	Glukovital	127,4	−14,4	0,9	−14,5
1390	Glibenclamid Heumann	115,9	−7,0	0,9	−7,5
1409	Metformin AL	114,2	+91,4	1,7	+81,3
1412	Met	114,0	+36,8	1,8	+36,8
1430	Metfogamma	112,2	+37,1	1,7	+39,1
1459	Actos	109,3	(>1000)	16,8	(>1000)
1479	Huminsulin Profil	107,7	−29,1	9,4	−24,9
1518	Berlinsulin H-Normal	104,0	+22,7	9,2	+24,6
1542	Metformin-Lich	101,4	+65,2	1,6	+66,3
1653	metformin von ct	92,6	+18,9	1,5	+16,8

Tabelle 10.1: Verordnungen von Antidiabetika 2001. Angegeben sind die verordnungshäufigsten Präparate mit Verordnungsrang, Verordnungen und Umsatz 2001 im Vergleich zu 2000 (Fortsetzung).

Rang	Präparat	Verordnungen in Tsd.	Änd. %	Umsatz Mio. €	Änd. %
1755	Azuglucon	84,5	−2,5	0,7	+2,0
1768	Glucobon	83,7	+27,7	1,2	+22,9
1775	Huminsulin Normal	83,2	−17,6	7,5	−14,0
1871	Berlinsulin H Basal	76,8	+28,8	6,2	+33,5
1877	Insulin Novo Semilente	76,4	−17,2	5,1	−17,2
2014	Metformin-1A Pharma	68,6	+73,7	1,0	+67,2
2071	Starlix	65,5	(neu)	3,6	(neu)
2220	Metformin-Heumann	58,3	+98,3	0,9	+85,7
2250	Glibenbeta	57,0	+6,3	0,3	+5,2
Summe		22795,5	+9,9	1174,5	+20,1
Anteil an der Indikationsgruppe		96,9%		98,2%	
Gesamte Indikationsgruppe		23532,4	+9,1	1196,4	+18,4

Insuline

Insulinpräparate werden nach Eintritt und Dauer ihrer Wirkung in drei Gruppen eingeteilt: Kurzwirkende Insuline (Normalinsulin, Insulin lispro und Insulin Aspart), Verzögerungsinsuline mit mittellanger oder langer Wirkungsdauer und Mischinsuline, die aus kurzwirkenden und verzögert wirkenden Insulinzubereitungen zusammengesetzt sind. Bei den Humaninsulinen wird, um eine problemlose Mischung mit Normalinsulin zu ermöglichen, bevorzugt Protamin als Depotfaktor (NPH-Prinzip) verwendet. Als Depotfaktor bei länger wirkenden Insulinen werden zudem Zinksalze eingesetzt.

In den letzten 20 Jahren sind drei grundsätzliche Neuerungen in die Insulinbehandlung des Diabetes mellitus eingeführt worden. Seit 1982 stand Humaninsulin als semisynthetisches oder gentechnisch hergestelltes Produkt zur Verfügung (Karam und Etzwiler 1983). Die Insulintherapie wurde in einem kontinuierlichen Anpassungsprozeß über viele Jahre von Rinder- und Schweineinsulin auf Humaninsulin umgestellt (Abbildung 10.2). Zeitweise wurden Befürchtungen über eine verminderte Hypoglykämie-Wahrnehmung unter Humaninsulin geäußert, die sich in kontrollierten Studien jedoch nicht bestätigen ließen (Everett und Kerr 1994). Die Umstellung auf Humaninsulin ist seitdem weitgehend abgeschlossen.

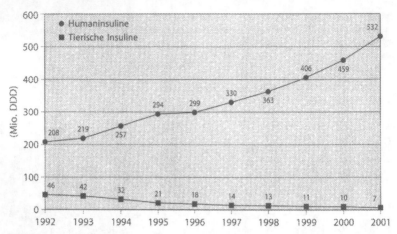

Abbildung 10.2: Verordnungen von Insulinen 1992 bis 2001. Gesamtverordnungen nach definierten Tagesdosen

Die zweite wichtige Neuerung war die Einführung der intensivierten Insulintherapie nach dem Basis-Bolus-Prinzip (Holman et al. 1983). Dabei wird für den Basalbedarf ein Verzögerungsinsulin ein- bis zweimal täglich gegeben und der nahrungsbedingte Insulinbedarf durch 3–4 zusätzliche Einzelinjektionen eines kurzwirkenden Insulins gedeckt. Die intensivierte Insulintherapie ist heute die Standardtherapie bei Typ-1-Diabetes und wird auch bei einem Teil der Typ-2-Diabetiker durchgeführt. Injektionshilfen (z. B. Novopen, Optipen) erleichtern die praktische Handhabung des Verfahrens. Als Zeichen der praktischen Umsetzung dieses Therapieprinzips hat die Verordnung der kurzwirkenden Insuline seit über zehn Jahren einen ungewöhnlich starken Aufschwung erfahren und hat auch 2001 weiter zugenommen (Tabelle 10.2).

Die reinen Verzögerungsinsuline zeigten 2001 ebenfalls einen kräftigen Anstieg, während die Verordnung der Mischinsuline wie bereits im Vorjahr erheblich weniger zunahm. Mischinsuline sind aber nach wie vor die meistverordnete Gruppe. Sie werden vor allem bei der konventionellen Insulintherapie (zwei tgl. Injektionen) des Typ-2-Diabetes angewendet.

Die dritte Neuerung war die Einführung der Insulinanaloga. Kurzwirkende Analoga (Insulin lispro, *Humalog*; Insulin Aspart, *NovoRa-*

Tabelle 10.2: Verordnungen von Insulinpräparaten 2001. Angegeben sind die 2001 verordneten Tagesdosen, die Änderungen gegenüber 2000 und die mittleren Kosten je DDD 2001.

Präparat	Bestandteile	DDD in Mio.	Änderung in %	DDD-Kosten in €
Kurzwirkende Insuline				
Insulin Actrapid HM	Humaninsulin	54,4	(+12,8)	1,45
Humalog	Insulin lispro	49,3	(+43,9)	1,89
Insuman Rapid/ -Infusat	Humaninsulin	41,1	(+31,4)	1,50
NovoRapid	Insulin Aspart	18,2	(+148,0)	1,90
Berlinsulin H-Normal	Humaninsulin	6,4	(+24,7)	1,42
Huminsulin Normal	Humaninsulin	5,3	(−13,9)	1,41
		174,8	(+32,0)	1,63
Verzögerungsinsuline				
Insulin Protaphan HM	Humaninsulin	41,2	(+2,8)	1,47
Lantus	Insulin glargin	26,8	(+382,7)	1,94
Insuman Basal	Humaninsulin	23,1	(−0,8)	1,42
Huminsulin Basal	Humaninsulin	11,9	(−5,4)	1,44
Berlinsulin H Basal	Humaninsulin	4,3	(+33,9)	1,44
Insulin Novo Semilente	Insulin vom Schwein	3,8	(−17,2)	1,33
		111,1	(+24,3)	1,56
Mischinsuline				
Insulin Actraphane HM	Humaninsulin	104,2	(+6,7)	1,48
Insuman Comb	Humaninsulin	103,6	(−0,1)	1,42
Humalog Mix	Insulin lispro	14,4	(+50,8)	1,91
Berlinsulin H	Humaninsulin	13,9	(+18,9)	1,43
Huminsulin Profil	Humaninsulin	6,7	(−25,3)	1,41
		242,8	(+4,9)	1,47
Summe		528,7	(+16,6)	1,55

pid) des Humaninsulins werden nach s.c. Injektion schneller resorbiert; die Wirkung setzt bereits nach 15 Minuten ein und hält nur 2–3 Stunden an. Ihr Vorteil wird darin gesehen, daß der für Normalinsuline notwendige Spritz/Eß-Abstand entfällt, die postprandialen Blutzuckerspiegel niedriger sind und Zwischenmahlzeiten zur Vermeidung von Hypoglykämien unnötig werden (Wilde und McTavish 1997). Auf die Langzeitkontrolle des Diabetes ließ sich nur in einem Teil der bisher durchgeführten kontrollierten Studien ein moderater Effekt der Analoga (Senkung der HbA_{1c}-Werte um 0,2–0,4%) nachweisen (Koivisto 1998, Lalli et al. 1999, Home et al. 2000, Heinemann und Heise 2001). Der Anteil der Insulinanaloga an den Verordnungen der kurzwirkenden Insuline ist seit ihrer Einführung stetig gestiegen; im Jahr 2001 erreichte er 39% (2000 30%, 1999 23%) (Tabelle 10.2).

Besonders deutlich zugenommen hat die Verordnung des 1999 eingeführten langwirkenden Insulinanalogon Insulin glargin (*Lantus*). Durch Einführung von zwei Argininresten resultiert eine bessere Löslichkeit bei schwach saurem pH. Die Zubereitung ist eine klare Lösung, aus der der Wirkstoff nach Injektion präzipitiert und damit ein gleichmäßiger resorbierbares Depot bildet (Heinemann et al. 2000). Als Vorteil von Insulin glargin wird gesehen, daß es gleichmäßiger als NPH-Insulin wirkt, und daß die Häufigkeit nächtlicher Hypoglykämien etwas geringer ist. Die Datenbasis reicht jedoch zu einer endgültigen Beurteilung der Vorteile in der Langzeitkontrolle noch nicht aus (Heinemann und Heise 2001). Kürzlich wurden 49 Verdachtsfälle unerwünschter Arzneimittelwirkungen nach Insulin glargin berichtet, wobei in sechs Berichten eine Retina- oder Glaskörperblutung mit der Applikation von Insulin glargin in Verbindung gebracht wurde (Arzneimittelkommission der deutschen Ärzteschaft 2002). Obwohl diese Komplikation auch unter anderen Insulinen vorkommt, sollte Insulin glargin bei Retinopathie nur bei zwingender Indikation eingesetzt werden.

Insulinanaloga sind nicht zur Behandlung von Schwangeren zugelassen. Sie sind ca. 25% teurer als die vergleichbaren Humaninsulinpräparate. Der Trend zur Umstellung auf die Analoga stellt daher einen erheblichen Kostenfaktor dar. Ihr Umsatz hat 2001 um ca. 100 Mio. € zugenommen (ca. 50% des gesamten Umsatzanstiegs der Antidiabetika).

Orale Antidiabetika

Insulinotrope Antidiabetika

Als insulinotrope Antidiabetika werden Sulfonylharnstoff- sowie seit 1999 Benzoesäurederivate (Glinide) eingesetzt. Sie steigern die Sekretion von Insulin aus den B-Zellen der Pankreasinseln. Eine noch vorhandene Funktionsfähigkeit des Inselorgans ist daher Voraussetzung für ihre Anwendung. Die Wirkung setzt vor allem zu den postprandialen Blutzuckeranstiegen ein, kann aber auch bei niedrigen Blutglukosekonzentrationen auftreten. Hypoglykämien sind daher möglich. Neben der Wirkung an den Inselzellen werden seit Einführung der

Sulfonylharnstoffderivate auch extrapankreatische Wirkungen diskutiert, die jedoch wahrscheinlich therapeutisch ohne oder nur von untergeordneter Bedeutung sind.

Glibenclamid ist der bislang einzige insulinotrope Wirkstoff, für den die Wirkung auf die diabetischen Sekundärkomplikationen untersucht wurde und ein positives Langzeitergebnis nachgewiesen ist (UK Prospective Diabetes Study Group 1998a). Die Anwendung von Glibenclamid ist aber dadurch belastet, daß seine Kombination mit Metformin mit einer ca. 100%igen Zunahme von Diabetes-assoziierten Todesfällen assoziiert war (UK Prospective Diabetes Group 1998b, Olsson et al. 2000). Man schätzt, dass ca. $^2/_3$ der mit Glibenclamid behandelten Typ-2-Diabetiker die Kombination mit Metformin erhalten. Es kann nicht ausgeschlossen werden, daß nicht die Wirkstoff-Kombination, sondern eine ‚Anreicherung‘ von Patienten mit besonders hohem kardiovaskulärem Risiko in der behandelten Gruppe für die erhöhte Mortalität verantwortlich ist. Das Ergebnis steht aber im Widerspruch zu der verbesserten Einstellung von Blutglukose und HbA_{1c}-Werten durch eine Kombinationstherapie von Glibenclamid und Metformin (De Fronzo und Goodman 1995).

Glibenclamid war 30 Jahre lang der am häufigsten verordnete Wirkstoff unter allen oralen Antidiabetika, ist 2001 aber von dem 1996 eingeführten Sulfonylharnstoff Glimepirid (*Amaryl*) (Langtry und Balfour 1998) überholt worden (Tab. 10.3). Die Glibenclamidverordnungen haben insgesamt seit Jahren stetig abgenommen und sind auch im Jahr 2001 weiter zurückgegangen. Wie in den Vorjahren war 2001 neben dem Trend zur Umstellung auf Glimepirid eine Zunahme der kostengünstigeren Glibenclamidgenerika zu beobachten (Tabelle 10.3).

Glimepirid verbessert die Stoffwechselkontrolle von Typ-2-Diabetikern vergleichbar wie andere Sulfonylharnstoffe, hat aber keine überlegene Wirkung auf Nüchtern-Plasmaglukose und HbA_{1c}-Werte (Dills und Schneider 1996, Draeger et al. 1996). Die Einführung des Glimepirids wurde begründet mit einer niedrigeren Hypoglykämieinzidenz, insbesondere bei älteren Patienten mit eingeschränkter Nierenfunktion, und der längeren Wirkungsdauer, die eine nur einmalige tägliche Gabe erlauben soll. Diese möglichen Vorteile sind jedoch nicht gut gesichert. Die Zahl der Patienten mit Hypoglykämien in der Glimepiridgruppe (60 Patienten) und in der Glibenclamidgruppe (74 Patienten) war ohne statistisch signifikanten Unterschied (Draeger et al. 1996). Die gleiche Wirksamkeit einer Einmalgabe der Tagesdosis im Vergleich zu einer zweimaligen Gabe wurde nur mit supratherapeu-

Tabelle 10.3: Verordnungen von insulinotropen Antidiabetika 2001. Angegeben sind die 2001 verordneten Tagesdosen, die Änderungen gegenüber 2000 und die mittleren Kosten je DDD 2001.

Präparat	Bestandteile	DDD in Mio.	Änderung in %	DDD-Kosten in €
Glibenclamid				
Euglucon	Glibenclamid	59,2	(–14,4)	0,21
Glibenclamid-ratiopharm/-S	Glibenclamid	51,2	(–5,1)	0,12
Maninil	Glibenclamid	40,9	(–8,2)	0,24
Glibenhexal	Glibenclamid	40,4	(–9,3)	0,11
Duraglucon	Glibenclamid	8,3	(–10,4)	0,20
Glibenclamid AL	Glibenclamid	8,2	(+16,6)	0,09
Glukovital	Glibenclamid	7,2	(–14,5)	0,13
gliben von ct	Glibenclamid	7,2	(+12,3)	0,10
Glibenclamid Heumann	Glibenclamid	6,8	(–7,7)	0,13
Azuglucon	Glibenclamid	4,9	(–0,5)	0,15
Glibenbeta	Glibenclamid	3,3	(+5,0)	0,09
		237,5	(–8,2)	0,16
Andere Substanzen				
Amaryl	Glimepirid	238,0	(+22,1)	0,39
NovoNorm	Repaglinide	12,3	(+48,9)	2,10
Starlix	Nateglinid	2,1	(neu)	1,72
		252,4	(+24,3)	0,49
Summe		489,9	(+6,1)	0,33

tischen Tagesdosen von 8 mg und 16 mg nachgewiesen (Rosenstock et al. 1996), während der Hersteller in seiner Fachinformation festlegt, daß 6 mg Glimepirid als tägliche Maximaldosis nicht überschritten werden sollten, und daß Tagesdosen über 4 mg nur in Einzelfällen die Wirkung verbessern. Die Vorzüge von Glimepirid werden daher nicht einheitlich beurteilt. Während viele Diabetologen Glimepirid gegenüber anderen ß-zytotropen Substanzen bevorzugen (McCall 2001), faßt eine niederländische Autorengruppe ihre Beurteilung mit dem kritischen Kommentar zusammen: ‚Ein neuer Stoff, ein altes Rezept' (Veneman et al. 1998).

Die Tagesdosis von Glimepirid ist ungefähr 3–4 mal so teuer wie die generischer Glibenclamidpräparate. Deshalb verursachte die breite Umstellung auf *Amaryl* im Jahr 2001 Mehrkosten gegenüber preiswerten Glibenclamidgenerika von ca. 70 Mio. €. *Amaryl* ist damit ein besonders teures Analogpräparat, dessen klinische Vorzüge unzureichend gesichert sind.

Mit dem 1999 zugelassenen Sekretionsstimulator Repaglinid (*NovoNorm*) soll nach den Angaben des Herstellers ein neues Therapiekonzept, die Mahlzeiten-angepaßte Sekretionssteigerung (prandiale Therapie), eingeführt werden. Repaglinid hat eine Wirkdauer von 1–2 Stunden. Der Wirkstoff wird hauptsächlich hepatisch eliminiert, dennoch scheint die Clearance bei Patienten mit eingeschränkter Nierenfunktion vermindert zu sein. Aufgrund der kurzen Wirkdauer könnte man erwarten, daß durch Repaglinid eine bessere Blutzuckereinstellung bei geringerer Hypoglykämiehäufigkeit als mit Glibenclamid erreicht werden kann (Moses 2000). Eine dreitägige Studie der Herstellerfirma zeigte, daß nach Auslassen der Mittagsmahlzeit in der Glibenclamidgruppe (ohne Dosisreduktion) häufiger Hypoglykämien auftraten als in der Repaglinidgruppe mit gleichzeitigem Fortfall der Mittagsdosis (Damsbo et al. 1999). Bei Patienten, die eine zeitlich flexible Nahrungsaufnahme wünschen, ist das Therapieprinzip daher vorteilhaft (Landgraf et al. 2000). Bei regelmäßiger Nahrungsaufnahme sind die Vorteile bislang nicht gesichert, da mehrere Vergleichsstudien über 3–12 Monate keine Unterschiede in Stoffwechseleinstellung oder Hypoglykämiehäufigkeit zwischen Repaglinid- und Glibenclamidbehandelten Typ-2-Diabetikern zeigten (Wolffenbuttel et al. 1999, Landgraf et al. 1999, Marbury et al. 1999). Bei der Beurteilung der Substanzen sollte berücksichtigt werden, daß für dieses Therapiekonzept auch ältere Sulfonylharnstoffe mit kurzer Wirkungsdauer einsetzbar sein könnten (Gliquidon oder Glisoxepid).

Als zweiter Vertreter der Glinide wurde Nateglinid (*Starlix*) 2001 eingeführt und gelangte bereits innerhalb von 8 Monaten in die Gruppe der meistverordneten Arzneimittel. Nateglinid wirkte in einer Vergleichsstudie schwächer blutzuckersenkend als Glibenclamid, senkte aber trotzdem nicht die Hypoglykämiehäufigkeit (Hollander et al. 2001). Nateglinid ist nur zur Kombinationsbehandlung mit Metformin zugelassen (siehe auch Kapitel 2, Neue Arzneimittel).

Die Tagestherapiekosten von *NovoNorm* und *Starlix* sind etwa zwanzigmal höher als die preiswerter Glibenclamidgenerika (Tabelle 10.3). Der Anteil von *NovoNorm* und *Starlix* an den insulinotropen Substanzen beträgt zwar insgesamt nur 2,9% (Glimepirid 49%). Dieser kleine Anteil verursacht aber im Vergleich mit Glibenclamid-Generika schon jetzt deutliche Mehrkosten. Bei insulinotropen Antidiabetika ermöglicht die Substitution teurer Analogpräparate durch preisgünstige Glibenclamidgenerika erhebliche Einsparpotentiale. Der Therapiekostenvergleich auf der Basis der WHO-Tagesdosis

180   Hans-Georg Joost und Klaus Mengel

Tabelle 10.4: Therapiekostenvergleich der insulinotropen Antidiabetika.

Eigenschaften	Climepirid Amaryl	Repaglinid NovoNorm	Nateglinid Starlix
WHO-Tagesdosis	2 mg	6 mg	360 mg
Packungsgröße, 120 Tbl.	2 mg	2 mg	120 mg
Preis für 120 DDD, €	48,82	188,94	200,91
Umsatz 2001, Mio. €	93,9	25,9	3,6
DDD 2001, Mio.	238,0	12,3	2,1
Substitution			
Wirkstoff	Glibenclamid	Glibenclamid	Glibenclamid
Präparat (Beispiel)	Glibenclamid AL	Glibenclamid AL	Glibenclamid AL
Packungsgröße, 100 Tbl.	7 mg	7 mg	7 mg
Preis für 120 DDD, €	10,56	10,56	10,56
Einsparung/120 DDD, €	38,26	178,38	190,35
Einsparpotential, Mio. €	75,9	18,3	3,3

und der größten Packungsgrößen ergibt hohe rechnerische Einsparpotentiale bei Glimepirid (*Amaryl*), Repaglinid (*NovoNorm*) und Nateglinid (*Starlix*) von insgesamt 98 Mio. € (Tabelle 10.4) (siehe auch Kapitel 50, Einsparpotentiale, Tabelle 50.4).

Biguanide

Aus der Gruppe der Biguanide wird seit langer Zeit nur noch Metformin angewendet. Es senkt die hepatische Glukoseabgabe und steigert die periphere Glukoseutilisation bei erhöhter Insulinempfindlichkeit (Stumvoll et al. 1995). Im Gegensatz zu den insulinotropen Antidiabetika löst Metformin keine Hypoglykämien und keine Gewichtszunahme aus und wird daher vor allem für übergewichtige Typ-2-Diabetiker empfohlen (Dunn und Peters 1995, Bailey et al. 1996). Metformin senkte bei Typ-2-Diabetikern mit ungenügender Diätkontrolle in einer 29wöchigen Studie Blutglukose- und HbA$_{1c}$-Werte gegenüber Placebo, aber auch als Zusatztherapie zu Glibenclamid (DeFronzo und Goodman 1995). Die Laktatspiegel ändern sich unter den therapeutischen Dosierungen nicht. Bei Beachtung der Kontraindikationen (z. B. Niereninsuffizienz, Leberfunktionsstörungen, schwere Herzinsuffizienz, respiratorische Insuffizienz) ist das Auftreten einer Laktazidose daher sehr unwahrscheinlich.

Tabelle 10.5: Verordnungen von weiteren oralen Antidiabetika 2001. Angegeben sind die 2001 verordneten Tagesdosen, die Änderungen gegenüber 2000 und die mittleren Kosten je DDD 2001.

Präparat	Bestandteile	DDD in Mio.	Änderung in %	DDD-Kosten in €
Biguanide				
Glucophage	Metformin	46,0	(−3,6)	0,47
Siofor	Metformin	33,3	(+35,0)	0,39
Metformin-ratiopharm	Metformin	21,3	(+59,8)	0,35
Diabetase	Metformin	20,6	(+19,0)	0,35
Meglucon	Metformin	19,2	(+13,7)	0,35
Mediabet	Metformin	14,4	(+6,3)	0,48
Mescorit	Metformin	10,1	(−9,8)	0,50
Metformin Stada	Metformin	9,8	(+47,4)	0,35
Diabesin	Metformin	9,3	(+43,7)	0,35
Metformin-Basics	Metformin	6,5	(+3,2)	0,39
Met	Metformin	5,3	(+39,1)	0,34
Metformin AL	Metformin	5,0	(+87,0)	0,34
Metfogamma	Metformin	4,7	(+41,1)	0,37
Metformin-Lich	Metformin	4,6	(+68,5)	0,35
metformin von ct	Metformin	4,1	(+17,0)	0,35
Glucobon	Metformin	3,7	(+28,5)	0,33
Metformin-1A Pharma	Metformin	2,9	(+77,6)	0,35
Metformin-Heumann	Metformin	2,4	(+88,6)	0,36
		223,3	(+20,0)	0,40
α-Glucosidasehemmer				
Glucobay	Acarbose	41,7	(−10,9)	1,33
Diastabol	Miglitol	6,6	(−5,4)	1,64
		48,3	(−10,2)	1,38
Glitazone				
Avandia	Rosiglitazon	10,7	(+270,6)	2,18
Actos	Pioglitazon	6,7	(> 1000)	2,51
		17,4	(+465,3)	2,31
Summe		289,0	(+19,0)	0,68

Die therapeutische Aufwertung von Metformin ist durch die Ergebnisse der UKPDS-Studie zum Teil bestätigt worden. In einem Zeitraum von 10 Jahren senkte die intensivierte Blutglukosekontrolle mit Metformin die Gesamtletalität von übergewichtigen Typ-2-Diabetikern um 36% im Vergleich zu Patienten, die mit Sulfonylharnstoffen (Glibenclamid, Chlorpropamid) oder Insulin behandelt wurden (UK Prospective Diabetes Study Group 1998b). Die Metformin-behandelten Patienten zeigten außerdem eine geringere Gewichtszunahme und seltener Hypoglykämien. Die Autoren schließen daraus, daß Metformin zukünftig die Therapie der ersten Wahl bei übergewichtigen Typ-2-Diabetikern werden könnte.

Die Verordnung von Metformin ist seit 1991 kontinuierlich angestiegen und hat auch 2001, insbesondere in Form der etwas kostengünstigeren Generika, gegenüber dem Vorjahr deutlich zugenommen (Abbildung 10.1). Die Verordnungen des Marktführers *Glucophage* sind im Vergleich zum Vorjahr geringfügig zurückgegangen (Tabelle 10.4).

α-Glukosidasehemmer

Als weitere orale Antidiabetika stehen die α-Glukosidaseinhibitoren Acarbose und Miglitol zur Verfügung. Diese Substanzen verzögern den Abbau von Di- und Polysacchariden im Darm und hemmen damit die Resorption von Glukose. Acarbose vermindert bei Typ-2-Diabetikern selektiv postprandiale Hyperglykämien und senkt das glykosylierte Hämoglobin (Chiasson et al. 1994, Holman et al. 1999). Zudem reduziert Acarbose nach der kürzlich ausgewerteten STOP-NIDDM-Studie das Fortschreiten von Prä-Diabetes (gestörte Glucosetoleranz) zu Typ-2-Diabetes um 30%. Nachteilig sind die häufig auftretenden Nebenwirkungen in Form von Meteorismus, Flatulenz und Diarrhö, die allerdings durch eine einschleichende Dosierung reduziert werden können.

Der Einsatz von Acarbose in der Diabetestherapie wird unterschiedlich bewertet. Während viele Vertreter der deutschen Diabetologen das Mittel bereits für die Erstbehandlung von diätetisch nicht mehr einstellbaren Typ-2-Diabetikern empfehlen (Laube 2002), wurde von anderen die Meinung vertreten, daß man ohne Acarbose auskommen kann (Berger et al. 1996). Die Verordnung von *Glucobay* hat 2001 wie bereits in den vorangehenden Jahren weiter abgenommen (Tabelle 10.5). Das 1999 eingeführte *Diastabol* (Miglitol) hat als zweiter Glukosidasehemmstoff diesen Rückgang nicht kompensiert; seine Verschreibung ist ebenfalls rückläufig.

Glitazone

Die Glitazone (Synonym: Thiazolidindione) Rosiglitazon (*Avandia*) und Pioglitazon (*Aktos*) sind Agonisten des Peroxisomenproliferatoraktivierten Rezeptor γ (PPARγ) und stellen ein neues Therapieprinzip dar. Sie bessern die Insulinresistenz des Typ-2-Diabetikers und senken Nüchternblutzucker sowie HbA$_{1c}$ im Vergleich mit Placebo (Phillips et al. 2001). Ihre Wirkung auf die diabetischen Sekundärkomplikationen ist noch unbekannt. Unerwünschte Wirkungen sind Gewichtszunahme und Ödembildung. Rosiglitazon bewirkt zudem eine leichte LDL-Erhöhung. Die Vorläufersubstanz Troglitazon mußte wegen ca. 50 Fällen von akutem Leberversagen zwei Jahre nach der Einführung in den USA wieder vom Markt genommen werden. Nach Rosiglitazon wurden bisher drei Fälle von Leberschädigungen berichtet. Die Substanzen sind bisher nicht zur Monotherapie, sondern nur zur Behandlung in Kombination mit Metformin oder Sulfonylharnstoffen zugelassen. Die Kombination mit Insulin ist kontraindiziert.

Rosiglitazon (2000 eingeführt) und Pioglitazon (2001 eingeführt) sind bereits jetzt in die Gruppe der 2500 meistverordneten Arzneimittel gelangt. Wegen der hohen Tagestherapiekosten trägt die Verschreibung der Glitazone erheblich zum Anstieg des Gesamtumsatzes der Antidiabetika bei (ca. 40 Mio. €). Es bleibt bis zum Vorliegen der Langzeitdaten unklar, ob die breite Anwendung der Glitazone sinnvoll ist.

Literatur

Arzneimittelkommission der deutschen Ärzteschaft (2002): Glaskörper- und Retinablutungen unter Insulin glargin. Dtsch. Ärztebl. 99: C680.

Bailey C.J., Path M.R.C., Turner R.C. (1996): Metformin. New Engl. J. Med. 334: 574–579.

Berger M., Köbberling J., Windeler J. (1996): Wirksamkeit und Wertigkeit der Acarbose. Dtsch. Ärztebl. 93: B-443–444.

Chiasson J.L., Josse R.G., Hunt J.A., Palmason C., Rodger N.W. et al. (1994): The efficacy of acarbose in the treatment of patients with non-insulin-dependent diabetes mellitus. Ann. Intern. Med. 121: 928–935.

Damsbo P., Clausen P., Marbury T.C., Windfeld K. (1999): A double-blind randomized comparison of meal-related glycemic control by repaglinide and glyburide in well-controlled type 2 diabetic patients. Diabetes Care 22: 789–794.

De Fronzo R.A., Goodman M. (1995): Efficacy of metformin in patients with non-insulin-dependent diabetes mellitus. New Engl. J. Med. 333: 541–549.

Diabetes Control and Complications Trial Research Group (1993): The effect of intensive treatment of diabetes on the development and progression of long-term complications in insulin-dependent diabetes mellitus. N. Engl. J. Med. 329: 977–986.

Dills D.G., Schneider J. (1996): Clinical evaluation of glimepiride versus glyburide in NIDDM in a double-blind comparative study. Glimepiride/Glyburide Research Group. Horm. Metab. Res. 28: 426–429.

Draeger K.E., Wernicke-Panten K., Lomp H.-J., Schüler E., Roßkamp R. (1996): Long-term treatment of type 2 diabetic patients with the new oral antidiabetic agent glimepiride (Amaryl®): a double-blind comparison with glibenclamide. Horm. Metab. Res. 28: 419–425.

Dunn C.J., Peters D.H. (1995): Metformin – A review of its pharmacological properties and therapeutic use in non-insulin-dependent diabetes mellitus. Drugs 49: 721–749.

Everett J., Kerr D. (1994): Changing from porcine to human insulin. Drugs 47: 286–296.

Heinemann L., Linkeschova R., Rave K., Hompesch B., Sedlak M., Heise T. (2000): Time-action profile of the long-acting insulin analog insulin glargine (HOE 901) in comparison with those of NPH insulin and placebo. Diabetes Care 23: 644–649.

Heinemann L., Heise T. (2001): Klinische Wirkungen und Pharmakodynamik der Insulinanaloga lispro, aspart und glargin. Dtsch. Med. Wschr. 126: 597–604.

Hollander P.A., Zheng H., Schwartz S.L., Foley J.E., Gatlin M.R., Dunning B.E., Haas S.J. (2001): Importance of early insulin secretion. Comparison of nateglinide and glyburide in previously diet-treated patients with type 2 diabetes. Diabetes Care 24: 983–988.

Holman R.R., Mayon White V., Orde-Peckar C., Steemson J., Smith B. et al. (1983): Prevention of deterioration of renal and sensory-nerve function by more intensive management of insulin-dependent diabetic patients: a two-year randomised prospective study. Lancet: 204–208.

Holman R.R., Cull C.A., Turner R.C. (1999): A randomized double-blind trial of acarbose in type 2 diabetes shows improved glycemic control over 3 years (U.K. Prospective Diabetes Study 44). Diabetes Care 22: 960–964.

Home P.D., Lindholm A., Riis A. (2000): Insulin aspart vs. human insulin in the management of long-term blood glucose control in type 1 diabetes mellitus: a randomized controlled trial. Diabet. Med. 17: 762–770.

Karam J.H., Etzwiler D.D. (eds.) (1983): International symposium on human insulin. Diabetes Care 6: 1–68.

Koivisto V.A. (1998): The human insulin analogue insulin lispro. Ann. Med. 30: 260–266.

Lalli C., Ciofetta M., del Sindaco P., Torlone E., Pampanelli S. et al. (1999): Long-term intensive treatment of type 1 diabetes with the short-acting insulin analog lispro in variable combination with NPH insulin at mealtime. Diabetes Care 22: 468–477.

Landgraf R., Bilo H.J., Müller P.G. (1999): A comparison of repaglinide and glibenclamide in the treatment of type 2 diabetic patients previously treated with sulphonylureas. Eur. J. Clin. Pharmacol. 55: 165–171.

Landgraf R., Frank M., Bauer C., Dieken M.L. (2000): Prandial glucose regulation with repaglinide: its clinical and lifestyle impact in a large cohort of patients with type 2 diabetes. Int. J. Obes. Relat. Metab. Disord. 24 (Suppl. 3): S38–44.

Langtry H.D., Balfour J.A. (1998): Glimepiride. A review of its use in the management of Type 2 diabetes mellitus. Drugs 55: 563–584.

Laube H. (2002): Acarbose. An update of its therapeutic use in diabetes treatment. Clin. Drug Invest. 22: 141–156.

Marbury T., Huang W.C., Strange P., Lebovitz H. (1999): Repaglinide versus glyburide: a one-year comparison trial. Diabetes Res. Clin. Pract. 43: 155–166.

McCall A.L. (2001): Clinical review of glimepiride. Expert. Opin. Pharmacother. 2: 699–713.

Moses R. (2000): A review of clinical experience with the prandial glucose regulator, repaglinide, in the treatment of type 2 diabetes. Expert. Opin. Pharmacother. 1: 1455–1467.

Olsson J, Lindberg G., Gottsater M., Lindwall K., Sjostrand A. et al. (2000): Increased mortality in type 2 diabetic patients using sulphonylurea and metformin in combination: a population-based observational study. Diabetologia 43: 558–560.

Phillips L.S., Grunberger G., Miller E., Padwardhan R., Rappaport E. B. et al. (2001): Once- and twice-daily dosing with rosiglitazone improves glycemic control in patients with type 2 diabetes. Diabetes Care 24: 308–315.

Rosenstock J., Samols E., Muchmore D. B., Schneider J. (1996): Glimepiride, a new once-daily sulfonylurea. A double-blind placebo-controlled study of NIDDM patients. Glimepiride Study Group. Diabetes Care 19: 1194–1199.

Stratton I.M., Adler A.I., Neil H.A., Matthews D.R., Manley S.E. et al. (2000): Association of glycemia with macrovascular and microvascular complications of type 2 diabetes (UKPDS 35): prospective observational study. Brit. Med. J. 321: 405–412.

Stumvoll M., Nurjhan N., Perriello G., Dailey G., Gerich J.E. (1995): Metabolic effects of metformin in non-insulin-dependent diabetes mellitus. New Engl. J. Med. 333: 550–554.

Tuomilehto J., Lindstrom J., Eriksson J.G., Valle T.T., Hamalainen H. et al. for the Finnish Diabetes Prevention Study Group (2001): Prevention of type 2 diabetes mellitus by changes in lifestyle among subjects with impaired glucose tolerance. N. Engl. J. Med. 344: 1343–1350.

UK Prospective Diabetes Study (UKPDS) Group (1998a): Intensive glood-glucose control with sulphonylureas or insulin compared with conventional treatment and risk of complications in patients with type 2 diabetes (UKPDS 33). Lancet 352: 837–853.

UK Prospective Diabetes Study (UKPDS) Group (1998b): Effect of intensive blood-glucose control with metformin on complications in overweight patients with type 2 diabetes (UKPDS 34). Lancet 352: 854–865.

Veneman T.F., Tack C.J., van Haeften T.W. (1998): The newly developed sulfonylurea glimepiride: a new ingredient, an old recipe. Neth. J. Med. 52: 179–186.

Wilde M.I., McTavish D. (1997): Insulin Lispro. A review of its pharmacological properties and therapeutic use in the management of diabetes mellitus. Drugs 54: 597–614.

Wolffenbuttel B.H.R., Landgraf R. on behalf of the Dutch and German Repaglinide Study Group (1999): A 1-year multicenter randomized double-blind comparison of repaglinide and glyburide for the treatment of type 2 diabetes. Diabetes Care 22: 463–467.

11. Antiemetika und Antivertiginosa

KARL-FRIEDRICH HAMANN

AUF EINEN BLICK

Verordnungsprofil

Antiemetika und Antivertiginosa werden für die Behandlung von Erbrechen und Schwindel eingesetzt. Hauptvertreter sind die H_1-Antihistaminika zur symptomatischen Therapie von Kinetosen und Schwindelzuständen.

Trend

Umfang und Struktur der Verordnungen dieses Indikationsgebietes zeigen seit zehn Jahren eine bemerkenswerte Konstanz.

Bewertung

Hochwirksame Antiemetika sind die 5-HT_3-Antagonisten zur Behandlung des Zytostatika-induzierten Erbrechens.

Für die symptomatische Behandlung von Erbrechen und Schwindel stehen mehrere Arzneimittelgruppen zur Verfügung, die in der Regel zerebrale Rezeptoren für Neurotransmitter blockieren. Die weitaus größte Gruppe bilden die klassischen H_1-Antihistaminika, die neben ihren antiallergischen Wirkungen (siehe Kapitel 5) als Antiemetika bei Reisekrankheiten und symptomatisch bei Schwindelzuständen unabhängig von der Ätiologie eingesetzt werden. Weiterhin werden Dopaminantagonisten aus der Gruppe der Phenothiazine (z.B. Triflupromazin) und der Benzamide (z.B. Sulpirid) angewandt. Zu dieser Gruppe gehört auch Metoclopramid, das im Kapitel Magen-Darm-Mittel ausführlich besprochen wird. Besonders wirksame Antiemetika sind 5-HT_3-Antagonisten, die speziell bei der Behandlung des Zytostatika-induzierten Erbrechens indiziert sind. Die Verordnungen der

Antiemetika sind gegenüber dem Vorjahr annähernd gleich geblieben, während der Gesamtumsatz geringfügig angestiegen ist (Tabelle 11.1).

Antihistaminika

Hauptvertreter ist der Wirkstoff Dimenhydrinat, ein salzartiges Addukt des H_1-Antihistaminikums Diphenhydramin mit dem Xanthinderivat 8-Chlortheophyllin. Die antiemetische Wirkung wurde vor allem durch Verminderung des postoperativen Erbrechens nachgewiesen (Eberhart et al. 1999, Welters et al. 2000). Diphenhydramin und andere klassische Antihistaminika mit stark sedierenden Nebenwirkungen wie Chlorphenoxamin oder Promethazin wurden früher oft zum Ausgleich ihres sedativen Effektes mit 8-Chlortheophyllin kombiniert. Nach oraler oder rektaler Gabe dissoziiert Dimenhydrinat im Blut vollständig in Diphenhydramin und 8-Chlortheophyllin. Vermut-

Tabelle 11.1: Verordnungen von Antiemetika 2001. Angegeben sind die verordnungshäufigsten Präparate mit Verordnungsrang, Verordnungen und Umsatz 2001 im Vergleich zu 2000.

Rang	Präparat	Verordnungen in Tsd.	Änd. %	Umsatz Mio. €	Änd. %
59	Vomex A/N	1412,1	+0,1	10,0	+0,5
175	Vertigoheel	768,7	−1,9	8,2	+2,3
306	Arlevert	517,5	+6,8	9,5	+8,5
361	Vomacur	464,9	−1,7	1,7	−0,5
400	Vertigo-Vomex S	429,7	−1,9	11,9	+10,8
409	Aequamen	424,5	−6,2	7,3	−5,5
689	Vasomotal	264,0	−6,8	6,2	+2,9
705	Emesan	257,4	−5,8	1,2	−5,1
923	Betahistin-ratiopharm	187,4	+35,4	1,7	+37,2
1119	Zofran	148,8	+11,4	28,4	+6,9
1439	Betahistin Stada	111,4	−1,8	1,0	+1,6
1527	vertigo-neogama	102,8	−11,6	2,8	−0,5
2041	Diligan	67,1	−20,3	1,7	−19,0
2065	Psyquil	65,8	+3,8	0,9	−2,3
2175	Betavert	60,8	+8,8	0,7	+11,2
2237	Navoban	57,6	+0,7	8,3	−5,4
2429	Vergentan	49,8	+5,4	1,1	+6,5
Summe		5390,2	−0,3	102,6	+3,4
Anteil an der Indikationsgruppe		94,1%		91,8%	
Gesamte Indikationsgruppe		5730,4	−0,3	111,8	+3,3

lich haben Einzeldosen von 23–46 mg 8-Chlortheophyllin, die in 50–100 mg Dimenhydrinat enthalten sind, keine signifikante antisedative Wirkung, zumal die pharmakologische Potenz von 8-Chlortheophyllin weitgehend unbekannt ist. Diese Überlegungen werden auch durch die unverändert starken sedativen Nebenwirkungen von Dimenhydrinat bestätigt. Es wäre also an der Zeit zu überprüfen, ob der 8-Chlortheophyllinzusatz noch gerechtfertigt ist, zumal es zu dieser Frage bis auf eine pharmakokinetische Studie keine kontrollierten Untersuchungen gibt (Gielsdorf et al. 1986). Ein Präparat (*Emesan*) enthält nur Diphenhydramin. Alle Präparate dieser Gruppe zeigen einen leichten Rückgang (Tabelle 11.2).

Arlevert enthält das H_1-Antihistaminikum Dimenhydrinat und einen unspezifischen Calciumblocker, der auch antihistaminische Eigenschaften besitzt. Eine ähnliche Kombination enthält auch *Diligan*. In der akuten Phase der Neuritis vestibularis, bei der akuten Menièreattacke und beim physiologischen Reizschwindel (Bewegungskrankheit) werden Antihistaminika als Monopräparate zur symptomatischen Unterdrückung von Übelkeit und Erbrechen empfohlen (Brandt et al. 1998, Parfitt 1999). Für eine Langzeittherapie sind sie nicht geeignet, da mit einer Unterdrückung vestibulärer Kompensationsvorgänge gerechnet werden muß. Eine Kombination ist nur begründbar, wenn eine Überlegenheit gegenüber anderen kompensationsfördernden Maßnahmen bewiesen wäre. Während *Arlevert* eine Zunahme der Verordnungen zu verzeichnen hat, haben die *Diligan*-Verordnungen deutlich abgenommen.

Histaminanaloga

Betahistin ist ein H_3-Histaminrezeptoragonist mit ähnlichen Wirkungen wie Histamin. Es wirkt gefäßerweiternd sowie kompensationsfördernd (Lacour und Tighilet 2000) und soll die Durchblutung im Bereich der vertebrobasilären Strombahn und des Innenohres verbessern. Betahistin ist in zwei Crossover-Studien bei Morbus Menière geprüft worden (Meyer 1985, Oosterveld et al. 1989), die nicht den heutigen Anforderungen zum Wirkungsnachweis entsprechen. Die Erfolgsquoten sind schwierig zu beurteilen, da beim Morbus Menière spontane Remissionen bei 60% der Patienten eintreten und die Attacken nach mehreren Jahren in 80–90% der Fälle sistieren. Trotz dieser Einschränkungen wird Betahistin als prophylaktisches Mittel

Tabelle 11.2: Verordnungen von Antiemetika und Antivertiginosa 2001. Angegeben sind die 2001 verordneten Tagesdosen, die Änderungen gegenüber 2000 und die mittleren Kosten je DDD 2001.

Präparat	Bestandteile	DDD in Mio.	Änderung in %	DDD-Kosten in €
H₁-Antihistaminika				
Vertigo-Vomex S	Dimenhydrinat	11,6	(–0,1)	1,03
Vomex A/N	Dimenhydrinat	8,2	(–0,6)	1,23
Vomacur	Dimenhydrinat	1,2	(–1,5)	1,38
Emesan	Diphenhydramin	1,1	(–5,7)	1,08
		22,0	(–0,6)	1,13
Histaminanaloga				
Vasomotal	Betahistin	19,8	(+11,1)	0,31
Aequamen	Betahistin	17,6	(–5,7)	0,41
Betahistin-ratiopharm	Betahistin	5,7	(+38,2)	0,30
Betahistin Stada	Betahistin	3,1	(+2,0)	0,31
Betavert	Betahistin	1,6	(+11,7)	0,44
		47,8	(+6,0)	0,35
H₁-Antihistaminika-Kombinationen				
Arlevert	Dimenhydrinat Cinnarizin	12,1	(+6,3)	0,78
Diligan	Meclozin Hydroxyzin	1,5	(–18,6)	1,19
		13,6	(+2,9)	0,83
Dopaminrezeptorantagonisten				
vertigo-neogama	Sulpirid	2,4	(+3,4)	1,16
Psyquil	Triflupromazin	1,0	(+0,2)	0,90
Vergentan	Alizaprid	0,4	(+7,3)	2,36
		3,9	(+3,0)	1,23
5-HT₃-Antagonisten				
Zofran	Ondansetron	0,5	(+6,9)	52,96
Navoban	Tropisetron	0,2	(–4,7)	33,37
		0,8	(+2,9)	46,77
Homöopathika				
Vertigoheel	Cocculus D4 Conium D3 Ambra D6 Petroleum D8	39,9	(–4,7)	0,21
Summe		127,9	(+0,9)	0,80

der Wahl bei M. Menière angesehen (Hamann und Arnold 1999). Bis auf das zu den teureren Präparaten zählende *Aequamen* haben alle anderen, besonders *Betahistin-ratiopharm*, zugenommen.

Neuroleptika

Sulpirid ist ein D_2-Dopaminrezeptorantagonist aus der Gruppe der Benzamide, der in hoher Dosierung üblicherweise als Neuroleptikum in der psychiatrischen Pharmakotherapie zur Behandlung wahnhafter Psychosen und chronisch verlaufender Schizophrenien eingesetzt wird (Benkert und Hippius 1996). Für das Präparat *vertigo-neogama* werden akute und chronische Schwindelzustände als Indikation angegeben. Bisher wurde Sulpirid nach einer Medline-Recherche nur bei vestibulärem Spontannystagmus in einer Placebo-kontrollierten Studie geprüft (Mulch 1976), die jedoch keine Daten zur Beeinflussung des Schwindels enthält. Auch aus neurologischer Sicht gehört daher Sulpirid zu den Arzneimitteln, die bei Schwindelzuständen den Beweis einer signifikanten Wirkung schuldig geblieben sind (Brandt et al. 1998).

Triflupromazin (*Psyquil*) ist ein Dopaminantagonist aus der Gruppe der Phenothiazine, der vor allem als Antiemetikum in niedrigen Tagesdosen (20 mg) eingesetzt wird. Bei Cisplatin-induziertem Erbrechen wirkt Triflupromazin schwächer als Metoclopramid (Hellenbrecht und Saller 1986). Placebo-kontrollierte Studien wurden nach einer Medline-Recherche nicht publiziert. Alle Präparate dieser Gruppe sind 2001 häufiger verordnet worden (Tabelle 11.2).

5-HT$_3$-Antagonisten

Ondansetron (*Zofran*) wurde 1991 als erster selektiver 5-HT$_3$-Antagonist in die Therapie eingeführt. Es wirkt hervorragend gegen das akute Zytostatika-induzierte Erbrechen, weniger gut gegen das verzögerte Erbrechen. Üblicherweise wird es bei ungenügender Wirkung anderer Antiemetika eingesetzt. Im Vergleich zu Metoclopramid ist Ondansetron stärker wirksam und besser verträglich, da es keine extrapyramidalmotorischen Störungen auslöst. Nachteilig sind die sehr hohen Behandlungskosten (Tabelle 11.2). Dennoch hat das teurere Präparat dieser Stoffklasse zugelegt, das preiswertere *Navoban* abgenommen.

Homöopathika

Das homöopathische Komplexmittel *Vertigoheel* wird weiterhin von allen Antivertiginosa am häufigsten verordnet (Tabelle 11.2). Derartige homöopathische Mischpräparate sind nicht mit der Hahnemannschen Homöopathie zu vereinbaren und werden daher auch von den Vertretern der klassischen Homöopathie abgelehnt. Dieses Komplexmittel wird sicher häufig in guter Absicht wegen vermeintlich geringer Nebenwirkungen verordnet. Dabei wird aber nicht immer realisiert, daß *Vertigoheel* eine Mischung von Pharmaka enthält, die zum Teil hochtoxisch sind, allerdings in den angegebenen D-Potenzen zum Glück völlig ungefährlich sind. Zu den Bestandteilen gehören Kockelskörner (Cocculus) mit dem strychninähnlichen Krampfgift Picrotoxin, der gefleckte Schierling (Conium) mit dem curareartigen Gift Coniin und Petroleum mit karzinogen wirkenden, polyzyklischen Kohlenwasserstoffen. Weiterhin ist in *Vertigoheel* grauer Amber (Ambra grisea) enthalten, ein talgartiges Ausscheidungsprodukt aus den Eingeweiden des Pottwales, das früher als Riechstoff in der Parfümindustrie verwendet wurde. *Vertigoheel* wurde in einer klinischen Vergleichsstudie mit Betahistin geprüft (Weiser et al. 1998). Die beschriebene Abnahme von Schwindelanfällen ist jedoch kein ausreichender Beleg der Wirksamkeit, da die Mituntersuchung einer Placebo-Kontrollgruppe versäumt wurde.

Literatur

Benkert O., Hippius H. (1996): Psychiatrische Pharmakotherapie, 6. Aufl., Springer-Verlag, Berlin Heidelberg New York, S. 231.

Boniver R. (1978): Vertigo, particularly of vascular origin, treated with flunarizine (R 14 950). Arneimittelforsch. 28: 1800–1804.

Brandt T., Dichgans J., Diener H.C. (Hrsg.) (1998): Therapie und Verlauf neurologischer Erkrankungen. 3. Aufl., Verlag Kohlhammer, Stuttgart Berlin Köln S. 127–156.

Eberhart L.H., Seeling W., Bopp T.I., Morin A.M., Georgieff M. (1999): Dimenhydrinate for prevention of post-operative nausea and vomiting in female inpatients. Eur. J. Anaesthesiol. 16: 284–289.

Gielsdorf W., Pabst G., Lutz D., Graf F. (1986): Pharmakokinetik und Bioverfügbarkeit von Diphenhydramin beim Menschen. Arzneimittelforschung 36: 752–756.

Hamann K.-F., Arnold W. (1999): Menière's disease. In: Büttner U. (ed.): Vestibular dysfunction and its therapy. Adv. ORL 55: 137–168.

Hellenbrecht D., Saller R. (1986): Dose-response relationships of the objective and subjective antiemetic effects and of different side effects of metoclopramide against cisplatin induced emesis. Arzneimittelforsch. 36: 1845–1849.

Lacour M., Tighilet B. (2000): Vestibular compensation in the cat: the role of the histaminergic system. Acta Otolaryngol. Suppl. 544: 15–18.

Meyer E.D. (1985): Zur Behandlung des Morbus Menière mit Betahistindimesilat (Aequamen) – Doppelblindstudie gegen Placebo (Crossover). Laryngol. Rhinol. Otol. 64: 269–272.

Mulch G. (1976): Wirkungsvergleich von Antivertiginosa im Doppelblindverfahren. Zum Einfluß von Diazepam, Dimenhydrinat und Sulpirid auf den vestibulären Spontannystagmus des Menschen. Laryngol. Rhinol. Otol. 55: 392–399.

Oosterveld W.J. (1982): Flunarizine in vertigo. A double-blind placebo-controlled cross-over evaluation of a constant-dose schedule. ORL J. Otorhinolaryngol. Relat. Spec. 44: 72–80.

Oosterveld W.J., Blijleven W., Van Elferen L.W.M. (1989): Betahistine versus placebo in paroxysmal vertigo; a double blind trial. J. Drug Therapy Res. 14: 122–126.

Parfitt K. (ed.) (1999): Antihistamines. In: Martindale. The complete drug reference. Pharmaceutical Press, London, pp. 397–401.

Spedding M., Paoletti R. (1992): Classification of calcium channels and the sites of action of drugs modifying channel functions. Pharmacol. Rev. 44: 363–376.

Weiser M., Strösser W., Klein P. (1998) : Homeopathic vs. conventional treatment of vertigo. A randomized double-blind controlled clinical study. Arch. Otolaryngol. Head Neck Surg. 124 : 879–885.

Welters I.D., Menges T., Graf M., Beikirch C., Menzebach A., Hempelmann G. (2000): Reduction of postoperative nausea and vomiting by dimenhydrinate suppositories after strabismus surgery in children. Anesth. Analg. 90: 311–314.

12. Antiepileptika

ULRICH SCHWABE

AUF EINEN BLICK

Verordnungsprofil
Seit mehreren Jahren entfallen über 60% der Antiepileptikaverordnungen auf die beiden führenden Wirkstoffe Carbamazepin und Valproinsäure.

Trend
Hohe Verordnungszuwächse verzeichnet die Gruppe der neuen Antiepileptika (Lamotrigin, Gabapentin, Topiramat), in der erstmals der 2000 neu eingeführte Wirkstoff Oxcarbazepin vertreten ist. Phenytoinpräparate haben ihren rückläufigen Trend fortgesetzt.

Die Arzneitherapie ist das wichtigste Verfahren zur Behandlung von Epilepsien. Maßgebend für die Auswahl von Antiepileptika sind Anfallstyp und individuelle Faktoren der Patienten (Alter, neurologische Störungen, familiäre Disposition), während die Krankheitsursache oder die pharmakologischen Eigenschaften der verwendeten Arzneimittel von geringerer Bedeutung sind.

Bei der Klassifikation epileptischer Syndrome werden aus therapeutischen Gründen die idiopathisch generalisierten Epilepsien und die Epilepsien fokalen Ursprungs unterschieden. Durch die antikonvulsive Dauertherapie wird bei 60% der idiopathisch generalisierten Epilepsien, aber nur bei knapp 50% der fokalen Epilepsien eine dauerhafte Anfallsfreiheit erreicht (Hufnagel und Noachtar 1998). Mittel der Wahl für die Einleitung einer Langzeittherapie sind Carbamazepin oder Valproinsäure, die initial als Monotherapie gegeben werden.

Verordnungsspektrum

Entsprechend den derzeitigen Therapieempfehlungen konzentrieren sich die Verordnungen der Antiepileptika auf Carbamazepin, Valproinsäure und Phenytoin (Abbildung 12.1), während Barbiturate und Benzodiazepine eine geringere Rolle spielen. Die Gesamtzahl der verordneten Tagesdosen (DDD) betrug im Jahr 2001 bei den 26 verordnungshäufigsten Antiepileptika 168 Mio. und etwa 186 Mio. für die gesamte Indikationsgruppe. Daraus errechnet sich eine Zahl von ca. 510.000 Patienten in Deutschland, die eine Dauertherapie mit Antiepileptika erhalten. Das entspricht 0,7% der 70,95 Mio. GKV-Versicherten und stimmt ungefähr mit der Prävalenz der Epilepsien bei 0,4–0,8% der Bevölkerung überein (Stefan et al. 2001).

Verordnungen und Umsatz der Antiepileptika haben in der gesamten Indikationsgruppe im Jahr 2001 weiter zugenommen (Tabelle 12.1).

Carbamazepin

Der größte Teil der verordneten Tagesdosen aller Antiepileptika entfällt auf Carbamazepin, das seine führende Stellung mit einem leichten

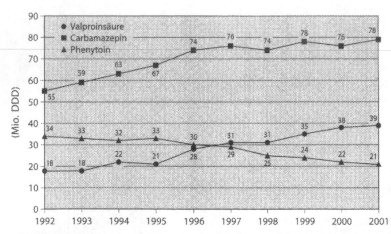

Abbildung 12.1: Verordnungen von Antiepileptika 1992 bis 2001. Gesamtverordnungen nach definierten Tagesdosen

Verordnungsanstieg behauptet hat (Tabelle 12.2). Sie resultiert aus der sehr guten antiepileptischen Wirkung gegen fokale Anfälle und der zusätzlich möglichen Anwendung bei generalisierten tonisch-klonischen Anfällen (Feely 1999). Carbamazepin leitet sich von den trizyklischen Antidepressiva ab und verfügt daher über stimmungsaufhellende und antriebssteigernde Effekte, die bei depressiven epileptischen Patienten als Begleitwirkung positiv zur Geltung kommen. Darüber hinaus ist Carbamazepin das Mittel der Wahl bei Trige-

Tabelle 12.1: Verordnungen von Antiepileptika 2001. Angegeben sind die verordnungshäufigsten Präparate mit Verordnungsrang, Verordnungen und Umsatz 2001 im Vergleich zu 2000.

Rang	Präparat	Verordnungen in Tsd.	Änd. %	Umsatz Mio. €	Änd. %
243	Tegretal	613,8	-11,4	27,1	-7,7
375	Orfiril	450,9	-1,9	18,5	+0,1
389	Ergenyl	437,5	-4,0	20,9	-2,3
459	Timonil	385,2	-5,1	18,6	-3,4
557	Neurontin	320,0	+76,4	34,2	+71,2
648	Lamictal	280,7	+19,4	60,2	+43,8
870	Carbamazepin-ratiopharm	199,5	+11,9	6,7	+16,9
901	Rivotril	192,5	-1,7	4,2	+1,6
908	Zentropil	190,9	-3,3	2,1	-3,2
1066	Carbium	157,6	-1,0	6,1	-1,3
1120	Phenhydan	148,5	-3,2	1,5	-1,9
1234	Mylepsinum	134,8	+0,3	3,6	+0,1
1373	Finlepsin	117,0	-9,3	4,9	-5,4
1444	Carbamazepin-neuraxpharm	110,7	+34,1	3,9	+44,4
1470	Maliasin	108,4	+2,7	3,3	+5,6
1781	Trileptal	82,9	+90,2	9,7	+99,8
1787	Carbabeta/- retard	82,6	+12,5	3,5	+19,9
1804	Convulex	81,6	-12,0	3,5	-6,4
1827	Liskantin	79,8	-17,2	1,8	-9,6
1851	Phenytoin AWD	78,4	-5,9	0,8	-7,1
1864	Topamax	77,1	+18,2	16,6	+72,3
2154	Ospolot	61,6	-16,2	2,9	+2,4
2260	Leptilan	56,5	-0,1	2,3	+1,7
2269	Luminal	56,1	+102,1	0,5	+99,5
2315	Antelepsin	54,5	+18,5	0,6	+33,1
2426	Luminaletten	49,8	+1,5	0,2	-0,1
Summe		**4609,1**	**+3,0**	**258,1**	**+20,3**
Anteil an der Indikationsgruppe		**89,3%**		**88,3%**	
Gesamte Indikationsgruppe		**5163,8**	**+3,0**	**292,3**	**+21,9**

12

Tabelle 12.2: Verordnungen von Antiepileptika 2001. Angegeben sind die 2001 verordneten Tagesdosen, die Änderungen gegenüber 2000 und die mittleren Kosten je DDD 2001.

Präparat	Bestandteile	DDD in Mio.	Änderung in %	DDD-Kosten in €
Carbamazepin				
Tegretal	Carbamazepin	23,8	(−6,7)	1,14
Timonil	Carbamazepin	16,4	(−2,8)	1,13
Carbamazepin-ratiopharm	Carbamazepin	7,6	(+17,4)	0,88
Carbium	Carbamazepin	7,2	(+1,0)	0,85
Carbamazepin-neuraxpharm	Carbamazepin	4,5	(+47,5)	0,87
Finlepsin	Carbamazepin	4,2	(−4,5)	1,16
Carbabeta/- retard	Carbamazepin	4,1	(+24,0)	0,84
		67,7	**(+1,6)**	**1,04**
Valproinsäure				
Ergenyl	Valproinsäure	17,2	(−1,2)	1,21
Orfiril	Valproinsäure	14,6	(+2,2)	1,27
Convulex	Valproinsäure	3,5	(−4,6)	1,02
Leptilan	Valproinsäure	1,9	(+1,3)	1,21
		37,2	**(−0,1)**	**1,22**
Phenytoin				
Zentropil	Phenytoin	10,2	(−3,1)	0,20
Phenhydan	Phenytoin	7,0	(−2,2)	0,21
Phenytoin AWD	Phenytoin	4,1	(−7,3)	0,20
		21,4	**(−3,7)**	**0,21**
Barbiturate				
Luminal	Phenobarbital	4,7	(+101,1)	0,10
Mylepsinum	Primidon	4,1	(+0,1)	0,88
Maliasin	Barbexaclon	2,5	(+6,5)	1,31
Liskantin	Primidon	1,9	(−0,4)	0,99
Luminaletten	Phenobarbital	0,6	(−3,3)	0,29
		13,8	**(+21,9)**	**0,68**
Benzodiazepine				
Rivotril	Clonazepam	3,6	(+0,7)	1,16
Antelepsin	Clonazepam	0,5	(+18,1)	1,08
		4,2	**(+2,6)**	**1,15**
Andere Antiepileptika				
Lamictal	Lamotrigin	9,1	(+38,6)	6,65
Neurontin	Gabapentin	6,3	(+73,4)	5,46
Trileptal	Oxcarbazepin	4,5	(+87,9)	2,16
Topamax	Topiramat	2,1	(+67,2)	7,86
Ospolot	Sultiam	1,4	(−5,4)	2,05
		23,4	**(+52,6)**	**5,29**
Summe		**167,6**	**(+6,9)**	**1,54**

12

minusneuralgien und kann außerdem beim Alkoholentzugssyndrom
eingesetzt werden.

Valproinsäure

Valproinsäure ist ein Antiepileptikum mit breitem Indikationsspek-
trum gegen generalisierte tonisch-klonische Anfälle und fokale
Anfälle. Sie hat sich vor allem als Mittel der Wahl bei Absencen und
myoklonischen Krämpfen erwiesen (Feely 1999). Bei mehreren gleichzeitig bestehenden Anfallsarten kann sie daher als wirksames Monotherapeutikum eingesetzt werden. Ein weiterer Vorteil besteht darin,
daß Valproinsäure keine Enzyminduktion auslöst. Bei Kleinkindern
wird sie wegen seltener, potentiell tödlicher Leberschäden mit Vorsicht
und nur noch als Monotherapeutikum angewendet. Die verordneten
Tagesdosen sind 2001 praktisch unverändert geblieben (Tabelle 12.2).

Phenytoin

Phenytoin wirkt ohne eine generelle Hemmung zerebraler Funktionen
und kann für alle Epilepsieformen mit Ausnahme von Absencen eingesetzt werden. Wie in den vorangehenden Jahren ist die Anwendung
weiter zurückgegangen (Abbildung 12.1, Tabelle 12.2), weil die Nebenwirkungen problematischer als mit Carbamazepin oder Valproinsäure
sind (Feely 1999). Bei der Langzeittherapie sind vor allem reversible
Veränderungen an Haut und Schleimhäuten störend, wie z. B. Gingiva-
hyperplasie, Hypertrichose, Hirsutismus und Hautverdickung mit ver-
gröberten Gesichtszügen.

Barbiturate

Barbiturate haben vor fast 100 Jahren wichtige Grundlagen der antiepileptischen Therapie gelegt, spielen aber schon seit längerer Zeit nur
noch eine untergeordnete Rolle. Führender Wirkstoff der Barbiturate
ist auch 2001 weiterhin Primidon (*Mylepsinum, Liskantin*), das seine
Wirkung hauptsächlich über den aktiven Metaboliten Phenobarbital
entfaltet. Danach folgt Phenobarbital (*Luminal*), das nach einer Ver-
doppelung der Verordnungen erstmals seit 1989 wieder unter den

meistverordneten Arzneimitteln vertreten ist (Tabelle 12.2). Die beiden Barbiturate werden heute trotz geringer systemischer Toxizität nur noch selten für die initiale Therapie verwendet, weil die sedativen Nebenwirkungen die kognitiven Fähigkeiten schon bei therapeutischen Plasmaspiegeln einschränken können, die sonst keine weiteren Unverträglichkeitserscheinungen erkennen lassen.

Barbexaclon (*Maliasin*) enthält eine molekulare Verbindung aus Phenobarbital und Levopropylhexedrin, einem amphetaminartigen Sympathomimetikum. Nach der enteralen Resorption wird das Molekül bereits bei der ersten Leberpassage zum größten Teil in die beiden Einzelbestandteile aufgespalten. Durch die Kombination sollen die sedativen Barbituratwirkungen abgeschwächt werden, allerdings liegen dazu nur offene Studien ohne Vergleich mit Phenobarbital vor (Visintini et al. 1981). Levopropylhexedrin kann Abhängigkeit vom Amphetamintyp erzeugen. Bei der Risikobeurteilung der Kombination ist auch die potentiell epileptogene Wirkung zentral stimulierender Sympathomimetika zu berücksichtigen. Trotzdem wurde *Maliasin* 2001 wieder mehr verordnet (Tabelle 12.2).

Benzodiazepine

Clonazepam (*Rivotril*, *Antelepsin*), ein Benzodiazepin mit stärker ausgeprägten krampfhemmenden Eigenschaften, ist in erster Linie bei myoklonischen und atonischen Anfällen indiziert. Bei ungenügender Wirkung von Diazepam und Phenytoin wird es auch beim Status epilepticus eingesetzt.

Neue Antiepileptika

In den letzten zehn Jahren sind in Deutschland acht neue Antiepileptika in die Therapie eingeführt worden. Dadurch sind die Optionen für die Mono- und Kombinationstherapie deutlich verbessert worden (Tabelle 12.3). Vier dieser neuen Wirkstoffe waren 2001 unter den 2500 meistverordneten Arzneimitteln vertreten. In der Regel wurden die neuen Antiepileptika zunächst als Zusatztherapie bei nicht ausreichend behandelbaren Epilepsien eingeführt. Inzwischen sind bis auf Tiagabin (*Gabitril*) und Levetiracetam (*Keppra*) alle Substanzen für Mono- und Zusatztherapie zugelassen. Bisher liegen jedoch nur

Tabelle 12.3: Neuere Antiepileptika

Einführung	Wirkstoff	Präparat	Anwendungsgebiete
1992	Vigabantrin	Sabril	Zusatztherapie, Monotherapie infantiler Spasmen
1993	Lamotrigin	Lamictal	Mono- und Zusatztherapie
1995	Gabapentin	Neurontin	Mono- und Zusatztherapie, neuropathischer Schmerz
	Felbamat	Taloxa	Kombinationstherapie
1997	Tiagabin	Gabitril	Zusatztherapie
1998	Topiramat	Topamax	Mono- und Zusatztherapie
2000	Levetiracetam	Keppra	Zusatztherapie
	Oxcarbazepin	Trileptal	Mono- und Zusatztherapie

wenige vergleichende klinische Studien vor, in denen die neuen Substanzen untereinander oder mit den alten Antiepileptika verglichen wurden. Dabei ergab sich, daß bei der Erstbehandlung partieller Anfälle keines der neuen Antiepileptika wirksamer als Carbamazepin war (Stefan et al. 2001). Allerdings hatten die neuen Vertreter meistens ein günstigeres Nebenwirkungsprofil.

Lamotrigin (*Lamictal*) ist bisher das erfolgreichste Präparat in der Gruppe der neuen Antiepileptika, die zunächst zur Zusatzbehandlung bei partiellen Anfällen eingeführt wurden. Seit 1997 ist es auch zur Monotherapie fokaler und sekundär generalisierter Anfälle zugelassen. Die Verordnungen sind nach dem leichten Rückgang des Vorjahres im Jahr 2001 wieder kräftig angestiegen (Tabelle 12.2). Als Phenyltriazinderivat zeigt es strukturelle Verwandtschaft zu den Folatreduktasehemmstoffen Pyrimethamin und Trimethoprim und ist ebenfalls ein schwacher Hemmstoff dieses Enzyms. Seine Hauptwirkung besteht in der Blockade spannungsabhängiger Natriumkanäle und einer daraus resultierenden Hemmwirkung auf die Freisetzung exzitatorischer Neurotransmitter vom Typ des Glutamat. Die Zusatztherapie mit Lamotrigin senkte die Anfallsfrequenz bei 13–67% von sonst therapierefraktären Patienten um mindestens 50% (Goa et al. 1993). Als Monotherapie hat Lamotrigin eine ähnliche Wirksamkeit wie Carbamazepin oder Phenytoin, ist aber unter Berücksichtigung von Verträglichkeit und Nebenwirkungen deutlich teurer (Beydoun 1997, Heaney et al. 1998).

Gabapentin (*Neurontin*) ist ein weiteres neues Antiepileptikum, das 1995 als Zusatztherapie bei partiellen Anfällen mit und ohne Generalisierung eingeführt wurde und seit 1999 auch zur Monotherapie zugelassen ist. Seitdem sind die Verordnungen stark gewachsen und liegen 2001 bereits dreifach so hoch wie 1999 (Tabelle 12.2). Wirksamkeit und Unbedenklichkeit von Gabapentin für die Monotherapie wurden in drei großen Multizenterstudien nachgewiesen (Beydoun 1999). Gabapentin weist eine strukturelle Ähnlichkeit zu γ-Aminobuttersäure (GABA) auf und erhöht die GABA-Freisetzung.

Seit 2001 ist Gabapentin auch für die Behandlung neuropathischer Schmerzen zugelassen. Bei Patienten mit diabetischer Neuropathie wirkte Gabapentin über einen Zeitraum von 6–8 Wochen geringfügig besser als Placebo (2,5 vs. 1,4 Punkte) und ähnlich wie Amitriptylin (52% vs. 67% Schmerzlinderung) (Backonja et al. 1998, Morello et al. 1999). Gabapentin ist damit eine Alternative zur Therapie neuropathischer Schmerzen, bietet aber keine Vorteile gegenüber Amitriptylin und ist erheblich teurer. In den USA wurde kürzlich unethisches Marketing der Herstellerfirma mit Zahlungen an verschreibende Ärzte von 350 Dollar pro Tag kritisiert (Charatan 2002).

Den höchsten Verordnungszuwachs unter den neuen Antiepileptika hatte das im Jahr 2000 eingeführte Oxcarbazepin (*Trileptal*). Als Carbamazepinderivat hat es ein ähnliches Wirkungsspektrum und eine vergleichbare antiepileptische Aktivität wie die Ursprungssubstanz. Oxcarbazepin wird in der Leber zu dem aktiven Metaboliten 10-Hydroxycarbazepin reduziert, der primär die antiepileptische Wirkung vermittelt. Aufgrund einer geringeren Induktion arzneimittelabbauender Enzyme sind Arzneimittelinteraktionen seltener (McKee et al. 1994). Daher kommt es als therapeutische Alternative zu Carbamazepin bei störenden Arzneimittelwirkungen in Betracht.

Topiramat (*Topamax*) wurde 1998 in Deutschland als Zusatztherapie bei bisher therapieresistenten fokalen und sekundär generalisierten Anfällen ab dem 12. Lebensjahr eingeführt und weist auch im Jahre 2001 wieder einen starken Verordnungszuwachs auf (Tabelle 12.2). Eine Besonderheit des pharmakologischen Profils von Topiramat ist die Hemmung der neuronalen Erregbarkeit durch Blockade von Glutamatrezeptoren vom AMPA-Typ, die neben einer Natriumkanalblockade und einer benzodiazepinähnlichen Verstärkung $GABA_A$-Rezeptor-vermittelter Hemmwirkungen zur antiepileptischen Wirkung beiträgt. Nach einem Cochrane-Review über 6 Studien mit 743 Patienten wurde bei 46% der Patienten eine mindestens 50%ige Abnahme der Anfallshäufigkeit beobachtet (Jette et al. 2000). Wegen der relativ kurzen Dauer (11–19 Wochen) sind die bisher vorliegenden Studien kein ausreichender Beleg für die Langzeitanwendung von

Topiramat. Wichtigste Nebenwirkungen sind psychische und kognitive Veränderungen, manchmal mit Wortfindungsstörungen verbunden, Gewichtsabnahme und gelegentlich das Auftreten von Nierensteinen.

Sultiam

Sultiam (*Ospolot*) ist ein älteres Antiepileptikum aus der Gruppe der Carboanhydrasehemmer, das bereits 1960 in die Therapie eingeführt wurde, aber nur eine geringe Bedeutung hatte. Neuere Studien haben gezeigt, daß es vor allem bei benignen fokalen Epilepsien des Kindesalters (z. B. Rolando-Epilepsie) gut wirksam ist (Groß-Selbeck 1995). Daraus erklärt sich vermutlich die Tatsache, daß dieses bisher wenig beachtete Antiepileptikum seit 1997 unter den häufig verordneten Arzneimitteln vertreten ist, allerdings 2001 mit leicht rückläufiger Tendenz (Tabelle 12.2).

Literatur

Backonja M., Beydoun A., Edwards K.R., Schwartz S.L., Fonseca V., Hes M., et al. for the Gabapentin Diabetic Neuropathy Study Group (1998): Gabapentin for the symptomatic treatment of painful neuropathy in patients with diabetes mellitus. JAMA 280: 1831–1836.

Beydoun A. (1997): Monotherapy trials of new antiepileptic drugs. Epilepsia 38 (Suppl. 9): S21–S31.

Beydoun A. (1999): Monotherapy trials with gabapentin for partial epilepsy. Epilepsia 40 (Suppl. 6): S13–S16.

Charatan F. (2002): Doctor sues company over unethical marketing. Brit. Med. J. 324: 1234.

Feely M. (1999): Drug treatment of epilepsy. Brit. Med. J. 318: 106–109.

Gidal B.E., Privitera M.D., Sheth R.D., Gilman J.T. (1999): Vigabatrin: a novel therapy for seizure disorders. Ann. Pharmacother. 33: 1277–1286.

Goa K.L., Ross S.R., Chrisp P. (1993): Lamotrigine. A review of its pharmacological properties and clinical efficacy in epilepsy. Drugs 46: 152–176.

Groß-Selbeck G. (1995): Treatment of „benign" partial epilepsies of childhood, including atypical forms. Neuropediatrics 26: 45–50.

Heaney D.C., Shorvon S.D., Sander J.W. (1998): An economic appraisal of carbamazepine, lamotrigine, phenytoin and valproate as initial treatment in adults with newly diagnosed epilepsy. Epilepsia 39 (Suppl. 3): S19–S25.

Hufnagel A., Noachtar S. (1998): Epilepsien und ihre medikamentöse Behandlung. In: Brandt T., Dichgans J., Diener H.C. (Hrsg.): Therapie und Verlauf neurologischer Erkrankungen. 3. Aufl., Kohlhammer, Stuttgart, Berlin, Köln, S. 179–203.

Jette N.J., Marson A.G., Kadir Z.A., Hutton J.L. (2000): Topiramate for drug-resistant partial epilepsy. Cochrane Database Syst. Rev. 2: CD001417.

McKee P.J., Blacklaw J., Forrest G., Gillham R.A., Walker S.M., Connelly D., Brodie M.J. (1994): A double-blind, placebo-controlled interaction study between oxcarbazepine and carbamazepine, sodium valproate and phenytoin in epileptic patients. Br. J. Clin. Pharmacol. 37: 27–32.

Morello C.M., Leckband S.G., Stoner C.P., Moorhouse D.F., Sahagian G.A. (1999): Randomized double-blind study comparing the efficacy of gabapentin with amitriptyline on diabetic peripheral neuropathy pain. Arch. Intern. Med. 159: 1931–1937.

Stefan H., Halász P., Gil-Nagel A., Shorvon S., Bauer G., Ben-Menachem E. et al. (2001): Recent advances in the diagnosis and treatment of epilepsy. Eur. J. Neurol. 8: 519–539.

Visintini D., Calzetti S., Mancia D. (1981): Il barbexaclone nel trattamento delle epilessie. Riv. Patol. Nerv. Ment. 102: 29–37.

12

13. Antihypertonika

Manfred Anlauf

AUF EINEN BLICK

Verordnungsprofil
Als spezielle Antihypertonika werden in diesem Kapitel in erster Linie Kombinationspräparate der Betarezeptorenblocker, der Calciumantagonisten und des Reserpins dargestellt.

Trend
Auf diese älteren Präparate entfällt im Vergleich zu den wichtigen Gruppen der Antihypertonika (Diuretika, Betarezeptorenblocker, ACE-Hemmer, Angiotensin-rezeptorantagonisten, Calciumantagonisten) nur noch ein kleiner Anteil der Verordnungen. Zunahmen verzeichneten lediglich Betarezeptorenblockerkombinationen und Moxonidin, während Alpharezeptorenblocker, Vasodilatatoren und Reserpinkombinationen erneut weniger verordnet wurden. Damit setzt sich auch in der Hochdrucktherapie der Trend zur Behandlung mit Monopräparaten durch.

13

Die arterielle Hypertonie (Blutdruckwerte von $\geq 140/\geq 90$ mmHg bei wiederholten Messungen) kommt bei etwa 30% der Erwachsenen mittleren Alters vor und begünstigt das Auftreten von Apoplexie, Herzinfarkt, Herzinsuffizienz und Nierenversagen. Bei mittelschwerer und schwerer Hypertonie ist der günstige Effekt einer konsequenten Arzneitherapie auf die Lebenserwartung des Hochdruckpatienten durch zahlreiche Studien belegt. Bei einem diastolischen Blutdruck zwischen 90 und 99 mmHg, der in über 75% aller Fälle mit Hypertonie vorliegt, ist der Nutzen einer antihypertensiven Therapie zwar ebenfalls nachgewiesen, er ist aber deutlich geringer. Bei 65–70jährigen übersteigt die Prävalenz der Hypertonie 50%, wenn die häufig vorkommende isolierte systolische Hypertonie mit berücksichtigt wird. Kontrollierte Studien haben gezeigt, daß eine antihypertensive Therapie auch im Alter die kardiovaskuläre Morbidität und Mortalität senkt. Selbst bei isolierter systolischer Hypertonie (systolisch über 160, diastolisch unter 90 mmHg) wird im Alter vor allem die Rate von Schlaganfällen vermindert (Übersicht bei Thijs et al. 1992, Anlauf 1994, Staessen et al. 1997).

Behandlungsziele

Zur Frage der Indikation einer Pharmakotherapie der Hypertonie hat sich die Deutsche Liga zur Bekämpfung des hohen Blutdrucks (2001) der Empfehlung einer Risikostratifizierung (WHO/ISH 1999) vor Therapiebeginn angeschlossen. Hierbei werden neben der Blutdruckhöhe weitere kardiovaskuläre Risikofaktoren und Endorganschäden berücksichtigt. Eine medikamentöse Therapie sollte erwogen werden, wenn eine Hypertonie bei wiederholten Messungen bestätigt und z. B. durch ambulante Blutdruck-Langzeitmessung eine „Praxishypertonie" ausgeschlossen wurde (Middeke et al. 1998). Ein unverzüglicher Beginn ist nach den Empfehlungen der Hochdruckliga jedoch nur dann notwendig, wenn Blutdruckhöhe und die übrigen kardiovaskulären Risiken des Patienten mit einer Wahrscheinlichkeit von über 20% in den nächsten 10 Jahren ein kardiovaskuläres Ereignis erwarten lassen. Bei einem Risiko von 15–20% ist eine antihypertensive Behandlung indiziert, wenn nach 3–6 monatiger Beobachtung und nichtmedikamentöser Behandlung der Blutdruck noch 140 mmHg systolisch oder 90 mmHg diastolisch übersteigt. Liegt das 10-Jahres-Risiko unter 15%, wird nach 6–12 Monaten nichtmedikamentöser Therapie mit einer Pharmakotherapie begonnen, wenn die Blutdruckwerte 150 mmHg systolisch oder 95 mmHg diastolisch übersteigen. Nichtmedikamentöse Möglichkeiten der Blutdrucksenkung sind: Eine Einschränkung der Kochsalzzufuhr (4–6 g/Tag), eine Reduktion des Körpergewichts bei übergewichtigen Patienten, eine Beschränkung des Alkoholkonsums auf unter 30 g/Tag und eine Steigerung der körperlichen Aktivität insbesondere bei sonst sitzender Lebensweise. Statt nacheinander zunächst mit einer nichtmedikamentösen und erst später mit einer medikamentösen Behandlung zu beginnen, kann die Führung des Patienten erleichtert und das Behandlungsziel früher erreicht werden, wenn gleichzeitig mit beiden Behandlungselementen begonnen wird, mit der berechtigten

Aussicht, im Laufe von Monaten die medikamentöse Behandlung zu reduzieren, vielleicht sogar ganz abzusetzen. Behandlungsziel ist eine Senkung des Ruheblutdrucks unter 140 mmHg systolisch und unter 90 mmHg diastolisch, bei Diabetikern unter 130 bzw. 80 mmHg, was jedoch nicht immer zu erreichen ist (siehe Kapitel 3). Niedrigere als die oben genannten Interventionsgrenzen und neue Zielwerte des Blutdrucks werden diskutiert. Die Kombination einer Arzneitherapie mit nichtmedikamentösen Allgemeinmaßnahmen bereits bei Ausgangsblutdruckwerten von 141/91 mmHg war weitgehend nebenwirkungsarm und einer bloßen Änderung des Lebensstils überlegen (Neaton et al. 1993). In einer Interventionsstudie mit unterschiedlichen, den Patienten randomisiert zugeordneten Zielblutdruckwerten war die Rate größerer kardiovaskulärer Ereignisse am niedrigsten bei diastolischen Drucken um 82,6 mmHg (HOT, Hansson et al. 1998). Wegen fehlerhafter Blutdruckmessung ist das Ergebnis der HOT-Studie kein Argument, den systolischen Blutdruck unter 140 mmHg zu senken (Anlauf et al. 2001). Gegen eine WHO-Guideline (WHO/ISH 1999), nach der bei unkomplizierter Hypertonie unter antihypertensiver Therapie Werte von unter 130/85 mmHg („normal") oder sogar von unter 120/80 mmHg („optimal") wünschenswert sind, bestehen auch ökonomische Bedenken. Auf der Grundlage vorhandener Studien ist dagegen unstrittig, daß bei Patienten mit Diabetes mellitus eine möglichst niedrige Blutdruckeinstellung angestrebt werden muß.

Arzneimittelauswahl

Für die medikamentöse Hochdruckbehandlung steht heute eine große Zahl von Arzneistoffen mit vielfältigen Angriffspunkten zur Verfügung. Faktisch erfolgt die Auswahl überwiegend empirisch, wobei das individuelle Ansprechen des Patienten, sein Alter und sein Befinden unter der Therapie („Lebensqualität") sowie seine Compliance ausschlaggebend sind. Eine weitere Differenzierung der Therapie ist unter dem Gesichtspunkt bereits eingetretener Hochdruckkomplikationen sowie zusätzlich bestehender Krankheiten und Gesundheitsrisiken notwendig. Vor allem bei zusätzlicher koronarer Herzerkrankung, Herzinsuffizienz und Nephropathie können Zusatzwirkungen, z. B. der Betarezeptorenblocker, ACE-Hemmer und Angiotensinrezeptorantagonisten, genutzt werden. Bei unzureichend wirkender Monotherapie sollte vor dem Einsatz einer Kombination versuchsweise auf

Antihypertensiva mit differentem Angriffspunkt gewechselt werden. Ein Modellversuch mit Crossover-Design (Dickerson et al. 1999) an einer kleinen Patientengruppe bestätigte die Erfahrung, daß es – ausschließlich unter dem Gesichtspunkt der Blutdrucksenkung, zusätzliche Erwägungen siehe unten – sinnvoll ist, von einem ACE-Hemmer (A) oder einem Betarezeptorenblocker (B) auf einen Calciumantagonisten (C) oder ein Diuretikum (D) zu wechseln, da die Blutdrucksenkungen unter A und B bzw. C und D enger korreliert sind. Die Prinzipien der Kombinationsbehandlung sind eine Verstärkung der Blutdrucksenkung und eine Abschwächung unerwünschter Wirkungen, z. B. Stimulation des Renin-Angiotensin-Aldosteron-Systems durch Diuretika und dessen Blockade durch ACE-Hemmer. Abbildung 13.1 faßt die medikamentösen Behandlungsempfehlungen zusammen wie sie zur Zeit in der Vorbereitung der 2. Auflage der Hypertonieempfehlungen der Arzneimittelkommission der Deutschen Ärzteschaft diskutiert werden. Auf die Notwendigkeit der nicht-medikamentösen Maßnahmen, die einer Pharmakotherapie vorangehen und sie begleiten, wird noch einmal hingewiesen.

Seit Jahren wird die Frage diskutiert, ob in der Monotherapie, vor allem wenn sie bei leichteren Hochdruckformen angewendet wird, alle zur Zeit genannten Substanzgruppen mit ihren zahlreichen Vertretern als gleichwertig zu betrachten sind (Bock und Anlauf 1984).

Diuretika und Betarezeptorenblocker gelten als unbestrittener Standard einer initialen Monotherapie. Die Diskussion gilt als abgeschlossen, auch wenn es Hinweise auf Wirksamkeitsunterschiede mit einer Unterlegenheit der Betarezeptorenblocker bei alten Patienten (Messerli et al. 1998) gibt. In vier Placebo-kontrollierten Studien haben sich auch ACE-Hemmer für die Intialtherapie qualifiziert (zur Placebokontrolle siehe Kapitel 3). Eine Kontroverse gibt es jedoch zu Calciumantagonisten. Zwar ergeben die beiden Placebo-kontrollierten Studien, in denen die Dihydropyridine Nitrendipin (Syst-Eur, Staessen et al. 1997) und Amlodipin (PREVENT, Pitt et al. 2000) eingesetzt wurden, in der metaanalytischen Zusammenfassung (Neal et al. 2000) eine ebenso starke Reduktion größerer kardiovaskulärer Ereignisse wie unter ACE-Hemmerbehandlung, die Repräsentativität dieser Studien für die Mehrzahl der Hypertoniker ist jedoch begrenzt. Die Syst-Eur-Studie wurde nur bei Alten mit isolierter systolischer Hypertonie vorgenommen, die PREVENT-Studie prüfte in erster Linie und mit negativem Ergebnis, ob Amlodipin die Progression früher koronarsklerotischer Veränderungen verlangsamt.

Monotherapie

Therapeutika der 1. Wahl bei unkomplizierter Hypertonie
- Diuretikum
- Betarezeptorenblocker
- ACE-Hemmer

Therapeutika für spezielle Indikationen
- Diuretikum
- Betarezeptorenblocker
- ACE-Hemmer
- AT_1-Antagonist
- Calciumantagonist

Nach erfolglosem Wechsel
der Antihypertensiva-Gruppe

Zweifachkombination

Diuretikum +
- Betarezeptorenblocker
- ACE-Hemmer
- AT_1-Antagonist
- Calciumantagonist

Calciumantagonist +
- Betarezeptorenblocker *
- ACE-Hemmer (AT_1-Antagonist)

Nach erfolglosem Wechsel
der Kombinationspartner

Dreifachkombination

Diuretikum +
- Betarezeptorenblocker+
  Vasodilatator **
- ACE-Hemmer + Calciumantagonist
- Antisympathotonikum +
  Vasodilatator **

13

---

* Kombination nur mit Dihydropyridinderivat
** Calciumantagonist, ACE-Hemmer, AT_1-Rezeptorantagonist, $Alpha_1$-Rezeptorenblocker oder Dihydralazin; Minoxidil nur bei sehr schwer einstellbarer Hypertonie, als Diuretikum dann ein Schleifendiuretikum

Abbildung 13.1: Antihypertensive Stufentherapie

Bei den Vergleichen von Calciumantagonisten mit Diuretika und Betarezeptorenblockern finden Neal et. al. (2000) metaanalytisch eine signifikante Überlegenheit der Calciumantagonisten bei der Vermeidung des Schlaganfalls, aber eine Unterlegenheit bei der Vermeidung der koronaren Herzkrankheit. Auch im Vergleich zu ACE-Hemmern sind Calciumantagonisten bei der koronaren Herzkrankheit und zusätzlich bei der Herzinsuffizienz unterlegen. Pahor et al. (2000) finden sogar in einer methodisch weniger differenzierten Metaanalyse beim Herzinfarkt, bei der Herzinsuffizienz und bei den größeren kardiovaskulären Ereignissen eine Unterlegenheit der Calciumantagonisten im Vergleich zu allen anderen Antihypertensiva, während sich bei Schlaganfall und Gesamtmortalität keine signifikanten Unterschiede errechneten.

Unter Berücksichtigung der Tatsache, daß in Mitteleuropa das koronare Risiko des Hypertonikers das zerebrovaskuläre übersteigt, sollten Betarezeptorenblocker, ACE-Hemmer und Diuretika die Antihypertensiva erster Wahl in der antihypertensiven Monotherapie sein (Jackson und Ramsay 2002). Bis auf weiteres – z. B. bei neuen Erkenntnissen durch ALLHAT (Studienplan: Davis et al. 1996) – sind Calciumantagonisten für die Monotherapie der Hypertoniker Antihypertensiva zweiter Wahl. Als Ausnahme können ältere Patienten ohne koronare Herzkrankheit mit isolierter systolischer Hypertonie gelten und Patienten mit Unverträglichkeit auf die übrigen Antihypertensivagruppen.

Durch erfolgreiche Studien zu Auftreten und Progressionshemmung der Nephropathie bei Typ-2-Diabetes, vor allem jedoch wegen einer leichten Überlegenheit eines Angiotensinrezeptorantagonisten im Vergleich mit einem Betarezeptorenblocker bei älteren Hochrisikopatienten können Angiotensinrezeptorantagonisten nicht mehr nur als nebenwirkungsärmere Alternative zu ACE-Hemmern betrachtet werden (Literatur und weitere Einzelheiten siehe Kapitel 3).

Im März 2000 entschloß sich die Hochdruckliga, Alpha$_1$-Rezeptorenblocker aus den Empfehlungen zur Monotherapie und zu Zweifachkombinationen herauszunehmen, nachdem in einer Zwischenauswertung der ALLHAT-Studie Doxazosin dem Diuretikum Chlortalidon in der Vermeidung kardiovaskulärer Komplikationen deutlich unterlegen war, insbesondere trat unter dem Alpha$_1$-Rezeptorenblocker doppelt so häufig eine Herzinsuffizienz auf (ALLHAT Collaborative Research Group 2000).

Werden „Surrogatparameter", d. h. die Wirksamkeit von Antihypertensiva auf intermediäre Hochdruckfolgen (z. B. linksventrikuläre

Hypertrophie, vaskuläre Hypertrophie bzw. sonografisch bestimmbare Intima-Media-Dicke der großen Arterien, Nierenfunktion), als Kriterium für ihren Einsatz herangezogen, ist die meist ungeklärte Beziehung dieser Wirkungen zu Morbidität und Mortalität zu berücksichtigen.

Ungefähr 80% der Hypertoniker können mit einer Monotherapie oder einer Zweierkombination eingestellt werden. Kombinationen aus drei unterschiedlichen Antihypertensiva sind bei nur einem kleinen Prozentsatz, d. h. aber dennoch zahlreichen Patienten, erforderlich. Vor der Verordnung einer fixen Kombination sollten die einzelnen Komponenten, soweit möglich durch freie Kombination, ausgetestet werden. Zunehmend wird aus Kosten- und Compliancegründen für die primäre Verordnung von fixen Kombinationen plädiert. Dabei wird die Gefahr in Kauf genommen, daß über längere Zeit mit Kombinationspartnern behandelt wird, die zwar den Blutdruck nicht senken, aber Störwirkungen aufweisen. Dem Kostenargument steht entgegen, daß für zahlreiche generische Monopräparate keine oder noch keine generischen Kombinationen zur Verfügung stehen.

Verordnungsspektrum

Antihypertonika (Tabelle 13.1) gehören mit einem Umsatz von 1,6 Mrd. € zu den umsatzstärksten Arzneimittelgruppen. Hinzu kommen die Monopräparate der ACE-Hemmer, Betarezeptorenblocker und Calciumantagonisten, die zum überwiegenden Teil für die antihypertensive Therapie eingesetzt werden. Unter den 2500 verordnungshäufigsten Arzneimitteln befinden sich 33 Antihypertonika und 102 ACE-Hemmer und Angiotensinrezeptorantagonisten sowie zusätzlich 65 Monopräparate von Calciumantagonisten und 59 von Betarezeptorenblockern.

Der prozentuale Verordnungsanstieg von Antihypertonika hat 2001 im Vergleich zum Vorjahr von 4,5 auf 7,7% zugenommen (Tabelle 13.1). Die Abbildung 13.2, in der alle bei der Hochdrucktherapie eingesetzten Arzneimittelgruppen zusammengefaßt sind, zeigt eine Zunahme der verordneten DDD bei allen Gruppen mit Ausnahme der Alpharezeptorenblocker. Wie in den beiden letzten Jahren haben absolut am stärksten die ACE-Hemmer (350 Mio. DDD) zugenommen, prozentual am stärksten die Angiotensinrezeptorantagonisten (24,3%).

Tabelle 13.1: Verordnungen von Antihypertonika 2001. Angegeben sind die verordnungshäufigsten Präparate mit Verordnungsrang, Verordnungen und Umsatz 2001 im Vergleich zu 2000.

Rang	Präparat	Verordnungen in Tsd.	Änd. %	Umsatz Mio. €	Änd. %
155	Cynt	823,1	+19,7	52,4	+20,1
254	Briserin N	587,0	–11,4	17,9	–9,8
489	Physiotens	364,0	+19,2	24,3	+21,4
495	Catapresan	362,2	–3,5	8,5	–1,9
523	Beloc comp	343,7	+1,8	21,8	+16,6
545	Concor plus	328,5	+17,0	19,2	+30,8
580	Mobloc	306,0	–2,8	26,3	+2,0
723	Ebrantil	250,5	+18,7	18,6	+17,8
924	Diblocin	187,2	–21,9	15,5	–10,2
936	Cardular	183,5	–20,2	15,4	–8,5
938	Doxazosin-ratiopharm	183,4	–7,2	9,1	–3,6
1057	Nif-Ten	159,8	–14,6	9,9	–12,9
1128	Metohexal comp.	147,4	+15,2	3,6	+15,6
1156	Clonidin-ratiopharm	143,7	+2,5	2,7	+1,9
1256	Metoprolol-ratiopharm comp.	130,7	+34,0	3,1	+36,2
1262	TRI-Normin	129,7	–3,1	10,5	–1,8
1286	Triniton	126,3	–16,8	3,1	–17,5
1293	Doxacor	125,7	–24,4	6,3	–20,7
1431	Andante	111,9	–17,7	7,9	–15,6
1579	Treloc	98,1	–3,5	7,6	–4,7
1769	Haemiton Tabl.	83,6	–9,1	1,7	–8,1
1805	Obsilazin	81,5	–9,8	1,1	–6,5
1836	Depressan	79,2	–15,2	2,2	–15,2
1911	Homviotensin	74,3	+7,7	1,5	+10,8
1944	Doxazomerck	72,5	–17,6	3,7	–14,5
1959	Isoptin RR plus	71,8	+1,9	4,4	+1,8
1977	Modenol	70,8	–11,9	2,2	–11,0
1979	Doxazosin Azu	70,7	–24,3	3,5	–21,9
2131	Nepresol	62,7	–18,8	1,7	–19,0
2149	Teneretic	61,7	–10,0	3,6	–5,2
2157	Betasemid	61,5	–4,9	4,8	–3,2
2214	Atenolol-ratiopharm comp.	58,6	+9,9	2,5	+10,1
2361	Doxazosin Stada	52,5	+0,7	2,6	+5,1
Summe		**5993,8**	**–1,4**	**319,1**	**+3,7**
Anteil an der Indikationsgruppe		**22,2%**		**19,5%**	
Gesamte Indikationsgruppe		**27002,9**	**+7,7**	**1633,2**	**+12,1**

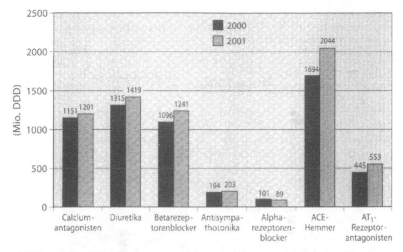

Abbildung 13.2: Verordnungen von Antihypertonika 2001. DDD der 2500 meistverordneten Arzneimittel

Betarezeptorenblocker-Kombinationen

Die Verordnung von Betarezeptorenblocker-Kombinationen stieg im Jahr 2001 um 7,7% bei deutlicherer Zunahme der Monopräparate (Tabelle 13.2, siehe auch Kapitel 18). In acht der zwölf am häufigsten verordneten Kombinationen finden sich die $beta_1$-selektiven Blocker Metoprolol, Atenolol und Bisoprolol. Kombinationen mit nichtselektiven Blockern sind weiter rückläufig. Betrachtet man einzelne Dosierungen, so zeigt sich, daß einige Hersteller offenbar davon ausgehen, daß auch Patienten mit leichter Hypertonie mit niedrig dosierten Kombinationen eingestellt werden. In der Regel ist die Wirkung der verschiedenen Betarezeptorenblocker auf den Ruheblutdruck bei äquivalenter Dosierung gleich. Unterschiede bestehen dagegen in den Nebenwirkungen. Unter $beta_1$-selektiver Blockade werden unerwünschte Effekte auf die Bronchialmuskulatur, die peripheren Gefäße und den Glukosestoffwechsel seltener beobachtet.

Als Diuretikakomponenten der Kombinationen finden sich Hydrochlorothiazid oder Chlorthalidon. Ein Präparat (*Betasemid*) enthält das Schleifendiuretikum Furosemid. Schleifendiuretika sind im Gegensatz zu den oben genannten Diuretika auch geeignet für die Ver-

Tabelle 13.2: Verordnungen von Betarezeptorenblockerkombinationen 2001. Angegeben sind die 2001 verordneten Tagesdosen, die Änderungen gegenüber 2000 und die mittleren Kosten je DDD 2001.

Präparat	Bestandteile	DDD in Mio.	Änderung in %	DDD-Kosten in €
Beta₁-selektiv				
Beloc comp	Metoprolol Hydrochlorothiazid	30,3	(+1,7)	0,72
Concor plus	Bisoprolol Hydrochlorothiazid	27,4	(+18,5)	0,70
Metohexal comp.	Metoprolol Hydrochlorothiazid	12,9	(+15,6)	0,28
TRI-Normin	Atenolol Chlortalidon Hydralazin	11,7	(−0,6)	0,90
Metoprolol-ratiopharm comp.	Metoprolol Hydrochlorothiazid	11,2	(+36,5)	0,28
Treloc	Metoprolol Hydrochlorothiazid Hydralazin	9,2	(−3,3)	0,83
Teneretic	Atenolol Chlortalidon	5,8	(−8,1)	0,62
Atenolol-ratiopharm comp.	Atenolol Chlortalidon	5,2	(+15,2)	0,49
		113,7	(+8,9)	0,63
Nichtselektiv				
Betasemid	Penbutolol Furosemid	5,6	(−4,1)	0,86
Obsilazin	Propranolol Dihydralazin	2,6	(−11,0)	0,42
		8,3	(−6,4)	0,72
Summe		122,0	(+7,7)	0,64

ordnung bei niereninsuffizienten Patienten, die Dosierung dürfte in diesen Fällen jedoch nicht selten unzureichend sein. Der Einsatz von Furosemid in der Hochdrucktherapie nierengesunder Patienten ist nur selten indiziert.

In den Dreifachkombinationen (*Treloc*, *TRI-Normin*) werden Betarezeptorenblocker und Diuretikum sinnvollerweise durch den Vasodi-

Tabelle 13.3: Verordnungen von Alpharezeptorenblockern und Vasodilatatoren 2001. Angegeben sind die 2001 verordneten Tagesdosen, die Änderungen gegenüber 2000 und die mittleren Kosten je DDD 2001.

Präparat	Bestandteile	DDD in Mio.	Änderung in %	DDD-Kosten in €
Doxazosin				
Diblocin	Doxazosin	16,5	(–19,9)	0,94
Cardular	Doxazosin	16,3	(–18,8)	0,95
Doxazosin-ratiopharm	Doxazosin	13,1	(–1,7)	0,69
Doxacor	Doxazosin	9,1	(–19,4)	0,69
Doxazomerck	Doxazosin	5,3	(–13,0)	0,69
Doxazosin Azu	Doxazosin	5,1	(–20,7)	0,70
Doxazosin Stada	Doxazosin	3,8	(+3,5)	0,69
		69,1	(–15,1)	0,81
Weitere Alpha$_1$-Rezeptorenblocker				
Ebrantil	Urapidil	11,2	(+19,7)	1,66
Andante	Bunazosin	8,5	(–13,6)	0,92
		19,7	(+2,6)	1,34
Direkte Vasodilatatoren				
Depressan	Dihydralazin	2,6	(–15,2)	0,84
Nepresol	Dihydralazin	2,1	(–17,6)	0,79
		4,8	(–16,3)	0,82
Summe		93,6	(–12,0)	0,92

latator Hydralazin ergänzt. Die Kombination von Propranolol und Dihydralazin in *Obsilazin* ist im Therapieschema der Hochdruckliga nicht vorgesehen. Prinzipielle Einwände bestehen gegen das Dosierungsverhältnis. Als Nebenwirkung werden unter anderem Ödeme genannt.

Die mittleren DDD-Kosten dieser Kombinationen mit nur drei Generika unter 7 Originalpräparaten liegen mit 0,64 € über denen der Captoprilkombinationen mit 0,27 €, aber unter denen der übrigen ACE-Hemmer-Diuretika-Kombinationen mit 0,94 € (siehe Kapitel 3).

Alpha$_1$-Rezeptorenblocker und Vasodilatatoren

In dieser 2001 um 12% geschrumpften Gruppe, die seit Frühjahr 2000 nicht mehr für die Monotherapie empfohlen wird, haben nach dem negativen Ergebnis der ALLHAT-Studie (siehe oben) alle Doxazosinpräparate stark verloren. Als günstige Zusatzwirkung der Alpha$_1$-Rezeptorblocker wird eine Erleichterung der Blasenentleerung bei benigner Prostatahyperplasie genutzt.

Die Ursache der Unterlegenheit von Doxazosin bei der Vermeidung kardiovaskulärer Hochdruckkomplikationen insbesondere einer Herzinsuffizienz im Vergleich zum Chlortalidon (ALLHAT 2000) ist ungeklärt. Der Befund ist jedoch ein eindrucksvoller Beweis dafür, daß günstige (Doxazosin) oder ungünstige (Chlortalidon) Stoffwechselwirkungen mittelfristig nur nachrangige Bedeutung für den Hypertoniker haben. Er ist auch eine Mahnung, frühzeitiger mit ausreichend repräsentativen Studien zu beginnen.

Deutlich abgenommen hat wiederum *Andante* (Bunazosin), während *Ebrantil* (Urapidil) sich deutlich steigerte. Urapidil wirkt nicht nur alpha$_1$-blockierend, sondern auch geringfügig alpha$_2$-stimulierend und serotoninantagonistisch. Die mittleren DDD-Kosten der teuren Alpha$_1$-Rezeptorenblocker und Vasodilatatoren liegen mit 0,92 € inzwischen über denen der Angiotensinrezeptor-Monopräparate mit 0,86 €.

Dihydralazin sollte ausschließlich in der Kombinationstherapie verwendet werden. Die Alternativen unter den Vasodilatatoren führten auch in diesem Jahr zu einem weiteren Verordnungsrückgang in dieser Gruppe.

Tabelle 13.4: Verordnungen von Calciumantagonisten-Kombinationen 2001. Angegeben sind die 2001 verordneten Tagesdosen, die Änderungen gegenüber 2000 und die mittleren Kosten je DDD 2001.

Präparat	Bestandteile	DDD in Mio.	Änderung in %	DDD-Kosten in €
Mit Betarezeptorenblockern				
Mobloc	Felodipin Metoprolol	26,7	(+1,1)	0,99
Nif-Ten	Nifedipin Atenolol	15,1	(−14,8)	0,66
		41,8	(−5,3)	0,87
Mit Diuretika				
Isoptin RR plus	Verapamil Hydrochlorothiazid	6,5	(+1,8)	0,68
Summe		48,2	(−4,4)	0,84

Calciumantagonisten-Kombinationen

2001 nahm die Verordnung dieser Gruppe im Durchschnitt prozentual
etwa gleich stark ab wie im Vorjahr. Zwei Präparate dieser Liste sind
Kombinationen aus einem Dihydropyridin-Calciumantagonisten und
einem Betarezeptorenblocker. Da Betarezeptorenblocker Herzfrequenz und Herzzeitvolumen senken, ist die Kombination mit vasodilatierenden Dihydropyridinen hämodynamisch gut begründet, zumal
hierdurch Tachykardien verhindert werden können. Verapamil, das in
der Regel nicht zur Frequenzsteigerung führt, wurde in der Fixkombination *Isoptin RR plus* mit einem Diuretikum kombiniert.

Alpha$_2$-Agonisten

Gewinne verzeichneten erneut die Moxonidinpräparate *Cynt* und
Physiotens, die neben den agonistischen Wirkungen auf zentrale
Alpha$_2$-Rezeptoren eine hohe Affinität zu den nicht unumstrittenen
zerebralen Imidazolinbindungsstellen aufweisen sollen. Die blutdrucksenkende Wirkung von Moxonidin wird jedoch genauso wie die Cloni-
dinwirkung über postsynaptische Alpha$_{2A}$-Rezeptoren vermittelt, da
beide Substanzen bei Alpha$_{2A}$-Knockoutmäusen wirkungslos sind
(Zhu et al. 1999). Wirkungen und Dosisbereich von Moxonidin sind
denen von Clonidin ähnlich. Die Wirkdauer ist jedoch länger, und die
Häufigkeit von Nebenwirkungen soll bei leichter bis mittelschwerer
Hypertonie niedriger sein. Allerdings wurde die leider bisher nicht
ausführlich publizierte MOXCON-Studie bei Patienten mit Herzinsuffizienz (NYHA II-IV) wegen erhöhter Letalität infolge Herzinfarkt,
Herzversagen und plötzlichem Herztod im September 1999 abgebrochen (Wolk 2000). Moxonidin sollte daher in keinem Fall bei Hochdruckpatienten mit Herzinsuffizienz eingesetzt werden. Der klassische
Alpha$_2$-Agonist Clonidin ist leicht rückläufig (Tabelle 13.5).

Reserpinkombinationen

Bei den Reserpinkombinationen (Tabelle 13.5) sind 2001 wie 2000 vier
Präparate im Segment der 2500 verordnungshäufigsten Präparate zu
finden. Bei Bewertung der gesamten Arzneimittelgruppe ergibt sich
kein hinreichender Grund, eine Hochdruckbehandlung mit einer

Tabelle 13.5: Verordnungen von Antisympathotonika 2001. Angegeben sind die 2001 verordneten Tagesdosen, die Änderungen gegenüber 2000 und die mittleren Kosten je DDD 2001.

Präparat	Bestandteile	DDD in Mio.	Änderung in %	DDD-Kosten in €
Clonidin				
Catapresan	Clonidin	13,5	(−1,5)	0,63
Clonidin-ratiopharm	Clonidin	4,6	(+0,2)	0,58
Haemiton Tabl.	Clonidin	2,3	(−5,1)	0,74
		20,4	(−1,5)	0,63
Moxonidin				
Cynt	Moxonidin	68,3	(+20,8)	0,77
Physiotens	Moxonidin	33,2	(+23,0)	0,73
		101,4	(+21,5)	0,76
Reserpinkombinationen				
Briserin N	Clopamid Reserpin	54,9	(−10,0)	0,33
Triniton	Reserpin Dihydralazin Hydrochlorothiazid	12,1	(−17,6)	0,25
Homviotensin	Reserpin D3 Rauwolfia D3 Viscum album D2 Crataegus D2	7,1	(+8,5)	0,21
Modenol	Butizid Reserpin	6,8	(−10,8)	0,33
		80,8	(−9,9)	0,30
Summe		202,7	(+4,5)	0,56

niedrig dosierten Reserpin-Diuretika-Kombination (Reserpin unter 0,25 mg/Tag) völlig zu meiden. Wegen der heute verfügbaren und für den überwiegenden Teil der Hypertoniker besser evaluierten alternativen Behandlungsmöglichkeiten dürften kaum noch Patienten neu auf diese Präparate eingestellt werden. Keineswegs sollten Reserpinbedingte zentralnervöse Nebenwirkungen, z. B. Depressionen, die bei älteren Patienten als Hirnleistungsstörungen verkannt werden können, hingenommen werden.

Dem begründbaren Rückgang klassischer Reserpinkombinationen steht wiederum eine kaum verständliche Zunahme des reserpinhaltigen Homöopathikums *Homviotensin* gegenüber. Dieses Präparat ist in seiner antihypertensiven Wirkung zweifelhaft. Die auf Hersteller-angaben beruhenden DDD-Kosten sind irreführend, da bei einer Tagesdosis von 1–2 Tabletten *Homviotensin* mit Reserpin D3 32 mg (0,032 mg Reserpin) eine sichere antihypertensive Wirkung nicht zu erwarten ist. Die erneute Zunahme des Verbrauchs dieses Präparates mit jetzt jährlichen Gesamtkosten von fast 1,5 Mio. € offenbart selbst bei der Hypertonie einen Glauben an die eigenartigen Vorstellungen der Homöopathie oder einen Griff zu ungeeigneten Sparmaßnahmen. Zu den gleichen DDD-Kosten sind z. B. bereits zahlreiche Captopril-Saluretika-Kombinationen erhältlich

Schlußbemerkung

Legt man die in Abbildung 13.2 dargestellten DDD zugrunde, so wur-den im Jahr 2001 etwa 12,6% mehr Patienten antihypertensiv behan-delt als 2000. Die großen Zuwächse bei den ACE-Hemmern und Betarezeptorenblockern zeigen, daß die zusätzlichen Möglichkeiten der Generikaverordnung intensiv wahrgenommen werden. Dagegen waren die Verordnungszahlen der in diesem Kapitel zusammenge-faßten Antihypertonika (Betablockerkombinationen, Calciumantago-nisten-Kombinationen, Antisympathotonika und Alpharezeptoren-blocker) insgesamt leicht rückläufig.

Vorrangig für die Wahl eines Antihypertensivums sollte die Wahr-scheinlichkeit sein, mit der Morbidität und Mortalität der Behandelten gesenkt werden. Von Patienten mit schwerster, vor allem maligner Hypertonie abgesehen kann die Wirkungsstärke eines Antihyperten-sivums nur in kontrollierten Großstudien geprüft werden. Mit großer Spannung waren daher die im Dezember 2000 erschienen Metaanaly-sen aller bis dahin publizierten Studien erwartet worden (Neal et al. 2000, Pahor et al. 2000). Für den strittigsten Punkt der antihyperten-siven Monotherapie ist leider der Feststellung zuzustimmen: „Meta-analyses … added to the controversy and confusion about the role of calcium antagonists in the first-line treatment of hypertension" (Luft 2001).

Es knüpfen sich daher Erwartungen an weitere Studien, in denen die zahlreichen zur Verfügung stehenden antihypertensiven Wirkprin-zipien miteinander verglichen werden, und zwar nicht nur in Bezug auf ihre Blutdrucksenkung und Verträglichkeit (Philipp et al. 1997), sondern auch auf ihre Evidenz, Hochdruckkomplikationen zu verhindern. Die Palette der jetzt zur Verfügung stehenden Antihypertensiva kann allerdings so genutzt werden, daß die Therapie nebenwirkungsarm ist und begleitende Erkrankungen möglichst günstig beeinflußt werden.

Literatur

ALLHAT Collaborative Research Group (2000): Major cardiovascular events in hypertensive patients randomized to doxazosin vs. chlorthalidone: the antihypertensive and lipid-lowering treatment to prevent heart attack trial (ALLHAT). JAMA 283: 1967–1975.

Anlauf M. (1994): Hypertonie im Alter. MMV Medizin Verlag, München.

Anlauf M., Tholl U., Hirche H.,Weber F. (2001): A silent revolution in blood pressure measurement? Some late remarks in regards to the HOT study. J. Hum. Hypertension. 15: 649–651.

Bock K.D., Anlauf M. (1984): Die Qual der Wahl – das Dilemma der Hochdrucktherapie. Münch. Med. Wochenschr. 16: 477–479.

Deutsche Hochdruckliga (2001): Leitlinien für die Prävention, Erkennung, Diagnostik und Therapie der arteriellen Hypertonie. Dtsch. Med. Wschr. 126 (Suppl.4): S201–S238.

Dickerson J.E.C., Hingorani A.D., Ashby M.J., Palmer C.R., Brown M.J. (1999): Optimisation of antihypertensive treatment by crossover rotation of four major classes. Lancet 353: 2008–2013.

Hansson L., Zanchetti A., Carruthers S.G., Dahlöf B., Elmfeldt D. et al. (1998): Effects of intensive blood-pressure lowering and low-dose aspirin in patients with hypertension: principal results of the Hypertension Optimal Treatment (HOT) randomised trial. Lancet 351: 1755–62.

Jackson P.R., Ramsay L.E. (2002): The United States JNC VI and British Hypertension Society Guideline. The International WHO/ISH Guideline. First-line treatment for hypertension. Eur. Heart J. 23: 179–182.

Luft F.C. (2001): Recent clinical trial highlights in hypertension. Curr. Hypertens. Rep. 3: 133–138.

Messerli F.H., Grossman E., Goldbourt U. (1998): Are beta-blockers efficacious as first-line therapy for hypertension in the elderly? A systematic review. JAMA 279: 1903–1907.

Middeke M., Anlauf M., Baumgart P., Franz A., Krönig B., Schrader J., Schulte K.-L. (1998): Ambulante 24h-Blutdruckmessung. (ABDM). DMW 123: 1426–1430.

Neal B., MacMahon S., Chapman N. for the Blood Pressure Lowering Treatment Trialists' Collaboration (2000): Effects of ACE inhibitors, calcium antagonists, and other blood-pressure-lowering drugs: results of prospectively designed overviews of randomised trials. Lancet 356: 1955–1964.

Neaton J.D., Grimm R.H., Prineas R.J., Stamler J., Grandits G.A., for the Treatment of Mild Hypertension Study Research Group (1993): Treatment of Mild Hypertension Study Final Results. JAMA 270: 713–724.

Pahor M., Psaty B.M., Alderman M.H., Applegate W.B., Williamson J.D., Cavazzini C., Furberg C.D. (2000): Health outcomes associated with calcium antagonists compared with other first-line antihypertensive therapies: a meta-analysis of randomised controlled trials. Lancet 356: 1942–1943.

Philipp T., Anlauf M., Distler A., Holzgreve H., Michaelis J., Wellek S. (1997): Randomised, double blind, multicentre comparison of hydrochlorothiazide, atenolol, nitrendipine, and enalapril in antihypertensive treatment: results of the HANE study. Brit. Med. J. 315: 154–159.

Pitt B., Byington R.P., Furberg C.D., Hunninghake D.B., Mancini G.B., Miller M.E., Riley W. for the PREVENT Investigators (2000): Effect of amlodipine on the progression of atherosclerosis and the occurrence of clinical events. Circulation 102: 1503–1510.

Staessen J.A., Fagard R., Thijs L., Celis H., Arabidze G.G. et al. (1997): Randomised double-blind comparison of placebo and active treatment for older patients with isolated systolic hypertension. The Systolic Hypertension in Europe (Syst-Eur) Trial Investigators. Lancet 350: 757–764

Thijs L., Fagard R., Lijnen P., Staessen J.A., Van Hoof R., Amery A. (1992): A meta-analysis of outcome trials in elderly hypertensives. J. Hypertension 10: 1103–1109.

WHO/ISH (1999): Guidelines for the Management of Hypertension. J. Hypertension 17: 151–183.

Wolk R. (2000): Anti-arrhythmic properties of moxonidine – implications for the MOXCON study. Int. J. Cardiol. 12: 89–92.

Zhu Q.M., Lesnick J.D., Jasper J.R., MacLennan S.J., Dillon M.P., Eglen R.M., Blue D.R. Jr. (1999): Cardiovascular effects of rilmenidine, moxonidine and clonidine in conscious wild-type and D79N alpha2A-adrenoceptor transgenic mice. Br. J. Pharmacol. 126: 1522–1530.

13

14. Antikoagulantien und Thrombozyten-aggregationshemmer

ULRICH SCHWABE

AUF EINEN BLICK

Trend

Antikoagulantien und Thrombozytenaggregationshemmer sind rasant wachsende Indikationsgruppen. Die Verordnungen der Antikoagulantien haben sich in den letzten sechs Jahren verdoppelt, die der Thrombozytenaggregationshemmer sogar vervierfacht. Führender Vertreter der Thrombozytenaggregationshemmer ist weiterhin mit großem Abstand die niedrig dosierte Acetylsalicylsäure. Stark gewachsen sind auch die Verordnungen der ADP-Rezeptorantagonisten (Clopidogrel, Ticlopidin).

Bewertung

ADP-Rezeptorantagonisten sind jedoch nur bei Unverträglichkeit von Acetylsalicylsäure indiziert, da keine klinisch relevante Überlegenheit gegenüber Acetylsalicylsäure belegt ist. Lediglich bei kardiologischen Spezialindikationen (Stentimplantation, akutes Koronarsyndrom) hat die Kombination von Acetylsalicylsäure mit Clopidogrel einen therapeutischen Zusatznutzen.

Antikoagulantien und Thrombozytenaggregationshemmer werden in steigendem Umfang bei Thrombosen, Embolien und arteriellen Gefäßkrankheiten mit unterschiedlichen therapeutischen Schwerpunkten eingesetzt. Die akute Antikoagulation mit Heparin und die nachfolgende Gabe oraler Vitamin-K-Antagonisten ist die Standardtherapie für akute Venenthrombosen und Lungenembolien. Daneben werden orale Antikoagulantien zur Prophylaxe kardiogener Hirnembolien bei atrialen Thromben und bei arteriosklerotisch bedingten Karotisstenosen angewendet. Niedermolekulare Heparine werden überwiegend zur Prophylaxe thromboembolischer Komplikationen bei immobilisierten Patienten, aber auch zunehmend für die Therapie tiefer Venenthrombosen bei ambulanten Patienten eingesetzt.

Thrombozytenaggregationshemmer sind zur Primär- und Sekundärprophylaxe des Herzinfarkts und transienter ischämischer Attacken (TIA) bei Patienten mit zerebrovaskulären Durchblutungsstörungen indiziert. Wichtigster Vertreter dieser Gruppe ist Acetylsalicylsäure, die bereits in Dosen von 50–100 mg täglich eine irreversible Acetylierung der thrombozytären Cyclooxygenase auslöst und dadurch eine über Tage anhaltende Hemmung der Plättchenaggregation bewirkt. Unter speziellen Bedingungen werden die ADP-Rezeptorantagonisten Ticlopidin (*Tiklyd*) oder Clopidogrel (*Plavix, Iscover*) eingesetzt, die den thrombozytären ADP-Rezeptor irreversibel inaktivieren und damit die ADP-vermittelte Aggregation hemmen.

Die Verordnungen der Antikoagulantien und Thrombozytenaggregationshemmer haben im Jahr 2001 erneut kräftig zugenommen (Tabellen 13.1 und 13.2). Besonders ausgeprägt ist die abermalige Zunahme der Thrombozytenaggregationshemmer, die in den letzten vier Jahren zu einer Verdreifachung der verordneten Tagesdosen (DDD) geführt hat (Abbildung 14.1). Dem Hausarzt wird insbesondere nach interventioneller Angioplastie in der Kardiologie häufig empfohlen, Antikoagulantien und Aggregationshemmer gleichzeitig

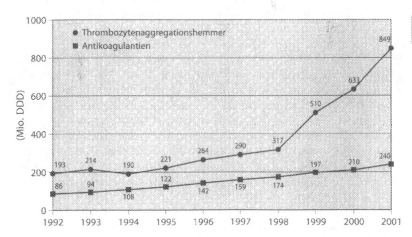

Abbildung 14.1: Verordnungen von Thrombozytenaggregationshemmern und Antikoagulantien 1992 bis 2001. Gesamtverordnungen nach definierten Tagesdosen

zur Weiterbehandlung zu verordnen. Dies bedeutet ein erheblich erhöhtes Blutungsrisiko auch abhängig von der Grundkrankheit des Patienten (Hypertonie) und erfordert eine intensive ambulante Überwachung.

Antikoagulantien

Vitamin-K-Antagonisten

Vitamin-K-Antagonisten sind die wichtigsten ambulant angewendeten Antikoagulantien für die Prophylaxe kardiogener Hirnembolien bei atrialen Thromben und arteriosklerotisch bedingten Koronarstenosen. Dagegen gibt es keine ausreichende Evidenz zur routinemäßigen Sekundärprävention transitorischer Attacken und kleinerer Schlaganfälle im Vergleich zur Thrombozytenaggregation mit niedrig dosierter Acetylsalicylsäure (Algra et al. 2001). Als einziger Wirkstoff wird in Deutschland Phenprocoumon (*Marcumar, Falithrom*) häufig verordnet (Tabelle 14.3). Es hemmt die Vitamin-K-abhängige Synthese von Gerinnungsfaktoren (z. B. Prothrombin) in der Leber und führt damit zu einer verminderten Gerinnungsfähigkeit des Blutes als Thromboseschutz. Das Ausmaß der Wirkung wird durch individuelle Faktoren und durch zahlreiche Arzneimittelinteraktionen beeinflußt. Aus diesem Grunde und aufgrund der geringen therapeutischen Breite ist eine kontinuierliche Therapieüberwachung durch Messung der Thromboplastinzeit (Quick-Wert) erforderlich.

Der gemessene „Quick"-Wert (Thromboplastinzeit) soll in „INR" (International normalized ratio) umgerechnet werden, um einen allgemein gültigen Laborwert zu erhalten. Entsprechend der zu behandelnden Risikosituation wird der Patient möglichst konstant auf einen bestimmten Ziel-INR-Wertbereich nach den Leitlinien verschiedener Fachgesellschaften eingestellt. Diese Forderungen werden in Deutschland zunehmend eingehalten. Dadurch sind gefährliche Blutungskomplikationen, insbesondere zerebrale Einblutungen bei Hypertoniepatienten, erheblich zurückgegangen. Auch die heute eingeführte Selbstkontrolle der Antikoagulantientherapie durch den Patienten hat das Ergebnis der oralen Antikoagulantientherapie optimiert, da er entsprechend geschult wird und häufig dann ebenso wie der behandelnde Arzt über die Gefahren der Therapie informiert ist.

Tabelle 14.1: Verordnungen von Antikoagulantien 2001. Angegeben sind die verordnungshäufigsten Präparate mit Verordnungsrang, Verordnungen und Umsatz 2001 im Vergleich zu 2000.

		Verordnungen		Umsatz	
Rang	Präparat	in Tsd.	Änd. %	Mio. €	Änd. %
42	Marcumar	1612,9	+12,6	30,1	+12,7
310	Fraxiparin	514,8	+10,6	59,1	+20,5
345	Falithrom	480,3	+11,5	8,9	+12,2
403	Clexane	428,5	+26,2	48,4	+37,4
456	Mono Embolex	390,4	−2,5	30,7	−0,2
559	Fragmin	318,6	+11,2	30,5	+9,4
1296	Clivarin	125,5	+0,1	7,4	+9,4
1545	Innohep	101,0	+12,2	10,5	+20,3
Summe		3971,9	+11,3	225,7	+16,9
Anteil an der Indikationsgruppe		94,7%		95,5%	
Gesamte Indikationsgruppe		4195,3	+11,3	236,3	+17,6

Tabelle 14.2: Verordnungen von Thrombozytenaggregationshemmern 2001. Angegeben sind die verordnungshäufigsten Präparate mit Verordnungsrang, Verordnungen und Umsatz 2001 im Vergleich zu 2000.

		Verordnungen		Umsatz	
Rang	Präparat	in Tsd.	Änd. %	Mio. €	Änd. %
13	HerzASS-ratiopharm	2991,1	−7,1	10,3	−5,1
21	ASS-ratiopharm 100 TAH	2216,3	+958,3	7,5	+953,4
78	Aspirin protect	1254,6	+13,9	8,9	+19,0
108	Godamed	1016,0	+2,6	3,6	+6,5
218	Plavix	680,0	+50,9	109,3	+56,6
250	Iscover	596,0	+37,3	95,2	+39,7
586	ASS-Isis	304,7	+36,7	0,7	+38,4
1533	Tiklyd	102,3	−35,6	10,6	−34,3
1638	Miniasal	93,5	−25,7	0,2	−20,4
1791	ASS-light	82,5	+11,9	0,3	+15,3
1953	Ticlopidin-ratiopharm	72,0	+7,3	4,7	−6,5
2447	Asasantin	48,9	−24,3	2,4	−11,0
Summe		9457,9	+32,8	253,7	+36,9
Anteil an der Indikationsgruppe		98,4%		96,9%	
Gesamte Indikationsgruppe		9613,0	+32,4	261,8	+36,0

Niedermolekulare Heparine

Niedermolekulare Heparine sind Heparinfragmente mit gerinnungs-
hemmender Wirkung, die durch Fraktionierung oder Depolymerisie-
rung aus nativem Heparin gewonnen werden. Das mittlere Molekular-
gewicht beträgt 4.000–6.000 Dalton im Vergleich zu 12.000–15.000
Dalton des unfraktionierten Standardheparins. Als erster Vertreter
wurde 1985 Dalteparin (*Fragmin*) zur Antikoagulation bei der Hämodialyse zugelassen. Später folgten fünf weitere niedermolekulare
Heparine, die inzwischen alle zu den 2500 verordnungshäufigsten Arzneimitteln gehören (Tabelle 14.3). Für alle Präparate wurde bei der
DDD-Berechnung die WHO-DDD für die Anti-Xa-Wirksamkeit zugrundegelegt. Wegen der unterschiedlichen Herstellungsverfahren
und der dadurch bedingten Aktivitätsunterschiede sind die mit einzelnen Substanzen erzielten Ergebnisse nicht ohne weiteres auf alle
niedermolekularen Heparine übertragbar.

Niedermolekulare Heparine sind für die Thromboseprophylaxe bei
Hochrisikopatienten mindestens genauso wirksam wie Standardhepa-
rine (Hirsh und Levine 1992). Gleiches gilt auch für die Initialbehand-
lung der tiefen Venenthrombose (Leizorovicz et al. 1992, Lensing et al.
1995). Bei akuten Koronarsyndromen (instabile Angina pectoris,
Non-Q-Wellen-Infarkt) sind niedermolekulare Heparine den unfraktionierten Heparinen bezüglich Senkung ischämischer Ereignisse
und Mortalität überlegen (Zed et al. 1999). Das gilt insbesondere für
Enoxaparin (Cohen et al. 1997). Bezüglich des Blutungsrisikos als
wichtigster Nebenwirkung und der gefährlichen Heparin-induzierten
Thrombozytopenie Typ II (HIT II) bestehen keine wesentlichen
Unterschiede zwischen unfraktionierten und niedermolekularen
Heparinen. Letztere scheinen zwar primär seltener die HIT II auszulösen, bei eingetretener Symptomatik bestehen allerdings häufig
„Kreuzreaktionen" gegenüber den meisten niedermolekularen Heparinen außer gegenüber dem Heparinoid Danaparoid. Dagegen haben
niedermolekulare Heparine mehrere Vorteile gegenüber den Stan-
dardheparinen. Ihre Bioverfügbarkeit beträgt 87–98% und ist damit
3–6fach höher und wesentlich konstanter als bei Standardheparin,
weshalb die gerinnungshemmende Wirkung besser voraussehbar
ist. Die längere Halbwertszeit (3–6 Stunden) ermöglicht die einmal
tägliche Gabe. Standarddosen zur Thromboseprophylaxe können im
allgemeinen ohne Laborkontrollen angewendet werden (Zed et al.
1999).

Tabelle 14.3: Verordnungen von Antikoagulantien 2001. Angegeben sind die 2001 verordneten Tagesdosen, die Änderungen gegenüber 2000 und die mittleren Kosten je DDD 2001.

Präparat	Bestandteile	DDD in Mio.	Änderung in %	DDD-Kosten in €
Vitamin-K-Antagonisten				
Marcumar	Phenprocoumon	150,2	(+14,0)	0,20
Falithrom	Phenprocoumon	45,9	(+12,1)	0,19
		196,0	(+13,6)	0,20
Niedermolekulare Heparine				
Fraxiparin	Nadroparin	10,2	(+17,2)	5,79
Clexane	Enoxaparin	9,8	(+46,3)	4,95
Fragmin	Dalteparin	6,0	(+7,2)	5,11
Mono Embolex	Certoparin	5,1	(−3,4)	5,98
Innohep	Tinzaparin	1,8	(+12,0)	5,71
Clivarin	Reviparin	1,7	(+5,4)	4,25
		34,7	(+17,2)	5,38
Summe		230,7	(+14,1)	0,98

Mit der einfacheren Handhabung sind die niedermolekularen Heparine auch für die Behandlung ambulanter Patienten einsetzbar. Für ausgewählte Patienten mit tiefen Venenthrombosen ist in mehreren kontrollierten Studien gezeigt worden, daß die häusliche Behandlung mit niedermolekularen Heparinen genauso sicher und effektiv ist wie die stationäre Heparintherapie (Levine et al. 1996, Koopman et al. 1996, Grau et al. 2001). Bei dieser Indikation ist damit eine erhebliche Kostenreduktion trotz der 2–4fach höheren Kosten der niedermolekularen Heparine möglich.

Die Verordnungsdaten der niedermolekularen Heparine zeigen, daß im Jahr 2001 in Deutschland 34,7 Mio. Tagesdosen verordnet wurden, was Verordnungskosten von 186,7 Mio. €. entspricht (Tabelle 14.3). Daraus geht zugleich hervor, daß nur ein relativ kleiner Prozentsatz auf die akute Therapie tiefer Venenthrombosen entfallen kann, während der Großteil dieser Verordnungen andere Indikationen der Heparintherapie betrifft. Eine zunehmende Rolle scheint dabei die ambulante Thromboseprophylaxe bei immobilisierten chirurgischen Patienten zu spielen. Bei Patienten mit Gipsverbänden an den Beinen traten nach Prophylaxe mit einem niedermolekularen Heparin keine tiefen Venenthrombosen im Vergleich zu 4% in der Kontrollgruppe auf (Kock et al. 1995). Bei der Langzeitprophylaxe

venöser Thromboembolien sind niedermolekulare Heparine möglicherweise genauso wirksam wie Vitamin-K-Antagonisten aber
erheblich teurer (Van der Heijden et al. 2002). Sie kommen daher für
diese Indikation nur bei Kontraindikationen von Vitamin-K-Antagonisten in Betracht.

Aufgrund der mehrfachen Warnungen und Mitteilungen der Arzneimittelkommission der Deutschen Ärzteschaft hat sich die anfäng-
lich hohe Letalität der gefährlichen Heparin-induzierten Thrombozytopenie Typ II (etwa 30%) deutlich vermindert (5–8%), da nunmehr
die Symptomatik thromboembolischer Komplikationen mit Throm-
bozytenabfall unter Heparin frühzeitig erkannt, Heparin rechtzeitig
abgesetzt und eine entsprechende Ersatzantikoagulation mit rekombinanten Hirudinen (Desirudin, Lepirudin) oder dem Heparinoid Danaparoid eingeleitet wird. Die Patienten erhalten einen entsprechenden
Warnhinweis (Risikopaß) ausgehändigt.

Thrombozytenaggregationshemmer

Acetylsalicylsäure

Der Hauptteil der Verordnungen entfällt traditionell auf die Acetylsalicylsäure (Tabelle 14.4). Hier erscheinen allerdings nur solche
Präparate, die als Indikation ausschließlich die Thrombozytenaggregationshemmung angeben. Daneben gibt es weitere Acetylsalicylsäurepräparate (*ASS-ratiopharm, ASS von ct, ASS-Hexal, ASS Stada*), die
als Analgetika klassifiziert sind (siehe Kapitel 4), aber zu einem großen Teil als niedrig dosierte Arzneiformen von 100 mg verordnet werden. Diese niedrige Dosis wird vermutlich primär zur Hemmung der
Thrombozytenaggregation eingesetzt, da sie für die Schmerz- und Fie-
bertherapie bei Erwachsenen nicht ausreicht. Die 100 mg Tabletten
dieser Präparate ergeben weitere 249 Mio. Tagesdosen, so daß im Jahr
2001 zusammen mit den 759 Mio. DDD aus der Tabelle 14.4 insgesamt
1.256 Mio. DDD Acetylsalicylsäure zur Thrombozytenaggregationshemmung verordnet wurden. Das bedeutet, daß 3,4 Millionen Patienten zur Herzinfarkt- und Schlaganfallprophylaxe mit niedrig dosierter
Acetylsalicylsäure behandelt wurden. Für beide Indikationen ist
der therapeutische Nutzen in zahlreichen Studien belegt und in Metaanalysen evaluiert worden (Antithrombotic Trialists' Collaboration
2002).

Tabelle 14.4: Verordnungen von Thrombozytenaggregationshemmern 2001. Angegeben sind die 2001 verordneten Tagesdosen, die Änderungen gegenüber 2000 und die mittleren Kosten je DDD 2001.

Präparat	Bestandteile	DDD in Mio.	Änderung in %	DDD-Kosten in €
Acetylsalicylsäure				
HerzASS-ratiopharm	Acetylsalicylsäure	292,7	(-7,0)	0,04
ASS-ratiopharm 100 TAH	Acetylsalicylsäure	210,2	(+951,4)	0,04
Aspirin protect	Acetylsalicylsäure	119,1	(+14,4)	0,07
Godamed	Acetylsalicylsäure	90,0	(+6,3)	0,04
ASS-Isis	Acetylsalicylsäure	29,8	(+36,8)	0,02
Miniasal	Acetylsalicylsäure	9,4	(-25,7)	0,03
ASS-light	Acetylsalicylsäure	8,0	(+11,2)	0,03
		759,1	(+34,4)	0,04
ADP-Rezeptorantagonisten				
Plavix	Clopidogrel	38,2	(+56,8)	2,86
Iscover	Clopidogrel	33,3	(+40,2)	2,86
Tiklyd	Ticlopidin	4,2	(-33,9)	2,52
Ticlopidin-ratiopharm	Ticlopidin	2,9	(+6,1)	1,60
		78,6	(+37,4)	2,80
Kombinationspräparate				
Asasantin	Acetylsalicylsäure Dipyridamol	1,3	(-23,9)	1,80
Summe		839,0	(+34,5)	0,30

Asasantin ist eine Kombination aus Acetylsalicylsäure (330 mg/ Tbl.) und Dipyridamol (75 mg/Tbl.). Die beiden Substanzen hemmen die Thrombozytenaggregation über unterschiedliche Mechanismen und sind damit grundsätzlich für eine Kombination geeignet. Trotz zahlreicher klinischer Studien sind die Belege für einen zusätzlichen antithrombotischen Effekt von Dipyridamol begrenzt. In zwei Myokardreinfarktstudien (PARIS I und PARIS II) hatte Dipyridamol keinen gesicherten zusätzlichen Effekt auf die bekannte Wirkung der Acetylsalicylsäure (The Persantine-Aspirin Reinfarction Study Research Group 1980, Klimt et al. 1986). Auch in einer Studie zur Sekundärprävention von transitorischen ischämischen Attacken war die Kombination der Acetylsalicylsäure nicht überlegen (Bousser et al. 1983). In einer neueren Studie mit erhöhter Dipyridamoldosis in retardierter Form wurde dagegen ein additiver Effekt der beiden Kombinationspartner auf die Sekundärprävention des Schlaganfalls beobachtet (Diener et al. 1996). Die Verordnungen von *Asasantin* sind im Jahr 2001 nochmals stark zurückgegangen (Tabelle 14.4).

ADP-Rezeptorantagonisten

Ticlopidin (*Tiklyd*) wurde 1980 als Thrombozytenaggregationshemmer zur Behandlung von Hämodialysepatienten mit Shuntkomplikationen bei Unverträglichkeit von Acetylsalicylsäure zugelassen. Erst 1993 wurde die Indikation auf die Sekundärprophylaxe von Schlaganfällen bei Acetylsalicylsäureunverträglichkeit erweitert, nachdem in kontrollierten Studien nachgewiesen war, daß Ticlopidin die Letalität bei dieser Indikation senkt und Acetylsalicylsäure überlegen ist (Gent et al. 1989, Hass et al. 1989). Therapeutisch bedeutsamer ist dagegen die Senkung koronarer Stentthrombosen durch gleichzeitige Gabe von Acetylsalicylsäure und Ticlopidin im Vergleich zu Acetylsalisylsäure allein (Leon et al. 1998). Die Ticlopidinprophylaxe ist jedoch mit dem Risiko schwerer Neutropenien belastet und muß daher regelmäßig durch Blutbildkontrollen überwacht werden. Bei rechtzeitigem Absetzen von Ticlopidin ist die Neutropenie reversibel, und somit kann die häufig letal endende Agranulozytose vermieden werden. Die Verordnungen von Ticlopidin sind trotz der Verfügbarkeit preisgünstiger Generikapräparate erneut erheblich zurückgegangen (Tabelle 14.4).

Clopidogrel (*Iscover, Plavix*) wurde im Juli 1998 als zweiter ADP-Rezeptorantagonist eingeführt und hat auch im Jahr 2001 seinen enormen Verordnungsanstieg fortgesetzt (Tabelle 14.4). Clopidogrel ist vor allem bezüglich hämatologischer Nebenwirkungen besser verträglich als Ticlopidin, zeigt aber im Vergleich zu Acetylsalicylsäure nur eine marginale Überlegenheit. In einer großen Studie zur Sekundärprävention ischämischer Ereignisse an 19.185 Patienten betrug das jährliche Risiko für Schlaganfall, Myokardinfarkt oder vaskulär bedingte Todesfälle mit Clopidogrel 5,32% und mit Acetylsalicylsäure 5,82% (CAPRIE Steering Committee 1996). Eine nachträgliche Subgruppenauswertung ergab jedoch nur bei Patienten mit arterieller Verschlußkrankheit eine signifikante Überlegenheit für Clopidogrel gegenüber Acetylsalicylsäure. Auch die Gesamtletalität änderte sich nicht signifikant. In der anschließenden Diskussion ist daher wiederholt die Fragestellung der CAPRIE-Studie kritisiert worden, weil nur eine Kombination der beiden Thrombozytenhemmer erfolgversprechend gewesen wäre (Born und Collins 1997).

Inzwischen liegen zwei klinische Studien zur kombinierten Anwendung von Acetylsalicylsäure und Clopidogrel bei kardiologischen Indikationen vor. In der CLASSICS-Studie zeigte Clopidogrel nach erfolgreicher koronarer Stentimplantation über 28 Tage eine bessere Verträglichkeit als Ticlopidin in Kombination mit Acetylsalisylsäure (Bertrand et al. 2000). In der CURE-Studie traten bei 12563 Patienten mit akutem Koronarsyndrom über einen Zeitraum von 3–12 Monaten in der Clopidogrel-Acetylsalicylsäuregruppe (9,3%) seltener kardiovaskuläre Todesfälle, nichttödliche Herzinfarkte und Schlaganfälle als in der nur mit Acetylsalicylsäure behandelten Gruppe (11,4%) auf. Größere Blutungen waren allerdings in der Clopidogrelgruppe wesentlich (3,7% vs. 2,7%) häufiger (The Clopidogrel in Unstable Angina to Prevent Recurrent Events Trial Investigators 2001). Die kombinierte Behandlung gilt daher als neuer Therapiestandard für Patienten mit akutem Koronarsyndrom (instabile Angina pectoris, Nicht-ST-Hebungsinfarkt). Die Ergebnisse lassen sich jedoch nicht ohne weiteres auf die Sekundärprävention des Schlaganfalls übertragen, da die in der CURE-Studie aufgetretenen Schlaganfälle keinen signifikanten Unterschied zeigten und das erhöhte Blutungsrisiko eher zur Vorsicht mahnt (Albers und Amarenco 2001). Diese Frage wird in der derzeit laufenden MATCH-Studie untersucht.

Glykoproteinrezeptorantagonisten

In letzter Zeit wurden in der interventionellen Kardiologie zur Rethromboseprophylaxe von Stents zunehmend Glykoproteinrezeptorantagonisten in die Therapie eingeführt. Sie vermindern die Bindung von Fibrinogen mit den in der Plättchenmembran lokalisierten Glykoproteinrezeptoren (überwiegend IIb/IIIa) der aktivierten Plättchen und verhüten damit thromboembolische Komplikationen, z.B. im Bereich der Koronararterien. Neben dem monoklonalen Antikörper Abciximab (*Reo-Pro*) werden auch kleinmolekulare Peptide angewendet (z.B. Tirofiban). Die Rezeptorantagonisten haben eine geringe therapeutische Breite und führen zu erhöhtem Blutungsrisiko, insbesondere da gleichzeitig Heparin und andere Aggregationshemmer (Acetylsalicylsäure, Clopidogrel oder Ticlopidin) verabreicht werden. Diese Patienten bedürfen einer besonders sorgfältigen Überwachung in der Praxis nach Entlassung aus der Klinik wegen der erheblichen Blutungsneigung. Unter Abciximab (*Reo-Pro*) werden auch ausgeprägte Thrombozytopenien (3%) beobachtet (Wenzel et al. 1999).

Literatur

Albers G.W., Amarenco P. (2001): Combination therapy with clopidogrel and aspirin. Can the CURE results be extrapolated to cerebrovascular patients? Stroke 32: 2948–2949.

Algra A., de Schryver E.L., van Gijn J., Kappelle L.J., Koudstaal P.J. (2001): Oral anticoagulants versus antiplatelet therapy for preventing further vascular events after transient ischaemic attack or minor stroke of presumed arterial origin. Cochrane Database Syst. Rev. 2001 (4): CD 001342.

Antithrombotic Trialists' Collaboration (2002): Collaborative meta-analysis of randomised trials of antiplatelet therapy for prevention of death, myocardial infarction, and stroke in high risk patients. Brit. Med. J. 324: 71–86.

Bertrand M.E., Rupprecht H.-J., Urban P., Gershlick A.H. for the CLASSICS Investigators (2000): Double-blind study of the safety of clopidogrel with and without a loading dose in combination with aspirin compared with ticlopidine in combination with aspirin after coronary stenting. The Clopidogrel Aspirin Stent International Cooperative Study (CLASSICS). Circulation 102: 624–629.

Born G.V.R., Collins R. (1997): Aspirin versus clopidogrel: the wrong question? Lancet 349: 806–807.

Bousser M.G., Eschwege E., Haguenau M., Lefauconnier J.M., Thibult N. et al. (1983): „AICLA" controlled trial of aspirin and dipyridamole in the secondary prevention of athero-thrombotic cerebral ischemia. Stroke 14: 5–14.

CAPRIE Steering Committee (1996): A randomised, blinded, trial of clopidogrel versus aspirin in patients at risk of ischaemic events (CAPRIE). Lancet 348: 1329–1339.

Cohen M., Demers C., Gurfinkel E.P., Turpie A.G., Fromell G.J., Goodman S. et al. for the Efficacy and Safety of Subcutaneous Enoxaparin in Non-Q-Wave Coronary Events Study Group (1997): A comparison of low-molecular-weight heparin with unfractionated heparin for unstable coronary artery disease. N. Engl. J. Med. 337: 447–452.

Diener H.C., Cunha L., Forbes C., Sivenius J., Smets P., Lowenthal A. (1996): European Stroke Prevention Study. 2. Dipyridamole and acetylsalicylic acid in the secondary prevention of stroke. J. Neurol. Sci. 143: 1–13.

Gent M., Blakely J.A., Easton J.D., Ellis D.J., Hachinski V.C. et al. (1989): The Canadian American Ticlopidine Study (CATS) in thromboembolic stroke. Lancet I: 1215–1220.

Gorelick P.B., Born G.V.R., d'Agostino R.B., Hanley D.F. Jr., Moye L., Pepine C.J. (1999): Therapeutic benefit. Aspirin revisited in light of the introduction of clopidogrel. Stroke 30: 1716–1721.

Grau E., Tenias J.M., Real E., Medrano J., Ferrer R., Pastor E., Selfa S. (2001): Home treatment of deep venous thrombosis with low molecular weight heparin:

Long-term incidence of recurrent venous thromboembolism. Am. J. Hematol. 67: 10–14.

Hass W.K., Easton J.D., Adams H.P. Jr., Pryse-Phillips W., Molony B.A. et al. (1989): A randomized trial comparing ticlopidine hydrochloride with aspirin for the prevention of stroke in high-risk patients. Ticlopidine Aspirin Stroke Study Group. N. Engl. J. Med. 321: 501–507.

Hirsh J., Levine M.N. (1992): Low molecular weight heparin. Blood 79: 1–17.

Klimt C.R., Knatterud G.L., Stamler J., Meier P. (1986): Persantine-aspirin reinfarction study. Part II. Secondary coronary prevention with persantine and aspirin. J. Am. Coll. Cardiol. 7: 251–269.

Kock H.-J., Schmit-Neuerburg K.P., Hanke J., Rudofsky G., Hirche H. (1995): Thromboprophylaxis with low-molecular-weight heparin in outpatients with plastercast immobilisation of the leg. Lancet 346: 459–461.

Koopman M.M.W., Prandoni P., Piovella F., Ockelford P.A., Brandjes D.P.M. et al. (1996): Treatment of venous thrombosis with intravenous unfractionated heparin administered in the hospital as compared with subcutaneous low-molecular-weight heparin administered at home. N. Engl. J. Med. 334: 682–687.

Leizorovicz A., Haugh M.C., Chapuis F.-R., Samama M.M., Boissel J.-P. (1992): Low molecular weight heparin in prevention of perioperative thrombosis. Brit. Med. J. 305: 913–920.

Lensing A.W.A., Prins M.H., Davidson B.L., Hirsh J. (1995): Treatment of deep venous thrombosis with low-molecular-weight heparins: a meta-analysis. Arch. Intern. Med. 155: 601–607.

Leon M.B., Baim D.S., Popma J.J., Gordon P.C., Cutlip D.E., Ho K.K.L. et al. (1998): A clinical trial comparing three antithrombotic-drug regimens after coronary-artery stenting. N. Engl. J. Med. 339: 1665–1671.

Levine M., Gent M., Hirsh J., Leclerc J., Anderson D. et al. (1996): A comparison of low-molecular-weight heparin administered primarily at home with unfractionated heparin administered in the hospital for proximal deep-vein thrombosis. N. Engl. J. Med. 334: 677–681.

Moussa I., Oetgen M., Roubin G., Colombo A., Wang X., Iyer S. et al. (1999): Effectiveness of clopidogrel and aspirin versus ticlopidine and aspirin in preventing stent thrombosis after coronary stent implantation. Circulation 99: 2364–2366.

The Clopidogrel in Unstable Angina to Prevent Recurrent Events Trial Investigators (2001): Effects of clopidogrel in addition to aspirin in patients with acute coronary syndromes without st-segment elevation. N. Engl. J. Med. 345: 494–502.

The Persantine-Aspirin Reinfarction Study Research Group (1980): Persantine and aspirin in coronary heart disease. Circulation 62: 449–461.

Van der Heijden J.F., Hutten B.A., Büller H.R., Prins M.H. (2002): Vitamin K antagonists or low-molecular-weight heparin for the long term treatment of symptomatic venous thromboembolism (Cochrane Revies). In: The Cochrane Library, Issue 2, 2002. Oxford: Update Software.

Wenzel E., Keller-Stanislawski B., Tiaden J.D., Mörsdorf S., Pindur G., Graul A., Seyfert U.T. (1999): Antithrombotische, blutstillende und antianämische Mittel. In:

Müller-Oerlinghausen B., Lasek R., Düppenbecker H., Munter K.-H. (Hrsg.): Handbuch der unerwünschten Arzneimittelwirkungen. Urban & Fischer, München.

Zed P.J., Tisdale J.E., Borzak S. (1999): Low-molecular-weight heparins in the management of acute coronary syndromes. Arch. Intern. Med. 159: 1849–1857.

4

15. Antimykotika

UWE FRICKE

AUF EINEN BLICK

Verordnungsprofil

Entsprechend der Bedeutung von Pilzinfektionen der Haut und Schleimhäute werden fast 90% der Antimykotika als Lokaltherapeutika verordnet. Zur Behandlung von Organmykosen steht dagegen nur ein begrenztes medikamentöses Arsenal zur Verfügung.

Trend

Antimykotika wurden auch im Jahr 2001 wieder insgesamt seltener verordnet als im Vorjahr, ein Trend, der sich nunmehr seit 1996 kontinuierlich fortsetzt. Am stärksten rückläufig waren die topischen Azolantimykotika.

Pilzinfektionen werden klinisch-diagnostisch und therapeutisch nach ihrer Lokalisation und der Art der Erreger unterschieden. Am häufigsten sind oberflächliche Mykosen der Haut und Hautanhangsorgane sowie der Schleimhäute. Organmykosen sind in unseren Breiten deutlich seltener, gewinnen aber bei Patienten mit erworbener Immunschwäche (AIDS) zunehmend an Bedeutung und sind auch im Rahmen einer immunsuppressiven Therapie zu beachten. Für Risikopatienten kann auch die kommensale intestinale Mykoflora eine potentielle Gefahrenquelle sein. Ohne therapeutische Konsequenz ist sie jedoch – wie auch die übrige standorttypische Mikroflora – bei immunkompetenten Patienten. So läßt sich weder ein Zusammenhang zwischen einer Candidabesiedlung im Darm und Störungen wie Blähungen, Verdauungsbeschwerden, Roemheld-Syndrom, Herzbeschwerden, körperliche Schwäche, Ermüdbarkeit, Kopfschmerzen, Gelenkschmerzen, depressive Verstimmung etc. (sog. candidiasis

15

hypersensitivity syndrome bzw. Mykophobie) wissenschaftlich belegen, noch ist eine Eradikation der Hefepilze notwendig und möglich (Müller 1993, Rösch 1996, Scheurlen 1996, Seebacher 1996, Knoke 1998, Bernhardt 1998).

Dermatomykosen werden durch Dermatophyten, Hefen und andere Sproßpilze sowie durch Schimmelpilze ausgelöst. Eine herabgesetzte Immunabwehr oder ein Diabetes mellitus können begünstigend wirken. Auch eine Schädigung des Hautmilieus oder begleitend gegebene Arzneimittel wie Antibiotika, Glucocorticoide oder Immunsuppressiva können die Infektion fördern. Glucocorticoide verschleiern darüber hinaus das klinische Bild (Steigleder 1993).

Entsprechend der Bedeutung von Pilzinfektionen der Haut und Schleimhäute werden fast 90% der Antimykotika als Lokaltherapeutika verordnet (Abbildung 15.1). Nystatin und Miconazol werden darüber hinaus auch bei orointestinalen Candidainfektionen eingesetzt. Zur Behandlung von Organmykosen wie Aspergillose, Candidose, Kryptokokkose, Sporotrichose, Histoblastose oder Blastomykose steht mit Amphotericin B, Flucytosin, Ketoconazol, Fluconazol und Itraconazol nur ein begrenztes medikamentöses Arsenal zur Verfügung.

Die Azolantimykotika Fluconazol und Itraconazol sind in oraler Darreichungsform – sofern eine lokale Therapie nicht anspricht –

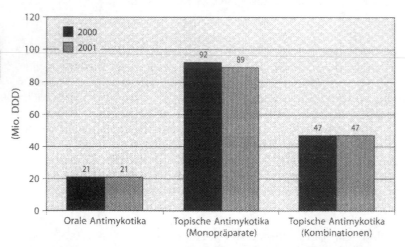

Abbildung 15.1: Verordnungen von Antimykotika 2001. DDD der 2500 meistverordneten Arzneimittel

auch bei Pilzinfektionen der Haut und Hautanhangsgebilde (Haare, Nägel) sowie bei chronisch-rezidivierenden Vaginalmykosen indiziert. Ketoconazol spielt infolge gravierender hepatotoxischer Nebenwirkungen heute praktisch keine Rolle mehr (Hecker 1997, Niewerth und Korting 2000). Darüber hinaus kann zur oralen Behandlung von Dermatophytosen der Haut und Nägel auch Terbinafin eingesetzt werden. Das lange Jahre als Standard geltende, jedoch nur bei Dermatophyten-Infektionen einsetzbare Griseofulvin ist dagegen durch die neueren Antimykotika fast vollständig verdrängt worden und wird mangels Alternativen – Fluconazol ist bei Kindern unter 16 Jahren derzeit nur mit Einschränkung, Itraconazol und Terbinafin sind bisher nur bei Erwachsenen zugelassen – lediglich noch bei Kindern eingesetzt (Hecker 1997, Friedlander und Suarez 1998, Gupta und Shear 1999, Howard und Frieden 1999, Bennett et al. 2000, Friedlander 2000, Higgins et al. 2000, Niewerth und Korting 2000).

Orale Antimykotika werden insbesondere bei großflächigen oder häufig rezidivierenden Pilzinfektionen der Haut und Hautanhangsgebilde sowie bei immundefizienten Patienten mit opportunistischen Infektionen eingesetzt. Zusätzlich können ggf. topische Antimykotika nützlich sein. Nachteilig sind die z.T. gravierenden unerwünschten Wirkungen der oralen Antimykotika. Bei den neueren Substanzen fehlen noch ausreichende Langzeiterfahrungen. Günstiger ist das therapeutische Spektrum dagegen bei den topischen Arzneimitteln, vor allem durch die Entwicklung sogenannter Breitbandantimykotika (Kauffman und Carver 1997, Gupta et al. 1998, Scholz und Schwabe 2000).

Verordnungsspektrum

Antimykotika wurden auch im Jahr 2001 wieder insgesamt seltener verordnet als im Vorjahr (Tabelle 15.1), ein Trend, der sich nunmehr seit 1996 kontinuierlich fortsetzt. Am stärksten rückläufig waren diesmal – nach definierten Tagesdosen (DDD) – die topischen Azolantimykotika, gefolgt von den oralen Antimykotika. Nicht mehr unter den 2500 meistverordneten Fertigarzneimitteln ist das Nystatin-haltige topische Kombinationspräparat *Penanyst* sowie das im Vorjahr erstmals seit 1992 wieder häufiger verordnete selendisulfidhaltige *Ellsurex*. Erstmals vertreten ist *Mykoderm Mund-Gel*.

Tabelle 15.1: Verordnungen von Antimykotika 2001. Angegeben sind die verordnungshäufigsten Präparate mit Verordnungsrang, Verordnungen und Umsatz 2001 im Vergleich zu 2000.

Rang	Präparat	Verordnungen in Tsd.	Änd. %	Umsatz Mio. €	Änd. %
83	Batrafen Creme etc.	1176,9	+0,9	23,4	+4,9
268	Fungizid-ratioph. Creme etc.	568,3	-7,8	2,9	-2,1
286	Baycuten	540,3	-0,6	9,6	+0,1
341	Decoderm tri	482,1	-0,1	7,5	+2,5
383	Multilind Heilpaste	445,1	+0,3	5,7	+0,2
431	Lotricomb	405,1	+3,5	8,6	+9,9
536	Sempera	333,2	-8,1	42,3	-7,4
562	Lamisil Tabletten	316,4	+2,0	41,4	+11,9
575	Terzolin	309,4	-12,2	5,0	-11,3
698	Mykoderm Heilsalbe	261,2	+6,0	1,5	+5,0
707	Mykundex Heilsalbe	256,3	-27,1	2,4	-26,4
711	Epi-Pevaryl Creme etc.	255,6	-5,0	3,5	-5,1
751	Fungata	236,0	-12,9	4,0	-8,5
805	Clotrimazol AL Creme etc.	216,4	+2,6	0,8	+4,3
811	Epipevisone	214,5	+3,6	3,0	+8,5
824	Canifug-Creme etc.	209,7	-8,8	1,2	-8,2
827	Cloderm	208,5	+53,5	1,8	+32,3
850	Loceryl	202,9	+1,2	9,5	+1,9
943	Vobaderm	182,9	+6,9	1,7	+26,0
1053	Mykosert	161,2	+15,5	1,7	+12,8
1147	Nystatin Lederle Filmtbl.etc	144,4	-1,3	2,2	-13,3
1174	Candio-Hermal Creme etc.	141,5	-12,3	1,3	-14,2
1202	Mycospor Creme etc.	138,1	-12,7	1,6	-11,3
1216	Canesten Creme etc.	136,4	-17,5	0,8	-17,3
1240	Mykundex Drag. etc.	134,1	-14,1	1,7	-17,0
1337	Nystaderm Creme etc.	121,0	-15,1	1,0	-13,3
1362	Antifungol Creme etc.	118,2	-13,8	0,6	-10,3
1393	clotrimazol v. ct Creme etc.	115,6	-11,3	0,6	-11,7
1399	Daktar Mundgel	115,3	-13,3	1,0	-14,6
1400	Infectosoor Zinksalbe	115,2	+12,2	1,1	+18,3
1460	Mykohaug C Creme	109,3	-26,6	0,4	-26,0
1522	Nystaderm/-S	103,4	-4,4	1,7	-8,9
1664	Lamisil Creme	91,7	+20,6	0,8	-3,4
1733	Biofanal Drag. etc.	86,0	-21,1	1,8	-25,6
1770	Nystalocal	83,6	+2,8	1,5	+10,8
1803	Diflucan/-Derm	81,6	+2,8	21,2	-6,7
1811	Bifon	81,2	+5,1	0,6	+8,6
1823	Micotar	80,5	+67,7	0,7	+90,4
1837	Nystatin Stada	79,1	+10,8	2,0	+9,9
1861	Infectosoor Mundgel	77,6	+32,1	0,4	-21,7
1870	Nizoral Creme	76,8	-4,8	0,6	-4,7
1916	Micotar Mundgel	74,1	-36,9	0,5	-35,7
1951	Lederlind Heilpaste	72,1	-21,0	0,8	-19,1
1986	Siros	70,2	-7,1	1,5	-4,1

Tabelle 15.1: Verordnungen von Antimykotika 2001. Angegeben sind die verordnungshäufigsten Präparate mit Verordnungsrang, Verordnungen und Umsatz 2001 im Vergleich zu 2000 (Fortsetzung).

Rang	Präparat	Verordnungen in Tsd.	Änd. %	Umsatz Mio. €	Änd. %
1988	Travocort	70,1	−11,7	0,9	−11,7
1997	Mykoderm Mund-Gel	69,7	+80,3	0,4	+76,8
1999	Mycospor-Nagelset	69,7	−16,8	2,0	−13,7
2093	Nystaderm-comp.	64,7	+7,9	0,8	+11,7
2177	Nystatin Lederle Creme etc.	60,7	−3,9	0,6	−4,6
2247	Exoderil	57,2	−11,8	0,8	−10,1
2299	Candio-Hermal Drag. etc.	55,1	−12,6	0,7	−12,5
2349	Myko Cordes Creme etc.	53,0	−28,1	0,4	−22,0
2365	Azutrimazol Creme	52,3	−2,2	0,3	−7,4
2368	Daktar Creme etc.	52,2	−24,4	0,7	−22,3
2399	Zalain	51,0	−12,2	0,6	−15,9
2425	Nystaderm Mundgel	49,8	−7,5	0,4	−3,5
2437	Bifomyk	49,4	−14,2	0,4	−15,0
2438	Candio-Hermal Plus	49,3	−10,0	0,9	−10,4
Summe		**10233,5**	**−3,7**	**233,6**	**−1,1**
Anteil an der Indikationsgruppe		104,0%		103,8%	
Gesamte Indikationsgruppe		9835,3	−5,3	224,9	−2,3

Orale Antimykotika

Wie im Vorjahr ist *Lamisil* nach definierten Tagesdosen (DDD) das meistverordnete Antimykotikum innerhalb dieses Marktsegments. Damit hat dieses Präparat seine Vorrangstellung gegenüber den Azolantimykotika weiter ausgebaut (Tabelle 15.2). Am häufigsten wurde innerhalb dieser Stoffklasse – trotz weiter rückläufiger Verordnung – erneut *Sempera* verordnet. Auch die übrigen Azolantimykotika haben abgenommen. Lediglich die Miconazol-haltigen Präparate *Infectosoor Mundgel* und – erstmals vertreten *Mykoderm Mund-Gel* – haben gegenüber dem Vorjahr überproportional zugenommen. Es sind die beiden preiswertesten Präparate ihres Marktsegments. Innerhalb der Nystatin-haltigen Präparate verzeichnete – bei sonst insgesamt rückläufiger Verschreibungspraxis – lediglich das in diesem Marktsegment besonders preisgünstige *Nystatin Stada* eine weitere Steigerung.

Die Azolantimykotika haben ein breites Wirkungsspektrum, das nahezu alle menschen- und tierpathogenen Pilze umfaßt. Ihr Wirkungstyp ist fungistatisch. Fluconazol und Itraconazol werden haupt-

15

238   Uwe Fricke

Tabelle 15.2: Verordnungen oraler Antimykotika 2001. Angegeben sind die 2001 verordneten Tagesdosen, die Änderungen gegenüber 2000 und die mittleren Kosten je DDD 2001.

Präparat	Bestandteile	DDD in Mio.	Änderung in %	DDD-Kosten in €
Azolantimykotika				
Sempera	Itraconazol	4,1	(−7,0)	10,28
Diflucan/-Derm	Fluconazol	1,7	(−4,1)	12,49
Daktar Mundgel	Miconazol	0,3	(−14,9)	3,78
Fungata	Fluconazol	0,2	(−12,9)	22,68
Micotar Mundgel	Miconazol	0,2	(−35,2)	2,88
Infectosoor Mundgel	Miconazol	0,2	(+29,6)	2,29
Mykoderm Mund-Gel	Miconazol	0,2	(+76,1)	2,45
Siros	Itraconazol	0,1	(−7,1)	10,92
		6,9	(−6,2)	10,37
Nystatin				
Nystatin Stada	Nystatin	1,7	(+9,7)	1,15
Nystaderm/-S	Nystatin	0,9	(−10,3)	1,91
Biofanal Drag. etc.	Nystatin	0,9	(−27,4)	2,16
Nystatin Lederle Filmtbl.etc	Nystatin	0,8	(−20,3)	2,80
Mykundex Drag. etc.	Nystatin	0,7	(−18,8)	2,34
Nystaderm Mundgel	Nystatin	0,3	(−2,2)	1,21
Candio-Hermal Drag. etc.	Nystatin	0,2	(−14,2)	3,39
		5,5	(−11,0)	1,91
Andere orale Antimykotika				
Lamisil Tabletten	Terbinafin	8,2	(+9,7)	5,02
Summe		20,6	(−1,9)	5,97

5

sächlich bei Systemmykosen, z. B. Candidosen oder Kryptokokken-Meningitis, eingesetzt, Fluconazol bei AIDS-Patienten zur Vermeidung von Rezidiven auch prophylaktisch. Beide Azolantimykotika können – sofern eine topische Behandlung nicht wirksam ist – auch bei vulvovaginaler Candidose sowie bei Dermatomykosen angewandt werden. Darüber hinaus sind Itraconazol und neuerdings auch Fluconazol bei Onychomykosen indiziert (Grant und Clissold 1989, Grant und Clissold 1990, Goa und Barradell 1995, Haria et al. 1996). Sie sind dann wirksamer als Griseofulvin und haben dieses als Mittel der Wahl abgelöst (Gupta und Shear 1999, Niewerth und Korting 2000, Gupta 2002). Als äquipotent gilt auch das Allylaminderivat Terbinafin (siehe unten). Unter Nutzen-Risiko-Aspekten besonders günstig wird die sog. intermittierende Pulstherapie eingeschätzt. Dabei führt die Gabe von 2 mal

200 mg/d Itraconazol jeweils über eine Woche pro Monat bei einer
Behandlungsdauer von mindestens 2–3 Monaten (ausschließlicher
Befall der Fingernägel) bzw. 3–4 Monaten (Zehennagelbefall) zu vergleichbaren klinischen Ergebnissen wie die kontinuierliche Gabe des
Antimykotikums (Hecker 1997, Gupta und Shear 1999, Niewerth und
Korting 2000). Ähnliche Erfolge sind bei gleichem Therapieschema
mit der intermittierenden Gabe des Allylaminderivats Terbinafin
(2mal 250 mg/d) erzielt worden. Eine endgültige Beurteilung steht
jedoch noch aus. Zur Zeit wird der kontinuierlichen Gabe von Terbinafin der Vorzug gegeben (Gupta und Shear 1999). Diese ist nach neueren klinischen Studien auch wirksamer als die intermittierende
Applikation von Itraconazol (Evans et al. 1999; Sigurgeirsson et al.
2002). Inwieweit die sequentielle Pulstherapie mit Itraconazol (2 Pulse
zu 2mal 200 mg/d über eine Woche), gefolgt von einem Puls Terbinafin (2mal 250 mg/d über eine Woche) mit einem Abstand zwischen
den Pulsen von jeweils drei Wochen sowie bei nicht genügendem
klinischen Ansprechen einem zusätzlichen Puls Terbinafin nach
6–12 Monaten (Gupta et al. 2001a, b) weitere Vorteile im Hinblick
auf die Rate der vollständigen klinischen Heilung und insbesondere
in bezug auf die Verträglichkeit bringt, müssen entsprechende prospektive Vergleichsstudien zeigen. Eine weitere Alternative ist die einmal wöchentliche Gabe von Fluconazol (150 mg oral) über bis zu 9
(Fingernägel) bzw. 12 Monate (Fußnägel). Klinische Vergleichsstudien
fehlen allerdings weitgehend. Die derzeit einzigen Studien (Havu et al.
2000, Arca et al. 2002) weisen jedoch unter der Therapie mit Fluconazol eher auf eine signifikant geringere mykologische und klinische Heilungsrate hin als nach intermittierender Applikation von
Itraconazol (2mal 200 mg/d jeweils über eine Woche pro Monat) bzw.
kontinuierlicher Gabe von Terbinafin (250 mg/d). Eine systemische
Behandlung von Onychomykosen ist erforderlich bei Pilzbefall der
Nagelmatrix sowie einem Nagelbefall von mehr als 30–50% (Abeck et
al. 1996).

Aufgrund ihrer günstigeren Nutzen-Risiko-Relation haben die neueren oralen Azolantimykotika das potentiell hepatotoxische Ketoconazol – als Ursache wird eine Überempfindlichkeit (Idiosynkrasie) diskutiert – inzwischen weitgehend verdrängt. Leberschäden wurden
nach der Markteinführung jedoch auch unter Fluconazol und Itraconazol beobachtet. Neueren Meldungen der amerikanischen Arzneimittelbehörde FDA zufolge können auch Patienten ohne vorbeste-
hende Leberschädigung betroffen sein. Im gleichen Zusammenhang

15

wurde ferner auf eine negativ inotrope Wirkung nach intravenöser Gabe von Itraconazol an Hunde sowie an gesunde Probanden hingewiesen. Eine daraufhin erfolgte retrospektive Analyse der Nebenwirkungsmeldungen von September 1992 bis April 2001 ergab 94 Fälle, in denen Patienten unter der Einnahme von Itraconazol eine Herzinsuffizienz entwickelten. In 58 Fällen wird ein ursächlicher Zusammenhang für wahrscheinlich gehalten. 28 Patienten mußten stationär aufgenommen werden, 13 Patienten verstarben. Ein Zusammenhang mit der Einnahme von Itraconazol ist allerdings unklar. 26 Patienten wurden wegen einer Nagelpilzinfektion mit Itraconazol behandelt. Itraconazol darf in den USA bei Herzinsuffizienz oder Herzinsuffizienz in der Vorgeschichte nicht mehr zur Behandlung von Nagelpilzinfektionen verordnet werden (FDA Talk Paper 2001). Ein entsprechender Warnhinweis wurde inzwischen auch in Deutschland in die Fachinformation aufgenommen. In seltenen Fällen wurde ferner über schwere Hautreaktionen (Lyell-Syndrom, Stevens-Johnson-Syndrom) sowie Interaktionen mit Astemizol (in Deutschland inzwischen aufgrund dieses Risikos außer Vertrieb), Terfenadin bzw. Cisaprid (Marktrücknahme Juni 2000) und damit verbundene schwerwiegende ventrikuläre Rhythmusstörungen berichtet. Endokrine Störungen fehlen dagegen unter Fluconazol und Itraconazol oder sind zumindest deutlich seltener als unter Ketoconazol. Auch das Risiko von Arzneimittelwechselwirkungen scheint zumindest für Fluconazol geringer zu sein (Amichai und Grunwald 1998, Dinnendahl und Fricke 2002, Venkatakrishnan et al. 2000).

5   Miconazol (*Daktar, Micotar, Infectosoor*) ist aufgrund seiner geringen Bioverfügbarkeit (ca. 25%) in oraler Darreichungsform nur zur Behandlung von Hefeinfektion der Mundhöhle und – allenfalls bei abwehrgeschwächten Patienten (siehe oben) – des Gastrointestinaltrakts geeignet. Ging man aufgrund der geringen Resorption bisher von weitgehend fehlenden systemischen Nebenwirkungen aus, deutet ein kürzlich publizierter Fallbericht auch in dieser Darreichungsform auf eine bei systemischer Applikation bereits bekannte Interaktion mit oralen Antikoagulantien und eine damit verbundene erhöhte Blutungsneigung hin (Ariyaratnam et al. 1997). Zu beachten ist, daß Mundgele und Tabletten/Dragees/Suspension aufgrund unterschiedlicher definierter Tagesdosen (DDD) für die Anwendung in der Mundhöhle und im Gastrointestinaltrakt inzwischen getrennt aufgeführt werden. Die DDD-Kosten sind daher nicht immer mit denjenigen der Vorjahre vergleichbar.

Als Mittel der Wahl bei Mund- und Darmsoor gilt Nystatin. Es hat nur ein schmales Wirkungsspektrum und erfaßt im wesentlichen Candidaarten. Der Wirkungstyp ist fungistatisch. Nystatin-haltige Präparate (Tabelle 15.2) werden kaum resorbiert und wirken daher ausschließlich lokal. Hauptanwendungsgebiete sind orointestinale Candidainfektionen. Unerwünschte Wirkungen sind selten und bestehen im wesentlichen in gastrointestinalen Störungen (Gupta et al. 1994, Schäfer-Korting et al. 1996, Powderly et al. 1999, Scholz und Schwabe 2000).

Terbinafin (*Lamisil*) gehört wie Naftifin (siehe *Lokale Antimykotika*) zur Gruppe der Allylamine, ist im Gegensatz zu diesem aber lokal und oral einsetzbar. Allylamine haben ein ähnlich breites Wirkungsspektrum wie die Azolantimykotika. Der Wirkungstyp ist gegenüber Dermatophyten und Schimmelpilzen fungizid, gegenüber Candida albicans fungistatisch. Leichte Vorteile gegenüber den Azolantimykotika ergeben sich – nicht zuletzt aufgrund der fungiziden Wirkung – bei Infektionen mit Dermatophyten und Schimmelpilzen. Hefen sind weniger empfindlich, daher ist Terbinafin bei Candidosen *oral* nicht wirksam und in dieser Darreichungsform nur zugelassen zur Behandlung von Dermatophyteninfektionen der Füße und des Körpers sowie der Finger- und Zehennägel. In topischer Darreichungsform kann Terbinafin dagegen auch bei Candidosen und Pityriasis versicolor eingesetzt werden (siehe *Lokale Antimykotika*). Bei Dermatophyteninfektionen ist Terbinafin anderen Antimykotika wie Ketoconazol, Itraconazol und Griseofulvin klinisch zumindest äquivalent. Bei Onychomykosen ist es Griseofulvin und Fluconazol dagegen überlegen und Itraconazol klinisch etwa gleichwertig. Wie dieses kann es intermittierend eingesetzt werden (siehe oben). Auffällig sind insbesondere die relativ schnelle Abheilung unter Terbinafin und eine vergleichsweise geringe Rezidivrate. Letztere beruht möglicherweise auf der hohen Konzentration im Nagelkeratin und der langsamen Rückverteilung aus dem Gewebe. Dies würde auch die nach Absetzen von Terbinafin weiter zunehmende Heilungsrate erklären. Relativ häufig sind gastrointestinale Beschwerden wie Völlegefühl, Übelkeit, Bauchschmerzen und Durchfall. Auch Hautreaktionen mit Exanthemen und Urtikaria sowie selten Erythema exsudativum multiforme, Stevens-Johnson-Syndrom und toxische epidermale Nekrolyse bzw. Lyell-Syndrom sind beschrieben. Ferner wurden Transaminasenanstiege, Hepatitis und Leberschäden beobachtet. Hepatotoxische Nebenwirkungen sind möglicherweise häufiger als unter der Therapie mit Itraconazol

15

(Gupta et al. 2001a). Besonders störend sind lang anhaltende, wenngleich reversible Geschmacksveränderungen bis hin zu vollständigem Geschmacksverlust sowie ebenfalls reversible Störungen des Farbsinns, was bei unbekannter pathophysiologischer Ursache auf neurotoxische Schädigungen hinweist (Gupta et al. 1994, Roberts 1994, Haneke et al. 1995, Haria et al. 1996, Gupta et al. 1996, Hecker 1997, Gupta und Shear 1999, McClellan et al. 1999, Dinnendahl und Fricke 2002).

Lokale Antimykotika

Monopräparate

Bei insgesamt erneut rückläufigen Verordnungen der Monopräparate sind nur wenige Fertigarzneimittel häufiger verordnet worden als im Vorjahr (Tabelle 15.3). Unter den Clotrimazol-haltigen Lokalantimykotika weisen lediglich *Cloderm* einen deutlichen und *Clotrimazol AL* einen eher marginalen Zuwachs auf. Während *Cloderm* im mittleren Kostenbereich angesiedelt ist, gehört *Clotrimazol AL* zu den preisgünstigsten Vertretern dieses Marktsegments. *Cloderm* kann wie *Terzolin* bei Pityriasis versicolor und seborrhoischer Dermatitis als Waschlösung eingesetzt werden (Scholz und Schwabe 2000) und ist in dieser Darreichungsform eine preisgünstige Alternative. Bei einem Kostenvergleich sollte jedoch beachtet werden, daß die in Tabelle 15.3 angegebenen DDD-Kosten auf einer mittleren DDD für Clotrimazol von 20 mg beruhen und daher höher sind, als sich aus den individuellen Dosierungsempfehlungen des Herstellers errechnet. Nicht mehr vertreten ist das im letzten Jahr erstmals seit 1992 wieder in die meistverordneten Fertigarzneimittel aufgestiegene unspezifische Antimykotikum Selendisulfid (*Ellsurex*). Es ist in der Behandlung der Pityriasis versicolor ähnlich wirksam wie die Azolantimykotika (Chu 1984, Katsambas et al. 1996). Bei Tinea capitis wird es wie andere topische Antimykotika nur unterstützend zu einer oralen Behandlung mit Griseofulvin, Itraconazol oder Terbinafin empfohlen (Higgins et al. 2000). *Ellsurex* ist das derzeit preisgünstigste Lokaltherapeutikum mit diesen Indikationen.

　　Unter den anderen Azolantimykotika wurde erneut *Bifon* häufiger verordnet als im Vorjahr. Es enthält Bifonazol und ist deutlich preiswerter als das Originalpräparat *Mycospor*. Auch der starke Verord-

Tabelle 15.3: Verordnungen topischer Azolantimykotika 2001 (Monopräparate). Angegeben sind die 2001 verordneten Tagesdosen, die Änderungen gegenüber 2000 und die mittleren Kosten je DDD 2001.

Präparat	Bestandteile	DDD in Mio.	Änderung in %	DDD-Kosten in €
Clotrimazol				
Fungizid-ratioph. Creme etc.	Clotrimazol	7,9	(−4,8)	0,36
Cloderm	Clotrimazol	5,0	(+38,7)	0,35
Clotrimazol AL Creme etc.	Clotrimazol	3,0	(+3,6)	0,26
Canifug-Creme etc.	Clotrimazol	2,8	(−8,3)	0,41
Canesten Creme etc.	Clotrimazol	1,7	(−16,7)	0,46
Antifungol Creme etc.	Clotrimazol	1,6	(−10,0)	0,38
clotrimazol v. ct Creme etc.	Clotrimazol	1,6	(−11,9)	0,34
Mykohaug C Creme	Clotrimazol	1,5	(−26,0)	0,26
Myko Cordes Creme etc.	Clotrimazol	0,9	(−22,7)	0,41
Azutrimazol Creme	Clotrimazol	0,7	(−8,5)	0,34
		26,9	(−2,8)	0,36
Bifonazol				
Mycospor Creme etc.	Bifonazol	4,1	(−11,4)	0,38
Bifon	Bifonazol	1,9	(+8,1)	0,31
Bifomyk	Bifonazol	1,1	(−15,4)	0,33
		7,1	(−7,7)	0,35
Miconazol				
Micotar	Miconazol	1,2	(+64,7)	0,56
Daktar Creme etc.	Miconazol	0,9	(−21,7)	0,73
		2,1	(+11,4)	0,63
Andere Azolantimykotika				
Terzolin	Ketoconazol	12,5	(−13,6)	0,40
Epi-Pevaryl Creme etc.	Econazol	2,5	(−1,1)	1,41
Mykosert	Sertaconazol	2,3	(+12,2)	0,73
Nizoral Creme	Ketoconazol	1,0	(−4,7)	0,59
Zalain	Sertaconazol	0,8	(−16,7)	0,73
		19,1	(−9,3)	0,59
Summe		55,1	(−5,3)	0,45

15

nungsanstieg von *Micotar* ist aufgrund des erheblichen Kostenvorteils gegenüber dem Originalpräparat *Daktar* nachvollziehbar. Weiter hat auch *Mykosert* nochmals zugenommen. Es enthält wie *Zalain* das 1995 in den Markt eingeführte Azolantimykotikum Sertaconazol. Erkennbare Vorteile gegenüber anderen Vertretern dieser Stoffklasse ergeben sich nicht, preislich liegt es allerdings deutlich über dem Durchschnitt der Gruppe.

Unter den Nystatin-haltigen Lokaltherapeutika hat lediglich *Mykoderm* als preiswertester Vertreter dieses Marktsegments erneut zugenommen. Unter den anderen topischen Antimykotika wurden *Batrafen*, *Loceryl* und *Lamisil Creme* häufiger verordnet als im Vorjahr
(Tabelle 15.4).

Prinzipiell können alle Lokalantimykotika bei Pilzerkrankungen
der Haut eingesetzt werden, wenn auch – je nach Wirkungsspektrum
der Substanzen – die individuellen Anwendungsgebiete graduell voneinander abweichen und die möglicherweise unterschiedliche Verträglichkeit des jeweiligen Vehikels zu berücksichtigen ist. So ist das
Polyenantibiotikum Nystatin primär nur bei Candidamykosen indiziert, während die Azolantimykotika Clotrimazol, Bifonazol, Econazol,
Miconazol, Ketoconazol und Sertaconazol aufgrund ihres breiten Wir-
kungsspektrums bei Infektionen durch Dermatophyten, Hefen und
Schimmelpilze eingesetzt werden können. Das gleiche breite Wirkungsspektrum zeigen auch Ciclopirox sowie die Allylamine Naftifin
und – in topischer Darreichungsform – Terbinafin. Ferner ist eine
antiphlogistische Zusatzwirkung beschrieben, die bei entzündlich
ekzematisierten Dermatomykosen ausgenutzt werden kann (Horn-

Tabelle 15.4: Verordnungen anderer topischer Antimykotika 2001. Angegeben sind
die 2001 verordneten Tagesdosen, die Änderungen gegenüber 2000 und die mittleren Kosten je DDD 2001.

Präparat	Bestandteile	DDD in Mio.	Änderung in %	DDD-Kosten in €
Nystatin				
Mykoderm Heilsalbe	Nystatin	3,2	(+4,7)	0,48
Candio-Hermal Creme etc.	Nystatin	1,6	(−15,1)	0,78
Nystaderm Creme etc.	Nystatin	1,5	(−11,8)	0,66
Lederlind Heilpaste	Nystatin	1,2	(−18,6)	0,69
Nystatin Lederle Creme etc.	Nystatin	0,9	(−5,1)	0,72
		8,5	(−7,3)	0,63
Andere topische Antimykotika				
Batrafen Creme etc.	Ciclopirox	17,6	(+2,5)	1,32
Loceryl	Amorolfin	4,8	(+1,6)	2,00
Exoderil	Naftifin	1,7	(−11,0)	0,44
Lamisil Creme	Terbinafin	1,1	(+43,6)	0,73
		25,2	(+2,5)	1,37
Summe		33,7	(−0,2)	1,18

stein und Nürnberg 1985, Ring und Fröhlich 1985, Steigleder 1993, Korting 1995, Gupta et al. 1998, McClellan et al. 1999, Dinnendahl und Fricke 2002). Für die Lokalbehandlung von Fußpilzinfektionen einschließlich der Zehennägel weist ein kürzlich publizierter *Cochrane Review* einen leichten Vorteil der Allylamine Naftifin und Terbinafin vor den Azolantimykotika Clotrimazol, Bifonazol und Miconazol aus (Hart et al. 1999, Crawford et al. 2000).

Auch Amorolfin (*Loceryl*) hat ein breites antimyzetisches Wirkungsspektrum und erfaßt in vitro Dermatophyten und Hefen, während Schimmelpilze wie Aspergillus-Arten, Zygomyceten und Fusarium-Arten weitgehend resistent sind. Der Wirkungstyp ist fungistatisch, gegenüber Candida albicans auch fungizid. Indiziert ist Amorolfin bei Hautmykosen und Nagelmykosen, die durch Dermatophyten und Hefen verursacht sind. Klinische Vergleichsstudien gegen das Azolantimykotikum Bifonazol (*Mycospor*) bei Patienten mit Pilzinfektionen der Haut zeigen keinen signifikanten Unterschied zwischen den beiden Antimykotika. Bei Onychomykosen wird Amorolfin als 5%iger Nagellack eingesetzt. Bei ein- bis zweimal wöchentlicher Applikation werden nach sechsmonatiger Behandlung klinische Heilungsraten (einschl. deutlicher Besserung) von etwa 70% angegeben.

Ähnliche Ergebnisse werden auch mit Ciclopirox (*Batrafen*) oder Bifonazol in einer 40%igen Harnstoffzubereitung (*Mycospor Nagelset*, siehe „Antimykotikakombinationen") erzielt, wenn auch die topische Behandlung von Onychomykosen insgesamt als wenig effektiv angesehen wird und daher nur eingeschränkt bzw. vorwiegend zur Prophylaxe nach erfolgreicher Behandlung der Onychomykose empfohlen wird (Hornstein und Nürnberg 1985, Ring und Fröhlich 1985, Hay 1992, Merk 1993, Haria und Bryson 1995, Abeck et al. 1996, Pierard et al. 1996, Gupta et al. 1998, Niewerth und Korting 1999, Dinnendahl und Fricke 2002). Eine kürzlich publizierte pharmakoökonomische Analyse verschiedener Behandlungsformen der Onychomykose weist allerdings Ciclopirox als Nagellack – wenn auch bei insgesamt geringeren mykologischen Heilungsraten von 52,6% – gegenüber den oralen Antimykotika Fluconazol (mykologische Heilungsraten 65,6%), Griseofulvin (41,1%), Itraconazol (kontinuierliche Gabe: 66,3%, Pulstherapie: 70,8%) und Terbinafin (76,9%) deutliche Vorteile zu. Dabei werden für den amerikanischen Markt inklusive der ärztlichen Behandlungskosten Einsparmöglichkeiten zwischen 40 und 80% pro Fall angegeben (Gupta 2002).

15

Antimykotikakombinationen

Die Antimykotikakombinationen haben im Vergleich zum Vorjahr weiter leicht abgenommen (Tabelle 15.5). Steigerungen waren bei den Corticosteroid-haltigen Kombinationen *Lotricomb, Epipevisone, Vobaderm, Nystalocal und Nystaderm-comp.* sowie erneut bei der Zinkoxid-haltigen Zubereitung *Infectosoor Zinksalbe* zu verzeichnen. Nicht mehr vertreten ist die in ihrem Marktsegment vergleichsweise preiswerte Nystatin/Zinkoxid-Kombination *Penanyst.*

In der Fachliteratur werden Corticosteroid-haltige Antimykotikakombinationen eher kritisch beurteilt. In der Regel sind die bei Pilzerkrankungen der Haut auftretenden Reizerscheinungen irritativ-toxischer Natur und somit als normale Abwehrmaßnahmen des Organismus anzusehen. Da die Entzündungsreaktionen meist nur geringgradig sind und zudem nach Vernichtung der Erreger ohnehin abklingen, steht in unkomplizierten Fällen der Vorteil ihrer etwas rascheren Unterdrückung in keinem Verhältnis zu den Nachteilen, die aus der Blockierung der lokalen Abwehrreaktionen resultieren können (Male 1981, Ring und Fröhlich 1985, Pierard et al. 1996, Gupta et al. 1998).

Die Zinkoxid-haltigen Kombinationen sind dagegen eher positiv einzuschätzen. Sie werden aus fachtherapeutischer Sicht als Mittel der Wahl bei Candidainfektionen der Haut und im Ano-Genitalbereich (z. B. bei Windeldermatitis) angesehen (Ring und Fröhlich 1985), wobei Zinkoxid durch seinen abdeckenden und trocknenden Effekt die Abheilung begünstigen kann. Ähnlich ist die Miconazol-haltige *Infectosoor Zinksalbe* zu bewerten.

Auch *Mycospor Nagelset,* eine Kombination aus dem Azolantimykotikum Bifonazol und Harnstoff zur Lokalbehandlung von Onychomykosen, wurde bisher positiv bewertet. Harnstoff erhöht die Hydratation der Hornschicht und steigert damit die Diffusion anderer Stoffe (z. B. von Bifonazol). Zum anderen lassen sich nach Anwendung unter Okklusivverband erkrankte Nagelpartien ablösen, ohne die gesunden Bezirke zu schädigen (Hornstein und Nürnberg 1985). Mykologische Heilungsraten liegen bei 46% (Niewerth und Korting 1999). Eine in-vitro-Studie konnte allerdings im Nagelbereich den resorptionsfördernden Effekt weder für Harnstoff noch für Salicylsäure bestätigen (Quintanar-Guerrero et al. 1998). Darüber hinaus gelten für diese Kombinationen die unter „Monopräparate" angeführten Einschränkungen hinsichtlich der topischen Behandlung von Onychomykosen.

Tabelle 15.5: Verordnungen topischer Antimykotika 2001 (Kombinationen). Angegeben sind die 2001 verordneten Tagesdosen, die Änderungen gegenüber 2000 und die mittleren Kosten je DDD 2001.

Präparat	Bestandteile	DDD in Mio.	Änderung in %	DDD-Kosten in €
Corticosteroidhaltige Kombinationen				
Lotricomb	Clotrimazol Betamethason	11,8	(+7,2)	0,73
Baycuten	Clotrimazol Dexamethason	6,6	(–2,5)	1,46
Decoderm tri	Miconazol Flupredniden	6,5	(+0,0)	1,14
Epipevisone	Econazol Triamcinolon	3,4	(+4,9)	0,90
Vobaderm	Flupredniden Miconazol	1,5	(+23,1)	1,13
Nystalocal	Nystatin Chlorhexidin Dexamethason	0,8	(+6,2)	1,85
Travocort	Isoconazol Diflucortolon	0,7	(–10,5)	1,29
Nystaderm-comp.	Nystatin Hydrocortison	0,6	(+12,2)	1,21
Candio-Hermal Plus	Nystatin Flupredniden	0,6	(–10,6)	1,69
		32,5	(+3,3)	1,06
Sonstige Kombinationen				
Multilind Heilpaste	Nystatin Zinkoxid	9,4	(+0,0)	0,61
Mykundex Heilsalbe	Nystatin Zinkoxid	3,7	(–26,0)	0,66
Mycospor-Nagelset	Bifonazol Harnstoff	0,7	(–16,8)	2,93
Infectosoor Zinksalbe	Miconazol Zinkoxid	0,6	(+12,2)	1,92
		14,4	(–8,8)	0,79
Summe		46,9	(–0,8)	0,98

15

248   Uwe Fricke

Literatur

Abeck D., Gruseck E., Korting H.C., Ring J. (1996): Onychomykose: Epidemiologie, Pathogenese, Klinik, Mikrobiologie und Therapie. Dtsch. Ärztebl. 93: A-2027-2032.

Amichai B., Grunwald M.H. (1998): Adverse drug reactions of the new oral antifungal agents – terbinafine, fluconazole, and itraconazole. Int. J. Dermatol. 37: 410–415.

Arca E., Tastan H.B., Akar A., Kurumlu Z., Gur A.R. (2002): An open, randomized, comparative study of oral fluconazole, itraconazole and terbinafine therapy in onychomycosis. J. Dermatol. Treat. 13: 3–9.

Ariyaratnam S., Thakker N.S., Sloan P., Thornhill M.H. (1997): Potentiation of warfarin anticoagulant activity by miconazole oral gel. Brit. Med. J. 314: 349.

Bennett M.L., Fleischer A.B., Loveless J.W., Feldman S.R. (2000): Oral griseofulvin remains the treatment of choice for tinea capitis in children. Ped. Dermatol. 17: 304–309.

Bernhardt H. (1998): Pilze im Darm – Normalflora oder Erreger? Z. ärztl. Fortbild. Qual. sich. (ZaeFQ) 92: 154–156.

Chu A.C. (1984): Comparative clinical trial of bifonazole solution versus selenium sulphide shampoo in the treatment of pityriasis versicolor. Dermatologica 169 (Suppl. 1): 81–86.

Crawford F., Hart R., Bell-Syer S., Torgerson D., Young P., Russell I. (2000): Topical treatments for fungal infections of the skin and nails of the foot (Cochrane Review). In: The Cochrane Library, Issue 1, 2000. Oxford: Update Software.

Dinnendahl V., Fricke U. (Hrsg.) (2002): Arzneistoff-Profile. Basisinformation über arzneiliche Wirkstoffe. Stammlieferung 1982 mit 1. bis 17. Ergänzungslieferung 2002, Govi-Verlag, Eschborn.

Evans E.G.V., Sigurgeirsson B. for the LION study group (1999): Double blind, randomised study of continuous terbinafine compared with intermittent itraconazole in treatment of toenail onychomycosis. Brit. Med. J. 318: 1031–1035.

Friedlander S.F., Suarez S. (1998): Pediatric antifungal therapy. Ped. Dermatol. 16: 527–537.

Friedlander S.F. (2000): The optimal therapy for tinea capitis. Ped. Dermatol. 17: 325–326.

Goa K.L., Barradell L.B. (1995): Fluconazole. An update of its pharmacodynamic and pharmacokinetic properties and therapeutic use in major superficial and systemic mycoses in immunocompromised patients. Drugs 50: 658–690.

Grant S.M., Clissold S.P. (1989): Itraconazole. A review of its pharmacodynamic and pharmacokinetic properties, and therapeutic use in superficial and systemic mycoses. Drugs 37: 310–344.

Grant S.M., Clissold S.P. (1990): Fluconazole. A review of its pharmacodynamic and pharmacokinetic properties, and therapeutic potential in superficial and systemic mycoses. Drugs 39: 877–916.

Gupta A.K. (2002): Treatment of dermatophyte toenail onychomycosis in the United States. A pharmacoeconomic analysis. J. Am. Podiatr. Med. Assoc. 92: 272–286.

Gupta A.K., Sauder D.N., Shear N.H. (1994): Antifungal agents: An overview. Part I+II. J. Am. Acad. Dermatol. 30: 677–698 und 911–933.

Gupta A.K., Gonder J.R., Shear N.H., Dilworth G.R. (1996): The development of green vision in association with terbinafine therapy. Arch. Dermatol. 132: 845–846.

Gupta A.K., Einarson T.R., Summerbell R.C., Shear N.H. (1998): An overview of topical antifungal therapy in dermatomycoses. A North American perspective. Drugs 55: 645–674.

Gupta A.K., Shear N.H. (1999): The new oral antifungal agents for onychomycosis of the toenails. J. Eur. Acad. Dermatol. Venereol. 13: 1–13.

Gupta A.K., Lynde C.W., Konnikov N. (2001a): Single-blind, randomized, prospective study of sequential itraconazole and terbinafine pulse compared with terbinafine pulse for the treatment of toenail onychomycosis. J. Am. Acad. Dermatol. 44: 485–491.

Gupta A.K., Lambert J., Revuz J., Shear N. (2001b): Update on the safety of itraconazole pulse therapy in onychomycosis and dermatomycoses. Eur. J. Dermatol. 11: 6–10.

Haneke E., Tausch I., Bräutigam M., Weidinger G., Welzel D. (1995): Short-duration treatment of fingernail dermatophytosis: a randomized, double-blind study with terbinafine and griseofulvin. J. Am. Acad. Dermatol. 32: 72–77.

Haria M., Bryson H.M. (1995): Amorolfine. A review of its pharmacological properties and therapeutic potential in the treatment of onychomycosis and other superficial fungal infections. Drugs 49: 103–120.

Haria M., Bryson H.M., Goa K.L. (1996): Itraconazole. A reappraisal of its pharmacological properties and therapeutic use in the management of superficial fungal infections. Drugs 51: 585–620.

Hart R., Bell-Syer S.E.M., Crawford F., Torgerson D.J., Young P., Russell I. (1999): Systematic review of topical treatments for fungal infections of the skin and nails of the feet. Brit. Med. J. 319: 79–82.

Havu V., Heikkila H., Kuokkanen K., Rantanen T., Saari S., Stubb S., Suhonen R., Turjanmaa K. (2000): A double-blind, randomized study to compare the efficacy and safety of terbinafine (Lamisil) with fluconazole (Diflucan) in the treatment of onychomycosis. Br. J. Dermatol. 142: 97–102.

Hay R.J. (1992): Treatment of dermatomycoses and onychomycoses – state of the art. Clin. Exp. Dermatol. 17 (Suppl. 1): 2–5.

Hecker D. (1997): Current trends in onychomycosis therapy: A literature review. Mount Sinai J. Med. 64: 399–405.

Higgins E.M., Fuller L.C., Smith C.H. (2000): Guidelines for the management of tinea capitis. Br. J. Dermatol. 143: 53–58.

Hornstein O.P., Nürnberg E. (Hrsg.) (1985): Externe Therapie von Hautkrankheiten: Pharmazeutische und medizinische Praxis. Georg Thieme Verlag, Stuttgart, New York, pp. 304–315.

Howard R.M., Frieden I.J. (1999): Dermatophyte infections in children. Adv. Pediatr. Infect. Dis. 14: 73–107.

15

Katsambas A., Rigopoulos D., Antoniou C., Zachari A., Fragouli E., Stratigos J. (1996): Econazole 1% shampoo versus selenium in the treatment of tinea versicolor: A single-blind randomized clinical study. Int. J. Dermatol. 35: 667–668.

Kauffman C.A., Carver P.L. (1997): Antifungal agents in the 1990s. Current status and future development. Drugs 53: 539–549.

Knoke M. (1998): Pilze im Orointestinaltrakt und ihre wissenschaftlich begründete Stellung. Z. ärztl. Fortbild. Qual.sich. (ZaeFQ) 92: 157–162.

Korting H.C. (1995): Dermatotherapie. Springer-Verlag, Berlin, Heidelberg, New York.

Male O. (1981): Medizinische Mykologie für die Praxis. Georg Thieme Verlag, Stuttgart, New York.

McClellan K.J., Wiseman L.R., Markham A. (1999): Terbinafine. An update of its use in superficial mycoses. Drugs 58: 179–202.

Merk H.F. (1993): Antimykotika. Teil I und II. Hautarzt 44: 191–199 und 257–267.

Müller J. (1993): Besonderheiten von Pilz-Keimträgern als Dauerausscheider. Zbl. Hyg. 194: 162–172.

Niewerth M., Korting H.C. (1999): Management of onychomycoses. Drugs 58: 283–296.

Niewerth M., Korting H.C. (2000): The use of systemic antimycotics in dermatotherapy. Eur. J. Dermatol. 10: 155–160.

Pierard G.E., Arrese J.E., Pierard-Franchimont C. (1996): Treatment and prophylaxis of tinea infections. Drugs 52: 209–224.

Powderly W.G., Mayer K.H., Perfect J.R. (1999): Diagnosis and treatment of oropharyngeal candidiasis in patients infected with HIV: a critical reassessment. AIDS Res. Hum. Retroviruses 15: 1405–1412.

Quintanar-Guerrero D., Ganem-Quintanar A., Tapia-Olguin P., Kaliar Y.N., Buri P. (1998): The effect of keratolytic agents on the permeability of three imidazole antimycotic drugs through the human nail. Drug Dev. Ind. Pharm. 24: 685–690.

Ring J., Fröhlich H.H. (1985): Wirkstoffe in der dermatologischen Therapie, 2. Aufl. Springer-Verlag, Berlin, Heidelberg, New York, Tokyo, pp. 133–136 und 211–213.

Roberts D.T. (1994): Oral therapeutic agents in fungal nail disease. J. Am. Acad. Dermatol. 31: S78–S81.

Rösch W. (1996): Pilze im Stuhl, Pilze im Darm – therapeutische Konsequenzen? Versicherungsmedizin 48: 215–217.

Schäfer-Korting M., Blechschmidt J. Korting H.C. (1996): Clinical use of oral nystatin in the prevention of systemic candidosis in patients at particular risk. Mycoses 39: 329–339.

Scheurlen M. (1996): Pathogenität von Pilzen im Darm – Stand der Diskussion. Fortschr. Med. 114: 319–321.

Scholz H., Schwabe U. (Hrsg.) (2000): Taschenbuch der Arzneibehandlung. Angewandte Pharmakologie, 12. Aufl. Urban& Fischer München, Jena.

Seebacher C. (1996): Mykophobie – eine neue Krankheit? Mycoses 39 (Suppl. 1): 30–32.

Sigurgeirsson B., Olafsson J.H., Steinsson J.B., Paul C., Billstein S., Evans E.G.V. (2002): Long-term effectiveness of treatment with terbinafine vs. itraconazole in onychomycosis. Arch. Dermatol. 138: 353–357.

Steigleder G.K. (1993): Therapie der Hautkrankheiten, 4. Aufl. Georg Thieme Verlag, Stuttgart, New York.

Venkatakrishnan K., von Moltke L.L., Greenblatt D.J. (2000): Effects of the antifungal agents on oxidative drug metabolism. Clin. Pharmacokinet. 38: 111–180.

15

16.   Antirheumatika und Antiphlogistika

RAINER H. BÖGER und GERHARD SCHMIDT

AUF EINEN BLICK

Trend

Der größte Teil der Verordnungen der Antirheumatika und Antiphlogistika entfällt auf nichtsteroidale Antiphlogistika (75%) und Rheumasalben (16%). Zahlenmäßig klein, aber von wachsender medizinischer Bedeutung sind die remissionsinduzierenden Antirheumatika (3%). In der Gruppe der nichtsteroidalen Antiphlogistika dominiert Diclofenac. Aber auch die Cyclooxygenase-2-Inhibitoren gewinnen mit Steigerungsraten von über 80% mengenmäßig an Bedeutung. Die relativ häufig verwendeten Rheumasalben sind trotz kritischer Bewertung 2001 im Vergleich zum Vorjahr leicht angestiegen.

Bewertung

Neuere Studien bestätigen nicht alle ursprünglichen Erwartungen, daß die selektiven Hemmstoffe besser verträglich sind.

In der Therapie rheumatischer Erkrankungen einschließlich degenerativer Veränderungen werden vorzugsweise nichtsteroidale Antiphlogistika eingesetzt. Mit ihnen gelingt es, den entzündlichen Prozeß zurückzudrängen, die Beweglichkeit zu verbessern und den entzündlichen Schmerz zu vermindern. Für Glucocorticoide (vgl. Kapitel 21) sind in der Therapie der rheumatoiden Arthritis in den letzten Jahren die Indikationen für eine niedrig dosierte Therapie ausgeweitet worden. Die remissionsinduzierenden antirheumatischen Arzneimittel (langfristig wirkende Antirheumatika, auch als „Basistherapeutika" bezeichnet) haben wegen ihrer seltenen Indikation mengenmäßig nur einen geringen Anteil an den Verordnungen der Antirheumatika und Antiphlogistika. Sie werden neuerdings auch kombiniert eingesetzt, um die Effektivität zu steigern (Menninger 1998). Eine kritische Beachtung verdienen die hierzulande besonders viel verwendeten Externa (Rheumasalben und Einreibungen), für die die abgerechneten Verordnungen nach der rückläufigen Entwicklung der letzten Jahre 2001 im Vergleich zum Vorjahr leicht angestiegen sind (Abbildung 16.1).

Die Antirheumatika haben unter den 2500 führenden Präparaten mit 118 Präparaten einen großen Anteil (Tabelle 16.1). Eine weitere Gruppe von Antiphlogistika, die ebenfalls in der Rheumatherapie Verwendung findet, ist in der Tabelle 16.2 zu finden. Sie sind aus pharmakologischen Gründen und auch von den Anwendungsgebieten her nicht von den Antirheumatika in Tabelle 16.1 zu trennen, werden aber in der Roten Liste gesondert geführt. Die Mehrzahl dieser Präparate ist für eine äußerliche Anwendung vorgesehen.

Nichtsteroidale Antiphlogistika

Bei den nichtsteroidalen Antiphlogistika dominiert weiterhin die Substanz Diclofenac mit über 50% der Verordnungen aller nichtsteroidalen Antiphlogistika (Tabelle 16.3). Möglicherweise beruht der bevor-

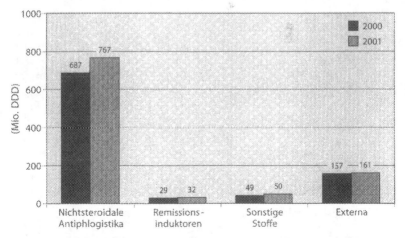

Abbildung 16.1: Verordnungen von Antirheumatika und Antiphlogistika 2001. DDD der 2500 meistverordneten Arzneimittel

Tabelle 16.1: Verordnungen von Antirheumatika und Antiphlogistika 2001. Angegeben sind die verordnungshäufigsten Präparate mit Verordnungsrang, Verordnungen und Umsatz 2001 im Vergleich zu 2000.

Rang	Präparat	Verordnungen in Tsd.	Änd. %	Umsatz Mio. €	Änd. %
3	Voltaren/-Migräne	4764,4	+1,4	30,9	+4,6
4	Voltaren Emulgel/Schmerzgel	4743,3	+7,3	26,4	+7,9
8	Diclofenac-ratiopharm	3615,9	+0,6	20,3	+3,6
19	Diclac	2240,8	+8,3	11,5	+8,3
39	Diclo KD	1640,1	+41,0	6,8	+38,4
41	Vioxx	1627,3	+25,4	96,3	+50,1
89	Diclophlogont	1146,2	−9,4	6,8	−6,5
107	Ibuhexal	1017,1	+21,8	9,0	+15,8
134	diclo von ct	881,8	−4,0	3,6	−1,6
146	Ibuflam Lichtenstein	844,2	+12,6	5,9	+17,1
171	Ibuprofen Stada	782,8	+9,5	7,6	+14,0
182	ibuprof von ct	752,9	+10,8	7,0	+10,4
183	Nurofen	749,3	+100,2	3,2	+96,8
197	Arthotec	717,9	−10,5	17,2	−2,0
211	Celebrex	692,3	+192,6	37,8	+240,2
224	Ibuprofen AL	644,8	+35,4	4,5	+39,2
232	Ibu KD	629,0	+17,1	4,9	+26,9
287	Rewodina	540,1	−13,1	5,1	−7,8
311	Diclo-ratiopharm Gel	514,1	−0,7	2,5	+0,4
317	IbuTAD	507,7	+19,5	5,5	+6,0
327	Diclac-Gel	498,8	+15,1	2,4	+13,2
334	Indomet-ratiopharm	491,3	−9,6	5,8	−6,4
336	Diclo-Divido	489,7	−5,9	3,6	−2,9
369	Sympal	454,5	+9,4	4,6	+8,6
405	Monoflam	426,7	−11,8	1,9	−4,7
419	Diclofenac AL	414,7	+7,9	1,7	+13,6
438	Mobec	401,2	−8,0	15,2	+13,2
448	Effekton Creme	395,7	−10,3	2,2	−11,4
460	Diclofenac Stada	384,4	+7,8	1,6	+15,7
468	Diclo Dispers	376,8	+11,9	1,6	+8,6
469	Ibu-ratiopharm	376,6	+13,6	2,8	+16,4
470	Ibubeta	376,6	+11,6	3,0	+17,6
511	Ibuprofen Heumann	350,4	+0,8	3,5	+6,4
546	Allvoran	328,0	−16,2	2,3	−16,6
547	Beofenac	327,8	−14,9	6,9	+14,2
552	Lumbinon 10/Softgel	322,2	−3,2	1,0	−1,4
607	Diclofenbeta	295,9	−7,6	1,7	−0,8
628	Imbun	287,7	−1,4	3,5	+2,5
650	Ibuprofen Klinge	280,5	−13,9	3,7	−13,9
661	arthrex	275,8	−6,7	2,1	−4,1
687	Mobilat Gel/Salbe	264,9	−9,6	2,6	−10,0
756	Anco	234,4	−9,3	3,1	−6,3
777	Ibu-1A Pharma	227,0	+43,2	1,4	+61,9
794	Piroxicam-ratiopharm	221,0	−2,1	2,7	−5,6

16

Tabelle 16.1: Verordnungen von Antirheumatika und Antiphlogistika 2001. Angegeben sind die verordnungshäufigsten Präparate mit Verordnungsrang, Verordnungen und Umsatz 2001 im Vergleich zu 2000 (Fortsetzung).

Rang	Präparat	Verordnungen in Tsd.	Änd. %	Umsatz Mio. €	Änd. %
821	Phlogont Creme/Gel	210,8	-0,3	0,7	-0,1
852	Dona 200-S Drag.	202,5	-4,5	6,4	+0,1
859	Rantudil	201,3	-17,4	8,4	-16,7
881	arthrex Cellugel	197,3	-15,9	1,0	-15,9
883	Diclo-1A Pharma	197,2	+29,4	0,8	+34,2
927	Gabrilen	186,2	+16,5	1,7	+25,7
953	Dolgit Creme/Gel	181,6	-10,7	1,4	-10,8
971	Indometacin Berlin-Ch.	179,0	-10,2	2,0	-9,2
989	Telos	174,6	+9,2	3,5	+11,2
1005	Ibuphlogont	171,7	-0,6	1,8	-2,5
1018	Urem/-forte	167,7	-23,4	1,1	-22,3
1055	Ibu-AbZ	160,2	+37,9	0,9	+37,3
1069	Lantarel	156,7	+14,6	13,9	+8,0
1091	Phardol Rheuma-Balsam	153,3	-10,3	0,9	-8,2
1171	Kytta-Gel	141,7	-6,9	0,5	-3,5
1250	Hot Thermo	132,0	+16,0	0,5	+16,2
1254	Phlogont Thermalsalbe/Gel	131,2	-0,5	0,9	-2,9
1259	Rheuma-Salbe Lichtenstein N	130,3	(neu)	0,6	(neu)
1315	Diclo AbZ	122,9	+9,5	0,4	+8,4
1325	Schmerz-Dolgit	122,0	-13,6	0,8	-4,5
1326	Azulfidine RA	122,0	-15,8	10,0	-16,8
1336	Piroxicam Stada	121,0	-8,2	1,2	-13,2
1338	Dolo-Puren	120,9	+5,5	1,3	+15,0
1346	Diclo-Puren	119,8	-23,3	0,9	-19,4
1354	Diclofenac Heumann	118,8	-10,9	0,7	+0,2
1355	Dolgit Drag./ -akut Caps	118,8	-25,5	1,5	-26,4
1401	Elmetacin	115,2	-1,3	0,6	+0,5
1414	Rheuma-Hek	113,7	-9,5	2,2	-7,8
1428	Ambene	112,5	+0,9	1,3	-2,9
1433	Zeel Tabl./Amp.	111,7	-20,0	1,9	-8,0
1483	Ibutop Creme/Gel	107,5	+31,4	1,0	+26,8
1523	Pirorheum	103,3	-14,7	1,0	-18,3
1543	Diclofenac Heumann Gel	101,2	+6,8	0,5	+8,6
1581	Indo Top-ratiopharm	98,1	+21,4	0,5	+20,5
1612	Arava	95,6	+24,4	22,0	+49,7
1621	Amuno/Retard	94,8	-18,5	1,3	-7,6
1623	Lindofluid N	94,6	-15,5	0,8	-18,5
1644	Dysmenalgit N	93,0	-3,1	1,1	-3,1
1691	Finalgon-Salbe	89,7	-1,6	0,6	+1,2
1698	pirox von ct	89,5	+8,2	0,7	+7,1
1759	ZUK Rheuma/Schmerz	84,3	-29,9	0,4	-25,8
1776	Protaxon	83,2	-5,5	3,6	-0,7
1869	Flexase	76,9	+8,2	0,6	-15,8
1872	AHP 200	76,8	-26,4	2,9	-23,9

16

256   Rainer H. Böger und Gerhard Schmidt

Tabelle 16.1: Verordnungen von Antirheumatika und Antiphlogistika 2001. Angegeben sind die verordnungshäufigsten Präparate mit Verordnungsrang, Verordnungen und Umsatz 2001 im Vergleich zu 2000 (Fortsetzung).

Rang	Präparat	Verordnungen in Tsd.	Änd.%	Umsatz Mio. €	Änd.%
1879	Gabrilen Gel	76,2	+19,0	0,5	+19,1
1893	Dolormin/-Migräne	75,1	+45,0	0,4	+59,7
1900	Effekton	74,9	−19,7	0,7	−19,6
1903	Kytta Balsam f	74,8	+2,9	0,7	+3,3
1913	Diclophlogont Gel	74,3	−8,1	0,3	−9,7
1924	Esprenit	73,4	−8,3	1,0	−8,8
1948	Quensyl	72,3	+9,2	1,8	+9,9
1957	Diclo SchmerzGel	71,9	+44,9	0,3	+44,0
1968	Felden	71,2	−17,3	1,7	−19,9
1995	Teltonal	69,8	+58,1	1,3	+27,1
2008	Rivoltan	69,0	+42,6	1,8	+44,3
2009	Phardol mono	68,9	−9,4	0,3	−6,1
2025	Surgam	68,1	−6,7	2,0	−2,5
2070	Dolo Arthrosenex N/-NH	65,5	−24,8	0,3	−28,4
2094	Rheumon	64,7	−5,5	0,6	−7,5
2121	Sogoon	63,4	+22,4	1,6	+26,6
2134	Diclo-Puren Gel	62,5	−16,1	0,3	−16,4
2137	Traumon	62,1	+0,3	0,4	−0,4
2172	duravolten	60,9	−21,3	0,6	−21,7
2189	ibudolor	60,1	+6,4	0,3	+11,6
2193	Ostochont Gel/Salbe	60,0	−5,7	0,8	−5,7
2211	Dolgit Diclo	58,7	−19,7	0,3	−17,9
2229	Acemetacin Stada	57,9	−18,5	1,1	−18,0
2246	Indo-Phlogont	57,3	−13,3	0,6	−13,5
2296	Diclofenac-Wolff	55,2	−0,9	0,4	+3,7
2305	ZUK Thermocreme	54,9	+17,4	0,4	+32,3
2357	acemetacin von ct	52,7	+2,9	0,9	−2,1
2383	Naproxen von ct	51,6	+9,5	0,9	−6,5
2390	Piroxicam AL	51,4	+14,2	0,5	+13,0
2393	Felden Top	51,2	−8,9	0,4	−11,3
	Summe	45267,5	+5,5	523,8	+17,5
	Anteil an der Indikationsgruppe	52,0%		37,4%	
	Gesamte Indikationsgruppe	86988,1	−0,7	1402,5	+23,2

zugte Einsatz von Diclofenac auf der besseren Verträglichkeit, die in einer britischen Fallkontrollstudie beobachtet wurde (Langman et al. 1994). Das niedrigste Ulkusblutungsrisiko im Vergleich zu Kontrollen zeigten Ibuprofen (2fach) und Diclofenac (4fach). Höhere Risiken wurden für Indometacin (11fach), Piroxicam (14fach) und insbesondere Azapropazon (32fach) beobachtet.

Tabelle 16.2: Verordnungen von Antiphlogistika 2001. Angegeben sind die verordnungshäufigsten Präparate mit Verordnungsrang, Verordnungen und Umsatz 2001 im Vergleich zu 2000.

Rang	Präparat	Verordnungen in Tsd.	Änd. %	Umsatz Mio. €	Änd. %
481	Dolobene Gel	368,2	−7,4	3,2	−7,7
632	Traumeel S	286,8	+0,0	2,4	+5,1
673	Phlogenzym	271,3	−6,7	10,0	−6,7
770	Bromelain-POS	229,3	+0,6	4,8	+7,0
929	Traumeel Salbe	185,4	+7,2	1,5	+19,8
995	Enelbin-Paste N	173,0	+1,1	1,8	+13,4
1025	Kamillosan Lösung	166,8	−5,5	1,7	−8,6
1095	Kytta Plasma F/Salbe F	152,3	−0,8	1,7	+1,9
1278	Phytodolor/N	126,9	−18,0	1,7	−18,5
2090	Zeel comp./ comp. N	64,9	−12,9	1,1	−4,4
2102	Proteozym	64,1	+9,3	0,4	+2,6
2205	Kamillan plus	59,0	−22,7	0,4	−15,3
2350	Aniflazym	52,9	−13,9	1,3	+7,0
2416	Reparil-Gel N	50,1	−18,2	0,5	−15,9
2461	traumanase/-forte Drag.	48,6	−21,2	2,0	−17,1
Summe		**2299,4**	**−5,2**	**34,5**	**−3,2**
Anteil an der Indikationsgruppe		90,8%		92,7%	
Gesamte Indikationsgruppe		2532,7	−5,6	37,2	−3,6

In der Folge der Entdeckung, daß es zwei unterschiedlich exprimierte Isoenzyme der Cyclooxygenase gibt (COX-1 und COX-2) (Fu et al. 1990), wurde Diclofenac als präferentieller Inhibitor der Cyclooxygenase-2 (COX-2) identifiziert, der bevorzugt die Cytokin-induzierte COX-2 in Entzündungszellen und in etwas geringerem Maße die vorzugsweise konstitutive Cyclooxygenase-1 (COX-1) in vielen anderen Körperzellen hemmt (Mitchell et al. 1993). Darüber läßt sich das für diese Substanz geringere Risiko von Gastropathien, Magenulzera und gastrointestinalen Blutungen ableiten, die als typische unerwünschte Wirkungen nichtsteroidaler Antiphlogistika über eine Hemmung der konstitutiven COX-1 entstehen. Allerdings hat Diclofenac immer noch eine erhebliche COX-1-Aktivität, so daß bei üblichen therapeutischen Plasmakonzentrationen die Prostaglandinbildung im Magen deutlich gehemmt wird (Cryer und Feldman 1998). Das Auftreten einer dadurch bedingten Gastropathie kann bei Risikopatienten durch Protonenpumpenhemmer (z. B. Omeprazol), H_2-Antagonisten oder Misoprostol nachweislich verringert werden. Ebenfalls für diesen Zweck

16

steht ein Kombinationspräparat aus Diclofenac und Misoprostol (*Arthotec*) zur Verfügung. Es sollte jedoch nur gezielt eingesetzt werden, weil Misoprostol seinerseits unerwünschte Wirkungen erzeugt (Diarrhö). Die Verordnungen von *Arthotec* gingen 2001 gegenüber dem Vorjahr erneut um ca. 10% zurück.

Als präferentieller COX-2-Inhibitor wurde 1996 Meloxicam (*Mobec*) in Deutschland zugelassen, welches die COX-2 zwei- bis dreifach stärker hemmt als die COX-1 und damit eine dem Diclofenac vergleich-

Tabelle 16.3: Verordnungen von Diclofenacpräparaten 2001. Angegeben sind die 2001 verordneten Tagesdosen, die Änderungen gegenüber 2000 und die mittleren Kosten je DDD 2001.

Präparat	Bestandteile	DDD in Mio.	Änderung in %	DDD-Kosten in €
Monopräparate				
Voltaren/ -Migräne	Diclofenac	101,5	(+4,2)	0,30
Diclofenac-ratiopharm	Diclofenac	85,5	(+5,1)	0,24
Diclac	Diclofenac	48,6	(+9,2)	0,24
Diclo KD	Diclofenac	28,7	(+37,4)	0,24
Diclophlogont	Diclofenac	25,5	(−6,3)	0,27
Rewodina	Diclofenac	17,5	(−7,3)	0,29
diclo von ct	Diclofenac	14,3	(−0,5)	0,25
Diclo-Divido	Diclofenac	13,1	(−2,4)	0,27
Monoflam	Diclofenac	9,0	(−2,4)	0,22
Diclofenac AL	Diclofenac	8,3	(+14,2)	0,20
Diclofenbeta	Diclofenac	8,1	(−1,4)	0,22
arthrex	Diclofenac	7,9	(−3,4)	0,27
Allvoran	Diclofenac	7,4	(−14,9)	0,31
Diclofenac Stada	Diclofenac	6,9	(+18,1)	0,23
Diclo Dispers	Diclofenac	5,7	(+15,1)	0,27
Diclo-1A Pharma	Diclofenac	4,0	(+35,0)	0,19
Effekton	Diclofenac	2,9	(−19,2)	0,25
Diclofenac Heumann	Diclofenac	2,7	(+5,4)	0,25
Diclo-Puren	Diclofenac	2,6	(−21,2)	0,33
duravolten	Diclofenac	2,0	(−23,2)	0,29
Diclo AbZ	Diclofenac	1,9	(+8,9)	0,21
Diclofenac-Wolff	Diclofenac	1,5	(+4,3)	0,28
Dolgit Diclo	Diclofenac	1,3	(−16,7)	0,22
		406,8	(+4,3)	0,26
Kombinationen				
Arthotec	Diclofenac Misoprostol	17,8	(−5,2)	0,96
Summe		424,7	(+3,8)	0,29

16

bare Selektivität aufweist. Es gelangte schnell in die Gruppe der meistverordneten Arzneimittel. Trotz eines Verordnungsrückgangs um 8%
gegenüber dem Vorjahr war es 2001 noch das Präparat mit dem acht-
höchsten Umsatz aus dieser Indikationsgruppe (Tabelle 16.1). Beim
Bundesinstitut für Arzneimittel und Medizinprodukte (BfArM) sind
zahlreiche Meldungen über gastrointestinale Nebenwirkungen (Ul-
kusbildung, Magen-Darm-Blutungen), schwere Hautreaktionen und
anaphylaktische Reaktionen eingegangen. In zwei großen kontrollierten Studien wurde eine geringere Häufigkeit gastrointestinaler Störungen nach vierwöchiger Gabe von Meloxicam (7,5 mg/Tag) im
Vergleich zu Diclofenac (100 mg/Tag) oder Piroxicam (20 mg/Tag) festgestellt (Hawkey et al. 1998, Dequeker et al. 1998). Ungeklärt blieb, ob

Tabelle 16.4: Verordnungen von Ibuprofenpräparaten 2001. Angegeben sind die
2001 verordneten Tagesdosen, die Änderungen gegenüber 2000 und die mittleren
Kosten je DDD 2001.

Präparat	Bestandteile	DDD in Mio.	Änderung in %	DDD-Kosten in €
Ibuhexal	Ibuprofen	16,8	(+14,8)	0,53
Ibuprofen Stada	Ibuprofen	13,6	(+15,3)	0,56
Ibuflam Lichtenstein	Ibuprofen	12,5	(+16,8)	0,47
ibuprof von ct	Ibuprofen	12,1	(+9,7)	0,58
IbuTAD	Ibuprofen	10,7	(+14,2)	0,52
Ibuprofen AL	Ibuprofen	10,7	(+41,8)	0,42
Ibu KD	Ibuprofen	10,0	(+27,1)	0,49
Ibubeta	Ibuprofen	6,3	(+17,9)	0,48
Ibuprofen Heumann	Ibuprofen	5,7	(+8,7)	0,61
Ibuprofen Klinge	Ibuprofen	5,6	(−14,1)	0,65
Ibu-ratiopharm	Ibuprofen	5,1	(+17,3)	0,55
Anco	Ibuprofen	4,9	(−5,7)	0,62
Imbun	Ibuprofen	4,7	(+3,7)	0,73
Nurofen	Ibuprofen	3,6	(+95,9)	0,89
Ibu-1A Pharma	Ibuprofen	3,3	(+64,7)	0,41
Ibuphlogont	Ibuprofen	3,0	(−2,8)	0,61
Dolgit Drag./-akut Caps	Ibuprofen	2,5	(−26,7)	0,60
Ibu-AbZ	Ibuprofen	2,3	(+40,7)	0,41
Dolo-Puren	Ibuprofen	2,1	(+17,6)	0,61
Esprenit	Ibuprofen	1,7	(−8,5)	0,62
Urem/-forte	Ibuprofen	1,3	(−21,4)	0,84
Schmerz-Dolgit	Ibuprofen	1,0	(−3,0)	0,80
ibudolor	Ibuprofen	0,4	(+10,8)	0,89
Dolormin/-Migräne	Ibuprofen	0,4	(+85,1)	0,98
Summe		140,3	(+14,0)	0,55

16

die bessere Verträglichkeit auch für höhere Dosen von Meloxicam zutrifft.

Größere Fortschritte in Bezug auf die Verträglichkeit der Therapie mit nichtsteroidalen Antiphlogistika wurden von den selektiven COX-2-Inhibitoren erwartet. Als erster Vertreter wurde Rofecoxib (*Vioxx*) in Deutschland im November 1999 zunächst für die Therapie von Schmerzen bei degenerativen Gelenkerkrankungen zugelassen. Im Juni 2000 folgte die Markteinführung von Celecoxib (*Celebrex*), das für degenerative Gelenkerkrankungen und chronische Polyarthritis zugelassen wurde. Diese neue Gruppe von Antiphlogistika hat mit einer 8-fachen (Celecoxib) bzw. 35-fachen Selektivität für die COX-2 (Rofecoxib) bessere Voraussetzungen, um die Prostaglandin-bedingte Verknüpfung zwischen Entzündungshemmung und Gastrotoxizität differentiell zu beeinflussen. Tatsächlich haben Studien über die Verträglichkeit von Celecoxib (*Celebrex*) nach 3–6 Monaten eine ähnliche Ulkusinzidenz wie bei Placebomedikation gezeigt (Hawkey 1999). Weitere kontrollierte Studien zeigen, daß die neuen COX-2-selektiven Hemmstoffe wie Celecoxib und Rofecoxib bei gleicher Wirksamkeit auf Schmerz und Entzündungsreaktion ein geringeres Risiko gastrointestinaler unerwünschter Wirkungen aufweisen als nichtselektive nichtsteroidale Antiphlogistika wie z. B. Diclofenac oder Ibuprofen (Emery et al. 1999, Langman et al. 1999, Laine et al. 1999, Hawkey et al. 2000, Bombardier et al. 2000, Silverstein et al. 2000). Allerdings wurde COX-2 als konstitutives Enzym auch in Zentralnervensystem, Niere und Magen nachgewiesen. Daher haben sich die Hoffnungen, daß mit den neuen COX-2-selektiven Cyclooxygenasehemmstoffen auch die unerwünschten Wirkungen der nichtsteroidalen Antiphlogistika an der Niere vermieden werden können, nicht erfüllt. Die über die regulierbare COX-2 gebildeten Prostaglandine spielen eine wichtige Rolle bei der Aufrechterhaltung einer adaptierten Filtrations- und Elektrolyttransportleistung unter Belastungssituationen, z. B. Salzüberladung oder Volumenmangel (Eras und Perazella 2001, Brater et al. 2001). Weitere Untersuchungen zeigen auch, daß zwar die Schleimsekretion und der mukosale Blutfluß im Magen von COX-1-gebildeten Prostaglandinen gefördert wird, daß aber die Abheilung bestehender Läsionen in der Magenwand vornehmlich über COX-2-erzeugte Prostaglandine erfolgt (Gretzer et al. 1998). Dies ist verständlich, ist doch ein Ulcus ein lokaler Entzündungsherd, in dem es zur Induktion der COX-2 kommt (Peskar et al. 2001). Darüber kann die klinische Beobachtung erklärt werden, daß auch spezifische COX-2-Hemmer die Abheilung eines bestehenden Ulkus verzögern können (Brzozowski et al. 2001). Vereinzelt sind auch Ulkusperforationen unter der Therapie mit selektiven COX-2-Hemmstoffen gefunden worden (Hawkey 1999). Auch die FDA hat Bedenken über eine mögliche Verzögerung der Ulkusabheilung durch COX-2-selektive Inhibitoren geäußert. Tatsächlich hat eine protokollgemäße Auswertung der CLASS-Studie (Silverstein et al. 2000) ähnliche Zahlen von Ulkuskomplikationen in der Celecoxibgruppe wie in den Vergleichsgruppen gezeigt (Jüni et al. 2002). Darüber hinaus hat eine retrospektive Auswertung ergeben, daß die Herzinfarktraten in zwei großen COX-2-Hemmer-Studien höher als in den Placebogruppen einer großen Metaanalyse lagen (Mukherjee et al. 2001). Die Erfahrungen breiter klinischer Anwendung werden erweisen müssen, ob die neuen selektiven COX-2-Hemmstoffe tatsächlich auch bei längerzeitiger Verwendung die in sie gesetzten Hoffnungen erfüllen können. Die COX-2-Inhibitoren stellen mit 114 Mio. verordneten Tagesdosen 2001 bereits einen Anteil von fast 15% der verordneten nichtsteroidalen Antiphlogistika (Tabelle 16.5).

Die Gruppe der Ibuprofenpräparate steht an zweiter Stelle der Verordnungshäufigkeit nichtsteroidaler Antiphlogistika (Tabelle 16.4). Einen großen Anteil haben die niedrig dosierten, nicht verschreibungspflichtigen Präparate, die auch zur analgetischen Behandlung von Dysmenorrhö, Migräne und Kopfschmerzen zugelassen sind. Im Durchschnitt sind sie jedoch fünfmal so teuer wie entsprechende Acetylsalicylsäure-Analgetika. Sie weisen auch 2001 erneut einen deutlichen Verordnungszuwachs auf.

Die Indometacin-Verordnungen sind gegenüber dem Vorjahr wiederum weiter zurückgegangen (Tabelle 16.5). Indometacin zeichnet sich unter den nichtsteroidalen Antiphlogistika durch einen besonders schnellen und zuverlässigen Wirkungseintritt aus, weist aber gleichzeitig auch eine besonders intensive unerwünschte zentrale Wirkung auf.

Piroxicam folgt als nächste Gruppe bei den Verordnungen der nichtsteroidalen Antiphlogistika. Es hat ein wesentlich höheres Risiko von Ulkusblutungen als das COX-neutrale Diclofenac (Langman et al. 1994). Möglicherweise beruht darauf der erneute Verordnungsrückgang der Piroxicampräparate (Tabelle 16.5). Darüber hinaus hat Piroxicam eine besonders lange Wirkungsdauer (Halbwertszeit 40 Stunden). Die lange Verweildauer im Organismus birgt die Gefahr, daß sich der Wirkstoff selbst bei einmal täglicher Gabe im Körper anreichert und kumulative Überdosierungserscheinungen entstehen. Für viele

16

Tabelle 16.5: Verordnungen weiterer nichtsteroidaler Antiphlogistika 2001. Angegeben sind die 2001 verordneten Tagesdosen, die Änderungen gegenüber 2000 und die mittleren Kosten je DDD 2001.

Präparat	Bestandteile	DDD in Mio.	Änderung in %	DDD-Kosten in €
Idometacin				
Indomet-ratiopharm	Indometacin	14,1	(−7,2)	0,41
Indometacin Berlin-Ch.	Indometacin	4,5	(−9,2)	0,45
Amuno/Retard	Indometacin	3,1	(−9,3)	0,41
Indo-Phlogont	Indometacin	1,4	(−13,9)	0,42
		23,1	(−8,3)	0,42
Piroxicam				
Piroxicam-ratiopharm	Piroxicam	5,5	(−3,2)	0,49
Felden	Piroxicam	2,5	(−20,5)	0,68
Piroxicam Stada	Piroxicam	2,1	(−11,5)	0,56
Pirorheum	Piroxicam	1,9	(−20,0)	0,51
pirox von ct	Piroxicam	1,6	(+11,5)	0,44
Piroxicam AL	Piroxicam	1,3	(+13,9)	0,39
Flexase	Piroxicam	0,9	(−19,0)	0,63
		15,8	(−8,5)	0,53
Acemetacin				
Rantudil	Acemetacin	7,7	(−15,9)	1,09
Acemetacin Stada	Acemetacin	1,5	(−17,6)	0,72
acemetacin von ct	Acemetacin	1,3	(−2,7)	0,72
		10,5	(−14,8)	0,99
Naproxen				
Naproxen von ct	Naproxen	1,4	(+1,5)	0,68
Dysmenalgit N	Naproxen	0,9	(−3,1)	1,21
		2,3	(−0,4)	0,89
Andere nichtsteroidale Antiphlogistika				
Mobec	Meloxicam	11,8	(−3,2)	1,29
Beofenac	Aceclofenac	6,3	(−4,5)	1,10
Gabrilen	Ketoprofen	4,6	(+22,2)	0,37
Telos	Lornoxicam	4,1	(+11,4)	0,86
Sympal	Dexketoprofen	3,1	(+8,6)	1,48
Protaxon	Proglumetacin	3,0	(+0,4)	1,20
Surgam	Tiaprofensäure	1,9	(−2,1)	1,04
Ambene	Phenylbutazon	0,9	(−2,5)	1,55
		35,6	(+2,2)	1,09
COX-2-Inhibitoren				
Vioxx	Rofecoxib	90,3	(+61,4)	1,07
Celebrex	Celecoxib	24,2	(+244,1)	1,56
		114,6	(+81,9)	1,17
Summe		201,8	(+30,3)	1,01

16

rheumatische Erkrankungen sind Antiphlogistika mit kurzer Wirkungsdauer besser steuerbar, weil man damit die tageszeitlich stark schwankende Schmerzsymptomatik gezielter unterdrücken kann als mit einem lang wirkenden Therapeutikum.

Unter den weiteren nichtsteroidalen Antiphlogistika hat die Verordnung von *Gabrilen* (Ketoprofen) sowie den 1999 eingeführten Dexketoprofen (*Sympal*) und Lornoxicam (*Telos*) 2001 erheblich zugenommen (Tabelle 16.5). Es handelt sich bei den beiden letzteren um nichtselektive Cyclooxygenasehemmer, die mit ihrem Wirkungsprofil noch nicht einmal an das COX-2-präferentielle Diclofenac heranreichen, jedoch 3–6fach teurer als der Durchschnitt der Diclofenacpräparate sind.

Die Verordnung von Phenylbutazon (*Ambene*) ist angesichts der Indikationseinschränkung und der Begrenzung der Behandlungsdauer auf eine Woche trotz eines Rückgangs der Verordnungen gegenüber dem Vorjahr immer noch relativ hoch. Die Menge von 900.000 Tagesdosen bedeutet, daß im Jahr 2001 etwa 130.000 Patienten sieben Tage lang mit 300 mg Phenylbutazon täglich behandelt worden sind, sofern die Anwendungsbeschränkung von einer Woche eingehalten wurde.

Remissionsinduzierende Mittel

Die Indikation für die Anwendung remissionsinduzierender Arzneimittel in der Therapie der rheumatoiden Arthritis wird vornehmlich von den rheumatologischen Fachärzten gestellt. Für diese Mittel sind zur Risikominderung regelmäßige Kontrolluntersuchungen notwendig. Sie machen daher mengenmäßig nur einen sehr geringen Anteil aus, sind jedoch mit vier Präparaten unter den 2500 verordnungshäufigsten Präparaten vertreten (Tabelle 16.6). Dazu gehören Methotrexat (z. B. *Lantarel*), Sulfasalazin (*Azulfidine RA*), das Malariamittel Hydroxychloroquin (*Quensyl*), sowie der 1999 neu eingeführte Pyrimidinsynthesehemmstoff Leflunomid (*Arava*). Das Malariamittel Chloroquin (*Resochin*) ist 2001 nicht mehr unter den 2500 verordnungshäufigsten Präparaten vertreten. Einige von diesen Substanzen (z. B. Sulfasalazin, Methotrexat) werden auch für andere Indikationen verwendet und sind daher auch bei den Mitteln für chronisch entzündliche Darmkrankheiten (s. Tabelle 35.9) bzw. Immunsuppressiva (s. Kapitel 30) aufgelistet.

Tabelle 16.6: Verordnungen von Remissionsinduktoren 2001. Angegeben sind die 2001 verordneten Tagesdosen, die Änderungen gegenüber 2000 und die mittleren Kosten je DDD 2001.

Präparat	Bestandteile	DDD in Mio.	Änderung in %	DDD-Kosten in €
Lantarel	Methotrexat	17,0	(+17,6)	0,82
Arava	Leflunomid	6,9	(+44,2)	3,21
Azulfidine RA	Sulfasalazin	6,4	(−16,9)	1,56
Quensyl	Hydroxychloroquin	1,9	(+10,0)	0,96
Summe		32,2	(+12,3)	1,48

Leflunomid (*Arava*) hat sich 2001 nach einem kräftigen Verordnungsanstieg bereits auf den zweiten Verordnungsrang unter den Remissionsinduktoren nach Methotrexat plaziert (Tabelle 16.6). In klinischen Studien an Patienten mit rheumatoider Arthritis wurde die Zahl der geschwollenen und schmerzhaften Gelenke durch Leflunomid nach 24 Wochen um 44–52% gesenkt, durch Placebo dagegen nur um 21–26% (Smolen et al. 1999). Unterschiede zu anderen langsam wirkenden Antirheumatika (Methotrexat, Sulfasalazin) ergeben sich nicht. Die Verträglichkeit ist allerdings ungünstiger. In den USA sind in drei Jahren 130 Fälle mit schwerer Lebertoxizität, darunter 12 Todesfälle, nach Gabe von Leflunomid aufgetreten (Charatan 2002).

Antiarthrotika

Die beiden Hauptvertreter der Antiarthrotika weisen 2001 erneut einen deutlichen Verordnungsrückgang gegenüber dem Vorjahr auf (Tabelle 16.7). *AHP 200* wird überwiegend bei Arthrosen, *Dona 200-S Dragees* ausschließlich bei Gonarthrose eingesetzt. Daher dürfen diese Mittel gemäß Ziffer 17.2 der geltenden Arzneimittelrichtlinien bei diesen Indikationen nur eingesetzt werden, wenn nichtmedikamentöse Maßnahmen nicht erfolgreich waren und eine Arzneitherapie zusätzlich erforderlich ist.

D-Glucosaminsulfat (Dona 200-S-Dragees) ist für die orale Behandlung der Gonarthrose zugelassen und wird unter der Vorstellung eingesetzt, daß die Biosynthese von Glucosaminglykanen erhöht und degenerative Prozesse im Gelenkknorpel gehemmt werden. Nach

Tabelle 16.7: Verordnungen von Antiarthrotika und Antiphlogistika 2001. Angegeben sind die 2001 verordneten Tagesdosen, die Änderungen gegenüber 2000 und die mittleren Kosten je DDD 2001.

Präparat	Bestandteile	DDD in Mio.	Änderung in %	DDD-Kosten in €
Antiarthrotika				
Dona 200-S Drag.	D-Glucosaminsulfat	3,4	(−4,4)	1,90
AHP 200	Oxaceprol	2,6	(−26,4)	1,13
		5,9	(−15,3)	1,57
Bromelaine				
Bromelain-POS	Bromelaine	9,2	(+8,1)	0,53
traumanase/-forte Drag.	Bromelaine	0,6	(−17,6)	3,55
Proteozym	Bromelaine	0,4	(+1,0)	1,11
		10,1	(+6,0)	0,72
Teufelskrallenwurzelextrakt				
Rivoltan	Teufelskrallen-wurzelextrakt	2,9	(+63,9)	0,63
Teltonal	Teufelskrallenextrakt	2,6	(+57,9)	0,51
Sogoon	Teufelskrallen-wurzelextrakt	2,6	(+27,2)	0,62
		8,0	(+48,5)	0,59
Sonstige Antiphlogistika				
Rheuma-Hek	Brennesselblätter-extrakt	2,6	(−7,5)	0,85
Kamillosan Lösung	Kamillenblütenextrakt	0,9	(−13,0)	1,93
Aniflazym	Serrapeptase	0,4	(−3,9)	3,03
		3,9	(−8,5)	1,33
Summe		28,0	(+6,7)	0,95

16

sechswöchiger intramuskulärer Gabe lag die Responderquote bei Glucosaminsulfat (55%) etwas höher als bei Placebo (33%) (Reichelt et al. 1994). Allerdings wurde die Zulassung der *Dona S-Injektionslösung* bereits 1989 durch das vormalige Bundesgesundheitsamt aufgrund des Risikos von Infektionen, Hautausschlägen und Blutbildungsstörungen widerrufen. Nach oraler Gabe wird Glucosaminsulfat bis zu 90% resorbiert, wobei kein freies Glucosamin im Plasma zu finden ist (Setnikar et al. 1993). Nach pharmakologischen Kriterien ist daher schwer beurteilbar, wie die klinischen Effekte zustande kommen, die nach oraler Gabe in einigen älteren Placebo-kontrollierten Studien beobachtet wurden (Drovanti et al. 1980, Pujalte et al. 1980, Rovati

1992). Nach einer aktuellen kontrollierten Studie war Glucosamin bei 98 Gonarthrosepatienten nicht besser wirksam als Placebo (Rindone et al. 2000). Damit bestätigen sich Vorbehalte gegen die Qualität früherer Studien und der Verdacht eines Publikationsbias mit selektiver Veröffentlichung positiver Studien (McAlindon et al. 2000, Towheed und Anastassiades 2000). In einer neueren Langzeitstudie wurden bei Gonarthrose geringfügige Unterschiede (Placebo 0,31 mm, Glucosaminsulfat 0,06 mm) der Gelenkspaltabnahme über drei Jahre beobachtet (Reginster et al. 2001).

Mit dem Hydroxyprolinderivat Oxaceprol (*AHP 200*) wurden positive Effekte auf die Symptomatik bei degenerativen Gelenkerkrankungen gefunden (Schubotz und Hausmann 1977, Vagt et al. 1990, Bauer et al. 1999). Diese Vergleichsstudien mit nichtsteroidalen Antiphlogistika wurden allerdings ohne adäquate Placebogruppen durchgeführt und entsprechen deshalb nicht den heutigen Anforderungen an den Nachweis der Wirksamkeit für den beanspruchten Indikationsbereich.

Sonstige Antiphlogistika

Bei den sonstigen Antiphlogistika handelt es sich zum überwiegenden Teil um pflanzliche Präparate (Tabelle 16.2 und 16.7). Der größte Teil der Verordnungen entfällt auf Bromelaine, ein Komplex pflanzlicher Proteasen aus Ananas (Ananas comosus). Nach tierexperimentellen Daten soll Bromelaine zu 40% resorbiert werden, dagegen waren in einer Resorptionsstudie an Probanden nach Gabe von 3 g Bromelaine pro Tag nur 0,01 mg im Plasma nachweisbar, also nur eine Resorptionsquote von 0,0003% (Castell et al. 1997). In einer unkontrollierten Beobachtungsstudie wurde eine Hemmung entzündlicher Schwellungen beobachtet (Masson 1995), in einer Placebo-kontrollierten Studie hatte Bromelaine dagegen keine signifikanten entzündungshemmenden Effekte (Hotz et al. 1989).

Als Adjuvans bei rheumatischen Beschwerden ist ein Präparat mit Brennesselkrautextrakt (*Rheuma-Hek*) vertreten. Es ist 2001 gegenüber dem Vorjahr deutlich seltener verordnet worden (Tabelle 16.7). Dieses Phytotherapeutikum wird traditionell zur Durchspülung bei entzündlichen Harnwegsinfektionen angewendet, ist aber von der Kommission E beim vormaligen Bundesgesundheitsamt auch zur unterstützenden Behandlung rheumatischer Beschwerden positiv bewertet worden (Bundesgesundheitsamt 1987). In der Phytotherapie

16

ist die äußerliche Anwendung von Brennesselmitteln vorherrschend, wobei das Schlagen mit frischen Brennesseln als eine viel zu wenig geübte Behandlung des Rheumatismus hervorgehoben wird (Weiss und Fintelmann 1997). Über die klinisch-therapeutischen Effekte der Extrakte gibt es bisher bestenfalls fragmentarische Daten (Obertreis et al. 1996).

Teufelskrallenwurzelextrakt war im Vorjahr nach einem deutlichen Verordnungsanstieg mit zwei Präparaten (*Sogoon* und *Rivoltan*) erstmals unter den 2500 meistverordneten Arzneimitteln vertreten. Er hat 2001 nochmals eine kräftige Verordnungszunahme erfahren und ist nun sogar mit einem dritten Präparat (*Teltonal*) vertreten. Der Extrakt enthält als Leitsubstanz das Iridoidglykosid Harpagosid und wurde von der Kommission E des vormaligen Bundesgesundheitsamts zur unterstützenden Therapie degenerativer Erkrankungen des Bewegungsapparats positiv bewertet. In zwei neueren Placebo-kontrollierten Studien wurden signifikante Besserungen der Schmerzempfindlichkeit der Rückenmuskulatur und eine Senkung des Tramadolverbrauchs beschrieben (Chrubasik et al. 1999, Göbel et al. 2001). Die klinische Bedeutung ist marginal, da nur 9–15% der Patienten mit Teufelskrallenwurzelextrakt im Vergleich zu 5% der Placebopatienten nach vier Wochen schmerzfrei wurden (Chrubasik et al. 1999).

Alle Kombinationspräparate wurden 2001 im Vergleich zum Vorjahr erneut deutlich weniger verordnet (Tabelle 16.8). Viele DDD-Verordnungen entfielen auf die Enzymkombination *Phlogenzym*, die auch die höchsten Verordnungskosten hat. Die beanspruchten Anwendungsgebiete dieses Präparates sind breit gestreut und reichen von Ödemen und Thrombophlebitis bis hin zu Durchblutungsstörungen, Entzündungen des Urogenitaltrakts und rheumatischen Krankheiten, obwohl keine der vielen Indikationen durch Wirksamkeitsnachweise aus publizierten klinischen Studien belegt ist. Für die beiden homöopathischen Komplexpräparate *Traumeel S* und *Zeel Tabl./Amp.* ist ein Wirksamkeitsnachweis laut Arzneimittelgesetz nicht erforderlich. Trotzdem fällt auf, daß *Zeel Tabl./Amp.* zahlreiche negativ monografierte Bestandteile enthalten (Tabelle 16.8).

Topische Antirheumatika

In großer Zahl werden äußerlich anzuwendende Antirheumatika in Form von Salben, Cremes, Gelen, Linimenten, Ölen und alkoholischen

Tabelle 16.8: Verordnungen sonstiger antiphlogistischer Kombinationspräparate 2001. Angegeben sind die 2001 verordneten Tagesdosen, die Änderungen gegenüber 2000 und die mittleren Kosten je DDD 2001.

Präparat	Bestandteile	DDD in Mio.	Änderung in %	DDD-Kosten in €
Traumeel S	Arnica Calendula Chamomilla Symphytum Millefolium Belladonna Aconitum Bellis perennis Hypericum Echinacea ang. Echinacea purp. Hamamelis Mercurius solub. Hepar sulfuris	6,6	(+4,2)	0,36
Phlogenzym	Bromelaine Trypsin Rutosid	5,3	(−6,8)	1,86
Zeel Tabl./Amp.	Auszug Cartilago suis Auszug Funiculus umbilicalis suis Auszug Embryo suis Auszug Placenta suis Rhus toxicodendron Ø Arnica Ø Dulcamara Ø Symphytum Ø Sanguinaria Ø Sulfur Ø Coenzym A Nadid Natriumoxalacetat Liponsäure	3,9	(−10,0)	0,49
Phytodolor/N	Zitterpappelextrakt Goldrutenkrautextrakt Eschenrindenextrakt	2,9	(−18,6)	0,61
Zeel comp./ comp. N	Toxicodendron Arnica Solanum dulc. Sanguinaria Sulfur	2,7	(−3,5)	0,39
Kamillan plus	Kamillenextrakt Schafgarbenextrakt	0,3	(−21,6)	1,51
Summe		**21,7**	**(−6,0)**	**0,81**

Lösungen angeboten. Sie machen einen großen Anteil der Tagesdosen der meistverordneten Arzneimittel im Gesamtgebiet der Antirheumatika und Antiphlogistika aus (siehe Abbildung 16.1).

Ihre Beliebtheit bei Ärzten und vor allem bei Patienten hat mehrere Gründe. Ärzte wenden die Lokaltherapeutika unter der Vorstellung an, daß die potentiell gefährlichen Nebenwirkungen der nichtsteroidalen Antiphlogistika auf Magen, Bronchien und Nieren durch die lokale Applikation vermindert werden können. Patienten finden es viel einleuchtender, eine Rheumasalbe direkt auf die Haut in unmittelbarer Nähe des schmerzenden Gelenks aufzutragen, als mit einer Tablette den Umweg über den Mund und den Magen bis zum fernen Gelenk zu nehmen.

Obwohl die allgemeine Verträglichkeit der nichtsteroidalen Antiphlogistika bei topischer Anwendung besser ist als bei systemischer (oraler) Zufuhr, sind auch bei lokaler Anwendung nichtsteroidaler Antiphlogistika gastrointestinale unerwünschte Wirkungen bis hin zu gastrointestinalen Blutungen – besonders bei älteren Patienten – beobachtet worden (Newberry et al. 1992, Zimmermann et al. 1995, Evans und Mac Donald 1996). Uneinheitlich sind die Ergebnisse über die Bioverfügbarkeit der Inhaltsstoffe bei der kutanen Anwendung der Topika. Halbwegs verläßliche Angaben liegen nur für die Monopräparate mit nichtsteroidalen Antiphlogistika vor. Nach Mikrodialysestudien ist die transdermale Penetration von Diclofenac nicht voraussagbar und stark von den individuellen Hauteigenschaften abhängig (Müller et al. 1997). Die im Gewebe wiedergefundenen Konzentrationen hängen wesentlich von den Diffusionsstrecken ab. So sind in oberflächennahen Geweben (z. B. im Bereich der Fingergelenke) hohe Konzentrationen gefunden worden (Riess et al. 1986). Ebenso wurden im Bereich des Kniegelenks deutlich höhere Diclofenacspiegel in der Haut und der Muskulatur als im Plasma gemessen, während die Konzentrationen in der Synovia und der Synovialflüssigkeit dem Plasmaspiegel entsprachen und auch keine Unterschiede zwischen dem behandelten Kniegelenk und dem kontralateralen unbehandelten Gelenk zeigten (Gondolph-Zink und Gronwald 1996). Bei Patienten mit bilateralen Kniegelenksergüssen, die doppelblind an einem Knie mit Diclofenacgel und am anderen mit Placebogel behandelt wurden, lagen die synovialen Diclofenacspiegel in beiden Gelenken im gleichen Bereich (26 bzw. 22 ng/ml), aber niedriger als im Plasma (41 ng/ml). Daraus folgt, daß Diclofenac nur wenig direkt, sondern überwiegend über das Blut in das behandelte wie auch das nicht

16

behandelte Kniegelenk gelangte (Radermacher et al. 1991). Die Ergebnisse dieser Studien zeigen, daß topisch appliziertes Diclofenac in oberflächlich gelegene Kompartimente direkt penetriert, in tiefer gelegene Kompartimente einschließlich der Gelenke jedoch überwiegend systemisch über den Blutkreislauf gelangt.

Die Ergebnisse kontrollierter Studien zum Wirksamkeitsnachweis von Rheumasalben sind seit langem widersprüchlich (Sandholzer und Kochen 1991). Zwar wurde aus einer quantitativen Auswertung der Ergebnisse randomisierter klinischer kontrollierter Studien in der internationalen Literatur geschlossen, daß sowohl bei akuter Schmerzsymptomatik (z.B. nach Traumen) als auch bei chronischen Schmerzen im Bewegungsapparat (z.B. Osteoarthritis, Tendinitis) die topische Anwendung nichtsteroidaler Antiphlogistika eine nachweisbare Reduktion der Schmerzsymptomatik ergibt (Moore et al. 1998). Eine genauere Betrachtung der Originaldaten kann jedoch Zweifel an der zuverlässigen Wirkung topisch angewendeter nichtsteroidaler Antiphlogistika nicht beseitigen.

Eine exemplarische Auswertung von Placebo-kontrollierten Studien für das bei uns besonders häufig eingesetzte Diclofenac bestätigt die uneinheitliche Beleglage der topischen Antirheumatika. In der Mehrzahl der Studien wurde nicht für alle gemessenen Parameter eine Überlegenheit von topischem Diclofenac gegenüber Placebo insbesondere für die klinischen Parameter gefunden (Grace et al. 1999). Einzelne Studien, in denen die topische Therapie (z.B. Piroxicam, Felbinac, Diclofenac) mit oraler Applikation (Ibuprofen) verglichen wurde, erbrachten bei geeigneter Indikation vergleichbare Wirksamkeit (Dickson 1991, Hosie 1993, Zacher et al. 2001). Es fehlen allerdings bei diesen Vergleichsuntersuchungen die Ergebnisse einer oralen und topischen Placebotherapie. Von einigen Rheumatologen und Fachgesellschaften wird daher die Auffassung vertreten, daß es sinnvoll ist, zu versuchen, mit topisch angewendeten nichtsteroidalen Antiphlogistika die systemische Gabe dieser Substanzklasse zu reduzieren und das Risiko unerwünschter Wirkungen zu senken (Arzneimittelkommission 1997, Zeidler 1996). Eine englische Richtlinie zur Therapie degenerativer Arthritiden kommt allerdings aufgrund fehlender ausreichender Belege über die Wirksamkeit topisch angewendeter Antiphlogistika im Vergleich mit einer oralen Applikation zu dem Ergebnis, daß die topische Anwendung nichtsteroidaler Antiphlogistika nicht als eine Evidenz-basierte Behandlung empfohlen werden kann (Eccles et al. 1998). Ein Manko in den vorliegenden Untersuchungen wird auch darin gesehen, daß die Vergleichsstudien über die orale und topische Wirksamkeit nichtsteroidaler Antiphlogistika nicht mit derselben Substanz (oral vs. topisch) durchgeführt worden sind (Gøtzsche 2000).

Unter den Monopräparaten der topischen Antirheumatika bilden die Diclofenac- und Hydroxyethylsalicylatpräparate die beiden größten Gruppen, während alle anderen Wirkstoffe nur eine untergeordnete Rolle spielen. Die Verordnungen dieser Gruppe sind 2001 nach dem Rückgang der vergangenen Jahre leicht angestiegen, was auf die Zunahme der Verordnung von Diclofenac- und Indometacin-haltigen Externa zurückzuführen ist (Tabelle 16.9).

Tabelle 16.9: Verordnungen von Externa 2001 (Monopräparate). Angegeben sind die 2001 verordneten Tagesdosen, die Änderungen gegenüber 2000 und die mittleren Kosten je DDD 2001.

Präparat	Bestandteile	DDD in Mio.	Änderung in %	DDD-Kosten in €
Diclofenac				
Voltaren Emulgel/ Schmerzgel	Diclofenac	42,5	(+7,8)	0,62
Diclac-Gel	Diclofenac	14,8	(+8,5)	0,16
Diclo-ratiopharm Gel	Diclofenac	4,4	(+0,2)	0,56
Effekton Creme	Diclofenac	3,7	(−11,9)	0,60
arthrex Cellugel	Diclofenac	1,7	(−16,1)	0,58
Diclofenac Heumann Gel	Diclofenac	0,9	(+9,4)	0,58
Diclo SchmerzGel	Diclofenac	0,6	(+43,7)	0,56
Diclophlogont Gel	Diclofenac	0,6	(−10,3)	0,59
Diclo-Puren Gel	Diclofenac	0,6	(−16,8)	0,58
		69,7	(+5,3)	0,52
Hydroxyethylsalicylat				
Lumbinon 10/Softgel	Hydroxyethylsalicylat	6,5	(−2,5)	0,16
Phlogont Creme/Gel	Hydroxyethylsalicylat	4,8	(−1,0)	0,15
Kytta-Gel	Hydroxyethylsalicylat	3,3	(−7,3)	0,15
ZUK Rheuma/Schmerz	Hydroxyethylsalicylat	2,1	(−29,9)	0,18
Dolo Arthrosenex N/-NH	Hydroxyethylsalicylat	1,9	(−25,2)	0,14
Phardol mono	Hydroxyethylsalicylat	1,7	(−9,4)	0,15
		20,3	(−9,7)	0,15
Etofenamat				
Rheumon	Etofenamat	0,4	(−9,3)	1,34
Traumon	Etofenamat	0,4	(−0,6)	1,06
		0,9	(−5,2)	1,20

16

Tabelle 16.9: Verordnungen von Externa 2001 (Monopräparate). Angegeben sind die 2001 verordneten Tagesdosen, die Änderungen gegenüber 2000 und die mittleren Kosten je DDD 2001 (Fortsetzung).

Präparat	Bestandteile	DDD in Mio.	Änderung in %	DDD-Kosten in €
Indometacin				
Elmetacin	Indometacin	0,7	(+0,9)	0,91
Indo Top-ratiopharm	Indometacin	0,5	(+18,8)	0,88
		1,2	(+7,9)	0,90
Andere nichtsteroidale Antiphlogistika				
Dolgit Creme/Gel	Ibuprofen	1,4	(−10,5)	1,03
Felden Top	Piroxicam	1,2	(−12,0)	0,34
Ibutop Creme/Gel	Ibuprofen	1,0	(+25,4)	1,01
Gabrilen Gel	Ketoprofen	0,7	(+19,0)	0,66
		4,3	(−0,3)	0,77
Andere Externa				
Kytta Plasma F/Salbe F	Beinwellwurzelextrakt	3,7	(−1,1)	0,46
Summe		100,1	(+1,3)	0,46

Die Kombinationspräparate enthalten neben zahlreichen anderen Bestandteilen überwiegend Salicylsäurederivate und gefäßerweiternde Stoffe wie Nicotinsäureester (Tabelle 16.10). Ihre Wirkung wird vorwiegend auf eine lokale Gefäßerweiterung zurückgeführt. Ähnlich wie bei physikalischer Wärmeanwendung soll dadurch die immer wieder beobachtete analgetische Wirkung zustande kommen. Die Verordnungen der Kombinationspräparate sind im Jahr 2001 entgegen dem Trend der vergangenen Jahre ansteigend (Tabelle 16.10); dieser Anstieg ist stärker als derjenige der Monopräparate. Der überwiegende Teil dieses Zuwachses geht auf den Verordnungsanstieg der Salicylsäure-haltigen Kombinationsexterna zurück. Die Zunahme der Verordnung topischer Antirheumatika entspricht somit qualitativ dem Trend zur Mehrverordnung oral verfügbarer Antirheumatika und verstärkt die Ausweitung der Verordnungen dieser Substanzklasse insgesamt. Insbesondere im Hinblick auf die Verwendung von Kombinationspräparaten und der Externa, für die der klinische Wirksamkeitsnachweis fehlt, ist diese Entwicklung kritisch zu beurteilen.

Tabelle 16.10: Verordnungen von Externa 2001 (Kombinationspräparate). Angegeben sind die 2001 verordneten Tagesdosen, die Änderungen gegenüber 2000 und die mittleren Kosten je DDD 2001.

Präparat	Bestandteile	DDD in Mio.	Änderung in %	DDD-Kosten in €
Mit Salicylsäurederivaten				
Mobilat Gel/Salbe	Extr. suprarenalis Mucopolysaccharid- schwefelsäureester Salicylsäure	9,7	(–9,7)	0,27
Hot Thermo	Hydroxyethylsalicylat Benzylnicotinat	5,3	(+16,0)	0,10
Rheuma-Salbe Lichtenstein N	Hydroxyethylsalicylat Benzylnicotinat	5,2	(neu)	0,12
Phardol Rheuma-Balsam	Hydroxyethylsalicylat Kiefernnadelöl Benzylnicotinat	5,1	(–10,3)	0,17
ZUK Thermocreme	Hydroxyethylsalicylat Benzylnicotinat	2,7	(+17,4)	0,14
Phlogont Thermalsalbe/ Gel	Hydroxyethylsalicylat Benzylnicotinat	2,7	(–3,1)	0,35
Reparil-Gel N	Aescin Diethylaminsalicylat	1,6	(–16,1)	0,31
Ostochont Gel/Salbe	Heparin Hydroxyethylsalicylat Benzylnicotinat	1,5	(–5,7)	0,50
Enelbin-Paste N	Zinkoxid Salicylsäure Aluminium-Silikate	1,0	(+1,1)	1,77
		34,8	(+13,9)	0,26
Sonstige Kombinationspräparate				
Dolobene Gel	Dimethylsulfoxid Heparin Dexpanthenol	9,1	(–8,4)	0,35
Traumeel Salbe	Arnika D3 Calendula Ø Hamamelis Ø Echinacea ang. Ø Echinacea purp. Ø Chamomilla Ø Symphytum D4 Bellis perennis Ø	6,6	(+11,3)	0,22

16

274   Rainer H. Böger und Gerhard Schmidt

Tabelle 16.10: Verordnungen von Externa 2001 (Kombinationspräparate). Angegeben sind die 2001 verordneten Tagesdosen, die Änderungen gegenüber 2000 und die mittleren Kosten je DDD 2001 (Fortsetzung).

Präparat	Bestandteile	DDD in Mio.	Änderung in %	DDD-Kosten in €
	Hypericum D6 Millefolium Ø Aconitum D1 Belladonna D1 Mercurius sol. D6 Hepar sulfuris D6			
Lindofluid N	Bornylacetat α-Pinen Arnikablütenextrakt Melissenblätterextrakt	4,7	(–19,5)	0,17
Finalgon-Salbe	Nonivamid Nicoboxil	3,7	(–3,8)	0,17
Kytta Balsam f	Beinwellwurzelextrakt Methylnicotinat	2,2	(+2,1)	0,33
		26,3	(–5,0)	0,26
Summe		61,1	(+4,9)	0,26

Literatur

Arzneimittelkommission der deutschen Ärzteschaft (1997): Empfehlungen zur Therapie von degenerativen Gelenkerkrankungen. Arzneiverordnung in der Praxis. Sonderheft 5, 8.
Bauer H.W., Klasser M., von Hanstein K.L., Rolinger H., Schladitz G. et al. (1999): Oxaceprol is as effective as diclofenac in the therapy of osteoarthritis of the knee and hip. Clin. Rheumatol. 18: 4–9.
Bombardier C., Laine L., Reicin A., Shapiro D., Burgos-Vargas R., Davis B. et al. (2000): Comparison of upper gastrointestinal toxicity of rofecoxib and naproxen in patients with rheumatoid arthritis. N. Engl. J. Med. 343: 1520–1528.
Brater D.C., Harris C., Redfern J.S., Gertz B.J. (2001): Renal effects of COX-2 selective inhibitors. Am. J. Nephrol. 21: 1–15.
Brzozowski T., Konturek P.C., Konturek S.J., Sliwowski Z., Pajdo R., Drozdowicz D. et al. (2001): Classic NSAID and selective cyclooxygenase (COX)-1 and COX-2 inhibitors in healing of chronic gastric ulcers. Microsc. Res. Tech. 53: 343–353.
Bundesgesundheitsamt (1987): Monographie der Kommission E über Brennesselkrautextrakt. Bundesanzeiger Nr. 76 vom 23. April 1987.

Burnham R., Gregg R., Healy P., Steadward R. (1998): The effectiveness of topical diclofenac for lateral epicondylitis. Clin. J. Sport Med. 8: 78–81.

Castell J.V., Friedrich G., Kuhn C.S., Poppe G.E. (1997): Intestinal absorption of undegraded proteins in men: presence of bromelain in plasma after oral intake. Am. J. Physiol. 273: G139–G146.

Charatan F. (2002): Arthritis drug should be removed from market, says consumer group. Brit. Med. J. 324: 869.

Chrubasik S., Junck H., Bretschwerdt H., Conradt C., Zappe H. (1999): Effectiveness of Harpagophytum extract WS 1531 in the treatment of exacerbation of low back pain: a randomized, placebo-controlled, double-blind study. Eur. J. Anaesthesiol. 16: 118–129.

Cryer B., Feldman M. (1998): Cyclooxygenase-1 and cyclooxygenase-2 selectivity of widely used nonsteroidal anti-inflammatory drugs. Am. J. Med. 104: 413–421.

Dequeker J., Hawkey C., Kahan A. et al. (1998): Improvement in gastrointestinal tolerability of the selective cyclooxygenase (COX)-2 inhibitor, meloxicam, compared with piroxicam: results of the safety and efficacy large-scale evaluation of COX-inhibiting therapies (SELECT) trial in osteoarthritis. Br. J. Rheumatol. 37: 946–951.

Dickson D.J. (1991): A double-blind evaluation of topical piroxicam gel with oral ibuprofen in osteoarthritis of the knee. Curr. Ther. Res. 49: 199–207.

Diebschlag W. (1986): Diclofenac bei stumpf-traumatischen Sprunggelenkschwellungen. Fortschr. Med. 104: 437–440.

Drovanti A., Bignamini A.A., Rovati A.L. (1980): Therapeutic activity of oral glucosamine sulfate in osteoarthrosis: a placebo-controlled double-blind investigation. Clin. Ther. 3: 260–272.

Eccles M., Freemantle N., Mason J. (1998): North of England evidence based guideline development project: summary guideline for non steroidal anti-inflammatory drugs versus basic analgesia in treating the pain of degenerative arthritis. Brit. Med. J. 317: 526–530.

El Hadidi T., El Garf A. (1991): Double-blind study comparing the use of Voltaren Emulgel versus regular gel during ultrasonic sessions in the treatment of localized traumatic and rheumatic painful conditions. J. Int. Med. Res. 19: 219–227.

Emery P., Zeidler H., Kvien T.K., Guslandi M., Naudin R., Stead H. et al. (1999): Celecoxib versus diclofenac in long term management of rheumatoid arthritis: randomized double blind comparison. Lancet 354: 2106–2111.

Eras J., Perazella M.A. (2001): NSAIDs and the kidney revistied: are selective cyclooxygenase-2 inhibitors safe? Am. J. Med. Sci. 321: 181–190.

Evans J.M.M., MacDonald T.M. (1996): Tolerability of topical NSAIDs in the elderly. Drugs Aging 9: 101–108.

Fu J.Y., Masferrer J.L., Seibert K., Raz A., Needlemam P. (1990): The induction and suppression of prostaglandin H2 synthase (cyclooxygenase) in human monocytes. J. Biol. Chem. 265: 16737–16740.

Göbel H., Heinze A., Ingwersen M., Niederberger U., Gerber D. (2001): Harpagophytum-Extrakt LI 174 (Teufelskralle) bei der Behandlung spezifischer Rückenschmerzen. Schmerz 15: 10–18.

16

Gondolph-Zink B., Gronwald U. (1996): Wirkstoffkonzentrationen in artikulären und periartikulären Geweben des Kniegelenkes nach kutaner Anwendung von Diclofenac-Diethylammonium Emulgel. Akt. Rheumatol. 21: 298–304.

Gøtzsche P.C. (2000): Extracts from „Clinical evidence" non steroidal anti-inflammatory drugs. Brit. Med. J. 320: 1058–1061.

Grace D., Rogers J., Skeith K., Anderson K. (1999): Topical diclofenac versus placebo: a double blind, randomized clinical trial in patients with osteoarthritis of the knee. J. Rheumatol. 26: 2659–2663.

Gretzer B., Ehrlich K., Maricic N., Lambrecht N., Respondek M., Peskar B.M. (1998): Selective cyclo-oxygenase 2 inhibitors and their influence on the protective effect of a mild irritant in the rat stomach. Brit. J. Pharmacol. 123: 927–935.

Hawkey C.J. (1999): COX-2 inhibitors. Lancet 353: 307–314.

Hawkey C., Kahan A., Steinbrück K., Alegre C., Baumelou E. et al. (1998): Gastrointestinal tolerability of meloxicam compared to diclofenac in osteoarthritis patients. Br. J. Rheumatol. 37: 937–945.

Hawkey C., Laine L., Simon T., Beaulieu A., Maldonado-Cocco J., Acevedo E. et al. (2000): Comparison of the effect of rofecoxib (a cyclooxygenase 2 inhibitor), ibuprofen, and placebo on the gastroduodenal mucosa of patients with osteoarthritis. Arthritis Rheum. 43: 370–377.

Hosie G.A.C. (1993): The topical NSAID, felbinac, versus oral ibuprofen: a comparison of efficacy in the treatment of acute lower back injury. Br. J. Clin. Res. 4: 5–17.

Hotz G., Frank T., Zoller J., Wiebelt H. (1989): Antiphlogistic effect of bromelaine following third molar removal. Dtsch. Zahnärztl. Z. 44: 830–832.

Jüni P., Rutjes A.W.S., Dieppe P.A. (2002): Are selective COX 2 inhibitors superior to traditional non steroidal anti-inflammatory drugs? Brit. Med. J. 324: 1287–1288.

Laine L., Harper S., Simon T., Bath R., Johanson J., Schwartz H. et al. (1999): A randomized trial comparing the effect of rofecoxib, a cyclooxygenase 2-specific inhibitor, with that of ibuprofen on the gastroduodenal mucosa of patients with osteoarthritis. Gastroenterology 117: 776–783.

Langman M.J.S., Weil J., Wainwright P., Lawson D.H., Rawlins M.D. et al. (1994): Risks of bleeding peptic ulcer associated with individual non-steroidal anti-inflammatory drugs. Lancet 323: 1075–1052.

Langman M.J., Jensen D.M., Watson D.J., Harper S.E., Zhao P.L., Quan H. et al. (1999): Adverse upper gastrointestinal effects of rofecoxib compared with NSAIDS. JAMA 282: 1929–1933.

Masson M. (1995): Bromelain in blunt injuries of the locomotor system. A study of observed applications in general practice. Fortschr. Med. 113: 303–306.

McAlindon T.E., LaValley M.P., Gulin J.P., Felson D.T. (2000): Glucosamine and chondroitin for treatment of osteoarthritis. A systematic quality assessment and meta-analysis. JAMA 283: 1469–1475.

Menninger H. (1998): Basistherapeutische Kombinationstherapie bei chronischer Polyarthritis: Ein Überblick. Z. Rheumatol. 57: 25–30.

Mitchell J.A., Akarasereenont P., Thiemermann C., Flower R.J., Vane J.R. (1993): Selectivity of nonsteroidal antiinflammatory drugs as inhibitors of constitutive and inducible cyclooxygenase. Proc. Natl. Acad. Sci. USA 90, 11693–11697.

Moore R.A., Tramèr M.R., Caroll D., Wiffen P.J., McQuay H.J. (1998): Quantitative systematic review of topically applied non-steroidal anti-inflammatory drugs. Brit. Med. J. 316: 333–338.

Müller M., Mascher H., Kikuta C., Schäfer S., Brunner M. et al. (1997): Diclofenac concentrations in defined tissue layers after topical administration. Clin. Pharmacol. Ther. 62: 293–299.

Mukherjee D., Nissen S.E., Topol E.J. (2001): Risk of cardiovascular events associated with selective COX-2 inhibitors. JAMA 286: 954–959.

Newberry R., Shuttleworth P., Rapier C. (1992): A multicentre postmarketing surveillance study to evaluate the safety and efficacy of felbinac 3% gel in the treatment of musculoskeletal disorders in general practice. Eur. J. Clin. Res. 3: 139–150.

Nocker W., Diebschlag W. (1991).: Behandlung akuter Sprunggelenkdistorsionen. Z. Allg. Med. 67: 560–564.

Obertreis B., Giller K., Teucher T., Behnke B., Schmitz H. (1996): Antiphlogistische Effekte von Extractum Urticae dioicae foliorum im Vergleich zu Kaffeoyläpfelsäure. Arzneim. Forsch. 46:52–56.

Peskar B.M., Maricic N., Gretzera B., Schuligoi B., Schmassmann A. (2001): Role of cyclooxygenase-2 in gastric mucosal defense. Life Sci. 69: 2993–3003

Pujalte J.M., Llavore E.P., Ylescupidez F.R. (1980): Double-blind clinical evaluation of oral glucosamine sulphate in the basic treatment of osteoarthrosis. Curr. Med. Res. Op. 7: 110–114.

Radermacher J., Jentsch D., Scholl M.A., Lustinetz T., Frölich J.C. (1991): Diclofenac concentrations in synovial fluid and plasma after cutaneous application in inflammatory and degenerative joint disease. Br. J. Clin. Pharmac. 31: 537–541.

Reichelt A., Förster K.K., Fischer M., Rovati L.C., Setnikar I. (1994): Efficacy and safety of intramuscular glucosamine sulfate in osteoarthritis of the knee. Arzneim. Forsch. 44: 75–80.

Reginster J.Y., Deroisy R., Rovati L.C., Lee R.L., Lejeune E., Bruyere O. et al. (2001): Long-term effects of glucosamine sulphate on osteoarthritis progression: a randomised, placebo-controlled clinical trial. Lancet 357: 251–256.

Riess W., Schmid K., Botta L., Kobayashi K., Moppert J. et al. (1986): Die perkutane Resorption von Diclofenac. Arzneim. Forsch. 36: 1092–1096.

Rindone J.P., Hiller D., Collacott E., Nordhaugen N., Arriola G. (2000): Randomized, controlled trial of glucosamine for treating osteoarthritis of the knee. West. J. Med. 172: 91–94.

Roth S.H. (1995): A controlled clinical investigation of 3% diclofenac/2.5% sodium hyaluronate topical gel in the treatment of uncontrolled pain in chronic oral NSAID users with osteoarthritis. Int. J. Tissue React. 17: 129–132.

Rovati L.C. (1992): Clinical research in osteoarthritis: design and results of short-term and long-term trials with disease-modifying drugs. Int. J. Tiss. Reac. 14: 243–251.

Sandholzer H., Kochen M.M. (1991): Perkutane Rheumatherapie. Pharma-Kritik 13: 13–16.

Schapira D., Linn S., Scharf Y. (1991): A placebo-controlled evaluation of diclofenac diethylamine salt in the treatment of lateral epicondylitis of the elbow. Curr. Ther. Res. 49: 162–168.

16

Schubotz R., Hausmann L. (1977): Behandlung degenerativer Gelenkerkrankungen mit N-Azetyl-hydroxyprolin. Therapiewoche 27: 4248–4252.

Setnikar I., Palumbo R., Canali S., Zanolo G. (1993): Pharmacokinetics of glucosamine in man. Arzneim. Forsch. 43: 1109–1113.

Silverstein F.E., Faich G., Goldstein J.L., Simon L.S., Pincus T., Whelton A. et al. (2000): Gastrointestinal toxicity with celecoxib vs. nonsteroidal anti-inflammatory drugs for osteoarthritis and rheumatoid arthritis. JAMA 284: 1247–1255.

Smolen J.S., Kalden J.R., Scott D.J., Rozman B., Kvien T.K., Larsen A. et al. for the European Leflunomide Study Group (1999): Efficacy and safety of leflunomide compared with placebo and sulphasalazine in active rheumatoid arthritis: a double-blind, randomised, multicentre trial. Lancet 353: 259–266.

Towheed T.E., Anastassiades T.P. (2000): Glucosamine and chondroitin for treating symptoms of osteoarthritis: evidence is widely touted but incomplete. JAMA 283: 1483–1484.

Vagt C.W., Kaiser T., Leineweber G. (1990): Wirksamkeitsvergleich der oralen Therapie mit Oxazeprol versus Ibuprofen bei Gonarthrose und Coxarthrose. Rheuma 10: 263–267.

Weiss R.F., Fintelmann V. (1997): Lehrbuch der Phytotherapie. 8. Aufl., Hippokrates Verlag Stuttgart, S. 271–281.

Zacher J., Burger K.J., Färber L., Gräve M., Abberger H., Bertsch K. (2001): Topisches Diclofenac Emulgel versus orales Ibuprofen in der Therapie der aktivierten Arthrose der Fingergelenke (Heberden- und/oder Bouchard-Arthrose). Akt. Rheumatol. 26: 7–14.

Zeidler H. (1996): Nichtsteroidale Antiphlogistika. Neue Wege zu einer rationalen, sparsamen und risikoärmeren Verordnung. Akt. Rheumatol. 21: 269–271.

Zimmermann J., Siguencia J., Tsvang E. (1995): Upper gastrointestinal hemorrhage associated with cutaneous application of diclofenac gel. Am. J. Gastroenterol. 90: 2032–2034.

17. Antitussiva und Expektorantien

Björn Lemmer

AUF EINEN BLICK

Trend

Die Verordnungen der Antitussiva und Expektorantien sind in den letzten 10 Jahren um etwa die Hälfte zurückgegangen. Auch 2001 setzte sich der rückläufige Trend fort. Auffälligerweise sind die pharmakologisch wirksamen Antitussiva stärker als die fraglich wirksamen Expektorantien betroffen. Gleichzeitig ist der Anteil der früher dominanten Kombinationspräparate zurückgegangen.

Kosten

Insgesamt wurden durch die zurückhaltende Verordnungsweise seit 1992 356 Mio. € eingespart.

Antitussiva und Expektorantien werden bei Husten im Rahmen einer akuten oder chronischen Bronchitis angewendet. Dieses Symptom kann bei einer Reihe ätiologisch unterschiedlicher Krankheiten auftreten, die häufigste Ursache ist eine Virusinfektion in den oberen Atemwegen, wie sie bei Erkältungskrankheiten und Grippe vorkommt. Chronischer Husten ist häufig durch Rauchen bedingt. Chronischer Husten und vermehrte Schleimbildung sind Leitsymptome bei der chronisch obstruktiven Lungenerkrankung (COPD), ein Krankheitsbild mit zunehmend sozioökonomischer Bedeutung.

Verordnungsspektrum

Antitussiva und Expektorantien sind seit vielen Jahren sehr häufig verordnete Arzneimittel. Durch einen weiteren deutlichen Rückgang der Verordnungen sind sie im Jahr 2001 auf den fünften Platz der verordnungshäufigsten Indikationsgruppen zurückgefallen.

Das hohe Verordnungsvolumen der Antitussiva und Expektorantien war bis 1995 einem steten Zuwachs der Expektorantien in der Gruppe der Monopräparate zuzuschreiben, seitdem wurden sie, wie auch die Kombinationspräparate, unter den zunehmenden Engpässen des Arzneimittelbudgets Jahr für Jahr deutlich weniger verordnet. Dieser Trend hat sich auch im Jahr 2001 bei den Antitussiva und Expektorantien mit einer deutlichen Abnahme der Verordnungen und des Umsatzes fortgesetzt (Abbildungen 17.1 und 17.2). Die Monopräparate der Antitussiva haben auf einem wesentlich niedrigeren Niveau von 1990 bis 1992 zugenommen, wurden dann gleichbleibend verordnet und haben seit 1996 kontinuierlich abgenommen (Abbildung 17.1). Die Verordnungen der Antitussivakombinationen fielen im Jahre 2001 erneut um –17,7% ab (Abbildung 17.1; Tabelle 17.3). Unter den verordnungshäufigsten Präparaten sind im Jahre 2001 104 Antitussiva und Expektorantien zu finden (Tabelle 17.1), drei Präparate kamen neu hinzu, während 5 nicht mehr unter den 2500 häufigsten Arzneimitteln vertreten waren.

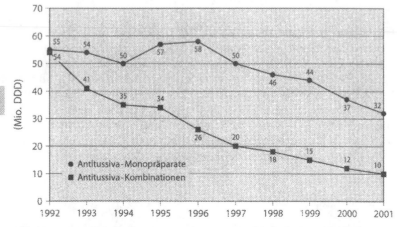

Abbildung 17.1: Verordnungen von Antitussiva 1992 bis 2001. Gesamtverordnungen nach definierten Tagesdosen

Tabelle 17.1: Verordnungen von Antitussiva und Expektorantien 2001. Angegeben sind die verordnungshäufigsten Präparate mit Verordnungsrang, Verordnungen und Umsatz 2001 im Vergleich zu 2000.

Rang	Präparat	Verordnungen in Tsd.	Änd. %	Umsatz Mio. €	Änd. %
7	ACC	3718,4	-7,1	27,6	-8,0
11	Mucosolvan	3292,1	-13,4	16,5	-10,9
17	NAC-ratiopharm	2480,6	-6,0	14,2	-4,0
18	Gelomyrtol/-forte	2341,4	+0,8	18,8	+1,0
22	Prospan	2187,4	-2,1	14,0	-2,4
51	Paracodin/retard	1511,8	-12,6	7,6	-12,8
65	Capval	1336,8	+1,7	6,9	+4,2
67	Fluimucil	1330,6	-20,2	8,4	-17,8
74	Ambroxol-ratiopharm	1286,9	-6,9	6,2	-6,4
148	Sedotussin	839,7	-19,4	5,0	-20,3
180	Codipront	755,9	-18,1	5,4	-13,9
194	Ambroxol AL	726,3	+8,0	2,3	+6,4
225	Bronchipret Saft/Tropfen	644,4	-8,5	3,0	-2,0
236	Acemuc	620,4	-16,8	3,7	-16,3
269	Sinuc	568,2	-12,5	2,8	-13,5
273	Soledum Kapseln	559,0	+8,0	4,1	+11,0
289	Ambrohexal	539,1	-10,6	2,1	-11,3
319	Doxam	506,5	-6,0	2,2	-8,0
351	Silomat	473,9	-13,2	2,3	-10,9
374	Rhinotussal Saft	451,3	-20,6	3,1	-17,5
445	Ambroxol Heumann	397,9	-10,1	1,8	+2,0
473	Bronchicum Elixir N	373,5	-7,4	2,3	-7,0
491	Codipront mono/retard	363,5	-16,8	2,0	-16,6
549	Ambrodoxy	325,9	-9,4	1,4	-6,2
578	Hedelix	306,5	-19,8	1,8	-18,2
579	Monapax Saft/Supp./Tropfen	306,3	-17,6	2,8	-14,0
593	Tetra-Gelomyrtol	301,8	-10,6	3,8	-10,6
611	Tryasol Codein	293,8	-11,0	1,6	-7,7
649	Bromhexin Meuselbach	280,7	-26,2	1,1	-25,9
690	Bromuc	263,1	-22,9	3,0	-20,6
710	Sigamuc	255,9	-19,9	1,7	-19,2
719	Bronchicum Tropfen N	253,2	-13,5	1,7	-12,7
732	Codeinsaft/ Tropfen von ct	244,2	+5,2	1,1	+5,5
733	Tussamag Husten	244,2	-9,2	1,2	-9,2
766	Mucophlogat	231,4	-9,0	1,1	-9,7
772	Optipect Kodein forte	228,9	-9,3	1,3	-7,7
798	frenopect	217,8	-12,5	0,7	-15,3
832	Babix-Inhalat N	207,3	-24,1	1,0	-22,3
857	NAC AL	202,2	+17,3	0,9	+17,6
875	Sinuforton	198,5	-16,1	1,6	-16,2
915	Bronchicum Mono Codein	188,5	-11,7	1,5	-10,3
952	Soledum Hustensaft/-Tropfen	181,6	-6,3	1,1	-4,0
955	Rhinotussal Kaps.	181,4	-17,8	1,4	-16,4
958	Ambrobeta	180,7	+1,5	0,6	+11,4

17

Tabelle 17.1: Verordnungen von Antitussiva und Expektorantien 2001. Angegeben sind die verordnungshäufigsten Präparate mit Verordnungsrang, Verordnungen und Umsatz 2001 im Vergleich zu 2000 (Fortsetzung).

Rang	Präparat	Verordnungen in Tsd.	Änd. %	Umsatz Mio. €	Änd. %
961	Aspecton Saft	180,4	+478,5	1,3	+551,2
990	Bromhexin Berlin-Chemie	174,4	-6,0	0,6	-7,1
1043	Sinuforton Saft	163,2	+5,1	1,1	+5,3
1046	Doximucol	162,2	-19,6	0,9	-20,5
1064	NAC Stada	159,1	-14,2	0,9	-11,4
1082	Bronchoforton Salbe	154,5	-8,1	1,5	-6,2
1124	Codeinum phosph. Berlin-Chem.	148,4	-8,1	0,6	-5,1
1146	Thymipin N	144,4	-17,8	0,9	-11,7
1158	Eucabal Balsam S	143,2	-9,5	0,8	-10,5
1167	ambroxol von ct	141,8	-22,2	0,6	-14,2
1179	Codicaps mono/N	140,8	-19,3	0,8	-19,6
1198	Mucotectan	138,4	-56,8	0,9	-56,3
1208	NAC AbZ	137,3	-4,6	0,7	+3,6
1210	Codicaps	137,1	-16,9	1,1	-16,0
1217	Azubronchin	136,3	-28,1	1,0	-31,1
1226	NAC-1A Pharma	135,7	+8,7	0,8	+17,5
1235	Transpulmin Balsam/ E	134,6	-9,2	1,2	-8,6
1244	Emser Inh.-Lsg. Siemens	133,0	+8,5	2,1	+8,6
1248	Aspecton N	132,6	-51,2	1,0	-51,4
1268	Transpulmin Kinderbalsam S	128,2	-30,6	0,8	-29,4
1277	Soledum Balsam Lösung	127,1	-16,5	0,8	-7,4
1284	doxy comp. von ct	126,5	+32,3	0,5	+27,2
1370	Bronchipret TP	117,3	-8,5	0,9	-1,1
1395	Ambroxol comp.-ratiopharm	115,4	-25,5	0,7	-23,8
1426	Tussoret	112,6	-8,4	0,7	-5,9
1502	Codeinum phosph. Compr.	105,1	-12,2	0,6	-9,4
1503	NAC von ct	104,9	-16,4	0,6	-17,9
1512	Tussed Hustenstiller	104,5	-4,4	0,4	-5,6
1521	Lindoxyl	103,8	-27,0	0,4	-29,8
1570	Sedotussin Efeu	99,2	-11,5	0,5	-11,6
1587	Benadryl Infant N	97,8	-10,1	0,6	-10,0
1590	Doxysolvat	97,6	-17,7	0,4	-15,0
1668	Makatussin Tropfen forte	91,5	-15,6	0,8	-10,1
1688	Azudoxat comp.	90,0	-20,3	0,5	-18,8
1708	Ambroxol AL comp.	88,5	+0,5	0,4	-1,6
1713	Melrosum Hustensirup	87,9	+351,4	0,6	+133,6
1725	Bronchobest	86,5	-12,5	0,5	-9,5
1746	Ambrolös	85,2	-0,9	0,4	-0,3
1773	Melrosum Hustensirup N	83,4	-57,2	0,5	-56,9
1931	Optipect N/Neo	73,0	-10,0	0,4	-10,1
1946	Dicodid	72,4	+46,7	0,4	+80,1
1958	Ambril	71,8	-19,4	0,3	-19,6
2028	Neo Tussan	67,8	-20,0	0,3	-20,0
2056	Pinimenthol S mild	66,4	-20,5	0,3	-20,8

17

Tabelle 17.1: Verordnungen von Antitussiva und Expektorantien 2001. Angegeben sind die verordnungshäufigsten Präparate mit Verordnungsrang, Verordnungen und Umsatz 2001 im Vergleich zu 2000 (Fortsetzung).

Rang	Präparat	Verordnungen in Tsd.	Änd. %	Umsatz Mio. €	Änd. %
2068	Bronchoforton Saft/Tropfen	65,7	−12,6	0,5	−12,3
2076	Pulmotin /-N Salbe	65,4	−24,4	0,2	−13,6
2112	Acetabs	63,7	−11,9	0,3	−6,2
2142	Bronchicum plus	62,0	−14,0	0,8	−11,1
2178	Doxy-Wolff Mucolyt.	60,6	−29,3	0,4	−28,5
2181	Codicompren	60,4	−22,0	0,3	−23,0
2184	Espa Tussin	60,3	−13,9	0,3	−10,3
2190	stas Hustenlöser	60,1	−15,1	0,2	−13,9
2223	Expit	58,1	−43,6	0,2	−40,7
2253	Doxy Lindoxyl	56,9	−9,7	0,2	−8,3
2303	Myxofat	55,0	−21,4	0,5	−8,1
2323	Paediamuc	54,3	−1,2	0,2	+1,2
2385	Doxy plus Stada	51,6	−15,0	0,3	−10,6
2388	Pinimenthol	51,5	−18,2	0,3	−24,5
2406	Remedacen	50,5	−47,0	0,4	−49,0
2456	Isla-Moos	48,7	+14,7	0,2	+20,6
Summe		**38525,7**	**−10,3**	**233,1**	**−9,2**
Anteil an der Indikationsgruppe		94,7%		88,1%	
Gesamte Indikationsgruppe		40668,3	−10,8	264,5	−9,5

Antitussiva

Antitussiva werden bei unproduktivem, quälendem und belastendem Husten angewendet, vor allem wenn dieser den Schlaf des Patienten stört. Starke Antitussiva sind die zentral wirkenden Opioide, die den Hustenreflex durch einen direkten Effekt auf das Hustenzentrum unterdrücken. Wichtige unerwünschte Wirkungen dieser Substanzen sind das Abhängigkeitspotential, die Atemdepression und die Hemmung der mukoziliären Clearance (Imhof et al. 1988). Die wichtigsten Antitussiva aus dieser Gruppe sind nach wie vor Codein und Dihydrocodein, die etwa gleich häufig angewendet wurden. In den Verordnungen für 2001 ist Codein erneut mit zehn und Dihydrocodein mit zwei Präparaten vertreten. Das schwach wirksame Opioid Dextromethorphan ist in einem Monopräparat und in zwei Kombinationspräparaten vertreten. Noscapin, ein Alkaloid der Papaverinreihe, das antitussive Wirkungen, jedoch nicht die unerwünschten Wirkungen der Opioide hat, ist in einem Monopräparat enthalten. Insgesamt hat die Verord-

nung von Antitussiva in Monopräparaten im Jahre 2001 erneut stark
abgenommen (Tabelle 17.2).

Monopräparate

Codein und Dihydrocodein gehören zur Gruppe der Opioide und gelten nach wie vor als die zuverlässigsten Antitussiva. Dihydrocodein

Tabelle 17.2: Verordnungen von Antitussiva-Monopräparaten 2001. Angegeben sind
die 2001 verordneten Tagesdosen, die Änderungen gegenüber 2000 und die mittleren Kosten je DDD 2001.

Präparat	Bestandteile	DDD in Mio.	Änderung in %	DDD-Kosten in €
Codein				
Bronchicum Mono Codein	Codein	1,4	(−11,7)	1,14
Codipront mono/retard	Codein	1,3	(−14,7)	1,54
Tryasol Codein	Codein	1,2	(−10,4)	1,34
Optipect Kodein forte	Codein	1,0	(−6,8)	1,34
Codeinsaft/-Tropfen von ct	Codein	0,9	(+4,8)	1,22
Codicaps mono/N	Codein	0,8	(−20,1)	1,07
Tussoret	Codein	0,6	(−5,5)	1,10
Codeinum phosph. Compr.	Codein	0,5	(−7,4)	1,19
Codeinum phosph. Berlin-Chem.	Codein	0,4	(−4,8)	1,31
Codicompren	Codein	0,3	(−23,6)	1,14
		8,4	**(−10,3)**	**1,27**
Weitere Opioide				
Paracodin/retard	Dihydrocodein	6,6	(−10,1)	1,14
Remedacen	Dihydrocodein	0,7	(−49,8)	0,61
Dicodid	Hydrocodon	0,4	(+28,4)	1,09
Neo Tussan	Dextromethorphan	0,1	(−20,0)	4,00
		7,8	**(−14,8)**	**1,12**
Andere Antitussiva				
Sedotussin	Pentoxyverin	6,2	(−21,6)	0,81
Capval	Noscapin	5,6	(+2,9)	1,23
Silomat	Clobutinol	2,8	(−10,8)	0,84
Tussed Hustenstiller	Clobutinol	0,6	(+0,5)	0,73
Benadryl Infant N	Diphenhydramin	0,4	(−10,1)	1,55
		15,6	**(−11,0)**	**0,98**
Summe		**31,8**	**(−11,8)**	**1,09**

17

soll in geringerer Dosis als Codein wirksam sein, jedoch fehlen entsprechende sichere Daten. Auf die beiden Dihydrocodein enthaltenden Präparate *Paracodin/retard* und *Remedacen* entfallen etwa 45%
der Opioidverordnungen, obwohl die Verordnungen wie in den Vorjahren weiter stark abgenommen haben (Tabelle 17.2). Möglicherweise ist diese Entwicklung auf die weiterhin sinkende Verordnung bei
Drogenabhängigen zurückführen. Codein und Dihydrocodein werden
aufgrund ihrer kurzen Halbwertszeit und des Bedarfs an hohen Dosen
nicht als geeignete Substitutionsmittel für Drogenabhängige angesehen (Arzneimittelkommission der deutschen Ärzteschaft 1997). In
Deutschland soll die Heroinsubstitutionsbehandlung mit Methadon
durchgeführt werden, das wegen seiner hohen Bioverfügbarkeit, oralen Anwendbarkeit und langen Wirkdauer als geeignetere Substanz
angesehen wird. Trotzdem sind Codein und Dihydrocodein seit Januar
1998 für diese Indikation zugelassen worden, allerdings nur auf Betäu-
bungsmittelrezept und nur für Patienten, die nicht anders behan-
delbar sind (Bundesgesetzblatt 1998, BfArM 2001). Die Arzneimittelkommission der deutschen Ärzteschaft hat dazu eine kritische
Stellungnahme abgegeben (Arzneimittelkommission der deutschen
Ärzteschaft 1997).

Das Präparat *Capval* mit dem bereits erwähnten Antitussivum Noscapin hat in den letzten sieben Jahren einen Zuwachs zu verzeichnen
(Tabelle 17.2). *Sedotussin*, *Silomat* und *Tussed Hustenstiller* enthalten
synthetische Antitussiva (Tabelle 17.2), deren Wirksamkeit in klinischen Studien nicht sicher belegt ist. Die Mechanismen der Wirkungen sind nicht bekannt, auch eine Medline-Recherche ergab keine aussagekräftigen Hinweise auf entsprechend positive Studien trotz einer
positiven Bewertung in Aufbereitungsmonographien. Warum das sedierend wirkende H_1-Antihistaminikum Diphenhydramin (*Benadryl
Infant N*) als Antitussivum und gerade bei Kindern eingesetzt wird, ist
seit vielen Jahren unklar.

17

Kombinationspräparate

In dieser Gruppe sind Präparate aufgeführt, die neben Antitussiva als
Kombinationspartner Antihistaminika, Alpha-Sympathomimetika
oder pflanzliche Mittel enthalten (Tabelle 17.3). Diese Gruppe umfaßt
2001 fünf Präparate, eins weniger als im Vorjahr. Die Verordnungen
nahmen erneut stark ab. Die verbliebenen Präparate erfüllen immer

Tabelle 17.3: Verordnungen von Antitussiva-Kombinationen 2001. Angegeben sind die 2001 verordneten Tagesdosen, die Änderungen gegenüber 2000 und die mittleren Kosten je DDD 2001.

Präparat	Bestandteile	DDD in Mio.	Änderung in %	DDD-Kosten in €
Codipront	Codein Phenyltoloxamin	3,7	(–17,1)	1,46
Rhinotussal Saft	Dextromethorphan Norephedrin Carbinoxamin	1,4	(–20,6)	2,29
Rhinotussal Kaps.	Dextromethorphan Phenylephrin Carbinoxamin	1,1	(–20,1)	1,29
Codicaps	Codein Chlorphenamin	0,9	(–15,8)	1,20
Makatussin Tropfen forte	Dihydrocodein Sonnentaukrautextrakt	0,8	(–14,0)	1,05
Summe		7,9	(–17,7)	1,51

noch nicht die Anforderungen, die an therapeutisch begründete Kombinationen zu stellen sind.

Codipront wurde trotz erneuten Rückgangs von den Kombinationspräparaten auch im Jahre 2001 am häufigsten verordnet. Es enthält neben Codein das Antihistaminikum Phenyltoloxamin, ein Isomer des besser bekannten Wirkstoffes Diphenhydramin. In einem weiteren Präparat wird das Antihistaminikum Chlorphenamin mit Codein (*Codicaps*) kombiniert. Über eine antitussive Wirksamkeit der Antihistaminika ist nichts Sicheres bekannt. Ein weiterer Nachteil ist, daß sie eine verfestigende Wirkung auf das Bronchialsekret haben, wodurch das Abhusten erschwert wird. Der Sinn dieser Kombination ist unklar.

Rhinotussal Kapseln enthalten eine Dreifachkombination aus dem Antitussivum Dextromethorphan, dem Antihistaminikum Carbinoxamin und dem Alpha-Sympathomimetikum Phenylephrin, das üblicherweise in der Ophthalmologie zur lokalen Vasokonstriktion angewendet wird. In *Rhinotussal Saft* ist anstelle von Phenylephrin das indirekt wirkende Sympathomimetikum Norephedrin enthalten. Der

17

Nutzen dieser Kombinationen ist nach wie vor nicht ausreichend belegt.

Makatussin Tropfen forte enthalten Dihydrocodein in einem Zehntel der üblichen Einzeldosis und einen Extrakt aus Sonnentaukraut (Herba Droserae), einer insektenfressenden Pflanze. Sonnentaupräparate wurden bei Atemwegsstörungen und auch als Homöopathika angewendet, sind aber von zweifelhaftem therapeutischem Wert (Parfitt 1999).

Expektorantien

Expektorantien sollen bei produktivem Husten die Sekretion der Bronchialflüssigkeit fördern oder die Viskosität eines verfestigten Bronchialschleims senken. Obwohl diese Idee theoretisch reizvoll ist, herrscht nach wie vor ein Mangel an ausreichend kontrollierten Studien, in denen eine Überlegenheit der Expektorantien gegenüber Placebo nachgewiesen wurde. Husten ist das beste Expektorans. Zur Sekretentfernung ist es daher sinnvoll, die Patienten abhusten zu lassen.

In dem jüngsten Übersichtsartikel der „Cochrane Library" (Poole und Black 2002, 2001) werden 22 Studien mit Expektorantien (publizierte und nicht publizierte Daten, davon 12 Studien mit N-Acetylcystein) bei Patienten mit chronischer Bronchitis oder COPD (chronisch-obstruktiver Lungenerkrankung) analysiert. Die Autoren kommen zu dem Schluß, daß die Langzeitbehandlung (> drei Monate) mit einer geringen, aber signifikanten Verminderung akuter Exazerbationen (–0,07 Exazerbationen pro Patient und Monat) und einer etwas größeren Verringerung der Arbeitsunfähigkeit (–0,56 Tage pro Patient und Monat) einherging. Allerdings folgern die Autoren, daß „es der wertenden Beurteilung von Arzt und Patient überlassen bleiben muß, ob die Vorteile so überzeugend sind, daß sie den routinemäßigen Gebrauch rechtfertigen". Weiterhin stellten die Autoren eine signifikante Heterogenität zwischen den Studien fest. Keine der Studien wurde in die Beweiskategorie A (randomisiert, kontrolliert, ausreichende Datenlage) eingeordnet, 17 in Kategorie B (randomisiert, kontrolliert, limitierte Datenlage) und drei Studien als inadäquat hinsichtlich der Randomisierung. Unsere in den bisherigen Auflagen des Arzneiverordnungs-Reports geäußerte kritische Stellungnahme zur Wirksamkeit von Expektorantien (s. Lemmer 2000) bleibt daher prin-

zipiell bestehen. Diese Einstellung wird auch durch entsprechende
Beiträge in Lehrbüchern der Pharmakologie gestützt, in denen Expektorantien als zweifelhaft wirksam bewertet oder gar nicht erwähnt
werden (Serafin 1996, Honig und Ingram 2000, Lüllmann et al. 1999,
Lemmer und Wettengel 2001, Mutschler et al. 2001). Dort wird auch
übereinstimmend die Meinung vertreten, daß ohne ausreichende
Flüssigkeitszufuhr Expektorantien nicht wirken können. Von der französischen Arzneimittelüberwachungsbehörde wurden alle Expektorantien, die Acetylcystein (26 Studien), Ambroxol (14 Studien), Bromhexin (2 Studien), Carbocistein (24 Studien) etc. enthalten, als negativ
(„insuffisant") klassifiziert (Agence Francaise 2001).

Daher sollte generell den Ursachen der vermehrten Schleimbildung
(z. B. Rauchen, chronische Infekte) nachgegangen werden. Dies gilt vor
allem für die COPD, die nach Prognosen der WHO von Rang sechs der
häufigsten Todesursachen 1990 im Jahre 2020 auf Platz drei rangieren
wird. Beta$_2$-Sympathomimetika und Theophyllin sind nach wie vor
bessere Stimulatoren der mukoziliären Clearance als Acetylcystein
und Ambroxol (Imhof et al. 1988, Lurie et al. 1995). Bei den Verordnungen ist seit 1995 bei den Monopräparaten jährlich eine Abnahme festzustellen (Abbildung 17.2; Tabelle 17.4).

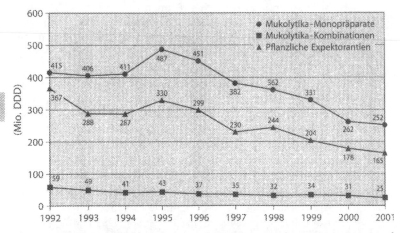

Abbildung 17.2: Verordnungen von Expektorantien 1992 bis 2001. Gesamtverordnungen nach definierten Tagesdosen

Tabelle 17.4: Verordnungen von Expektorantien 2001. Angegeben sind die 2001 verordneten Tagesdosen, die Änderungen gegenüber 2000 und die mittleren Kosten je DDD 2001.

Präparat	Bestandteile	DDD in Mio.	Änderung in %	DDD-Kosten in €
Acetylcystein				
ACC	Acetylcystein	74,4	(−1,3)	0,37
NAC-ratiopharm	Acetylcystein	36,3	(+0,3)	0,39
Fluimucil	Acetylcystein	13,9	(−15,2)	0,60
Acemuc	Acetylcystein	9,9	(−16,0)	0,38
Bromuc	Acetylcystein	6,2	(−21,3)	0,48
NAC AL	Acetylcystein	2,6	(+20,4)	0,37
Azubronchin	Acetylcystein	2,3	(−32,1)	0,43
NAC-1A Pharma	Acetylcystein	2,3	(+23,9)	0,34
NAC Stada	Acetylcystein	2,1	(−7,9)	0,43
NAC AbZ	Acetylcystein	2,0	(+8,4)	0,35
NAC von ct	Acetylcystein	1,4	(−16,3)	0,45
Myxofat	Acetylcystein	1,2	(−6,0)	0,44
Acetabs	Acetylcystein	0,9	(+0,4)	0,38
		155,7	(−4,6)	0,40
Ambroxol				
Mucosolvan	Ambroxol	44,3	(+10,1)	0,37
Ambroxol-ratiopharm	Ambroxol	13,2	(−7,5)	0,47
Ambroxol AL	Ambroxol	4,8	(+5,7)	0,47
Ambroxol Heumann	Ambroxol	4,6	(+7,4)	0,40
Ambrohexal	Ambroxol	4,2	(−10,1)	0,50
Mucophlogat	Ambroxol	2,3	(−10,4)	0,48
Ambrobeta	Ambroxol	1,4	(+16,8)	0,46
ambroxol von ct	Ambroxol	1,3	(−9,7)	0,46
frenopect	Ambroxol	1,3	(−16,3)	0,55
Ambrolös	Ambroxol	0,8	(−1,4)	0,48
Lindoxyl	Ambroxol	0,8	(−33,6)	0,56
Ambril	Ambroxol	0,6	(−24,0)	0,53
Expit	Ambroxol	0,4	(−38,9)	0,58
stas Hustenlöser	Ambroxol	0,4	(−12,1)	0,59
Paediamuc	Ambroxol	0,2	(+2,3)	0,64
		80,6	(+2,2)	0,42
Weitere Mukolytika				
Bromhexin Meuselbach	Bromhexin	3,7	(−20,6)	0,30
Bromhexin Berlin-Chemie	Bromhexin	2,8	(−3,5)	0,22
Emser Inh.-Lsg. Siemens	Natürl. Emser Salz	1,4	(+8,5)	1,49
		7,9	(−10,7)	0,48
Summe		244,2	(−2,7)	0,41

17

Tabelle 17.5: Wirkung von Acetylcystein bei chronischer Bronchitis. Ergebnisse randomisierter, doppelblinder, Placebo-kontrollierter Studien mit Acetylcystein (ACC) mit einer Therapiedauer von 3–6 Monaten.

Studie	Fall-zahl	Exazerbationen ACC	Placebo	Signifi-kanz
Multicenter Study Group (1980)*	744	47%	76%	p> 0,001
Boman et al. (1983)	254	60%	81%	p> 0,001
Jackson et al. (1984)	155	33%	39%	keine
British Thoracic Soc. (1985)	181	2,1/Jahr	2,6/Jahr	keine
Parr & Huitson (1987)	526	2,2/Jahr	2,5/Jahr	keine
Rasmussen & Glennow (1988)	116	1,5/Jahr	1,7/Jahr	keine

* Nur Raucher bzw. Exraucher

Führender Wirkstoff der Expektorantien ist seit vielen Jahren das Mukolytikum Acetylcystein, auf das wie im Vorjahr mit 13 Präparaten etwa 64% der Verordnungen entfallen. Danach folgt Ambroxol mit 15 Präparaten und 33% der Verordnungen, während auf Bromhexin (2 Präparate) nur noch 3% der Verordnungen entfallen. Der Rückgang in den Verordnungen der letzten Jahre hat sich auch 2001 fortgesetzt (Tabelle 17.4).

Acetylcystein

Acetylcystein ist ein Mukolytikum mit freien Sulfhydrylgruppen, das nach Inhalation die Viskosität des Bronchialschleims durch Spaltung von Disulfidbrücken erniedrigt. Da inhalatives Acetylcystein bei Asthmapatienten Bronchospasmen auslöst, wird diese Applikationsform von Pulmologen nicht mehr empfohlen. Seitdem ist die orale Gabe in Gebrauch gekommen, obwohl die Bioverfügbarkeit von Acetylcystein nur etwa 10% beträgt (Olsson et al. 1988, Bundesgesundheitsamt 1994) und ein Nachweis von Acetylcystein im Bronchialschleim nicht möglich war (Cotgreave et al. 1987). Als Beleg für die orale Wirksamkeit von Acetylcystein wird oft die Senkung akuter Exazerbationen bei chronischer Bronchitis angegeben (Tabelle 17.5). Die Aussagekraft dieser Studien ist aber nur begrenzt, da viele Patienten die Studie nicht beendeten (Multicenter Study Group 1980) oder Nichtraucher, Asthmapatienten und Patienten mit längerfristiger Antibiotikatherapie ausgeschlossen wurden (Boman et al. 1983). Vier weitere Studien zeig-

17

ten dagegen keine Wirkung von Acetylcystein bei chronischer Bronchitis (Jackson et al. 1984, British Thoracic Society Research Committee 1985, Parr und Huitson 1987, Rasmussen und Glennow 1988, Grandjean et al. 2000; siehe Tabelle 17.5). Diese Studien waren auch in der Metaanalyse der Cochrane Library (Pool und Black 2001) berücksichtigt worden. Die französischen Behörden haben alle 26 analysierten Studien mit N-Acetylcystein negativ bewertet (Agence Francaise 2001). Obwohl einige doppelblind, Placebo-kontrollierte Studien vorliegen (s. Tabelle 17.5; Grandjean et al. 2000), kommt auch die GOLD-Initiative zu der Folgerung, daß für Antioxidantien wie N-Acetylcystein noch künftige klinische Studien sorgfältig evaluiert werden müssen, bevor eine routinemäßge Verwendung bei COPD empfohlen werden kann (GOLD 2001). Die Zweifel an der Wirksamkeit von Acetylcystein werden durch kontrollierte Studien bestätigt, in denen das Mittel bei Beatmungspatienten sogar in Dosen von 3–13 g/Tag intravenös verabreicht wurde (Konrad et al. 1995, Domenighetti et al. 1997). Dennoch hatte Acetylcystein keine klinisch signifikanten Effekte auf Lungenfunktion, Bronchialschleim, systemische Oxygenierung und Beatmungsnotwendigkeit. Nachteilig bei Acetylcystein sind seine relativ häufigen unerwünschten Wirkungen, z. B. allergische und gastrointestinale Reaktionen (Parfitt 1999). Die Aufbereitungskommission des Bundesgesundheitsamtes stellte fest, daß zur therapeutischen Wirksamkeit (Sekretolyse) von Acetylcystein kein ausreichendes Erkenntnismaterial für die Applikationsformen Instillation, Inhalation und parenterale Intensivtherapie vorliegt, und hat das Nutzen-/Risiko-Verhältnis bei inhalativer und intramuskulärer Anwendung negativ beurteilt (Bundesgesundheitsamt 1994).

Ambroxol

Ambroxolpräparate wurden ebenfalls häufig verordnet. Allerdings haben, im Gegensatz zum Vorjahr, die Verordnungen leicht zugenommen (Tabelle 17.4). Anders als Acetylcystein hat Ambroxol eine ausreichende orale Bioverfügbarkeit von 50–65%. Als Beleg der Wirksamkeit gilt eine italienische Studie zur Prävention akuter Exazerbationen der chronischen Bronchitis (Olivieri et al. 1987). In einer weiteren Ambroxolstudie wurden die Zeiten der Arbeitsunfähigkeit verkürzt, subjektive Symptome (Atemnot, Husten, Auswurf) und Klinikaufenthalte aber nicht beeinflußt (Cegla 1988). Bei 90 Patienten mit chronischer

Bronchitis war in einer randomisierten, Placebo-kontrollierten und doppelblind durchgeführten Studie kein therapeutischer Vorteil von Ambroxol nachweisbar (Guyatt et al. 1987). Somit wird die therapeutische Wirksamkeit von Ambroxol nach den bisher vorliegenden Studien uneinheitlich bewertet (Tabelle 17.6). Die älteren Studien entsprechen nicht mehr den heutigen methodischen Ansprüchen an den Nachweis der therapeutischen Wirksamkeit. Ambroxol gehört aus diesem Grunde nicht zu den Standardtherapeutika der chronischen Bronchitis (Parfitt 1999, Grandjean et al. 2000). Die Aufbereitungskommission des Bundesgesundheitsamtes kam in der Monographie für Ambroxol zu folgender Bewertung (Bundesgesundheitsamt 1993a): Zur therapeutischen Wirksamkeit der Applikationsform „Inhalation" liegt kein ausreichendes Erkenntnismaterial vor, für die parenterale Applikationsform wurde für die Indikation „zur Sekretolyse" das Nutzen-Risiko-Verhältnis negativ beurteilt, zum Anwendungsgebiet der akuten und chronischen Erkrankungen des Nasen-Rachen-Raumes liegt ebenfalls kein dem aktuellen wissenschaftlichen Stand entsprechendes Erkenntnismaterial vor. Auch die französischen

Tabelle 17.6: Wirkung von Ambroxol bei chronischer Bronchitis

Studie	Parameter	Ambroxol	Placebo	Signifikanz
Ericsson et al. (1986) 97 Patienten 2 Wochen	Expektoration	58%	28%	p< 0,05*
Ericsson et al. (1987) 14 Patienten 2 Wochen	Mukoziliäre Clearance Lungenfunktion FEV$_1$	54,2% 3,3 l	51,9% 3,4 l	n.s. n.s.
Guyatt et al. (1987) 90 Patienten 4 Wochen	Husten (Score 1–7) Expektoration (1–7)	4,11 4,23	3,97 4,67	n.s. n.s.
Olivieri et al. (1987) 214 Patienten 6 Monate	Exazerbationen Lungenfunktion FEV$_1$ Arbeitsausfalltage	54,5% 1,8 l 442	85,6% 1,8 l 837	p< 0,01 n.s. p< 0,01
Cegla (1988) 180 Patienten 2 Jahre	Expektoration Lungenfunktion FEV$_1$ Arbeitsausfalltage	2,29 l 1216	2,34 l 1789	n.s. n.s. p< 0,01

* Nur bei 120 mg/Tag, nicht signifikant bei 60 mg/Tag

Behörden haben die 14 Studien mit Ambroxol als negativ bewertet (Agence Francaise 2001). Ebenso empfiehlt die GOLD-Initiative Mukolytika wie Ambroxol und Carbocistein aufgrund mangelnder Beweislage nicht bei COPD (GOLD 2001).

Bromhexin

Bromhexinpräparate wurden 2001 gering verordnet (Tabelle 17.4). Die Aufbereitungskommission des Bundesgesundheitsamtes kam zu dem Schluß (Bundesgesundheitsamt 1993b), daß für Bromhexin zum Anwendungsgebiet der akuten und chronischen Erkrankungen des Nasen-Rachen-Raumes sowie für die inhalative und parenterale Anwendungsformen kein dem aktuellen wissenschaftlichen Stand entsprechendes Erkenntnismaterial vorliege. Auch hier kommt die französische Behörde zu einem negativen Urteil (Agence Francaise 2001).

Kombinationspräparate mit Antiinfektiva

Die Verordnung von Kombinationspräparaten mit Antiinfektiva wechselt von Jahr zu Jahr. Nach dem Rückgang 1998 und einer Zunahme 1999 nahmen die Verordnungen im Jahre 2000 und 2001 wieder stark ab (Tabelle 17.7). Allerdings gilt dies jährliche Auf und Ab auch für einzelne Präparate, was möglicherweise auf Werbestrategien zurückzuführen ist, im Jahre 2001 nahmen jedoch bis auf eine Ausnahme die Verordnungen aller Präparate ab. Die in den Kombinationen enthaltenen Antibiotika sind ausreichend dosiert und damit bei entsprechender Empfindlichkeit der Erreger auch wirksam. Der Zusatz der in ihrer Wirkung ungesicherten Expektorantien verteuert jedoch die Therapie unnötig. So sind die Doxycyclinkombinationen im Durchschnitt fast doppelt so teuer (0,48 € pro DDD) wie die Monotherapie mit Doxycyclin (0,28 € pro DDD) (vgl. Tabelle 8.5).

Pflanzliche Expektorantien

Unter den pflanzlichen Expektorantien hat sich die Präparategruppe mit Extrakten aus Efeublättern (Folia Hedera) in den letzten Jahren

Tabelle 17.7: Verordnungen von Expektorantienkombinationen mit Antibiotika 2001. Angegeben sind die 2001 verordneten Tagesdosen, die Änderungen gegenüber 2000 und die mittleren Kosten je DDD 2001.

Präparat	Bestandteile	DDD in Mio.	Änderung in %	DDD-Kosten in €
Doxycyclin und Ambroxol				
Doxam	Doxycyclin Ambroxol	5,4	(−5,7)	0,40
Ambrodoxy	Doxycyclin Ambroxol	3,5	(−9,0)	0,40
Sigamuc	Doxycyclin Ambroxol	2,8	(−19,1)	0,61
Doximucol	Doxycyclin Ambroxol	1,7	(−21,4)	0,54
Mucotectan	Doxycyclin Ambroxol	1,5	(−56,2)	0,63
doxy comp. von ct	Doxycyclin Ambroxol	1,3	(+29,3)	0,40
Ambroxol comp.-ratiopharm	Doxycyclin Ambroxol	1,3	(−23,3)	0,54
Doxysolvat	Doxycyclin Ambroxol	1,0	(−16,6)	0,40
Azudoxat comp.	Doxycyclin Ambroxol	1,0	(−18,4)	0,54
Ambroxol AL comp.	Doxycyclin Ambroxol	1,0	(−0,7)	0,39
Doxy-Wolff Mucolyt.	Doxycyclin Ambroxol	0,7	(−28,2)	0,59
Doxy Lindoxyl	Doxycyclin Ambroxol	0,6	(−8,8)	0,41
Doxy plus Stada	Doxycyclin Ambroxol	0,6	(−9,3)	0,59
		22,4	(−17,1)	0,48
Oxytetracyclin-Kombinationen				
Tetra-Gelomyrtol	Oxytetracyclin Myrtol	1,7	(−10,6)	2,28
Summe		24,0	(−16,7)	0,60

dem allgemeinen Abwärtstrend der Verordnungen entziehen können, nicht jedoch 2001 (Tabelle 17.8). Nach einer Medline-Recherche über die letzten 32 Jahre gibt es keine kontrollierten Studien über die Anwendung bei akuten Atemwegskrankheiten. Die Herstellerfirma von *Prospan* hat mehrere Studien übersandt, die eine therapeutische Wirksamkeit bei der in Anspruch genommenen Indikation (akute Katarrhe der Atemwege, chronisch entzündliche Bronchialerkrankungen) belegen sollen. Vier Studien sind unkontrollierte Anwendungsbeobachtungen ohne Placebogruppen (Tabelle 17.9). Eine Studie zeigt einen marginalen Effekt, der jedoch wegen kleiner Patientenzahlen und kurzer Prüfdauer (3–5 Tage) kein valider Beleg

Tabelle 17.8: Verordnungen von pflanzlichen Expektorantien 2001 (Monopräparate). Angegeben sind die 2001 verordneten Tagesdosen, die Änderungen gegenüber 2000 und die mittleren Kosten je DDD 2001.

Präparat	Bestandteile	DDD in Mio.	Änderung in %	DDD-Kosten in €
Efeublätterextrakt				
Prospan	Efeublätterextrakt	35,3	(–1,7)	0,40
Sinuc	Efeublätterextrakt	9,9	(–14,0)	0,29
Hedelix	Efeublätterextrakt	2,7	(–16,5)	0,68
Sedotussin Efeu	Efeublätterextrakt	1,7	(–13,1)	0,32
Espa Tussin	Efeublätterextrakt	1,0	(–11,0)	0,30
Bronchoforton Saft/Tropfen	Efeublätterextrakt	0,6	(–15,2)	0,72
		51,3	(–6,0)	0,39
Thymianextrakt				
Aspecton Saft	Thymianextrakt	1,8	(+919,5)	0,71
Thymipin N	Thymianextrakt	1,4	(–21,7)	0,67
Tussamag Husten	Thymianextrakt	1,2	(–9,1)	0,97
Soledum Hustensaft/ -Tropfen	Thymianextrakt	1,1	(–6,6)	1,03
Melrosum Hustensirup	Thymianextrakt	0,4	(+213,1)	1,34
		5,9	(+28,7)	0,86
Weitere Präparate				
Gelomyrtol/-forte	Myrtol	33,5	(–1,0)	0,56
Soledum Kapseln	Cineol	5,3	(+9,3)	0,78
Bronchobest	Ol. spicae	1,1	(–9,2)	0,45
Isla-Moos	Isländisch Moos	0,3	(+20,7)	0,63
		40,2	(+0,1)	0,59
Summe		33,3	(–19,3)	0,21

17

296 Björn Lemmer

Tabelle 17.9: Studien mit Efeublätterextrakt bei obstruktiver Bronchitis und Asthma bronchiale. FEV_1 1-Sekunden-Kapazität.

Studie	Parameter	Efeu	Placebo	Signifikanz
Düchtel-Brühl (1976)				
Spastische Bronchitis	Verbesserung	84%	–	p (?)
44 Patienten, (?) Tg.	von Symptomen			
Gulyas & Lämmlein (1992)				
obstrukt. Bronchitis	Atemnot	leicht	–	p=0,03
26 Patienten, 4 Wo.	FEV_1 (l)	1,05/1,33	–	p (?)
	Auswurf	3/8 Pat.	–	p=0,09
Lässig et al. (1996)				
obstruktive Bronchitis	FEV_1 (l)	2,01/2,15		p (?)
113 Patienten, 20 Tg.		2,00/2,15	–	p (?)
Gulyas et al. (1997)				
obstrukt. Atemwegskrankh.	FEV_1 (l) Saft	2,01/2,15	–	p (?)
25 Patienten, 10 Tg.	FEV_1 (l) Tropfen	2,00/2,15	–	p (?)
Mansfeld et al. (1998)				
Asthma bronchiale	Atemwegs-	0,75/0,61	0,70/0,67	p=0,036
24 Patienten, 3–5 Tg.	widerstand	(kPa/l/sec)		

ist und darüber hinaus bei Asthma bronchiale und nicht bei akuten Atemwegskatarrhen erhoben wurde (Mansfeld et al. 1998). Alle publizierten Studien weisen zahlreiche formale und inhaltliche Mängel auf. In einem jüngstem Schreiben bestätigt und bedauert gleichzeitig der Hersteller die „unkorrekten Publikationen" zu *Prospan* (Schneider 2001). Es wäre wünschenswert, wenn die dem Hersteller zur Verfügung stehenden Daten einmal vollständig in einer begutachteten Zeitschrift publiziert würden, um das Präparat eindeutig bewerten zu können.

Von den pflanzlichen Monopräparaten wurde *Gelomyrtol* weiterhin häufig verordnet, jedoch mit einer geringen Abnahme (Tabelle 17.8). Für Cineol als Leitsubstanz von Myrtol lagen bisher nur GCP-gerechte Daten zur Pharmakokinetik (Zimmermann et al. 1995) vor. Eine Studie bei 215 Patienten mit chronischer Bronchitis, durchgeführt in 19 Praxen von Lungenfachärzten, Internisten oder Allgemeinärzten, kommt zwar im Vergleich zu Placebo zu einer positiven Bewertung hinsichtlich der Reduzierung der im Tagebuch aufgezeichneten Exazerbationen (Meister et al. 1999, auch in Cochrane Library berücksichtigt), die methodischen Mängel erlauben jedoch nicht, diese Bewertung nachzuvollziehen. So waren beispielsweise die Ergebnisse davon abhängig, welche Ärztegruppe die Vorbehandlung durchführte. Eine jüngste Studie bei 676 Patienten mit akuter Bronchitis, die multizentrisch, randomisiert, Placebo- und doppel-blind-kontrolliert im Parallelgruppendesign über 4 Wochen durchgeführt wurde, zeigte einen im Vergleich zu Placebo signifikanten Effekt hinsichtlich einer schnelleren Besserung der Symptome (Hustenanfälle tags und nachts, Auskultationsbefunde, Kopfschmerz, Gelenkschmerzen, Müdigkeit und Wohlbefinden bewertet durch Patienten und Untersucher), die Effekte waren konfirmatorisch nicht verschieden von einer Therapie mit Cefuroxim oder Ambroxol (Matthys et al. 2000). Es scheint sich um eine sorgfältig durchgeführte Studie zu handeln, der positive Effekt sollte durch weitere bestätigt werden.

Die Verordnung von Thymianpräparaten hat nach einem starken Rückgang im Vorjahr nunmehr kräftig zugenommen (Tabelle 17.8), diese jährlichen Schwankungen in den Verordnungen sind pharmakologisch nicht erklärbar. Hauptinhaltsstoff ist das ätherische Thymianöl mit sekretolytischen und broncholytischen Eigenschaften, die jedoch nach einer Medline-Recherche ebenfalls nicht durch klinische Studien belegt sind.

Die Kombinationspräparate enthalten zwei bis sieben Bestandteile. Größtenteils handelt es sich um Kombinationen von Pflanzenextrakten. Die Verordnungen nahmen 2001 wie im Vorjahr wieder deutlich ab (Tabelle 17.10). Klinische Studien der überaus zahlreichen Kombinationspräparate pflanzlicher Expektorantien, die nach heute geltenden Maßstäben zur Wirksamkeit durchgeführt sind, wurden bisher nicht publiziert. Viele dieser Präparate stützen sich weiterhin auf die Aufbereitungsmonographien der Kommission E für die phytotherapeutische Therapierichtung des vormaligen Bundesgesundheitsamtes. Als Beleg für die Wirksamkeit galt unter anderem die Aufnahme in angesehene Übersichtsartikel, Handbücher oder Lehrbücher sowie Erfahrungswissen in Verbindung mit aussagekräftigen experimentellen Ergebnissen (Bundesgesundheitsamt 1981). Damit erfüllen Phytotherapeutika zwar die geltenden arzneimittelrechtlichen Voraussetzungen als besondere Therapierichtung, erreichen aber nicht den wissenschaftlichen Standard, der bereits damals möglich war und für chemisch definierte Wirkstoffe im Arzneimittelgesetz gefordert wird. Phytotherapeutika ohne Wirksamkeitsnachweis durch kontrollierte Studien sind damit weiterhin als Arzneimittel zweiter Klasse anzusehen.

Tabelle 17.10: Verordnungen von pflanzlichen Expektorantien-Kombinationen 2001. Angegeben sind die 2001 verordneten Tagesdosen, die Änderungen gegenüber 2000 und die mittleren Kosten je DDD 2001.

Präparat	Bestandteile	DDD in Mio.	Änderung in %	DDD-Kosten in €
Bronchipret Saft/Tropfen	Efeublätterextrakt Thymiankrautextrakt	6,6	(–10,0)	0,46
Bronchicum Tropfen N	Quebrachoextrakt Seifenwurzelextrakt Thymianextrakt	3,2	(–13,0)	0,54
Bronchicum Elixir N	Grindeliablätterextrakt Bibernellwurzelextrakt Primelwurzelextrakt Quebrachoextrakt Thymianblätterextrakt	2,4	(–7,3)	0,96
Sinuforton	Anisöl Primelwurzelextrakt Thymiankrautextrakt	1,9	(–16,6)	0,83
Bronchipret TP	Primelwurzelextrakt Thymiankrautextrakt	1,2	(–11,3)	0,81
Aspecton N	Thymianextrakt Gypsophila-Saponin	1,1	(–51,6)	0,85
Sinuforton Saft	Primelwurzelextrakt Thymiankrautextrakt	1,1	(+5,1)	0,97
Monapax Saft/ Supp./Tropfen	Sonnentau Ø Hedera helix Ø China D1 Cochenillelaus D1 Kupfersulfat D1 Ipecacuanha D4 Hyoscyamos D4	1,0	(–17,6)	2,70
Optipect N/Neo	Campher Menthol Pfefferminzöl	0,7	(–10,2)	0,53
Bronchicum plus	Thymianextrakt Spitzwegerichkrautextr. Primelwurzelextrakt	0,3	(–11,2)	2,45
Melrosum Hustensirup N	Grindeliaextrakt Bibernellwurzelextrakt Primelwurzelextrakt Rosenblütenextrakt Thymianblätterextrakt	0,3	(–57,6)	1,82
Summe		19,7	(–16,0)	0,81

17

Externe Expektorantien

Nachdem sich die Verordnungen bei Expektorantien zur äußeren Anwendung 1998 stabilisiert hatten, haben sie 2000 und 2001 weiter kräftig abgenommen (Tabelle 17.11). Diese Präparate enthalten zumeist ätherische Öle, darunter auch Menthol und Campher. Allerdings ist es unwahrscheinlich, daß die Inhalation von Menthol irgendeinen zusätzlichen Nutzen im Vergleich zur reinen Wasserdampfinhalation hat (Parfitt 1999). Campher ist von zweifelhafter Wirksamkeit und wurde in Großbritannien und USA wegen potentieller neurotoxischer Effekte (Krämpfe, Atemdepression) vom Markt genommen (Parfitt 1999). Überempfindlichkeitsreaktionen und Kontaktdermatitiden können auftreten (Schmidt und Brune 1997). Auch für die anderen ätherischen Öle liegen keine gezielten, klinisch kontrollierten Untersuchungen über die Wirkungen und Wirksamkeit vor, ihre Anwendung basiert überwiegend auf Empirie (Kurz 1986). Zur großen Beliebtheit dieser Bronchial- und Erkältungssalben tragen sicher auch die damit verbundenen Geruchseffekte bei. Ihr nach dem Arzneimittelgesetz besonderer Status verhindert offensichtlich, sich mit diesen pflanzlichen Präparaten hinsichtlich ihrer Wirksamkeit nach heutigen anerkannten Studienbedingungen zu befassen.

Wirtschaftliche Aspekte

Die Einsparungen durch rückläufige Verordnungen der Antitussiva und Expektorantien setzten sich auch im Jahre 2001 mit einer weiteren Umsatzverminderung um 28 Mio. € fort. In Anbetracht der ungesicherten therapeutischen Wirksamkeit der Expektorantien erscheint ihre Verordnungshäufigkeit immer noch hoch, zumal ein großer Teil dieser Verordnungen zu den leistungsrechtlichen Ausschlüssen nach SGB V § 34 Abs. 1 gehören dürfte.

17

Auf der einen Seite kann nur erneut gefordert werden, daß vor allem der Beseitigung der Ursachen der Erkrankung (z. B. Rauchen, Luftverschmutzung) Beachtung geschenkt werden sollte. Auf die bedrohliche Zunahme der COPD wurde hingewiesen. Schließlich ist erneut zu fordern, daß – wie für chemisch definierte Pharmaka selbstverständlich – entsprechend qualifizierte klinische Studien nach den internationalen Regeln auch für Phytopharmaka durchgeführt werden sollten, um deren Stellenwert innerhalb der Medizin beurteilen zu können.

Tabelle 17.11: Verordnungen von äußerlich anzuwendenden Expektorantien 2001. Angegeben sind die 2001 verordneten Tagesdosen, die Änderungen gegenüber 2000 und die mittleren Kosten je DDD 2001.

Präparat	Bestandteile	DDD in Mio.	Änderung in %	DDD-Kosten in €
Monopräparate				
Soledum Balsam Lösung	Cineol	3,8	(−14,2)	0,21
Mentholkombinationen				
Transpulmin Balsam/ E	Cineol Menthol Campher	3,8	(−9,3)	0,32
Pinimenthol	Eucalyptusöl Kiefernnadelöl Menthol	1,0	(−24,8)	0,35
		4,8	(−13,0)	0,32
Andere Kombinationen				
Babix-Inhalat N	Eucalyptusöl Fichtennadelöl	14,0	(−26,1)	0,07
Bronchoforton Salbe	Eucalyptusöl Fichtennadelöl Pfefferminzöl	5,4	(−7,3)	0,27
Transpulmin Kinderbalsam S	Eucalyptusöl Kiefernnadelöl	2,5	(−22,3)	0,34
Eucabal Balsam S	Eucalyptusöl Kiefernnadelöl	1,8	(−12,9)	0,46
Pinimenthol S mild	Eucalyptusöl Kiefernnadelöl	0,6	(−22,0)	0,52
Pulmotin /-N Salbe	Anisöl Campher Eucalyptusöl Thymianöl Koniferenöl Thymol	0,4	(−23,5)	0,59
		24,7	(−21,1)	0,19
Summe		33,3	(−19,3)	0,21

17

Literatur

Agence Francaise de Sécurité Sanitaire des Produits de Santé (2001): www. agmed.sante.gouv.fr, 20.7.2001.

Arzneimittelkommission der deutschen Ärzteschaft (1997): Substitution von Opioidabhängigen mit Codein und Dihydrocodein. Dtsch. Ärztebl. 94: B-280.

BfArM (2001): Die wichtigsten Änderungen der 10. BtMÄndV auf einen Blick. http://www.bfarm.de/de_ver/betaeubungsm/btmg. htm#13.

Boman G., Bäcker U., Larsson S., Melander B., Wåhlander L. (1983): Oral acetylcystein reduces exacerbation rate in chronic bronchitis. Report of a trial organized by the Swedish Society for Pulmonary Diseases. Eur. J. Respir. Dis. 64: 405–415.

British Thoracic Society Research Committee (1985): Oral N-acetylcysteine and exacerbation rates in patients with chronic bronchitis and severe airways obstruction. Thorax 40: 832–835.

Bundesgesetzblatt (1998): 10. BtmÄndV, 23.1.1998.

Bundesgesundheitsamt (1981): Monographieentwürfe für anthroposophische und phytotherapeutische Arzneimittel. Dtsch. Apoth. Ztg. 52: 2910–2913.

Bundesgesundheitsamt (1993a): Aufbereitungsmonographie für Ambroxol. Bundesanzeiger Nr. 30 vom 13.2.1993.

Bundesgesundheitsamt (1993b): Aufbereitungsmonographie für Bromhexin. Bundesanzeiger Nr. 29 vom 12.2.1993.

Bundesgesundheitsamt (1994): Aufbereitungsmonographie für Acetylcystein. Bundesanzeiger Nr. 93 vom 19.5.1994.

Cegla U.H. (1988): Langzeittherapie über 2 Jahre mit Ambroxol (Mucosolvan) Retardkapseln bei Patienten mit chronischer Bronchitis. Ergebnisse einer Doppelblindstudie an 180 Patienten. Prax. Klin. Pneumol. 42: 715-721.

Cotgreave I.A., Eklund A., Larsson K., Moldéus P.W. (1987): No penetration of orally administered N-acetylcysteine into bronchoalveolar lavage fluid. Eur. J. Respir. Dis. 70: 73-77.

Domenighetti G., Suter P.M., Schaller M.D., Ritz R., Perret C. (1997): Treatment with N-acetylcystein during acute respiratory distress syndrome: a randomised, double-blind, placebo-controlled clinical study. J. Crit. Care 12: 177-182.

Düchtel-Brühl Ä. (1976): Ergebnisse der Behandlung spastischer Bronchitiden im Kindesalter mit Prospan. Med. Welt 27: 481.

Ericsson C.H., Juhász J., Jönsson E, Mossberg B. (1986): Ambroxol therapy in simple chronic bronchitis: effects on subjective symptoms and ventilatory function. Eur. J. Respir. Dis. 69: 248-255.

Ericsson C.H., Juhász J., Mossberg B., Philipson K., Svartengren M., Camner P. (1987): Influence of ambroxol on tracheobronchial clearance in simple chronic bronchitis. Eur. J. Respir. Dis. 70: 163–170.

Global Initiative for Chronic Obstructive Lung Disease (GOLD 2001) (2001): http://www.goldcopd.com/workshop/html.

Grandjean E.M., Berthet P.H., Ruffmann R., Leuenberger P.H. (2000): Efficacy of oral long-term N-acetylcysteine in chronic bronchopulmonary disease: a meta-analysis of published double-blind, placebo-controlled clinical trials. Clin. Ther. 22: 209–221.

17

302   Björn Lemmer

Gulyas A., Lämmlein M.M. (1992): Zur Behandlung von Kindern mit chronisch-obstruktiver Bronchitis. Prospan-Kindersaft, ein altbewährtes Produkt in neuer Darreichungsform – Ergebnisse einer klinischen Prüfung. Sozialpädiatrie 14: 632–634.

Gulyas A., Repges R., Dethlefsen U. (1997): Konsequente Therapie chronisch-obstruktiver Atemwegserkrankungen bei Kindern. Atemw.-Lungenkrkh. 23: 291–294.

Guyatt G.H., Townsend M., Kazim F., Newhouse M.T. (1987): A controlled trial of ambroxol in chronic bronchitis. Chest 92: 618–620.

Honig, E.G., Ingram R.H. (2001): Chronic bronchitis, emphysema, and airways obstruction. In: Braunwald E. et al. (eds.): Harrison's principles of internal medicine. 15th ed., McGraw-Hill, New York, pp. 1491–1499.

Imhof E., Russi E., Perruchoud A.P. (1988): Pharmakotherapie des Hustens. Schweiz. Med. Wochenschr. 118: 1067–1072.

Jackson I.M., Barnes J., Cooksey P. (1984): Efficacy and tolerability of oral acetylcysteine (Fabrol®) in chronic bronchitis: a double-blind placebo controlled study. J. Int. Med. Res. 12: 198–206.

Konrad F., Schoenberg M.H., Wiedmann H., Kilian J., Georgieff M. (1995): Applikationen von Acetylcystein als Antioxidans und Mukolytikum bei mechanischer Ventilation von Intensivpflegepatienten. Eine prospektive, randomisierte Placebo-kontrollierte Doppelblindstudie. Anaesthesist 44: 651–658.

Kurz H. (1986): Expektorantien und Antitussiva. Dtsch. Apoth. Ztg. 126: 1024–1029.

Lässig W., Generlich H., Heydolph F., Paditz E. (1996): Wirksamkeit und Verträglichkeit efeuhaltiger Hustenmittel. TW Pädiatrie 9: 489–491.

Lemmer B. (2000): Antitussiva und Expektorantien. In: Schwabe U., Paffrath D. (Hrsg.): Arzneiverordnungs-Report 2000, Springer-Verlag, Berlin Heidelberg, S. 234–256.

Lemmer B., Wettengel R. (2001): Erkrankungen der Atemwege. In: Lemmer B., Brune K. (Hrsg.): Pharmakotherapie – Klinische Pharmakologie. 11. Aufl., Urban & Fischer Verlag, München, S. 313–329.

Lüllmann H., Mohr K., u. Mitarbeit Wehling M. (1999): Pharmakologie und Toxikologie. 14. Auflage, Thieme Verlag, Stuttgart New York, S. 267.

Lurie A., Mestiri M., Strauch G., Marsac J. (1995): Drugs acting on mucociliary transport and surface tension. In: Munson P.L., Mueller R.A., Breese G.R. (eds.): Principles of Pharmacology, Chapman & Hall, New York, pp. 621–627.

Mansfeld H.-J., Höhre H., Repges R., Dethlefsen U. (1998): Therapie des Asthma bronchiale mit Efeublätter-Trockenextrakt. Münch. med. Wschr. 140: 26–30.

Matthys H., de Mey C., Carls C., Rys A., Geib A., Wittig T. (2000): Efficacy and tolerability of myrtol standardized in acute bronchitis. Arzneim.-Forsch./Drug Res. 50: 700–711.

Meister R., Wittig T., Beuscher N., de Mey C. and Study Group Investigators (1999): Efficacy and tolerability of Myrtol standardized in long-term treatment of chronic bronchitis. Arzneim.-Forsch. 49: 351–358.

Multicenter Study Group (1980): Long-term oral acetylcysteine in chronic bronchitis. A double-blind controlled study. Eur. J. Respir. Dis. 61: 93–108.

Mutschler E., Geisslinger G., Kroemer H.K., Schäfer-Korting M. (2001): Arzneimittelwirkungen, 8. Aufl., Wissenschaftliche Verlagsgesellschaft Stuttgart, S. 618–619.

Olivieri D., Zavattini G., Tomasini G. (1987): Ambroxol for the prevention of chronic bronchitis exacerbations: long-term multicenter trial. Respiration 51: Suppl.1, 42–51.

Olsson B., Johansson M., Gabrielsson J., Bolme P. (1988): Pharmacokinetics and bioavailability of reduced and oxidized N-acetylcysteine. Eur. J. Clin. Pharmacol. 34: 77–82.

Parfitt K. (ed.) (1999): Martindale: The complete drug reference. 32nd ed. Pharmaceutical Press, London, pp. 1052–1055, 1574, 1557, 1600.

Parr G.D., Huitson A. (1987): Oral fabrol (oral N-acetylcysteine) in chronic bronchitis. Br. J. Dis. Chest 81: 341–349.

Poole P.J., Black P.N. (2002): Mucolytic agents for chronic bronchitis (Cochrane Review). In: The Cochrane Library, Issue 1, Oxford: Update Software.

Poole P.J., Black P.N. (2001): Oral mucolytic drugs for exacerbations of chronic obstructive pulmonary disease: systematic review. Brit. Med. J. 322: 1271–1276.

Rasmussen J.B., Glennow C. (1988): Reduction in days of illness after long-term treatment with N-acetylcysteine controlled-release tablets in patients with chronic bronchitis. Eur. Respir. J. 1: 351–355.

Schmidt G., Brune K. (1997): Rheumatische Erkrankungen. In: Fülgraff G., Palm D. (Hrsg.): Pharmakotherapie – Klinische Pharmakologie. 10. Auflage, Gustav Fischer Verlag Stuttgart, S. 336–351.

Schneider W. (2001): Beurteilung kontrollierter klinischer Studien mit Prospan im Arzneiverordnungs-Report. Persönlicher Brief, 29.5.2001.

Serafin W.E. (1996): Drugs used in the treatment of asthma. In: Goodman & Gilman's The Pharmacological basis of therapeutics. 9th ed., McGraw-Hill, New York, pp 659–682.

Zimmermann Th., Seiberling M., Thomann P., Karabelnik D. (1995): Untersuchungen zur relativen Bioverfügbarkeit und zur Pharmakokinetik von Myrtol standardisiert. Arzneim. Forsch. 45: 1198–1201.

17

18. Betarezeptorenblocker

AUF EINEN BLICK

Verordnungsprofil
Betarezeptorenblocker spielen eine wichtige Rolle bei der Behandlung kardiovaskulärer Erkrankungen. Hauptindikationen sind arterielle Hypertonie, koronare Herzkrankheit, tachykarde Herzrhythmusstörungen und chronische Herzinsuffizienz. Wichtigste Gruppe sind die β_1-selektiven Betarezeptorenblocker.

Trend
Die Verordnungen der β_1-selektiven Betarezeptorenblocker haben sich in den
letzten 10 Jahren mehr als verdoppelt. Nichtselektive und intrinsisch aktive
Wirkstoffe sind dagegen seit mehreren Jahren rückläufig.

Kosten
Trotz eines hohen Generikaanteils bestehen Wirtschaftlichkeitsreserven, wenn
teure Analogpräparate durch Generika substituiert werden.

Betarezeptorenblocker hemmen die Funktion des sympathischen
Nervensystems in allen Organen, die mit adrenergen Betarezeptoren
ausgestattet sind. Dazu gehören insbesondere das Herz, die Nieren
und die glatte Muskulatur von Bronchien und Muskelgefäßen.
Therapeutisch bedeutsam ist die Senkung der Herzfrequenz, des kardialen Sauerstoffverbrauchs, der Reninausschüttung aus der Niere
und die Erniedrigung des Augeninnendrucks (vgl. Kapitel 40). Nachteilig kann sich die Betarezeptorenblockade auf die Herzkraft, die
kardiale Erregungsleitung, die Bronchialfunktion (Gefahr des Bron-
chospasmus) und die Gefäßmuskulatur (Durchblutungsstörungen)
auswirken.

In den einzelnen Organen kommen vor allem zwei Typen von Betarezeptoren vor, die durch Betarezeptorenblocker unterschiedlich beeinflußt werden können. Herz und Nieren enthalten überwiegend Beta$_1$-Rezeptoren, Bronchien und Gefäße überwiegend Beta$_2$-Rezeptoren. Betarezeptorenblocker werden daher nach ihrer unterschiedlichen Wirkung auf die Rezeptorsubtypen folgendermaßen eingeteilt:

- nichtselektive Betarezeptorenblocker,
- beta$_1$-selektive Betarezeptorenblocker,
- Betarezeptorenblocker mit intrinsischer sympathomimetischer Aktivität (ISA),
- Alpha- und Betarezeptorenblocker.

Die nichtselektiven Blocker hemmen die Betarezeptoren in allen Organen. Beta$_1$-selektive Blocker wirken bevorzugt auf die Beta$_1$-Rezeptoren von Herz und Niere, führen weniger leicht zu einer Verlängerung Insulin-bedingter hypoglykämischer Perioden und zu einer Verringerung der Muskeldurchblutung und erzeugen erst in höheren Dosierungen die therapeutisch nicht erwünschte Blockade der Beta$_2$-Rezeptoren in Bronchien und Gefäßen. Die Beta$_1$-Selektivität ist also nur relativ und erfordert daher, daß die üblichen Kontraindikationen für Betarezeptorenblocker weiterhin zu beachten sind. Betarezeptorenblocker mit intrinsischer sympathomimetischer Aktivität (ISA; identisch mit partial-agonistischer Aktivität, PAA) führen in Ruhe zu einer geringeren Abnahme der Herzfrequenz und sollen initial einen geringeren Anstieg von Gefäß- und Bronchialwiderstand bewirken (Palm 1987). Sie haben aber aufgrund der ISA eine geringere maximale Wirkungsstärke, so daß ihre Wirksamkeit bei Angina pectoris und in der Sekundärprophylaxe nach abgelaufenem Myokardinfarkt derjenigen anderer Betarezeptorenblocker unterlegen ist (Frishman et al. 1979, Quyyumi et al. 1984). Betarezeptorenblocker mit ISA sollten heute in der Kardiologie bei koronarer Herzerkrankung, Herzinsuffizienz und Angina pectoris nicht mehr verwendet werden. Während der Langzeitbehandlung mit nichtselektiven Betarezeptorenblockern wurde ein Anstieg der LDL- und eine Senkung der HDL-Cholesterol-Konzentrationen im Serum beobachtet.

Bei der Behandlung der Hypertonie kommt den subtypenspezifischen Unterschieden bei den Betarezeptorenblockern zunehmend eine Bedeutung für den Einsatz bei Patienten mit zusätzlichen Risiken zu (Deutsche Hochdruckliga 2000, WHO-ISH Guidelines Subcommittee 1999). Beim akuten Herzinfarkt vermindert die frühzeitige intravenöse Applikation von Metoprolol und Atenolol die Mortalität um etwa 10% (Hoffman und Lefkowitz 1996). Die Inzidenz von Reinfarkten (sekundäre Prävention) und plötzlichem Herztod nach Myokardinfarkt kann durch Betarezeptorenblocker vermindert werden, die Prävention des plötzlichen Herztodes ist bisher nur für lipophile Betarezeptorenblocker nachgewiesen (Schrör und Kelm 2001). Seit 1974 wurden 15 größere randomisierte und kontrollierte Studien mit zehn verschiedenen Betarezeptorenblockern durchgeführt, die eine Verminderung der Mortalität um etwa 20–30% zeigten (Frishman 1996). Auch bei chronischer Herzinsuffizienz ist die erfolgreiche Anwendung der Betarezeptorenblockade mit einer Verlängerung der Überlebenszeit gesichert, wie Ergebnisse mit dem nicht-selektiven Carvedilol (Packer et al. 2001), einer Molekularverbindung aus Beta- und Alpha-Rezeptorenblocker, und Studien mit den $beta_1$-selektiven Betarezeptorenblockern Bisoprolol (CIBIS II Study 1999) und Metoprolol (MERIT-HF Study 1999) zeigten (s. Eschenhagen und Scholz 2001).

Propranolol und Nadolol sind wirksam in der Prävention von Ösophagus-Varizenblutungen und der Verminderung der Mortalität bei gastrointestinalen Blutungen aufgrund einer Leberzirrhose (Poynard et al. 1991). Bei der Hypertonie sind die $beta_1$-selektiven Rezeptorenblocker zu bevorzugen (Kilbinger und Rahn 2001, Schrör und Kelm 2001, Deutsche Hochdruckliga 2000).

Verordnungsspektrum

Im Jahr 2001 waren 59 Betarezeptorenblockerpräparate unter den 2500 verordnungshäufigsten Arzneimitteln zu finden (Tabelle 18.1), sieben Präparate kamen neu hinzu, während 3 nicht mehr in dieser Liste enthalten sind. Es handelt sich ausschließlich um Monopräparate, denn die Kombinationspräparate sind bei den Antihypertonika aufgeführt (vgl. Kapitel 13). Als Wirkstoffe sind elf verschiedene Betarezeptorenblocker enthalten. Damit wurde nur etwas mehr als die Hälfte der 19 verschiedenen Betarezeptorenblocker, die 2001 in der Bundesrepublik für kardiovaskuläre Indikationen im Handel waren, auch tatsächlich häufig therapeutisch angewendet. Fünfzehn weitere Präparate mit fünf verschiedenen Betarezeptorenblockern werden zur Behandlung des Glaukoms eingesetzt (vgl. Kapitel 40).

Betarezeptorenblocker wurden im Jahr 2001 mit einer Zunahme von +11,6% wesentlich häufiger verordnet, der Umsatz nahm in glei-

Betarezeptorenblocker 307

Tabelle 18.1: Verordnungen von Betarezeptorenblockern 2001. Angegeben sind die verordnungshäufigsten Präparate mit Verordnungsrang, Verordnungen und Umsatz 2001 im Vergleich zu 2000.

Rang	Präparat	Verordnungen in Tsd.	Änd. %	Umsatz Mio. €	Änd. %
5	Beloc	3901,2	+13,0	148,1	+13,6
57	Metoprolol-ratiopharm	1447,2	+13,9	24,8	+3,6
64	Concor	1342,1	+19,9	36,4	+13,3
103	Bisoprolol-ratiopharm	1048,5	+28,9	24,4	+13,1
119	Dilatrend	950,8	+22,6	63,0	+20,5
140	Metohexal	865,5	+26,2	15,4	+20,4
199	Nebilet	704,2	+28,6	44,7	+32,3
205	Sotahexal	697,9	+2,0	17,3	+3,4
247	Obsidan	602,3	−7,1	9,4	−7,3
304	Sotalex	519,4	−13,9	17,9	−12,8
321	Atenolol-ratiopharm	505,5	−3,9	7,9	−2,8
332	Querto	493,4	+12,8	34,1	+12,4
359	Cordanum	467,8	−10,2	11,1	−8,1
377	Azumetop	450,3	+1,1	9,4	−9,8
420	Sotalol-ratiopharm	413,5	+7,1	10,3	+6,4
482	Bisobloc	367,9	+19,5	8,8	+7,1
487	Dociton	364,9	−7,0	5,0	−9,7
496	bisoprolol von ct	358,6	+16,7	8,2	+10,1
524	Meto Tablinen	343,2	+17,1	7,0	+18,9
539	Bisomerck	330,7	+25,4	7,5	+11,1
589	Meprolol	303,9	+18,4	5,8	+18,8
624	Atehexal	289,2	+1,9	4,5	+3,5
641	Tenormin	282,8	−9,0	5,6	−8,8
685	Bisoprolol Stada	265,8	+32,6	6,1	+19,4
700	Metoprolol Stada	258,7	+7,2	4,8	+6,7
706	Metobeta	256,3	+22,5	4,3	+32,3
735	Blocotenol	242,8	−8,5	4,6	−4,9
743	Metoprolol AL	240,3	+26,3	2,6	−9,6
774	Kerlone	227,6	−6,4	8,9	−4,7
803	Propra-ratiopharm	216,7	+3,8	2,9	+3,9
814	Selectol	213,6	−16,0	8,1	−14,6
815	Metoprolol Heumann	213,5	+3,8	4,8	+8,4
829	Bisoprolol Heumann	208,1	+30,1	4,6	+18,2
865	Metoprolol von ct	200,1	+7,8	3,3	−3,1
893	Biso-Puren	194,7	+2,2	4,6	−5,7
1060	Biso-Hexal	159,5	+417,8	3,5	+433,3
1298	Celipro Lich	125,3	+12,1	3,9	+15,3
1420	Sotabeta	112,7	−1,8	2,4	−2,8
1458	Atenolol AL	109,3	+5,7	1,7	+8,3
1477	Atenolol-Heumann	107,8	−14,2	2,0	−12,1
1547	Atenolol Stada	100,9	+2,9	1,9	+2,9
1558	Metodura/ -Z	99,9	+10,6	1,7	+17,7
1632	atenolol von ct	93,9	+1,0	1,4	+1,0
1642	Metoprolol-1A Pharma	93,2	+58,0	1,0	+10,0

Tabelle 18.1: Verordnungen von Betarezeptorenblockern 2001. Angegeben sind die verordnungshäufigsten Präparate mit Verordnungsrang, Verordnungen und Umsatz 2001 im Vergleich zu 2000 (Fortsetzung).

Rang	Präparat	Verordnungen in Tsd.	Änd. %	Umsatz Mio. €	Änd. %
1807	sotalol von ct	81,4	+14,0	1,9	+10,7
1884	Juvental	75,9	+9,5	1,4	+11,0
1935	Bisobeta	72,9	+958,3	1,6	(>1000)
2100	Atebeta	64,2	−9,3	0,9	−12,2
2176	Meto AbZ	60,8	+32,9	0,5	−19,1
2186	Sotalol AL	60,3	+23,4	1,2	+32,0
2272	Lopresor	56,0	−5,0	1,7	+0,0
2292	Meto-Isis/ -NT	55,3	+20,6	1,1	+21,2
2295	Rentibloc	55,2	−11,5	1,4	−14,0
2335	Meto-Hennig	53,7	+277,9	0,9	+294,0
2352	Corsotalol	52,9	−5,5	1,7	−3,8
2354	Biso Lich	52,9	(>1000)	1,2	(>1000)
2400	Visken	50,9	−18,8	1,6	−14,7
2477	Meto-BASF	47,8	−6,7	0,8	+3,4
2484	Cuxanorm	47,6	−13,3	0,7	−7,6
Summe		**21679,3**	**+11,6**	**624,5**	**+10,6**
Anteil an der Indikationsgruppe		42,0%		39,5%	
Gesamte Indikationsgruppe		51670,9	+7,7	1580,1	+9,5

chem Maße zu (Tabelle 18.1). Das Verordnungsvolumen nach definierten Tagesdosen (DDD) stieg wie in den Vorjahren erneut an (Abbildung 18.1).

Beta₁-selektive Rezeptorenblocker

Die beta₁-selektiven Substanzen stellen seit vielen Jahren die therapeutisch bedeutsamste Gruppe unter den Betarezeptorenblockern dar (Abbildung 18.1). Seit 1992 haben sich die Verordnungen nach DDD mehr als verdoppelt. Auch 2001 war erneut eine starke Zunahme der Verordnungen festzustellen. Auf diese Gruppe entfallen nun bereits über 80% aller Verordnungen der Betarezeptorenblocker (Abbildung 18.1).

Führender Wirkstoff der β_1-selektiven Rezeptorenblocker ist Metoprolol mit mehr als der Hälfte des DDD-Volumens. Das am häufigsten verordnete Metoprololpräparat ist seit Jahren *Beloc*, auf das aber jetzt

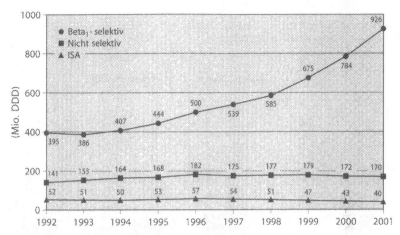

Abbildung 18.1: Verordnungen von Betarezeptorenblockern 1992 bis 2001. Gesamt-verordnungen nach definierten Tagesdosen

– trotz einer Zunahme der Verordnungen – nur noch 36,7% (2000: 39%) der Metoprololverordnungen entfielen (Tabelle 18.2). Insgesamt sind 18 Metoprololpräparate unter den verordnungshäufigsten vertreten, drei mehr als im Vorjahr. An zweiter Stelle folgt Bisoprolol, das sich durch eine besonders hohe $Beta_1$-Selektivität auszeichnet und einen starken DDD-Zuwachs zu verzeichnen hatte (Tabelle 18.2). An dritter Stelle steht Atenolol mit weiter leicht rückläufigem Verordnungsvolumen, so daß nur noch 12% der verordneten DDD auf die Gruppe der Atenololpräparate entfällt (Vorjahr 15%) (Tabelle 18.2).

Als weitere β_1-selektive Betarezeptorenblocker sind noch Talinolol (*Cordanum*), Betaxolol (*Kerlone*) und Nebivolol (*Nebilet*) unter den verschreibungshäufigsten Arzneimitteln vertreten. Nebivolol ist ein langwirkender β_1-selektiver Betarezeptorenblocker mit zusätzlichen vasodilatierenden Eigenschaften, die auf einer endothelabhängigen NO-Freisetzung beruhen (Van Nueten et al. 1998).

Nichtselektive Betarezeptorenblocker

In der Gruppe der nichtselektiven Betarezeptorenblocker nahmen die Verordnungen der Propranololpräparate wie bereits in den vier Vorjahren weiter ab. Unter den acht Sotalolpräparaten wurde das Origi-

310   Björn Lemmer

Tabelle 18.2: Verordnungen von Beta$_1$-selektiven Betarezeptorenblockern 2001. Angegeben sind die 2001 verordneten Tagesdosen, die Änderungen gegenüber 2000 und die mittleren Kosten je DDD 2001.

Präparat	Bestandteile	DDD in Mio.	Änderung in %	DDD-Kosten in €
Metoprolol				
Beloc	Metoprolol	167,2	(+14,0)	0,89
Metoprolol-ratiopharm	Metoprolol	80,4	(+24,3)	0,31
Metohexal	Metoprolol	43,8	(+32,7)	0,35
Azumetop	Metoprolol	34,6	(+9,8)	0,27
Meto Tablinen	Metoprolol	23,2	(+33,8)	0,30
Meprolol	Metoprolol	20,7	(+26,2)	0,28
Metobeta	Metoprolol	13,7	(+29,7)	0,31
Metoprolol AL	Metoprolol	12,6	(+31,7)	0,20
Metoprolol Heumann	Metoprolol	12,2	(+13,4)	0,39
Metoprolol Stada	Metoprolol	12,0	(+6,7)	0,40
Metoprolol von ct	Metoprolol	10,5	(+14,1)	0,32
Metodura/ -Z	Metoprolol	5,3	(+22,2)	0,31
Metoprolol-1A Pharma	Metoprolol	5,0	(+67,7)	0,20
Meto-Hennig	Metoprolol	3,4	(+299,3)	0,27
Meto-Isis/ -NT	Metoprolol	3,0	(+22,7)	0,36
Meto-BASF	Metoprolol	2,7	(+9,1)	0,31
Lopresor	Metoprolol	2,5	(+2,9)	0,69
Meto AbZ	Metoprolol	2,4	(+25,7)	0,22
		455,3	(+20,3)	0,52
Atenolol				
Atenolol-ratiopharm	Atenolol	28,9	(−2,8)	0,28
Atehexal	Atenolol	16,5	(+5,1)	0,27
Tenormin	Atenolol	15,3	(−8,7)	0,36
Blocotenol	Atenolol	12,5	(−4,1)	0,37
Atenolol AL	Atenolol	6,5	(+6,3)	0,26
Atenolol-Heumann	Atenolol	5,7	(−12,5)	0,35
Atenolol Stada	Atenolol	5,2	(+3,0)	0,36
atenolol von ct	Atenolol	5,2	(+1,0)	0,27
Juvental	Atenolol	4,0	(+12,3)	0,35
Atebeta	Atenolol	3,5	(−14,2)	0,27
Cuxanorm	Atenolol	2,6	(−14,0)	0,28
		105,8	(−2,6)	0,31
Bisoprolol				
Concor	Bisoprolol	59,0	(+11,1)	0,62
Bisoprolol-ratiopharm	Bisoprolol	56,5	(+29,3)	0,43
Bisobloc	Bisoprolol	20,7	(+24,2)	0,43
bisoprolol von ct	Bisoprolol	19,0	(+24,9)	0,43
Bisomerck	Bisoprolol	17,1	(+28,9)	0,44
Bisoprolol Stada	Bisoprolol	13,5	(+31,0)	0,45
Biso-Puren	Bisoprolol	10,6	(+6,3)	0,43
Bisoprolol Heumann	Bisoprolol	10,4	(+31,2)	0,44
Biso-Hexal	Bisoprolol	8,2	(+462,3)	0,43

8

Tabelle 18.2: Verordnungen von Beta$_1$-selektiven Betarezeptorenblockern 2001. Angegeben sind die 2001 verordneten Tagesdosen, die Änderungen gegenüber 2000 und die mittleren Kosten je DDD 2001 (Fortsetzung).

Präparat	Bestandteile	DDD in Mio.	Änderung in %	DDD-Kosten in €
Bisobeta	Bisoprolol	3,7	(> 1000)	0,42
Biso Lich	Bisoprolol	2,8	(> 1000)	0,43
		221,4	(+28,7)	0,48
Weitere Wirkstoffe				
Nebilet	Nebivolol	54,9	(+32,7)	0,81
Cordanum	Talinolol	30,6	(–7,3)	0,36
Kerlone	Betaxolol	17,3	(–4,2)	0,51
		102,8	(+11,2)	0,63
Summe		885,4	(+17,8)	0,50

nalpräparat *Sotalex* wiederum weniger verordnet (–12,2%), so daß es jetzt deutlich hinter das Generikum *Sotahexal* zurückgefallen ist (Tabelle 18.3). Sotalol, bedingt durch seine besondere chemische Struktur, verfügt über zusätzliche Eigenschaften eines Klasse-III-Antiarrhythmikums (Ijzerman und Soudijn 1989).

Betarezeptorenblocker mit intrinsischer Aktivität (ISA)

In dieser Gruppe sind drei Präparate vertreten, ihre Verordnung war 2001 erneut uneinheitlich (Tabelle 18.3). *Selectol* und *Celipro Lich* enthalten den Betarezeptorenblocker Celiprolol, einen beta$_1$-selektiven Antagonisten mit gering beta$_2$-selektiv agonistischer und vasodilatierender Wirkungsqualität. Insgesamt entfallen nur noch knapp 4% aller Verordnungen von Betarezeptorenblockern auf Präparate mit intrinsischer Aktivität.

Alpha- und Betarezeptorenblocker

Die beiden Carvedilolpräparate (*Dilatrend, Querto*) nahmen auch im Jahr 2001 in den Verordnungen wiederum deutlich zu (Tabelle 18.3). Carvedilol ist ein nichtselektiver, relativ lipophiler Betarezeptoren-

312   Björn Lemmer

Tabelle 18.3: Verordnungen von nichtselektiven Betarezeptorenblockern Angegeben sind die 2001 verordneten Tagesdosen, die Änderungen gegenüber 2000 und die mittleren Kosten je DDD 2001.

Präparat	Bestandteile	DDD in Mio.	Änderung in %	DDD-Kosten in €
Sotalol				
Sotahexal	Sotalol	41,3	(+3,6)	0,42
Sotalex	Sotalol	31,5	(−12,2)	0,57
Sotalol-ratiopharm	Sotalol	25,4	(+5,8)	0,41
Sotabeta	Sotalol	6,7	(−4,4)	0,36
sotalol von ct	Sotalol	4,6	(+7,6)	0,42
Sotalol AL	Sotalol	3,8	(+34,8)	0,33
Corsotalol	Sotalol	3,5	(−3,0)	0,47
Rentibloc	Sotalol	2,8	(−16,4)	0,52
		119,5	(−1,0)	0,45
Propranolol				
Obsidan	Propranolol	13,2	(−7,6)	0,71
Dociton	Propranolol	6,5	(−11,6)	0,77
Propra-ratiopharm	Propranolol	2,8	(+2,1)	1,03
		22,5	(−7,7)	0,77
Intrinsische Aktivität				
Selectol	Celiprolol	19,6	(−14,4)	0,41
Celipro Lich	Celiprolol	11,1	(+15,9)	0,35
Visken	Pindolol	1,7	(−14,3)	0,91
		32,5	(−6,0)	0,42
Alpha- und Betarezeptorenblocker				
Dilatrend	Carvedilol	38,1	(+19,3)	1,65
Querto	Carvedilol	21,3	(+9,4)	1,60
		59,4	(+15,6)	1,63
Summe		233,9	(+1,2)	0,78

8 blocker mit vasodilatierenden Eigenschaften aufgrund einer zusätzlichen alphablockierenden Wirkung. Unter klinischen Bedingungen überwiegt die Betarezeptorenblockade. Die Substanz wurde zunächst als Antihypertonikum entwickelt. Nach erfolgreichen Studien bei schwerer Herzinsuffizienz mit dem Nachweis der Verminderung der Mortalität (Packer et al. 2001) ist Carvedilol auch für diese Indikation zugelassen worden (s. Eschenhagen und Scholz 2001).

Wirtschaftliche Aspekte

Die Generika der Betarezeptorenblocker spielen im Verordnungsvolumen eine zunehmende Rolle. Auf die Nachfolgepräparate entfallen inzwischen bei den meisten Wirkstoffen mehr als die Hälfte der verordneten Tagesdosen (Tabellen 18.2, 18.3). Der Preisvergleich bei den Metoprololpräparaten zeigt, daß die Unterschiede in den Tageskosten mit 0,20 Euro bis 0,89 Euro am größten sind. Die Spanne bei den Atenololpräparaten liegt zwischen 0,26 Euro und 0,37 Euro, während bei den Bisoprolol, Sotalol und Propranolol enthaltenden Präparaten die Unterschiede geringer sind (Tabelle 18.2). Weitaus am teuersten sind die Tageskosten bei den Carvedilolpräparaten mit im Mittel 1,63 Euro, gefolgt von den Propranololpräparaten mit im Mittel 0,77 Euro. Durch die verstärkte Verordnung von Generika sind 2001 die durchschnittlichen Tagestherapiekosten der β_1-selektiven Präparate auf 0,50 Euro (2000: 0,53 €) zurückgegangen.

Trotz eines hohen Generikaanteils bei Metoprolol (63%), Bisoprolol (73%) und Atenolol (86%) bestehen weiterhin erhebliche Wirtschaftlichkeitsreserven. Da außer bei der Herzinsuffizienz alle anderen Indikationsziele (Herzrhythmusstörungen, Angina pectoris, Hypertonie, Sekundärprophylaxe nach Myokardinfarkt, Mitralklappenprolaps etc.) durch alle Betarezeptorenblocker ohne ISA erreicht werden können, könnten im Prinzip teure Analogpräparate durch preisgünstige Atenolol- bzw. Metoprololgenerika ersetzt werden.

Literatur

CIBIS II Study (1999): The cardiac insufficiency bisoprolol study II (CIBIS II): a randomised trial. Lancet 353: 9–13.

Deutsche Liga zur Bekämpfung des hohen Blutdrucks/Deutsche Hypertonie Gesellschaft (2000): Empfehlungen zur Hochdruckbehandlung. http://www.paritaet.org/hochdruckliga.

Eschenhagen T., Scholz H. (2001): Herzinsuffizienz. In: Lemmer B., Brune K. (Hrsg.): Pharmakotherapie – Klinische Pharmakologie, 11. Auflage, Urban & Fischer Verlag, München Jena, S. 222–239.

Frishman W.H. (1996): Secondary prevention of myocardial infarction: the roles of β-adrenergic blockers, calcium-channel blockers, angiotensin converting enzyme inhibitors, and aspirin. In: Willich S.N, Muller J.E. (eds.). Triggering of acute coronary syndromes. Kluwer Academic Publishers, Dordrecht, Boston, London, pp. 367–394.

314   Björn Lemmer

Frishman W.H., Kostis J., Strom J., Hossler M., Ekayam U. et al. (1979): Clinical pharmacology of the new beta-adrenergic blocking drugs. Part 6: A comparison of
pindolol and propranolol in the treatment of patients with angina pectoris. The
role of intrinsic sympathomimetic activity. Am. Heart J. 98: 526-535.

Hoffman B. B., Lefkowitz R.J. (1996): Catecholamines, sympathomimetic drugs, and
adrenergic receptor antagonists. In: Hardman J.G., Limbird L.E., Molinoff P. B.,
Ruddon R.W., Goodman Gilman A. (eds.): Goodman & Gilman's The Pharmacological Basis of Therapeutics. McGraw-Hill, New York, 9th ed., pp. 232-248.

Ijzerman A.P., Soudijn W. (1989): The antiarrhythmic properties of β-adrenoceptor
antagonists. Trends Pharmacol. Sci. 10: 31-36.

Kilbinger H., Rahn K.-H. (2001): Hypertonie. In: Lemmer B., Brune K. (Hrsg.): Pharmakotherapie - Klinische Pharmakologie, 11. Auflage, Urban & Fischer Verlag,
München Jena, S. 195-210.

MERIT-HF Study (1999): Effect of metoprolol CR/XL in chronic heart failure: Metoprolol CR/XL randomised intervention trial in congestive heart failure. Lancet
353: 2001-2007.

Packer M., Coats, A.J.S., Fowler, M. B., Katus, H.A. et al. (2001): Effect of carvedilol on
survival in severe chronic heart failure. N. Engl. J. Med. 344: 1651-1658.

Palm D. (1987): Wie viele Beta-Rezeptoren-Blocker braucht der Arzt? Klin.
Wochenschr. 65: 289-295.

Poynard T., Calès P., Pasta L., Ideo G., Pascal J.-P. et al. and the Franco-Italian Multicenter Study Group (1991): Beta-adrenergic-antagonist drugs in the prevention
of gastrointestinal bleeding in patients with cirrhosis and esophageal varices. N.
Engl. J. Med. 324:1532-1538.

Quyyumi A.A., Wright C., Mockus L., Fox K.M. (1984): Effect of partial agonist activity in β-blockers in severe angina pectoris: A double blind comparison of pindolol and atenolol. Brit. Med. J. 289: 951-953.

Schrör K., Kelm M. (2001): Koronare Herzkrankheit. In: Lemmer B., Brune K.
(Hrsg.): Pharmakotherapie - Klinische Pharmakologie, 11. Auflage, Urban &
Fischer Verlag, München Jena, S. 240-255.

Van Nueten L., Taylor F.R., Robertson J.I. (1998): Nebivolol vs. atenolol and placebo
in essential hypertension: a double-blind randomised trial. J. Hum. Hypertens.
12: 135-140.

WHO-ISH Guidelines Subcommittee (1999): 1999 World Health Organization -
International Society of Hypertension Guidelines for the Management of
Hypertension. J. Hypertens. 17: 151-183.

8

19. Bronchospasmolytika und Antiasthmatika

Björn Lemmer

AUF EINEN BLICK

Verordnungsprofil
Kurzwirksame Betasympathomimetika bilden traditionell die größte Arzneimittelgruppe in der Asthmatherapie. Ihre Domäne ist die inhalative Akutbehandlung des Asthmaanfalls.

Trend
Auffälligerweise sind ihre Verordnungen seit vielen Jahren rückläufig. Hauptgrund ist offenbar die verbesserte Langzeittherapie mit inhalativen Glucocorticoiden und langwirkenden Betasympathomimetika. Auch die Anwendung der
oralen Theophyllinmedikation geht kontinuierlich zurück. Zunehmend eingesetzt werden dagegen inhalative Anticholinergika, die sich insbesondere bei
der chronisch-obstruktiven Atemwegskrankheit bewähren.

Bronchospasmolytika werden zur Behandlung des Asthma bronchiale
und der chronisch-obstruktiven Atemwegskrankheit (COPD) eingesetzt. Bei beiden Erkrankungen ist es das Ziel, die Bronchialobstruk-
tion, die beim Asthma reversibler ist als bei der COPD, zu beseitigen
und das typische Spätstadium der COPD mit Ateminsuffizienz und
Cor pulmonale so weit wie möglich zu bessern.

Asthma bronchiale ist eine entzündliche Erkrankung der Atemwege
mit bronchialer Hyperreaktivität und variabler Atemwegsobstruktion.
Die Mechanismen, die der bronchialen Übererregbarkeit zugrunde
liegen, sind vielfältig, in ihrer Bedeutung für das Krankheitsgeschehen
aber immer noch nicht eindeutig abgeklärt (National Heart, Lung,
and Blood Institute [EPR-2] 1997). Asthmatische Anfälle pflegen in
70–80% der Fälle vor allem nachts aufzutreten (Smolensky und

D'Alonso 1997). Eine Zunahme der zirkadianen Tag-Nacht-Amplitude der Lungenfunktion ist symptomatisch für den Schweregrad der Erkrankung und daher für die antiasthmatische Stufentherapie von Bedeutung (Wettengel et al. 1998, EPR-2 1997, Arzneimittelkommission 2000). Weltweit scheinen das Asthma bronchiale, sein Schweregrad und die Zahl der Klinikeinweisungen zuzunehmen, die Ursachen dafür sind aber weiterhin unklar (Williams 1989). Grundlage für eine erfolgreiche Arzneitherapie ist in erster Linie die Ausschaltung auslösender Ursachen. Beim Asthma bronchiale gehört dazu die Allergenkarenz. Beim saisonal bedingten Asthma ist in der Beschwerdephase (Mai bis Juli) eine Dauertherapie erforderlich. Beim häufigen endogenen Asthma sind allerdings die Ursachen nicht bekannt.

Die COPD, ein Krankheitsbild mit zunehmend sozioökonomischer Bedeutung, ist gekennzeichnet durch eine progressive, kaum reversible Atemwegsobstruktion bedingt durch eine chronisch obstruktive Bronch(iol)itis oder Emphysem. Bei der COPD ist es erforderlich, daß ein absolutes Rauchverbot eingehalten wird und rezidivierende Atemwegsinfektionen sowie eine berufliche Staubexposition vermieden werden. Überschneidungen zwischen Asthma und COPD sind vorhanden.

Entsprechend einer internationalen Übereinkunft und den Empfehlungen der Deutschen Atemwegsliga basiert das Prinzip der Therapie des Asthma bronchiale auf einem Stufenschema mit einer entzündungshemmenden Dauertherapie und bedarfsorientierter Verwendung von Bronchospasmolytika (EPR-2 1997, Wettengel et al. 1998, Arzneimittelkommission 2000, Lemmer und Wettengel 2001). Gemäß dem Schweregrad der Erkrankung wird ein vierstufiges Behandlungsschema empfohlen, wobei zunehmend einer „step-down"-Therapie der Vorzug gegeben wird, die eine initial hochdosierte Therapie zwecks rascher Rückbildung der Symptome beinhaltet, die dann langsam bis zur niedrigsten Erhaltungsstufe abgebaut wird. Grundsätzlich teilt man die zur Therapie eingesetzten Arzneimittel in zwei Gruppen ein (EPR-2 1997, Wettengel et al. 1998): Zur symptomatischen Akutbehandlung (Bedarfsmedikation, „Reliever") werden als Mittel der Wahl kurz wirksame inhalative $Beta_2$-Sympathomimetika, und Anticholinergika als Alternative bei Unverträglichkeit von $Beta_2$-Sympathomimetika empfohlen. Obwohl der Wirkungseintritt der systemischen Glucocorticoide verzögert ist, werden sie bei Asthmaexazerbationen auch als Reliever eingesetzt. Zur Dauermedikation und Kontrolle des Krankheitsgeschehens werden Medikamente („Controller") wie die antiinflammatorisch wirkenden inhalativen und systemischen Gluco-corticoide, Cromoglicinsäure und Nedocromil sowie lang wirksame Beta$_2$-Sympathomimetika und retardiertes Theophyllin verwendet. Als neues therapeutisches Prinzip stehen auch Leukotrienantago-nisten zur Verfügung, von denen Montelukast (*Singulair*) als erster Vertreter in Deutschland zugelassen wurde.

Kurz wirkende Beta$_2$-Sympathomimetika sollten nicht regelmäßig, sondern nur bei Bedarf eingesetzt werden. Frühzeitig wird die Kombi-nation mit inhalativen Glucocorticoiden bzw. Cromoglicinsäure oder Nedocromil empfohlen, letztere sind allerdings den inhalativen Gluco-corticoiden nicht gleichwertig. Bei stärkeren Beschwerden werden zusätzlich Theophyllin, Anticholinergika oder orale Beta$_2$-Sympatho-mimetika sowie orale Glucocorticoide vorgeschlagen. Langwirkende Beta$_2$-Sympathomimetika sind zur abendlichen Anwendung bei nächtlichem Asthma indiziert, um die häufige Atemnot in den frühen Morgenstunden zu verhindern. Sie sind allerdings zur Akuttherapie nicht geeignet, da die lange Wirkungsdauer bei mehrfach täglicher Anwendung, wie es bei kurzwirkenden Beta$_2$-Sympathomimetika üblich ist, zu Überdosierungen führen kann.

Bei der COPD muß entsprechend einem internationalen dreigliedri-gen Stufenschema (GOLD 2001, siehe Leitlinien COPD 2002) eine Langzeittherapie durchgeführt werden. Dabei stehen Anticholinergika und Beta$_2$-Sympathomimetika nach Bedarf im Vordergrund, bei feh-lender Besserung werden Theophyllin und inhalative Glucocorticoide hinzugegeben. In Stufe III ist eine Polytherapie angezeigt, zusätzlich Sauerstoffversorgung und evtl. chirurgische Maßnahmen (GOLD 2001).

Verordnungsspektrum

Nach steigendem Verordungsverhalten bis 1995 nahmen die verordne-ten Tagesdosen der Bronchospasmolytika und Antiasthmatika seit 1996 bis 2001 kontinuierlich ab (Abbildung 19.1). Im Jahr 2001 finden sich unter den verordnungshäufigsten Arzneimitteln 76 Präparate (Tabelle 19.1), sieben Präparate fielen aus der Liste heraus, während sechs neu hinzukamen (*Symbicort, Atmadisc, Miflonide, Novopulmon, Theophyllin Heumann, Infectokrupp*). Da aus den vorliegenden Daten nicht hervorgeht, ob sie beim Asthma oder der COPD eingesetzt wur den, ist eine detaillierte Analyse hinsichtlich dieser Krankheitsbilder nicht möglich.

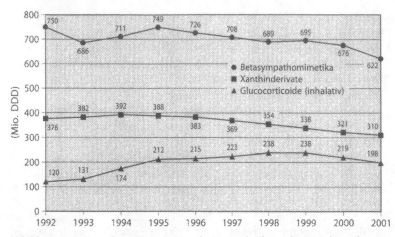

Abbildung 19.1: Verordnungen von Bronchospasmolytika und Antiasthmatika 1992 bis 2001. Gesamtverordnungen nach definierten Tagesdosen

Die bei Asthma/COPD zugelassenen Präparate lassen sich mehreren pharmakologischen Stoffklassen zuordnen. Wie schon in den Vorjahren bilden die Beta$_2$-Sympathomimetika mit 31 Präparaten (–2 gegenüber 2000) die therapeutisch bedeutsamste Gruppe, die mehr als 50% aller Verordnungen umfaßt. Als weitere wichtige Gruppen folgen die Glucocorticoide (20 Präparate, +1), die Xanthinpräparate (15 Präparate, +1) und die Antiallergika (7 Präparate, –1). Dagegen spielen die Anticholinergika (2 Präparate) bisher eine untergeordnete Rolle. Die Leukotrienantagonisten sind mit einem Präparat vertreten.

Die Beta$_2$-Sympathomimetika zeigten bis 1992 einen steten Verordnungsanstieg, seit 1996 ist jährlich eine Abnahme zu beobachten (Abbildung 19.1). Auch die Verordnungen der Xanthinderivate nehmen seit 1995 ab. Die Verordnungen der inhalativen Glucocorticoide haben sich von 1992 bis 1998 verdoppelt, sind aber seitdem rückläufig.

19

Beta$_2$-Sympathomimetika

Beta$_2$-Sympathomimetika werden nach wie vor am häufigsten bei der Behandlung von Bronchialobstruktionen und bei der Langzeittherapie obstruktiver Atemwegserkrankungen eingesetzt. Sie sind die wirk-

Tabelle 19.1: Verordnungen von Bronchospasmolytika und Antiasthmatika 2001. Angegeben sind die verordnungshäufigsten Präparate mit Verordnungsrang, Verordnungen und Umsatz 2001 im Vergleich zu 2000.

Rang	Präparat	Verordnungen in Tsd.	Änd. %	Umsatz Mio. €	Änd. %
25	Berodual/-N	1974,0	-4,7	82,7	-2,3
30	Spasmo-Mucosolvan	1825,7	-12,8	18,7	-6,2
44	Viani	1576,6	+27,6	135,0	+31,8
72	Bronchoretard	1298,6	-1,7	37,5	+0,1
79	Pulmicort	1236,0	-17,1	81,8	-16,6
88	Sultanol inhalativ	1148,6	-9,6	18,6	-9,2
123	Foradil	932,5	+19,3	65,6	+30,6
149	Atrovent	836,6	+22,7	21,5	+48,1
164	Apsomol Dosieraerosol	799,4	+15,3	8,8	+12,8
166	Berotec/N	792,3	-20,5	14,0	-17,7
168	Salbutamol-ratiopharm	785,1	+55,2	8,2	+62,6
203	Euphylong	700,8	-6,3	18,3	-5,9
207	Flutide	694,0	-14,7	35,3	-32,7
212	Oxis	691,4	-7,7	42,8	+0,2
222	Aarane/ N	658,1	-11,8	44,4	-10,4
248	Allergospasmin-Aerosol	598,4	-12,6	39,7	-12,1
249	Broncho Spray	596,4	-4,4	9,3	-3,3
275	Theophyllin-ratiopharm	553,2	-0,1	8,6	+2,6
285	Serevent	542,5	-1,6	32,8	+4,1
416	Bricanyl/Duriles	416,5	-13,2	3,4	-16,3
439	Uniphyllin	400,5	-13,3	12,9	-11,5
465	Afonilum	378,2	-12,5	10,4	-13,9
502	Solosin	355,9	-16,8	5,2	-16,0
508	Singulair	352,7	+15,3	40,8	+17,2
521	Symbicort	344,8	(neu)	31,2	(neu)
569	Budesonid-ratiopharm	311,7	+2,9	10,6	+2,9
667	Ventolair	274,2	+8,3	14,3	+10,7
669	Atmadisc	273,5	(>1000)	23,3	(>1000)
680	Salbuhexal	267,1	+68,5	2,9	+77,6
748	Theophyllin Stada	237,6	+7,3	2,7	+10,4
809	Aerodur	215,5	-6,6	5,0	-6,5
866	Junik	200,1	+47,9	10,6	+33,0
904	Ditec	192,0	-16,2	11,7	-15,5
910	Salbutamol Stada	189,8	+32,3	2,0	+43,0
931	Budes	185,1	-7,4	5,8	-9,4
997	Salbulair / -N	172,8	+47,5	2,8	+36,9
1013	Atemur	170,2	-29,7	9,1	-42,4
1029	Budecort	166,2	+36,0	6,9	+40,9
1081	Ventilat	155,1	+71,7	6,1	+78,6
1083	Aerobin	154,2	-10,1	2,6	-12,4
1143	Unilair	145,0	-10,1	3,9	-5,1
1168	Aeromax	141,8	-29,9	8,5	-25,1
1279	Spiropent	126,8	-21,7	2,2	-20,9
1320	Tromphyllin	122,3	+27,5	2,6	+30,2

Tabelle 19.1: Verordnungen von Bronchospasmolytika und Antiasthmatika 2001. Angegeben sind die verordnungshäufigsten Präparate mit Verordnungsrang, Verordnungen und Umsatz 2001 im Vergleich zu 2000 (Fortsetzung).

Rang	Präparat	Verordnungen in Tsd.	Änd. %	Umsatz Mio. €	Änd. %
1405	Miflonide	114,8	(>1000)	3,5	(>1000)
1411	Sanasthmax	114,1	−16,3	8,3	−17,5
1464	Aminophyllin OPW	109,0	−23,9	1,9	−23,9
1511	Volmac	104,5	−8,5	2,5	−6,4
1563	Novopulmon	99,7	(neu)	3,6	(neu)
1572	DNCG Stada	98,9	−13,5	2,6	−14,0
1582	Theo von ct	98,0	−2,8	1,0	−3,6
1682	Inhacort	90,6	−28,5	8,9	−24,2
1763	Aerobec	84,2	−31,1	5,7	−29,4
1799	Loftan	81,9	−11,9	2,0	−10,7
1846	Salbutamol AL	78,5	−1,3	0,6	+2,3
1887	Salbutamol Trom	75,5	−10,0	0,6	−10,6
1896	Cromohexal	74,9	−12,0	1,8	−12,6
1967	Flui-DNCG	71,2	−24,3	2,0	−24,4
1993	Bambec	69,8	−20,8	4,6	−22,0
2000	Theophyllin Heumann	69,6	−9,4	0,9	−9,4
2032	Theophyllin AL	67,6	+46,2	0,7	+54,3
2098	Intal	64,3	−27,5	2,4	−27,8
2127	Bronchocort	63,0	−42,8	5,0	−38,6
2132	Beclomet Orion	62,6	−26,5	4,1	−27,3
2161	Pädiamol	61,4	+31,2	0,4	+2,1
2198	Zaditen	59,5	−11,5	1,2	−6,3
2230	Sanasthmyl	57,8	−16,4	1,9	−17,8
2249	budesonid von ct Dosier.	57,1	−3,7	1,3	−1,5
2267	DNCG Trom	56,3	−6,1	1,6	−5,8
2310	PulmiDur	54,8	−5,3	1,5	−4,0
2316	Respicort/ -MAGtab	54,5	−26,4	2,5	−24,2
2319	Budesonid Stada	54,3	+10,8	1,9	+9,0
2328	Infectokrupp	54,0	+20,6	1,2	+22,3
2387	Tilade	51,5	−10,5	2,6	−5,7
2403	Budefat	50,8	+0,8	1,8	+1,4
2467	Epaq Dosieraerosol	48,5	−19,5	0,7	−14,6
Summe		**26542,7**	**+0,3**	**1042,4**	**+4,9**
Anteil an der Indikationsgruppe		**94,9%**		**97,0%**	
Gesamte Indikationsgruppe		**27968,3**	**−2,1**	**1074,1**	**+3,6**

19

samsten Bronchospasmolytika. Neben ihrem bronchodilatatorischen Effekt verstärken sie die mukoziliäre Clearance und vermindern die mikrovasale Exsudation und die Freisetzung von Entzündungsmediatoren. Neuere Studien zeigen, daß die regelmäßige Gabe von Beta$_2$-

Sympathomimetika bei bestimmungsgemäßem Gebrauch keine vermehrten Risiken mit sich bringt, aber auch keine Vorteile gegenüber einer Bedarfstherapie (s. EPR-2 1997). Daher wird zur Asthmaprophylaxe als auch bei der COPD die symptomorientierte, bedarfsweise Anwendung eines inhalativen $Beta_2$-Sympathomimetikums empfohlen (EPR-2 1997, Wettengel et al. 1998, GOLD 2001). Dementsprechend sollte beim Asthmatiker in der Mehrzahl der Fälle bzw. bei regelmäßig auftretenden Beschwerden neben den $Beta_2$-Sympathomimetika stets eine ausreichende entzündungshemmende Basistherapie mit inhalierbaren Glucocorticoiden angewendet werden.

Insgesamt entfielen 2001 fast 50% aller Verordnungen von $Beta_2$-Sympathomimetika auf Monopräparate (Vorjahr 55%). Der seit langem zu beobachtende Trend zu den inhalativen Präparaten hielt an, auf die inzwischen fast 95% der Verordnungen entfallen (Tabellen 19.2 bis 19.4). Eine besonders starke Zunahme der Verordnungen war bei den langwirkenden inhalativen $Beta_2$-Sympathomimetika-Kombinationen festzustellen (Tabelle 19.3). Spitzenreiter der Monopräparate ist trotz eines in den letzten Jahren festzustellenden starken Rückgangs *Berotec*. Wie schon im Vorjahr ist auffällig, daß die Veränderungen innerhalb der Salbutamol-haltigen Präparate von Abnahmen bis mehr als –30% bis hin zu Zunahmen von über +40% reichen, die weder pharmakologisch noch über den Preis erklärbar sind. Die Verordnungen wirkstoffgleicher Präparate der langwirkenden $Beta_2$-Sympathomimetika Salmeterol (*Serevent*, *Aeromax*) und Formoterol (*Foradil*, *Oxis*) waren sehr unterschiedlich (Tabelle 19.3). Sie sind insbesondere für die Dauertherapie und bei Patienten mit nächtlichem Asthma oder häufiger Bedarfsmedikation tagsüber geeignet (Barnes 1995, Serafin 1996, EPR-2 1997, Arzneimittelkommission 2000, Lemmer und Wettengel 2001).

Die Verordnung kurzwirkender inhalativer Kombinationspräparate nahm 2001 wie im Vorjahr deutlich ab (Tabelle 19.2). Auf *Berodual* entfällt, bei erneutem Rückgang zum Vorjahr, der Hauptteil der Verordnungen in dieser Gruppe. Es enthält neben dem $Beta_2$-Sympathomimetikum Fenoterol das Anticholinergikum Ipratropiumbromid (siehe unten). Die Kombination eines $Beta_2$-Sympathomimetikums mit Ipratropiumbromid kann sinnvoll sein (Serafin 1996, Wettengel et al. 1998), weil Fenoterol einen schnelleren Wirkungseintritt hat, während Ipratropiumbromid in der Wirkung langsamer einsetzt, aber länger anhält als Fenoterol. Nach einer Metaanalyse von zehn Studien mit 1483 Asthmapatienten verbessert der Zusatz von Ipratropiumbromid

322   Björn Lemmer

Tabelle 19.2: Verordnungen von kurzwirkenden inhalativen Beta$_2$-Sympathomimetika 2001. Angegeben sind die 2001 verordneten Tagesdosen, die Änderungen gegenüber 2000 und die mittleren Kosten je DDD 2001.

Präparat	Bestandteile	DDD in Mio.	Änderung in %	DDD-Kosten in €
Fenoterol				
Berotec/N	Fenoterol	50,6	(−50,7)	0,28
Salbutamol				
Sultanol inhalativ	Salbutamol	32,1	(−5,8)	0,58
Apsomol Dosieraerosol	Salbutamol	24,0	(+19,7)	0,37
Broncho Spray	Salbutamol	23,9	(−3,5)	0,39
Salbutamol-ratiopharm	Salbutamol	23,2	(+18,0)	0,36
Salbuhexal	Salbutamol	8,3	(+23,0)	0,35
Salbulair / -N	Salbutamol	5,3	(+43,4)	0,54
Salbutamol Stada	Salbutamol	4,7	(−17,7)	0,42
Epaq Dosieraerosol	Salbutamol	1,9	(−13,9)	0,37
Salbutamol AL	Salbutamol	1,1	(−22,6)	0,53
Salbutamol Trom	Salbutamol	0,4	(−34,9)	1,45
Pädiamol	Salbutamol	0,3	(+9,5)	1,26
		125,2	(+5,0)	0,44
Terbutalin				
Aerodur	Terbutalin	10,8	(−6,6)	0,47
Epinephrin				
Infectokrupp	Epinephrin	1,0	(+17,8)	1,15
Kombinationen				
Berodual/-N	Ipratropiumbromid Fenoterol	168,1	(−5,6)	0,49
Aarane/ N	Cromoglicinsäure Reproterol	26,9	(−10,1)	1,65
Allergospasmin-Aerosol	Cromoglicinsäure Reproterol	24,0	(−11,9)	1,66
Ditec	Cromoglicinsäure Fenoterol	7,3	(−15,5)	1,60
		226,3	(−7,2)	0,79
Summe		413,9	(−13,4)	0,61

19

zur Therapie mit Beta$_2$-Sympathomimetika die Lungenfunktion und vermindert die Zahl der Krankenhauseinweisungen (Rodrigo et al. 1999).

Allergospasmin-Aerosol, Aarane/N und *Ditec* enthalten neben einem Beta$_2$-Sympathomimetikum das Antiallergikum Cromoglicinsäure.

Tabelle 19.3: Verordnungen von langwirksamen inhalativen Beta$_2$-Sympathomimetika 2001. Angegeben sind die 2001 verordneten Tagesdosen, die Änderungen gegenüber 2000 und die mittleren Kosten je DDD 2001.

Präparat	Bestandteile	DDD in Mio.	Änderung in %	DDD-Kosten in €
Salmeterol				
Serevent	Salmeterol	21,2	(+0,1)	1,55
Aeromax	Salmeterol	5,5	(-28,0)	1,55
		26,7	(-7,3)	1,55
Formoterol				
Foradil	Formoterol	41,2	(+21,8)	1,59
Oxis	Formoterol	26,2	(-2,9)	1,63
		67,5	(+10,8)	1,61
Kombinationen				
Viani	Salmeterol Fluticason	48,5	(+30,8)	2,78
Symbicort	Budesonid Formoterol	15,7	(neu)	1,99
Atmadisc	Salmeterol Fluticason	8,5	(>1000)	2,75
		72,6	(+92,3)	2,61
Summe		166,8	(+30,9)	2,03

Letzteres ist aufgrund seiner entzündungshemmenden Eigenschaften bei Anstrengungen und Allergenexposition in Stufe 2 des internationalen und nationalen Stufenplans zur Behandlung des Asthma bronchiale aufgenommen worden (EPR-2 1997, Wettengel et al. 1998). Nach den Empfehlungen der deutschen Atemwegsliga kann Cromoglicinsäure bei Kindern alternativ zu niedrig dosierten inhalativen Glucocorticoiden gegeben werden, ggf. in Kombination mit einem Beta$_2$-Sympathomimetikum (Wettengel et al. 1998). Zur kombinierten Anwendung von Cromoglicinsäure mit Reproterol oder Fenoterol liegen nur ältere Kurzzeitstudien mit kleinen Patientenzahlen vor, in denen Cromoglicinsäure keinen zusätzlichen Effekt auf die Besserung der Lungenfunktion durch die Beta$_2$-Sympathomimetika hatte (Gehrke et al. 1986, Debelic et al. 1988, Clarke und Ratowsky 1990). Die Anwendung der fixen Kombinationen ist damit nicht Evidenz-basiert.

19

Die Verordnung der langwirkenden inhalativen Kombinationspräparate *Viani* und *Atmadisc*, die Salmeterol und das potente Glucocorticoid Fluticason enthalten, nahmen außerordentlich stark zu (Tabelle 19.3), obwohl sie die weitaus teuersten Präparate innerhalb der Gruppe der Beta$_2$-Sympathomimetika sind. Zur Verordnung von Kombinationen hat jüngst ein deutsches Expertengremium festgestellt, daß unter der Maßgabe, daß das Asthma stabil ist und zusätzlich ein kurzwirksames Beta$_2$-Sympathomimetikum als Bedarfsmedikation verordnet wird, die feste Kombination als sinnvolle Alternative angesehen wird, da sie die Therapie vereinfachen kann (Buhl et al. 1999). In mehreren klinischen Studien an Erwachsenen und Kindern ist nachgewiesen worden, daß die fixe Kombination aus Salmeterol und Fluticason genauso wirksam wie die Einzelgabe mit zwei getrennten Inhalatoren ist und darüber hinaus signifikant wirksamer als jeder Kombinationspartner allein (Markham und Jarvis 2000). Für diese Kombination ist also der Komponentennachweis gemäß den klassischen Kriterien nach Crout (1974) erfüllt.

Alle systemischen Beta$_2$-Sympathomimetika nahmen 2001 wie auch im Vorjahr erneut in den Verordnungen ab (Tabelle 19.4). Wie in früheren Jahren entfallen die meisten Verordnungen auf *Spasmo-Mucosolvan*, eine Kombination von Clenbuterol mit dem Mukolytikum Ambroxol. Kontrollierte klinische Studien zu dieser Kombination wur-

Tabelle 19.4: Verordnungen von systemischen Beta$_2$-Sympathomimetika 2001. Angegeben sind die 2001 verordneten Tagesdosen, die Änderungen gegenüber 2000 und die mittleren Kosten je DDD 2001.

Präparat	Bestandteile	DDD in Mio.	Änderung in %	DDD-Kosten in €
Monopräparate				
Volmac	Salbutamol	4,1	(−8,9)	0,61
Bricanyl/Duriles	Terbutalin	4,0	(−18,0)	0,85
Loftan	Salbutamol	3,5	(−8,2)	0,56
Spiropent	Clenbuterol	3,4	(−21,1)	0,64
Bambec	Bambuterol	2,6	(−21,5)	1,76
		17,7	(−15,4)	0,83
Kombinationen				
Spasmo-Mucosolvan	Clenbuterol Ambroxol	11,4	(−14,4)	1,64
Summe		29,1	(−15,0)	1,15

19

den nach einer Medline-Recherche nicht publiziert. Insgesamt sollten Beta$_2$-Sympathomimetika vorzugsweise inhalativ angewandt werden, da sie in dieser Applikationsweise sicherer, wirksamer und mit weniger unerwünschten Wirkungen behaftet sind (Serafin 1996, EPR-2 1997, Wettengel et al. 1998). Die orale Gabe ist nicht zweckmäßig (Arzneimittelkommission 2000).

Unabdingbar ist nach wie vor, daß der Patient durch Schulung (richtige Inhalationstechnik, Verwendung von Inhalationshilfen, Peak-Flow-Messungen, Dokumentation von Symptomen und Arzneimittelverbrauch) und ärztlich geführte Selbstbehandlung lernen muß, seine Erkrankung zu verstehen, um einen optimalen Therapieerfolg zu erreichen (Wettengel et al. 1998). Verschiedentlich wurden Todesfälle beschrieben, weil Patienten im Vertrauen auf ihre Beta$_2$-Sympathomimetika enthaltenden Dosieraerosole zu lange warteten, bevor sie ärztliche Hilfe in Anspruch nahmen (Sears et al. 1987). „Schulung und Training sind Aufgaben des Arztes!"

Glucocorticoide

Glucocorticoide werden frühzeitig bei der Behandlung des Asthma bronchiale in inhalativer Form empfohlen (EPR-2 1997, Wettengel et al. 1998), da sie in alle Prozesse der Entzündungsreaktion eingreifen. Glucocorticoide müssen in der Dauertherapie regelmäßig angewendet werden. Um die systemischen Nebenwirkungen möglichst gering zu halten, soll zunächst immer die inhalative Anwendung erfolgen. Dafür stehen die topisch stark wirksamen Glucocorticoide als Dosieraerosole zur Verfügung. Die Berechnung der definierten Tagesdosen basiert einheitlich auf den WHO-DDD für die Dosieraerosole, Trockenpulver und Inhalationslösungen von Beclometason (0,8 mg), Budesonid (0,8 mg), Flunisolid (1 mg) und Fluticason (0,6 mg). Inwieweit unterschiedliche inhalative Applikationsweisen und Applikationssysteme (z. B. Pulver, Aerosol, Autohaler) oder Treibgase die effektiven Dosen modifizieren können, bleibt abzuklären bzw. durch die WHO festzulegen. Neuere Studien weisen jedoch darauf hin, daß Beclometason, gelöst in dem Treibmittel Hydrofluoroalkan (HFA), durch kleinere Wirkstoffteilchen als in Chlorofluorocarbon (CFC), verstärkt in der Lunge deponiert wird (Leach et al. 1998) und daher in geringeren Dosen wirksam sein soll (Busse et al. 1999). In den *Arzneiverordnungen in der Praxis* wird dies berücksichtigt (AVP 2001). Eine

Metaanalyse hingegen berichtete keine Unterschiede hinsichtlich unterschiedlicher Treibgase (HFA, CFC) (Brocklebank et al. 2001).

Bei allem Enthusiasmus gegenüber inhalativen Glucocorticoiden sind lokale und systemische unerwünschte Wirkungen zu bedenken. Nach wie vor ist nicht eindeutig geklärt, in wieweit eine jahrelange Gabe von inhalativen Glucocorticoiden bei asthmatischen Kindern das Wachstum und die Nebennierenfunktion beeinflussen können. Auch die jüngste Literatur ist widersprüchlich (McCowan et al. 1998, ERP-2 1997, Wettengel et al. 1998, Agertoft und Pedersen 2000, The Childhood Asthma Management Program Research Group 2000). Bei mildem Asthma bei Kindern wird Zurückhaltung in der Verordnung empfohlen (Wohl und Majzoub 2000). Eine Kontrolle des Längenwachstums bei Kindern ist daher unter Therapie mit Glucocorticoiden empfehlenswert. Bei erwachsenen Asthmatikern ist nach zweijähriger inhalativer Applikation hoher Dosen von Glucocorticoiden eine dosisabhängige Verminderung der Knochendichte beschrieben worden (Hanania et al. 1995). Bei höheren Tagesdosen sollte, um eine orale Candidiasis zu vermeiden, immer ein Spacer verwendet und der Mund nach Inhalation ausgespült werden. Verwendung von Spacern verbessert auch die Wirkstoffdeposition in der Lunge.

Auf die nun 10 (+1 gegenüber 2000) Budesonidpräparate entfallen nach einem weiteren Anstieg preiswerter Generika 62% aller Verordnungen der inhalativen Glucocorticoide (Tabelle 19.5). Insgesamt war die Verordnung aller inhalativen Monopräparate im Jahr 2001 rückläufig (Tabelle 19.5). Besonders ausgeprägt war die Abnahme bei Flunisolid (*Inhacort*), Fluticason (z. B. *Flutide, Atemur*) und den meisten Beclometasonpräparaten. Der Rückgang ist vermutlich darauf zurückzuführen, daß wie auch im Vorjahr die Fluticason-Salmeterol-Kombination (*Viani*) im Jahr 2001 erneut stark zugenommen hat, die aus systematischen Gründen bei den langwirkenden inhalativen Beta$_2$-Symathomimetika eingeordnet ist (Tabelle 19.3). Obwohl bei Fluticason davon ausgegangen wurde, daß therapeutische Dosen aufgrund der geringen oralen Bioverfügbarkeit von 1% (EPR-2 1997) keine systemischen Nebenwirkungen haben, hatten bei Gesunden bereits inhalative Einzeldosen von 0,25–0,5 mg eine Abnahme des Plasmacortisols zur Folge (Grahnén et al. 1994). Das potente Fluticason scheint die Nebennierenrindenfunktion stärker zu supprimieren als die schwächer wirksamen Budesonid und Beclometason (Lipworth 1999). Die unterschiedliche Verordnung als Mono- bzw. als feste Kombination scheint diesen Punkt nicht zu berücksichtigen.

19

Tabelle 19.5: Verordnungen von inhalativen Glucocorticoiden 2001. Angegeben sind die 2001 verordneten Tagesdosen, die Änderungen gegenüber 2000 und die mittleren Kosten je DDD 2001.

Präparat	Bestandteile	DDD in Mio.	Änderung in %	DDD-Kosten in €
Beclometason				
Sanasthmax	Beclometason	8,4	(−17,7)	0,99
Aerobec	Beclometason	5,5	(−29,7)	1,03
Ventolair	Beclometason	5,5	(+11,3)	2,61
Bronchocort	Beclometason	4,6	(−43,9)	1,08
Junik	Beclometason	4,1	(+31,3)	2,60
Beclomet Orion	Beclometason	3,9	(−27,3)	1,06
Sanasthmyl	Beclometason	1,5	(−14,9)	1,28
		33,4	**(−19,2)**	**1,49**
Budesonid				
Pulmicort	Budesonid	56,0	(−18,7)	1,46
Budesonid-ratiopharm	Budesonid	17,8	(+2,9)	0,60
Budes	Budesonid	9,4	(−10,1)	0,62
Budecort	Budesonid	9,0	(+39,4)	0,77
Novopulmon	Budesonid	4,5	(neu)	0,80
Respicort/-MAGtab	Budesonid	3,4	(−27,1)	0,73
Miflonide	Budesonid	3,3	(> 1000)	1,06
Budesonid Stada	Budesonid	3,2	(+8,7)	0,60
Budefat	Budesonid	3,1	(+1,4)	0,60
budesonid von ct Dosier.	Budesonid	2,3	(−1,3)	0,58
		111,9	**(−3,8)**	**1,07**
Fluticason				
Flutide	Fluticason	23,0	(−14,9)	1,54
Atemur	Fluticason	6,0	(−26,8)	1,52
		29,0	**(−17,7)**	**1,53**
Flunisolid				
Inhacort	Flunisolid	7,1	(−22,5)	1,26
Summe		**181,4**	**(−10,2)**	**1,23**

Die DDD-Kosten der inhalativen Glucocorticoidpräparate variieren erheblich, wobei die Budesonidgenerika im Mittel die günstigsten Verordnungskosten hatten (Tabelle 19.5).

Die orale Anwendung von Glucocorticoiden ist entsprechend dem Stufenschema erst indiziert, wenn alle übrigen arzneitherapeutischen Maßnahmen versagen. Jedoch kann bei schwerem Asthma die inhalative Gabe von Glucocorticoiden zur Einsparung der oralen Form eingesetzt werden (EPR-2 1997). Auch bei instabilem chronischem

Asthma wird nach einer kurzzeitigen Verordnung von oralen Corticosteroiden eine optimale Therapie mit hohen inhalativen Dosen angestrebt.

Xanthinderivate

Retardiertes Theophyllin wird als leicht bis mäßig wirksamer Bronchodilatator angesehen, der zusätzlich zu inhalativen Glucocorticoiden, vor allem bei nächtlichem Asthma, gegeben wird. Häufig ist eine abendliche Dosissteigerung bzw. eine abendliche hohe Einmaldosis empfehlenswert (Weinberger und Hendeles 1996, Smolensky und D'Alonso 1997, Arzneimittelkommission 2000, Lemmer und Wettengel 2001). Theophyllin verfügt in niedrigen Plasmakonzentrationen auch über antiinflammatorische Wirkungsqualitäten (Barnes und Pauwels 1994).

Unter den 15 (+1 gegenüber 2000) verordnungshäufigsten Xanthinderivaten finden sich bis auf ein Theophyllin-Ethylendiamin-Präparat (*Aminophyllin OPW*) nur noch reine Theophyllinpräparate (Tabelle 19.6), letzeren ist generell der Vorzug zu geben. *Bronchoretard* hält mit weitem Abstand seit Jahren den ersten Platz. Die Verordnung von Theophyllin ist in den letzten Jahren leicht rückläufig und bei den Einzelpräparaten, wie schon in den Vorjahren, sehr uneinheitlich. Dies legt die Vermutung nahe, daß Werbestrategien um den Theophyllinmarkt eine Rolle spielen. Die mittleren Tageskosten der oralen Theophyllinpräparate variieren zwischen 0,19 € und 0,86 €, wobei, wie in früheren Jahren, die Verordnungshäufigkeit offensichtlich nicht mit den DDD-Kosten korreliert (Tabelle 19.6). Es ist jedoch gerade bei Theophyllin zu beachten, daß sich verschiedene Theophyllin-Retardformulierungen in Geschwindigkeit und Ausmaß der Resorption, ihrer Bioverfügbarkeit und ihrem pharmakokinetischen Profil unterscheiden (Lemmer 1990, Schmidt 1994, Weinberger und Hendeles 1996) und damit nicht ohne weiteres austauschbar sind. Auch die Fachinformationen zu den einzelnen Theophyllinpräparaten schaffen hier keine Abhilfe: So sind für einzelne Präparate Plasmakonzentrationsprofile für hohe Dosierungen wiedergegeben, die von dem Hersteller gar nicht auf den Markt gebracht worden sind, bei anderen ist die Kinetik von niedrigen Einzeldosen dargestellt, teilweise fehlen kinetische Daten, und nur selten sind Plasmakonzentrationsprofile von empfohlenen therapeutischen Dosen mit Spannbreite der Daten

19

Tabelle 19.6: Verordnungen von Xanthinderivaten 2001. Angegeben sind die 2001 verordneten Tagesdosen, die Änderungen gegenüber 2000 und die mittleren Kosten je DDD 2001.

Präparat	Bestandteile	DDD in Mio.	Änderung in %	DDD-Kosten in €
Bronchoretard	Theophyllin	91,8	(+0,2)	0,41
Euphylong	Theophyllin	42,1	(-5,2)	0,43
Theophyllin-ratiopharm	Theophyllin	37,9	(+3,3)	0,23
Uniphyllin	Theophyllin	34,9	(-10,9)	0,37
Afonilum	Theophyllin	24,4	(-14,4)	0,43
Theophyllin Stada	Theophyllin	14,2	(+12,5)	0,19
Aerobin	Theophyllin	9,8	(-13,1)	0,27
Tromphyllin	Theophyllin	9,7	(+29,7)	0,27
Solosin	Theophyllin	9,6	(-15,9)	0,54
Unilair	Theophyllin	9,6	(-6,5)	0,40
Theo von ct	Theophyllin	4,1	(-4,1)	0,25
Theophyllin Heumann	Theophyllin	3,9	(-9,6)	0,24
Theophyllin AL	Theophyllin	3,5	(+56,6)	0,20
PulmiDur	Theophyllin	3,4	(-3,5)	0,45
Aminophyllin OPW	Theophyllin-Ethylendiamin	2,3	(-23,9)	0,86
Summe		301,3	(-3,1)	0,37

aufgeführt. Hier wäre eine einheitliche konsistente Darstellung erforderlich, da gerade bei Theophyllinpräparaten der Galenik eine außerordentliche Bedeutung für die Kinetik – und damit auch für eine mögliche Austauschbarkeit – zukommt. Auch die oberste deutsche Arzneimittelbehörde hat festgestellt, daß Bronchodilatatoren, einschließlich der Methylxanthine, zu den Arzneimitteln mit problematischer Bioverfügbarkeit gehören (BfArM 1998).

Anticholinergika

Anticholinergika sind Mittel der ersten Wahl bei der COPD (GOLD 2001, Leitlinien 2002), sie werden beim Asthma sowohl bei der Bedarfs- als auch Dauermedikation eingesetzt (EPR-2 1997, Wettengel et al. 1998). Außerdem stellen sie eine Alternative bei Patienten dar, die inhalative $Beta_2$-Sympathomimetika schlecht tolerieren.

Die Verordnungen der Anticholinergika *Atrovent* und *Ventilat* nahmen auch 2001, wie bereits in den beiden Vorjahren, stark zu (+35,6%,

330   Björn Lemmer

Tabelle 19.7: Verordnungen von Anticholinergika und Antiallergika 2001. Angegeben sind die 2001 verordneten Tagesdosen, die Änderungen gegenüber 2000 und die mittleren Kosten je DDD 2001.

Präparat	Bestandteile	DDD in Mio.	Änderung in %	DDD-Kosten in €
Anticholinergika				
Atrovent	Ipratropiumbromid	34,1	(+31,3)	0,63
Ventilat	Oxitropiumbromid	4,9	(+75,7)	1,23
		39,1	(+35,6)	0,71
Cromoglicinsäure				
Intal	Cromoglicinsäure	1,6	(−24,5)	1,48
DNCG Stada	Cromoglicinsäure	1,4	(−13,6)	1,85
Flui-DNCG	Cromoglicinsäure	1,3	(−25,8)	1,60
DNCG Trom	Cromoglicinsäure	1,0	(−5,5)	1,68
Cromohexal	Cromoglicinsäure	0,9	(−11,3)	1,94
		6,2	(−18,1)	1,69
Andere Antiallergika				
Zaditen	Ketotifen	2,1	(−2,9)	0,59
Tilade	Nedocromil	1,8	(−5,9)	1,43
		3,9	(−4,4)	0,99
Leukotrienantagonisten				
Singulair	Montelukast	16,4	(+9,9)	2,48
Summe		65,6	(+18,5)	1,26

Tabelle 19.7). Möglicherweise ist dies mit der Zunahme der COPD und dem verstärkten Bewußtsein einer Behandlungsnotwendigkeit verbunden. Die synthetischen Anticholinergika haben weniger systemische Wirkungen als Atropin, vor allem bei inhalativer Anwendung. Die Kombination von Ipratropiumbromid mit einem $Beta_2$-Sympathomimetikum wird als therapeutisch sinnvoll angesehen (siehe Abschnitt $Beta_2$-Sympathomimetika). Die fixe Kombination mit Fenoterol (*Berodual*) wird fast fünfmal so häufig verordnet wie das Monopräparat (Tabelle 19.2). Eine solche fixe Kombination in niedriger Dosierung ist, besonders bei älteren Patienten mit chronischem Asthma, aus Gründen der Verbesserung der Compliance gebräuchlich (Wettengel et al. 1998). Bei koronarer Herzkrankheit sind Anticholinergika bevorzugt einzusetzen.

Antiallergika

In der Gruppe der Antiallergika sind sieben Präparate zusammenge-faßt, eins weniger als 2000. Als Degranulationshemmer vermindern sie die Antigen-induzierte Histaminfreisetzung aus den Gewebsmastzel-len und damit die Freisetzung von Entzündungsmediatoren. Insge-samt nahm die Verordnung von Cromoglicinsäure und anderen Anti-allergika 2001 wiederum ab, die mittleren Tageskosten variieren zwischen 0,59 € und 1,94 € (Tabelle 19.7). Wie andere, ältere H_1-Anti-histaminika hat der Wirkstoff Ketotifen eine ausgeprägte sedierende Wirkung, er wird von der deutschen Atemwegsliga nicht mehr erwähnt (Wettengel et al. 1998).

Cromoglicinsäure und Nedocromil verfügen über leicht bis mäßig ausgeprägte antiinflammatorische Wirkungen. Sie sind vor allem als Basistherapeutika Mittel der Wahl in der Langzeitkontrolle von Kin-dern (Wettengel et al. 1998, EPR-2 1997, Arzneimittelkommission 2000). Außerdem werden sie prophylaktisch bei Asthmatikern vor kör-perlicher Aktivität und bei nicht vermeidbarer Pollenexposition ange-wendet. Cromoglicinsäure ist nicht akut wirksam und muß regelmä-ßig mehrmals täglich inhaliert werden. Nach Inhalation erreichen 15–30% die Bronchien, der verschluckte Anteil unterliegt einem hohen First-Pass-Effekt (ca. 90%), daher sind die systemischen Wirkungen gering.

Tilade enthält den Wirkstoff Nedocromil, der eine entfernte struk-turelle Verwandtschaft mit Cromoglicinsäure aufweist, aber eine ver-gleichbare, bei Inhalation etwa doppelt so starke Wirkung haben soll (EPR-2 1997). Cromoglicinsäure oder Nedocromil werden neben der erwähnten Anwendung bereits in Stufe 2 alternativ zu Glucocorticco-iden empfohlen (EPR-2 1997, Wettengel et al. 1998). Beide Substanzen werden zur Dauermedikation (Controller) empfohlen.

Leukotrienantagonisten

Leukotrienantagonisten werden als Zusatzmedikation zur Behandlung bei leichten bis mittelschweren Formen (Stufe 2–3) des Asthma bron-chiale eingesetzt (Drazen et al. 1999, Wettengel et al. 1998, MSD 2001). *Singulair* enthält als Wirkstoff Montelukast, einen Antagonisten am Cysteinyl-Leukotrien-Rezeptorsubtyp $CysLT_1$. *Singulair* hatte im Jahr 2001 einen deutlichen Verordnungszuwachs zu verzeichnen (Tabelle

19.7), die Tageskosten sind mit 2,48 € sehr hoch. Montelukast hat anti-
entzündliche Wirkungen, allerdings nur bei etwa 50–60% der Patienten, schützt partiell vor Belastungsasthma und reduziert die bronchiale Hyperreaktivität. Der Bedarf an Beta$_2$-Sympathomimetika und
topischen Glucocorticoiden wird reduziert. *Singulair* ist jetzt auch zur
Zusatzbehandlung bei Kindern von 2–5 Jahren zugelassen. Montelukast wird durch Cytochrom P450 3A4 metabolisiert, daher ist Vorsicht
angebracht bei gleichzeitiger Verordnung von Pharmaka, die CYP3A4
induzieren, wie Phenytoin, Phenobarbital und Rifampicin. Montelukast sollte niemals zur Behandlung eines akuten Asthmaanfalls eingesetzt werden (MSD 2001). Die Cochrane Library, die aus 137 Studien 10
randomisierte kontrollierte vergleichende Studien von Antileukotrie-
nen mit inhalierten Corticoiden bis 1999 analysierte, folgerte, daß
Antileukotriene hinsichtlich Zahl der Exazerbationen vergleichbar,
inhalierbare Steroide jedoch in der Verbesserung die Lungenfunktion
überlegen seien (Ducharme und Hicks 2001). Ein neuer Übersichtsartikel zu Montelukast kommt zum Schluß, daß der Leukotrienantago-
nist eine effektive präventive Therapie bei Erwachsenen und Kindern
über 6 Jahren bei chronischen Asthma, einschließlich des Belastungs-
asthmas, darstellt (Jarvis und Markham 2000). Die unerwünschten
Wirkungen sind mit Placebo vergleichbar. Allerdings wurde in einer
Placebo-kontrollierten Studie unter Zusatzmedikation von Montelukast bei Asthmapatienten kein zusätzlich therapeutischer Effekt nachgewiesen (Robinson et al. 2001).

Literatur

Agertoft L., Pedersen S. (2000): Effect of long-term treatment with inhaled bu-
desonide on adult height in children with asthma. N. Engl. J. Med. 343:
1064–1069.
Arzneimittelkommission der deutschen Ärzteschaft (2000): Arzneiverordnungen.
19. Aufl., Deutscher Ärzte-Verlag, Köln, S. 516–531.
Arzneiverordnung in der Praxis (AVP) (2001): Asthma bronchiale, Sonderheft 1.
Auflage, September 2001.
Barnes P.J. (1995): Beta-adrenergic receptors and their regulation. Am. J. Respir. Crit.
Care Med. 152: 838–860.
Barnes P.J., Pauwels R.A. (1994): Theophylline in the management of asthma: time
for reappraisal? Eur. Respir. J. 7: 579–591.
Bundesamt für Arzneimittel und Medizinprodukte (BfArM) (1998): Arzneimittel
mit problematischer Bioverfügbarkeit. 9. Bekanntmachung gemäß § 26, Abs. 3
AMG vom 19.1.1998.

Brocklebank D., Wright J., Cates Ch. (2001): Systematic review of clinical effectiveness of pressurised metered dose inhalers versus other hand held inhaler devices for delivering corticosteroids in asthma. Brit. Med. J. 323: 1-7.

Buhl R., Kardos P., Magnussen H., Matthys H., Sauer R., Schauer P. et al. (1999): Feste Kombination inhalierbarer Kortikoide und langwirkender β_2- Sympathomimetika zur Langzeittherapie des Asthma bronchiale. Pneumologie 53: 210-212.

Busse W.W., Brazinsky S., Jacobson K., Stricker W., Schmitt K., Vanden Burgt J. et al. (1999): Efficacy response of inhaled beclomethasone dipropionate in asthma is proportional to dose and is improved by formulation with a new prolellant. J. Allergy Clin. Immunol. 104: 1215-1222.

Clarke P.S., Ratowsky D.A. (1990): Effect of fenoterol hydrobromide and sodium cromoglycate individually and in combination on postexercise asthma. Ann. Allergy 64 (2 Pt. 2): 187-190.

Crout J.R. (1974): Fixed combination prescription drugs: FDA policy. J. Clin. Pharmacol. 14: 249-254.

Debelic M., Hertel G., König J. (1988): Double-blind crossover study comparing sodium cromoglycate, reproterol, reproterol plus sodium cromoglycate, and placebo in exercise-induced asthma. Ann. Allergy 61: 25-29.

Drazen J.M., Israel E., O'Byrne P.M. (1999): Treatment of asthma with drugs modifying the leukotrien pathway. N. Engl. J. Med. 340: 197-206.

Ducharme F.M., Hicks G.C. (2001): Anti-leukotriene agents compared to inhaled corticosteroids in the management of recurrent and/or chronic asthma. The Cochrane Library, Issue 2. Oxford: Update Software.

Gehrke I., Bohm E., Sybrecht G.W. (1986): Stress-induced asthma – placebo-controlled double-blind comparison of prevention using fenoterol, disodium cromoglycate and a combination of the two. Prax. Klin. Pneumol. 40: 129-134.

Global Initiative for Chronic Obstructive Lung Disease (GOLD 2001) (2001): http://www.goldcopd.com/workshop/html.

Grahnén A., Eckernas S.A., Brundin R.M., Ling-Andersson A. (1994): An assessment of the systemic activity of single doses of inhaled fluticasone propionate in healthy volunteers. Br. J. Clin. Pharmacol. 38: 521-525.

Hanania N.A., Chapman K.R., Sturtridge W.C. et al. (1995): Dose-related decrease in bone density among asthmatic patients treated with inhaled corticosteroids. J. Allergy Clin. Immunol. 96: 571-579.

Jarvis B., Markham A. (2000): Montelukast – a review of its therapeutic potential in persistent asthma. Drugs 59: 891-928.

Leitlinien COPD (2002): http://www.leitlinien.de/themen/infocopd.htm.

Leach C, Davidson P.J., Boudreau R.J. (1998): Improved airway targeting with the CFC-free HFA-beclomethasone metered-dose inhaler compared with CFC-beclomethasone. Eur. Respir. J. 12: 1346-1353.

Lemmer B. (1990): Chronopharmakologische Aspekte der Theophyllintherapie. In: Blume H. (Hrsg.): Bioäquivalenz retardierter Theophyllin-Fertigarzneimittel. Govi, Frankfurt, S. 75-82.

Lemmer B., Wettengel R. (2001): Erkrankungen der Atemwege. In: Lemmer B., Brune K. (Hrsg.): Pharmakotherapie – Klinische Pharmakologie. 11. Aufl., Urban & Fischer Verlag, München, S. 313-329.

Lipworth B.J. (1999): Modern drug treatment of chronic asthma. Brit. Med. J. 318: 380–383.

Markham A., Jarvis B. (2000): Inhaled salmeterol/fluticasone propionate combination: a review of its use in persistent asthma. Drugs 60: 1207–1233.

McCowan C., Neville R.G., Thomas G.E., Crombie I.K., Clark R.A. et al. (1998): Effect of asthma and its treatment on growth: four year follow up of cohort of children from general practices in Tayside, Scotland. Brit. Med. J. 316: 668–672.

MSD (2001): Singulair mini 4 mg Kautabletten (Montelukast). Fachinfo, 88: 1–4.

National Heart, Lung, and Blood Institute (1997): Expert Panel Report 2: Guidelines for the Diagnosis and Management of Asthma [EPR-2]. National Institutes of Health, pub. no. 97–4051.

Parfitt K. (1999): Martindale. The complete drug reference. 32nd ed. Pharmaceutical Press, London, pp. 765–774.

Robinson D.S., Campbell D., Barnes P.J. (2001): Addition of leukotriene antagonists to therapy in chronic persistent asthma: a randomised double-blind placebo-controlled trial. Lancet 357: 2007–2011.

Rodrigo G., Rodrigo C., Burschtin O. (1999): A meta-analysis of the effects of ipratropium bromide in adults with acute asthma. Am. J. Med. 107: 363–370.

Schmidt H. (1994): Retardtheophyllin ist nicht gleich Retardtheophyllin. Atemwegs-Lungenkr. 20: 223–231.

Sears M.R., Rea H.H., Fenwick J. et al. (1987): 75 Deaths in asthmatics prescibed home nebulisers. Brit. Med. J. 294: 477–480.

Serafin W.E. (1996): Drugs used in the treatment of asthma. In: Hardman J.H., Limbird L.E., Molinoff P. B., Ruddon R.W., Goodman Gilman A. (eds.): Goodman & Gilman The Pharmacological Basis of Therapeutics, 9th ed. McGraw Hill, New York, pp. 659–682.

Smolensky M.H., D'Alonso G.E. (1997): Progress in the chronotherapy of nocturnal asthma. In: Redfern P., Lemmer B. (eds.): Physiology and Pharmacology of Biological Rhythms. Handbook of Experimental Pharmacology, Vol. 125, Springer, Berlin, Heidelberg, New York, pp. 205–249.

The Childhood Asthma Management Program Research Group (2000): Long-term effects of budesonide or nedocromil in children with asthma. N. Engl. J. Med. 343: 1054–1063.

Weinberger M., Hendeles L. (1996): Theophylline in asthma. N. Engl. J. Med. 334: 1380–1388.

Wettengel R., Berdel D., Hofmann D., et al. (1998): Asthmatherapie bei Kindern und Erwachsenen. Empfehlungen der Deutschen Atemwegsliga in der Deutschen Gesellschaft für Pneumologie. Med. Klinik 93: 639–650.

Williams M.H. (1989): Increasing severity of asthma from 1960 to 1987. N. Engl. J. Med. 320: 1015–1020.

Wohl M.E. B., Majzoub J.A. (2000): Asthma, steroids, and growth. N. Engl. J. Med. 343: 1113–1114.

20. Calciumantagonisten

HASSO SCHOLZ

AUF EINEN BLICK

Verordnungsprofil
Hauptgruppen der Calciumantagonisten sind die Dihydropyridine und die relativ stärker kardiodepressiv wirkenden Vertreter Verapamil und Diltiazem.

Trend
In den letzten 10 Jahren haben sich die langwirkenden Dihydropyridine zur dominierenden Gruppe entwickelt, während die Verordnungen kurzwirkender Dihydropyridine (insbesondere Nifedipin) in dieser Zeit über 60% abgenommen haben. Verapamil- und Diltiazemverordnungen sind weitgehend konstant geblieben.

Kosten
Die Substitution der Dihydropyridine mit Nitrendipingenerika eröffnet ein Wirtschaftlichkeitspotential von 320 Mio. € unter gleichzeitigem Zugewinn an therapeutischer Qualität.

Calciumantagonisten hemmen am Herzen und an der glatten Muskulatur den Einstrom von Calciumionen aus dem Extrazellulärraum während des Aktionspotentials. Dies führt zu einer Vasodilatation (vorwiegend der arteriellen Gefäße) und am Herzen zu einer Abnahme von Kontraktionskraft und Herzfrequenz, die allerdings durch eine adrenerge Gegenregulation infolge Vasodilatation kompensiert wird. Bei Calciumantagonisten vom Nifedipintyp (Dihydropyridine) bewirkt dieser Kompensationsmechanismus nicht selten sogar eine reflektorische Tachykardie. Weiterhin hemmen Calciumantagonisten vom Verapamil- und Diltiazemtyp die AV-Überleitung.

Die Abnahme von Herzkraft und Herzfrequenz einerseits und die Gefäßerweiterung andererseits sind qualitativ bei allen Calciumantagonisten gleich. Allen Calciumantagonisten gemeinsam ist auch, daß die Vasodilatation im Vergleich zur Kardiodepression bei niedrigeren Konzentrationen auftritt. Allerdings ist der Abstand zwischen vasodilatierend und kardiodepressiv wirkenden Konzentrationen bei Dihydropyridinen (z. B. Nifedipin) größer als bei Calciumantagonisten vom Verapamil- und Diltiazemtyp (Verapamil, Diltiazem, Gallopamil).

Klassische Indikationen für Calciumantagonisten sind die koronare Herzkrankheit, supraventrikuläre Tachyarrhythmien und die arterielle Hypertonie. Die am längsten verwendeten Calciumantagonisten sind die kurzwirkenden Substanzen Verapamil, Nifedipin und Diltiazem. Neuere Calciumantagonisten sind Weiterentwicklungen von Nifedipin aus der Gruppe der Dihydropyridine mit längerer Wirkungsdauer, von denen Amlodipin, Nitrendipin, Lercanidipin und Felodipin am häufigsten verordnet werden. Gallopamil ist das Methoxyderivat des Verapamil mit ähnlichen Wirkungen wie Verapamil. Nimodipin, ein Dihydropyridin, ist nur bei hirnorganisch bedingten Leistungsstörungen im Alter zugelassen.

Alle Calciumantagonisten wirken in gleicher Weise antianginös und antihypertensiv. In ihrem sonstigen Wirkungsspektrum sind die einzelnen Calciumantagonisten jedoch nicht identisch. Dihydropyridine unterscheiden sich von Verapamil oder Diltiazem dadurch, daß ihre Wirkung an der glatten Muskulatur im Vergleich zum Herzen relativ stärker ausgeprägt ist. Hierbei handelt es sich um quantitative Unterschiede, die den weit verbreiteten Nomenklaturunterschied „gefäßwirksame" und „herzwirksame" Calciumantagonisten nicht rechtfertigen. Die Unterschiede sind jedoch von Bedeutung bei einer etwaigen Kombination mit Betarezeptorenblockern, die mit Calciumantagonisten vom Nifedipintyp möglich sind (Scholz 1987, Packer 1989). Weiterhin erlaubt die unterschiedlich ausgeprägte kompensatorische Kardiostimulation differentialtherapeutische Überlegungen insofern, als Verapamil und Diltiazem vor allem bei Patienten mit höherer Herzfrequenz, Dihydropyridine dagegen bei solchen mit Bradykardie eingesetzt werden. Dihydropyridine haben keine Wirkung am AV-Knoten und können deshalb nicht als Antiarrhythmika bei supraventrikulären Tachyarrhythmien eingesetzt werden. Die unterschiedliche Beeinflussung des AV-Knotens hat keine Bedeutung in bezug auf die Wirksamkeit der Calciumantagonisten bei Hypertonie oder bei koronarer Herzkrankheit.

20

Die pharmakokinetischen Eigenschaften der einzelnen Calcium-antagonisten sind in vielen Punkten ähnlich. Die Substanzen werden gut aus dem Magen-Darm-Trakt resorbiert, unterliegen jedoch einem beträchtlichen First-pass-Metabolismus, so daß ihre Bioverfügbarkeit relativ gering ist. Alle Calciumantagonisten werden umfassend meta-bolisiert und die kurzwirkenden Substanzen haben nur eine relativ kurze Eliminationshalbwertszeit, so daß sie zumindest in nicht-retar-dierter Form mehrmals täglich appliziert werden müssen. Einige der neueren langwirkenden Calciumantagonisten (z. B. Felodipin, Amlo-dipin, Lercanidipin und Nisoldipin in retardierter Form) haben außer-dem einen relativ langsamen Wirkungseintritt und verursachen damit nur eine wenig ausgeprägte oder keine reflektorische Tachykardie.

Verordnungsspektrum

Unter den 2500 verordnungshäufigsten Arzneimitteln befinden sich im Jahre 2001 65 Präparate mit Calciumantagonisten (Tabelle 20.1). Mit einer Verordnungshäufigkeit von 1202 Mio. DDD werden sie weiterhin häufiger als Koronarmittel (966 Mio. DDD) verordnet (siehe Abbildung 32.1), während Betarezeptorenblocker (1241 Mio. DDD) im Jahr 2001 erstmals vor den Calciumantagonisten rangieren (Abbil-dung 13.2).

Das Verordnungsspektrum zeigt, daß Nifedipin und andere kurz wirksamen Dihydropyridine wiederum weniger verordnet wurde als die langwirkenden Calciumantagonisten, auf die inzwischen mehr als die Hälfte der verordneten Tagesdosen entfallen (Tabellen 20.3 und 20.4). Danach folgen Verapamil und Diltiazem (Tabelle 20.2). Gallopa-mil und Nicardipin haben kaum noch Bedeutung, da die Verordnun-gen erneut deutlich abnahmen (Tabellen 20.2 und 20.3).

Die längere Wirkungsdauer der langwirkenden Calciumantago-nisten aus der Gruppe der Dihydropyridine mit der Möglichkeit der einmal täglichen Einnahme ist unter dem Gesichtspunkt einer besse-ren Compliance als Vorteil gegenüber den kurzwirkenden Calcium-antagonisten (Nifedipin, Verapamil, Diltiazem) anzusehen. Außerdem sind die kurzwirkenden Substanzen (Nifedipin bei akuten Koronar-ereignissen; Nifedipin, Verapamil und Diltiazem bei Hypertonikern) aufgrund von retrospektiven Analysen ins Kreuzfeuer der Kritik gera-ten (Furberg et al. 1995, Psaty et al. 1995, s. a. Lüscher et al. 1996). Als Reaktion darauf hat das Bundesinstitut für Arzneimittel und Medizin-

20

Tabelle 20.1: Verordnungen von Calciumantagonisten 2001. Angegeben sind die verordnungshäufigsten Präparate mit Verordnungsrang, Verordnungen und Umsatz 2001 im Vergleich zu 2000.

Rang	Präparat	Verordnungen in Tsd.	Änd. %	Umsatz Mio. €	Änd. %
12	Norvasc	3029,8	+9,1	240,6	+12,7
61	Isoptin	1366,1	−9,2	30,1	−6,6
167	Verapamil-ratiopharm	785,8	+3,8	11,9	+13,4
213	Verahexal	687,8	−2,9	14,6	+1,6
244	Nitrendipin-ratiopharm	613,2	+12,4	5,7	+15,2
259	Adalat	579,3	−18,2	14,0	−17,4
260	Corinfar	577,9	−16,5	14,6	−16,5
300	Nifedipin-ratiopharm	524,5	−12,3	9,7	−12,5
338	Falicard	488,6	−9,7	7,6	−3,6
346	Nifehexal	479,1	−11,2	10,3	−9,7
407	Dilzem	426,2	−12,0	15,0	−11,3
433	Nitrepress	404,9	+3,5	3,8	+5,0
590	Modip	303,3	−31,7	23,1	−30,6
601	Veramex	298,1	−10,6	7,3	−1,5
618	duranifin	291,6	−16,9	6,3	−22,1
621	Nitrendepat	291,1	+0,9	3,8	+3,4
643	Baymycard	282,1	−10,5	16,7	−8,7
645	Nifedipat	281,9	−12,6	7,0	−11,4
693	Pidilat	262,1	−16,8	5,6	−11,0
703	Bayotensin	257,7	−5,6	15,4	−8,5
713	Carmen	255,3	(> 1000)	14,6	(> 1000)
763	Verapamil AL	232,2	+18,9	3,2	+24,4
802	Diltahexal	217,0	+0,0	5,5	−2,2
831	Verabeta	207,7	−5,8	3,9	−0,8
848	Nifedipin Stada	203,0	−18,0	4,7	−17,3
856	Motens	202,4	−4,1	13,3	+2,0
890	Nitrendipin Stada	195,1	+12,6	1,8	+15,7
941	Munobal	183,0	−21,5	14,0	−21,5
1126	Azupamil	147,9	−10,3	2,5	−11,7
1165	Diltiazem-ratiopharm	142,4	+11,7	3,7	+10,1
1188	Nitregamma	139,1	+22,3	1,3	+24,5
1246	Nifical	132,6	−7,3	2,5	−9,8
1249	Procorum	132,5	−17,4	6,8	−12,2
1363	vera von ct	118,1	+2,9	1,3	+3,3
1383	Nifedipin AL	116,6	+0,0	1,3	−10,3
1418	Nitrendipin Heumann	113,2	+22,6	1,0	+22,4
1427	Felodipin-ratiopharm	112,6	(neu)	5,8	(neu)
1476	Nitrendipin beta	107,8	+16,2	0,9	+18,2
1484	nife von ct	107,4	−10,4	1,6	−12,0
1532	durasoptin	102,4	−13,2	1,9	−4,0
1553	Vascal	100,2	−20,0	7,1	−18,1
1562	Corotrend	99,7	−21,8	2,2	−21,3
1573	Nitrendipin AL	98,8	+66,4	0,8	+78,0
1586	Verasal	97,9	+2,9	2,1	+24,6

20

Calciumantagonisten 339

Tabelle 20.1: Verordnungen von Calciumantagonisten 2001. Angegeben sind die verordnungshäufigsten Präparate mit Verordnungsrang, Verordnungen und Umsatz 2001 im Vergleich zu 2000 (Fortsetzung).

Rang	Präparat	Verordnungen in Tsd.	Änd. %	Umsatz Mio. €	Änd. %
1690	Belnif	89,8	-4,4	5,1	-3,9
1726	Nifeclair	86,4	+16,9	1,5	+13,1
1743	Nifedipin Heumann	85,5	-8,0	1,6	-7,4
1794	Nitre Puren	82,2	-3,6	1,1	-2,5
1818	Corifeo	80,6	(>1000)	4,4	(>1000)
1831	Aprical	79,6	-10,2	2,0	-11,8
1873	Verapamil-Hennig	76,7	+22,8	1,6	+10,4
1928	Felocor	73,0	(neu)	3,7	(neu)
1981	Escor	70,5	+52,0	5,1	+43,9
2109	Nitrensal	63,9	-9,6	0,6	-8,6
2146	nitrendipin von ct	61,8	+42,2	0,6	+51,3
2158	Cordicant	61,4	-26,5	1,6	-25,4
2275	Vera Lich	56,0	+73,9	1,1	+61,2
2304	Diltiuc	55,0	-14,0	2,1	-8,4
2306	Vera 1A-Pharma	54,9	+65,1	0,8	+72,3
2398	Nitrendimerck	51,0	-2,5	0,5	-26,4
2415	Felodipin Stada	50,1	(neu)	2,7	(neu)
2442	Nivadil	49,1	-22,0	4,1	-19,5
2449	Verapamil-Wolff	48,9	-5,0	1,0	-6,6
2455	Antagonil	48,7	-17,3	2,5	-16,3
Summe		17121,5	-0,9	610,7	+4,1
Anteil an der Indikationsgruppe		33,1%		38,7%	
Gesamte Indikationsgruppe		51670,9	+7,7	1580,1	+9,5

produkte (BfArM) die Anwendung der Calciumantagonisten vom Dihydropyridintyp eingeschränkt und die instabile Angina pectoris und den akuten Myokardinfarkt innerhalb der ersten vier Wochen als Kontraindikationen festgelegt. Eine Stellungnahme zu schnell freisetzenden Verapamil- und Diltiazempräparaten wurde bisher vom BfArM nicht abgegeben. Schnell freisetzende Arzneiformen von Nifedipin dürfen danach bei Hypertonie und chronischer Angina pectoris nur noch eingesetzt werden, wenn andere Arzneimittel nicht angezeigt sind (Arzneimittelkommission der deutschen Ärzteschaft 1997). Nifedipin wird daher fast nur noch in Form von Retardpräparaten angewendet. Nifedipin-Kapseln sind unseres Erachtens nur noch bei hypertensiver Krise und Prinzmetal-Angina indiziert. Verapamil und Diltiazem haben nach wie vor ihren Platz bei Patienten mit relativ hoher Herzfrequenz.

20

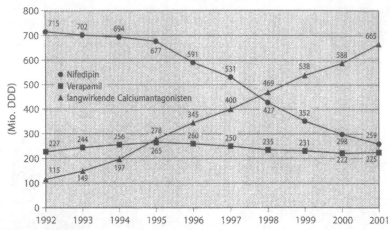

Abbildung 20.1: Verordnungen von Calciumantagonisten 1992 bis 2001. Gesamtverordnungen nach definierten Tagesdosen

Einen großen Verordnungszuwachs hat auch 2001 wieder Amlodipin (*Norvasc*) aus der Gruppe der langwirkenden Calciumantagonisten erzielt, das inzwischen Verordnungsrang 12 erreicht hat und jetzt das verordnungshäufigste und umsatzstärkste Präparat unter den Calciumantagonisten ist (Tabelle 20.1). Amlodipin unterscheidet sich von anderen Dihydropyridinen durch einen langsameren Wirkungseintritt (maximale Plasmakonzentration nach 6–12 Stunden) und eine besonders lange Wirkungsdauer mit einer Halbwertszeit von 35–50 Stunden. Weiterhin gibt es Hinweise dafür, daß Amlodipin auch bei Patienten mit Herzinsuffizienz eingesetzt werden kann (Packer et al. 1996). Gleiches gilt für Felodipin (*Modip, Munobal*) und Nisoldipin (*Baymycard*) (Cohn et al. 1995, The Defiant-II Research Group 1997). Bisher gibt es jedoch leider keine Daten für Amlodipin und die meisten anderen langwirkenden Calciumantagonisten zur antihypertensiven Langzeitwirkung in Bezug auf kardiovaskuläre Endpunkte. Die Untersuchung von Amlodipin in der ALLHAT-Studie, die im Doxazosin-Arm wegen eines erhöhten Herzinsuffizienzrisikos abgebrochen wurde, wird erst im März 2002 abgeschlossen (Grimm et al. 2001). Insgesamt ist die Diskussion zur langfristigen Sicherheit von Calciumantagonisten, auch der langwirkenden, zur Hypertoniebehandlung nach wie vor nicht abgeschlossen (Pahor et al. 1998, Tuomilehto et al. 1999,

Tabelle 20.2: Verordnungen von Calciumantagonisten vom Verapamil- und Diltiazemtyp 2001. Angegeben sind die 2001 verordneten Tagesdosen, die Änderungen gegenüber 2000 und die mittleren Kosten je DDD 2001.

Präparat	Bestandteile	DDD in Mio.	Änderung in %	DDD-Kosten in €
Verapamil				
Isoptin	Verapamil	60,9	(−6,4)	0,49
Verahexal	Verapamil	33,8	(+0,6)	0,43
Verapamil-ratiopharm	Verapamil	31,7	(+12,7)	0,38
Veramex	Verapamil	15,7	(−1,3)	0,47
Falicard	Verapamil	15,6	(−4,2)	0,48
Verabeta	Verapamil	10,4	(−2,1)	0,37
Verapamil AL	Verapamil	9,9	(+23,9)	0,32
Verasal	Verapamil	5,9	(+20,4)	0,36
Azupamil	Verapamil	5,8	(−11,0)	0,43
Verapamil-Hennig	Verapamil	4,2	(+9,5)	0,38
durasoptin	Verapamil	4,0	(−5,3)	0,48
vera von ct	Verapamil	4,0	(+3,5)	0,33
Vera Lich	Verapamil	3,0	(+64,6)	0,37
Verapamil-Wolff	Verapamil	2,5	(−5,2)	0,41
Vera 1A-Pharma	Verapamil	2,4	(+73,8)	0,33
		209,9	(+1,4)	0,43
Diltiazem				
Dilzem	Diltiazem	17,4	(−10,3)	0,86
Diltahexal	Diltiazem	8,2	(−1,1)	0,68
Diltiazem-ratiopharm	Diltiazem	5,3	(+9,9)	0,69
Diltiuc	Diltiazem	2,5	(−8,2)	0,84
		33,4	(−5,2)	0,79
Gallopamil				
Procorum	Gallopamil	6,8	(−15,6)	0,99
Summe		250,0	(−0,0)	0,50

Pahor et al. 2000, Blood Pressure Lowering Trialists' Collaboration 2000).

Ebenfalls wieder deutlich zugenommen haben 2001 die Verordnungen von Nitrendipin, das nach Amlodipin die zweite Position unter den langwirkenden Calciumantagonisten einnimmt (Tabelle 20.4). Nitrendipin ist bisher der einzige langwirkende Calciumantagonist, für den in der Placebo-kontrollierten Syst-Eur-Studie bei älteren Hypertonikern eine Senkung der Schlaganfallshäufigkeit (um 42%), allerdings ohne eine Senkung der Gesamtletalität, nachgewiesen wurde (Staessen et al. 1997). Bei der Untergruppe der Patienten mit

Tabelle 20.3: Verordnungen von kurzwirkenden Dihydropyridinen 2001. Angegeben sind die 2001 verordneten Tagesdosen, die Änderungen gegenüber 2000 und die mittleren Kosten je DDD 2001.

Präparat	Bestandteile	DDD in Mio.	Änderung in %	DDD-Kosten in €
Nifedipin				
Nifehexal	Nifedipin	36,3	(−8,8)	0,28
Adalat	Nifedipin	35,1	(−15,9)	0,40
Corinfar	Nifedipin	33,4	(−16,9)	0,44
Nifedipin-ratiopharm	Nifedipin	27,4	(−11,7)	0,36
Nifedipat	Nifedipin	18,8	(−10,0)	0,37
duranifin	Nifedipin	17,2	(−15,1)	0,37
Pidilat	Nifedipin	12,5	(−18,3)	0,45
Nifedipin Stada	Nifedipin	12,1	(−16,2)	0,39
Aprical	Nifedipin	6,2	(−13,4)	0,32
Nifedipin AL	Nifedipin	5,9	(−1,3)	0,22
Nifical	Nifedipin	5,6	(−10,2)	0,45
nife von ct	Nifedipin	5,1	(−13,2)	0,32
Corotrend	Nifedipin	4,8	(−21,8)	0,45
Nifeclair	Nifedipin	4,5	(+11,7)	0,33
Nifedipin Heumann	Nifedipin	4,4	(−7,1)	0,36
Cordicant	Nifedipin	4,2	(−24,3)	0,38
		233,2	**(−13,3)**	**0,37**
Nifedipinkombinationen				
Belnif	Nifedipin Metoprolol	8,7	(−3,8)	0,59
Weitere Mittel				
Antagonil	Nicardipin	1,3	(−15,7)	1,97
Summe		**243,2**	**(−13,0)**	**0,39**

Diabetes und systolischer Hypertonie war Nitrendipin besonders wirksam. Nach zweijähriger Therapie wurde die Gesamtletalität in dieser speziellen Patientengruppe mit Nitrendipin um 55% gesenkt (Tuomilehto et al. 1999). Nach Ablauf des Patenschutzes für das Originalpräparat *Bayotensin* im Jahre 1997 haben sich inzwischen zwölf Nitrendipingenerika im Markt etablieren können, die bereits einen Anteil von mehr als 90% der verordneten Tagesdosen dieses Wirkstoffs erreicht haben. Auffällig an dieser Entwicklung ist weiterhin, daß Nitrendipingenerika auch im Vergleich zu den entsprechenden Nifedipinpräparaten die billigsten Calciumantagonisten mit dem zusätzlichen Vorteil der üblicherweise einmal täglichen Gabe sind.

20

Tabelle 20.4: Verordnungen von langwirkenden Dihydropyridinen 2001. Angegeben sind die 2001 verordneten Tagesdosen, die Änderungen gegenüber 2000 und die mittleren Kosten je DDD 2001.

Präparat	Bestandteile	DDD in Mio.	Änderung in %	DDD-Kosten in €
Nitrendipin				
Nitrendipin-ratiopharm	Nitrendipin	46,1	(+15,3)	0,12
Nitrepress	Nitrendipin	30,6	(+6,3)	0,12
Nitrendepat	Nitrendipin	22,6	(+3,3)	0,17
Bayotensin	Nitrendipin	16,6	(-9,7)	0,93
Nitrendipin Stada	Nitrendipin	15,0	(+18,2)	0,12
Nitregamma	Nitrendipin	10,7	(+26,2)	0,12
Nitrendipin Heumann	Nitrendipin	8,5	(+25,7)	0,12
Nitrendipin beta	Nitrendipin	8,0	(+18,3)	0,12
Nitrendipin AL	Nitrendipin	7,4	(+78,5)	0,11
Nitre Puren	Nitrendipin	6,2	(-3,7)	0,17
Nitrensal	Nitrendipin	4,8	(-10,5)	0,12
nitrendipin von ct	Nitrendipin	4,5	(+57,0)	0,12
Nitrendimerck	Nitrendipin	3,9	(+6,9)	0,12
		184,9	(+11,3)	0,20
Felodipin				
Modip	Felodipin	30,9	(-30,1)	0,75
Munobal	Felodipin	19,0	(-22,9)	0,74
Felodipin-ratiopharm	Felodipin	11,7	(neu)	0,50
Felocor	Felodipin	7,3	(neu)	0,51
Felodipin Stada	Felodipin	5,3	(neu)	0,50
		74,2	(+7,9)	0,66
Isradipin				
Vascal	Isradipin	8,0	(-17,7)	0,89
Weitere Wirkstoffe				
Norvasc	Amlodipin	328,3	(+15,4)	0,73
Carmen	Lercanidipin	18,7	(>1000)	0,78
Motens	Lacidipin	14,8	(+4,0)	0,90
Baymycard	Nisoldipin	12,9	(-6,9)	1,30
Escor	Nilvadipin	6,9	(+40,2)	0,74
Nivadil	Nilvadipin	5,7	(-16,7)	0,73
Corifeo	Lercanidipin	5,7	(>1000)	0,79
		392,8	(+20,5)	0,76
Summe		659,9	(+15,7)	0,59

20

Wirtschaftliche Gesichtspunkte

Das Verhältnis zwischen Erst- und Zweitanmelderpräparaten hat sich 2001 auch bei anderen Calciumantagonisten weiter in Richtung der preiswerteren Generikapräparate verschoben. Die Erstanmelderpräparate *Isoptin*, *Adalat* und *Dilzem* haben wiederum um 6–16% (Vorjahr 17–26%) abgenommen.

Die mittleren DDD-Kosten der langwirkenden Calciumantagonisten sind 2001 mit 0,59 € (Vorjahr 0,62 €) weiter gesunken. Alle neueren Calciumantagonisten außer Nitrendipin stehen noch unter Patentschutz und sind deshalb wesentlich teurer als die Nitrendipinpräparate. Im Vergleich zu Nitrendipin sind sogar ältere kurzwirkende Calciumantagonisten wie Verapamil, Nifedipin, Diltiazem, Gallopamil, Nimodipin und Nicardipin teurer, obwohl sie aufgrund ihrer schnellen und kurzen Wirkung für die Dauertherapie nur Nachteile bieten. Die neuen Nitrendipingenerika haben deutlich geringere DDD-Kosten (0,12 €) und bieten zugleich den Vorteil der längeren Wirkungsdauer. Wenn teure Analogpräparate der Dihydropyridine durch Nitrendipingenerika substituiert werden, sind hohe Wirtschaftlichkeitsreserven erkennbar (Tabelle 20.5). Das weitaus höchste Einsparpotential erreicht Amlodipin (*Norvasc*) mit 169 Mio. €, gefolgt von Felodipin (*Modip*, *Munobal*) mit 36,5 Mio. €, Nifedipin (*Adalat*, *Corinfar*) mit 15,4 Mio. € und Lercanidipin (*Carmen*, *Corifeo*) mit 11,1 Mio. €. Für alle Calciumantagonisten aus der Gruppe der Dihydropyridine ergibt sich ein Einsparpotential von 320 Mio. € (siehe Kapitel 50, Einsparpotentiale, Tabelle 50.4).

Therapeutische Gesichtspunkte

Aus der häufigen Verordnung von Nifedipin und den langwirkenden Dihydropyridinen läßt sich schließen, daß Calciumantagonisten überwiegend bei der koronaren Herzkrankheit und der arteriellen Hypertonie angewendet werden, da Nifedipin und seine Derivate keine antiarrhythmische Wirkung aufweisen. Es ist jedoch anzunehmen, daß die Anwendung von Calciumantagonisten bei Patienten mit koronarer Herzkrankheit in Zukunft zurückgehen wird. Nach neueren Metaanalysen ist die Therapie mit Betarezeptorenblockern mit weniger unerwünschten Wirkungen assoziiert als mit Calciumantagonisten (Heidenreich et al. 1999). Außerdem ist für Betarezeptorenblocker für

Tabelle 20.5: Therapiekostenvergleich von Calciumantagonisten

Eigenschaften	Amlodipin Norvasc	Felodipin Modip, Munobal	Nifedipin Adalat, Corinfar	Lercanidipin Corifeo, Carmen
WHO-Tagesdosis	5 mg	5 mg	30 mg	10 mg
Packungsgröße, 100 Tbl.	5 mg	5 mg	30 mg	10 mg
Preis für 100 DDD, €	60,61	82,24	31,55	54,55
Umsatz 2001, Mio. €	240,6	37,1	28,6	19,0
Verordnete DDD 2001, Mio.	328,3	49,9	68,5	24,4
Substitution				
Wirkstoff	Nitrendipin	Nitrendipin	Nitrendipin	Nitrendipin
Präparat (Beispiel)	Nitrendipin AL	Nitrendipin AL	Nitrendipin AL	Nitrendipin AL
Packungsgröße 100 Tbl.	20 mg	20 mg	20 mg	20 mg
Preis für 100 DDD, €	9,07	9,07	9,07	9,07
Einsparung/ 100 DDD, €	51,54	73,17	22,48	45,48
Einsparpotential, Mio. €	169,2	36,5	15,4	11,1

verschiedene Formen der koronaren Herzkrankheit (Zustand nach Infarkt, stabile Angina, Herzinsuffizienz) eine Verbesserung der Prognose erwiesen. Dies bestätigen klinische Therapieempfehlungen, die Betarezeptorenblocker als erste Wahl für die Angina-pectoris-Prophylaxe empfehlen, wenn keine Kontraindikationen vorliegen (North of England Stable Angina Pectoris Guideline Development Group 1996, European Society of Cardiology 1997). Große Studien zum Sicherheits- und Wirksamkeitsprofil werden zur Zeit durchgeführt.

20

Literatur

Arzneimittelkommission der deutschen Ärzteschaft (1997): Calciumantagonisten vom 1,4-Dihydropyridin-Typ. Dtsch. Ärztebl. 22: C-1122–C-1123.

Blood Pressure Lowering Treatment Trialists' Collaboration (2000): Effects of ACE inhibitors, calcium antagonists, and other blood-pressure-lowering drugs: results of prospectively designed overviews of randomised trials. Lancet 356: 1955–1964.

Cohn J.N., Ziesche S.M., Loss L.E., Anderson G.F., V-HeFT Study Group (1995): Effect of felodipine on short-term exercise and neurohormone and long-term mortality in heart failure: Results of V-HeFT VIII. Circulation 92: I-143.

European Society of Cardiology (1997): Management of stable angina pectoris: recommendations of the Task Force of the European Society of Cardiology. Eur. Heart J. 18: 394–413.

Furberg C., Psaty B.M., Meyer J.S. (1995): Nifedipine. Dose-related increase in mortality in patients with coronary heart disease. Circulation 92: 1326–1331.

Grimm R.H. Jr., Margolis K.L., Papademetriou V.V., Cushman W.C., Ford C.E., Bettencourt J. et al. (2001): Baseline characteristics of participants in the Antihypertensive and Lipid Lowering Treatment to Prevent Heart Attack Trial (ALLHAT). Hypertension 37: 19–27.

Heidenreich P.A., McDonald K.M., Hastie T., Fadel B., Hagan V., Lee B.K., Hlatky M.A. (1999): Meta-analysis of trials comparing β-blockers, calcium antagonists, and nitrates for stable angina. JAMA 281: 1927–1936.

Lüscher T.F., Wenzel R.R., Noll G. (1996): Calciumantagonisten in der Kontroverse: Gibt es eine rationale Differentialtherapie? Dtsch. Med. Wochenschr. 121: 532–538.

North of England Stable Angina Guideline Development Group (1996): North of England evidence based guidelines development project. BMJ 312: 827–832.

Packer M. (1989): Combined beta-adrenergic and calcium-entry blockade in angina pectoris. N. Engl. J. Med. 320: 709–718.

Packer M., O'Connor C.M., Ghali J.K., Pressler M.L., Carson P.E. et al. (1996): Effect of amlodipine on morbidity and mortality in severe chronic heart failure. N. Engl. J. Med. 335: 1107–1114.

Pahor M., Psaty B.M., Furberg C.D. (1998): Treatment of hypertensive patients with diabetes. Lancet 351: 689–690.

Pahor M., Psaty B.M., Alderman M.H., Applegate W.B., Williamson J.D., Cavazzini C., Furberg C.D. (2000): Health outcomes associated with calcium antagonists compared with other first-line antihypertensive therapies: a meta-analysis of randomised controlled trials. Lancet 356: 1949–1954.

Psaty B.M., Heckbert S.R., Koepsell T.D., Siscovick D.S., Raghunathan T.E. et al. (1995): The risk of myocardial infarction associated with antihypertensive drug therapies. JAMA 274: 620–625.

Scholz H. (1987): Wechselwirkungen zwischen Beta-Rezeptorenblockern und Antiarrhythmika. In: Grosdanoff P. et al. (Hrsg.): Beta-Rezeptoren und Beta-Rezeptorenblocker, Walter de Gruyter & Co., Berlin New York: S. 255–271.

Staessen J.A., Fagard R., Thijs L., Celis H., Arabidze G.G. et al. (1997): Randomised double-blind comparison of placebo and active treatment for older patients with isolated systolic hypertension. The Systolic Hypertension in Europe (Syst-Eur) Trial Investigators. Lancet 350: 757–764.

20

The Defiant-II Research Group (1997): Doppler flow and echocardiography in functional cardiac insufficiency: Assessment of nisoldipine therapy. Results of the DEFIANT-II study. Eur. Heart J. 18: 31–40.
Tuomilehto J., Rastenyte D., Birkenhäger W.H., Thjs L., Antikainen R. et al. (1999): Effects of calcium-channel blockade in older patients with diabetes and systolic hypertension. N. Engl. J. Med. 340: 677–684.

21. Corticosteroide

ULRICH SCHWABE

AUF EINEN BLICK

Verordnungsprofil

Corticosteroide werden überwiegend in pharmakologischer Dosierung als steroidale Antiphlogistika und Immunsuppressiva eingesetzt. Fast die Hälfte der Verordnungen entfällt auf das Standardpräparat Prednisolon. Diese Präferenz ist durch pharmakokinetische und preisliche Vorteile gegenüber Prednison und Methylprednisolon gut begründet.

Trend

Fluorierte Glucocorticoide (z. B. Dexamethason) wurden 2001 weniger, Depotpräparate (z. B. Triamcinolonacetonid) dagegen mehr verordnet. Nur knapp 2% der Verordnungen entfallen auf die Hormonsubstitution mit Cortisol (Hydrocortison) bei Nebennierenrindeninsuffizienz und adrenogenitalem Syndrom.

Als Corticosteroide werden die natürlichen Steroidhormone der Nebennierenrinde und ihre synthetischen Derivate bezeichnet. Nach ihren vorherrschenden Wirkungen auf den Kohlenhydratstoffwechsel und den Elektrolythaushalt werden sie in Glucocorticoide und Mineralocorticoide eingeteilt. Sie haben ein weites Spektrum physiologischer und pharmakologischer Wirkungen und werden vor allem zur Hormonsubstitution und zur Entzündungshemmung therapeutisch eingesetzt.

In niedrigen physiologischen Mengen dienen sie zur Hormonsubstitution bei *Nebennierenrindeninsuffizienz*, wie z.B. bei Morbus Addison und adrenogenitalem Syndrom. Bei diesen Indikationen wird Cortisol (Hydrocortison) als natürliches Nebennierenrindenhormon bevorzugt, weil es gleichzeitig glucocorticoide und mineralocorticoide Eigenschaften hat.

21

In höheren pharmakologischen Dosen werden Glucocorticoide eingesetzt, um *Entzündungserscheinungen* und *immunologische Reaktionen* zu unterdrücken. Hier wird Prednisolon aus der Gruppe der nichtfluorierten Glucocorticoide als Standardsteroid verwendet, weil es nur noch geringe mineralocorticoide Aktivität besitzt und am längsten in die Therapie eingeführt ist. Zu den wichtigsten Indikationen gehören rheumatische und allergische Krankheiten, Asthma bronchiale und Kollagenosen. Inhalative Glucocorticoide werden bei den Bronchospasmolytika und Antiasthmatika (Kapitel 19) besprochen, topische Glucocorticoide bei den Dermatika (Kapitel 22) und den Ophthalmika (Kapitel 40). Wegen der Risiken der Langzeitbehandlung werden orale Glucocorticoide zur Entzündungshemmung nur bei Versagen anderer Therapiemöglichkeiten und immer nur möglichst kurzfristig eingesetzt.

Verordnungsspektrum

Glucocorticoide lassen sich nach pharmakologischen Kriterien in nichtfluorierte und fluorierte Glucocorticoide sowie Depotpräparate einteilen. Die Verordnungen nichtfluorierter Glucocorticoide haben bis 1996 deutlich, danach in geringerem Umfang zugenommen (Abbildung 21.1). Die fluorierten Glucocorticoide haben sich dagegen in den letzten zehn Jahren nur wenig verändert, während die Depotpräparate langsam, aber ständig zurückgingen. Damit haben sich die nichtfluorierten Glucocorticoide eindeutig als therapeutische Option durchgesetzt. In der gesamten Indikationsgruppe sind die Verordnungen im Jahr 2001 leicht angestiegen, während die Umsätze abermals zurückgegangen sind (Tabelle 21.1).

Nichtfluorierte Glucocorticoide

In der Gruppe der nichtfluorierten Glucocorticoide entfallen mehr als die Hälfte der Verordnungen auf Prednisolonpräparate (Tabelle 21.2). Prednisolon hat im Vergleich zu dem natürlichen Nebennierensteroid Cortisol (Hydrocortison) nur noch eine geringe Mineralocorticoidaktivität und löst daher seltener Natriumretention, Ödembildung und Hypokaliämie aus. Darüber hinaus hat Prednisolon pharmakokinetische Vorteile gegenüber seinem Prodrug Prednison, weil es bereits die

21

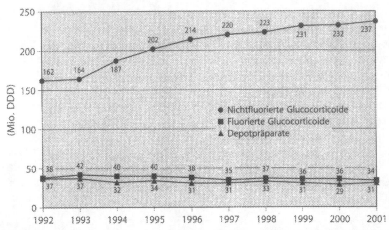

Abbildung 21.1: Verordnungen von Glucocorticoiden 1992 bis 2001. Gesamtverordnungen nach definierten Tagesdosen

aktive Wirkform darstellt, während Prednison biologisch inaktiv ist und erst durch die hepatische 11β-Hydroxysteroiddehydrogenase in seinen aktiven Metaboliten Prednisolon umgewandelt werden muß. Da diese Umwandlung ca. eine Stunde benötigt, wirkt Prednisolon bei akuten Therapieindikationen schneller als Prednison. Außerdem hat Prednisolon nach oraler Gabe eine höhere Bioverfügbarkeit als Prednison (Kamada et al. 1997). Die pharmakologisch-therapeutischen Vorteile des Prednisolons haben sich schon weitgehend in der praktischen Therapie durchgesetzt, da die Prednisolonpräparate wesentlich häufiger als die Prednisonpräparate verordnet werden (Tabelle 21.2). Zusätzlich ist damit eine Kosteneinsparung verbunden, da Prednisolonpräparate im Durchschnitt wesentlich billiger als alle anderen Glucocorticoide sind.

An zweiter Stelle folgen die Prednisonpräparate mit dem Hauptvertreter *Decortin*. Sie sind 60% teurer als die Prednisolonpräparate, was in Anbetracht der pharmakokinetischen Vorteile von Prednisolon schwer verständlich ist. Ein besonderes Prednisonpräparat ist *Rectodelt*, für das eine rektale Bioverfügbarkeit von nur knapp 30% gemessen wurde. Die Suppositorien wurden bisher zu 90% an Kinder verordnet, ohne daß sie entsprechend als Kinderarzneiformen gekennzeichnet sind. Vom Hersteller wird für Kinder an erster Stelle die Anwendung bei stenosierender Laryngitis (Croup-Syndrom) genannt.

Tabelle 21.1: Verordnungen von Corticosteroiden 2001. Angegeben sind die verordnungshäufigsten Präparate mit Verordnungsrang, Verordnungen und Umsatz 2001 im Vergleich zu 2000.

Rang	Präparat	Verordnungen in Tsd.	Änd. %	Umsatz Mio. €	Änd. %
210	Decortin-H	692,4	+0,1	7,2	+0,4
223	Decortin	654,1	−2,8	10,4	+0,1
329	Prednisolon Jenapharm	496,4	+28,1	3,6	+25,3
333	Rectodelt	492,1	+4,8	4,7	+3,9
360	Prednisolon-ratiopharm Tabl.	467,1	−0,3	3,4	−3,6
467	Predni H Tablinen	376,9	+22,5	2,8	+29,3
525	Urbason	342,0	−12,9	15,1	−15,9
797	Lipotalon Amp.	218,0	+16,0	2,0	+17,0
921	Triamhexal	187,9	+8,2	1,6	+15,9
948	Triam Lichtenstein Amp.	182,2	+20,5	1,5	+12,1
956	Predni Lichtenstein Amp.	181,2	+14,7	0,7	+15,1
994	Celestamine N	173,0	+15,1	2,3	+16,7
1050	Volon A Kristallsusp.	161,8	−1,4	3,1	+3,4
1072	Decaprednil	156,4	−32,9	1,3	−34,2
1114	Supertendin Amp.	150,1	−1,2	2,0	−2,3
1144	Solu-Decortin H	144,7	+8,5	3,8	+18,2
1224	Prednihexal	135,9	+10,0	0,5	+5,9
1239	Fortecortin	134,3	−4,6	8,5	−15,3
1316	Dexa-Phlogont L	122,9	−2,9	1,0	−2,9
1440	Dexaflam Amp./ Tabl.	111,2	+0,2	0,4	−0,4
1561	Dexamethason Jenapharm	99,7	+11,6	2,7	+37,5
1656	Predni-M-Tablinen	92,5	−6,3	2,7	−9,7
1739	Prednisolon Galen	85,8	+255,2	0,6	+269,6
1839	Methylprednisolon Jenapharm	79,0	−2,3	2,3	+1,1
1894	Hydrocortison Jenapharm	75,0	+9,4	4,0	+10,1
1932	duraprednisolon	73,0	−16,2	0,5	−15,5
2007	Hydrocortison Hoechst	69,5	+1,6	4,6	+3,6
2022	Metysolon	68,2	+5,4	1,8	−0,8
2104	Dexa-Allvoran Amp.	64,0	−5,4	0,3	−8,1
2129	Syntestan	62,8	−3,6	3,7	+2,7
2163	Prednison Galen	61,3	+410,2	1,0	+186,2
2173	Triam-Injekt	60,8	+16,8	0,6	+12,3
2245	Dexahexal	57,3	−3,2	0,3	−11,6
2256	Ultralan-oral	56,8	−22,1	2,4	−25,2
2346	Dexa-ratiopharm	53,1	+8,6	0,5	+7,6
2358	Prectal	52,6	+8,3	0,5	+14,8
2367	Dexabene Amp.	52,2	−15,9	0,4	−21,2
2410	Urbason solubile	50,2	−10,3	2,3	−6,3
2435	Prednison-ratiopharm	49,5	+17,8	0,4	+25,5
Summe		**6843,7**	**+4,3**	**107,4**	**−0,7**
Anteil an der Indikationsgruppe		**89,3%**		**85,9%**	
Gesamte Indikationsgruppe		**7665,7**	**+2,8**	**125,1**	**−2,1**

21

Tabelle 21.2: Verordnungen von nichtfluorierten Glucocorticoiden 2001. Angegeben sind die 2001 verordneten Tagesdosen, die Änderungen gegenüber 2000 und die mittleren Kosten je DDD 2001.

Präparat	Bestandteile	DDD in Mio.	Änderung in %	DDD-Kosten in €
Prednisolon				
Decortin-H	Prednisolon	40,7	(+0,4)	0,18
Prednisolon Jenapharm	Prednisolon	24,0	(+31,0)	0,15
Prednisolon-ratiopharm Tabl.	Prednisolon	23,3	(−4,6)	0,14
Predni H Tablinen	Prednisolon	19,7	(+30,9)	0,14
Decaprednil	Prednisolon	8,1	(−35,2)	0,16
Solu-Decortin H	Prednisolon hydrogensuccinat	3,5	(+19,7)	1,09
Prednisolon Galen	Prednisolon	3,3	(+415,0)	0,18
duraprednisolon	Prednisolon	3,1	(−15,3)	0,16
Predni Lichtenstein Amp.	Prednisolonacetat	1,2	(+15,8)	0,63
Prednihexal	Prednisolonacetat	0,9	(+5,3)	0,59
Prectal	Prednisolonacetat	0,2	(+8,3)	3,12
		128,0	(+6,5)	0,19
Prednison				
Decortin	Prednison	35,9	(−1,1)	0,29
Rectodelt	Prednison	11,5	(+4,6)	0,41
Prednison Galen	Prednison	4,0	(+263,9)	0,24
Prednison-ratiopharm	Prednison	2,1	(+25,7)	0,21
		53,4	(+6,8)	0,31
Methylprednisolon				
Urbason	Methylprednisolon	18,5	(−16,1)	0,82
Predni-M-Tablinen	Methylprednisolon	4,1	(−10,3)	0,67
Methylprednisolon Jenapharm	Methylprednisolon	3,4	(+0,5)	0,68
Metysolon	Methylprednisolon	2,7	(−1,7)	0,67
Urbason solubile	Methylprednisolon-hydrogensuccinat	1,6	(−3,7)	1,46
		30,3	(−11,9)	0,80
Weitere Glucocorticoide				
Syntestan	Cloprednol	2,7	(+3,9)	1,36
Hydrocortison Jenapharm	Hydrocortison	2,3	(+10,1)	1,71
Hydrocortison Hoechst	Hydrocortison	2,3	(+3,6)	2,01
		7,3	(+5,7)	1,68
Summe		219,0	(+3,6)	0,36

21

Nach jahrzehntelanger Diskussion ist der therapeutische Nutzen von Glucocorticoiden bei dieser Indikation in mehreren kontrollierten Studien nachgewiesen worden (Klassen et al. 1994). Dazu gehört die Gabe von intramuskulärem Dexamethason, oralem Prednisolon und inhalativem Budesonid, während über Prednisonsuppositorien nach einer Medline-Recherche bisher keine kontrollierten Untersuchungen publiziert wurden.

An dritter Stelle stehen die Methylprednisolonpräparate mit *Urbason* als führendem Handelspräparat (Tabelle 21.2). Die Verordnungen sind 2001 erneut zurückgegangen. Hauptgrund ist vermutlich, daß die DDD-Kosten im Durchschnitt viermal so hoch wie für Prednisolonpräparate liegen, ohne daß wesentliche therapeutische Unterschiede dokumentiert sind.

Cloprednol (*Syntestan*) ist ein weiteres Prednisolonderivat mit überwiegend glucocorticoider Aktivität. Das Steroid hat im Vergleich zu den Prednisolonpräparaten siebenmal so hohe Tagestherapiekosten, die nicht durch entsprechende Vorteile belegt sind. Bei älteren Patienten soll der Calciumverlust der Knochen nach Cloprednol geringer als nach Prednison sein (Medici und Rüegsegger 1990). Der bei einer kleinen Untergruppe postmenopausaler Frauen erhobene Unterschied (4,5%) ist jedoch nicht verwertbar, weil sich bereits die Ausgangswerte der Knochendichte wesentlich stärker unterschieden (24%).

Fluorierte Glucocorticoide

Fluorierte Glucocorticoide haben im Gegensatz zu Prednisolon keine mineralocorticoiden Wirkungen. Die Wirkungsdauer von Betamethason und Dexamethason ist erheblich länger als die von Prednisolon. Sie werden daher für die gezielte Hypophysenhemmung eingesetzt, sind aber für die übliche einmal morgendliche Dosierung am Gipfelpunkt der zirkadianen Rhythmik nicht geeignet. Vorteilhaft ist die längere Wirkungsdauer bei der intraartikulären Lokaltherapie, für die mehrere Dexamethasonpräparate eingesetzt werden. Verglichen mit den nichtfluorierten Präparaten liegen die täglichen Therapiekosten der fluorierten Glucocorticoide doppelt so hoch. Die Verordnungen der Monopräparate waren weiter rückläufig und erreichten nur noch 9% aller Corticosteroidverordnungen (Tabellen 21.2 und 21.3).

21

Tabelle 21.3: Verordnungen von fluorierten Glucocorticoiden 2001. Angegeben sind die 2001 verordneten Tagesdosen, die Änderungen gegenüber 2000 und die mittleren Kosten je DDD 2001.

Präparat	Bestandteile	DDD in Mio.	Änderung in %	DDD-Kosten in €
Monopräparate				
Fortecortin	Dexamethason	12,1	(−16,0)	0,70
Dexamethason Jenapharm	Dexamethason	5,5	(+41,9)	0,49
Ultralan-oral	Fluocortolon	2,7	(−26,4)	0,89
Celestamine N	Betamethason	1,7	(+14,5)	1,32
Dexa-ratiopharm	Dexamethason	0,8	(+3,7)	0,55
Lipotalon Amp.	Dexamethasonpalmitat	0,8	(+17,8)	2,42
Dexaflam Amp./Tabl.	Dexamethasonphosphat	0,8	(−0,3)	0,47
Dexahexal	Dexamethason	0,7	(−12,7)	0,47
Dexabene Amp.	Dexamethason-dihydrogenphosphat	0,6	(−21,7)	0,58
Dexa-Allvoran Amp.	Dexamethason-dihydrogenphosphat	0,4	(−8,6)	0,64
		26,2	(−5,6)	0,75
Depotpräparate				
Triamhexal	Triamcinolonacetonid	8,7	(+21,8)	0,19
Triam Lichtenstein Amp.	Triamcinolonacetonid	7,7	(+12,1)	0,20
Volon A Kristallsusp.	Triamcinolonacetonid	7,1	(+2,8)	0,44
Triam-Injekt	Triamcinolonacetonid	2,4	(+5,6)	0,24
		25,9	(+11,7)	0,26
Kombinationspräparate				
Supertendin Amp.	Dexamethasonacetat Lidocain	5,9	(−2,5)	0,33
Dexa-Phlogont L	Dexamethason Prednisolon Lidocain	0,5	(−2,9)	2,02
		6,4	(−2,6)	0,46
Summe		58,6	(+1,7)	0,50

Depotpräparate

Die intramuskuläre Injektion von Depotcorticosteroiden bei Heufieber und anderen Allergien wird seit langem als nebenwirkungsreiches Verfahren mit fragwürdigen Indikationen kritisiert (Köbberling 1979). Im Vergleich zur oralen Therapie sind die atrophischen Veränderungen an Haut, Knochen und Muskulatur (sogenannte „Triamcinolonlöcher") bei Langzeitgabe besonders ausgeprägt. Die intramuskulären Depotpräparate sollten zum Schutz der Patienten verboten werden. Auch in Großbritannien wurde die Überprüfung der Zulassung der Indikation für Heufieber gefordert (N.N. 1999). Dagegen kann die intraartikuläre Injektion eines Glucocorticoids bei akuten Entzündungserscheinungen einer aktivierten Arthrose eine sinnvolle Maßnahme sein (Krüger und Schattenkirchner 1999, Lemmel 2000). Trotz der intraartikulären Injektion wird die endogene Cortisolproduktion über einen Zeitraum von 10–30 Tagen supprimiert und der zirkadiane Rhythmus der hypothalamisch-hypophysären Steuerung der Nebennierenrinde gestört (Huppertz und Pfuller 1997). Wenn in schwersten Fällen akuter Periarthropathien Ruhigstellung, Kryotherapie und systemische Gabe von nichtsteroidalen Antiphlogistika nicht ausreichend sind, kann eine gezielte periartikuläre Injektion von Glucocorticoiden hilfreich sein. Allerdings entfällt nur ein kleiner Teil der Verordnungen von Triamcinolonacetonidpräparaten auf Arzneiformen, die ausschließlich für die sinnvolle intraartikuläre und intrafokale Anwendung angeboten werden. Die Depotcorticosteroide zur intramuskulären systemischen Anwendung werden wegen dieser Abgrenzungsprobleme trotzdem weiterhin als Arzneimittel mit unumstrittener Wirksamkeit klassifiziert. Die Verordnungen der Depotpräparate haben 2001 zugenommen, wobei die Zahlenwerte nicht direkt mit den im Vorjahr publizierten DDD-Daten übereinstimmen, da eine Neuberechnung der Herstellerdosierungsempfehlungen vorgenommen wurde.

Kombinationspräparate

Fixe Kombinationen aus Glucocorticoiden und anderen Arzneimitteln, insbesondere Antirheumatika werden allgemein abgelehnt, weil Glucocorticoide genau dosiert werden müssen und die Kombination zur unnötigen und unkontrollierten Anwendung der Steroide verführt (Habermann und Löffler 1983).

Seit 1991 sind in dieser Gruppe nur noch zwei Kombinationspräparate vertreten, die 2001 wiederum weniger verordnet wurden (Tabelle 21.3). Sie enthalten zusätzlich zu den Glucocorticoiden ein Lokalanästhetikum. Bei Periarthropathien mit sehr starken Schmerzen kann eine gezielte Infiltration von Glucocorticoiden hilfreich sein, ggf. zusätzlich auch vermischt mit einem Lokalanästhetikum zur akuten

Schmerzlinderung. Fixe Kombinationen von Glucocorticoiden und Lokalanästhetika werden in der Standardliteratur nicht erwähnt (Krüger und Schattenkirchner 1999, Kelley et al. 1997, Hettenkofer 1998). *Dexa-Phlogont L* enthält neben dem Lokalanästhetikum noch ein zweites Glucocorticoid zur täglichen intramuskulären Initialtherapie. Die fixe Kombination von zwei gleichartig wirkenden Glucocorticoiden ist pharmakologisch nicht begründbar und damit entbehrlich.

Literatur

Habermann E., Löffler H. (1983): Spezielle Pharmakologie und Arzneitherapie. 4. Auflage, Springer-Verlag, Berlin Heidelberg New York, S. 283.

Hettenkofer H.-J. (Hrsg.) (1998): Rheumatologie, 3. Aufl., Georg Thieme Verlag, Stuttgart New York, S. 289-290.

Huppertz H.I., Pfuller H. (1997): Transient suppression of endogenous cortisol production after intraarticular steroid therapy for chronic arthritis in children. J. Rheumatol. 24: 1833-1837.

Kamada A.K., Wiener M.B., LaVallee N.M., Bartoszek Scott M., Selner J.C., Szefler S.J. (1997): A pharmacokinetic comparison of two oral liquid glucocorticoid formulations. Pharmacotherapy 17: 353-356.

Kelley W.N., Ruddy S., Harris E.D., Sledge C.B. (eds.) (1997): Textbook of rheumatology, 5th ed., W.B. Saunders Company, Philadelphia, London, Toronto, Montreal, Sydney, Tokyo, pp. 594-599.

Klassen T.P., Feldman M.E., Watters L.K. Sutcliffe T., Rowe P.C. (1994): Nebulized budesonide for children with mild-to-moderate croup. New Engl. J. Med. 331: 285-289.

Köbberling J. (1979): Gefahren der Depotkortikoid-Therapie. Internist. Welt 4: 118-122.

Krüger K., Schattenkirchner M. (1999): Rheumatische Erkrankungen. In: Paumgartner G. (Hrsg.): Therapie innerer Krankheiten. Springer, Berlin Heidelberg New York, S. 1069-1108.

Lemmel E.M. (2000): Rheumatischer Formenkreis. In: Weihrauch T. (Hrsg.): Internistische Therapie 2000/2001, 13. Aufl. Urban & Fischer, München, Jena, S. 871-906.

Medici T.C., Rüegsegger P. (1990): Does alternate-day cloprednol therapy prevent bone loss? A longitudinal double-blind, controlled clinical study. Clin. Pharmacol. Ther. 48: 455-466.

N.N. (1999): Any place for depot triamcinolone in hay fever? Drug Ther. Bull. 37: 17-18.

21

22. Dermatika und Wundbehandlungsmittel

UWE FRICKE

AUF EINEN BLICK

Verordnungsprofil
Stärkste Stoffgruppen unter den Dermatika sind die Corticosteroidexterna, gefolgt von den Wundbehandlungsmitteln, den topischen Antiphlogistika und Antipruriginosa sowie den Basistherapeutika und Hautschutzmitteln.

Trend
Die Verordnungen waren erneut insgesamt rückläufig. Lediglich die corticosteroidhaltigen Dermatika, Psoriasismittel und die Wundbehandlungsmittel haben nach verordneten Tagesdosen (DDD) zugenommen. Aktuelle Therapieempfehlungen scheinen das Verordnungsverhalten zumindest zum Teil zu stützen. So werden die überwiegend negativ beurteilten topischen Antiphlogistika und Antipruriginosa schon seit Jahren deutlich seltener verordnet. Darüber hinaus tragen auch die individuellen Tagestherapiekosten zur Verordnungsentscheidung bei.

Dermatika zählen in Deutschland zu den verordnungsstärksten Arzneimitteln. Ihre Anwendungsgebiete sind sehr unterschiedlich. Entsprechend heterogen sind die Stoffklassen, die von wirkstofffreien Zubereitungen bis zu hochwirksamen Corticosteroidexterna reichen.

Verordnungsspektrum

Wie in den Vorjahren war die Verordnung der Dermatika auch im Jahr 2001 weiter rückläufig (Tabelle 22.1). Häufiger verordnet wurden

358 Uwe Fricke

Tabelle 22.1: Verordnungen von Dermatika 2001. Angegeben sind die verordnungshäufigsten Präparate mit Verordnungsrang, Verordnungen und Umsatz 2001 im Vergleich zu 2000.

Rang	Präparat	Verordnungen in Tsd.	Änd. %	Umsatz Mio. €	Änd. %
84	Fucidine Gel etc.	1175,5	−5,4	11,2	+11,4
87	Dermatop	1164,5	+0,1	13,6	+2,1
124	Ecural	925,7	+2,8	11,6	+6,7
135	Linola	878,6	−8,2	11,3	−1,8
160	Advantan	811,1	+1,8	8,4	+2,8
219	Tannosynt	678,4	−7,5	5,3	−6,4
288	Tannolact	539,7	−3,5	4,6	−1,7
291	Betagalen	538,6	+11,0	4,7	+16,6
355	Anaesthesulf-Lotio	472,1	−13,2	3,1	−13,3
394	Verrumal	434,4	−17,4	5,1	−17,5
435	Alfason	404,8	−4,4	5,1	+3,1
450	Fucidine plus	392,1	−9,8	4,9	−0,9
475	Triamgalen	370,8	+11,3	2,7	+14,0
542	Nebacetin	329,7	−15,6	3,5	−13,0
556	Optiderm/- F	320,0	+2,1	4,8	+3,2
587	Linola-H N	304,6	−4,5	3,6	−2,2
606	Refobacin Creme	296,6	−3,4	1,6	−3,2
609	Guttaplast	274,8	−6,9	0,9	+0,6
613	Psorcutan	293,5	−0,7	14,9	+2,7
619	Dermoxin/Dermoxinale	291,3	−11,6	4,6	−13,3
626	TriamSalbe/Creme Lichtenst.	288,8	+7,9	1,5	+8,4
658	Parfenac	276,6	−16,5	2,5	−16,0
665	Aciclovir-ratiopharm Creme	274,4	−13,8	1,6	−10,7
682	Sofra-Tüll	266,2	+1,1	3,2	−2,1
696	Jellin polyvalent	261,3	+11,2	3,6	+12,8
714	Kortikoid-ratiopharm/F	255,0	−8,0	1,7	−7,6
716	Betnesol-V	254,2	−6,9	4,7	−8,1
730	Karison	246,3	+12,2	3,3	+16,5
740	Jellin/Jellisoft	242,1	−12,0	3,0	−10,3
779	Benzaknen	226,4	−6,4	2,0	−5,5
787	Kaban/Kabanimat	223,1	−9,9	2,5	−11,7
800	Duofilm	217,1	−11,6	1,4	−11,6
808	Soderm	216,0	+35,2	1,6	+30,8
813	Aknemycin Lösung/-2000 Salbe	213,7	−7,8	1,7	−7,7
855	Acic Creme	202,4	−7,6	1,1	−4,9
905	Basodexan	191,9	−3,9	2,0	−1,7
907	Ultralan Creme etc.	191,2	−10,2	3,7	−11,6
912	Betadermic	189,4	−18,2	1,8	−9,9
913	Diprogenta	189,1	+3,5	4,4	+8,9
928	Roaccutan	185,9	−7,0	24,9	−9,0
967	Differin	179,7	+0,0	2,3	+13,5
981	Skinoren	176,7	−5,2	3,4	−6,6
1001	Amciderm	172,4	−4,0	2,8	−2,9
1020	PanOxyl	167,3	−5,0	1,5	−5,8

22

Tabelle 22.1: Verordnungen von Dermatika 2001. Angegeben sind die verordnungshäufigsten Präparate mit Verordnungsrang, Verordnungen und Umsatz 2001 im Vergleich zu 2000 (Fortsetzung).

		Verordnungen		Umsatz	
Rang	Präparat	in Tsd.	Änd. %	Mio. €	Änd. %
1030	Ichtholan	165,9	−0,5	1,6	+5,1
1033	Ell-Cranell alpha	164,9	−8,1	3,1	−4,4
1038	Hydrocortison-Wolff	163,8	+10,4	1,0	+8,1
1054	Zovirax Creme	161,1	−22,6	1,4	−24,4
1065	Ilon-Abszeß-Salbe	158,9	−6,7	1,0	−2,3
1071	Hydrogalen	156,5	+4,7	1,0	+10,8
1074	Flammazine	155,9	+2,8	2,2	+5,5
1075	Fucicort	155,7	+14,8	1,7	+16,1
1106	Asche Basis	151,0	−10,7	1,1	−8,4
1127	Aciclostad Creme	147,4	−10,3	0,9	−4,6
1135	Aknemycin Plus	146,2	−15,1	1,9	−15,0
1162	Iruxol N	142,8	+188,3	3,3	+200,1
1164	Jellin-Neom./Jellisoft-Neom.	142,4	−4,2	1,4	−8,4
1170	Elacutan	141,7	−6,3	1,5	−7,1
1173	Volon A/Volonimat antib.frei	141,6	−22,3	1,3	−16,7
1178	Collomack	140,8	+1,9	0,7	+10,2
1180	Dermatop Basis	140,7	−3,3	1,3	−7,5
1183	Contractubex	140,3	+3,5	2,4	+6,1
1187	Topisolon Salbe etc.	139,1	−4,0	2,1	−4,6
1252	Ell-Cranell	132,0	−36,5	2,5	−34,2
1281	Zineryt	126,6	−14,0	2,5	−13,8
1288	Basocin	126,0	−15,5	1,8	−15,1
1313	Leioderm P	123,1	−6,9	1,2	−1,7
1322	Sulmycin mit Celestan-V	122,2	−8,9	2,7	−2,7
1329	Verrucid	121,5	−16,6	1,0	−9,9
1367	Isotrexin Gel	117,7	−9,9	1,5	−0,2
1376	Ichthoseptal	116,9	−0,3	1,6	−1,0
1396	Fumaderm	115,4	+16,7	23,5	+32,1
1421	BetaCreme/Salbe Lichtenstein	112,7	+0,7	0,8	−10,0
1441	Cordes BPO	111,1	−9,9	0,8	−7,0
1469	Inderm	108,4	−5,5	0,9	−6,0
1490	Gentamycin medphano Slb.etc	106,8	−2,7	0,9	−0,4
1492	Anaesthesin Creme etc.	106,5	−4,0	0,8	−5,4
1493	Prednisolon Salbe LAW	106,2	−2,5	0,9	−3,1
1495	Triamcinolon Wolff	105,9	+30,3	0,7	+30,2
1497	Alpicort	105,7	+6,1	1,2	+12,7
1513	Halicar	104,5	−20,4	1,2	−13,9
1530	duradermal	102,5	−22,2	0,8	−20,3
1554	Sanoxit/MT	100,2	−26,2	0,7	−28,6
1555	Aknefug-EL	100,1	−6,9	0,7	−9,4
1591	Sweatosan N	97,5	+14,5	1,9	+16,1
1601	Linola-sept	96,7	+1,4	0,6	+5,0
1651	Ingelan Puder	92,8	−27,1	0,7	−22,4
1662	Sulmycin	91,9	−14,5	1,0	−15,0

22

Tabelle 22.1: Verordnungen von Dermatika 2001. Angegeben sind die verordnungshäufigsten Präparate mit Verordnungsrang, Verordnungen und Umsatz 2001 im
Vergleich zu 2000 (Fortsetzung).

Rang	Präparat	Verordnungen in Tsd.	Änd. %	Umsatz Mio. €	Änd. %
1669	Bufexamac-ratiopharm/- F	91,3	−11,2	0,6	−6,9
1681	Terracortril Creme etc.	90,7	−3,1	1,2	+0,5
1724	Nubral	86,6	−13,9	1,1	−13,4
1732	Hydrodexan/- S	86,1	+1,9	1,6	+1,2
1734	Kelofibrase	86,0	−14,2	1,1	−15,2
1740	Linola Urea	85,8	+7,5	0,7	+7,9
1751	Volon A Tinktur N	84,7	−3,7	1,3	+0,9
1754	Eryaknen	84,6	−20,8	0,7	−19,9
1762	Clobegalen	84,2	+2,4	0,7	−3,8
1764	Pandel	84,0	−5,8	0,7	−5,9
1797	Delagil	82,0	−0,2	0,4	−1,3
1841	Windol	78,9	−19,5	0,6	−20,7
1950	Vaspit	72,2	−14,4	0,5	−10,8
1984	Alpicort F	70,3	−17,1	1,1	−12,2
1994	Dexa Loscon mono	69,8	−0,6	1,4	+1,2
2013	Daivonex	68,6	−8,3	3,3	−8,8
2024	Neobac	68,2	−6,3	0,3	−2,5
2048	Isotrex	66,7	+26,4	0,8	+9,0
2074	Lomaherpan	65,5	−7,8	0,5	−6,1
2079	Soventol HC	65,3	−15,2	0,5	−13,9
2080	Aknefug simplex	65,3	−20,3	0,6	−19,1
2081	Remederm Widmer	65,3	−6,6	0,9	−13,1
2084	Berniter	65,3	−3,1	1,1	+4,6
2111	Aknefug-oxid	63,8	−15,1	0,4	−16,9
2113	Diprosalic	63,6	−12,6	2,1	−13,2
2201	Locacorten-Vioform	59,5	−4,8	1,1	+1,8
2216	Soderm plus	58,5	(neu)	0,5	(neu)
2226	Triapten	57,9	−16,3	0,8	−18,5
2232	Cerson	57,8	−10,4	0,8	−6,7
2235	Zinksalbe Lichtenstein	57,7	+17,6	0,4	+26,0
2241	Clabin N/plus	57,5	+1,7	0,3	+4,3
2248	Diprosone Creme etc.	57,1	−4,9	1,2	−1,6
2264	Dexamethason LAW	56,4	+1,7	0,8	+3,6
2266	Tyrosur Gel	56,4	−7,1	0,3	−4,6
2278	Jomax	55,8	−27,9	0,3	−27,8
2286	Azulon	55,5	−12,6	0,5	−8,8
2298	Silkis	55,1	+802,1	2,2	+909,6
2300	Aciclobeta Creme	55,1	+3,9	0,2	+2,1
2301	Aciclovir AL Creme	55,1	−0,6	0,2	+0,3
2333	Celestan-V	53,7	−4,0	1,1	−2,9
2351	Betacreme/-Salbe KSK	52,9	+70,5	0,3	+73,9
2362	Diprosis	52,5	−5,2	1,0	−0,6
2377	Leukase N Puder/Salbe	51,9	+4,1	1,1	+4,6
2381	Cordes Beta	51,7	−8,0	0,7	+0,4

Tabelle 22.1: Verordnungen von Dermatika 2001. Angegeben sind die verordnungshäufigsten Präparate mit Verordnungsrang, Verordnungen und Umsatz 2001 im
Vergleich zu 2000 (Fortsetzung).

Rang	Präparat	Verordnungen in Tsd.	Änd. %	Umsatz Mio. €	Änd. %
2391	Aureomycin Salbe	51,4	-25,7	0,6	-23,0
2432	hydrocort von ct	49,6	+6,9	0,3	+6,4
2450	Ell-Cranell dexa	48,9	(neu)	0,9	(neu)
2464	Aknichthol N/-soft N	48,5	-20,5	0,7	-33,2
2465	Munitren H	48,5	-4,3	0,1	-7,7
2468	Topsym/-F	48,4	-7,8	0,7	-6,6
2474	Skid Gel	48,0	+12,4	0,3	+21,4
2492	Curatoderm	47,4	-20,9	2,3	-27,4
Summe		25155,4	-4,3	336,0	+0,0
Anteil an der Indikationsgruppe		83,1%		80,7%	
Gesamte Indikationsgruppe		30287,1	-5,6	416,3	-1,3

lediglich *Corticosteroidhaltige Dermatika und Psoriasismittel* (Abbildung 22.1).

Insgesamt finden sich im Jahr 2001 139 Dermatika unter den 2500
meistverordneten Fertigarzneimitteln, 4 weniger als im Vorjahr. Die
Verordnungen machen ca. 83% des gesamten Marktsegments aus. Im
Vergleich zu anderen Indikationsgruppen entspricht dies – trotz der
hohen Zahl an Handelspräparaten – einem relativ geringen Marktanteil und weist damit innerhalb dieser Stoffgruppe auf einen hohen Verordnungsanteil von Fertigarzneimitteln mit einem geringen Verordnungsvolumen hin. Am häufigsten werden – wie in den Vorjahren –
Corticosteroide verordnet, auf sie allein entfällt bereits etwa ein Drittel
der verordneten Tagesdosen aller Dermatika und Wundbehandlungsmittel. Auch die entzündungshemmenden und juckreizstillenden
Lokaltherapeutika haben mit ca. 13% einen hohen Anteil an den Verordnungen der Dermatika. Mit ca. 11% ebenfalls häufig verordnet
werden ferner die zum Teil im Rahmen der Intervalltherapie im Wechsel mit den Corticosteroiden eingesetzten Basistherapeutika und
Hautschutzmittel (Abbildung 22.1).

Auch die Wundbehandlungsmittel wurden im Jahr 2001 wieder
seltener verordnet als im Vorjahr. Insgesamt finden sich noch 24 Präparate unter den 2500 meist verordneten Fertigarzneimitteln, eins
weniger als im Vorjahr (Tabelle 22.2). Die in dieser Gruppe zusam-
mengefaßten Präparate werden nachfolgend aus pharmakologisch-

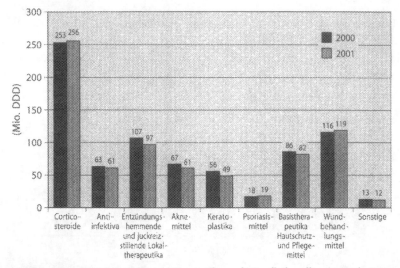

Abbildung 22.1: Verordnungen von Dermatika und Wundbehandlungsmitteln 2001. DDD der 2500 meistverordneten Arzneimittel

praktischen Gründen zum Teil in dem eigenständigen Abschnitt *Wundbehandlungsmittel* (siehe Tabelle 22.13 und 22.14) aufgeführt, zum Teil unter *Antiinfektive Dermatika* (siehe Tabelle 22.6) besprochen.

Corticosteroidexterna

Glucocorticoide nehmen in der externen Therapie eine zentrale Stellung ein. Dennoch sollten sie zurückhaltend eingesetzt werden. Corticosteroide können keine Krankheiten heilen, sie unterdrücken lediglich die Symptome. Bei falscher Indikation, z.B. bei Virusinfekten, Tuberkulose oder Pyodermie, können sie den Patienten gefährden. Eine zu lange Anwendung oder die Wahl der falschen Wirkstärke ruft unerwünschte, z.T. irreversible Wirkungen oder Krankheitswechsel hervor (Hornstein und Nürnberg 1985). In der Fachliteratur finden sich daher immer wieder Hinweise auf einen kritischen Einsatz von Glucocorticoiden, sowohl in bezug auf die Indikation als auch im Hinblick auf das einzusetzende Steroid (Savin 1985, Korting 1995, Niedner 1998).

Tabelle 22.2: Verordnungen von Wundbehandlungsmitteln 2001. Angegeben sind die verordnungshäufigsten Präparate mit Verordnungsrang, Verordnungen und Umsatz 2001 im Vergleich zu 2000.

Rang	Präparat	Verordnungen in Tsd.	Änd. %	Umsatz Mio. €	Änd. %
144	Betaisodona Salbe etc.	846,4	-3,6	6,6	-4,2
220	Mirfulan	677,0	+6,1	6,1	+14,0
230	Panthenol-ratiopharm	635,4	-4,8	2,5	-2,1
313	Panthenol Lichtenst. Slb.etc	513,5	-4,4	2,3	+6,4
357	Bepanthen Roche Salbe	470,3	-7,6	2,3	-6,4
551	Freka-cid	323,0	+6,4	1,7	+3,8
767	Fibrolan	231,2	+4,5	8,0	+10,6
775	PVP Jod-ratiopharm	227,3	+7,2	1,3	+9,8
1077	Mitosyl/ -N	155,3	-12,5	1,5	-12,3
1103	Oleo-Tüll	151,4	+16,3	2,4	+24,3
1213	Braunovidon	136,7	-4,5	1,0	-5,2
1300	Hametum Salbe etc.	125,1	-16,4	1,0	-18,1
1429	Desitin Salbe/Salbenspray	112,5	-11,7	0,6	-12,7
1557	Zinkoxidemulsion/-salbe LAW	99,9	-11,4	0,5	-5,1
1568	Pyolysin	99,4	-11,4	0,8	-7,4
1575	Panthogenat	98,7	+4,1	0,4	+2,2
1578	Panderm	98,2	-11,3	0,6	-6,1
1853	Dexpanthenol Heumann	78,2	+25,2	0,3	+44,2
1888	panthenol von ct	75,4	+2,2	0,2	+6,8
1912	Mirfulan Spray N	74,3	+22,3	0,7	+28,1
1920	Furacin-Sol	73,9	-3,6	0,7	-6,7
2034	PVP-Jod Lichtenstein	67,3	+10,9	0,4	+10,7
2143	Zinksalbe von ct	61,9	-11,7	0,3	-5,7
2206	Traumasept	59,0	-22,0	0,3	-23,5
Summe		**5491,5**	**-2,0**	**42,6**	**+3,1**
Anteil an der Indikationsgruppe		**89,5%**		**88,6%**	
Gesamte Indikationsgruppe		**6132,9**	**-1,9**	**48,1**	**+2,1**

Die heute verfügbaren Corticosteroide werden nach ihren erwünschten entzündungshemmenden und unerwünschten atrophisierenden Wirkungen in mehrere Gruppen eingeteilt (Niedner 1998). Sie reichen von schwach wirksamen Steroiden wie Hydrocortison mit entsprechend geringem Risiko unerwünschter Wirkungen bis zu den fluorierten Corticosteroiden mit hoher Wirksamkeit wie Clobetasol, die dann aber bei längerer Anwendung auch das Risiko erheblicher unerwünschter Wirkungen in sich bergen. Da vergleichende Untersuchungen zur Wirksamkeit topischer Corticosteroide fehlen und konzentrationsabhängige Verschiebungen von einer Gruppe in die andere möglich sind, sollte eine solche Einteilung daher nur als grobe Richtlinie angesehen werden. Auch können die Hautbeschaffenheit und Lokalisation einer Dermatose die Kinetik der Glucocorticoide beeinflussen. Schließlich ist die Wirkintensität der externen Steroide von der verwendeten Grundlage (Galenik) abhängig. Um das Risiko unerwünschter Wirkungen möglichst gering zu halten, werden stark bis sehr stark wirksame Glucocorticoide in der Regel nur kurzfristig und kleinflächig angewendet. Schwach wirksame Corticosteroide eignen sich dagegen auch für eine längerfristige und großflächige Anwendung bzw. für eine Applikation bei Kindern. Die Lokaltherapie sollte zunächst mit dem am stärksten wirksamen Präparat begonnen werden, das die Dermatose unter Berücksichtigung der Lokalisation und Ausprägung zuläßt. Die weitere Behandlung erfolgt mit dem schwächsten, gerade noch effektiven Glucocorticoid. Schließlich wird die Therapie im Wechsel mit einer steroidfreien Basissalbe/creme fortgeführt (Intervalltherapie, siehe Tabelle 22.12), bis eine ausschließlich pflegende Nachbehandlung möglich ist (Ring und Fröhlich 1985, Savin 1985, Niedner 1998, Chaffman 1999).

Monopräparate

Corticosteroidhaltige Lokaltherapeutika werden zu ca. 85% als Monopräparate verordnet (Tabelle 22.3). Bei insgesamt leichter Zunahme gegenüber dem Vorjahr finden sich Steigerungen vor allem bei den preiswerteren Vertretern dieses Marktsegments. Wieder unter den 2500 meistverordneten Fertigarzneimitteln ist als preiswertester Vertreter der schwach wirksamen Corticosteroide *hydrocort von ct.* In der Gruppe der stark wirksamen Corticosteroide sind *Betacreme/-Salbe KSK* und *Diprosone* erstmals vertreten.

Der Einsatz der schwach wirksamen Glucocorticoide entspricht allgemeinen Therapieempfehlungen (siehe oben). Neben den bereits früher dieser Gruppe zugeordneten Steroiden Hydrocortison und Prednisolon werden hier auch Fluocortin und Dexamethason aufgeführt (Niedner 1998). Das klinisch relativ schwach wirksame Dexamethason wird allerdings aufgrund seiner guten perkutanen Resorption insbesondere bei längerer Anwendung mit nicht unerheblichen unerwünschten Wirkungen in Zusammenhang gebracht. Fluocortin wird dagegen bereits in der Haut (oder sehr rasch im Blut bzw. in der Leber) inaktiviert, so daß sich hieraus ein relativ günstiges Nutzen-Risiko-

Dermatika und Wundbehandlungsmittel 365

Tabelle 22.3: Verordnungen corticosteroidhaltiger Dermatika 2001 (Monopräparate). Angegeben sind die 2001 verordneten Tagesdosen, die Änderungen gegenüber 2000 und die mittleren Kosten je DDD 2001.

Präparat	Bestandteile	DDD in Mio.	Änderung in %	DDD-Kosten in €
Schwach wirksame Corticosteroide				
Linola-H N	Prednisolon	6,2	(−1,5)	0,59
Prednisolon Salbe LAW	Prednisolon	3,5	(−3,4)	0,26
Hydrogalen	Hydrocortison	2,7	(+7,3)	0,37
Dexamethason LAW	Dexamethason	2,1	(+4,5)	0,36
Hydrocortison-Wolff	Hydrocortison	1,9	(+8,8)	0,52
Vaspit	Fluocortin	1,7	(−9,4)	0,28
Dexa Loscon mono	Dexamethason	1,6	(−1,5)	0,93
hydrocort von ct	Hydrocortison	1,4	(+6,1)	0,22
Soventol HC	Hydrocortison	0,8	(−14,0)	0,63
Munitren H	Hydrocortison	0,2	(−9,0)	0,70
		22,1	(−0,3)	0,46
Mittelstark wirksame Corticosteroide				
Dermatop	Prednicarbat	37,3	(+2,6)	0,36
Advantan	Methylprednisolon-aceponat	21,5	(+3,6)	0,39
Kaban/Kabanimat	Clocortolon	7,7	(−11,6)	0,32
Triamgalen	Triamcinolonacetonid	6,8	(+12,5)	0,39
Alfason	Hydrocortisonbutyrat	5,7	(+2,2)	0,90
TriamSalbe/Creme Lichtenst.	Triamcinolonacetonid	4,4	(+8,1)	0,34
Kortikoid-ratiopharm/F	Triamcinolonacetonid	3,7	(−7,6)	0,46
Cerson	Flumetason	2,3	(−5,4)	0,36
Volon A/Volonimat antib. frei	Triamcinolonacetonid	2,0	(−16,4)	0,66
Triamcinolon Wolff	Triamcinolonacetonid	1,4	(+29,2)	0,51
Pandel	Hydrocortisonbuteprat	0,8	(−7,1)	0,96
		93,5	(+1,4)	0,42
Stark wirksame Corticosteroide				
Ecural	Mometason	26,9	(+7,7)	0,43
Betagalen	Betamethason	11,0	(+14,6)	0,42
Ultralan Creme etc.	Fluocortolon	9,2	(−11,5)	0,40
Betnesol-V	Betamethason	6,1	(−8,1)	0,77
Jellin/Jellisoft	Fluocinolonacetonid	5,6	(−8,2)	0,53
Amciderm	Amcinonid	4,5	(−3,1)	0,62
Soderm	Betamethason	3,7	(+25,6)	0,44
Topisolon Salbe etc.	Desoximetason	3,4	(−5,3)	0,62
BetaCreme/Salbe Lichtenstein	Betamethason	2,2	(−2,7)	0,36
Diprosone Creme etc.	Betamethason	2,1	(0,6)	0,58
Diprosis	Betamethason	1,7	(+0,3)	0,59
Celestan-V	Betamethason	1,4	(−2,5)	0,78

22

Tabelle 22.3: Verordnungen corticosteroidhaltiger Dermatika 2001 (Monopräparate). Angegeben sind die 2001 verordneten Tagesdosen, die Änderungen gegenüber 2000 und die mittleren Kosten je DDD 2001 (Fortsetzung).

Präparat	Bestandteile	DDD in Mio.	Änderung in %	DDD-Kosten in €
Stark wirksame Corticosteroide				
Topsym/-F	Fluocinonid	1,2	(–6,4)	0,62
Betacreme/-Salbe KSK	Betamethason	1,1	(+73,6)	0,32
Cordes Beta	Betamethason	0,9	(–7,3)	0,70
		81,3	(+2,1)	0,49
Sehr stark wirksame Corticosteroide				
Dermoxin/Dermoxinale	Clobetasol	10,0	(–13,7)	0,47
Karison	Clobetasol	8,2	(+18,1)	0,40
Clobegalen	Clobetasol	2,4	(–5,4)	0,28
		20,6	(–2,2)	0,42
Summe		217,5	(+1,2)	0,45

Verhältnis ableiten läßt. Wie im Vorjahr waren die schwach wirksamen Corticosteroide (leicht) rückläufig.

Dagegen wurden die mittelstark wirksamen Corticosteroide 2001 wieder etwas häufiger verordnet. Unter Sicherheitsaspekten am günstigsten eingeschätzt werden die nichthalogenierten Doppelester Prednicarbat (*Dermatop*) und Methylprednisolonaceponat (*Advantan*) (Schäfer-Korting et al. 1996, Chaffman 1999, Trozak 1999). Sie machen bereits ca. 63% der verordneten DDD dieses Marktsegments aus und liegen auch kostenmäßig im unteren Bereich.

Auch in der Gruppe der stark wirksamen Corticosteroide haben die DDD-Verordnungen nach leichten Rückgang im Vorjahr wieder zugenommen. Ein günstigeres Nutzen-Risiko-Verhältnis innerhalb dieser Gruppe besitzt Mometasonfuroat (*Ecural*), ein halogenierter Glucocorticoidmonoester, der auch unter wirtschaftlichen Aspekten Vorteile hat, und ähnlich den oben erwähnten Doppelestern systemisch rasch inaktiviert wird (Schäfer-Korting et al. 1996, Trozak 1999). *Ecural* hat im Jahr 2001 weiter zugenommen und erreicht inzwischen etwa ein Drittel aller Verordnungen dieses Marktsegments.

Bei den Glucocorticoiden mit sehr starker Wirksamkeit hat *Clobegalen* das seit 1995 in diesem Marktsegment vertretene, wirkstoffidentische *Karison* als bisher preiswertesten Vertreter dieser Stoffklasse

abgelöst. Dennoch wurde letzteres als einziger Vertreter dieses Markt-segments erneut häufiger verordnet als im Vorjahr. Am häufigsten wurden trotz weiter rückläufiger Tendenz wieder die teureren Präpa-rate *Dermoxin/Dermoxinale* verordnet.
Eine neue Alternative zu den Glucocorticoiden stellt z. B. bei atopi-scher Dermatitis das im Jahr 2002 eingeführte topische Immunsup-pressivum Tacrolimus (*Protopic*) dar. Mit Pimecrolimus (*Elidel*) soll Ende 2002 ein weiterer, von der FDA in den USA bereits zugelassener Vertreter dieser Stoffklasse eingeführt werden.

Corticosteroidkombinationen

Der Einsatz corticosteroidhaltiger Kombinationen wird in der Fach-literatur kontrovers beurteilt. So wird zwar in Einzelfällen initial eine kurzzeitige kombinierte Anwendung von Glucocorticoiden mit einem Antibiotikum oder Antiseptikum befürwortet, obwohl letztlich eine einheitliche Penetration der einzelnen Wirkstoffe in die Haut und damit die antiinfektive Wirksamkeit des entsprechenden Kombina-tionspartners nicht sichergestellt sind (Hornstein und Nürnberg 1985). Die gute Wirksamkeit der Corticosteroidkomponente beein-flußt jedoch den Patienten und verführt ihn schließlich zu einer uner-wünschten Langzeittherapie (Ring und Fröhlich 1985). Aus diesem Grund und weil bis heute unklar ist, ob pathogene Keime (insbeson-dere Staphylococcus aureus) das ekzematöse Geschehen überhaupt beeinflussen, wird allgemein eine kritische Haltung empfohlen (Gloor 1982, Ring und Fröhlich 1985, Korting 1995, Niedner 1998). Gänzlich abgelehnt wird eine Kombination von extern einsetzbaren Corticoste-roiden mit Antibiotika/Antiseptika und Antimyzetika (*Terracortril, Jellin polyvalent*) (Ring und Fröhlich 1985, Niedner 1998). „Tatsächlich hat sich jedoch weithin das *Ex-juvantibus-Denken* eingebürgert, das auf die Stellung einer Diagnose verzichtet und nur schnellstmöglich mit einer Kombination aus allem Denkbaren zum Erfolg kommen will" (Ring und Fröhlich 1985). Neuere Befunde einer möglicherweise ätiologisch bedeutsamen Rolle von Staphylokokkentoxinen bei eini-gen Formen der atopischen Dermatitis lassen günstige Studienergeb-nisse mit fixen Lokalkombinationen aus Antibiotika und Glucocorti-coiden u. U. in einem neuen Licht erscheinen (Leung 2001). Allerdings könnte in diesen Fällen auch ein topisches Glucocorticoid mit einem systemisch gegebenen Antibiotikum kombiniert werden.

Vor einer ungezielten Anwendung Gentamicin-haltiger Lokaltherapeutika (*Diprogenta, Sulmycin mit Celestan V*) wird ebenfalls gewarnt, da auf der Haut resistente Pseudomonasstämme entstehen können, die schließlich Anlaß zu schwer therapierbaren Infektionen innerer Organe oder sogar zu einer Pseudomonassepsis geben könnten (Gloor 1982). Andere Glucocorticoidkombinationen werden ähnlich kritisch beurteilt (zur Kombination von Corticoiden und Antimykotika siehe Kapitel 15). Östrogenhaltige Haarwässer (*Ell-Cranell, Ell-Cranell dexa,*

Tabelle 22.4: Verordnungen antiinfektivahaltiger Corticosteroidkombinationen 2001. Angegeben sind die 2001 verordneten Tagesdosen, die Änderungen gegenüber 2000 und die mittleren Kosten je DDD 2001.

Präparat	Bestandteile	DDD in Mio.	Änderung in %	DDD-Kosten in €
Schwach wirksame Corticosteroide				
Leioderm P	Chinolinolsulfat Prednisolon	1,2	(−5,9)	0,96
Terracortril Creme etc.	Hydrocortison Oxytetracyclin Polymyxin B	0,8	(−0,9)	1,51
		2,0	(−4,0)	1,17
Mittelstark wirksame Corticosteroide				
Fucidine plus	Hydrocortison Fusidinsäure	2,3	(−10,1)	2,10
Locacorten-Vioform	Flumetason Clioquinol	0,6	(+3,0)	1,80
		2,9	(−7,7)	2,04
Stark wirksame Corticosteroide				
Diprogenta	Betamethason Gentamicin	3,8	(+5,5)	1,16
Jellin polyvalent	Fluocinolonacetonid Neomycin Nystatin	2,9	(+13,1)	1,27
Jellin-Neom./ Jellisoft-Neom.	Fluocinolonacetonid Neomycin	2,2	(−12,0)	0,66
Sulmycin mit Celestan-V	Betamethason Gentamicin	1,5	(−5,1)	1,82
Fucicort	Betamethason Fusidinsäure	0,7	(+12,3)	2,35
		11,1	(+2,2)	1,25
Summe		16,0	(−0,6)	1,39

Alpicort F) sind darüber hinaus wenig effektiv (Niedner und Ziegenmeyer 1992, Abadjieva 2000, Scholz und Schwabe 2000, Eastham 2001).
Lediglich die Kombination von Glucocorticoiden mit Salicylsäure
(*Alpicort, Betadermic, Diprosalic, Soderm plus, Volon A Tinktur N*) bzw.
Harnstoff (*Hydrodexan/-S*) werden bei mit Hyper- bzw. Parakeratosen
einhergehenden Hauterkrankungen, einschließlich der Psoriasis vulgaris, vorbehaltlos positiv bewertet (Tabelle 22.5). Bei dieser Kombination wird die Wirksamkeit des Corticosteroids infolge verbesserter
Penetration erhöht, ohne daß eine Steigerung der Nebenwirkungsrate
resultieren soll (Ring und Fröhlich 1985, Niedner 1998, Lebwohl 1999).

Tabelle 22.5: Verordnungen sonstiger corticosteroidhaltiger Dermatikakombinatio-
nen 2001. Angegeben sind die 2001 verordneten Tagesdosen, die Änderungen
gegenüber 2000 und die mittleren Kosten je DDD 2001.

Präparat	Bestandteile	DDD in Mio.	Änderung in %	DDD-Kosten in €
Corticosteroide und Salicylsäure				
Betadermic	Betamethason Salicylsäure	4,2	(–9,0)	0,44
Soderm plus	Betamethason Salicylsäure	2,4	(neu)	0,21
Alpicort	Prednisolon Salicylsäure	2,1	(+6,1)	0,55
Diprosalic	Betamethason Salicylsäure	1,6	(–16,0)	1,31
Volon A Tinktur N	Triamcinolonacetonid Salicylsäure	1,3	(–2,5)	0,97
		11,6	(+17,5)	0,60
Andere Corticosteroidkombinationen				
Ell-Cranell	Dexamethason Estradiol Salicylsäure	5,2	(–37,1)	0,47
Hydrodexan/- S	Hydrocortison Harnstoff	1,9	(+0,9)	0,81
Ell-Cranell dexa	Estradiol Dexamethason	1,9	(neu)	0,47
Alpicort F	Prednisolon Estradiol Salicylsäure	1,4	(–17,1)	0,78
		10,4	(–12,5)	0,57
Summe		22,0	(+1,0)	0,59

Corticosteroidkombinationen wurden im Jahr 2001 nach rückläufiger Tendenz in den Vorjahren erstmals wieder etwas häufiger verordnet (Tabelle 22.5). Steigerungsraten wiesen allerdings lediglich *Alpicort* und – geringfügig – *Hydrodexan* auf. Neu ist die besonders preisgünstige Salicylsäure-haltige Glucocorticoidkombination *Soderm plus*. Nicht mehr unter den 2500 meistverordneten Fertigarzneimitteln sind *Crino-Kaban N* und *Lygal Kopftinktur*.

Antiinfektive Dermatika

Die Verordnung antiinfektiver Lokaltherapeutika hat gegenüber dem Vorjahr insgesamt weiter abgenommen (Tabelle 22.6). Betroffen sind vor allem die Virostatika und die antiinfektiven Kombinationen sowie – weniger ausgeprägt – die Antiseptika. Dagegen hat die Verordnung der Antibiotika und der Sulfonamide nach deutlichem Rückgang im Vorjahr wieder leicht zugenommen. Neu unter den 2500 meistverordneten Fertigarzneimitteln ist *Aciclobeta*, unter den Aciclovir-haltigen Virostatika der derzeit preiswerteste Vertreter. Nicht mehr vertreten ist *Aciclovir Heumann*, in dieser Stoffklasse nach *Zovirax* das teuerste Präparat, und das Povidon-Iod-haltige Antiseptikum *Polysept*. Insgesamt scheint damit das Verordnungsverhalten weitestgehend von gängigen Therapieempfehlungen (siehe unten) und preisbewußtem Vorgehen geprägt zu sein.

Antibiotika

Der Einsatz von Antibiotika in der Lokaltherapie wird in der Fachliteratur zurückhaltend bewertet. Dabei werden vor allem Resistenzentwicklungen und Sensibilisierungen gefürchtet. Grundsätzlich gilt die Regel, nach Möglichkeit nur solche Antibiotika lokal einzusetzen, die systemisch nicht verwendet werden (Ring und Fröhlich 1985, Korting 1995, Lemmer und Brune 2001). Damit scheiden in der Regel Antibiotika wie Gentamicin (*Gentamycin medphano, Sulmycin, Refobacin*), Fusidinsäure (*Fucidine*), Chloramphenicol (in *Ichthoseptal*) und Tetracycline (*Aureomycin*) für einen topischen Einsatz aus. Insbesondere auf die obsolete Anwendung von Chloramphenicol sollte ganz verzichtet werden.

Tabelle 22.6: Verordnungen von antiinfektiven Dermatika 2001. Angegeben sind die 2001 verordneten Tagesdosen, die Änderungen gegenüber 2000 und die mittleren Kosten je DDD 2001.

Präparat	Bestandteile	DDD in Mio.	Änderung in %	DDD-Kosten in €
Antibiotika				
Fucidine Gel etc.	Fusidinsäure	8,4	(+11,3)	1,34
Sofra-Tüll	Framycetin	2,8	(+2,1)	1,14
Refobacin Creme	Gentamicin	1,5	(−2,8)	1,07
Leukase N Puder/Salbe	Framycetin	1,4	(−0,9)	0,80
Gentamycin medphano	Gentamicin	1,2	(+0,4)	0,72
Sulmycin	Gentamicin	1,0	(−15,1)	0,98
Aureomycin Salbe	Chlortetracyclin	0,9	(−25,7)	0,70
Tyrosur Gel	Tyrothricin	0,1	(−10,5)	2,26
		17,3	(+2,1)	1,15
Antiseptika				
Betaisodona Salbe etc.	Povidon-Iod	10,6	(−5,4)	0,62
Freka-cid	Povidon-Iod	2,8	(+1,8)	0,62
PVP Jod-ratiopharm	Povidon-Iod	2,2	(+12,7)	0,58
Braunovidon	Povidon-Iod	1,7	(−2,8)	0,56
Linola-sept	Clioquinol	1,2	(−3,7)	0,48
PVP-Jod Lichtenstein	Povidon-Iod	0,8	(+7,5)	0,51
Furacin-Sol	Nitrofural	0,5	(−7,8)	1,31
Traumasept	Povidon-Iod	0,3	(−28,0)	0,75
		20,2	(−2,5)	0,62
Sulfonamide				
Flammazine	Sulfadiazin-Silber	6,8	(+1,3)	0,32
Virostatika				
Aciclovir-ratiopharm Creme	Aciclovir	2,1	(−6,9)	0,77
Acic Creme	Aciclovir	1,5	(−2,4)	0,75
Aciclostad Creme	Aciclovir	1,2	(−1,6)	0,75
Lomaherpan	Melissenblätterextr.	1,1	(−7,8)	0,45
Zovirax Creme	Aciclovir	1,1	(−25,7)	1,28
Aciclobeta Creme	Aciclovir	0,3	(3,9)	0,72
Triapten	Foscarnet	0,3	(−14,2)	3,21
Aciclovir AL Creme	Aciclovir	0,2	(−0,6)	0,92
		7,8	(−8,6)	0,87
Kombinationen				
Ilon-Abszeß-Salbe	Lärchenterpentin Terpentinöl, gereinigt	4,5	(−9,1)	0,23
Ichthoseptal	Chloramphenicol Natriumbitumino sulfonat	2,5	(−1,4)	0,64

Tabelle 22.6: Verordnungen von antiinfektiven Dermatika 2001. Angegeben sind die 2001 verordneten Tagesdosen, die Änderungen gegenüber 2000 und die mittleren Kosten je DDD 2001 (Fortsetzung).

Präparat	Bestandteile	DDD in Mio.	Änderung in %	DDD-Kosten in €
Nebacetin	Neomycin Bacitracin	1,7	(–16,8)	2,07
Neobac	Neomycinsulfat Bacitracin	0,2	(–0,2)	2,10
		8,9	(–8,6)	0,74
Summe		61,0	(–2,6)	0,79

Ähnlich zurückhaltend werden die Neomycin-haltigen Lokaltherapeutika (*Nebacetin, Neobac*) bewertet, da hier häufig Kontaktsensibilisierungen als Folge jahrelangen, unkontrollierten Einsatzes besonders bei Patienten mit Unterschenkelekzemen vorkommen sollen (Ring und Fröhlich 1985, Niedner und Ziegenmeyer 1992, Korting 1995, Simon und Stille 2000). Kreuzreaktionen mit anderen Aminoglykosidantibiotika, z. B. Gentamicin und Framycetin (*Leukase N, Sofra-Tüll*), sowie mit dem Polypeptidantibiotikum Bacitracin (in *Nebacetin, Neobac*) sind beschrieben (Hornstein und Nürnberg 1985, Simon und Stille 2000).

In der lokalen Aknetherapie sind Antibiotika dagegen durchaus indiziert, obwohl auch hier bei länger dauernder Behandlung eine Resistenzinduktion befürchtet werden muß und Tetracycline nicht als Mittel der ersten Wahl angesehen werden (Ring und Fröhlich 1985, Lemmer und Brune 2001). Eine strenge Indikationsstellung sowie die Ausschöpfung aller übrigen Behandlungsmöglichkeiten (siehe *Aknemittel*) sind daher selbstverständlich. Darüber hinaus werden Tetracycline äußerlich auch zur Wundbehandlung eingesetzt (*Aureomycin*). Insbesondere hier ist jedoch die Indikation wegen der schnellen Resistenzentwicklung und Hemmung der Wundheilung besonders kritisch zu stellen (Niedner und Ziegenmeyer 1992).

Tyrosur Gel, im vergangenen Jahr noch unter den antiinfektiven Kombinationen aufgelistet, infolge Deklaration von Cetylpyridiniumchlorid als Hilfsstoff jedoch nunmehr definitionsgemäß den Mono-

präparaten zuzuordnen, wird bei infizierten und infektionsgefähr-
deten Hautverletzungen oder Wunden sowie bei Verbrennungen etc.
eingesetzt. Wirksamer Bestandteil ist Tyrothricin (Gemisch aus 70–
80% Tyrocidin und 20–30% Gramicidin), ein Polypeptidantibiotikum
mit guter Wirksamkeit auf grampositive Kokken und Stäbchen. Es
besteht keine Kreuzresistenz mit anderen Antibiotika. Die Sensibilisie-
rungsgefahr ist gering (Hornstein und Nürnberg 1985, Niedner und
Ziegenmeyer 1992, Simon und Stille 2000).

Antiseptika

Aufgrund der Risiken der Lokalantibiotika ist es nicht verwunderlich,
daß zur Behandlung bakterieller (und mykotischer) Hautinfektionen
in neuerer Zeit auch wieder bereits jahrzehntelang bekannte Lokal-
antiseptika wie Chinolinderivate, Fuchsin, Gentianaviolett, Malachit-
grün, Methylviolett (Pyoktanin) und Povidon-Iod empfohlen werden.
Als nachteilig gelten die infolge Verfärbung der Haut geringe kosmeti-
sche Akzeptanz sowie – insbesondere bei Povidon-Iod – mögliche
Überempfindlichkeitsreaktionen und Anwendungsbeschränkungen
im Kindesalter sowie bei Patienten mit Schilddrüsenerkrankungen
(Ring und Fröhlich 1985, Daschner 1987, Korting 1995, Scholz und
Schwabe 2000, Lemmer und Brune 2001). Ein Clioquinol-haltiges Fertigarzneimittel ist *Linola-sept*. Es ist bei infizierten Hauterkrankungen
indiziert. Auch Povidon-Iod-haltige Präparate können bei infektiösen
Dermatosen eingesetzt werden. Der Schwerpunkt ihrer Anwendung
liegt allerdings auf der Wundbehandlung und insbesondere der
Behandlung von Verbrennungen.

Ilon-Abszeß-Salbe wird bei Furunkeln, Karbunkeln, Abszessen etc.
angewandt. Inhaltsstoffe sind Lärchenterpentin und gereinigtes Ter-
pentinöl. Sie werden üblicherweise als Lösungsmittel verwendet, bei
lokaler Applikation nutzt man ihre hautreizende und erweichende
Wirkung. Wirksamkeitsbelege finden sich nach einer Medline-Recherche nicht. Mit systemischen Nebenwirkungen muß bei großflächiger
topischer Anwendung gerechnet werden (Parfitt 1999).

Nitrofural (*Furacin-Sol*) wird im wesentlichen zur Lokalbehandlung infizierter Wunden und Ulzera sowie bei Verbrennungen eingesetzt. Es wirkt bei lokaler Anwendung bakterizid auf Staphylokokken,
Streptokokken, Escherichia coli, Enterobacter, Klebsiella und Proteus,
nicht dagegen auf Pseudomonas aeruginosa. Allergische Reaktionen

(Kontaktekzem) sind möglich. Eine Dauertherapie sollte wegen onkogener Eigenschaften unterbleiben (Korting 1995, Simon und Stille 2000, Scholz und Schwabe 2000).

Virostatika

Unter den meistverordneten topischen Virostatika finden sich vor allem Aciclovir-haltige Fertigarzneimittel (siehe Tabelle 22.6). Darüber hinaus werden auch Melissenblätterextrakt (*Lomaherpan*) und Foscarnet (*Triapten*) häufig verordnet. Sämtliche Präparate werden bei Infektionen durch Herpes-simplex-Viren eingesetzt. Eine beschleunigte Abheilung ist allerdings selbst bei frühzeitiger Anwendung im klinischen Prodromalstadium kaum zu erwarten. Rezidive werden nicht verhindert. Aciclovir wird noch am günstigsten beurteilt, obwohl Placebo-(Vehikel-)kontrollierte klinische Studien an Patienten mit rezidivierendem Herpes labialis selbst bei Applikation innerhalb einer Stunde nach Auftreten der ersten klinischen Symptome keinen signifikanten Einfluß auf Schmerzdauer, Verkrustungs- bzw. Erscheinungsdauer zeigen (Raborn et al. 1989) und in der Therapie des Herpes genitalis die systemische Anwendung der topischen Applikation überlegen ist (Hornstein und Nürnberg 1985) bzw. letztere in einschlägigen Empfehlungen erst gar nicht erwähnt wird (Petersen et al. 1999).

Auch die Wirksamkeit von Melissenblätterextrakt (*Lomaherpan*) ist nicht gesichert (Fricke und Klaus 1985). Variable und letztlich enttäuschende Therapieergebnisse sind auch für den topischen Einsatz von Foscarnet (*Triapten*) bei Herpes-labialis- bzw. Herpes-genitalis-Infektionen beschrieben (Fricke und Klaus 1991). Es ist ein besonders teures Präparat. Die Verordnungen beider Präparate waren im Jahr 2001 weiter rückläufig.

Ein weiteres Therapieprinzip wird in der Behandlung von durch humane Papillomaviren (HPV) induzierten Warzen mit dem Immunmodulator Imiquimod (*Aldara*) verfolgt (siehe *Mittel zur Behandlung von Hyperkeratosen*).

Sulfonamide

Sulfadiazin-Silber (*Flammazine*) wird zur Prophylaxe und Therapie von Wundinfektionen nach Verbrennungen, Verbrühungen und Verötzungen eingesetzt. Seine antibakterielle Wirkung beruht im wesentlichen auf der Freisetzung von Silberionen, ist aber relativ schwach (Simon und Stille 2000). Darüber hinaus wird der topische Einsatz von Sulfonamiden wegen ihrer kontaktsensibilisierenden Potenz prinzipiell abgelehnt (Hornstein und Nürnberg 1985, Daschner 1987, Simon und Stille 2000). In einer älteren Übersicht finden sich nach topischer Applikation von Sulfadiazin-Silber Hautausschläge, Fieber, Tachykardie sowie Leukopenien, aber auch Leukozytose (Lunan 1975). Außerdem kann Sulfadiazin-Silber nach topischer Applikation resorbiert werden und systemische Nebenwirkungen wie andere Sulfonamide auslösen (Parfitt 1999). Sulfadiazin-Silber zur Behandlung infizierter Wunden ist in der Negativliste gelistet und damit nicht mehr zu Lasten der GKV verordnungsfähig. Die Verordnungen von *Flammazine* haben erstmals wieder leicht zugenommen.

Antiphlogistika und Antipruriginosa

Wie in den Vorjahren hat die Verordnung entzündungshemmender und juckreizstillender Lokaltherapeutika im Jahr 2001 weiter deutlich abgenommen (Tabelle 22.7) und folgt damit der eher negativen Gesamteinschätzung dieses Marktsegments in der dermatologischen Fachliteratur. Lokal angewendete Antiphlogistika und Antipruriginosa werden in der Dermatologie sehr unterschiedlich beurteilt. Allgemein anerkannt ist lediglich die entzündungshemmende Wirkung von Steinkohlenteer (*Berniter*) und sulfonierten Destillationsprodukten des Schieferöls (*Ichtholan*) (Hornstein und Nürnberg 1985, Ring und Fröhlich 1985, Korting 1995), die nach einer Placebo-kontrollierten Probandenstudie der antiinflammatorischen Wirkung einer 0,5%igen Hydrocortison-Creme entspricht (Warnecke und Wendt 1998). Bei allen übrigen Präparaten zur Behandlung entzündlicher und juckender Dermatosen liegen keine oder keine ausreichenden Belege der Wirksamkeit vor.

Am häufigsten werden Präparate mit synthetischem Gerbstoff (*Tannosynt*, *Tannolact*, *Delagil*) verordnet. Das wasserlösliche Mischkondensationsprodukt aus Phenol- und Kresolsulfonsäure, Harnstoff und Formaldehyd soll an der Haut in niedriger Konzentration entquellend und in höherer Konzentration durch Proteinfällung adstringierend, gerbend und schorfbildend wirken und wird bei entzündlichen, nässenden und juckenden Hautkrankheiten eingesetzt. Nach

22

Tabelle 22.7: Verordnungen entzündungshemmender und juckreizstillender Lokaltherapeutika 2001. Angegeben sind die 2001 verordneten Tagesdosen, die Änderungen gegenüber 2000 und die mittleren Kosten je DDD 2001.

Präparat	Bestandteile	DDD in Mio.	Änderung in %	DDD-Kosten in €
Bufexamac				
Parfenac	Bufexamac	6,3	(−15,7)	0,39
duradermal	Bufexamac	2,4	(−20,4)	0,34
Bufexamac-ratiopharm/- F	Bufexamac	1,7	(−5,2)	0,37
Windol	Bufexamac	1,5	(−21,2)	0,37
Jomax	Bufexamac	0,9	(−27,7)	0,39
		12,9	(−17,0)	0,38
Gerbstoff				
Tannosynt	Gerbstoff	31,5	(−10,1)	0,17
Tannolact	Gerbstoff	11,4	(−0,5)	0,40
Delagil	Gerbstoff	0,7	(−1,5)	0,65
		43,6	(−7,6)	0,24
Andere Monopräparate				
Ichtholan	Ammoniumbituminosulfonat	14,2	(−2,6)	0,11
Anaesthesulf-Lotio	Polidocanol	12,3	(−13,3)	0,25
Berniter	Steinkohlenteer	7,3	(−1,5)	0,16
Halicar	Cardiospermum Ø	2,6	(−15,9)	0,46
Anaesthesin Creme etc.	Benzocain	1,2	(−9,0)	0,64
		37,6	(−7,3)	0,21
Kombinationspräparate				
Ingelan Puder	Isoprenalin Salicylsäure	2,9	(−27,0)	0,24
Summe		96,9	(−9,6)	0,24

einer Medline-Recherche stützt sich die Anwendung lediglich auf einen älteren Erfahrungsbericht (Post und Jänner 1971).

Auch die klinische Effektivität von Bufexamac wird uneinheitlich beurteilt, da es in der Mehrzahl der Studien nicht besser als Placebo wirkte (Christiansen et al. 1977, Wolf-Jürgensen 1979, Fine und Johnson 1988). Dem zweifelhaften Nutzen steht das Risiko von Kontaktallergien (3,2%) gegenüber (Gniazdowska et al. 1999, Lemmer und Brune 2001, Mutschler et al. 2001). Auch der topische Einsatz von Lokalanästhetika, insbesondere von *Anaesthesin*, wird wegen der geringen antipruritischen Potenz und der Neigung zu Kontaktsensibilisierungen (Inzidenz unter Benzocain 3–6%) weitgehend abgelehnt.

Ferner besteht bei Anwendung auf größeren Wundflächen die Gefahr einer Methämoglobinbildung (Ring und Fröhlich 1985, Maddin 1991, Niedner und Ziegenmeyer 1992, Parfitt 1999, Mutschler et al. 2001). Polidocanol (in *Anaesthesulf*) besitzt lokalanästhetische und juckreizstillende Eigenschaften, kann in seltenen Fällen aber auch selbst sensibilisierend wirken (Maddin 1991, Korting 1995, Parfitt 1999).

Der Einsatz von Isoprenalin (*Ingelan*) als juckreizstillende Substanz wird ebenfalls kritisch bewertet (Niedner und Ziegenmeyer 1992). In einer Placebo-kontrollierten Probandenstudie wurde nur das Histamin-induzierte Exanthem, nicht aber der Juckreiz signifikant vermindert (Tronnier et al. 1990). Zu beachten sind ferner gelegentlich auftretende Unverträglichkeitsreaktionen („Ingelan-Dermatitis") der Haut (Ring und Fröhlich 1985).

Bestandteil von *Halicar* ist Cardiospermum Urtinktur, die als homöopathisches Mittel bei allergischen Hauterkrankungen und Entzündungen angewandt wird. Die Inhaltsstoffe von Cardiospermum halicacabum (Herzsame), einer tropischen Pflanze, sind bisher nicht bekannt. Nach Wiesenauer (1987) gehört Cardiospermum zu einer Reihe neuer Homöopathika, deren Wirkungsprofil in praxi noch präzisiert werden muß. Der Verdacht drängt sich auf, daß die Verordnung der Homöopathika am ehesten im Sinne eines „ut aliquid fiat" erfolgt.

Aknemittel

Auch Aknemittel wurden im Jahr 2001 wieder seltener verordnet als in den beiden letzten Vorjahren (Tabelle 22.8). Lediglich das Erythromycin-haltige *Skid Gel* sowie die beiden topischen Retinoide *Differin* und *Isotrex* weisen zum Teil deutliche Steigerungen auf. Nicht mehr vertreten sind die Erythromycin-haltigen Lokalantibiotika *Aknemycin Emulsion, Erydermec* und *Stiemycine,* die Benzoylperoxid-haltigen Präparate *Benzoyt* und *Brevoxyl* sowie die Aluminiumoxid-haltige Schleifpaste *Brasivil.* Die Veränderungen korrelieren in der Regel mit den Tagesbehandlungskosten dieser Präparate.

Für die Behandlung der Akne ist im Einzelfall ein therapeutischer Stufenplan nach Schweregrad, Vorherrschen verschiedener Effloreszenzen (Komedonen, Papeln, Pusteln, Knötchen, Knoten) und Verlauf festgelegt, der zunächst eine topische Monotherapie, bei Therapieresistenz oder schweren Aknefällen die Kombination mehrerer Topika vorsieht. Eine antibiotische Monotherapie sollte wegen möglicher

Tabelle 22.8: Verordnungen von Aknemitteln 2001. Angegeben sind die 2001 verordneten Tagesdosen, die Änderungen gegenüber 2000 und die mittleren Kosten je DDD 2001.

Präparat	Bestandteile	DDD in Mio.	Änderung in %	DDD-Kosten in €
Benzoylperoxid				
Benzaknen	Benzoylperoxid	8,9	(−5,0)	0,23
PanOxyl	Benzoylperoxid	8,7	(−6,8)	0,17
Sanoxit/MT	Benzoylperoxid	2,9	(−32,2)	0,26
Cordes BPO	Benzoylperoxid	2,9	(−0,2)	0,27
Aknefug-oxid	Benzoylperoxid	1,1	(−16,2)	0,36
		24,5	(−9,9)	0,22
Antibiotika				
Aknemycin Lösung/ -2000 Salbe	Erythromycin	3,0	(−7,6)	0,56
Inderm	Erythromycin	2,4	(−6,7)	0,37
Basocin	Clindamycin	2,1	(−15,1)	0,86
Aknefug-EL	Erythromycin	2,0	(−9,7)	0,36
Eryaknen	Erythromycin	1,3	(−18,6)	0,56
Skid Gel	Erythromycin	0,7	(+12,4)	0,45
		11,6	(−9,6)	0,54
Andere topische Mittel				
Differin	Adapalen	5,7	(+3,2)	0,41
Skinoren	Azelainsäure	3,0	(−5,6)	1,15
Isotrex	Isotretinoin	1,6	(+35,9)	0,49
Aknefug simplex	Hexachlorophen	1,1	(−23,8)	0,54
		11,4	(+0,8)	0,63
Orale Mittel				
Roaccutan	Isotretinoin	5,3	(−6,5)	4,68
Kombinationspräparate				
Aknemycin Plus	Erythromycin Tretinoin	2,6	(−15,0)	0,73
Isotrexin Gel	Isotretinonin Erythromycin	2,5	(−0,6)	0,58
Zineryt	Erythromycin Zinkacetat	2,4	(−13,5)	1,05
Aknichthol N/-soft N	Natriumbitumino- sulfonat Salicylsäure	0,9	(−30,2)	0,71
		8,5	(−12,9)	0,77
Summe		61,3	(−8,2)	0,82

22

Resistenzentwicklung von Propionibacterium acnes und Staphylococcus aureus einen Zeitraum von 4–6 Wochen nicht überschreiten, bei Kombination mit Benzoylperoxid, Azelainsäure oder Zink kann sie auf 6–8 Wochen ausgedehnt werden. Bei schweren entzündlichen Akneformen mit Tendenz zur Vernarbung oder bei unzureichendem Ansprechen auf die topische Behandlung sind systemische Aknetherapeutika einzusetzen (Deutsche Dermatologische Gesellschaft 1998).

In der lokalen Behandlung der Akne gelten Benzoylperoxid (z. B. *PanOxyl*) und Tretinoin (z. B. in *Aknemycin Plus*) als Mittel der Wahl, während z. B. Aluminiumoxid-haltige Schleifpasten (*Brasivil*) eher als Begleittherapie angesehen werden (Niedner und Ziegenmeyer 1992, Sykes und Webster 1994, Zouboulis und Fluhr 1999). Eine vergleichbare Wirksamkeit wie Tretinoin besitzt bei lokaler Anwendung sein Isomer Isotretinoin (z. B. *Isotrex*) (Orfanos et al. 1997, Zouboulis und Fluhr 1999). Letzteres wird als *Roaccutan* bei schweren Formen der Akne auch systemisch eingesetzt (siehe unten). Ein neueres Retinoid, aufgrund seiner abweichenden polyaromatischen Struktur auch als Arotinoid bezeichnet, ist Adapalen (*Differin*). Nach bisherigen klinischen Studien an Patienten mit geringgradig bis mittelstark ausgeprägter Akne vulgaris ist es Tretinoin und Isotretinoin therapeutisch weitgehend äquivalent. Auch die Retinoid-spezifischen Irritationen der Haut sind ähnlich wie nach Isotretinoin, jedoch geringer als unter der Behandlung mit Tretinoin (Brogden und Goa, 1997). Die Tagesbehandlungskosten liegen im unteren Bereich anderer topischer Retinoide.

Allgemein heilt die Akne unter Benzoylperoxid rascher ab als unter topischen Retinoiden. Darüber hinaus wirkt Benzoylperoxid weniger irritativ und wird daher besser toleriert. Dafür sind die Retinoide insgesamt effektiver. Wegen ihrer teratogenen Eigenschaften dürfen sie allerdings auch in topischer Darreichungsform nicht während der Schwangerschaft (und Stillperiode) eingesetzt werden. Tretinoin hat unter den Retinoiden das größte teratogene Potential. In schweren Fällen wird die Kombination einer abendlichen Anwendung von Tretinoin mit der morgendlichen Applikation von Benzoylperoxid empfohlen. Eine gleichzeitige Anwendung sollte aber wegen eines dann möglichen Wirkungsverlustes vermieden werden (Niedner und Ziegenmeyer 1992, Hughes et al. 1992, Sykes und Webster 1994, Orfanos et al. 1997, Zouboulis und Fluhr 1999).

Azelainsäure (*Skinoren*) ist eine natürlich vorkommende C_9-Dicarbonsäure mit antibakteriellen und entzündungshemmenden Eigenschaften, die zu einer Normalisierung der gestörten follikulären Keratinisierung führt. Ein Einfluß auf die Talgproduktion fehlt. Kontrollierte klinische Studien zeigen eine anderen topischen Aknemitteln wie Benzoylperoxid, Tretinoin oder Erythromycin äquivalente Wirksamkeit. Wie mit diesen sind erste klinische Besserungen nach etwa vier Wochen zu erwarten. Patienten mit papulopustulöser Akne und Komedonen-Akne sprechen am besten an. Die Acne conglobata erweist sich bei alleiniger topischer Behandlung als therapieresistent (Fricke und Klaus 1992). Als Mittel der Wahl gelten hier orale Retinoide wie Isotretinoin (*Roaccutan*). Zu beachten ist bei letzterem jedoch wieder das nicht unerhebliche teratogene Potential, das eine Anwendung während der Schwangerschaft sowie bei gebärfähigen Frauen ohne strenge Kontrazeption ausschließt. Ferner liegen unter der Behandlung mit Isotretinoin Berichte über Depressionen, Psychosen und in seltenen Fällen auch über Suizide vor (Byrne und Hnatko 1995). Dies hat inzwischen zu einer Änderung der Fachinformation geführt. Die Bewertung dieser Einzelfälle ist aber kontrovers, da schwere Akneformen selbst zu Depressionen mit Suizid führen können. Schließlich ist in Einzelfällen unter der Therapie mit oralem Isotretinoin ein deutlicher Anstieg der Kreatinkinase beschrieben und mit dem potentiellen Risiko einer Rhabdomyolyse in Zusammenhang gebracht worden (Trauner und Ruben 1999).

Die lokale Therapie der Akne mit Antibiotika wie Erythromycin (z. B. *Aknemycin*) und Clindamycin (*Basocin*) ist zwar wirksam, ihr Einsatz sollte jedoch kritisch abgewogen werden (siehe Antibiotika). Dabei sind vor allem mögliche Resistenzentwicklungen zu berücksichtigen. Das Antiseptikum Hexachlorophen (*Aknefug simplex*) gilt in der Aknetherapie als obsolet, nicht zuletzt wegen möglicher neurotoxischer Wirkungen in höheren Konzentrationen bei häufiger oder großflächiger Anwendung (Hornstein und Nürnberg 1985, Ring und Fröhlich 1985, Sykes und Webster 1994, Zouboulis und Fluhr 1999).

Die zur Aknebehandlung eingesetzten Kombinationspräparate (Tabelle 22.8) werden unterschiedlich beurteilt. So sind z. B. Salicylsäure-haltige Zubereitungen wie *Aknichthol N* aufgrund der niedrigen Konzentration (< 1%) nur unzureichend wirksam, da zur Komedolyse 5–10%ige Salicylsäure-Zubereitungen verlangt werden (Niedner und Ziegenmeyer 1992). Auch die Ammonium- bzw. Natriumbituminosulfonat-haltigen Fertigarzneimittel (z. B. *Aknichthol N*) sollten wegen ihrer potentiellen photo- und nephrotoxischen Wirkung sowie bei Anwendung im Gesicht wegen einer möglichen Teerakne (Korting 1995) nur nach sorgfältiger Nutzen-Risiko-Abwägung eingesetzt werden (siehe hierzu auch *Psoriasismittel*). Andererseits sind Kombinationen von Antibiotika wie Erythromycin oder Clindamycin mit Schälmitteln wie Benzoylperoxid oder Tretinoin bzw. Isotretinoin (z. B. *Aknemycin Plus, Isotrexin*) der jeweiligen Monotherapie hinsichtlich Wirksamkeit und Verträglichkeit häufig überlegen (Pfannschmidt et al. 1988, Lookingbill et al. 1997, Glass et al. 1999, Leyden et al. 2001). Die Erythromycin-haltige Kombination *Zineryt* ist prinzipiell wie die entsprechenden Monopräparate zu beurteilen.

Mittel zur Behandlung von Hyperkeratosen

Bei den Mitteln zur Behandlung von Hyperkeratosen dominiert die konservative Lokaltherapie mit der allgemein empfohlenen Salicylsäure. Die Verordnungen haben im Jahr 2001 wie im Vorjahr insgesamt abgenommen. Lediglich *Clabin* und *Collomack* wurden häufiger verschrieben (Tabelle 22.9). Als praktikables Vorgehen gilt der Einsatz

Tabelle 22.9: Verordnungen von Keratoplastika 2001. Angegeben sind die 2001 verordneten Tagesdosen, die Änderungen gegenüber 2000 und die mittleren Kosten je DDD 2001.

Präparat	Bestandteile	DDD in Mio.	Änderung in %	DDD-Kosten in €
Verrumal	Fluorouracil Salicylsäure Dimethylsulfoxid	22,6	(−17,4)	0,23
Duofilm	Salicylsäure Milchsäure	13,0	(−11,6)	0,11
Guttaplast	Salicylsäure	11,9	(−6,9)	0,07
Collomack	Salicylsäure Milchsäure Polidocanol	5,6	(+1,9)	0,12
Verrucid	Salicylsäure	4,9	(−16,6)	0,21
Clabin N/plus	Salicylsäure Milchsäure	2,8	(+7,8)	0,12
Summe		60,7	(−11,7)	0,16

von Salicylsäure-Pflastern (Ring und Fröhlich 1985). Dementsprechend gehört *Guttaplast* seit vielen Jahren zu den führenden Präparaten dieser Gruppe und ist darüber hinaus auch die preisgünstigste
Behandlungsform. (Aufgrund einer Änderung der DDD für die
gesamte Gruppe sind die Tagesbehandlungskosten mit den DDD-Kosten früherer Jahre nicht vergleichbar.)

Für Zusätze wie Milchsäure (in *Clabin N/plus, Collomack, Duofilm*)
oder Essigsäure (in *Verrucid* als Hilfsmittel deklariert) konnte die
Wirksamkeit im Rahmen der Nachzulassung nichtverschreibungs-
pflichtiger Arzneimittel durch die amerikanische Zulassungsbehörde
(FDA) nicht belegt werden (Walluf-Blume 1991). Fluorouracil (in *Verrumal*) ist ein Zytostatikum und gilt mit der Indikation Verruca vulgaris in der dermatologischen Fachliteratur eher als Zweitwahlmittel.
Zytostatika sollten dann auch nur kleinflächig, zeitlich auf 10–14 Tage
begrenzt und nicht während der Schwangerschaft eingesetzt werden
(Hornstein und Nürnberg 1985, Ring und Fröhlich 1985). Die Verordnungen von *Verrumal* haben gegenüber dem Vorjahr weiter deutlich
abgenommen. Eine neue Therapieoption bei Infektionen mit Papillomaviren (Verruca vulgaris) ist Imiquimod (*Aldara*). Einer breiteren
Anwendung stehen allerdings bislang die hohen Kosten entgegen.

Psoriasismittel

Die Behandlung der Schuppenflechte erfolgt aufgrund der nach wie
vor ungeklärten Pathogenese weitgehend symptomatisch, wenngleich
die überlegene Wirksamkeit von Immunsuppressiva wie Ciclosporin
bei schwersten Formen der Psoriasis auf eine zentrale Rolle der T-
Lymphozyten in der Pathogenese hinweist und sich Evidenzen für
eine Autoimmunreaktion mehren. Generell stehen lokale und systemische Maßnahmen zur Verfügung. Die Lokaltherapie erfolgt im wesentlichen mit Teer, Dithranol, fluorierten Glucocorticoiden und Vitamin-
D-Analoga wie Calcipotriol (*Daivonex, Psorcutan*), Calcitriol (*Silkis*)
und Tacalcitol (*Curatoderm*) sowie seit kurzem auch mit topischen
Retinoiden wie Tazaroten. Ferner werden auch Emollentia, z. B. Basis-
cremes, -salben (siehe Tabelle 22.12) und rückfettende Ölbäder eingesetzt. Eine große Bedeutung hat auch die Phototherapie bzw. Photo-
chemotherapie (UVB, UVB_{311nm}, Re-SUP, PUVA). In randomisierten,
kontrollierten Vergleichsstudien konnte der Vorteil von UVB_{311nm} vor
der traditionellen Breitband-UVB nachgewiesen werden (Walters et

Tabelle 22.10: Verordnungen von Psoriasismitteln 2001. Angegeben sind die 2001 verordneten Tagesdosen, die Änderungen gegenüber 2000 und die mittleren Kosten je DDD 2001.

Präparat	Bestandteile	DDD in Mio.	Änderung in %	DDD-Kosten in €
Vitamin-D-Analoga				
Psorcutan	Calcipotriol	9,9	(+2,5)	1,50
Daivonex	Calcipotriol	2,1	(–10,6)	1,57
Curatoderm	Tacalcitol	2,1	(–27,7)	1,08
Silkis	Calcitriol	1,6	(+922,4)	1,38
		15,7	(+3,9)	1,44
Weitere Mittel				
Fumaderm	Dimethylfumarat Ethylhydrogenfumarat	3,2	(+24,7)	7,41
Summe		18,9	(+6,9)	2,45

al. 1999, Ferguson 2002). Im Vergleich zu PUVA ergab sich allerdings eine eher geringere klinische Heilungsrate (Gordon et al. 1999, Lebwohl 2002). Andererseits ist bei langfristiger PUVA-Therapie ein erhöhtes Hautkrebsrisiko zu bedenken (Ashcroft et al. 2000a). Zur Entfernung der Schuppen wird insbesondere zu Beginn der Behandlung 2–10%ige Salicylsäure-Vaseline eingesetzt. Solche Zubereitungen dienen jedoch weniger der eigenständigen Behandlung der Psoriasis als vielmehr der Resorptionsverbesserung anderer Antipsoriatika, insbesondere von Glucocorticoiden (Lebwohl 1999, Ashcroft et al. 2000a). Eine entschuppende Wirkung haben auch 1–3%ige Kochsalzbäder bzw. andere NaCl-haltige Zubereitungen wie *Nubral Forte* oder Ölbäder. Als Basis-Antipsoriatikum gilt Dithranol, das je nach klinischem Befund meist in Kombination mit Salicylsäure oder Harnstoff angewandt wird. Eine besonders hohe Akzeptanz hat hier die sog. Minutentherapie. Die systemische Therapie bleibt schweren, therapieresistenten Formen der Psoriasis vorbehalten und besteht prinzipiell in der Gabe von Retinoiden wie Acitretin, Zytostatika wie Methotrexat, Immunsuppressiva wie Ciclosporin, Mycophenolatmofetil oder Tacrolimus (letztere haben derzeit allerdings keine Zulassung für diese Indikation) sowie ggf. von Fumaraten (siehe unten). Orale Glucocorticoide gelten dagegen wegen der Gefahr schwerer Rezidive sowie der möglichen Umwandlung der Psoriasis in eine pustulöse oder erythrodermische Form als obsolet (Greaves und Weinstein 1995, Braun-Falco et al. 1995, Feldman 2000, Griffiths et al. 2000, Ashcroft et al. 2000a, Scholz und Schwabe 2000, Lemmer und Brune 2001). Wie im Vorjahr haben die Verordnungen insgesamt zugenommen. Dennoch befinden sich nur wenige Psoriasismittel unter den meistverordneten Fertigarzneimitteln (Tabelle 22.10). Erstmals vertreten ist *Silkis*, ein Calcitriol-haltiges Lokaltherapeutikum. Schon seit Jahren in der ambulanten Behandlung nicht mehr vertreten sind – trotz der positiven Bewertung (siehe oben) – Dithranol-haltige Präparate. Auch die Akzeptanz Teer-haltiger Fertigarzneimittel ist wegen des unangenehmen Geruchs gering. Darüber hinaus wirken Teerpräparate bei langzeitiger Anwendung kanzerogen. Ihre Anwendung sollte daher nur nach sorgfältiger Abwägung von Nutzen und Risiko unter Berücksichtigung therapeutischer Alternativen erfolgen. Allerdings scheint das Risiko insgesamt gering zu sein (Bundesgesundheitsamt 1993, Jemec und Østerlind 1994, Greaves und Weinstein 1995, Ashcroft et al. 2000a).

Vitamin-D₃-Analoga

Calcipotriol und Tacalcitol sind neuere topische Antipsoriatika zur Behandlung der leichten bis mittelschweren Psoriasis vom sog. Plaque-Typ, die chemisch dem natürlichen Vitamin-D-Hormon Calcitriol nahe stehen. Auch letzteres ist in Deutschland seit 2000 unter dem Handelsnamen *Silkis* zur Lokaltherapie der Psoriasis zugelassen, obwohl es wegen seines Sicherheitsprofils in den USA und im Vereinigten Königreich (UK) nicht mehr vermarktet wird (Mason et al. 2002). Vitamin-D₃-Analoga wirken antiproliferativ und fördern die Differenzierung der Keratinozyten, was u. a. auf eine Erhöhung der inter- und intrazellulären Calciumkonzentration zurückgeführt wird (Langner et al. 2001, Rizova und Corroller 2001). Ferner bestehen Hinweise auf immunmodulatorische Eigenschaften. So hemmen sie beispielsweise die Produktion bestimmter proinflammatorischer Zytokine/Chemokine (IL-1, IL-6, IL-8, RANTES) und vermindern die Zahl aktivierter T-Lymphozyten, die ihrerseits an der Pathogenese der Psoriasis beteiligt sein sollen (Cather und Menter 2002). Klinisch sind Calcipotriol (z. B. *Psorcutan*), Tacalcitol (*Curatoderm*) und Calcitriol (*Silkis*) dem zu den stark wirksamen Lokalcorticoiden zählenden Betamethasonvalerat sowie dem „Goldstandard" Dithranol therapeutisch weitgehend äquivalent oder sogar überlegen (Murdoch und Clissold 1992, Peters und Balfour 1997, Langner et al. 2001, Mason et al. 2002). Ein direkter Vergleich der Vitamin-D$_3$-Analoga untereinander weist nach zwei kleineren Studien auf eine klinische Vorteil von Calcipotriol sowohl gegenüber Tacalcitol als auch gegenüber Calcitriol hin, ohne daß sich allerdings Unterschiede in der Verträglichkeit ergeben (Mason et al. 2002). Vitamin-D-Analoga wie Calcipotriol oder Calcitriol sind auch erfolgreich mit Corticosteroiden oder UV B kombiniert worden und haben sich dann als wirksamer erwiesen als die jeweilige Monotherapie oder UV B allein (Lamba und Lebwohl 2001, Ashcroft et al. 2000b). Nicht kombiniert werden darf dagegen Calcipotriol mit Salicylsäure, da Calcipotriol im sauren Milieu rasch inaktiviert wird (Patel et al. 1998). Als Vorteil gegenüber Calcipotriol und Calcitriol, die zweimal täglich angewendet werden, gilt die nur einmal tägliche Applikation von Tacalcitol. Dadurch reduzieren sich die Tagesbehandlungskosten um ca. ein Drittel. Dennoch haben die Verordnungen von *Curatoderm* im Jahr 2001 deutlich abgenommen. Allerdings war Tacalcitol einmal täglich im direkten Vergleich etwas schwächer wirksam als die zweimal tägliche Anwendung von Calcipotriol (Veien et al. 1997). Zu beachten sind mögliche Störungen des Calciumhaushaltes durch die Vitamin-D-Analoga. Eine maximale Tagesdosis von 10 g *Curatoderm Salbe*, 15 g *Psorcutan/Daivonex Salbe/Creme* bzw. 30 g *Silkis Salbe* sollte daher nicht überschritten werden. Die maximale Wochendosis von *Psorcutan/Daivonex Salbe/Creme* ist auf 100 g beschränkt. Die Anwendungsdauer sollte in der Regel 6–8 Wochen nicht überschreiten. *Curatoderm Salbe* sollte über einen Zeitraum von bis zu 8 Wochen maximal auf 15% der Gesamthautfläche, bei länger dauernder Behandlung (max. 18 Monate) in einer Dosierung von 2–3,5 g/Tag auf nicht mehr als 10% der Gesamthautfläche (z. B. Fläche eines Armes) aufgetragen werden. Für *Silkis* gelten entsprechende Beschränkungen. So sollten täglich nicht mehr als 30 g Salbe angewendet und nicht mehr als 35% der Körperoberfläche (ca. ein Bein und ein Arm) behandelt werden. Die Anwendungsdauer ist derzeit auf 6 Wochen beschränkt. Dennoch wurden zumindest für Calcipotriol und Calcitriol Hyperkalzämien auch bei regelrechter Anwendung beschrieben. Regelmäßige Bestimmung des Plasmacalciums oder der Calciumausscheidung im Urin im Abstand von drei Wochen werden daher empfohlen (Murdoch und Clissold 1992, Peters und Balfour 1997, Gerritsen et al. 2001).

Fumarsäurederivate

Abermals deutlich häufiger als im Vorjahr wurde in Deutschland auch *Fumaderm* verordnet. Das Ende 1994 eingeführte Fumarsäureestergemisch (siehe unten) ist bereits seit 1996 unter den meistverordneten Fertigarzneimitteln vertreten und hat seitdem ständig zugenommen. Umsatzmäßig steht es nach *Roaccutan* an zweiter Stelle aller in Tabelle 22.1 aufgeführten Dermatika, was auf die relativ hohen Tagesbehandlungskosten hinweist. Zugelassen ist *Fumaderm* zur oralen Anwendung bei schweren Formen der Psoriasis vulgaris, wenn eine lokale Behandlung nicht angezeigt ist. Der früher in der Fachinformation unter *Anwendungsgebiete* ausgenommene Einsatz bei Psoriasis pustulosa und Psoriasis vom Plaque-Typ findet sich nunmehr unter *Gegenanzeigen* (siehe unten). Eine Indikationserweiterung auf alle Formen der Psoriasis ist damit also nicht verbunden (Bundesinstitut für Arzneimittel und Medizinprodukte 2001).

Fumaderm soll nicht angewendet werden bei schweren gastrointestinalen Erkrankungen wie Ulcus ventriculi und Ulcus duodeni sowie bei schweren Leber- und Nierenerkrankungen, darüber hinaus wegen des Behandlungsrisikos nicht bei leichten Formen der Psoriasis vulgaris, wie der umschriebenen Plaque-Psoriasis oder der chronisch stationären Plaque-Psoriasis bei einer Ausdehnung von weniger als 10% der Körperoberfläche. Ferner sollte *Fumaderm* wegen fehlender ausreichender klinischer Erfahrung nicht bei Psoriasis pustulosa angewandt werden, obwohl Einzelfallberichte Hinweise auf eine Wirksamkeit erlauben. Weitere Kontraindikationen bestehen bei Personen unter 18 Jahren sowie während der Schwangerschaft und Stillzeit, da für Schwangere bisher keine Erfahrungen vorliegen und nicht bekannt ist, ob die Wirkstoffe in die Muttermilch übergehen.

Fumaderm ist ein Gemisch eines Dimethylesters und eines Monoethylesters der Fumarsäure sowie dessen Calcium-, Magnesium- und Zinksalze. Fumarsäure ist als Fruchtsäure in zahlreichen Pflanzen zu finden, u. a. im Erdrauch (*Fumaria officinalis*), von dem der Name abgeleitet ist. In tierischen und menschlichen Zellen liegt Fumarsäure als Metabolit des Zitronensäurezyklus vor und entsteht auch als Nebenprodukt im Harnstoffzyklus sowie beim Abbau von Phenylalanin und Tyrosin. Der Körperbestand der Fumarsäure bei einem normalgewichtigen erwachsenen Menschen (70 kg) wird mit 8–80 mg angegeben. Wegen der besseren Lipidlöslichkeit werden zur Behandlung der Psoriasis Ester der Fumarsäure bzw. deren Salze eingesetzt

(Raab 1984, N.N. 1997). Angaben zur Pharmakokinetik der Fumarsäurealkylester in allgemein zugänglicher, publizierter Form liegen derzeit
nicht vor. Nach Angaben des Herstellers werden die Einzelstoffe der
Fumaderm-Wirkstoffmischung nach oraler Gabe an Ratte und Hund
nahezu vollständig resorbiert, wobei Dimethylfumarat im Darm offenbar sehr schnell zu Methylhydrogenfumarat hydrolysiert wird. Auch
humanpharmakologische Untersuchungen an gesunden Probanden zeigen, daß Dimethylfumarat im Blut nicht nachweisbar ist, während Methylhydrogenfumarat maximale Konzentrationen von 2,4 mg/l erreicht.

Der Wirkungsmechanismus der Fumarsäurealkylester ist weitgehend unbekannt. Aus In-vitro-Untersuchungen lassen sich antiproliferative und immunmodulierende Wirkungen ableiten. Letztere bestehen im wesentlichen in einer Hemmung (initial ist auch eine erhöhte
Bildung beschrieben) proinflammatorischer Th-1-Zytokine (IL-2,
INF-γ, TNF-α) sowie in einer gesteigerten Sekretion antiinflammato-
rischer Th-2-Zytokine (IL-4, IL-5, IL-10), was der bei der Psoriasis vorliegenden Th-1-betonten Immunantwort entgegenwirken soll (Asadullah et al. 1997, Ockenfels et al. 1998, Griffiths et al. 2000). Unklar ist
allerdings nach wie vor der Beitrag der beiden Fumarsäurealkylester
bzw. deren Salze zu diesen Wirkungen. Vergleichende In-vitro-Studien
weisen Dimethylfumarat als wirksamsten Bestandteil von *Fumaderm*
aus, gefolgt von Ethylhydrogenfumarat und Methylhydrogenfumarat
(Thio et al. 1994, Seböck et al. 1994, Vandermeeren et al. 1997, Stoof et
al. 2000). In-vitro-Untersuchungen mit Monomethylfumarat belegen
Änderungen des Zytokinmusters in einem Konzentrationsbereich von
100–200 µmol/l (entspr. 13–26 mg/l) (De Jong et al. 1996, Asadullah et
al. 1997). Dieser übersteigt allerdings die maximale Serumkonzentra-
tion von Methylhydrogenfumarat um das 5–10fache.

Klinische Erfahrungen mit *Fumaderm* beruhen auf Fallbeschreibungen und auf den Ergebnissen von zwei Placebo-kontrollierten Studien mit nur geringen Fallzahlen (Tabelle 22.11).

In den beiden Placebo-kontrollierten Studien an Patienten mit
schweren Formen der Psoriasis zeigte *Fumaderm* im Vergleich zu Placebo (8%) eine deutliche Besserung (70–100% Abheilung) oder komplette Remission in 50% bzw. 52% der Fälle (Nugteren-Huying et al.
1990, Altmeyer et al. 1994). Nach einer weiteren Placebo-kontrollierten
Studie ist Monoethylfumarat schwächer wirksam als Placebo (Nugteren-Huying et al. 1990). Eine ähnliche antipsoriatische Effektivität wie
Fumaderm weist lediglich Dimethylfumarat auf, das allerdings nach
einer anderen Placebo-kontrollierten Studie nur in 27% der Fälle zu

Tabelle 22.11: Placebo-kontrollierte Doppelblindstudien zur Wirkung von Fumarsäurealkylestern bzw. Fumarsäurealkylestergemischen bei Psoriasis vulgaris.

Studie	Patienten (Dauer)	Abheilungsrate Placebo	Verum	Abbruchrate Placebo	Verum
Fumaderm					
Nugteren-Huying et al. (1990)	24 (16 Wo.)	8%	50%	keine Angabe	
Altmeyer et al. (1994)	100 (16 Wo.)	8%	52%	58%	39%
Monoethylfumarsäureester					
Nieboer et al. (1989)	38 (16 Wo.)	10%	5%	keine Angabe	
Dimethylfumarsäureester					
Nieboer et al. (1989)	42 (16 Wo.)	0%	27%	10%	27%

einer mehr als 50%igen Abheilung psoriatischer Läsionen führt (Nieboer et al. 1989). Nach diesen Daten ist unklar, ob Monoethylfumarsäureester einen Beitrag zur Wirkung von *Fumaderm* leistet.

Auffällig ist die hohe Zahl von Therapieabbrüchen bei 39% der Patienten unter der Verum-Medikation und 58% unter Placebo wegen Therapieversagens, Krankheitsverschlimmerung oder unerwünschter Wirkungen (Altmeyer et al. 1994). Ähnlich hohe Abbruchraten sind auch aus offenen klinischen Studien bekannt. Unerwünschte Wirkungen sind mit 70–75% insgesamt sehr häufig. Etwa 50–60% der Patienten klagen über gastrointestinale Störungen wie Durchfall, Tenesmen, Meteorismus oder Bauchschmerzen, bei ca. 30% der Patienten kommt es zu Gesichtsrötung und Hitzegefühl. Auf ein erhöhtes Risiko nephrotoxischer Wirkungen sowie Veränderungen des Blutbildes (Leukopenie, Lymphopenie, Eosinophilie) durch Fumarsäurederivate wurde erst kürzlich erneut hingewiesen (Arzneimittelkommission der deutschen Ärzteschaft 1999). Ferner ist in einem Fall in engem zeitlichen Zusammenhang mit einer Behandlung mit Fumarsäureestern eine Panzytopenie aufgetreten, die infolge einer Sepsis zum Tode geführt hat. Wegen der bekanntgewordenen unerwünschten Arzneimittelwirkungen und der umstrittenen Wirksamkeit kann die Behandlung mit Fumarsäureestern nicht vorbehaltlos empfohlen werden (Arzneimittelkommission der deutschen Ärzteschaft 1999). Fumarsäure und Fumarsäurealkylester wurden bereits 1988 im Rahmen der Aufbereitung der Altarzneimittel nach AMG 1976 aufgrund mangelnder Wirksamkeit und schwerwiegender, insbesondere nephrotoxischer Nebenwirkungen negativ beurteilt (Bundesgesundheitsamt 1988). Aufgrund der 1994 erfolgten Zulassung von *Fumaderm* wurden Fumarsäureester dann aus der sog. Negativliste wieder gestrichen.

Basistherapeutika, Hautschutz- und Pflegemittel

Die Wirksamkeit einer lokalen Behandlung von Hautkrankheiten wird nur selten vom pharmakologischen Wirkstoff allein bestimmt. Eine wesentliche Bedeutung hat in der Dermatologie auch der Wirkstoffträger, also die galenische Grundlage (Ring und Fröhlich 1985, Niedner und Ziegenmeyer 1992, Korting 1995, Lemmer und Brune 2001). Aus diesem Grunde gehören die Basistherapeutika nach verordneten Tagesdosen mit zu den meistverordneten Fertigarzneimitteln unter den Dermatika (Abbildung 22.1, Tabelle 22.12). Schließlich ist ihre Bedeutung auch daran erkennbar, daß sie im Rahmen der sog. Intervall- oder Tandemtherapie bei gleichzeitiger Behandlung mit Glucocorticoiden verordnungsfähig sind (Arzneimittel-Richtlinien, Ziffer 17.1 c).

Die diskontinuierliche topische Corticosteroidbehandlung (*Tandem- bzw. Intervalltherapie*) ist allgemein akzeptiert, da sich unerwünschte Wirkungen der Glucocorticoidtherapie mildern oder sogar vermeiden lassen (siehe *Corticosteroidexterna*). Auch einer möglichen Tachyphylaxie gegenüber Lokalcorticoiden soll sie entgegenwirken (Hornstein und Nürnberg 1985, Merk und Bickers 1992, Korting 1995, Niedner 1998). Basistherapeutika werden daher vor allem von den Herstellern corticosteroidhaltiger Externa ausgeboten.

Außer zur Intervalltherapie finden die in Tabelle 22.12 aufgeführten Fertigarzneimittel auch bei anderen Indikationen Verwendung. So wird beispielsweise *Linola* zur Behandlung von Dermatosen bei seborrhoischer Haut eingesetzt. Harnstoffhaltige Zubereitungen (*Basodexan, Elacutan, Linola urea, Nubral*) werden außer zur Nach- und Intervallbehandlung entzündlicher Hauterkrankungen bei trockener und seniler Haut sowie bei Hyperkeratosen (z. B. Ichthyosis) empfohlen. Zusätzlich wirken sie durch die verbesserte Hydratation der Hornschicht juckreizstillend und werden daher auch bei Pruritus angewangt. Polidocanol (in *Optiderm/-F*) ist als aliphatisches Oberflächenanästhetikum ebenfalls schmerz- und juckreizstillend, kann andererseits in seltenen Fällen aber selbst sensibilisierend wirken (Hornstein und Nürnberg 1985, Korting 1995, Parfitt 1999).

Tabelle 22.12: Verordnungen von wirkstofffreien Dermatika, Hautschutz- und Pflegemitteln 2001. Angegeben sind die 2001 verordneten Tagesdosen, die Änderungen gegenüber 2000 und die mittleren Kosten je DDD 2001.

Präparat	Bestandteile	DDD in Mio.	Änderung in %	DDD-Kosten in €
Wirkstofffreie Dermatika				
Linola	Linolsäure Octadecadiensäure	27,8	(–3,8)	0,41
Asche Basis	Wirkstofffreie Grundlage	6,3	(–13,4)	0,18
Dermatop Basis	Wirkstofffreie Grundlage	5,1	(–8,9)	0,25
		39,2	(–6,1)	0,35
Harnstoff				
Basodexan	Harnstoff	8,0	(–0,8)	0,25
Elacutan	Harnstoff	5,8	(–7,5)	0,25
Nubral	Harnstoff	4,8	(–13,3)	0,23
Linola Urea	Harnstoff	3,9	(+7,5)	0,19
		22,4	(–4,3)	0,24
Harnstoffkombinationen				
Optiderm/- F	Harnstoff Polidocanol	14,8	(+3,6)	0,33
Remederm Widmer	Harnstoff Retinolpalmitat Tocopherolacetat Dexpanthenol	5,2	(–14,8)	0,17
		19,9	(–1,9)	0,29
Summe		81,6	(–4,6)	0,30

Die Verordnung der Basistherapeutika und Hautschutz- und Pflegemittel hat nach Jahren kontinuierlicher Zunahme seit 1997 deutlich abgenommen. Dieser Trend hat sich auch im Jahr 2001 weiter fortgesetzt. Steigerungen verzeichneten lediglich das in seinem Marktsegment besonders preisgünstige Präparat *Linola Urea* sowie die eher teure Kombination *Optiderm*. Die erst im letzten Jahr aufgestiegene Harnstoff-Natriumchlorid-Kombination *Nubral Forte/-4*, die zum Lösen von Schuppen und zum Weichmachen der Haut auch bei Psoriasis eingesetzt wird, befindet sich 2001 nicht mehr unter den 2500 meistverordneten Fertigarzneimitteln.

Basiszubereitungen werden von nahezu jedem Hersteller von Lokalcorticoiden vertrieben. Von einer prinzipiellen Austauschbarkeit kann ausgegangen werden, obwohl von fachdermatologischer Seite immer auf die Erfordernis einer dem corticoidhaltigen Fertigarzneimittel zumindest ähnlichen Grundlage hingewiesen wird (Hornstein 1997).

Wundbehandlungsmittel

Entgegen dem langjährigen Trend sind Wundbehandlungsmittel im Jahr 2001 erstmals wieder etwas häufiger verordnet worden. Steigerungen verzeichneten unter den zinkoxidhaltigen Mitteln (Tabelle 22.13) *Mirfulan, Mirfulan Spray N* und erneut *Zinksalbe Lichtenstein*. In der Gruppe der sonstigen Wundbehandlungsmittel (Tabelle 22.14) haben *Panthogenat, panthenol von ct, Dexpanthenol Heumann* und insbesondere *Iruxol N* zugenommen, das infolge Herstellerwechsels anstelle von *Novuxol* nun unter diesem Namen vertrieben wird. Nicht mehr vertreten ist *Iruxol*, das neben Clostridiopeptidasen (Kollagenase) das Antibiotikum Chloramphenicol enthielt, welches auch bei lokaler Applikation erhebliche unerwünschte Wirkungen (Sensibilisierung, Knochenmarkdepression) hat (Niedner und Ziegenmeyer 1992, Simon und Stille 2000). Der Vertrieb von *Iruxol* wurde möglicherweise aufgrund der insgesamt negativen Beurteilung im Juli 2000 vom Hersteller eingestellt.

Obwohl die Wundbehandlung ein zentrales Anliegen vieler aktueller Forschungsprojekte der Zellbiologie ist (Scharfetter-Kochanek et al. 1999), können die Ergebnisse dieser Forschungen auch aus Kostengründen nur einer kleinen Patientengruppe zugute kommen. Dies gilt beispielsweise für topische Präparate mit Wachstumsfaktoren wie Becaplermin (*Regranex*), das trotz derzeit noch uneinheitlicher Datenlage (siehe *Arzneiverordnungs-Report 2001*) zur Behandlung schwerer Wundheilungsstörungen bei Diabetikern zugelassen wurde. Bislang stehen zur Wundbehandlung vergleichsweise billigere, unter pharmakologischen Gesichtspunkten aber auch weniger gesicherte Therapieprinzipien im Vordergrund.

Entsprechend den Phasen der Wundheilung lassen sich Wundbehandlungsmittel in Mittel zur Reinigung, Granulationsförderung und Förderung der Epithelisierung unterscheiden. Sie werden im wesentlichen bei chronischen, schlecht heilenden Wunden eingesetzt. Traumatische Wunden bedürfen in der Regel keiner zusätzlichen Therapie,

Tabelle 22.13: Verordnungen zinkoxidhaltiger Wundbehandlungsmittel 2001. Angegeben sind die 2001 verordneten Tagesdosen, die Änderungen gegenüber 2000 und die mittleren Kosten je DDD 2001.

Präparat	Bestandteile	DDD in Mio.	Änderung in %	DDD-Kosten in €
Monopräparate				
Mitosyl/ -N	Zinkoxid	6,5	(−11,5)	0,23
Zinkoxidemulsion/ -salbe LAW	Zinkoxid	2,6	(−11,8)	0,21
Zinksalbe Lichtenstein	Zinkoxid	2,1	(+11,4)	0,21
		11,2	(−8,0)	0,22
Kombinationen				
Mirfulan	Lebertran Zinkoxid	23,2	(+8,2)	0,27
Mirfulan Spray N	Zinkoxid Lebertran Levomenol	3,7	(+22,3)	0,18
Desitin Salbe/Salbenspray	Lebertran Zinkoxid	2,8	(−19,7)	0,22
Pantederm	Dexpanthenol Zinkoxid	2,5	(−4,7)	0,22
Zinksalbe von ct	Zinkoxid Lebertran Glycerol	1,4	(−2,2)	0,21
		33,7	(+4,9)	0,25
Summe		44,8	(+1,4)	0,24

sie heilen nach chirurgischer Primärversorgung spontan ab. Auch bei chronischen Wunden wird der Behandlung der Grundkrankheit, z. B. beim Ulcus cruris die möglichst weitgehende Beseitigung der chronisch venösen Mikro- und Makrozirkulationsstörung durch Kompressionsverbände (siehe Kapitel 48), Vorrang gewährt (Hornstein und Nürnberg 1985, Niedner und Ziegenmeyer 1992, Knapp 1995, Korting 1995).

Zur Wundabdeckung können wirkstofffreie Wundauflagen (*Oleo-Tüll*) zweckmäßig sein. Zinkoxid-haltige Zubereitungen werden aufgrund ihrer abdeckenden, adstringierenden, austrocknenden und exsudatbindenden Eigenschaften außer zur Randabdeckung von

Tabelle 22.14: Verordnungen sonstiger Wundbehandlungsmittel 2001. Angegeben sind die 2001 verordneten Tagesdosen, die Änderungen gegenüber 2000 und die mittleren Kosten je DDD 2001.

Präparat	Bestandteile	DDD in Mio.	Änderung in %	DDD-Kosten in €
Vaselin				
Oleo-Tüll	Weißes Vaselin	2,7	(+25,6)	0,91
Dexpanthenol				
Panthenol-ratiopharm	Dexpanthenol	19,4	(-1,8)	0,13
Panthenol Lichtenst. Slb. etc	Dexpanthenol	17,6	(-1,7)	0,13
Bepanthen Roche Salbe	Dexpanthenol	12,9	(-6,3)	0,18
Panthogenat	Dexpanthenol	2,9	(+1,8)	0,14
panthenol von ct	Dexpanthenol	2,0	(+4,8)	0,11
Dexpanthenol Heumann	Dexpanthenol	2,0	(+48,1)	0,17
		57,0	(-1,3)	0,14
Weitere Mittel				
Iruxol N	Clostridiopeptidase	5,4	(+204,0)	0,62
Fibrolan	Plasmin Desoxyribonuklease	3,2	(-2,3)	2,48
Pyolysin	Pyolysin Zinkoxid Salicylsäure	2,6	(-22,2)	0,30
Hametum Salbe etc.	Hamamelisextrakt	2,3	(-18,5)	0,44
Azulon	Kamillenblütenextrakt	1,0	(-8,5)	0,52
		14,5	(+17,6)	0,94
Summe		74,1	(+2,7)	0,33

Ulcera crurum auch in der Säuglings- und Kleinkinderpflege, bei Windeldermatitis, subakuten intertriginösen Entzündungen, leichteren Verbrennungen oder bei Dekubitalläsionen eingesetzt und sind auch nach kontrollierten klinischen Studien wirksam (Strömberg und Ågren 1984, Niedner und Ziegenmeyer 1992). Nach einer systematischen Übersicht haben neben Zinkoxidzubereitungen nur noch Dextranomer und Cadexomer-Iod positive Resultate in kontrollierten Studien erbracht (Bradley et al. 1999). Für andere Wundbehandlungsmittel liegen dagegen keine ausreichenden Wirksamkeitsbelege vor.

Zur Wundreinigung werden neben lokalchirurgischen Maßnahmen und Umschlägen mit hypertoner Kochsalzlösung unter anderem

22

Antiseptika (siehe Tabelle 22.6) sowie proteolytische und kollageno-
lytische Enzyme zum Abbau nekrotischer Belege eingesetzt. Am häufigsten wird Dexpanthenol verordnet, obwohl kaum objektive Untersuchungen zu seiner Wirkung existieren. Kontaktallergien auf
Dexpanthenol sind beschrieben (Hornstein und Nürnberg 1985,
Schulze-Dirks und Frosch 1988, Hahn et al. 1993, Korting 1995). Eine
randomisierte klinische Studie an Patienten mit Kehlkopfkarzinom
bzw. Brustkrebs (jeder Patient diente als eigene Kontrolle) erbrachte
durch *Bepanthen Roche* (Dexpanthenol) keine beschleunigte Abheilung radiogener Hautschäden gegenüber unbehandelten Kontrollarealen (Løkkevik et al. 1996). Eine beschleunigte Wundheilung mit signifikanter und klinisch relevanter Förderung der Granulation und
Epithelisierung ist mit derzeit verfügbaren pharmakologischen Mitteln kaum zu erreichen. „Viele Wundbehandlungsmittel sind Wund-
heilungsverzögerer" (Niedner und Ziegenmeyer 1992).

Häufig verordnete Fertigarzneimittel sind auch *Fibrolan* und *Iruxol
N* (Tabelle 22.14). *Iruxol N* enthält Clostridiopeptidasen, die Kollagen
und andere Proteine auflockern bzw. abbauen und damit dazu beitragen sollen, daß nekrotisches Material entfernt und die Reparations-
phase schneller eingeleitet werden kann (Niedner und Ziegenmeyer
1992). Ein entsprechender Beleg durch kontrollierte klinische Studien
liegt jedoch nach einer Medline-Recherche der letzten 30 Jahre nicht
vor. *Fibrolan* enthält bovines Plasmin sowie bovine Desoxyribonukle-
ase. Zur Wirksamkeit auch dieser Kombination liegen derzeit keine
kontrollierten klinischen Studien vor. Zu beachten ist eine mögliche
Allergie gegen bovines Eiweiß (Hornstein und Nürnberg 1985, Korting
1995).

Hametum enthält einen Extrakt der Zaubernuß (Hamamelis) und
wird zur Anwendung bei leichten Hautverletzungen, lokalen Entzündungen sowie bei Verbrühungen, Verbrennungen, Sonnenbrand, zur
Wundpflege bei Säuglingen und bei Hämorrhoiden ausgeboten.
Hamamelisextrakt hat nach experimentellen Untersuchungen antiphlogistische und antivirale Eigenschaften, die sich allerdings klinisch
bisher nicht bestätigen ließen (Korting et al. 1995). Auch *Azulon* wird
bei entzündlichen Dermatosen sowie zur Vorbeugung und Behandlung von Strahlenschäden eingesetzt. Hinweise auf antiphlogistische
Wirkungen von Kamillenextrakten ergeben sich derzeit ebenfalls nur
aus experimentellen Studien (Korting 1995, Ammon et al. 1996). Nach
einer randomisierten, Arzt-verblindeten klinischen Studie an Patienten mit Brustkrebs (jeder Patient diente als eigene Kontrolle) führt die

Behandlung mit einem anderen, Kamillenextrakt-haltigen Präparat (*Kamillosan*) nicht zu einer beschleunigten Abheilung radiogener Hautschäden gegenüber Kontrollarealen (Maiche et al. 1991).

Wesentlicher Bestandteil von *Pyolysin* ist neben Salicylsäure und Zinkoxid ein keimfreies Filtrat aus Staphylokokken-, Streptokokken-, Escherichia-coli-, Pseudomonas-aeruginosa- und Enterokokken-Bouillon-Kulturen. *Pyolysin* soll antibakterielle Eigenschaften besitzen und zur Behandlung von Wundinfektionen, oberflächlichen Hautinfektionen, Ulcus cruris, Verbrennungen etc. geeignet sein. Kontrollierte klinische Studien zur Wirksamkeit von *Pyolysin* liegen nach einer Medline-Recherche nicht vor.

Sonstige Dermatika

Die in diesem Marktsegment aufgeführten Dermatika verteilen sich auf Mittel zur Behandlung der androgenetischen Alopezie, der Hyperhidrosis sowie zur Behandlung von Narbenkontrakturen und Keloiden (Tabelle 22.15). Ihre klinische Bedeutung ist unklar. Die Verordnungen dieser Dermatika haben im Jahr 2001 insgesamt abgenommen. Lediglich *Sweatosan N* und *Contractubex* wurden nach deutlichem Rückgang in den Vorjahren erstmals wieder häufiger verschrieben. Antihidrotika und Narbenbehandlungsmittel sind in der dermatologischen Fachliteratur kaum oder gar nicht beschrieben. *Sweatosan N*, das bei gesteigerter Schweißbildung eingesetzt wird, enthält Salbeiextrakt. Eine Wirksamkeit ist nicht belegt (Hölzle 1984). *Kelofibrase* und *Contractubex*, welches neben Heparin und Allantoin einen Extrakt aus der Küchenzwiebel enthält, werden zur Behandlung von Narben und Narbenkontrakturen eingesetzt. Unabhängig von der fragwürdigen Zusammensetzung ist die Therapie der Keloide insgesamt problematisch. Sofern Wirkungen beobachtet werden, stellt sich die Frage, ob diese nicht allein auf der Anwendung des Vehikels bzw. auf der mechanischen Hautbehandlung beim Einreiben beruhen (Korting 1995). *Ell-Cranell alpha* wird als Haarwuchsmittel angewendet und enthält im Gegensatz zu der Glucocorticoidkombination *Ell-Cranell* und *Ell-Cranell dexa* (siehe Tabelle 22.5) nur noch 17α-Estradiol, ohne daß sich damit jedoch die prinzipielle Bewertung ändert (siehe *Corticosteroidkombinationen*).

Tabelle 22.15: Verordnungen sonstiger Dermatika 2001. Angegeben sind die 2001 verordneten Tagesdosen, die Änderungen gegenüber 2000 und die mittleren Kosten je DDD 2001.

Präparat	Bestandteile	DDD in Mio.	Änderung in %	DDD-Kosten in €
Haarwuchsmittel				
Ell-Cranell alpha	Estradiol	7,0	(−5,1)	0,44
Antihidrotika				
Sweatosan N	Salbeiextrakt	3,4	(+11,8)	0,55
Narbenbehandlungsmittel				
Contractubex	Heparin Allantoin Küchenzwiebelextrakt	1,4	(+6,9)	1,80
Kelofibrase	Harnstoff Heparin Campher	0,7	(−16,0)	1,64
		2,0	(−1,9)	1,74
Summe		12,5	(−0,4)	0,68

Literatur

Abadjieva, T.I. (2000): Treatment of androgenetic alopecia in females in reproductive age with topical estradiolbenzoate, prednisolon and salicylic acid. Folia Med. (Plovdiv) 42: 26–29.

Altmeyer P.J., Matthes U., Pawlak F., Hoffmann K., Frosch P.J., Ruppert P. et al. (1994): Antipsoriatic effect of fumaric acid derivatives. Results of a multicenter doubleblind study in 100 patients. J. Am. Acad. Dermatol. 30: 977–981.

Ammon H.P.T., Sabieraj J., Kaul R. (1996): Kamille. Mechanismus der antiphlogistischen Wirkung von Kamillenextrakten und -inhaltsstoffen. Dtsch. Apoth. Ztg. 136: 1821–1834.

Arzneimittelkommission der deutschen Ärzteschaft (1999): Nutzen und Risiken durch Fumarsäure-Ester bei der Therapie der Psoriasis. Dtsch. Ärztebl. 96: A-721.

Asadullah K., Schmid H., Friedrich M., Randow F., Volk H.-D., Sterry W., Döcke W.-D. (1997): Influence of monomethylfumarate on monocytic cytokine formation – explanation for adverse and therapeutic effects in psoriasis? Arch. Dermatol. Res. 289: 623–630.

Ashcroft D.M., Li Wan Po A., Griffiths C.E.M. (2000a): Therapeutic strategies for psoriasis. J. Clin. Pharm. Ther. 25: 1–10.

Ashcroft D.M., Li Wan Po A., Williams H.C., Griffiths C.E.M. (2000b): Systematic review of comparative efficacy and tolerability of calcipotriol in treating chronic plaque psoriasis. Brit. Med. J. 320: 963–967.

Dermatika und Wundbehandlungsmittel 397

Bradley M., Cullum N., Sheldon T. (1999): The debridement of chronic wounds: a systematic review. Health Technol. Assess. 3: 1–78.

Braun-Falco O., Plewig G., Wolff H.H. (1995): Dermatologie und Venerologie, 4. Aufl. Springer-Verlag, Berlin Heidelberg New York.

Brogden R.N., Goa K.L. (1997): Adapalene. A review of its pharmacological properties and clinical potential in the management of mild to moderate acne. Drugs 53: 511–519.

Bundesgesundheitsamt (1988): Monographie Fumarsäuremonoalkylester, Fumarsäuredialkylester, Fumarsäure und Fumarsäuresalze. Bundesanzeiger vom 11.10.1988, Nr. 191.

Bundesgesundheitsamt (1993): Monographie Steinkohlenteer. Bundesanzeiger 45: 845.

Bundesinstitut für Arzneimittel und Medizinprodukte (2001): Schreiben vom 1.6.2001.

Byrne A., Hnatko G. (1995): Depression associated with isotretinoin therapy. Can. J. Psychiatry 40: 567.

Cather J., Menter A. (2002) Novel therapies for psoriasis. Am. J. Clin. Dermatol. 3: 159–173.

Chaffman M.O. (1999): Topical corticosteroids: A review of properties and principles in therapeutic use. Nurse Practitioner Forum 10: 95–105.

Christiansen J.V., Gadborg E., Kleiter I., Ludvigsen K., Meier C.H., Norholm A. et al. (1977): Efficacy of bufexamac (NFN) cream in skin diseases. A double-blind multicentre trial. Dermatologica 154: 177–184.

Daschner F. (1987): Sind Lokalantibiotika bei Hautinfektionen sinnvoll? Arzneiverordnung 4: 41–46.

De Jong R., Bezemer A.C., Zomerdijk T.P.L., van de Pouw-Kraan T., Ottenhoff T.H.M., Nibbering P.H. (1996): Selective stimulation of T helper 2 cytokine responses by the anti-psoriasis agent monomethylfumarate. Eur. J. Immunol. 26: 2067–2074.

Deutsche Dermatologische Gesellschaft (1998): Akne und ihre Subtypen. Leitlinien der Deutschen Dermatologischen Gesellschaft. AWMF-Leitlinien-Register Nr. 013/017 (http://www.uni-duesseldorf.de/WWW/AWMF/II/derm-008.htm)

Eastham J.H. (2001): Postpartum alopecia. Ann. Pharmacother. 35: 255–258.

Feldman S. (2000): Advances in psoriasis treatment. Dermatol. Online J. 6: 4.

Ferguson J. (2002): What is the role of narrowband UVB in the treatment of psoriasis? Photodermal. Photoimmunol. Photomed. 18: 42–43.

Fine J.D., Johnson L. (1988): Evaluation of the efficacy of topical bufexamac in epidermolysis bullosa simplex. A double-blind placebo-controlled crossover trial. Arch. Dermatol. 124: 1669–1672.

Fricke U., Klaus W. (1985): Die neuen Arzneimittel – Wirkungsweise und therapeutischer Stellenwert. Eine Übersicht von Januar 1983 – Juni 1984. Offizinpharmazie 10: 1–71.

Fricke U., Klaus W. (1991): Neue Arzneimittel 1990/91. Fortschritte für die Arzneimitteltherapie? Wissenschaftliche Verlagsgesellschaft, Stuttgart.

Fricke U., Klaus W. (1992): Neue Arzneimittel 1991/92. Fortschritte für die Arzneimitteltherapie? Wissenschaftliche Verlagsgesellschaft, Stuttgart.

Gerritsen M.J., van de Kerkhof P.C., Langner A. (2001): Long-term safety of topical calcitriol 3 microg g(-1) ointment. Br. J. Dermatol. 144 (Suppl. 58): 17–19.

Glass D., Boorman G.C., Stables G.I., Cunliffe W.J., Goode K. (1999): A placebo-controlled clinical trial to compare a gel containing a combination of isotretinoin
(0,05%) and erythromycin (2%) with gels containing isotretinoin (0,05%) or
erythromycin (2%) alone in the topical treatment of acne vulgaris. Dermatology 199: 242–247.

Gloor M. (1982): Pharmakologie dermatologischer Externa. Springer-Verlag, Berlin
Heidelberg New York.

Gniazdowska B., Rueff F., Przybilla B. (1999): Delayed contact hypersensitivity to
non-steroidal anti-inflammatory drugs. Contact Dermatitis 40: 63–65.

Gordon P.M., Diffey B.L., Matthews J.N.S., Farr P.M. (1999): A randomized comparison of narrow-band TL-01 phototherapy and PUVA photochemotherapy for
psoriasis. J. Am. Acad. Dermatol. 41: 728–732.

Greaves M.W., Weinstein G.D. (1995): Treatment of psoriasis. N. Engl. J. Med. 332:
581–588.

Griffiths C.E., Clark C.M., Chalmers R.J., Li Wan Po A., Williams H.C. (2000): A systematic review of treatments for severe psoriasis. Health Technol. Assess. 4: 1–125.

Hahn C., Röseler S., Fritzsche R., Schneider R., Merk H.F. (1993): Allergic contact
reaction to dexpanthenol: lymphocyte transformation test and evidence for micro-
somal-dependent metabolism of the allergen. Contact Dermatitis 28: 81–83.

Hölzle E. (1984): Therapie der Hyperhidrosis. Hautarzt 35: 7–15.

Hornstein O.P., Nürnberg E. (Hrsg.) (1985): Externe Therapie von Hautkrankheiten.
Pharmazeutische und medizinische Praxis. Georg Thieme Verlag, Stuttgart New
York.

Hornstein O.P. (1997): Glukokortikosteroide in der Dermatologie: Tag- und Nacht-
Therapie vergessen. Dtsch. Ärztebl. 94: A-678.

Hughes B.R., Norris J.F., Cunliffe W.J. (1992): A double-blind evaluation of topical
isotretinoin 0,05%, benzoyl peroxide gel 5% and placebo in patients with acne.
Clin. Exp. Dermatol. 17: 165–168.

Jemec G.B.E., Østerlind A. (1994): Cancer in patients treated with coal tar: a long-
term follow up study. J. Eur. Acad. Dermatol. Venerol. 3: 153–156.

Knapp U. (1995): Grundlagen der Wundheilung und Wundbehandlung. Med.
Monatsschr. Pharm. 18: 219–230.

Korting H.C. (1995): Dermatotherapie: ein Leitfaden. Springer-Verlag, Berlin Heidelberg New York.

Korting H.C., Schäfer-Korting M., Klövekorn W., Klövekorn G., Martin C., Laux P.
(1995): Comparative efficacy of hamamelis distillate and hydrocortisone cream
in atopic eczema. Eur. J. Clin. Pharmacol. 48: 461–465.

Lamba S., Lebwohl M. (2001): Combination therapy with vitamin D analogues. Br. J.
Dermatol. 144 (Suppl. 58): 27–32.

Langner A., Stapór W., Ambroziak M. (2001): Efficacy and tolerance of topical calcitriol 3 microg g(-1) in psoriasis treatment: a review of our experience in Poland.
Br. J. Dermatol. 144 (Suppl. 58): 11–16.

Lebwohl M. (1999): The role of salicylic acid in the treatment of psoriasis. Int. J. Dermatol. 38: 16–24.

Lebwohl M. (2002): Should we switch from combination UVA/UVB phototherapy
units to narrowband UVB? Photodermal. Photoimmunol. Photomed. 18: 44–46.

Lemmer B., Brune K. (Hrsg.) (2001): Fülgraff Palm Pharmakotherapie, klinische Pharmakologie, 11. Aufl. Urban & Fischer, München, Jena.

Leung D.Y.M. (2001): Atopic dermatitis and the immune system: The role of superantigens and bacteria. J. Am. Acad. Dermatol. 45: S13–S16.

Leyden J.J., Hickman J.G., Jarratt M.T., Stewart D.M., Levy S.F. (2001): The efficacy and safety of a combination benzoyl peroxide/clindamycin topical gel compared with benzoyl peroxide alone and a benzoyl peroxide/erythromycin combination product. J. Cutan. Med. Surg. 5: 37–42.

Løkkevik E., Skovlund E., Reitan J. B., Hannisdal E., Tanum G. (1996): Skin treatment with Bepanthen cream versus no cream during radiotherapy. Acta Oncol. 35: 1021–1026.

Lookingbill D.P., Chalker D.K., Lindholm J.S., Katz H.I., Kempers S.E., Huerter C.J. et al. (1997): Treatment of acne with a combination clindamycin/benzoyl peroxide gel compared with clindamycin gel, benzoyl peroxide gel and vehicle gel: combined results of two double-blind investigations. J. Am. Acad. Dermatol. 37: 590–595.

Lunan H.N. (1975): Topical treatment of the burn patient. Am. J. Hosp. Pharm. 32: 599–605.

Maddin S. (Hrsg.) (1991): Current Dermatologic Therapy, 2nd ed. W. B. Saunders Comp., Philadelphia.

Maiche A.G., Gröhn P., Mäki-Hokkonen H. (1991): Effect of chamomille cream and almond ointment on acute radiation skin reaction. Acta Oncol. 30: 395–396.

Mason J., Mason A.R., Cork M.J. (2002): Topical preparations for the treatment of psoriasis: a systematic review. Br. J. Dermatol. 146: 351–364.

Merk H.F., Bickers D.R. (1992): Dermatopharmakologie und Dermatotherapie. Blackwell, Berlin.

Murdoch D., Clissold S.P. (1992): Calcipotriol. A review of its pharmacological properties and therapeutic use in psoriasis vulgaris. Drugs 43: 415–429.

Mutschler E., Geisslinger G., Kroemer H.K., Schäfer-Korting M. (2001): Mutschler Arzneimittelwirkungen, 8. Auflage. Wissenschaftliche Verlagsgesellschaft mbH, Stuttgart.

Nieboer C., de Hoop D., van Loenen A.C., Langendijk P.N.J., van Dijk E. (1989): Systemic therapy with fumaric acid derivatives: New possibilities in the treatment of psoriasis. J. Am. Acad. Dermatol. 20: 601–608.

Niedner R. (1998): Kortikoide in der Dermatologie. UNI-MED Verlag, Bremen.

Niedner R., Ziegenmeyer J. (Hrsg.) (1992): Dermatika. Therapeutischer Einsatz, Pharmakologie und Pharmazie. Wissenschaftliche Verlagsgesellschaft, Stuttgart.

N.N. (1997): Therapie der schweren Psoriasis mit Fumaraten. Arzneimittelbrief 31: 57–59.

Nugteren-Huying W.M., van der Schroeff J.G., Hermans J., Suurmond D. (1990): Fumaric acid therapy for psoriasis: A randomized, double-blind, placebo-controlled study. J. Am. Acad. Dermatol. 22: 311–312.

Ockenfels H.M., Schultewolter T., Ockenfels G., Funk R., Goos M. (1998): The antipsoriatic agent dimethylfumarate immunomodulates T-cell cytokine secretion and inhibits cytokines of the psoriatic cytokine work. Br. J. Dermatol. 139: 390–395.

400   Uwe Fricke

Orfanos C.E., Zouboulis C.C., Almond-Roesler B., Geilen C.C. (1997): Current use and future potential role of retinoids in dermatology. Drugs 53: 358–388.

Parfitt K. (ed.) (1999): Martindale: The Complete Drug Reference, 32nd edition. Pharmaceutical Press, London.

Patel B., Siskin S., Krazmien R., Lebwohl M. (1998): Compatibility of calcipotriene with other topical medications. J. Am. Acad. Dermatol. 38: 1010–1011.

Peters D.C., Balfour J.A. (1997): Tacalcitol. Drugs 54: 265–271.

Petersen E.E., Doerr H.W., Gross G., Petzoldt D., Weissenbacher E.R., Wutzler P. (1999): Der Herpes genitalis. Dtsch. Ärztebl. 96: A-2358–A2364.

Pfannschmidt N., Bauer R., Kreysel H.W. (1988): Lokale Kombinationstherapie der Akne mit Erythromycin und Tretinoin. Z. Hautkr. 63: 366–368.

Post B., Jänner M. (1971): Indication for tannin therapy in dermatology. Clinical experiences with Tannosynt. Ther. Ggw. 110: 1477–1494.

Raab W. (1984): Psoriasis-Behandlung mit Fumarsäure und Fumarsäureestern. Z. Hautkr. 59: 671–679.

Raborn G.W., McGaw W.T., Grace M., Eng P., Percy J., Samuels S. (1989): Herpes labialis treatment with acyclovir 5% modified aqueous cream: A double-blind, randomized trial. Oral Surg. Oral Med. Oral Pathol. Oral Radiol. Endod. 67: 676–679.

Ring J., Fröhlich H.H. (1985): Wirkstoffe in der dermatologischen Therapie, 2. Aufl. Springer-Verlag, Berlin Heidelberg.

Rizova E., Corroller M. (2001): Topical calcitriol – studies on local tolerance and systemic safety. Br. J. Dermatol. 144 (Suppl. 58): 3–10.

Savin J. A. (1985): Some guidelines to the use of topical corticosteroids. Brit. Med. J. 290: 1607–1608.

Schäfer-Korting M., Schmid M.H., Korting H.C. (1996): Topical glucocorticoids with improved risk-benefit ratio. Drug Safety 14: 375–385.

Scharfetter-Kochanek K., Meewes C., Eming S., Dissemond J., Hani N., Wenk J., Wlaschek M., Brenneisen P. (1999): Chronische Wunden und Wachstumsfaktoren. Zeitschr. Hautkrankh. H+G 11: 664–672.

Scholz H., Schwabe U. (Hrsg.) (2000): Taschenbuch der Arzneibehandlung – Angewandte Pharmakologie, 12. Aufl. Urban & Fischer, München, Jena.

Schulze-Dirks A., Frosch P.J. (1988): Kontaktallergie auf Dexpanthenol. Hautarzt 39: 375–377.

Seböck B., Bonnekoh B., Geisel J., Mahrle G. (1994): Antiproliferative and cytotoxic profiles of antipsoriatic fumaric acid derivatives in keratinocyte cultures. Eur. J. Pharmacol. 270: 79–87.

Simon C., Stille W. (2000): Antibiotika-Therapie in Klinik und Praxis, 10. Aufl., Schattauer, Stuttgart New York.

Stoof T.J., Flier J., Sampat S., Nieboer C., Tensen C.P., Boorsma D.M. (2001): The antipsoriatic drug dimethylfumarate strongly suppresses chemokine production in human keratinocytes and peripheral blood mononuclear cells. Br. J. Dermatol. 144: 1114–1120.

Strömberg H.E., Ågren M.S. (1984): Topical zinc oxide treatment improves arterial and venous leg ulcers. Br. J. Dermatol. 111: 461–468.

Sykes N.L., Webster G.F. (1994): Acne. A review of optimum treatment. Drugs 48: 59–70.

Thio H. B., Zomerdijk T.P.L., Oudshoorn C., Kempenaar J., Nibbering P.H., van der Schroeff J.G., Ponec M. (1994): Fumaric acid derivatives evoke a transient increase in intracellular free calcium concentration and inhibit the proliferation of human keratinocytes. Br. J. Dermatol. 131: 856–861.

Trauner M.A., Ruben B.S. (1999): Isotretinoin induced rhabdomyolysis? A case report. Dermatol. Online J. 5: 2.

Tronnier H., Haas P.J., Zimmermann T. (1990): Effectiveness and mechanism of action of isoprenaline sulfate and clemastine hydrogen fumarate on histamine wheal-induced pruritus. A placebo-controlled proband study. Derm. Beruf Umwelt 38: 15–18.

Trozak D.J. (1999): Topical corticosteroid therapy in psoriasis vulgaris: Update and new strategies. Cutis 64: 315–318.

Vandermeeren M., Janssens S., Borgers M., Geysen J. (1997): Dimethylfumarate is an inhibitor of cytokine-induced E-selectin, VCAM-1, and ICAM-1 expression in human endothelial cells. Biochem. Biophys. Res. Commun. 234: 19–23.

Veien N.K., Bjerke J.R., Rossmann-Ringdahl I., Jakobsen H. B. (1997): Once daily treatment of psoriasis with tacalcitol compared with twice daily treatment with calcipotriol. A double-blind trial. Br. J. Dermatol. 137: 581–586.

Walters I. B., Burack L.H., Coven T.R., Gilleaudeau P., Krueger J.G. (1999): Suberythemogenic narrow-band UVB is markedly more effective than conventional UVB in treatment of psoriasis vulgaris. J. Am. Acad. Dermatol. 40: 893–900.

Warnecke J., Wendt A. (1998): Anti-inflammatory action of pale sulfonated shale oile (ICHTHYOL pale) in UVB erythema test. Inflamm. Res. 47: 75–78.

Walluf-Blume D. (1991): Aufbereitung und Nachzulassung von OTC-Arzneimitteln in den USA 1990. Pharm. Ind. 53: 152–158.

Wiesenauer M. (1987): Homöopathie für Apotheker und Ärzte. Deutscher Apotheker Verlag, Stuttgart.

Wolf-Jürgensen P. (1979): Efficacy of bufexamac cream versus betamethasone valerate cream in contact dermatitis: a double-blind trial. Curr. Med. Res. Opin. 5: 779–784.

Zouboulis C.C., Fluhr J.W. (1999): Akne – Aktuelle Aspekte zu Pathophysiologie und Therapie. Pharm. Ztg. 144: 4223–4231.

23. Diuretika

HARTMUT OSSWALD und BERND MÜHLBAUER

AUF EINEN BLICK

Trend

Als Diuretika werden hauptsächlich Thiazide und Schleifendiuretika verordnet. Aldosteronantagonisten folgen mit weitem Abstand. Seit zehn Jahren erhöht sich konstant der Anteil der Schleifendiuretika. Thiazide werden zunehmend als Monopräparate eingesetzt, während die Verordnungen der Thiazidkombinationen mit kaliumsparenden Diuretika fast auf die Hälfte zurückgingen. Spironolacton erlebt nach der zusätzlichen Anwendung bei chronischer Herzinsuffizienz eine Renaissance.

Diuretika werden zur Behandlung von Erkrankungen eingesetzt, bei denen das therapeutische Ziel die Verminderung des Extrazellulärvolumens durch Vermehrung der Ausscheidung von Salz und Wasser ist. Die Hauptindikationen sind arterielle Hypertonie, Herzinsuffizienz sowie Ödeme kardialer, hepatischer und renaler Genese.

Diuretika vergrößern den Harnfluß vor allem über eine Hemmung der Rückresorption von Natrium und Chlorid in der Niere. Die einzelnen Gruppen von Diuretika wirken an verschiedenen Tubulusabschnitten des Nephrons und unterscheiden sich in Stärke und Dauer ihrer diuretischen Wirkung. Bei Thiaziden und ihren Analoga tritt die Wirkung relativ langsam ein, sie wirken 6 bis 72 Stunden. Ihre maximale Wirkungsstärke liegt bei einer Ausscheidung von etwa 5–10% der glomerulären Filtrationsrate. Die Wirkung von Schleifendiuretika tritt schneller ein und ist in der Regel kürzer. Sie sind stärker wirksam als Thiazide und können bis zu 30% des glomerulären Filtrats zur Ausscheidung bringen (Greger 1995). Sie sind auch noch bei eingeschränkter Nierenfunktion wirksam.

Kaliumsparende Diuretika führen zu einer Hemmung der Kaliumausscheidung, während ihre natriuretische Wirkung sehr schwach
ausgeprägt ist. Ihre therapeutische Bedeutung besteht daher vor allem
in der Korrektur der Hypokaliämien, wie sie bei der diuretischen Therapie mit Thiaziden und Schleifendiuretika entstehen können. Aus
diesem Grunde werden sie ausschließlich in Kombination mit den beiden anderen Diuretikagruppen angewendet. Der Aldosteronantago-
nist Spironolacton hat ebenfalls eine hemmende Wirkung auf die
Kaliumausscheidung und wurde bisher hauptsächlich bei Hyperaldosteronismus eingesetzt. Nach den Ergebnissen einer großen kontrollierten Studie (Pitt et al. 1999) verbessert Spironolacton in Dosen
bis 25 mg täglich zusätzlich zur Standardtherapie mit Diuretika, ACE-
Inhibitoren und Herzglykosiden die Prognose der schweren Herzinsuffizienz. Bei diesen niedrigen Dosen von Spironolacton scheint das
Risiko von Hyperkaliämien gering zu sein.

Verordnungsspektrum

Die Schleifendiuretika sind seit mehreren Jahren die am häufigsten
verordnete Gruppe aller Diuretika und haben auch im Jahr 2001 gegenüber dem Vorjahr zugenommen. Thiazide werden in Deutschland häufig als Kombinationspräparate mit kaliumsparenden Diuretika verordnet. Die Verordnungshäufigkeit dieser Thiazidkombinationen ist 2001
nach jahrelanger Abnahme nochmals etwas zurückgegangen (Abbildung 23.1). Als Grund für die abnehmende Verordnungsfrequenz wird
die zunehmende Verordnung von ACE-Hemmern oder AT_1-Rezeptor-
antagonisten gesehen, die über die Verringerung der Aldosteronsyn-
these ebenfalls antikaliuretisch wirken. In der gesamten Indikationsgruppe Diuretika sind 2001 Verordnungshäufigkeit und Umsatz
deutlich angestiegen (Tabelle 23.1).

Thiazide und Thiazidanaloga

In dieser Diuretikagruppe erscheinen 2001 auf der Liste der 2500 am
häufigsten angewandten Präparate die drei Wirkstoffe Xipamid,
Hydrochlorothiazid und Indapamid (Tabelle 23.2), die sich in ihrem
Wirkungsprofil deutlich voneinander unterscheiden.

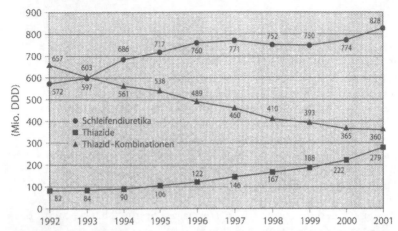

Abbildung 23.1: Verordnungen von Diuretika 1992 bis 2001. Gesamtverordnungen nach definierten Tagesdosen

Hydrochlorothiazid hat auch im Jahr 2001 einen ausgeprägten Verordnungszuwachs erfahren. Stark zugenommen haben wieder die besonders kostengünstigen Generika, während das Originalpräparat (*Esidrix*) wiederum abgenommen hat.

Aquaphor enthält das Thiazidanalogon Xipamid, das in seinem Wirkungseintritt und der Wirkungsdauer dem Hydrochlorothiazid ähnlich ist, aber in höheren Dosierungen (40–80 mg) eine etwas stärkere diuretische Wirkung besitzt und daher auch bei niereninsuffizienten Patienten eingesetzt werden kann (Oßwald und Albinus 1993). *Aquaphor* liegt wie in den letzten Jahren an der Spitze der Verordnungen von Thiazidmonopräparaten.

Natrilix (Indapamid) ist bis zu einer Dosierung von 2,5 mg tgl. ein Antihypertensivum ohne diuretische Wirkung. In höheren Dosierungen von 5 mg ruft es einen den Thiaziden ähnlichen diuretischen Effekt hervor, der jedoch die blutdrucksenkende Wirkung nicht steigert (Oßwald und Albinus 1993). Es kann auch in niedriger Dosierung Hypokaliämien auslösen. Im Verordnungsvolumen hat sich dieses Diuretikum trotz relativ hoher DDD-Kosten 2001 behaupten können.

Insgesamt stellten 2001 die Thiazide als Monopräparate etwa ein Viertel der Diuretikaverordnungen 2001 dar (Vorjahr 15%). Dieser gering erscheinende Prozentsatz sollte jedoch nicht darüber hinwegtäuschen, daß diese Substanzgruppe sehr häufig in Fixkombination

Tabelle 23.1: Verordnungen von Diuretika 2001. Angegeben sind die verordnungshäufigsten Präparate mit Verordnungsrang, Verordnungen und Umsatz 2001 im Vergleich zu 2000.

Rang	Präparat	Verordnungen in Tsd.	Änd. %	Umsatz Mio. €	Änd. %
32	Furosemid-ratiopharm	1799,6	+3,2	18,9	+6,7
53	Aquaphor	1505,4	+10,6	44,5	+13,3
104	Dytide H	1041,7	-3,2	12,1	-2,4
114	Arelix	965,3	-0,1	28,1	+3,0
152	Lasix	825,4	-8,0	12,8	-9,5
157	Furorese	818,3	+4,8	16,1	+3,0
161	Torem	806,5	+31,5	41,0	+32,5
165	HCT von ct	794,3	+39,2	6,2	+43,5
189	Unat	735,0	+28,9	37,7	+30,7
279	furo von ct	549,9	+6,9	4,9	+5,4
387	HCT Hexal	439,8	+110,1	3,2	+116,8
413	Spiro comp.-ratiopharm	418,2	+7,5	15,3	+7,5
414	Ödemase Tabl./ 30 mg ret.	417,2	-2,2	5,0	-4,2
504	Diutensat	355,8	-0,3	4,3	+1,5
510	Furosemid AL	350,8	+16,3	3,1	+18,4
518	Triampur comp.	346,5	-5,8	2,5	-4,4
566	triazid von ct	314,0	+7,4	2,6	+5,3
582	Aldactone Drag./Kaps.	305,1	+24,8	6,8	+13,4
597	Furosemid Heumann	299,6	+3,8	3,1	+1,0
634	dehydro tri mite/ -sanol tri	286,4	-4,8	6,8	-4,2
635	Tri.-Thiazid Stada	286,3	+2,1	3,4	+2,7
683	Furobeta	265,8	+5,7	2,9	+1,6
684	Esidrix	265,8	-1,8	5,2	-4,4
697	Natrilix	261,3	+3,2	9,4	+2,0
739	Spironolacton-ratiopharm	242,3	+15,5	7,7	+11,1
801	Diuretikum Verla	217,1	+5,6	2,1	+5,2
807	Triamteren comp.-ratiopharm	216,3	+2,6	2,4	+6,8
872	Moduretik	198,8	-1,9	2,5	+0,6
917	Furosemid Stada	188,2	+15,4	2,1	+14,2
1021	HCT-Beta	167,1	+184,8	1,2	+195,1
1058	Osyrol-Lasix Kaps.	159,8	+1,9	6,8	+1,4
1116	Hct-Isis	149,3	+5,1	2,4	+8,0
1148	Triamteren HCT AL	144,3	-1,5	1,2	-2,4
1219	Spiro von ct	136,2	+4,1	4,2	-0,8
1397	Nephral	115,4	-16,5	1,5	-10,3
1415	Neotri	113,6	-10,5	4,1	-10,9
1480	Triarese Hexal	107,7	+12,2	0,9	+15,5
1504	Aquaretic	104,9	-13,3	1,2	-12,9
1583	diucomb	98,0	-7,5	3,4	-5,7
1631	Turfa-BASF	94,3	-17,0	1,1	-17,6
1702	Diursan	89,2	+3,6	1,1	+9,1
1715	Diurapid	85,3	-6,3	1,5	+13,6
1905	Disalunil	74,6	+6,3	1,6	+5,7
1939	Fusid	72,8	-1,2	1,7	+23,3

Tabelle 23.1: Verordnungen von Diuretika 2001. Angegeben sind die verordnungshäufigsten Präparate mit Verordnungsrang, Verordnungen und Umsatz 2001 im Vergleich zu 2000 (Fortsetzung).

Rang	Präparat	Verordnungen in Tsd.	Änd. %	Umsatz Mio. €	Änd. %
1961	Furo 1A-Pharma	71,6	+58,7	0,9	+104,1
1973	Furosal	71,0	−10,1	0,9	−21,0
1996	Furanthril	69,7	+5,1	0,6	−8,3
2027	Amilorid comp.-ratiopharm	68,0	+3,5	0,6	+3,7
2069	Spironolacton Heumann	65,6	+28,0	2,3	+30,3
2164	Spiro-D-Tablinen	61,3	+8,8	2,2	+10,7
2191	Furo AbZ	60,1	+23,3	0,5	+33,2
2473	Furorese comp.	48,0	+23,9	1,7	+24,9
2485	Solidagoren N	47,6	−1,2	0,5	+4,2
	Summe	**17792,3**	**+8,0**	**356,9**	**+10,6**
	Anteil an der Indikationsgruppe	**96,6%**		**96,7%**	
	Gesamte Indikationsgruppe	**18410,4**	**+7,8**	**368,9**	**+10,3**

mit anderen Antihypertensiva (z. B. ACE-Hemmern und AT_1-Rezeptorantagonisten) angewandt wird und ein bewährtes Therapieprinzip darstellt (siehe Kapitel 3 und 13).

Thiazidkombinationen

Im Jahr 2001 betrug der Anteil der fixen Kombinationen von Thiaziden und Thiazidanaloga mit kaliumsparenden Diuretika 25% aller Diuretikaverordnungen gegenüber 27% im Vorjahr und ist damit, wie schon in den letzten Jahren, weiter zurückgegangen (Abbildung 23.1). Dies könnte auf der bereits erwähnten steigenden Verordnungshäufigkeit von ACE-Inhibitoren und AT_1-Rezeptorantagonisten bei der Behandlung von Herzinsuffizienz und arterieller Hypertonie beruhen.

Spitzenreiter der fixen Kombinationen von Hydrochlorothiazid mit Triamteren bzw. Amilorid waren auch 2001 *Dytide H* bzw. *Moduretik* (Tabelle 23.3). Wie schon in den letzten Jahren sind die Kombinationen von Triamteren mit Bemetizid oder Xipamid, deren DDD-Kosten höher sind als die der Hydrochlorothiazidkombinationen, deutlich zurückgegangen (Tabelle 23.4).

Tabelle 23.2: Verordnungen von Diuretika 2001 (Monopräparate). Angegeben sind die 2001 verordneten Tagesdosen, die Änderungen gegenüber 2000 und die mittleren Kosten je DDD 2001.

Präparat	Bestandteile	DDD in Mio.	Änderung in %	DDD-Kosten in €
Hydrochlorothiazid				
HCT von ct	Hydrochlorothiazid	61,0	(+46,2)	0,10
HCT Hexal	Hydrochlorothiazid	26,1	(+122,0)	0,12
Esidrix	Hydrochlorothiazid	19,5	(−4,4)	0,26
HCT-Beta	Hydrochlorothiazid	10,3	(+203,0)	0,12
Hct-Isis	Hydrochlorothiazid	9,2	(+9,3)	0,26
Disalunil	Hydrochlorothiazid	5,9	(+5,6)	0,26
		132,1	(+44,6)	0,15
Thiazidanaloga				
Aquaphor	Xipamid	119,8	(+14,6)	0,37
Natrilix	Indapamid	16,3	(−0,6)	0,58
		136,2	(+12,6)	0,40
Furosemid				
Furosemid-ratiopharm	Furosemid (h)	175,5	(+7,0)	0,11
Furorese	Furosemid (h)	120,4	(+2,4)	0,13
Lasix	Furosemid (h)	88,6	(−8,9)	0,14
furo von ct	Furosemid	45,4	(+6,5)	0,11
Ödemase Tabl./ 30 mg ret.	Furosemid	37,9	(−4,8)	0,13
Furosemid AL	Furosemid	34,0	(+18,5)	0,09
Furobeta	Furosemid	28,9	(+3,1)	0,10
Furosemid Heumann	Furosemid	27,5	(+1,0)	0,11
Furosemid Stada	Furosemid	18,3	(+11,6)	0,11
Fusid	Furosemid	15,9	(+24,7)	0,11
Diurapid	Furosemid	14,2	(+13,8)	0,10
Furosal	Furosemid	9,2	(−20,9)	0,10
Furo 1A-Pharma	Furosemid	9,1	(+101,7)	0,09
Furanthril	Furosemid (h)	6,3	(−8,4)	0,10
Furo AbZ	Furosemid	5,0	(+23,6)	0,11
		636,2	(+3,6)	0,12
Weitere Schleifendiuretika				
Arelix	Piretanid	67,0	(+3,3)	0,42
Unat	Torasemid (h)	57,3	(+27,2)	0,66
Torem	Torasemid (h)	56,6	(+31,7)	0,73
		181,0	(+18,3)	0,59
Summe		1085,5	(+10,9)	0,24

Bei den mit (h) gekennzeichneten Präparaten handelt es sich um Schleifendiuretika mit hochdosierten Arzneiformen.

Tabelle 23.3: Verordnungen von Hydrochlorothiazidkombinationen 2001. Angegeben sind die 2001 verordneten Tagesdosen, die Änderungen gegenüber 2000 und die mittleren Kosten je DDD 2001.

Präparat	Bestandteile	DDD in Mio.	Änderung in %	DDD-Kosten in €
Mit Triamteren				
Dytide H	Hydrochlorothiazid Triamteren	78,9	(–2,3)	0,15
Triampur comp.	Hydrochlorothiazid Triamteren	30,6	(–3,4)	0,08
Diutensat	Hydrochlorothiazid Triamteren	28,8	(+1,6)	0,15
triazid von ct	Hydrochlorothiazid Triamteren	24,4	(+4,9)	0,11
Tri.-Thiazid Stada	Hydrochlorothiazid Triamteren	22,6	(+2,8)	0,15
Triamteren comp.-ratiopharm	Hydrochlorothiazid Triamteren	17,4	(+7,4)	0,14
Diuretikum Verla	Hydrochlorothiazid Triamteren	16,8	(+5,1)	0,13
Triamteren HCT AL	Hydrochlorothiazid Triamteren	11,3	(–2,6)	0,10
Nephral	Hydrochlorothiazid Triamteren	9,7	(–9,6)	0,15
Triarese Hexal	Hydrochlorothiazid Triamteren	8,2	(+15,8)	0,11
Turfa-BASF	Hydrochlorothiazid Triamteren	7,4	(–17,6)	0,15
		256,0	**(–0,2)**	**0,13**
Mit Amilorid				
Moduretik	Hydrochlorothiazid Amilorid	17,2	(+1,3)	0,15
Aquaretic	Hydrochlorothiazid Amilorid	8,6	(–12,9)	0,14
Diursan	Hydrochlorothiazid Amilorid	7,5	(+9,8)	0,15
Amilorid comp.-ratiopharm	Hydrochlorothiazid Amilorid	5,7	(+3,8)	0,10
		39,0	**(–0,5)**	**0,14**
Summe		**295,1**	**(–0,2)**	**0,13**

Tabelle 23.4: Verordnungen weiterer Diuretikakombinationen 2001. Angegeben sind die 2001 verordneten Tagesdosen, die Änderungen gegenüber 2000 und die mittleren Kosten je DDD 2001.

Präparat	Bestandteile	DDD in Mio.	Änderung in %	DDD-Kosten in €
Mit Thiazidanaloga				
dehydro tri mite/ -sanol tri	Triamteren Bemetizid	19,4	(-4,5)	0,35
Neotri	Triamteren Xipamid	9,2	(-11,6)	0,45
diucomb	Triamteren Bemetizid	8,4	(-5,1)	0,40
		36,9	(-6,5)	0,39
Pflanzliche Mittel				
Solidagoren N	Extr. Herb. Virgaureae Extr. Herb. Anserin. Extr. Herb. Equiseti Extr. Rad. Rubii Extr. Fruct. Petros.	1,1	(+2,7)	0,45
Summe		38,0	(-6,3)	0,39

Schleifendiuretika

Die Verordnung von Schleifendiuretika ist auch im Jahr 2001 wieder angestiegen (Abbildung 23.1). Weiterhin dominieren Furosemidpräparate mit einem Anteil von 78% an den verordneten Tagesdosen (Tabelle 23.2). Piretanid (*Arelix*) und Torasemid (*Unat, Torem*) sind neuere Vertreter in der Gruppe der Schleifendiuretika. Die Wirkung von Torasemid tritt im Vergleich zu Furosemid verzögert ein und hält länger an. Dieser Zeitverlauf der diuretischen Wirkung wird von einigen Autoren als vorteilhaft angesehen. Für Torasemid wird als weiterer Vorteil gegenüber Furosemid die bessere Bioverfügbarkeit angeführt.

Die Verordnungshäufigkeit von *Unat* und *Torem* ist trotz ihrer im Vergleich zu Furosemidgenerika bis zu achtfach höheren DDD-Kosten im Jahr 2001 um etwa 30% angestiegen (Tabelle 23.2). Dies ist eher auf den erheblichen Werbeaufwand zurückzuführen als auf eine einheitliche Datenlage. Die zur Bewerbung herangezogenen Studien zur Pharmakoökonomie bzw. Lebensqualität (Spannheimer et al. 1998, Stroupe et al. 2001) genügen aufgrund methodischer Schwächen wie fehlender Verblindung nicht den allgemeinen wissenschaftlichen Standards und werden zudem durch andere Untersucher nicht bestätigt. So zeigte sich in einer weiteren Studie keine wesentlich unterschiedliche Lebensqualität unter Torasemid im Vergleich zu Furosemid (Noe et al. 1999). In anderen Untersuchungen war bei Patienten mit Herzinsuffizienz keine pharmakologische Differenz, z.B. anhand einer veränderten Natriumausscheidung, zu beobachten (Scheen et al. 1986, Düsing und Piesche 1990, Stauch und Stiehl 1990, Vargo et al. 1995). Von insgesamt zehn klinischen Vergleichsstudien wurden signifikante Unterschiede zwischen Furosemid und Torasemid nur in zwei Studien beobachtet. In der Einjahresstudie von Murray et al. (2001) war die Klinikswiederaufnahme herzinsuffizienter Patienten in der Torasemidgruppe (17%) niedriger als in der Furosemidgruppe (32%). Wegen des offenen Studiendesigns und des subjektiv beeinflußbaren Endpunktes ist das Ergebnis jedoch nicht aussagekräftig. Das gleiche gilt für die Ascitesstudie von Gentilini et al. (1993) wegen zu geringer Patientenzahl. Ebenfalls ohne Aussagekraft aufgrund der schwachen Methodik sind

Tabelle 23.5: Verordnungen von Aldosteronantagonisten 2001. Angegeben sind die 2001 verordneten Tagesdosen, die Änderungen gegenüber 2000 und die mittleren Kosten je DDD 2001.

Präparat	Bestandteile	DDD in Mio.	Änderung in %	DDD-Kosten in €
Spironolacton				
Spironolacton-ratiopharm	Spironolacton	14,3	(+12,6)	0,54
Aldactone Drag./Kaps.	Spironolacton	9,5	(+10,5)	0,72
Spiro von ct	Spironolacton	8,2	(−1,4)	0,52
Spironolacton Heumann	Spironolacton	4,2	(+30,4)	0,54
		36,2	(+10,3)	0,58
Kombinationen				
Spiro comp.-ratiopharm	Spironolacton Furosemid	29,5	(+8,6)	0,52
Osyrol-Lasix Kaps.	Spironolacton Furosemid	12,0	(+4,3)	0,56
Spiro-D-Tablinen	Spironolacton Furosemid	4,5	(+12,2)	0,49
Furorese comp.	Furosemid Spironolacton	3,4	(+24,4)	0,50
		49,4	(+8,8)	0,52
Summe		85,5	(+9,4)	0,55

die Daten der noch gar nicht publizierten, aber zur Werbung eingesetzten sogenannten TORIC-Studie.

Aldosteronantagonisten

Das einzige häufig als Monopräparat eingesetzte kaliumsparende Diuretikum ist Spironolacton, das als kompetitiver Antagonist des Mine-
ralocorticoids Aldosteron wirkt. Durch Verminderung der Natriumre-
absorption im Tubulussystem wird die Natriumausscheidung
verstärkt und die Kaliumausscheidung gesenkt. Der diuretische Effekt
von Spironolacton ist gering. Er setzt am zweiten Tag ein und erreicht
sein Maximum nach 3–5 Tagen. Die klassische Indikation von Spironolacton war bisher die Behandlung des primären und sekundären
Hyperaldosteronismus sowie die Therapie von Ödemen bei chronischer Herzinsuffizienz, Leberzirrhose und nephrotischem Syndrom,
wenn andere Diuretika nicht ausreichend wirksam waren. Nach den
Ergebnissen der RALES-Studie (Pitt et al. 1999) verringert Spironolacton, zusätzlich zur Standardtherapie gegeben, die Mortalität der
schweren Herzinsuffizienz. Als Ursache für diesen günstigen Effekt
wird zur Zeit diskutiert, daß Spironolacton die Aldosteron-bedingte
Steigerung der Fibroblastenproliferation im Myokard hemmt. Während der Therapie mit Spironolacton muß grundsätzlich der Serumka-
liumspiegel kontrolliert werden, weil auch bei gleichzeitiger Gabe von
Thiaziden oder Schleifendiuretika eine Hyperkaliämie auftreten kann.
Durch die niedrigen Tagesdosen von Spironolacton in dieser Indikation (12,5 bis 25 mg) ist diese Gefahr jedoch gering.

Die Verordnungshäufigkeit der Spironolactonmonopräparate unter
den 2500 am häufigsten verschriebenen Arzneimitteln ist im Vergleich
zum Vorjahr weiter angestiegen (Abbildung 23.2), was auf die jetzt als
gesichert geltende Indikation der schweren Herzinsuffizienz zurückzuführen sein dürfte. Der Zuwachs kam sowohl dem Originalpräparat *Aldactone* als auch den preisgünstigeren Generika zugute (Tabelle 23.5).

Auch die Verordnungshäufigkeit der Spironolactonkombinationen
ist gegenüber den Vorjahren angestiegen. Es handelt sich um vier
Furosemidkombinationen mit Spironolacton, die wegen der unterschiedlichen Halbwertszeit der beiden Kombinationspartner möglicherweise nicht in der gewünschten Weise synergistisch wirken. Nur
durch die Beobachtung des Therapieerfolges in der Praxis kann die
Frage beantwortet werden, ob der angestrebte Kombinationseffekt

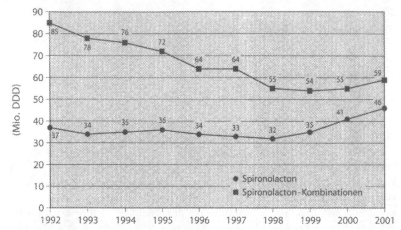

Abbildung 23.2: Verordnungen von Aldosteronantagonisten 1992 bis 2001. Gesamtverordnungen nach definierten Tagesdosen

trotz der unterschiedlichen Wirkungsdauer von Furosemid (4–6 Std.) und Spironolacton (48–72 Std.) erreicht wird.

Wirtschaftliche Aspekte

Der Verordnungsanteil der Generika von patentfreien Diuretika ist 2001 weiter gestiegen. Besonders hoch ist der Generikaanteil bei dem Thiaziddiuretikum Hydrochlorothiazid (85%, Vorjahr 78%) und dem Schleifendiuretikum Furosemid (86%, Vorjahr 84%). Nur von dem Aldosteronantagonisten Spironolacton wurden weniger Generikapräparate verordnet. Das Originalpräparat *Aldactone* hat immer noch einen Anteil von 26% behaupten können (Vorjahr ebenfalls 26%). Damit sind bei den Standarddiuretika die generischen Einsparmöglichkeiten zum großen Teil ausgeschöpft. Die verbleibende Wirtschaftlichkeitsreserve durch Verordnung von Generika beträgt für Hydrochlorothiazid 7 Mio. €, für Furosemid 19 Mio. € und für Spironolacton 2 Mio. €.

Erheblich größere Einsparmöglichkeiten bieten die Analogpräparate der Thiazidanaloga und der Schleifendiuretika. Würde das Thiazidanalogon Xipamid (*Aquaphor*) durch Hydrochlorothiazid substituiert, errechnete sich nach den Verordnungsdaten des Jahres 2001 ein

Tabelle 23.6: Therapiekostenvergleich von Diuretika

Eigenschaften	Xipamid Aquaphor	Torasemid Torem, Unat	Piretanid Arelix
WHO-Tagesdosis	20 mg	10 mg*	6 mg*
Packungsgröße, 100 Tbl.	20 mg	10 mg	6 mg
Preis für 100 DDD, €	35,91	70,44	40,80
Umsatz 2001, Mio. €	44,5	78,7	28,1
DDD 2001, Mio.	119,8	113,9	67,0
Substitution			
Wirkstoff	Hydrochlorothiazid	Furosemid	Furosemid
WHO-Tagesdosis	25 mg	40 mg	40 mg
Präparat	HCT von ct	Furosemid AL	Furosemid AL
Packungsgröße 100 Tbl.	25 mg	40 mg	40 mg
Preis für 100 DDD, €	9,69	8,67	8,67
Einsparung/100 DDD, €	26,22	61,75	32,13
Einsparpotential, Mio. €	31,4	70,3	21,5

* Herstellerdosis

Einsparvolumen von 31 Mio. € (Tabelle 23.6). Die rechnerische Einsparmöglichkeit durch Verordnung des Standardpräparates Furosemid anstelle von Piretanid (*Arelix*) beträgt 21 Mio. € und anstelle von Torasemid (*Torem, Unat*) 70 Mio. €. Insgesamt ließen sich im Sektor der Analogpräparate mit preiswerten Hydrochlorothiazid- und Furosemidgenerika etwa 130 Mio. € einsparen (siehe auch Kapitel 50, Einsparpotentiale, Tabelle 50.4). Dies ist allerdings ein theoretischer Maximalwert, der nur erreicht würde, wenn ausnahmslos und bei allen Patienten die teuren Analogpräparate durch günstige Standardgenerika substituiert würden. Inwieweit dies medizinisch indiziert ist, muß im Einzelfall entschieden werden.

Therapeutische Aspekte

Thiazide werden bevorzugt zur Ausschwemmung von Ödemen eingesetzt (Heidland und Bahner 1999). Wegen des bei Ödemen häufig auftretenden Hyperaldosteronismus wird bei dieser Indikation eine Kombination mit kaliumsparenden Diuretika als sinnvoll angesehen. Dies gilt nicht bei Vorliegen einer Niereninsuffizienz wegen der Gefahr einer Hyperkaliämie. Die Kombinationen von Thiaziden oder Schleifendiuretika mit kaliumsparenden Diuretika sind pharmakologisch sinnvoll, weil dadurch ein möglicher Kaliumverlust verhindert werden kann. Die DDD-Kosten der meisten dieser Kombinationen liegen unter denen der Monopräparate. Das allein sollte jedoch nicht dazu führen, Kombinationspräparate zu bevorzugen.

Das hohe Verordnungsvolumen von Schleifendiuretika hängt zum Teil damit zusammen, daß ein großer Anteil der verordneten DDD auf hochdosierte Arzneiformen für niereninsuffiziente Patienten entfallen. Ob diese stark wirksamen Mittel in allen übrigen Fällen einer Diuretikatherapie indiziert sind, ist fraglich. Bei intakter Nierenfunktion sind Thiazide erste Wahl zur Diuretikatherapie. Bei den inzwischen üblichen niedrigen Dosierungen von Thiaziden spielen die früher gesehenen metabolischen Nebeneffekte keine Rolle mehr. Die Frage nach der klinischen Relevanz der pharmakokinetischen Unterschiede der neueren Schleifendiuretika Torasemid und Piretanid im Vergleich zu dem klassischen Vertreter Furosemid ist nach wie vor unbefriedigend beantwortet.

Spironolacton in der Gruppe der kaliumsparenden Diuretika muß bei der Differentialtherapie mit Triamteren und Amilorid verglichen werden. Dabei fällt auf, daß Spironolacton als Monopräparat ein Gesamtverordnungsvolumen von 36 Mio. Tagesdosen erreicht (Tabelle 23.5), während die beiden anderen kaliumsparenden Diuretika (Triamteren, Amilorid) in Deutschland nicht als Monopräparate angeboten werden. Zumindest bei der Indikation des renalen Kaliumverlustes erscheint diese Bevorzugung von Spironolacton aufgrund seiner zahlreichen und z. T. schwerwiegenden Nebenwirkungen (s. unten) therapeutisch nicht gerechtfertigt. Ein anderes Bild ergibt sich unter Berücksichtigung der aktuellen Studiendaten zur schweren Herzinsuffizienz (s. oben), die das therapeutische Potential von niedrig dosiertem Spironolacton bei dieser Indikation eindeutig gezeigt haben.

Die klassischen Indikationen von Spironolacton sind das Conn-Syndrom, soweit eine operative Tumorentfernung nicht möglich ist, sowie Ödemformen, die mit einem sekundären Hyperaldosteronismus einhergehen, wie z. B. die chronische Leberinsuffizienz mit Aszites oder kardial bedingte Ödeme. Wenn es um die Beseitigung oder Verhinderung eines durch Diuretika verursachten Kaliummangels im Organismus geht, wird man zunächst immer Kombinationen mit Triamteren oder Amilorid einsetzen. Diese kaliumsparenden Diuretika haben gegenüber Spironolacton den Vorteil eines schnelleren Wirkungseintritts und einer größeren Wirtschaftlichkeit (Greven und

Heidenreich 1997). Nach den Verordnungsdaten von 2001 betragen die mittleren DDD-Kosten der Hydrochlorothiazidkombinationen mit Triamteren oder Amilorid weniger als ein Viertel der Kosten von Spironolactonkombinationen.

Bei der Anwendung von Aldosteronantagonisten ist schließlich noch das besondere Nebenwirkungsprofil zu berücksichtigen. Neben der Hyperkaliämie kann Spironolacton als Hormonantagonist auch Störungen anderer Steroidhormonwirkungen auslösen. So ruft eine Dauertherapie mit Tagesdosen von über 50 mg Spironolacton bei Männern oft Gynäkomastie hervor. Libido- und Potenzverlust sind ebenfalls berichtet worden. Bei Frauen können Menstruationsstörungen, Hirsutismus und tiefe Stimmlage auftreten.

Literatur

Düsing R., Piesche L. (1990): Second line therapy of congestive heart failure with torasemide. Prog. Pharmacol. Clin. Pharmacol. 8: 105–120.

Gentilini P., Laffi G., La Villa G., Carloni V., Foschi M., Romanelli R.G., Marra F. (1993): Torasemide in the treatment of patients with cirrhosis and ascites. Cardiovasc. Drugs Ther. 7 (Suppl. 1): 81–85.

Greger R. (1995): Loop Diuretics. In: Greger R., Knauf H., Mutschler, E. (eds.): Handbook of Experimental Pharmacology: Diuretics, Vol. 117. Springer-Verlag, Berlin, pp. 221–274.

Greven J., Heidenreich O. (1997): Ödeme. In: Pharmakotherapie, klinische Pharmakologie (Fülgraff G., Palm D., Hrsg.) 10. Aufl. Gustav Fischer Verlag, Stuttgart, S. 52–61.

Heidland A., Bahner U. (1999): Diuretika. In: Paumgartner G. (Hrsg.): Therapie innerer Krankheiten, 9. Aufl., Springer-Verlag, Berlin Heidelberg New York, S. 1548–1564.

Murray M.D., Deer M.M., Ferguson J.A., Dexter P.R., Bennett S.J., Perkins S.M. et al. (2001): Open.label randomized trial of torasemide compared with furosemide therapy for patients with heart failure. Am. J. Med. 111: 513–520.

Noe L.L., Vreeland M.G., Pezzella S.M., Trotter J.P. (1999): A pharmacoeconomic assessment of torasemide and furosemide in the treatment of patients with congestive heart failure. Clin. Ther. 21: 854–866.

Oßwald H., Albinus M. (1993): In: Bruchhausen F. v. et al. (Hrsg.): Hagers Handbuch der Pharmazeutischen Praxis, Stoffe A-Z. 5. Aufl, Band 8: Indapamid, S. 534–537; Band 9: Spironolacton, S. 650–654; Band 9: Xipamid S. 1212–1215. Springer-Verlag, Berlin.

Pitt B., Zannad F., Remme W.J., Cody R., Castaigne A., Perez A., Palensky J., Wittes J. (1999): The effect of spironolactone on morbidity and mortality in patients with severe heart failure. Randomized Aldactone Evaluation Study Investigators. N. Engl. J. Med. 341: 709–717.

Scheen a.J., Vancrombreucq J.C., Delarge J., Luyckx A.S. (1986): Diuretic activity of torasemide and furosemide in chronic heart failure: a comparative double blind cross-over study. Eur. J. Clin. Pharmacol. 31 (Suppl.) : 35–42.

Spannheimer A., Goertz A., Dreckmann-Behrendt B. (1998): Comparison of therapies with torasemide or furosemide in patients with congestive heart failure from a pharmacoeconomic viewpoint. Int. J. Clin. Pract. 52: 467–471.

Stauch M., Stiehl L. (1990): Controlled, double-blind clinical trial on the efficacy and tolerance of torasemide in comparison with furosemide in patients with congestive heart failure – a multicenter study. Prog. Pharmacol. Clin. Pharmacol. 8: 121–126.

Stroupe K.T., Forthofer M.M., Brater D.C., Murray, M.D. (2000): Healthcare costs of patients with heart failure treated with torasemide or furosemide. Pharmacoeconomics. 17: 429–440.

Vargo D.L., Kramer W.G., Black P.K., Smith W. B., Serpas T., Brater D.C. (1995): Bioavailability, pharmacokinetics, and pharmacodynamics of torsemide and furosemide in patients with congestive heart failure. Clin. Pharmacol. Ther. 57: 601–609.

24. Durchblutungsfördernde Mittel

ULRICH SCHWABE

AUF EINEN BLICK

Trend

Der seit 1992 rückläufige Verordnungstrend durchblutungsfördernder Arzneimittel hat sich 2001 weiter fortgesetzt. Hauptursache ist vermutlich die ungenügende Beleglage, die eine Anwendung der zweifelhaft wirksamen Vasodilatatoren und die damit verbundenen hohen Kosten nicht mehr rechtfertigt.

Bewertung

Bei Patienten mit peripheren arteriellen Durchblutungsstörungen sind in
erster Linie nicht medikamentöse Maßnahmen wie systematisches Gehtraining und Verzicht auf Rauchen indiziert.

Durchblutungsfördernde Mittel werden bei peripheren und zerebralen Durchblutungsstörungen eingesetzt. Die Mehrzahl der Präparate
ist nur noch für die Anwendung bei peripheren arteriellen Durchblutungsstörungen zugelassen. Diese indikative Abgrenzung ist vor allem
dadurch entstanden, daß zahlreiche Herstellerfirmen ihre Präparate
ab 1996 zusammen mit den Nootropika in eine neu geschaffene Indikationsgruppe „Antidementiva" umgruppiert haben (s. Kapitel 9).

Durch diese Umgruppierungen sind jedoch die pharmakologisch-
therapeutischen Probleme der durchblutungsfördernden Arzneimittel
nicht gelöst worden. Nach Gabe von Vasodilatatoren kommt es zwar
zu einer Durchblutungssteigerung, die jedoch wegen der fehlenden
Selektivität inhomogen sein und zur Blutumverteilung mit therapeutisch unerwünschten Stealeffekten führen kann. Die regionale Vasodilatation in gesunden Gefäßbezirken ist der wesentliche konzeptionelle
Nachteil der vasodilatierenden Substanzen, da keine selektive Dilata-

24

tion der Kollateralgefäße nachweisbar ist, sondern vorwiegend muskuläre und kutane Widerstandgefäße dilatiert werden und damit Stealeffekte möglich sind (Rieger und Hossmann 1998). So werden weitere Wirkungsmechanismen für durchblutungsfördernde Mittel diskutiert, z. B. eine Verbesserung rheologisch wirksamer Faktoren. Inwieweit diese für einige Substanzen nachgewiesenen Wirkungen klinisch relevant sind, bleibt bis auf wenige Ausnahmen unklar.

Von entscheidender Bedeutung für die Anwendung durchblutungsfördernder Mittel ist der Nachweis ihrer Wirksamkeit in kontrollierten Studien nach angiologischen Kriterien (Heidrich et al. 1992). Für einzelne Substanzen wurde eine klinische Wirksamkeit bei definierten Indikationen nachgewiesen, wie z. B. die Rezidivprophylaxe von transitorischen ischämischen Attacken und Hirninfarkten mit Acetylsalicylsäure und Ticlopidin. Bei der peripheren arteriellen Verschlußkrankheit liegen Hinweise auf die klinische Wirksamkeit von Prostaglandin E_1 (Alprostadil) und Iloprost (Prostacyclinanalog) nach intravenöser Infusion vor (Scheffler et al. 1994, Dormandy 1996). Für die meisten anderen Substanzen wurden dagegen in einer aktuellen Metaanalyse keine klinisch bedeutsamen Effekte gefunden, die eine Anwendung der Vasodilatatoren mit zweifelhafter Wirksamkeit und den damit verbundenen hohen Kosten rechtfertigen (De Backer et al. 2000).

Vorrangige Maßnahmen in frühen Krankheitsstadien (I und II), in denen keine unmittelbare Gefahr durch Gangrän oder Amputation droht, sind daher systematisches Gehtraining und die Bekämpfung vaskulärer Risikofaktoren, vor allem des Rauchens. Ein britischer Angiologe hat diese Empfehlung in einem klassischen Editorial in fünf Worte gefaßt: „Stop smoking and keep walking" (Housley 1988). Als weitere Risikofaktoren sind Hypertonie, Diabetes und Hypercholesterinämie bedeutsam. So zeigen Daten der 4S-Studie, daß Simvastatin auch nichtkoronare Ereignisse beeinflußt und das Risiko einer neuen oder verschlechterten Claudicatio intermittens um 38% senkt (Pedersen et al. 1998).

Bei nicht mehr tolerablen Beschwerden durch die Claudicatio sind bereits im Stadium II strombahnwiederherstellende Verfahren (transluminale Angioplastie ggf. mit Stentimplantation, Thrombolyse, Operation) in Betracht zu ziehen. Grundsätzlich indiziert sind lumeneröffnende Maßnahmen im Stadium III und IV bei zufriedenstellender Operabilität oder guten Voraussetzungen zur Katheterbehandlung. Bei etwa 60% der Patienten sind diese Möglichkeiten nicht gegeben, so daß konservative Maßnahmen versucht werden müssen. Dazu gehören Analgetika oder Lokalanästhetika zur Schmerzbehandlung und

24

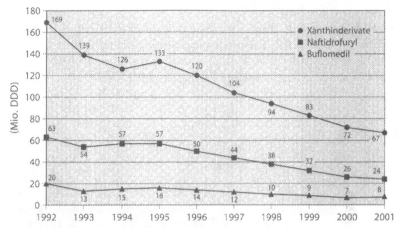

Abbildung 24.1: Verordnungen von durchblutungsfördernden Mitteln 1992 bis 2001. Gesamtverordnungen nach definierten Tagesdosen

die regionale Vasodilatation mit Prostaglandin E_1 oder Iloprost zur Verbesserung der Hautperfusion (Scheffler und Rieger 1999).

Verordnungshäufigkeit

Die verbesserten angiologischen Behandlungsmöglichkeiten wirken sich zunehmend auf die praktische Arzneitherapie peripherer arterieller Durchblutungsstörungen aus. Seit 1992 sind die Verordnungen der wichtigsten durchblutungsfördernden Arzneimittel von ihrem Höhepunkt mit 252 Mio. definierten Tagesdosen (DDD) auf 99 Mio. DDD im Jahr 2001 zurückgegangen (Abbildung 24.1). In der Restgruppe der 16 Präparate haben nur noch Pentoxifyllin und Naftidrofuryl einen größeren Verordnungsumfang (Tabellen 24.1 und 24.2). Die relativ teuren Buflomedilpräparate haben immer nur eine untergeordnete Rolle gespielt. Auch sie sind 2001 weiter zurückgefallen.

Pentoxifyllin

Pentoxifyllin ist ein Xanthinderivat, das als Vasodilatator schwerpunktmäßig bei peripheren Durchblutungsstörungen eingesetzt wird.

Diese Indikation ist in zahlreichen klinischen Untersuchungen geprüft worden, von denen einige Hinweise auf eine Wirksamkeit erbracht haben. Die Ergebnisse haben dazu geführt, daß Pentoxifyllin von der Food and Drug Administration in den USA zugelassen worden ist.

Trotz statistisch signifikanter Unterschiede ist aber das Ausmaß der Wirksamkeit seit langem umstritten (Transparenzkommission 1983). Die Zweifel an der therapeutischen Wirksamkeit haben auch viele weitere Studien nicht ausräumen können. Immer häufiger waren die Unterschiede noch nicht einmal statistisch signifikant, so daß von 16 kontrollierten Studien 8 Studien kein positives Ergebnis zeigten (Tabelle 24.3). Die maximale Gehstrecke nahm lediglich in drei älteren Studien über 100 m zu, die nur 16–24 Patienten mit Claudicatio intermittens umfaßten (Bollinger und Frei 1977, Di Perri et al. 1984, Roekaerts und Deleers 1984). In der Mehrzahl der Studien lag die Differenz zwischen Pentoxifyllin und Placebo zwischen 7 und 74 m (Tabelle 24.3). Wenn diese Unterschiede in einigen Fällen statistisch signifikant waren, fehlte aufgrund der geringen Gehstreckenzunahme häufig die

Tabelle 24.1: Verordnungen durchblutungsfördernder Mittel 2001. Angegeben sind die verordnungshäufigsten Präparate mit Verordnungsrang, Verordnungen und Umsatz 2001 im Vergleich zu 2000.

Rang	Präparat	Verordnungen in Tsd.	Änd. %	Umsatz Mio. €	Änd. %
141	Dusodril	857,6	–11,2	20,9	–11,1
227	Trental	640,7	–7,2	17,5	–7,7
356	Pentoxifyllin-ratiopharm	471,4	–2,9	10,5	–4,5
836	Claudicat	206,1	–15,2	5,9	–9,0
888	Naftilong	196,3	–4,1	4,6	–4,3
1384	Pento-Puren	116,4	–7,0	2,9	–9,8
1610	Rentylin	95,9	–13,9	2,7	–16,4
1729	Nafti-ratiopharm	86,2	–6,7	2,0	–2,3
1735	Ginkgo biloba comp.	86,0	–19,7	1,4	–16,9
1855	Bufedil	78,0	–17,7	3,0	–17,0
1895	Cefavora	75,0	–1,2	1,6	+6,3
1943	Kollateral	72,6	–9,7	2,1	–8,9
2140	Pentohexal	62,0	+2,1	1,6	+2,7
2166	pentox von ct	61,1	–13,1	1,5	–13,7
2342	Defluina peri	53,3	–11,6	1,9	–12,3
2369	Ginkgo Duopharm	52,2	–5,1	1,0	+0,2
Summe		3210,9	–8,9	80,9	–8,7
Anteil an der Indikationsgruppe		85,7%		67,1%	
Gesamte Indikationsgruppe		3747,7	–7,4	120,6	–3,1

klinische Relevanz, da die Patienten unter diesen Bedingungen durch ihr Gefäßleiden weiterhin schwer beeinträchtigt sind.

Dagegen wird die absolute Gehstrecke durch ein 2–12 monatiges Gehtraining reproduzierbar um 80–205 % verlängert (Tabelle 24.4). In einer prospektiven Studie wurde die Gehstrecke durch Gehtraining sogar stärker als durch perkutane transluminale Angioplastie erhöht

Tabelle 24.2: Verordnungen durchblutungsfördernder Mittel 2001. Angegeben sind die 2001 verordneten Tagesdosen, die Änderungen gegenüber 2000 und die mittleren Kosten je DDD 2001.

Präparat	Bestandteile	DDD in Mio.	Änderung in %	DDD-Kosten in €
Pentoxifyllin				
Trental	Pentoxifyllin	22,6	(−7,7)	0,77
Pentoxifyllin-ratiopharm	Pentoxifyllin	15,4	(−5,1)	0,68
Claudicat	Pentoxifyllin	9,0	(−12,9)	0,66
Pento-Puren	Pentoxifyllin	4,5	(−9,1)	0,64
Rentylin	Pentoxifyllin	3,0	(−19,4)	0,89
Pentohexal	Pentoxifyllin	2,5	(+2,6)	0,64
pentox von ct	Pentoxifyllin	2,3	(−10,2)	0,64
		59,3	(−8,4)	0,72
Naftidrofuryl				
Dusodril	Naftidrofuryl	15,0	(−10,7)	1,39
Naftilong	Naftidrofuryl	4,3	(−4,8)	1,07
Nafti-ratiopharm	Naftidrofuryl	1,9	(−0,7)	1,08
		21,2	(−8,8)	1,30
Andere Monopräparate				
Kollateral	Moxaverin	2,5	(−8,8)	0,84
Bufedil	Buflomedil	2,3	(−8,2)	1,28
Defluina peri	Buflomedil	0,9	(−22,9)	2,01
		5,7	(−11,2)	1,21
Pflanzliche Mittel				
Ginkgo biloba comp.	Aurum colloid. D8 Ginkgo biloba D3	3,8	(−16,3)	0,36
Cefavora	Ginko biloba Ø Viscum album Ø Crataegus Ø	3,3	(+1,6)	0,48
Ginkgo Duopharm	Ginkgoblätterextrakt	1,6	(−4,4)	0,58
		8,8	(−8,0)	0,45
Summe		95,0	(−8,6)	0,85

Tabelle 24.3: Wirkung von durchblutungsfördernden Mitteln bei peripheren Durchblutungsstörungen

Studie Maximale Gehstrecke (m)	Fallzahl	Verum vor/nach	Placebo vor/nach	Differenz (m)
Pentoxifyllin				
Bollinger & Frei (1977)	19	226/697	177/270	378
Porter et al. (1982)	82	172/247	181/250	27
Völker (1983)	51	331/465	230/290	74
Di Perri et al. (1984)	24	222/358	210/216	130
Donaldson et al. (1984)	80	108/119	97/129	ns −21
Strano et al. (1984)	18	121/175*	134/139*	49
Roekaerts & Deleers (1984)	16	251/555	224/190	338
Gallus et al. (1985)	38	68/91	88/100	ns 11
Kiesewetter et al. (1987)	30	202/247*	174/189*	30
Reilly et al. (1987)	25	138/175	101/191	ns −53
Rudofsky et al. (1989)	154	218/360	211/287	66
Dettori et al. (1989)	59	112/324	144/349	ns 7
Lindgärde et al. (1989)	150	132/198	155/200	ns 21
Ernst et al. (1992)	40	166/504	151/420	ns 69
Scheffler et al. (1994)	30	75/154	72/158	ns −7
Norwegian Trial Group (1996)	114	60/100	50/100	ns −10
Mittlere Zunahme (m)		135	67	68
Naftidrofuryl				
Clyne et al. (1980)	93	64/94*	68/91*	ns 7
Trübestein et al. (1984)	104	220/342	224/314	ns 32
Adhoute et al. (1986)	118	215/416*	215/313*	103
Karnik et al. (1988)	40	104/127	103/116	10
Kriessmann & Neiss (1988)	136	117/208*	121/163*	49
Adhoute et al. (1990)	112	293/469	264/336	104
Moody et al. (1994)	180	110/154	110/142	ns 12
Kiefer et al. (2001)	181	192/351	203/231	131
Boccalon et al. (2001)	168	358/653	393/398	290
Mittlere Zunahme (m)		130	48	82

* schmerzfreie Gehstrecke, ns: nicht signifikant

(Creasy et al. 1990). Im Vergleich zu den Pentoxifyllinstudien betrug die mittlere Zunahme der Gehstrecke fast das Fünffache. Auch bei Patienten, die das Rauchen aufgeben, fand sich im Vergleich zu einer Rauchergruppe eine geringfügige, aber meßbare Zunahme der Gehstrecke um über 60 m (Quick und Cotton 1982). Eine kombinierte Anwendung von Pentoxifyllin und Gehtraining zeigte dagegen keinen einheitlichen Effekt der Arzneitherapie auf die schmerzfreie Gehstrecke, die absolute Gehstrecke wurde durch Pentoxifyllin nur in den

Tabelle 24.4: Wirkung von Gehtraining bei peripheren Durchblutungsstörungen

Studie Maximale Gehstrecke (m)	Fallzahl	Verum vor/nach	Placebo vor/nach	Differenz (m)
Larsen & Lassen (1966)	16	222/629	248/233	422
Dahllöf et al. (1976)	23	318/742	301/512	213
Ekroth et al. (1978)	129	298/749		451
Jonason et al. (1979)	68	261/583		322
Clifford et al. (1980)	21	299/535		236
Lundgren et al. (1989)	42	183/459		276
Hiatt et al. (1990)	19	343/746	322/381	344
Creasy et al. (1990)	36	119/655	121/215	442
Mannarino et al. (1991)	20	89/183	84/115	63
Hiatt et al. (1994)	18	512/922	397/391	413
Mittlere Zunahme		355	37	318

ersten acht Wochen verlängert (Kiesewetter et al. 1987, Ernst et al. 1992). Die intravenöse Gabe von Pentoxifyllin hatte im Gegensatz zu Prostaglandin E_1 keinen zusätzlichen Effekt auf die Gehstreckenverlängerung durch Gehtraining (Scheffler et al. 1994). Eine früher beschriebene Verbesserung der Erythrozytenverformbarkeit durch Pentoxifyllin ließ sich in einer späteren Untersuchung nicht bestätigen (Cummings et al. 1992).

Mehrere Übersichtsarbeiten kommen daher zu dem Ergebnis, daß die begrenzte Qualität vieler Daten eine zuverlässige Bewertung der Wirksamkeit von Pentoxifyllin ausschließt und daß die Durchschnittseffekte relativ klein waren (Radack und Wyderski 1990, Ernst 1994, Girolami et al. 1999). Weiterhin wird hervorgehoben, daß strukturierte Übungsprogramme die schmerzfreie Gehstrecke erhöhen. Durch Einstellen des Rauchens wurden die postoperativen Ergebnisse von lumeneröffnenden Maßnahmen verbessert und die Komplikationen der peripheren Verschlußkrankheit vermindert.

Eine weitere Indikation, bei der immer noch Pentoxifyllin eingesetzt wird, sind Innenohrfunktionsstörungen, insbesondere der Hörsturz. Schon vor zehn Jahren ist in einer Placebo-kontrollierten Studie an 382 Patienten gezeigt worden, daß keine klinisch relevanten Unterschiede zwischen einer Infusionsbehandlung mit Pentoxifyllin plus Dextran, Pentoxifyllin oder physiologischer Kochsalzlösung bei der Rückbildung des Hörverlustes über einen Zeitraum von vier Wochen bestehen (Probst et al. 1992). Leider wird Pentoxifyllin trotz dieses negativen Resultats immer noch als Referenzsubstanz ohne adäquate

24

Placebokontrolle eingesetzt, um die Wirksamkeit anderer zweifelhafter Produkte zu behaupten (Reisser und Weidauer 2001). Seit langem
liegen praktische Erfahrungen über eine hohe altersabhängige Spon-
tanheilungsrate des Hörsturzes von 68–89% vor (Weinaug 1984). Auch
international gibt es keinen Konsens über eine wirksame Behandlung
des plötzlichen idiopathischen Hörverlusts (Haberkamp und Tanyeri
1999). Um so erstaunlicher ist es, daß in Deutschland Infusionspro-
gramme unterschiedlicher Zusammensetzung nicht nur in Praxen,
sondern auch in nahezu allen Universitätskliniken üblich sind.

Naftidrofuryl

Naftidrofuryl ist ein durchblutungsförderndes Mittel, für das eine
Vasodilatation über eine $5\text{-}HT_2$-Rezeptor-blockierende Wirkung an
der glatten Gefäßmuskulatur und eine Verbesserung von Sauerstoff-
und Glukoseaufnahme geltend gemacht wird. In klinischen Studien
wurde eine Verlängerung der maximalen Gehstrecke beobachtet (Barradell und Brogden 1996). Ähnlich wie bei Pentoxifyllin waren die
Effekte sehr variabel und erreichten bis auf eine neuere Studie (Boccalon et al. 2001) nicht das Ausmaß der Gehstreckenzunahmen, die
durch Gehtraining erzielbar sind (Tabelle 24.3). Für 40 mg-Ampullen
von Naftidrofuryl hat das zuständige Bundesinstitut im Januar 1996
den Widerruf der Zulassung angeordnet, weil zwei Todesfälle nach
intravenöser Injektion aufgetreten waren (Arzneimittelkommission
der Deutschen Apotheker 1995). Die Verordnungen der Naftidrofuryl-
präparate sind im Jahr 2001 insgesamt weiter rückläufig gewesen
(Tabelle 24.2).

Andere Präparate

Buflomedil ist ein durchblutungsförderndes Mittel, für dessen Wirkung eine Alpharezeptorblockade, eine bessere Verformbarkeit der
Erythrozyten und eine hemmende Wirkung auf die Thrombozytenagg-
gregation geltend gemacht werden. In kontrollierten klinischen Studien sind Hinweise auf eine therapeutische Wirksamkeit gefunden
worden (Walker und MacMannaford 1995).

Moxaverin (*Kollateral*) ist ein muskulotropes Spasmolytikum vom
Papaverintyp, das die Calmodulin-stimulierte Phosphodiesterase

hemmt. In Dosen von 300–450 mg/d wird es zur Behandlung vasospastischer Störungen angewendet. Belege für eine therapeutische Wirksamkeit wurden bisher nicht publiziert.

24

Ginkgoextrakte

Ginkgoextrakte waren bis 1994 als durchblutungsfördernde Mittel klassifiziert, seit 1996 werden sie größtenteils als pflanzliche Antidementiva bezeichnet (s. Kapitel 9). Die Verlagerung des indikativen Schwerpunkts von der Peripherie in das Gehirn mag damit zusammenhängen, daß immer Schwierigkeiten mit einem überzeugenden Nachweis der Wirkung bei peripheren arteriellen Durchblutungsstörungen bestanden. So lagen bei einer Studie zum Nachweis der Gehstreckenverlängerung bei Patienten mit Claudicatio intermittens trotz angeblicher Randomisierung bereits zu Beginn signifikante Strukturunterschiede zwischen Placebogruppe und Verumgruppe in der Gehstrecke vor, so daß nur durch einen unzulässigen Vorher-Nachher-Vergleich von Differenzen das erwünschte Ergebnis erreicht wurde (Bauer 1984). Diese bereits von der Transparenzkommission beim vormaligen Bundesgesundheitsamt festgestellten methodischen Mängel sind durch weitere Studien bestätigt worden. Eine dänische Studie zeigte keine signifikanten Änderungen von Gehstrecke oder Beinschmerzen bei Patienten mit Claudicatio intermittens (Drabæk et al. 1996). Eine deutsche Multizenterstudie, die vor sechs Jahren abgeschlossen wurde, ergab ebenfalls keinen signifikanten Unterschied zwischen Ginkgoextrakt und Placebo. Das Ergebnis wurde bisher nur als Kongreßabstrakt mitgeteilt (Schoop et al. 1996) und wird wohl zu den vielen Studien gehören, die aufgrund negativer Ergebnisse nicht ausführlich publiziert werden.

In dieser Situation ist verständlich, daß im Jahr 2000 der überwiegende Teil der Ginkgoverordnungen auf homöopathische Arzneimittel entfällt, denen vom Gesetzgeber ein Wirkungsnachweis erlassen wurde. Die weiter abnehmenden Verordnungen zeigen jedoch, daß auch die Suggestivkraft des homöopathisch verdünnten Ginkgo offensichtlich nachläßt, selbst wenn er bei *Ginkgo biloba comp.* mit millionenfach potenziertem Gold verstärkt wurde (Tabelle 24.2).

Literatur

Adhoute G., Andreassian B., Boccalon H., Cloarec M., Di Maria G. et al. (1990): Treatment of stage II chronic arterial disease of the lower limbs with the serotonergic antagonist naftidrofuryl: results after 6 months of a controlled, multicenter study. J. Cardiovasc. Pharmacol. 16 (Suppl. 3): S75–S80.

Adhoute G., Bacourt F., Barral M., Cardon J.M., Chevalier J.M. et al. (1986): Naftidrofuryl in chronic arterial disease. Results of a six month controlled multicenter study using naftidrofuryl tablets 200 mg. Angiology 37: 160–167.

Arzneimittelkommission der Deutschen Apotheker (1995): Naftidrofuryl Infusionslösung. Pharmazeut. Ztg. 140: 2222.

Barradell L. B., Brogden R.N. (1996): Oral naftidrofuryl. A review of its pharmacology and therapeutic use in the management of peripheral occlusive arterial disease. Drugs Aging 8: 299–322.

Bauer U. (1984): 6-Month double-blind randomised clinical trial of ginkgo biloba extract versus placebo in two parallel groups in patients suffering from peripheral arterial insufficiency. Arzneim. Forsch. 34: 716–720.

Boccalon H., Lehert P., Mosnier M. (2001): Effect of naftidrofuryl on physiological walking distance in patients with intermittent claudication. Ann. Cardiol. Angiol. 50: 175–182.

Bollinger A., Frei Ch. (1977): Double-blind study of pentoxifylline against placebo in patients with intermittent claudication. Pharmatherapeutica 1: 557–563.

Clifford P.C., Davies P.W., Hayne J.A., Baird R.N. (1980): Intermittent claudication: is a supervised exercise class worth while? Brit. Med. J. 280: 1503–1505.

Clyne C.A.C., Galland R. B., Fox M.J., Gustave R., Jantet G.H., Jamieson C.W. (1980): A controlled trial of naftidrofuryl (Praxilene) in the treatment of intermittent claudication. Br. J. Surg. 67: 347–348.

Creasy T.S., McMillan P.J., Fletcher E.W.L., Collin J., Morris P.J. (1990): Is percutaneous transluminal angioplasty better than exercise for claudication? – Preliminary results from a prospective randomised trial. Eur. J. Vasc. Surg. 4: 135–140.

Cummings D.M., Ballas S.K., Ellison M.J. (1992): Lack of effect of pentoxifylline on red blood cell deformability. J. Clin. Pharmacol. 32: 1050–1053.

Dahllöf A.-G., Holm J., Scherstén T., Sivertsson R. (1976): Peripheral arterial insufficiency. Effect of physical training on walking tolerance, calf blood flow, and blood flow resistance. Scand. J. Rehab. Med. 8: 19–26.

De Backer T.L., Vander Stichele R.H., Warie H.H., Bogaert M.G. (2000): Oral vasoactive medication in intermittent claudication: utile or futile? Eur. J. Clin. Pharmacol. 56: 199–206.

Dettori A.G., Pini M., Moratti A., Paolicelli M., Basevi P. et al. (1989): Acenocoumarol and pentoxifylline in intermittent claudication. A controlled clinical study. Angiology 40: 237–248.

Di Perri T., Carandente O., Vittoria A., Guerrini M., Messsa G.L. (1984): Studies of the clinical pharmacology and therapeutic efficacy of pentoxifylline in peripheral obstructive arterial disease. Angiology 35: 427–435.

Donaldson D.R., Hall T.J., Kester R.C., Ramsden C.W., Wiggins P.A. (1984): Does oxpentifylline ('Trental') have a place in the treatment of intermittent claudication? Curr. Med. Res. Opin. 9: 35–40.

Dormandy J.A. (1996): Prostanoid drug therapy for arterial occlusive disease – the European experience. Vasc. Med. 1: 155–158.

Drabæk H., Petersen J.R., Winberg N., Hansen K.F., Mehlsen J. (1996): The effect of Ginkgo biloba extract in patients with intermittent claudication. Ugeskr. Laeger 158: 3928–3931.

Ekroth R., Dahllöf A.-G., Gundevall B., Holm J., Scherstén T. (1978): Physical training of patients with intermittent claudication: indications, methods, and results. Surgery 84: 640–643.

Ernst E., Kollár L., Resch K.L. (1992): Does pentoxifylline prolong the walking distance in exercised claudicants? A placebo-controlled double-blind trial. Angiology 43: 121–125.

Ernst E. (1994): Pentoxifylline for intermittent claudication. A critical review. Angiology 45: 339–345.

Gallus A.S., Morley A.A., Dupont P., Walsh H., Gleadow F. et al. (1985): Intermittent claudication: a double-blind study crossover trial of pentoxifylline. Aust. N. Z. J. Med. 15: 402–409.

Girolami B., Bernardi E., Prins M.H., Wouter ten Cate J., Hettiarachchi R. et al. (1999): Treatment of intermittent claudication with physical training, smoking cessation, pentoxifylline, or nafronyl. Arch. Intern. Med. 159: 337–345.

Haberkamp T.J., Tanyeri H.M. (1999): Management of idiopathic sudden sensorineural hearing loss. Am. J. Otol. 20: 587–592.

Heidrich H., Allenberg J., Cachovan M., Creutzig A., Diehm C. et al. (1992): Prüfrichtlinien für Therapiestudien im Fontaine-Stadium II–IV bei peripher-arterieller Verschlußkrankheit. Vasa 21: 333–337.

Hiatt W.R., Regensteiner J.G., Hargarten M.E., Wolfel E.E., Brass E.P. (1990): Benefit of exercise conditioning for patients with peripheral arterial disease. Circulation 81: 602–609.

Hiatt W.R., Wolfel E.E., Meier R.H., Regensteiner J.G. (1994): Superiority of treadmill walking exercise versus strength training for patients with peripheral arterial disease. Circulation 90: 1866–1874.

Housley E. (1988): Treating claudication in five words. Brit. Med. J. 296: 1483–1484.

Jonason T., Jonzon B., Ringqvist I., Öman-Rydberg A. (1979): Effect of physical training on different categories of patients with intermittent claudication. Acta Med. Scand. 206: 253–258.

Karnik R., Valentin A., Stöllberger C., Slany J. (1988): Effects of naftidrofuryl in patients with intermittent claudication. Angiology 39: 234–240.

Kieffer E., Bahnini A., Mouren X., Gamand S. (2001): A new study demonstrates the efficacy of naftidrofuryl in the treatment of intermittent claudication. Findings of the Naftidrofuryl Clinical Ischemia Study (NCIS). Int. Angiol. 20: 58–65.

Kiesewetter H., Blume J., Jung F., Gerhards M., Leipnitz G. (1987): Gehtraining und medikamentöse Therapie bei der peripheren arteriellen Verschlußkrankheit. Randomisierte, prospektive, placebo-kontrollierte Doppelblindstudie. Dtsch. Med. Wochenschr. 112: 873–878.

428   Ulrich Schwabe

Kriessmann A., Neiss A. (1988): Klinischer Wirksamkeitsnachweis von Naftidrofuryl bei Claudicatio intermittens. VASA (Suppl. 24): 27–32.

Larsen O.A., Lassen N.A. (1966): Effect of daily muscular exercise in patients with
intermittent claudication. Lancet 2: 1093–1096.

Lindgärde F., Jelnes R., Björkman H., Adielsson G., Kjellström T. et al. (1989): Conservative drug treatment in patients with moderately severe chronic occlusive
peripheral arterial disease. Circulation 80: 1549–1556.

Lundgren F., Dahllöf A.-G., Lundholm K., Scherstén T., Volkmann R. (1989): Intermittent claudication – surgical reconstruction or physical training? Ann. Surg.
209: 346–355.

Mannarino E., Pasqualini L., Innocente S., Scricciolo V., Rignanese A., Ciuffetti G.
(1991): Physical training and antiplatelet treatment in stage II peripheral arterial occlusive disease: alone or combined? Angiology 42: 513–
521.

Moody A.P., Al-Khaffaf H.S., Lehert P., Harris P.L., Charlesworth D. (1994): An
evaluation of patients with severe intermittent claudication and the effect
of treatment with naftidrofuryl. J. Cardiovasc. Pharmacol. 23 (Suppl. 3): S44–
S47.

Norwegian Pentoxifylline Multicenter Trial Group (1996): Efficacy and clinical tolerance of parenteral pentoxifylline in the treatment of critical lower limb ischemia. Int. Angiol. 15: 75–80.

Pedersen T.R., Kjekshus J., Pyörälä K., Olsson A.G., Cook T.J. et al. (1998): Effect of
Simvastatin on ischemic signs and symptoms in the Scandinavian Simvastatin
Survival Study (4S). Am. J. Cardiol. 81: 333–335.

Porter J.M., Cutler B.S., Lee B.Y., Reich Th., Reichle F.A. et al. (1982): Pentoxifylline efficacy in the treatment of intermittent claudication. Multicenter controlled double-blind trial with objective assessment of chronic occlusive arterial disease patients. Am. Heart J. 104: 66–72.

Probst R., Tschopp K., Ludin E., Kellerhals B., Podvinec M., Pfaltz C.R. (1992): A randomized, double-blind, placebo-controlled study of dextran/pentoxifylline
medication in acute acoustic trauma and sudden hearing loss. Acta Otolaryngol. 112: 435–443.

Quick C.R., Cotton L.T. (1982): The measured effect of stopping smoking on intermittent claudication. Brit. J. Surg. 69 (Suppl.): S24–S26.

Radack K., Wyderski R.J. (1990): Conservative management of intermittent claudication. Ann. Intern. Med. 113: 135–146.

Reilly D.T., Quinton D.N., Barrie W.W. (1987): A controlled trial of pentoxifylline
(Trental 400) in intermittent claudication: clinical, haemostatic and rheological
effects. New Zeal. Med. J. 100: 445–447.

Reisser C., Weidauer H, (2001): Ginkgo biloba extract Egb 761® or pentoxifylline for
the treatment of sudden deafness: a randomized, reference-controlled, double-
blind study. Acta Otolaryngol. 121: 579–584.

Rieger H., Hossmann V. (1998): Medikamentöse Durchblutungssteigerung bei chro-
nischer peripherer arterieller Verschlußkrankheit. In: Rieger H., Schoop W.
(Hrsg.): Lehrbuch der Angiologie. Springer Verlag Berlin Heidelberg New York,
S. 239–252.

Roekaerts F., Deleers L. (1984): Trental® 400 in the treatment of intermittent claudication: results of long-term, placebo-controlled administration. Angiology 35: 396–406.

Rudofsky G., Haussler K.F., Künkel H.P., Schneider-May H., Spengel F., Symann O., Werner H.-J. (1989): Intravenous treatment of chronic peripheral occlusive arterial disease: a double-blind, placebo-controlled, randomized, multicenter trial of pentoxifylline. Angiology 40: 639–649.

Scheffler A., Rieger H. (1999): Arterielle Durchblutungsstörungen. In: Paumgartner G. (Hrsg.): Therapie innerer Krankheiten. 9. Aufl., Springer Verlag Berlin Heidelberg New York, S. 257–273.

Scheffler P., de la Hamette D., Gross J., Mueller H., Schieffer H. (1994): Intensive vascular training in stage IIb of peripheral arterial occlusive disease. The additive effects of intravenous prostaglandin E1 or intravenous pentoxifylline during training. Circulation 90: 818–822.

Schoop W., Breddin K., Diehm C., Gruß J., Held K. et al. (1996): Klinische Prüfung mit Ginkgo biloba-Spezialextrakt Egb 761 bei Patienten mit peripherer arterieller Verschlußkrankheit im Stadium II b nach Fontaine im Vergleich zu Placebo. Posterpublikation, Jahreskongress der Schweizerischen Gesellschaft für Angiologie 1.–2.11.1996.

Strano A., Davi G., Avellone G., Novo S., Pinto A. (1984): Double-blind, crossover study of the clinical efficacy and the hemorheological effects of pentoxifylline in patients with occlusive arterial disease of the lower limbs. Angiology 35: 459–466.

Transparenzkommission (1983): Transparenzliste für das Teilgebiet periphere arterielle Durchblutungsstörungen. Bundesanzeiger Nr. 169 vom 9.9.1983.

Trübestein G., Böhme H., Heidrich H., Heinrich F., Hirche H., Maass U. et al. (1984): Naftidrofuryl in chronic arterial disease. Results of a controlled multicenter study. Angiology 35: 701–708.

Völker D. (1983): Treatment of arteriopathies with pentoxifylline (Trental 400): results of a double-blind study. Pharmatherapeutica 3 (suppl. 1): 136–142.

Walker G.A., MacMannaford J.C. (1995): A meta-analysis of randomized, double-blind, placebo-controlled studies of the effect of buflomedil on intermittent claudication. Fundam. Clin. Pharmacol. 9: 387–394.

Weinaug P. (1984): Die Spontanremission beim Hörsturz. HNO 32: 346–351.

25. Gichtmittel

BERND MÜHLBAUER und GERHARD SCHMIDT

AUF EINEN BLICK

Verordnungsprofil

Die Arzneitherapie der Gicht umfaßt Allopurinol, Colchicin und Benzbromaron. Standardmittel für die chronische Gicht ist Allopurinol.

Trend

Auf Allopurinol entfallen 93 % der Verordnungen. Beim akuten Gichtanfall wird Colchicin (1,6 % der Verordnungen) eingesetzt. Die in dieser Situation ebenfalls sehr wirksamen nichtsteroidalen Antirheumatika werden in der Zusammenstellung dieses Kapitels nicht erfaßt. Die Verordnungen des Urikosurikums Benzbromaron und seiner Kombinationen sind seit vielen Jahren rückläufig.

Gicht ist eine Stoffwechselkrankheit, die mit erhöhten Harnsäurespiegeln im Serum einhergeht. Diese sind zunächst symptomlos. Gichtkomplikationen entstehen durch kristalline Ausfällung der Harnsäure. In der Synovia von Gelenken führt dies zu schmerzhaften Gichtanfällen, im Gewebe zu immunologischer Reaktion mit Knötchenbildung (Tophi), in der Niere zu Uratsteinen.

Basis der Therapie ist eine Diät mit reduzierter Purinzufuhr. Der größte Teil der Harnsäure stammt jedoch aus dem körpereigenen Purinmetabolismus. Nach epidemiologischen Untersuchungen erhöhen Übergewicht und erheblicher Alkoholkonsum, unabhängig von der Harnsäureserumkonzentration, das Risiko eines Gichtanfalls (Lin et al. 2000). Entsprechende Diät ist meist ausreichend, wenn der Patient keine klinischen Symptome zeigt und keine Uratsteine vorliegen. Die asymptomatische Hyperurikämie erfordert keine routinemäßige Arzneitherapie, da die meisten hyperurikämischen Patienten keine Gichtanfälle entwickeln (Emmerson 1996). Leider existieren keine verläßlichen Daten, die die Definition eines Grenzwertes der Harnsäurekonzentration erlauben, ab der auch asymptomatische Patienten behandelt werden sollten. Vor dem ersten Gichtanfall sind Tophi oder Nierenschäden selten nachweisbar.

Die medikamentöse Therapie der symptomatisch gewordenen Gicht zielt auf die Behandlung des akuten Gichtanfalls und auf die dauerhafte Senkung der Harnsäurespiegel. Sie gliedert sich in drei Therapieprinzipien: Unterdrückung der zum Gichtanfall führenden Entzündungsreaktion, Hemmung der Harnsäurebildung durch Urikostatika und Förderung der Harnsäureausscheidung durch Urikosurika (Emmerson 1996).

Für die Therapie des *akuten Gichtanfalls* kommen Colchicin und nichtsteroidale Antiphlogistika (z. B. Indometacin, Diclofenac) sowie gegebenenfalls Glucocorticoide in Frage. Colchicin kann in diagnostisch unklaren Fällen von Vorteil sein, weil bei dessen prompter therapeutischer Wirkung die Diagnose Arthritis urica sehr wahrscheinlich ist. Mit Colchicin in geringeren Dosierungen ist auch eine effektive Prophylaxe von Gichtanfällen möglich. Eine Dauertherapie der *symptomatisch gewordenen Gicht* erscheint sinnvoll bei Harnsäurekonzentrationen über 6,5 mg/dl. Dieser Wert entspricht in etwa dem Löslichkeitsprodukt der Harnsäure bei Körpertemperatur und neutralem pH. Zur Senkung der Harnsäurespiegel wird entweder die Harnsäurebildung durch Xanthinoxidasehemmstoffe wie Allopurinol reduziert oder die renale Harnsäureausscheidung durch Urikosurika wie Benzbromaron gesteigert. Letztere sind bei Patienten mit eingeschränkter Nierenfunktion und Gichtnephropathie kontraindiziert.

Verordnungsspektrum

Die Gichtmittel bilden mit 17 Präparaten unter den 2500 am häufigsten verordneten Arzneimitteln ein kleines Indikationsgebiet (Tabelle 25.1). Bis auf zwei Colchicinpräparate, ein Benzbromaronpräparat und zwei Kombinationspräparate aus Allopurinol und Benzbromaron sind nur Allopurinolpräparate vertreten (Tabelle 25.2). Sie repräsentieren 93% der verordneten Tagesdosen und sind gegenüber dem Vorjahr sowohl in Verordnungsvolumen als auch im Umsatz wieder angestiegen. Trotz eher marginaler Preisunterschiede zum Originalpräparat (*Zyloric*) dominieren Generika. Benzbromaron ist gegenüber dem Vor-

Tabelle 25.1: Verordnungen von Gichtmitteln 2001. Angegeben sind die verordnungshäufigsten Präparate mit Verordnungsrang, Verordnungen und Umsatz 2001 im Vergleich zu 2000.

Rang	Präparat	Verordnungen in Tsd.	Änd. %	Umsatz Mio. €	Änd. %
23	Allopurinol-ratiopharm	2182,4	+2,9	19,6	+2,2
301	allo von ct	523,2	+6,0	4,1	+7,0
331	Allopurinol AL	493,7	+16,7	3,7	+18,4
485	Allopurinol Heumann	365,1	+9,1	3,5	+12,6
490	Uripurinol	363,7	+2,0	4,0	+5,0
492	Zyloric	363,4	−5,0	3,9	−4,2
686	Allopurinol Hexal	265,5	+26,2	2,0	+26,0
868	Allopurinol 300 Stada	199,9	+15,2	2,3	+16,5
906	Colchicum-Dispert	191,2	+0,6	2,9	+10,1
1089	Allobeta	153,6	+11,9	1,2	+11,5
1237	Remid	134,4	−1,7	1,5	+0,6
1917	Cellidrin	74,1	+3,5	0,8	+0,1
1919	Colchysat Bürger	73,9	−1,3	0,7	+4,9
2118	Benzbromaron-ratiopharm	63,6	−9,1	0,6	−5,6
2302	Allo. comp.-ratiopharm	55,0	−7,6	1,4	−9,8
2322	Allo AbZ	54,3	+0,1	0,4	+1,7
2402	Allomaron	50,8	−18,7	1,6	−19,9
Summe		**5607,9**	**+4,8**	**54,1**	**+4,4**
Anteil an der Indikationsgruppe		**93,5%**		**91,0%**	
Gesamte Indikationsgruppe		**5996,2**	**+4,1**	**59,4**	**+3,4**

jahr wiederum seltener verordnet worden. Kombinationspräparate aus Allopurinol und Benzbromaron erreichen knapp zweimal so viele Verordnungen wie Benzbromaron als Monopräparat, sind aber deutlich rückläufig (Tabelle 25.2). Aus theoretischen Gründen könnte es sinnvoll erscheinen, die Prinzipien Xanthinoxidasehemmung und Urikosurie zu kombinieren, um dadurch eine Wirkungssteigerung zu erzielen oder eine Dosisreduktion der Einzelsubstanzen zu ermöglichen. In der Praxis ist diese Kombination jedoch problematisch, weil Benzbromaron die Ausscheidung des wirksamen Metaboliten von Allopurinol (Oxipurinol) erhöht (Löffler et al. 1983). Daher sollte es besonderen Indikationen (schnelle Senkung besonders hoher Harnsäurespiegel) vorbehalten bleiben und nicht zur Standardtherapie in Form von fixen Kombinationen verwendet werden.

Colchicin ist ein Alkaloid aus Blüten und Samen der Herbstzeitlose. Es wird für die Akuttherapie des Gichtanfalls und die vorübergehende Anfallsprophylaxe zu Beginn einer medikamentösen Therapie zur

Tabelle 25.2: Verordnungen von Gichtmitteln 2001. Angegeben sind die 2001 verordneten Tagesdosen, die Änderungen gegenüber 2000 und die mittleren Kosten je DDD 2001.

Präparat	Bestandteile	DDD in Mio.	Änderung in %	DDD-Kosten in €
Allopurinol				
Allopurinol-ratiopharm	Allopurinol	113,1	(+1,9)	0,17
allo von ct	Allopurinol	29,4	(+7,0)	0,14
Allopurinol AL	Allopurinol	26,9	(+18,7)	0,14
Uripurinol	Allopurinol	21,0	(+5,6)	0,19
Zyloric	Allopurinol	20,0	(–4,0)	0,19
Allopurinol Heumann	Allopurinol	18,8	(+13,7)	0,18
Allopurinol Hexal	Allopurinol	14,2	(+26,1)	0,14
Allopurinol 300 Stada	Allopurinol	13,0	(+16,7)	0,18
Allobeta	Allopurinol	9,0	(+11,4)	0,14
Remid	Allopurinol	7,8	(+1,0)	0,19
Cellidrin	Allopurinol	4,3	(–1,2)	0,19
Allo AbZ	Allopurinol	3,0	(+1,7)	0,14
		280,5	(+6,3)	0,17
Colchicin				
Colchicum-Dispert	Herbstzeitlosen-samenextrakt	3,3	(–0,3)	0,85
Colchysat Bürger	Herbstzeitlosen-blütenextrakt	1,4	(+2,3)	0,49
		4,7	(+0,4)	0,75
Benzbromaron				
Benzbromaron-ratiopharm	Benzbromaron	5,7	(–5,7)	0,11
Kombinationspräparate				
Allo. comp.-ratiopharm	Allopurinol Benzbromaron	5,1	(–10,1)	0,27
Allomaron	Allopurinol Benzbromaron	4,6	(–20,1)	0,35
		9,6	(–15,1)	0,31
Summe		300,6	(+5,1)	0,18

Harnsäuresenkung eingesetzt. In Deutschland werden die Pflanzenextrakte der Herbstzeitlose verwendet, während in anderen Ländern das Reinalkaloid als Handelspräparat zur Verfügung steht. Die Verordnung der Colchicinpräparate hat gegenüber dem Vorjahr etwas abgenommen. Nicht in der Auswertung dieses Kapitels erfaßt sind nichtstero-

25

idale Antirheumatika und Glucocorticoide, mit denen sich ebenfalls eine wirkungsvolle Behandlung von Gichtanfällen durchführen läßt. Diese Substanzgruppen werden dem Colchicin wegen seiner regelmäßig auftretenden Nebenwirkungen, in erster Linie gastrointestinaler Art, häufig vorgezogen (Ben-Chetrit und Levy 1998).

Literatur

Ben-Chetrit E., Levy M. (1998): Colchicine: 1998 Update. Semin. Arthritis Rheum. 28: 48–59.
Emmerson B.T. (1996): The management of gout. N. Engl. J. Med. 334: 445–451.
Lin K.C., Lin H.Y., Chou P. (2000): Community based epidemiological study on hyperuricemia and gout in Kin-Hou. J. Rheumatol. 27: 1045–1050.
Löffler W., Simmonds H.A., Gröbner W. (1983): Gout and uric acid nephropathy: Some new aspects in diagnosis and treatment. Klin. Wochenschr. 61: 1223–1239.

26. Gynäkologika

ULRICH SCHWABE und THOMAS RABE

AUF EINEN BLICK

Trend

Gynäkologika zeigen seit 1996 einen kontinuierlichen rückläufigen Verordnungstrend, der sich auch 2001 fortgesetzt hat. Therapeutisch bedeutsam sind die gynäkologischen Antiinfektiva und die östrogenhaltigen Vaginaltherapeutika. Relativ viele Verordnungen entfallen weiterhin auf pflanzliche und homöopathische Gynäkologika, deren Wirksamkeit ungenügend belegt ist.

In der Indikationsgruppe Gynäkologika stehen Mittel zur Behandlung von gynäkologischen Infektionen und klimakterischen Beschwerden im Vordergrund. Die größte Gruppe bilden die gynäkologischen Sexualhormonpräparate zur topischen Applikation (Abbildung 26.1). Die systemisch applizierbaren Sexualhormonpräparate werden im Kapitel 45 besprochen. Ein weiterer hoher Anteil der Verordnungen entfällt auf die pflanzlichen Gynäkologika, darunter auch homöopathische Zubereitungen. Kleinere Indikationsgruppen bilden die Antiinfektiva und die Gruppe der Ovulationsauslöser, Uterusmittel und Prolaktinhemmer. Die Verordnungen der Gynäkologika waren im Jahr 2001 abermals rückläufig (Tabelle 26.1). Auch die Zahl der Gynäkologikapräparate unter den 2500 verordnungshäufigsten Arzneimitteln ist auf 44 Präparate (Vorjahr 48) zurückgegangen. Als einzige Gruppe weisen topische Sexualhormone einen geringen Verordnungszuwachs auf, alle anderen Präparategruppen wurden weniger verordnet (Abbildung 26.1).

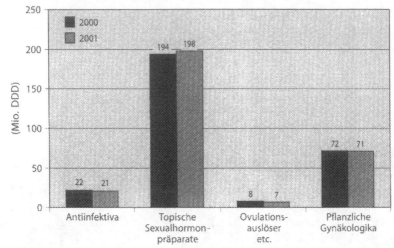

Abbildung 26.1: Verordnungen von Gynäkologika 2001. DDD der 2500 meistverordneten Arzneimittel

Gynäkologische Antiinfektiva

Die gynäkologischen Antiinfektiva werden zur Lokaltherapie von Infektionen des äußeren Genitale eingesetzt. Im Vordergrund steht dabei die Kolpitis, die oft mit einer Vulvitis oder Urethritis kombiniert auftritt und als Hauptsymptom vaginalen Fluor aufweist. Die häufigsten Erreger sind Candida albicans, Trichomonas vaginalis und Enterobakterien. Nicht selten liegen Mischinfektionen vor, die eine gezielte Therapie vor allem initial erschweren.

Eine *Candida-Kolpitis* tritt überwiegend als Folge anderer Grundkrankheiten oder Veränderungen auf (Diabetes mellitus, Gravidität, Ovulationshemmer, Antibiotikatherapie). Zur lokalen Behandlung wird in erster Linie Clotrimazol eingesetzt, das genauso wie andere Imidazolderivate weiter rückläufig war (Tabelle 26.2).

Die *Trichomoniasis* gehört zu den sexuell übertragbaren Krankheiten und wird in erster Linie mit Metronidazol behandelt. Stärker trichomonazid wirkt das Nitroimidazolderivat Tinidazol, das für die Einmaltherapie geeignet ist.

Bei bakterieller Vaginose (Aminkolpitis) wird ebenfalls Metronidazol empfohlen. Ähnlich wirksam wie Metronidazol ist bei dieser Indi-

Tabelle 26.1: Verordnungen von Gynäkologika 2001. Angegeben sind die verordnungshäufigsten Präparate mit Verordnungsrang, Verordnungen und Umsatz 2001 im Vergleich zu 2000.

Rang	Präparat	Verordnungen in Tsd.	Änd. %	Umsatz Mio. €	Änd. %
115	Kadefungin	965,3	−10,6	6,8	−10,2
242	OeKolp vaginal	614,2	+4,8	4,0	+5,7
305	Remifemin plus	518,1	+4,0	9,3	+6,8
335	Ovestin Creme/Ovula	491,1	+1,6	3,9	+2,2
418	Canifug Vaginal	414,9	+25,9	2,9	+17,9
555	Arilin vaginal	320,1	−4,3	1,5	−6,0
651	Remifemin	279,3	+22,9	2,8	+25,0
757	Linoladiol N Creme	234,1	+9,6	2,6	+13,9
759	Antifungol Vaginal	233,2	−20,3	1,6	−19,9
822	Fluomycin N	210,7	+7,3	2,8	+9,3
864	Methergin	200,2	−8,9	0,9	−10,7
945	Fungizid-ratiopharm Vaginal	182,5	−13,8	1,3	−13,4
973	Linoladiol-H N Creme	178,1	+3,2	2,2	+10,6
980	Progestogel	176,8	−1,3	2,9	−1,8
1009	Estriol Jenapharm Ovula	171,1	−10,5	1,0	−9,3
1034	Agnucaston	164,8	−11,4	2,7	−13,2
1051	Vagiflor	161,8	+8,8	1,7	+15,1
1151	Gynoflor	144,1	+6,3	1,5	+10,2
1289	Mastodynon N	126,0	−12,4	1,9	−9,7
1349	Clotrimazol AL vaginal	119,7	+6,0	0,7	+9,1
1454	Mykohaug C vaginal	109,7	−8,3	0,6	−8,9
1516	Gyno-Pevaryl	104,2	−8,2	1,1	−8,2
1525	Nifuran	103,0	+10,4	0,7	+8,9
1531	Vagi-Hex	102,5	+3,9	1,1	+3,9
1564	Biofanal Vaginal	99,7	+0,5	0,9	+0,4
1701	Estriol LAW	89,3	−4,3	0,7	−3,3
1707	gyno Canesten	88,5	+4,3	0,8	+5,8
1717	Vagi C	87,7	−16,7	0,7	−7,4
1736	inimur	85,9	−14,5	1,4	−11,1
1744	Oestro Gynaedron M	85,3	−10,8	0,6	−5,8
1814	Pravidel Tabl.	80,9	−6,1	3,5	−7,2
1891	Agnolyt	75,2	−17,5	1,6	−12,8
1898	Fenizolan	74,9	−14,8	0,5	−8,4
1899	Vagisan	74,9	+20,7	0,6	+26,9
1970	Klimaktoplant H	71,1	+22,4	1,1	+11,4
2006	Ortho-Gynest	69,5	+22,5	0,5	+22,5
2279	Simplotan Tabl.	55,8	−21,9	0,7	−21,6
2373	Sobelin Vaginal	52,1	+2,4	1,1	+2,5
2395	Clomhexal	51,1	−5,1	0,9	−5,1
2407	Döderlein Med	50,5	−22,5	0,5	−17,6
2436	Gyno-Daktar	49,4	−16,2	0,5	−16,2
2445	Xapro	49,0	−8,5	0,4	−6,4

Tabelle 26.1: Verordnungen von Gynäkologika 2001. Angegeben sind die verordnungshäufigsten Präparate mit Verordnungsrang, Verordnungen und Umsatz 2001 im Vergleich zu 2000 (Fortsetzung).

Rang	Präparat	Verordnungen in Tsd.	Änd. %	Umsatz Mio. €	Änd. %
2482	Mykofungin Vaginal	47,6	−43,6	0,5	−44,3
2483	Klimadynon	47,6	−18,9	0,5	−19,8
2500	Betaisodona Vaginal	47,1	−14,0	0,9	−13,0
Summe		7758,6	−2,3	77,5	−1,2
Anteil an der Indikationsgruppe		81,2%		71,0%	
Gesamte Indikationsgruppe		9553,4	−2,7	109,1	−1,3

kation die topische Applikation von Clindamycin (Joesoef et al. 1999). Dagegen wird die Lokaltherapie mit Povidon-Iod (*Betaisadona Vaginal*) oder weiteren Vaginaltherapeutika aus der Gruppe der anderen Antiinfektiva als wenig wirksam angesehen oder gar nicht erwähnt (Joesoef et al. 1999, Sobel 2000, Simon und Stille 2000).

Auch Milchsäurepräparate werden in der Standardliteratur nicht erwähnt (Simon und Stille 2000). *Vagiflor* und *Döderlein Med* enthalten Milchsäurebakterien (Lactobacillus acidophilus oder gasseri) und werden als Vaginalpräparate bei Vaginitiden unterschiedlicher Genese empfohlen, um den vaginalen pH-Wert zu senken. Nach einer kontrollierten Studie sind Milchsäurebakterien jedoch nicht in der Lage, eine normale Vaginalflora dauerhaft wiederherzustellen oder spezifisch pathogene Keime zu beseitigen (Hallen et al. 1992). *Vagiflor* konnte 2001 einen Verordnungszuwachs von 10% verzeichnen. Die Verordnungszahlen von *Döderlein Med* waren im Vergleich zum Vorjahr weiter rückläufig.

Topische Sexualhormonpräparate

Die topischen Sexualhormonpräparate enthalten mit einer Ausnahme nur Östrogene. Estriol und Estradiol werden erfolgreich im Rahmen der postmenopausalen Östrogentherapie als Lokaltherapeutika bei atrophischen urogenitalen Veränderungen eingesetzt. Hauptindikationen sind die Folgen von Genitalatrophien und postmenopausalen Dysurien. Östrogene werden nach vaginaler und kutaner Applikation

Tabelle 26.2: Verordnungen von gynäkologischen Antiinfektiva 2001. Angegeben sind die 2001 verordneten Tagesdosen, die Änderungen gegenüber 2000 und die mittleren Kosten je DDD 2001.

Präparat	Bestandteile	DDD in Mio.	Änderung in %	DDD-Kosten in €
Clotrimazol				
Kadefungin	Clotrimazol	5,5	(–10,7)	1,25
Canifug Vaginal	Clotrimazol	2,1	(+37,0)	1,36
Antifungol Vaginal	Clotrimazol	1,3	(–21,0)	1,29
Fungizid-ratiopharm Vaginal	Clotrimazol	1,0	(–14,7)	1,35
Clotrimazol AL vaginal	Clotrimazol	0,6	(+8,0)	1,03
Mykohaug C vaginal	Clotrimazol	0,6	(–9,1)	1,11
gyno Canesten	Clotrimazol	0,5	(+6,9)	1,71
Mykofungin Vaginal	Clotrimazol	0,3	(–44,5)	1,88
		11,8	(–6,1)	1,30
Andere Imidazolderivate				
Fenizolan	Fenticonazol	0,5	(–12,9)	1,01
Gyno-Pevaryl	Econazol	0,4	(–8,5)	2,78
Gyno-Daktar	Miconazol	0,3	(–16,2)	1,56
		1,2	(–12,5)	1,74
Nitroimidazolderivate				
Arilin vaginal	Metronidazol	0,8	(–1,9)	1,85
Simplotan Tabl.	Tinidazol	0,1	(–21,7)	9,55
		0,9	(–4,0)	2,51
Antibiotika				
Biofanal Vaginal	Nystatin	0,7	(–1,9)	1,25
Sobelin Vaginal	Clindamycin	0,4	(+2,4)	2,72
		1,1	(–0,3)	1,80
Andere Antiinfektiva				
Vagiflor	Milchsäurebakterien	1,2	(+10,0)	1,42
Betaisodona Vaginal	Povidon-Iod	0,8	(–13,6)	1,14
Vagi C	Ascorbinsäure	0,7	(–12,6)	1,01
Fluomycin N	Dequalinium	0,6	(+7,3)	4,44
Vagi-Hex	Hexetidin	0,6	(+3,9)	1,80
inimur	Nifuratel	0,5	(–11,9)	2,64
Vagisan	Milchsäure	0,5	(+20,7)	1,15
Döderlein Med	Lactobacillus gasseri	0,5	(–22,5)	1,05
Nifuran	Furazolidin	0,3	(+7,5)	2,18
		5,8	(–2,7)	1,80
Summe		20,8	(–5,2)	1,54

26

schnell resorbiert und erreichen wesentlich höhere Plasmaspiegel als nach oraler Gabe, weshalb die Dosierungsrichtlinien sorgfältig eingehalten werden müssen (Kaiser und Wolff 1986). Die Verordnungen topischer Östrogene haben im Jahr 2001 leicht zugenommen (Tabelle 26.3).

Progestogel enthält als einziges Lokalpräparat das natürliche Gestagen Progesteron. Es wird vom Hersteller bei prämenstrueller Mastodynie zur lokalen Applikation auf der Brust empfohlen. Die Anwendung beruht auf der bisher nicht bewiesenen Annahme, daß beim prämenstruellen Syndrom ein relativer Progesteronmangel vorliegt (Gath und Iles 1988). Progesteron wird zwar zu 10% durch die Haut resorbiert, aber auch schnell zu unwirksamen Metaboliten abgebaut. Tatsächlich wirkte eine 1%-Progesteroncreme gegen zyklusbedingte Brustschmerzen nicht besser als Placebo (McFadyen et al. 1989). Auch nach oraler Gabe von 300 mg Progesteron pro Tag wurde trotz deutlicher symptomatischer Besserung kein Unterschied zwischen Proges-

Tabelle 26.3: Verordnungen topischer Sexualhormonpräparate 2001. Angegeben sind die 2001 verordneten Tagesdosen, die Änderungen gegenüber 2000 und die mittleren Kosten je DDD 2001.

Präparat	Bestandteile	DDD in Mio.	Änderung in %	DDD-Kosten in €
Monopräparate				
Ovestin Creme/Ovula	Estriol	85,3	(+5,2)	0,05
OeKolp vaginal	Estriol	43,0	(+6,8)	0,09
Estriol LAW	Estriol	17,3	(−2,7)	0,04
Oestro Gynaedron M	Estriol	13,7	(−10,5)	0,04
Xapro	Estriol	10,6	(−6,5)	0,04
Linoladiol N Creme	Estradiol	8,7	(+6,3)	0,30
Estriol Jenapharm Ovula	Estriol	7,2	(−7,9)	0,14
Progestogel	Progesteron	6,3	(−2,0)	0,45
Ortho-Gynest	Estriol	2,7	(+22,9)	0,18
		194,8	(+2,3)	0,08
Kombinationspräparate				
Linoladiol-H N Creme	Estradiol Prednisolon	2,7	(+4,6)	0,83
Gynoflor	Estriol L. acidophilus	0,7	(+4,2)	2,15
		3,3	(+4,5)	1,10
Summe		198,2	(+2,4)	0,10

teron und Placebo gefunden (Vanselow et al. 1996). Die Verordnung
von *Progestogel* ist im Jahr 2001 weiter zurückgegangen (Tabelle 26.3).

Ovulationsauslöser

Clomifen (*Clomhexal*) ist ein Antiöstrogen aus der Gruppe der Stil-
bene, das durch Blockade inhibitorischer Östrogenrezeptoren in
Hypothalamus und Hypophyse die Gonadorelin- und Gonadotropinsekretion steigert und dadurch eine Ovulation bei anovulatorischen
Zyklen auslöst. Die Clomifemverordnungen haben im Jahr 2001 weiter
abgenommen, so daß nur noch ein Präparat unter den meistverordneten Arzneimitteln vertreten ist (Tabelle 26.4).

Uterusmittel

Als Uterusmittel sind Arzneimittel zusammengefaßt, die in der
Geburtshilfe eingesetzt werden, um die Motilität der glatten Uterus-
muskulatur zu steigern oder zu hemmen (Tabelle 26.4). Methylergo-
metrin (*Methergin*) gehört zur Gruppe der Mutterkornalkaloide und
bewirkt eine langanhaltende Kontraktion des Uterus. Hauptindikation
ist die postpartale Uterusatonie, insbesondere Uterusblutungen nach
Plazentaablösung. Bei mangelhafter Uterusinvolution wird Methyl-
ergometrin wegen Beeinträchtigung der Laktation seltener angewen-

Tabelle 26.4: Verordnungen von Ovulationsauslösern, Uterusmitteln und Prolaktin-
hemmern 2001. Angegeben sind die 2001 verordneten Tagesdosen, die Änderungen
gegenüber 2000 und die mittleren Kosten je DDD 2001.

Präparat	Bestandteile	DDD in Mio.	Änderung in %	DDD-Kosten in €
Ovulationsauslöser				
Clomhexal	Clomifen	2,8	(−5,1)	0,31
Uterusmittel				
Methergin	Methylergometrin	2,5	(−9,4)	0,36
Prolaktinhemmer				
Pravidel Tabl.	Bromocriptin	2,1	(−6,2)	1,67
Summe		7,4	(−6,9)	0,71

det. Die Verordnungshäufigkeit von *Methergin* ging 2001 im Vergleich
zum Vorjahr zurück.

Prolaktinhemmer

Bromocriptin (*Pravidel Tabl.*) ist ein Dopaminrezeptoragonist aus der
Gruppe der Sekalealkaloide, der zur Behandlung der Hyperprolaktin-
ämie und des Morbus Parkinson (siehe Kapitel 41, Parkinsonmittel)
eingesetzt wird. In der Gynäkologie wird Bromocriptin bei hyperpro-
laktinämischen Zyklusstörungen mit Amenorrhö, Galaktorrhö und
Infertilität eingesetzt. Als Abstillmittel soll es nur bei Versagen anderer
Maßnahmen eingesetzt werden. Der deutliche Verordnungsrückgang
(Tabelle 26.4) ist möglicherweise durch die Einführung langwirkender
D_2-Rezeptoragonisten (z. B. Cabergolin) bedingt.

Pflanzliche Gynäkologika

Die pflanzlichen Gynäkologika sind den besonderen Therapierichtungen der Phytotherapie und der Homöopathie zuzuordnen. In beiden
Präparategruppen sind die Verordnungen auch 2001 weiter zurückgegangen (Tabelle 26.5).

Extrakte aus Cimicifuga racemosa (schwarze Schlangenwurzel,
Traubensilberkerzenwurzelstock) werden bei klimakterisch bedingten neurovegetativen und psychischen Beschwerden angewendet. Eine
Medline-Recherche der letzten 30 Jahre ergab zwei Arbeiten über
unkontrollierte Untersuchungen bei klimakterischen Symptomen, die
nicht die Anforderungen an den Nachweis der therapeutischen Wirksamkeit erfüllen (Lehmann-Willenbrock und Riedel 1988, Düker et al.
1991).

Extrakte aus Vitex agnus castus (Mönchspfefferfrüchte, Keu-
schlammfrüchte) (*Agnolyt*, *Agnucaston*) sollen bei Regeltempoanomalien, Mastodynie und prämenstruellem Syndrom angewendet werden.
Agnus-castus-Extrakten wurde eine dopaminagonistische Wirkung
zugeschrieben, die zur Hemmung der Prolaktinsekretion geeignet sein
soll (Jarry et al. 1994). Eine marginale Hemmung TRH-stimulierter
Prolaktinspiegel ist von zweifelhafter klinischer Bedeutung (Milewicz
et al. 1993). Zum prämenstruellen Syndrom wurde kürzlich eine Placebo-kontrollierte Studie publiziert, in der über drei Zyklen subjektive

Tabelle 26.5: Verordnungen pflanzlicher Gynäkologika 2001. Angegeben sind die 2001 verordneten Tagesdosen, die Änderungen gegenüber 2000 und die mittleren Kosten je DDD 2001.

Präparat	Bestandteile	DDD in Mio.	Änderung in %	DDD-Kosten in €
Monopräparate				
Agnucaston	Mönchspfefferextrakt	14,4	(–13,5)	0,18
Remifemin	Cimicifuga-Wurzelstockextrakt	13,8	(+21,1)	0,20
Agnolyt	Mönchspfeffertinktur	5,6	(–15,4)	0,28
Klimadynon	Cimicifuga-Wurzelstockextrakt	2,2	(–20,2)	0,24
		36,0	(–3,8)	0,21
Kombinationspräparate				
Remifemin plus	Johanniskrautextrakt Cimicifuga-Wurzelstockextrakt	24,6	(+3,9)	0,38
Mastodynon N	Agnus castus D1 Caulophyllum thal. D4 Cyclamen D4 Ignatia D6 Iris D2 Lilium tigrinum D3	6,8	(–9,3)	0,28
Klimaktoplant H	Sepia D2 Ignatia D3 Sanguinaria D2	3,4	(+10,1)	0,33
		34,9	(+1,6)	0,35
Summe		70,9	(–1,3)	0,28

Symptome mit täglich 20 mg Mönchspfefferextrakt (um 49%) etwas häufiger als mit Placebo (um 31%) vermindert wurden (Schellenberg et al. 2001). Die meisten Frauen, die unter prämenstruellen Symptomen leiden, können durch nichtmedikamentöse Verfahren wie Verhaltenstherapie, Bewegung oder Diätanpassung zufriedenstellend behandelt werden. Bei etwa 5% aller Frauen treten schwere prämenstruelle Symptome auf, die effektiv mit selektiven Serotoninrückaufnahmeinhibitoren (SSRI) behandelt werden können (Dimmock et al. 2000).

Bei den Kombinationspräparaten sind neben der Johanniskrautkombination *Remifemin* zwei homöopathische Komplexpräparate (*Mastodynon N, Klimaktoplant H*) vertreten, die auch von der klassischen Homöopathie Hahnemannscher Prägung abgelehnt werden. Die Verordnungshäufigkeit von *Mastodynon N* hat deutlich abgenommen, wohingegen *Klimaktoplant H* einen starken Zuwachs verzeichnen konnte. (Tabelle 26.5).

26

Literatur

Dimmock P.W., Wyatt K.M., Jones P.W., O'Brien P.M.S. (2000): Efficacy of selective serotonin-reuptake inhibitors in premenstrual syndrome: a systematic review. Lancet 356: 1131–1136.

Düker E.M., Kopanski L., Jarry H., Wuttke W. (1991): Effects of extracts from Cimicifuga racemosa on gonadotropin release in menopausal women and ovariectomized rats. Planta Med. 57: 420–424.

Gath D., Iles S. (1988): Treating the premenstrual syndrome. Brit. Med. J. 297: 237–238.

Hallen A., Jarstrand C., Pahlson C. (1992): Treatment of bacterial vaginosis with lactobacilli. Sex. Transm. Dis. 19: 146–148.

Jarry H., Leonhardt S., Wuttke W. (1994): In vitro prolactin but not LH and FSH release is inhibited by compounds in extracts of Agnus castus: direct evidence for a dopaminergic principle by the dopamine receptor assay. Exp. Clin. Endocrinol. 102: 448–454.

Joesoef M.R., Schmid G.P., Hillier S.L. (1999): Bacterial vaginosis: review of treatment options and potential clinical indications for therapy. Clin. Infect. Dis. 28 (Suppl. 1): S57–S65.

Kaiser R., Wolff F. (1986): Lokale Östrogentherapie: Resorption, systemische Wirkungen und Dosierungsvorschläge. Dtsch. Ärztebl. 83: C1197–1201.

Lehmann-Willenbrock E., Riedel H.H. (1988): Klinische und endokrinologische Untersuchungen zur Therapie ovarieller Ausfallserscheinungen nach Hysterektomie unter Belassung der Adnexe. Zentralbl. Gynäkol. 110: 611–618.

McFadyen I.J., Forrest A.P.M., Raab G.M., Macintyre C.C.A. (1989): Progesterone cream for cyclic breast pain. Brit. Med. J. 289: 931.

Milewicz A., Gejdel E., Sworen H., Sienkiewicz K., Jedrzejak J. et al. (1993): Vitex agnus-Extrakt zur Behandlung von Regeltempoanomalien infolge latenter Hyperprolaktinämie. Arzneim. Forsch. 43: 752–756.

Schellenberg R. for the study group (2001): Treatment for the premenstrual syndrome with agnus castus fruit extract: prospective, randomised, placebo controlled study. Brit. Med. J. 322: 134–137.

Simon C., Stille W. (2000): Antibiotika-Therapie in Klinik und Praxis. 10. Aufl., Schattauer, Stuttgart New York, S. 520.

Sobel J.D. (2000): Bacterial vaginosis. Annu. Rev. Med. 51: 349–356.

Vanselow W., Dennerstein L., Greenwood K.M., de Lignieres B. (1996): Effect of progesterone and its 5 alpha and 5 beta metabolites on symptoms of premenstrual syndrome according to route of administration. J. Psychosom. Obstet. Gynaecol. 17: 29–38.

27. Hämorrhoidenmittel

Volker Dinnendahl

AUF EINEN BLICK

Trend

Hämorrhoidenmittel zeigen seit zehn Jahren einen rückläufigen Verordnungstrend. Hauptgrund ist vermutlich der weiterhin hohe Anteil von Kombinationspräparaten, die Substanzen von fraglichem Wert enthalten. Knapp ein Viertel der Verordnungen fällt auf sinnvolle Monopräparate aus der Gruppe der Lokalanästhetika.

Etwa jeder dritte Bundesbürger leidet gelegentlich an Hämorrhoiden oder anderen proktologischen Erkrankungen. Hauptursache ist eine schlackenarme Ernährung und die daraus resultierende Obstipation. Daneben werden auch erbliche Belastung, bewegungsarme Lebensweise, Laxantienabusus oder Geburten als zusätzliche Faktoren diskutiert (Kirsch 1984, Brühl 1999).

Die Basistherapie eines Hämorrhoidalleidens besteht daher vor allem in ballaststoffreicher Ernährung und ausreichender Flüssigkeitszufuhr. Ein Laxantienabusus muß beseitigt werden. Je nach Schweregrad (Stadien I–IV) wird als kausale Behandlung Sklerosierung, Gummibandligatur nach Barron oder ein chirurgischer Eingriff empfohlen (Wienert 1985, Stelzner 1990, Staude 1992, Brühl 1999).

Eine lokale medikamentöse Therapie, die bestenfalls symptomatisch wirkt, kann *adjuvant* indiziert sein, um Jucken, Schmerzen und weitere Entzündungszeichen akut zu lindern bzw. zu beseitigen (Kirsch 1998). Es liegt bisher jedoch kein Nachweis vor, daß Schweregrad und Progredienz des Leidens durch eine derartige Arzneitherapie beeinflußt werden (Transparenzkommission 1990, Kirsch und Wienert 2001, Rohde 2002), insbesondere kann dadurch die notwendige

Kausalbehandlung nicht ersetzt werden. Bei jeder Lokaltherapie muß grundsätzlich mit allergischen Reaktionen gerechnet werden. Kontaktallergien gegen Lokalanästhetika durch Hämorrhoidalsalben sind wiederholt beschrieben worden (Lodi et al. 1999). Das Risiko von Überempfindlichkeitsreaktionen nimmt mit der Zahl der Kombinationspartner in den Arzneimitteln zu, so daß es sich empfiehlt, Präparate mit möglichst wenigen arzneilich wirkenden Substanzen einzusetzen. In diesem Zusammenhang müssen auch die zahlreichen galenischen Hilfsstoffe (bis zu 13) mitberücksichtigt werden. Als Konservierungsmittel werden z. B. auch Parabene eingesetzt, die ein relativ hohes allergenes Potential besitzen (ABDA-Datenbank 2002). Unverständlicherweise gibt es sogar Hersteller, die ihren anorektal anzuwendenden Zubereitungen Parfümöl bzw. Geruchskorrigentien zumischen.

Bei der Beurteilung der Frage, ob lokal anzuwendende Hämorrhoidenmittel (Proktologika) zur symptomatischen Behandlung von Hämorrhoidalbeschwerden geeignet sind, spielt gerade in diesem Indikationsgebiet auch die Arzneiform eine wichtige Rolle. So sind Salben, Cremes oder Sprays zumeist nur bei ekzematösen Reaktionen der Perianalhaut geeignet, sofern sie der besonderen anatomischen Situation (intertriginöses Hautareal) gerecht werden. Suppositorien sind in ihrer Effektivität kritisch zu bewerten, da sie in aller Regel aufgrund der anatomischen Gegebenheiten in der Rektumampulle ihre Wirkstoffe freisetzen und nicht am Ort der Beschwerden, nämlich im Analkanal (Transparenzkommission 1990, Kirsch 1998). Bei intraanalen Beschwerden sollten daher sogenannte „Analtampons" eingesetzt werden, von denen aufgrund ihrer besonderen Applikationsweise eine lokale Wirkung erwartet werden kann. Inzwischen sind viele Proktologika nicht nur als Salben und Suppositorien, sondern auch als Analtampons verfügbar.

Verordnungsspektrum

Trotz eindeutiger Erkenntnisse, die eine fachärztliche Behandlung nahelegen, ist die beliebteste therapeutische Maßnahme die Verordnung eines der zahlreichen Hämorrhoidenmittel, die als Zäpfchen, Salben, Cremes, Tücher, Sprays und entsprechende Kombinationspackungen im Handel sind. Im Jahre 2001 sind die durchschnittlichen Tagesbehandlungskosten wiederum auf 1,01 € angestiegen (Vorjahr

Tabelle 27.1: Verordnungen von Hämorrhoidenmitteln 2001. Angegeben sind die verordnungshäufigsten Präparate mit Verordnungsrang, Verordnungen und Umsatz 2001 im Vergleich zu 2000.

Rang	Präparat	Verordnungen in Tsd.	Änd. %	Umsatz Mio. €	Änd. %
241	Faktu	614,5	−1,4	8,8	−1,8
376	Dolo Posterine N	450,4	−0,1	6,3	+8,3
498	Posterisan Salbe/Supp.	357,1	+2,9	3,7	+9,4
640	Posterisan forte	283,7	+3,7	3,9	+11,9
830	Procto-Jellin	207,9	+2,1	1,8	+2,7
902	Haemo-Exhirud	192,4	−6,3	2,9	−1,2
1041	Scheriproct	163,3	−4,8	1,9	+0,1
1328	Lido Posterine	121,8	+7,1	1,7	+13,3
2124	Anusol	63,2	+10,3	0,6	+6,9
2251	Tampositorien H	57,0	−0,4	0,4	+1,1
2343	Procto-Kaban	53,2	−17,7	0,7	−11,1
2414	Faktu akut	50,1	+3,4	0,5	+3,6
Summe		2614,6	−0,1	33,0	+3,9
Anteil an der Indikationsgruppe		82,7%		86,9%	
Gesamte Indikationsgruppe		3159,9	−0,9	37,9	+2,9

0,98 €), die Zahl der Verordnungen ist geringfügig weiter zurückgegangen (Tabellen 27.1). Damit hat sich der bereits seit 1992 zu beobachtende Trend fortgesetzt (Abbildung 27.1). Hämorrhoidenmittel erzielten 2001 mit 3,2 Mio. Verordnungen einen Umsatz von 37,9 Mio. € zu Lasten der GKV. Obwohl die Zahl der Verordnungen gegenüber 2000 um ein weiteres knappes Prozent abgenommen hat, ist der Umsatz um 2,9% gestiegen.

Therapeutische Aspekte

In der Mehrzahl der Hämorrhoidenmittel sind Lokalanästhetika wie Lidocain, Cinchocain oder Polidocanol als Kombinationspartner enthalten (Tabelle 27.2). Sie sind geeignet, kurzfristig Schmerzen und Juckreiz zu lindern. Als Salze können die Arzneistoffe allerdings nicht durch die intakte Haut, sondern nur durch die Rektalschleimhaut resorbiert werden. Im Sinne einer rationalen Therapie ist es zu begrüßen, daß ein Lidocain-Monopräparat wiederum einen deutlichen Verordnungszuwachs zu verzeichnen hat. *Lido Posterine* kommt übrigens mit der geringsten Zahl an galenischen Hilfsstoffen aus.

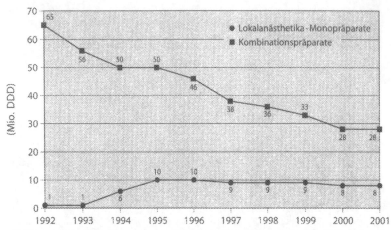

Abbildung 27.1: Verordnungen von Hämorrhoidenmitteln 1992 bis 2001. Gesamtverordnungen nach definierten Tagesdosen

Glucocorticoide wirken stark entzündungshemmend, dürfen jedoch allenfalls bei nässenden Analekzemen oder anderweitig therapierefraktärem Pruritus kurzfristig angewandt werden. Bei länger dauernder Behandlung (besonders mit fluorierten Corticoiden) muß mit dem Auftreten einer Candidiasis gerechnet werden. Darüber hinaus besteht die Gefahr irreparabler Hautatrophien im Analbereich und der Verschlimmerung eitrig-entzündlicher Prozesse (Transparenzkommission 1990). Bufexamac wirkt ebenfalls antiphlogistisch, allerdings schwächer als die Glucocorticoide. Als unerwünschte Wirkungen sind lokale Reizerscheinungen und Überempfindlichkeitsreaktionen beschrieben.

Adstringentien wie Policresulen, Hamameliszubereitungen und Bismutverbindungen wirken aufgrund einer oberflächlichen Eiweißfällung lokal schwach blutstillend und entzündungshemmend. Sie sollten vorzugsweise bei nässenden Ekzemen im Analbereich eingesetzt werden.

Einige Proktologika enthalten zusätzliche Substanzen von fraglichem Wert, wie Allantoin, Blutegelwirkstoff oder schwache Antiseptika wie Perubalsam (z. B. *Anusol*), der ein relativ hohes allergenes Potential besitzt. Es fehlen immer noch überzeugende Belege dafür, daß irgendeines dieser Mischpräparate eine überlegene Wirkung hat (American Medical Association 1986). Zwei Mittel (*Posterisan, Posteri-*

Tabelle 27.2: Verordnungen von Hämorrhoidenmitteln 2001. Angegeben sind die 2001 verordneten Tagesdosen, die Änderungen gegenüber 2000 und die mittleren Kosten je DDD 2001.

Präparat	Bestandteile	DDD in Mio.	Änderung in %	DDD-Kosten in €
Lokalanästhetikahaltige Mittel				
Faktu	Policresulen Cinchocain	7,8	(−1,9)	1,12
Dolo Posterine N	Cinchocain	5,8	(+1,5)	1,08
Haemo-Exhirud	Blutegelwirkstoff Allantoin Polidocanol	5,0	(+6,9)	0,58
Lido Posterine	Lidocain	1,8	(+2,4)	0,94
Faktu akut	Bufexamac Bismutgallat Titandioxid Lidocain	0,6	(+4,2)	0,72
		21,0	(+1,6)	0,95
Glucocorticoidkombinationen				
Posterisan forte	Escherichia-coli-Stoffwechselprodukte Hydrocortison	1,9	(+4,0)	2,06
Scheriproct	Prednisolon Cinchocain	1,6	(−6,4)	1,16
Procto-Jellin	Fluocinolonacetonid Lidocain	1,6	(+2,8)	1,10
Procto-Kaban	Clocortolon Cinchocain	0,6	(−14,5)	1,12
		5,7	(−1,6)	1,44
Andere Mittel				
Posterisan Salbe/Supp.	Escherichia-coli-Stoffwechselprodukte	5,1	(+1,1)	0,74
Anusol	Bismut-Ammonium-Iodid-Benzol-Komplex Perubalsam Zinkoxid	0,7	(+7,0)	0,76
Tampositorien H	Hamamelisextrakt	0,3	(+1,3)	1,62
		6,0	(+1,7)	0,78
Summe		32,8	(+1,0)	1,01

27

san forte) enthalten sinnigerweise abgetötete Colibakterien, die nach Auffassung des Herstellers besondere Wirkungen im Vergleich zu den natürlichen Colibakterien der Analregion haben sollen.

Für die meisten dieser Präparate gibt es zahlreiche Literaturstellen, die aus Sicht der Hersteller den therapeutischen Effekt belegen sollen. Entscheidend für die Bewertung eines Arzneimittels sind klinisch kontrollierte Studien zur Wirksamkeit mit korrekter statistischer Auswertung. Solche Studien sind in diesem Indikationsgebiet eher die Ausnahme, wobei nicht verkannt werden soll, daß ein valider Wirksamkeitsnachweis beim Hämorrhoidalleiden schwierig zu führen ist.

Auch für das Jahr 2001 kann festgestellt werden, daß die ärztliche Verordnung in diesem Indikationsgebiet weiter an Rationalität gewonnen hat. Seit mehreren Jahren schon ist ein erfreulicher Trend weg von den unübersichtlichen, nicht plausiblen Mehrfachkombinationen zu erkennen.

Für die symptomatische Linderung von Hämorrhoidalbeschwerden sind einfache, evtl. sogar wirkstofffreie Zubereitungen wahrscheinlich am sichersten (Brühl 1999). Ob besondere Hygienemaßnahmen, wie z. B. feuchte Reinigung der Analregion nach jedem Stuhlgang, Beschwerden verhindern bzw. bessern oder nicht vielmehr mitverursachen, ist inzwischen Gegenstand fachlicher Diskussion und wird erstmalig in einer kontrollierten Studie geprüft (Rohde 2000, Alexander-Williams 2000).

Literatur

ABDA-Datenbank (Mai 2002): Werbe- und Vertriebsges. Dtsch. Apotheker, Version Lauer/Fischer.

Alexander-Williams J. (2000): The author replies. Dis. Col. Rec. 43: 562–563.

American Medical Association (1986): Drug Evaluations, 6th ed., Saunders Company, Philadelphia, p. 972.

Brühl W. (1999): Proktologische Erkrankungen. Dtsch. Apoth. Ztg. 139: 2388–2392.

Kirsch J.J. (1984): Hämorrhoiden: Diagnostische Abgrenzung und differenzierte Therapie. Dtsch. Ärztebl. 81: A-1621–1631.

Kirsch J.J. (1998): 11. Kurpfälzisches Koloproktologen-Gespräch. Experten-Workshop „Proktologika". Coloproctology 20: XIII–XVIII.

Kirsch J.J., Wienert V. (2001): Positivliste „Hämorrhoidenmittel" (September 2001). Coloproctology 23: 295–297.

Lodi A., Ambonati M., Coassini A., Kouhdari Z., Palvarini M., Crosti C. (1999): Contact allergy to ‚caines' caused by anti-hemorrhoidal ointments. Contact Dermatitis 41: 221–222.

Rohde H. (2000): Routine anal cleansing, so-called hemorrhoids, and perianal dermatitis: Cause and effect? Dis. Col. Rec. 43: 561–562.

Rohde H. (2002): Hämorrhoidenmittel – Placebos oder mehr? Dtsch. Ärztebl. 99: C-887.

Staude G. (1992): Sklerotherapie und Gummiring-Ligatur bei Hämorrhoiden. Münch. Med. Wochenschr. 134: 186–190.

Stelzner F. (1990): Das Corpus cavernosum recti und seine Hyperplasie – die Hämorrhoiden. Dtsch. Ärztebl. 87: C-1578–1581.

Transparenzkommission (1990): Transparenzliste für die Indikation Hämorrhoidalleiden. Bundesanzeiger Nr. 215 vom 17.11.1990.

Wienert V. (1985): Einführung in die Proktologie. Schattauer-Verlag, Stuttgart New York.

28. Hypnotika und Sedativa

MARTIN J. LOHSE und BRUNO MÜLLER-OERLINGHAUSEN

AUF EINEN BLICK

Trend

Auffälligste Entwicklung der Schlafmittel ist der seit 1992 zu beobachtende starke Verordnungsrückgang. Rückläufig sind vor allem langwirkende Benzodiazepine und Baldrianpräparate. Gleichzeitig hat sich mit steigender Verordnung der Nichtbenzodiazepine (Zolpidem, Zopiclon) ein Trend zu kurzwirkenden Substanzen ergeben.

Hypnotika werden zur symptomatischen Therapie von Schlafstörungen eingesetzt. Der Übergang zu den Sedativa, die vorwiegend tagsüber eingenommen werden, ist fließend. Bei vielen Wirkstoffen muß aufgrund der langen Halbwertszeit auch bei Verwendung als Hypnotikum mit einer Sedation während des auf die Einnahme folgenden Tages gerechnet werden. Die Abgrenzung gegenüber den Tranquillantien (vgl. Kapitel 42) ist oft willkürlich und basiert vermutlich weitgehend auf Marketingaspekten.

An häufigen oder ständigen Schlafstörungen leiden 7% der Bundesbürger. Eine Behandlungsbedürftigkeit ist vor allem bei solchen Patienten gegeben, deren Schlafstörungen über einen Monat mindestens dreimal pro Woche auftreten und zur Einbuße in der Tagesbefindlichkeit und Leistungsfähigkeit führen oder starken Leidensdruck auslösen (Clarenbach et al. 1995).

Die Verordnung eines Hypnotikums setzt zunächst voraus, daß tatsächlich eine objektivierbare Schlafstörung vorliegt. Häufig besteht vor allem eine subjektive Störung, so daß das Problem in erster Linie bei der Bewertung der Schlafqualität durch den Patienten zu sehen ist. Besteht eine objektivierbare Schlafstörung, so müssen mögliche Ursa-

chen abgeklärt werden. Dazu zählen insbesondere ungünstige Schlaf-
bedingungen, situative oder chronische psychische Belastungen, organische und psychische Erkrankungen und die Einnahme von Medikamenten und anderen Substanzen, die das Zentralnervensystem
stimulieren, zum Beispiel Theophyllin und Coffein. In vielen Fällen
sind nicht-medikamentöse Maßnahmen möglich, die manchmal die
Verordnung von Hypnotika vermeidbar machen können, immer aber
ergänzen sollten (Mendelson und Jain 1995). Indiziert scheint die Verwendung von Hypnotika in erster Linie für die kurzfristige Behandlung. Der lediglich symptomatische Charakter der Therapie mit Hypnotika darf dabei nicht übersehen werden. Besonders schwierig ist die
Behandlung chronischer Insomnien. Diese Patienten sollten, wenn
möglich, an Spezialisten verwiesen werden, die eine differenzierte Diagnostik einschließlich der Polysomnographie (Penzel und Brandenburg 1996) und spezifische verhaltenstherapeutische Interventionen
und Pharmakotherapien anbieten können.

Verordnungsspektrum

Die Hypnotika gliedern sich im wesentlichen in drei Gruppen auf
(Abbildung 28.1): Benzodiazepine, chemisch andersartige Benzodiazepinrezeptoragonisten (Zopiclon, Zolpidem, Zaleplon) und pflanzliche Präparate, von denen die Mehrzahl Kombinationspräparate sind.
Daneben gibt es noch chemisch unterschiedliche Substanzen, die als
Hypnotika eingesetzt werden können. Von ihnen findet sich lediglich
das Chloralhydrat unter den 2500 verordnungshäufigsten Arzneimitteln.

Insgesamt gehen die Verordnungen von Hypnotika und Sedativa
seit 1992 kontinuierlich sehr stark zurück (Abbildung 28.1). Diese
Abnahme hat sich auch 2001 mit 1,5% Verordnungsrückgang (aber
1,0% Umsatzsteigerung) fortgesetzt (Tabelle 28.1). Sie findet sich auch
bei den DDDs, geht also nicht etwa auf die Verordnung jeweils größerer Packungen zurück. Der Rückgang von 2000 auf 2001 betrifft fast
alle Gruppen von Hypnotika/Sedativa, synthetische, pflanzliche und
homöopathische, jedoch nicht die neueren Substanzen Zolpidem und
Zopiclon, wo die Verordnungen zugenommen haben. Diese Substanzen nehmen mit *Stilnox* (Zolpidem), *Ximovan* (Zopiclon) und *Bikalm*
(Zolpidem) die Plätze 1, 3 und 4 unter den Hypnotika ein, dazwischen
liegt das mittellang wirkende Benzodiazepin *Noctamid* (Lormetaze-

28

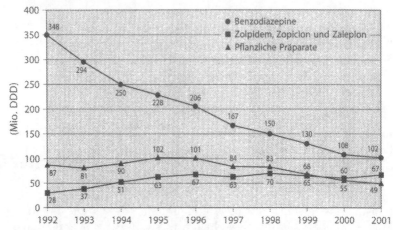

Abbildung 28.1: Verordnungen von Hypnotika und Sedativa 1992 bis 2001. Gesamtverordnungen nach definierten Tagesdosen

pam). Dennoch entfällt nach wie vor der größere Teil der Verordnungen auf die Benzodiazepine. Pflanzliche Präparate haben bis 1995 kontinuierliche Zuwächse gezeigt, seitdem aber stetig wieder abgenommen. Aus der Gesamtzahl von knapp 220 Mio. Tagesdosen läßt sich ableiten, daß in der Bundesrepublik jeden Tag etwa 600.000 Menschen ein Schlafmittel oder Sedativum einnahmen, wobei die potentielle Anwendung von Tranquillantien als Hypnotika nicht berücksichtigt ist. Gegenüber den Zahlen von 1992 mit etwa 470 Mio. Tagesdosen bedeutet dies einen Rückgang um mehr als 50%. Nach entsprechenden Erhebungen leidet freilich ein wesentlich größerer Teil der Bevölkerung an die Lebensqualität beeinträchtigenden Schlafstörungen, ohne medikamentöse Hilfe in Anspruch zu nehmen (Gillin und Byerley 1990).

Benzodiazepine

Für den Einsatz von Benzodiazepinen (Tabelle 28.2) als Hypnotika ist bei insgesamt ähnlichen Eigenschaften dieser Substanzen die Wirkdauer bislang der entscheidende Parameter für die differentialtherapeutische Anwendung. Deshalb werden sie in Präparate mit kurzer, mittlerer und langer Wirkdauer unterteilt. Dabei ist es wichtig zu wis-

Tabelle 28.1: Verordnungen von Hypnotika und Sedativa 2001. Angegeben sind die verordnungshäufigsten Präparate mit Verordnungsrang, Verordnungen und Umsatz 2001 im Vergleich zu 2000.

Rang	Präparat	Verordnungen in Tsd.	Änd. %	Umsatz Mio. €	Änd. %
71	Stilnox	1311,3	+1,4	22,4	+5,8
130	Noctamid	902,1	-7,5	8,0	-7,4
255	Ximovan	585,3	-10,3	9,9	-9,8
296	Bikalm	532,1	-0,1	9,5	+6,7
410	Rohypnol	423,7	-5,3	3,1	-6,0
415	Lendormin	417,0	-0,8	3,1	-1,1
471	Remestan	374,5	-13,6	2,7	-13,4
507	Kytta-Sedativum f	353,8	-7,3	4,8	-6,2
550	Zopiclon-ratiopharm	325,4	+74,2	3,4	+72,2
588	Planum	304,0	+5,4	2,2	+4,9
631	Chloraldurat Pohl	287,0	-0,6	2,0	+4,6
722	Flunitrazepam-ratiopharm	251,7	+5,0	1,2	+6,3
741	Dalmadorm	241,1	-11,1	1,9	-11,0
745	Radedorm	239,1	-14,9	0,7	-13,7
746	Halcion	238,0	-18,2	1,3	-18,3
799	Staurodorm Neu	217,2	-12,8	1,7	-12,7
949	Luvased	182,2	-9,7	2,2	-5,8
1104	zopiclon von ct	151,3	+138,1	1,5	+137,4
1228	Euvegal Entspann.u.Einschl.	135,5	-22,8	2,5	-19,3
1261	Zopiclon Stada	130,0	+17,3	1,5	+16,4
1292	Somnosan	125,7	+2,6	1,4	+2,1
1432	Sedariston Tropfen	111,8	-23,4	1,4	-24,7
1452	Flunitrazepam-neuraxpharm	110,0	-18,3	0,5	-18,0
1457	dysto-loges/- N	109,4	+0,8	1,1	+2,1
1461	Sedacur	109,0	+0,6	1,2	+6,5
1577	Zopiclon-neuraxpharm	98,4	+66,5	1,0	+68,6
1584	temazep von ct	97,9	+4,9	0,6	-5,9
1598	Sedonium	97,0	-7,3	1,9	-6,7
1628	Fluninoc	94,5	+7,1	0,4	+4,6
1630	Optidorm	94,3	+36,6	1,0	+41,2
1885	Sonata	75,9	-6,3	0,9	+3,4
1918	Nitrazepam-neuraxpharm	74,1	-4,0	0,3	-3,1
2036	Psychotonin-sed.	67,3	-12,9	1,2	-7,6
2145	Euvegal Balance	61,8	+513,7	0,8	+479,0
2156	Eatan N	61,5	-3,3	0,4	-2,4
2179	Nitrazepam AL	60,5	+7,9	0,2	+1,4
2231	Lormetazepam-ratiopharm	57,8	+46,5	0,4	+43,0
2252	Ergocalm	56,9	-1,9	0,6	-0,7
2271	Imeson	56,1	-9,4	0,2	-5,7
2331	Lormetazepam AL	53,8	+67,8	0,3	+63,0

Tabelle 28.1: Verordnungen von Hypnotika und Sedativa 2001. Angegeben sind die verordnungshäufigsten Präparate mit Verordnungsrang, Verordnungen und Umsatz 2001 im Vergleich zu 2000 (Fortsetzung).

Rang	Präparat	Verordnungen in Tsd.	Änd. %	Umsatz Mio. €	Änd. %
2344	Ivel	53,2	–22,8	0,9	–17,1
2476	Baldrian-Dispert/-Stark	47,8	–24,2	0,4	–27,5
2489	Zopi-Puren	47,6	(neu)	0,5	(neu)
	Summe	9424,5	–0,9	103,8	+1,4
	Anteil an der Indikationsgruppe	87,1%		90,3%	
	Gesamte Indikationsgruppe	10815,7	–1,5	114,9	+1,0

28

sen, daß die Wirkdauer nicht nur durch die Halbwertszeit der Wirksubstanz, sondern auch durch Umverteilungsprozesse, aktive Metaboliten sowie nicht zuletzt durch patientenbezogene Variablen bestimmt ist. Hierzu zählt auch, daß die meisten pharmakokinetischen Daten an jungen Gesunden erhoben sind, daß aber der Metabolismus der meisten Benzodiazepine durch Leberfunktionsstörungen und ganz allgemein im Alter massiv verlangsamt sein kann (Klotz 1995). Dies gilt in geringerem Ausmaß für solche Substanzen, die direkt glukuronidiert werden und die deshalb mit größerer Sicherheit dosiert werden können: Lorazepam, Lormetazepam, Oxazepam und Temazepam.

Empfohlen werden bei Einschlafstörungen Präparate mit kurzer Wirkdauer, bei Durchschlafstörungen solche mittlerer Wirkdauer. Besonders bei langwirkenden Benzodiazepinen muß auch am nächsten Tage mit einer Sedation gerechnet werden. Sehr kurz wirkende Benzodiazepine verursachen tagsüber möglicherweise Unruhe- und Angstzustände (Lader 1987). Als Sedativa können Präparate mit langer Wirkdauer von Nutzen sein; es besteht dabei aber die Gefahr der Kumulation. Neben der Bedeutung der Wirkdauer ist ein schneller Wirkungseintritt für die Anwendung als Hypnotikum günstig.

Die Verordnungen von Benzodiazepinen sind bezogen auf die Tagesdosen des Gesamtmarktes stark rückläufig (Abbildung 28.1). Durch Verschiebungen bei den eigentlichen Benzodiazepinen und durch starke Zunahmen der Nichtbenzodiazepine Zolpidem und Zopiclon hat sich in den vergangenen Jahren insgesamt ein Trend zu kürzer wirksamen Substanzen ergeben.

Bei den Substanzen mit kurzer Wirkdauer haben sich die verordneten Tagesdosen von *Halcion* wie schon seit vielen Jahren weiter verrin-

Tabelle 28.2: Verordnungen kurzwirkender Hypnotika 2001. Angegeben sind die 2001 verordneten Tagesdosen, die Änderungen gegenüber 2000 und die mittleren Kosten je DDD 2001.

Präparat	Bestandteile	DDD in Mio.	Änderung in %	DDD-Kosten in €
Brotizolam				
Lendormin	Brotizolam	8,1	(-0,6)	0,39
Triazolam				
Halcion	Triazolam	3,1	(-18,0)	0,41
Zoplicon				
Ximovan	Zopiclon	11,0	(-9,5)	0,90
Zopiclon-ratiopharm	Zopiclon	5,5	(+73,3)	0,61
zopiclon von ct	Zopiclon	2,4	(+140,0)	0,62
Zopiclon Stada	Zopiclon	2,4	(+16,3)	0,64
Somnosan	Zopiclon	2,2	(+3,0)	0,65
Zopiclon-neuraxpharm	Zopiclon	1,7	(+69,5)	0,61
Optidorm	Zopiclon	1,6	(+40,9)	0,66
Zopi-Puren	Zopiclon	0,9	(neu)	0,62
		27,7	(+22,1)	0,74
Weitere Benzodiazepinrezeptoragonisten				
Stilnox	Zolpidem	24,7	(+2,0)	0,91
Bikalm	Zolpidem	10,0	(+0,8)	0,95
Sonata	Zaleplon	0,9	(-0,5)	0,99
		35,6	(+1,6)	0,92
Chloralhydrat				
Chloraldurat Pohl	Chloralhydrat	3,2	(-4,2)	0,62
Summe		77,7	(+6,4)	0,77

gert. Bei den Benzodiazepinen mit mittlerer und langer Wirkdauer sind die verordneten DDDs in diesem Jahr um fast 5% nochmals zurückgegangen. Die Abnahmen betreffen die mittellang wirkenden (Lormetazepam, Temazepam) und die langwirkenden Benzodiazepine (Nitrazepam, Flunitrazepam, Flurazepam) in ähnlicher Weise (Tabelle 28.3).

Andere Benzodiazepinagonisten

Die Nichtbenzodiazepine Zopiclon (*Ximovan, Somnosan* u. a.), Zolpidem (*Stilnox, Bikalm*) und Zaleplon (*Sonata*) sind chemisch den Ben-

Tabelle 28.3: Verordnungen von mittel- und langwirksamen Benzodiazepinhypnotika 2001. Angegeben sind die 2001 verordneten Tagesdosen, die Änderungen gegenüber 2000 und die mittleren Kosten je DDD 2001.

Präparat	Bestandteile	DDD in Mio.	Änderung in %	DDD-Kosten in €
Lormetazepam				
Noctamid	Lormetazepam	27,9	(−6,4)	0,29
Ergocalm	Lormetazepam	2,1	(−0,8)	0,27
Lormetazepam-ratiopharm	Lormetazepam	1,8	(+40,8)	0,22
Lormetazepam AL	Lormetazepam	1,6	(+61,7)	0,22
		33,3	(−2,3)	0,28
Temazepam				
Remestan	Temazepam	6,6	(−13,5)	0,41
Planum	Temazepam	5,5	(+4,3)	0,41
temazep von ct	Temazepam	1,7	(−3,4)	0,38
		13,8	(−5,9)	0,41
Nitrazepam				
Radedorm	Nitrazepam	4,7	(−14,8)	0,15
Eatan N	Nitrazepam	2,4	(−2,1)	0,16
Nitrazepam-neuraxpharm	Nitrazepam	2,3	(−3,2)	0,12
Nitrazepam AL	Nitrazepam	1,6	(+18,8)	0,11
Imeson	Nitrazepam	1,1	(−8,7)	0,20
		12,1	(−6,1)	0,14
Flunitrazepam				
Rohypnol	Flunitrazepam	8,2	(−4,6)	0,38
Flunitrazepam-ratiopharm	Flunitrazepam	4,9	(+6,6)	0,25
Flunitrazepam-neuraxpharm	Flunitrazepam	2,1	(−17,9)	0,25
Fluninoc	Flunitrazepam	1,8	(+4,2)	0,25
		17,0	(−2,8)	0,31
Flurazepam				
Dalmadorm	Flurazepam	4,8	(−11,0)	0,39
Staurodorm Neu	Flurazepam	4,3	(−12,8)	0,39
		9,2	(−11,9)	0,39
Summe		85,3	(−4,7)	0,30

zodiazepinen nicht verwandte Substanzen, die ebenfalls an Rezeptoren des γ-Aminobuttersäure (GABA)-regulierten Chloridkanals angreifen, jedoch an anderer Stelle als die Benzodiazepine. Daher ergeben sich insgesamt den Benzodiazepinen pharmakologisch ähnliche Eigenschaften. Mit einer Halbwertszeit von 3–6 Stunden ist Zopiclon ähnlich wie Triazolam zu bewerten, dem es nach einer großen

Studie an ambulanten Patienten (Rüther et al. 1992) therapeutisch ebenbürtig ist. Zolpidem hat mit einer Halbwertszeit von 2–3 Stunden eine noch kürzere Wirkdauer und zeigt eine dem Triazolam vergleichbare Wirksamkeit. Zaleplon hat eine Halbwertszeit von nur einer Stunde und hat damit den Vorteil, praktisch keine Wirkungen mehr am nächsten Morgen zu haben.

Molekularpharmakologische Studien zeigen, daß Zolpidem im Vergleich zu den Benzodiazepinen nur an die Subtypen des GABA/Benzodiazepinrezeptors bindet, die die α1-Untereinheit enthalten (Crestani et al. 2000). Diese Selektivität stellt vermutlich die Basis für ein unterschiedliches pharmakologisches Profil dar. Tierexperimentelle Studien und die bisher verfügbaren klinischen und epidemiologischen Daten deuten auf ein geringeres Abhängigkeitsrisiko von Zopiclon und Zolpidem. Mißbrauch von Zopiclon und Zolpidem ist zwar berichtet worden, jedoch handelt es sich bisher um Einzelfälle (Soyka et al. 2000). Für beide Substanzen wurde im Rahmen des Frühwarnsystems eine nur sehr geringe Akzeptanz bei Drogenabhängigen beobachtet (Keup 1999), die sich mit Beobachtungen über kurzwirksame Benzodiazepine deckt. Vor Verordnung dieser Substanzen bei Benzodiazepinabhängigen wird trotzdem gewarnt (Arzneimittelkommission 1999).

Auf eine relativ hohe Zahl gravierender zentraler Nebenwirkungen (Amnesie, visuelle Wahrnehmungsstörungen, Auslösung von Psychosen) wurde hingewiesen (Müller 1994). Möglicherweise beeinflußt Zopiclon vor allem bei älteren Patienten weniger das Kurzzeitgedächtnis (Kerr et al. 1995). Für beide Substanzen gibt es Einzelfallberichte sowohl über schwerwiegende zentrale Nebenwirkungen als auch Warnungen vor Abhängigkeit (Ansseau et al. 1992, Canaday 1996, Fava 1996, Markowitz und Brewerton 1996). Zwei Todesfälle nach Zopiclon-Überdosierung wurden berichtet (Boniface und Russell 1996). Jüngere Studien und epidemiologische Daten an einer großen Zahl von Patienten zeigten für Zolpidem insgesamt ein günstiges Profil unerwünschter Wirkungen (Dockhorn und Dockhorn 1996, Wyss et al. 1996, Hajak und Bandelow 1998, Noble et al. 1998, Darcourt et al. 1999).

Neu am Markt aufgetreten ist der „ultrakurz" wirkende Benzodiazepinagonist Zaleplon, das in dieser Wirkgruppe teuerste Präparat. Die bisherigen Daten sprechen für eine gute Wirksamkeit bei Einschlafstörungen und geringe Beeinträchtigung von Psychomotorik und Gedächtnis (Dooley und Plosker 2000). Schlafqualität und Schlafdauer werden durch 10 mg Zaleplon im Gegensatz zu 10 mg Zolpidem nicht erhöht (Elie et al. 1999). Sein therapeutischer Stellenwert läßt sich derzeit noch nicht valider bestimmen. Ein Vorteil gegenüber kurz wirksamen Benzodiazepinen ist nicht zu erkennen. Insbesondere wären Studien wünschenswert, in wievielen Fällen hier wegen potentiell nicht ausreichend langer Wirksamkeit nachts eine Zweitdosis eingenommen wird. Bisherige Publikationen stellen das Fehlen von Hangover und Rebound-Effekten und damit die Möglichkeit, Schlafstörungen direkt zum Zeitpunkt ihres Auftretens zu behandeln, heraus (Lader 2001, Heydorn 2000). Auch hier soll das Abhängigkeitsrisiko vergleichsweise gering sein. Das Präparat hat sich möglicherweise wegen des Preises oder aufgrund ungünstiger Erfahrungen bislang in der Praxis nicht in nennenswertem Umfang durchsetzen können.

Insgesamt haben sich die Hinweise bestätigt, daß zumindest Zolpidem ein günstigeres Nutzen/Risiko-Verhältnis haben könnte als klassische Benzodiazepine (Holm und Goa 2000). Trotz ihres höheren Preises haben diese Präparate inzwischen ihren festen Platz in der Therapie der Schlafstörungen (Abbildung 28.1). Von Zopiclon sind inzwischen auch zahlreiche preisgünstigere Generika eingeführt worden (Tabelle 28.2).

Chloralhydrat

Die Verordnungen von *Chloraldurat* (Tabelle 28.2) zeigten seit vielen Jahren einen wellenförmigen Verlauf, seit 1996 sind sie jedoch rückläufig. Chloralhydrat ist bei leichteren Schlafstörungen interessant, weil es praktisch keine Störungen der Schlafphasen verursacht. In verkapselter Form ist es für Patienten im allgemeinen akzeptabel, obwohl auch bei dieser Darreichungsform gastrointestinale Nebenwirkungen auftreten können. Eine geringe therapeutische Breite und mögliche kardiovaskuläre Nebenwirkungen begrenzen aber die Verwendung dieses Arzneimittels besonders bei kardiovaskulären Risikopatienten.

Pflanzliche Präparate

Pflanzliche Präparate aus Baldrian, Melisse, Hopfen etc. werden in der traditionellen Phytotherapie zur Behandlung von Schlaflosigkeit seit langem eingesetzt. Ihre Wirkung ist jedoch nicht ausreichend belegt. Von vielen Autoren werden sie im wesentlichen als (Pseudo-)Placebos eingestuft. Dazu trägt auch bei, daß von den verschiedenen in den letz-

ten Jahrzehnten als wirksamkeitsbestimmend angesehenen Inhaltsstoffen des Baldrians – ätherisches Öl, Methylpyrrylketon, Valeren-
säure, Valepotriate – keiner auch nur entfernt die erforderlichen Mengen in Fertigarzneimitteln erreicht (Hänsel und Volz 1995). Der
objektive Nachweis einer hypnotischen Wirkung von Baldrianextrak-
ten ist bislang nicht überzeugend gelungen (Dreßing et al. 1992, Schulz
et al. 1994). Zwei Placebo-kontrollierte Doppelblindstudien von wäßri-
gem Baldrianextrakt fanden zwar schlaffördernde Effekte, diese ließen
sich im Schlaf-EEG aber nicht objektivieren (Balderer und Borbély
1985, Leathwood und Chauffard 1985). Eine weitere Studie (Dreßing et
al. 1992) findet zwar keine signifikanten Effekte einer Baldrian-Melis-
sen-Kombination auf Einschlaflatenz und Schlafeffizienz, kommt aber
trotzdem zu dem Fazit „schlafverbessernde Wirkung der Baldrian-
Melissen-Kombination nachgewiesen". Eine jüngere polysomnogra-
phische Studie (Donath et al. 2000) fand zwar keinen Effekt von Baldrian gegenüber Placebo bei dem Zielparameter Schlafeffizienz und
-latenz, jedoch zeigte sich nach einer 14-tägigen Behandlung ein
schnelleres Erreichen des Tiefschlafs sowie ein geringfügig höherer
Tiefschlafanteil (9,8% vs. 8,1% unter Placebo).

Die meisten Hopfenpräparate enthalten nur so viel eingesetzter
Hopfendroge wie 10 ml Bier (Hänsel 1987). Allerdings haben auch die
fünf Flaschen Bier entsprechenden Hopfen-Inhaltsstoffe keine schlaf-
induzierende Wirkung (Stocker 1967). Auch für Präparate aus Melisse
und Passionsblume finden sich keine klinischen Studien, die eine hyp-
notische Wirkung zeigen (Hänsel und Volz 1995). Die Verwendung
pflanzlicher Hypnotika gilt jedoch als kaum von Nebenwirkungen
belastet, und der ausgeprägte Placeboeffekt kann vielen Patienten mit
leichten Schlafstörungen eine subjektive Verbesserung der Schlafqualität bringen (Nachtmann und Hajak 1996). Wie aus den durchschnittlichen Kosten für eine definierte Tagesdosis zu ersehen ist (Tabelle
28.4), ist die Behandlung mit diesen Präparaten im Vergleich zu der
mit Benzodiazepinen jedoch keineswegs billig, sondern oft sogar teurer. Freilich sollten die leicht höheren Kosten pflanzlicher Hypnotika
kein Argument sein, wenn dem Patienten geholfen und das Entstehen
einer Benzodiazepinabhängigkeit vermieden wird.

Insgesamt hat die Verordnung von pflanzlichen Hypnotika und
Sedativa, die meist Extrakte mehrerer Pflanzen enthalten, 2001 wiederum stärker als bei den Benzodiazepinen abgenommen (Tabelle 28.4).
Rückläufig waren auch die Verordnungen homöopathischer Komplexpräparate (Tabelle 28.4). Möglicherweise wird der seit einigen Jahren

Tabelle 28.4: Verordnungen von pflanzlichen Hypnotika 2001. Angegeben sind die 2001 verordneten Tagesdosen, die Änderungen gegenüber 2000 und die mittleren Kosten je DDD 2001.

Präparat	Bestandteile	DDD in Mio.	Änderung in %	DDD-Kosten in €
Monopräparate				
Sedonium	Baldrianwurzelextrakt	1,7	(−8,8)	1,12
Euvegal Balance	Baldrianwurzelextrakt	1,1	(+483,7)	0,76
Baldrian-Dispert/-Stark	Baldrianwurzelextrakt	0,2	(−25,8)	2,58
		3,0	(+31,6)	1,06
Kombinationspräparate				
Kytta-Sedativum f	Baldrianwurzelextrakt Hopfenzapfenextrakt Passionsblumenextrakt	9,4	(−6,4)	0,51
Luvased	Baldrianwurzelextrakt Hopfenzapfenextrakt	5,0	(−8,7)	0,43
Psychotonin-sed.	Baldrianwurzelextrakt Johanniskrautextrakt	3,8	(−11,0)	0,32
dysto-loges/- N	Reserpinum D4 Gelsemium D4 Passiflora inc. ø Melissa ø Spigelia D4 Coffea D6 Glonoinum D8 Veratrum D6 Tabacum D6	3,5	(+2,0)	0,31
Sedariston Tropfen	Baldrianwurzelextrakt Melissenblätterextrakt Johanniskrautextrakt	3,2	(−26,7)	0,45
Euvegal Entspann. u. Einschl.	Baldrianwurzelextrakt Melissenblütenextrakt	2,7	(−24,5)	0,95
Ivel	Baldrianwurzelextrakt Hopfenzapfenextrakt	2,3	(−16,1)	0,40
Sedacur	Baldrianwurzelextrakt Hopfenzapfenextrakt Melissenblätterextrakt	2,2	(+4,6)	0,57
		32,0	(−10,9)	0,48
Summe		35,0	(−8,3)	0,53

28

beobachtete Rückgang durch verstärkte Selbstmedikation auf der Patientenseite kompensiert. Ihre Bedeutung gewinnen diese Präparate vermutlich vor allem in dem Versuch, der Entwicklung einer Benzodiazepinabhängigkeit durch Verordnung von pflanzlichen Präparaten entgegenzuwirken. Bei der oft behaupteten Unschädlichkeit gilt es aber im Auge zu behalten, daß die Langzeittoxikologie der meisten Präparate höchst unzulänglich untersucht ist. Insbesondere dürfte das karzinogene Potential der im Baldrian enthaltenen Valepotriate Grund zur Skepsis gegenüber der angeblichen Freiheit von Nebenwirkungen pflanzlicher Hypnotika sein (Hänsel und Volz 1995). Auch sind inzwischen für den heute in erster Linie als Antidepressivum genutzten Johanniskrautextrakt (z. B. in *Psychotonin-sed.* und *Sedariston Tr.*) gefährliche pharmakokinetische Interaktionen bekannt geworden (s. Kapitel 42).

28

Therapeutische Aspekte

Die Therapie der Schlaflosigkeit ist oft schwierig und unbefriedigend. In den letzten Jahren erarbeitete Konsensus-Dokumente geben den Ärzten klare Empfehlungen für die differenzierte und rationale Therapie von Schlafstörungen (Clarenbach et al. 1995). Neben der im allgemeinen kurzfristigen Anwendung ist danach nur in wenigen begründeten Ausnahmen eine Medikation für längstens sechs Monate akzeptabel, wobei die Indikation alle zwei bis vier Wochen strikt überprüft werden muß. Wenn sich eine längerfristige Anwendung nicht vermeiden läßt, wird die flexible und intermittierende Dosierung (medikationsfreie Intervalle!) empfohlen.

Dabei ist zu berücksichtigen, daß pharmakologisch wirksame Präparate schon nach wenigen Wochen einen deutlichen Wirkungsverlust zeigen können und daß Benzodiazepine – insbesondere lang- und mittellang wirkende – auch in therapeutischen Dosen zu einer Abhängigkeit führen können, deren medizinisches Risiko bisher ungeklärt ist. Da die Entzugssymptome nach Absetzen von Hypnotika Schlaflosigkeit und Unruhe beinhalten, kann es zu einem Circulus vitiosus der Hypnotikaverordnung kommen, der zur Ausbildung einer Abhängigkeit beiträgt. Unter kurzwirkenden Benzodiazepinen wurden dagegen nur sehr wenige Fälle einer Abhängigkeit beobachtet.

Nach wie vor ist nicht eindeutig zu beantworten, ob neben den pharmakokinetischen Daten für die Gesamtbewertung des Nutzens

einzelner Benzodiazepine auch unterschiedliche pharmakodynami-
sche Eigenschaften eine Rolle spielen. Die Beschreibung von multiplen
Formen von GABA/Benzodiazepin-Rezeptoren sowie die Subtyp-spe-
zifischen Wirkungen von Benzodiazepinen und Benzodiazepinagonisten, legen die Möglichkeit solcher Unterschiede nahe. Sie lassen auch
auf weitere Neuentwicklungen hoffen.

Insgesamt haben die Verordnungen von Hypnotika in den letzten
Jahren drastisch abgenommen. Seit 1992 macht diese Abnahme mehr
als 50% der Tagesdosen aus, vor allem bedingt durch einen Rückgang
bei den Benzodiazepinen um fast 70% (Abbildung 28.1). Unklar ist, ob
und wie dieser Rückgang der Hypnotikaverordnungen kompensiert
worden ist: ob durch Selbstmedikation, Verschreibung auf Privat-
rezept, nichtmedikamentöse Maßnahmen oder ob inzwischen eine
unzureichende Versorgung schlafgestörter Patienten vermutet werden
muß. Können wir etwa eine Qualitätsverbesserung der Verordnung
unterstellen, indem sich die Medikation jetzt auf die Patienten konzentriert, die tatsächlich Hypnotika benötigen? Aussagekräftige Studien
hierzu wären an der Zeit.

Literatur

Ansseau M., Pitchot W., Hansenne M., Gonzales-Moreno A. (1992): Psychotic reactions to zolpidem. Lancet 339: 809.

Arzneimittelkommission der deutschen Ärzteschaft (1999): Keine Verordnung von
Zolpidem bei bekannter Benzodiazepinabhängigkeit. Deutsches Ärzteblatt 96:
B500.

Balderer G., Borbély A. (1985): Effect of valerian on human sleep. Psychopharmacology 87: 406–409.

Boniface P.J., Russell S.G. (1996): Two cases of fatal zopiclone overdose. J. Anal. Toxi-
col. 20: 131–133.

Canaday B.R. (1996): Amnesia possibly associated with zolpidem administration.
Pharmacotherapy 16: 687–689.

Clarenbach P., Steinberg R., Weeß H.G., Berger M., Hajak G. et al. (1995): Empfehlungen zu Diagnostik und Therapie der Insomnie. Deutsche Gesellschaft für
Schlafforschung und Schlafmedizin DGSM. Nervenarzt 66: 723–729.

Crestani F., Martin J.R., Mohler H., Rudolph U. (2000): Mechanism of action of the
hypnotic zolpidem in vivo. Br. J. Pharmacol. 131: 1251–1254.

Darcourt G., Pringuey D., Salliere D., Lavoisy J. (1999): The safety and tolerability of
zolpidem – an update. J. Psychopharmacol. 13: 81–93.

Dockhorn R.J., Dockhorn D.W. (1996): Zolpidem in the treatment of short-term
insomnia: a randomized, double-blind, placebo-controlled clinical trial. Clin.
Neuropharmacol. 19: 333–340.

Donath F., Quispe S., Diefenbach K., Maurer A., Fietze I., Roots I. (2000): Critical evaluation of the effect of valerian extract on sleep structure and sleep quality. Pharmacopsychiatry 33: 47–53.

Dooley M., Plosker G.L. (2000): Zaleplon: a review of its use in the treatment of insomnia. Drugs 60: 413–445.

Dreßing H., Riemann D., Löw H., Schredl M., Reh C. et al. (1992): Baldrian-Melisse-Kombinationen versus Benzodiazepine. Bei Schlafstörungen gleichwertig? Therapiewoche 42: 726–736.

Elie R., Rüther E., Farr I. et al. and the Zaleplon Clinical Study Group (1999): Sleep latency is shortened during 4 weeks of treatment with zaleplon, a novel nonbenzodiazepine hypnotic. J. Clin. Psychiatry 60: 536–544.

Fava G.A. (1996): Amnestic syndrome induced by zopiclone. Eur. J. Clin. Pharmacol. 50: 509.

Gillin J.C., Byerley W.F. (1990): The diagnosis and management of insomnia. N. Engl. J. Med. 322: 239–248.

Hänsel R. (1987): Möglichkeiten und Grenzen pflanzlicher Arzneimittel (Phytotherapie). Dtsch. Apoth. Ztg. 127: 2–6.

Hänsel R., Volz H.-P. (1995): Pflanzliche Mittel mit psychotroper Wirkung. In: Riederer P., Laux, G., Pöldinger, W. (Hrsg.): Neuropsychopharmaka, Bd. 2, Springer-Verlag, Wien, S. 303–334.

Hajak G., Bandelow B. (1998): Safety and tolerance of zolpidem in the treatment of disturbed sleep: a post-marketing surveillance of 16944 cases. Int. Clin. Psychopharmacol. 13: 157–67.

Heydorn W.E. (2000): Zaleplon – a review of a novel sedative hypnotic used in the treatment of insomnia. Expert Opin. Investig. Drugs 9: 841–858.

Holm K.J., Goa K.L. (2000): Zolpidem: an update of its pharmacology, therapeutic efficacy and tolerability in the treatment of insomnia. Drugs 59: 865–889.

Kerr J.S., Drawe R.A., Parkin C., Hindmarch I. (1995): Zopiclone in elderly patients: Efficacy and safety. Human Psychopharmacology 10: 221–229.

Keup W. (1999): Zolpidem und Zopiclon. Geringeres Mißbrauchspotential im Vergleich zu Benzodiazepin-Hypnotica. Arzneimitteltherapie 16: 246–253.

Klotz U. (1995): Benzodiazepin-Hypnotika; Pharmakokinetik. In: Riederer P., Laux G., Pöldinger W. (Hrsg.): Neuropsychopharmaka, Bd. 2. Springer-Verlag, Wien, S. 135–139.

Lader M. (1987): Clinical Pharmacology of Benzodiazepines. Ann. Rev. Med. 38: 19–28.

Lader M.H. (2001): Implications of hypnotic flexibility on patterns of clinical use. Int. J. Clin. Pract. 116 (Suppl.): 14–19.

Leathwood P.D., Chauffard F. (1985): Aqueous extract of valerian reduces latency of fall asleep in man. Planta Med. 50: 144–148.

Markowitz J.S., Brewerton T.D. (1996): Zolpidem-induced psychosis. Ann. Clin. Psychiatry 8: 89–91.

Mendelson W.B., Jain B. (1995): An assessment of short-acting hypnotics. Drug Safety 13: 257–270.

Müller W.E. (1994): Wie „neu" sind die Hypnotika Zopiclon und Zolpidem? Arzneiverordnung in der Praxis 2: 6–8.

28

466   Martin J. Lohse und Bruno Müller-Oerlinghausen

Nachtmann A., Hajak G. (1996): Phytopharmaka zur Behandlung von Schlafstörungen. Internist 37: 743–749.
Noble S., Langtry H.D., Lamb H.M. (1998): Zopiclone. An update of its pharmacology, clinical efficacy and tolerability in the treatment of insomnia. Drugs 55: 277–302.
Penzel T., Brandenburg U. (1996): Diagnostische Verfahren und Standards in der Schlafmedizin. Internist 37: 442–453.
Rüther E., Clarenbach P., Hajak G., Fischer W., Haase W. (1992): Zopiclon bei Patienten mit Schlafstörungen. Einflüsse auf Schlafqualität und Tagesbefinden im Vergleich zu Flunitrazepam, Triazolam und Placebo. Münch. Med. Wochenschr. 46: 753–757.
Schulz H., Stolz C., Müller J. (1994): The effect of valerian extract on sleep polygraphy in poor sleepers. A pilot study. Pharmacopsychiatry 27: 147–151.
Soyka M., Bottlender R., Möller H.J. (2000): Epidemiological evidence for a low abuse potential of zolpidem. Pharmacopsychiatry 33: 138–141.
Stocker, H.R. (1967): Sedative und hypnogene Wirkung des Hopfens. Schweiz. Brau.-Rundsch. 78: 80–89.
Wyss, P.A. Radovanovic D., Meier-Abt P.J. (1996): Akute Überdosierung von Zolpidem (Stilnox). Schweiz. Med. Wochenschr. 126: 750–756.

28

29. Hypophysen- und Hypothalamushormone

ULRICH SCHWABE

AUF EINEN BLICK

Trend

Hypophysen- und Hypothalamushormone erreichen geringe Verordnungszahlen aber ein hohes Umsatzvolumen. Hauptvertreter sind Gonadotropine, Wachstumshormon und Vasopressinanaloga. Der größte Teil der Verordnungskosten entfällt auf die Wachstumshormonpräparate, deren Verordnungen in den letzten beiden Jahren um 70% gestiegen sind.

Bewertung

Gonadotropine werden vor allem bei Infertilität und insbesondere im Rahmen der assistierten Fertilisation eingesetzt. Hauptindikation der Vasopressinanaloga ist der zentrale Diabetes insipidus.

Hormone der Hypophyse und des Hypothalamus sind unter physiologischen Bedingungen zentrale Steuerungshormone für endokrine Drüsen und somatische Körperfunktionen. So regeln einige Hypophysenhormone die periphere Hormonproduktion in Schilddrüse, Nebennierenrinde und Gonaden, andere steigern Wachstum, Laktation, peripheren Gefäßtonus und renale Wasserrückresorption. Die Steuerung der hypophysären Hormonfreisetzung erfolgt einerseits zentral durch die übergeordneten Releasinghormone und Hemmstoffe des Hypothalamus, andererseits bei einigen Hypophysenhormonen durch die peripheren Hormone der endokrinen Drüsen über eine inhibitorische Feedbackregulation.

Hypophysen- und Hypothalamushormone sind ursprünglich in erster Linie als Diagnostika für die Funktionsprüfung endokriner Organe eingesetzt worden. In den letzten zehn Jahren hat auch ihre therapeutische Bedeutung ungewöhnlich stark zugenommen. Besonders zu nennen ist die Hemmung gonadotroper Funktionen durch Gonadorelinanaloga bei der hormonsuppressiven Behandlung des Prostatakarzinoms, die Substitution des Wachstumshormonmangels und die ovarielle Stimulation mit Gonadotropinen zur Behandlung der weiblichen Infertilität im Rahmen der In-vitro-Fertilisation. Diese Entwicklung ist an der deutlichen Zunahme der Verordnungen und vor allem an dem achtfachen Zuwachs des Umsatzes seit 1992 zu erkennen (Abbildung 29.1). Unter den 2500 verordnungshäufigsten Arzneimitteln sind jedoch nur vier Präparate vertreten, die nur ein unvollständiges Bild dieser dynamisch wachsenden Indikationsgruppe vermitteln. Die Änderung gegenüber dem Vorjahr ist vor allem dadurch bedingt, daß mehrere Gonadorelinanaloga (*Zoladex, Trenantone, Profact*), die zur endokrinen Behandlung des Prostatakarzinoms angewendet werden, in die Gruppe der Zytostatika verlagert worden sind (siehe Kapitel 30, Immuntherapeutika und Zytostatika). Deshalb wurde die Verordnungsanalyse auf alle Präparate mit mindestens 20000 Verordnungen ausgedehnt, die in der zugrundeliegenden Rezeptstichprobe von 0,4% noch mit ausreichender statistischer Sicherheit beurteilt werden können.

Im Jahre 2001 haben die Verordnungen nach einer vorangehenden Stagnation wieder etwas zugenommen. Dieser Anstieg betrifft vor

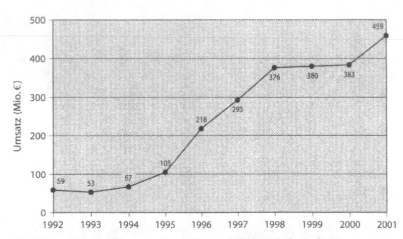

Abbildung 29.1: Umsatz von Hypophysen- und Hypothalamushormonen 1992–2001. Angegeben ist der Gesamtumsatz der Indikationsgruppe

allem das Umsatzvolumen. Die Verordnungen sind im Vergleich zu anderen Indikationsgruppen verschwindend gering (Tabelle 29.1). Hypophysen- und Hypothalamushormone sind daher relativ teure Arzneimittel, die zum Teil sogar die Tagestherapiekosten teurer Zytostatika und Immuntherapeutika übertreffen.

Gonadoreline

Neben dem natürlichen Gonadotropin-Releasinghormon (Gonadorelin, GnRH, LHRH) werden synthetische Gonadorelinanaloga eingesetzt, die aufgrund ihrer stärkeren Wirkung und längeren Wirkungsdauer die hypophysären Gonadorelinrezeptoren desensitisieren und dann als funktionelle Gonadorelinantagonisten die hypophysäre Gonadotropinsekretion und die nachgeschaltete gonadale Steroidsynthese hemmen.

Die Indikation des Gonadorelinanalogons Leuprolin (*Enantone*) ist die Behandlung der Endometriose und des Uterus myomatosus sowie die endokrine Therapie des fortgeschrittenen Mammakarzinoms bei prämenopausalen Patientinnen. Der zweite Vertreter dieser Gruppe ist Nafarelin (*Synarela*), das zweimal täglich als Nasenspray appliziert wird. Es wird ebenfalls für die hormonsuppressive Therapie der Endometriose eingesetzt. Außerdem ist es für die Vorbereitung der assistierten Fertilisation zur Ausschaltung der endogenen Gonadotropinausschüttung geeignet.

Tabelle 29.1: Verordnungen von Hypophysen- und Hypothalamushormonen 2001. Angegeben sind die verordnungshäufigsten Präparate mit Verordnungsrang, Verordnungen und Umsatz 2001 im Vergleich zu 2000.

Rang	Präparat	Verordnungen		Umsatz	
		in Tsd.	Änd. %	Mio. €	Änd. %
918	Minirin	188,0	+15,3	15,6	+14,1
1665	Gonal	91,6	+8,3	54,9	+22,4
1865	Enantone	77,0	-3,0	31,0	-5,0
2268	Menogon	56,2	+2,7	11,6	+3,2
Summe		412,9	+8,1	113,0	+10,5
Anteil an der Indikationsgruppe		43,1%		24,6%	
Gesamte Indikationsgruppe		957,4	+7,5	458,7	+19,9

Gonadotropine

Die Gonadotropine des Hypophysenvorderlappens werden als gonadale Steuerungshormone für zahlreiche Indikationen eingesetzt. Follitropin (Follikelstimulierungshormon, FSH) stimuliert die Follikelreifung im Ovar und die Spermatogenese im Hoden. Lutropin (Luteinisierungshormon, LH) erhöht die ovarielle Steroidsynthese und induziert in der Zyklusmitte den Eisprung. In den Leydigzellen des Hodens stimuliert Lutropin die androgene Steroidsynthese. Choriongonadotropin ist ein weiteres Gonadotropin, das in der Plazenta gebildet wird und vorwiegend luteotrope Aktivität hat. Alle drei Gonadotropine werden in aktiver Form über die Niere ausgeschieden und können aus dem Harn durch Aufreinigung gewonnen werden.

Das am häufigsten verordnete Gonadotropin ist Choriongonadotropin (*Pregnesin, Choragon, Predalon, Primogonyl*), das aus dem Harn von Schwangeren hergestellt wird. Wegen seiner LH-Aktivität ist es das bevorzugte Lutropinpräparat. In der Gynäkologie wird es zur Ovulationsauslösung nach eingetretener Follikelreifung im Rahmen der assistierten Fertilisation und in der Kinderheilkunde bei Kryptorchismus und bei verzögerter Pubertätsentwicklung zur Steigerung der Gonadenfunktion eingesetzt.

Menotropin (*Menogon, Pergonal, Humegon*) ist humanes Menopausengonadotropin (hMG, Urogonadotropin), das aus dem Harn postmenopausaler Frauen gewonnen wird und zu gleichen Teilen Follitropin und Lutropin enthält. Bei der Frau wird es zur Stimulation des Follikelwachstums eingesetzt, wenn eine hypo- oder normogonadotrope Ovarialinsuffizienz vorliegt. Beim Mann wird es bei ungenügender Gonadotropinsekretion zur Stimulation der Spermatogenese in Verbindung mit der luteotropen Wirkung des Choriongonadotropins angewendet.

Follitropin alfa (*Gonal*) und Follitropin beta (*Puregon*) stehen seit einigen Jahren als rekombinante Hormone zur Fertilitätsbehandlung zur Verfügung. Sie sind wirksamer als das aus dem Harn postmenopausaler Frauen gereinigte Urofollitropin (*Fertinorm*) und können daher in geringeren Dosen und mit kürzeren Behandlungszeiten eingesetzt werden (Frydman et al. 2000). Die Verordnungen der beiden rekombinanten Follitropine haben wieder kräftig zugenommen, während das etwas preisgünstigere *Fertinorm* weiter rückläufig war (Tabelle 29.2).

Tabelle 29.2: Verordnungen von Hypophysen- und Hypothalamushormonen 2001. Angegeben sind die 2001 verordneten Tagesdosen, die Änderungen gegenüber 2000 und die mittleren Kosten je DDD 2001.

Präparat	Bestandteile	DDD in Mio.	Änderung in %	DDD-Kosten in €
Gonadorelinanaloga				
Enantone	Leuprorelin	3,5	(-4,7)	8,94
Synarela	Nafarelin	0,8	(-3,3)	4,76
		4,2	(-4,4)	8,17
Gonadotropine				
Pregnesin	Choriongonadotropin	2,8	(-26,4)	0,61
Menogon	Menotropin	2,6	(-0,5)	4,41
Choragon	Choriongonadotropin	1,7	(+15,1)	0,68
Predalon	Choriongonadotropin	1,4	(+12,3)	0,71
Gonal	Follitropin alpha	1,2	(+24,8)	47,23
Puregon	Follitropin beta	0,5	(+43,6)	48,90
Primogonyl	Choriongonadotropin	0,4	(-12,2)	0,74
Fertinorm	Urofollitropin	0,4	(-19,8)	34,99
		10,9	(-3,8)	9,75
Wachstumshormon				
Genotropin	Somatropin	1,9	(+17,9)	39,73
Humatrope	Somatropin	0,9	(+31,7)	39,72
Norditropin	Somatropin	0,8	(+27,0)	40,36
Saizen	Somatropin	0,4	(-1,9)	41,90
		3,9	(+20,0)	40,06
Vasopressinanaloga				
Minirin	Desmopressin	3,4	(+14,3)	4,53
Desmogalen	Desmopressin	0,9	(+18,3)	1,37
Nocutil	Desmopressin	0,4	(+65,2)	2,45
		4,8	(+18,3)	3,72
Somatostatinanaloga				
Sandostatin	Octreotid	0,7	(+29,6)	57,87
Summe		24,6	(+4,0)	14,54

Wachstumshormon

Wachstumshormon ist ein weiteres Hormon des Hypophysenvorder-lappens. Seine wichtigste Indikation ist die Behandlung des hypophy-sären Minderwuchses. Ursprünglich wurden für diesen Zweck Hor-monextrakte aus menschlichen Hypophysen verwendet, die jedoch in der Menge stark limitiert waren und schließlich sogar vom Markt genommen werden mußten, weil einige Patienten nach Gabe dieser

Humanpräparate eine Creutzfeld-Jakob-Krankheit entwickelt hatten. Die im Jahre 1985 eingeführte gentechnische Herstellung gewährleistet ein ausreichendes Angebot für die Therapie und hat eindrucksvolle Erfolge bei der Steigerung des Längenwachstums von Kindern mit hypophysärem Minderwuchs ermöglicht. Die Behandlungskosten liegen allerdings mit 15.000 € pro Jahr weiterhin sehr hoch.

Seit 1996 ist Wachstumshormon auch zur Substitution des Wachstumshormonmangels bei Erwachsenen zugelassen. In kontrollierten Studien bei Erwachsenen mit Somatropinmangel gibt es Hinweise auf eine erhöhte Knochendichte, eine verbesserte Leistungsfähigkeit der Muskulatur und eine Senkung des Körperfettgehalts. Eine Somatropinbehandlung von Intensivpatienten zur Senkung der negativen Stickstoffbilanz war jedoch mit einer doppelt so hohen Mortalität verbunden (Takala et al. 1999). Ein weiteres Problem sind vor allem die hohen Behandlungskosten von Somatropin bei Erwachsenen (ca. 40.000 € pro Jahr). Die Altersanalyse der hier erfaßten Somatropinverordnungen zeigt allerdings, daß fast ausschließlich Kinder und Jugendliche bis zu einem Lebensalter von 20 Jahren mit Wachstumshormon behandelt wurden. Die Verordnungen der vier Somatropinpräparate haben 2001 weiter deutlich zugenommen (Tabelle 29.2). Mögliche Ursachen für den weiteren Anstieg des Verordnungsvolumens ist die ungeklärte Frage des Übergangs von der pädiatrischen zur adulten Wachstumshormonsubstitution und die kontrovers diskutierte Anwendung bei Kindern mit idiopathischem Kleinwuchs ohne Wachstumshormonmangel (Drake et al. 2001, Finkelstein et al. 2002).

Vasopressinanaloga

Desmopressin ist ein Derivat des Hyopohysenhinterlappenhormons Vasopressin (Adiuretin) mit verstärkter antidiuretischer Wirkung ohne wesentliche blutdrucksteigernde Aktivität. Hauptindikation ist der zentrale Diabetes insipidus. Außerdem kann es bei Hämophilie A zur Steigerung der Faktor-VIII-Gerinnungsaktivität eingesetzt werden. Die Verordnungen aller drei am Markt vertretenen Präparate sind 2001 deutlich angestiegen (Tabelle 29.2).

Somatostatinanaloga

Somatostatin hemmt die Freisetzung anderer Peptidhormone aus dem Hypophysenvorderlappen und dem Gastrointestinaltrakt. Octreotid (*Sandostatin*) ist ein Somatostatinanalog mit stärkerer und längerer Wirkung und wird zur symptomatischen Therapie endokrin aktiver Tumoren des Gastrointestinaltrakts eingesetzt.

Literatur

Drake W.M., Howell S.J., Monson J.P., Shalet S.M. (2001): Optimizing gh therapy in adults and children. Endocr. Rev. 22: 425–450.

Finkelstein B.S., Imperiale T.F., Speroff T., Marrero U., Radcliffe D.J., Cuttler L. (2002): Effect of growth hormone therapy on height in children with idiopathic short stature: a meta-analysis. Arch. Pediatr. Adolesc. Med. 156: 230–240.

Frydman R., Howles C.M., Truong F. (2000): A double-blind, radomized study to compare recombinant human follicle stimulating hormone (FSH; Gonal-F) with highly purified urinary FSH (Metrodin HP) in women undergoing assisted reproductive techniques including intracytoplasmic sperm injection. The French Multicentre Trialists. Hum. Reprod. 15: 520–525.

Takala J., Ruokonen E., Webster N.R., Nielsen M.S., Zandstra D.F., Vundelinckx G., Hinds C.J. (1999): Increased mortality associated with growth hormone treatment in critically ill adults. N. Engl. J. Med. 341: 785–792.

29

30. Immuntherapeutika und Zytostatika

Knut-Olaf Haustein und W. Jens Zeller

AUF EINEN BLICK

Hauptgruppen der Immuntherapeutika sind Zytokine (Interferone, koloniestimulierende Faktoren) und Immunsuppressiva. Betainterferone werden in weiter steigendem Umfang zur Behandlung der multiplen Sklerose eingesetzt, Alphainterferone vor allem bei der Hepatitis C. Schwerpunkt der Immunsuppressiva ist die Prophylaxe von Abstoßungsreaktionen bei transplantierten Patienten. Bei den Zytostatika werden wegen der kleinen Verordnungszahlen bei ambulanten Patienten nur Methotrexat, Gonadorelinanaloga und Hydroxycarbamid erfaßt. Pflanzliche, bakterielle und homöopathische Immunstimulantien werden wegen nicht ausreichender Wirksamkeitsbelege und allergisch bedingten Nebenwirkungen kritisch betrachtet. Auch für Mistelextrakte liegt bisher kein eindeutiger Beweis der Wirksamkeit vor.

Zu den das Immunsystem beeinflussenden Stoffen gehören solche, die Reaktionen des Immunsystems hemmen (Immunsuppressiva), und solche, die seine Aktivitäten steigern (Immunstimulantien). Hinzu kommen körpereigene Mediatoren des Immunsystems (Interferone, Interleukine, koloniestimulierende Faktoren etc.), die durch die Erfolge der Gentechnologie in größeren Mengen für therapeutische Zwecke hergestellt werden.

Die Verordnung der Zytokine und Immunsuppressiva einschließlich der als Immunsuppressiva genutzten Zytostatika nahm 2001 im Vergleich zum Vorjahr erneut zu, während die Gruppe der Immunstimulantien mit pflanzlichen, bakteriellen und homöopathischen Präparaten deutlich abnahmen (Abbildung 30.1). Diese gegenläufige Entwicklung ist auch in der tabellarischen Auflistung der Immuntherapeutika zu erkennen. Die Verordnungen sind wegen der Abnahme

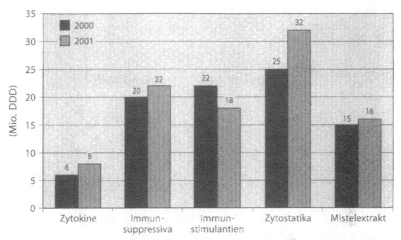

Abbildung 30.1: Verordnungen von Immuntherapeutika und Zytostatika 2001. DDD
der 2500 meistverordneten Arzneimittel

der vielen Präparate der besonderen Therapierichtungen stark rückläufig, der Gesamtumsatz steigt jedoch wegen der hohen Zunahmen
der kostenträchtigen Zytokine und Immunsuppressiva an (Tabelle
30.1). Ein ähnliches Bild bieten die Zytostatika mit unterschiedlich
stark ausgeprägten Verordnungsrückgängen und Anstiegen (Tabelle
30.5). Trotz der Ausweitung der Verordnungsanalyse auf die 2500 verordnungshäufigsten Arzneimittel fällt nur ein kleiner Anteil von Präparaten in die Gruppe häufig ambulant verordneter Zytostatika.

Zytokine (Interferone, koloniestimulierende Faktoren)

In diesem Abschnitt werden Mediatoren des Immunsystems (Zytokine) besprochen, die inzwischen gentechnisch hergestellt und bei
verschiedenen Indikationen eingesetzt werden: Interferone (IF) und
koloniestimulierende Faktoren (CSF). Auf Grund ihrer Herstellungs-
kosten zählen diese Präparate zu den preislich aufwendigsten, für die
künftig nicht mehr das festgelegte Arzneimittelbudget zuständig sein
kann.
    Als Interferone werden Stoffe mit weitgehend glykosylierter Pro-
teinstruktur bezeichnet, denen die Aufgabe zukommt, im Körper Zel-

Tabelle 30.1: Verordnungen von Immuntherapeutika 2001. Angegeben sind die verordnungshäufigsten Präparate mit Verordnungsrang, Verordnungen und Umsatz 2001 im Vergleich zu 2000.

Rang	Präparat	Verordnungen in Tsd.	Änd. %	Umsatz Mio. €	Änd. %
299	Contramutan D/N	526,4	−9,4	4,9	−15,8
476	Sandimmun	370,8	−2,6	143,3	+6,9
877	Imurek	198,2	+0,8	23,6	+0,8
998	Esberitox N	172,8	−7,5	1,6	−6,7
1027	Symbioflor I	166,3	−14,1	3,4	−4,4
1197	Prograf	138,4	+21,2	61,7	+18,1
1255	Lymphomyosot	130,9	−23,1	1,4	−14,4
1608	Betaferon	96,0	+7,4	123,8	+13,9
1676	CellCept	90,9	+33,8	51,5	+31,0
1728	Azathioprin-ratiopharm	86,3	+23,8	8,3	+22,5
1826	Echinacin	79,9	−22,1	1,0	−20,0
1829	Rebif	79,8	+52,8	108,5	+58,0
1964	Broncho-Vaxom	71,4	−11,8	2,7	−15,3
1987	Lymphozil K/E	70,2	−24,5	0,5	−21,3
2018	Avonex	68,4	+14,8	78,2	+15,3
2042	Echinacea-ratioph. Tabl.	67,1	−1,0	0,2	+0,8
2059	Toxi-loges N	66,3	−22,7	0,4	−19,7
2217	Neupogen	58,5	+12,5	63,2	+11,7
2273	toxi-loges Tropfen	56,0	−20,1	0,6	−20,2
Summe		**2594,6**	**−4,4**	**678,7**	**+17,7**
Anteil an der Indikationsgruppe		**88,7%**		**77,1%**	
Gesamte Indikationsgruppe		**2923,7**	**−1,7**	**880,3**	**+18,3**

len vor einer Virusinfektion zu schützen. Insbesondere sind die bevorzugt in den Monozyten gebildeten Interferone Interferon-alfa-2a und die in Fibroblasten synthetisierten Interferon-beta-1a und 1b sowie das früher als Consensus-Interferon bezeichnete Interferon alfacon-1 mit seinen antiviralen, antiproliferativen und immunmodulatorischen Eigenschaften von Interesse. Induktoren für die körpereigene Stimulation der Interferonsynthese sind neben Viren aus Bakterienoberflächen stammende Lipopolysaccharide. Die Betainterferone (*Avonex, Betaferon*) werden in weiter steigendem Umfang zur Behandlung der multiplen Sklerose verwendet (Jacobs et al. 1996) (Tabelle 30.2). Die Alfainterferone (*Intron A, Roferon*) sind dagegen nicht mehr unter den 2500 meistverordneten Arzneimitteln vertreten. Hauptgrund ist die vermehrte Verordnung von Peginterferon alfa-2b (*PegIntron*) für die Behandlung der Hepatitis C. Interferon alfa-2b (*Intron A*) wird auch

Tabelle 30.2: Verordnungen von Immuntherapeutika 2001. Angegeben sind die 2001 verordneten Tagesdosen, die Änderungen gegenüber 2000 und die mittleren Kosten je DDD 2001.

Präparat	Bestandteile	DDD in Mio.	Änderung in %	DDD-Kosten in €
Interferone				
Rebif	Interferon-beta-1a	2,9	(+67,8)	37,62
Betaferon	Interferon-beta-1b	2,9	(+7,4)	42,99
Avonex	Interferon-beta-1a	1,9	(+14,8)	40,97
		7,7	(+26,6)	40,47
Koloniestimulierende Faktoren				
Neupogen	Filgrastim	0,3	(+9,3)	217,86
Immunsuppressiva				
Sandimmun	Ciclosporin	7,7	(+0,6)	18,62
Imurek	Azathioprin	6,2	(+1,1)	3,79
CellCept	Mycophenolsäure	2,9	(+31,5)	17,61
Azathioprin-ratiopharm	Azathioprin	2,7	(+27,2)	3,08
Prograf	Tacrolimus	2,6	(+14,1)	23,75
		22,1	(+8,4)	13,02
Summe		30,1	(+12,5)	21,99

30

bei malignen Melanomen, Nierenzellkarzinomen, beim Kaposi-Sarkom von AIDS-Patienten und verschiedenen Hämoblastosen eingesetzt. Interferon alfacon-1 wird bei chronischen Hepatitiden (Hepatitis C) nach dem 18. Lebensjahr eingesetzt (Jensen et al. 1999; Kao et al. 2000).

Die koloniestimulierenden Faktoren (CSF) fördern die Differenzierung von Stammzellen des hämatopoetischen Systems (Monozyten: M-CSF; Granulozyten-Vorläuferzellen: G-CSF, Filgrastim, *Neupogen*; myeloische Stammzellen und Thrombozyten: GM-CSF, *Leukomax*). Insbesondere Filgrastim wird bei Tumorpatienten eingesetzt, die chemo- oder strahlentherapeutisch behandelt werden, um den Granulozytenabfall zumindest teilweise zu verhindern und damit auch die Behandlungsdauer zu verkürzen (Dunn und Goa 2000). Das Verordnungsvolumen von Filgrastim zeigte gegenüber 2000 nur einen leichten Anstieg. Die Therapiekosten liegen sehr hoch (Tabelle 30.2).

Immunsuppressiva

Immunsuppressiva werden bei Organtransplantationen, und Autoimmunerkrankungen angewandt. Azathioprin (z. B. *Imurek*) ist ein Immunsuppressivum aus der Gruppe der Purinanaloga, das über Wechselwirkungen mit dem Nukleinsäurestoffwechsel der Zelle die Zahl der Lymphozyten verringert, während Ciclosporin (*Sandimmun*) in einer frühen Phase die antigeninduzierte Differenzierung von T-Zellen über eine herabgesetzte Gentranskription von Interleukin-2, Interleukin-3 und Interferon-γ hemmt. Tacrolimus (*Prograf*) gehört zu den Makroliden und bindet wie Ciclosporin an ein „FK-binding"-Protein, einen zytosolischen Rezeptor (Immunophil). Seine Wirkungen ähneln denen von Ciclosporin. Mycophenolatmofetil (*CellCept*) ist ein Prodrug, welches im Organismus zur aktiven Mycophenolsäure umgewandelt wird. Es hemmt ein Schlüsselenzym der Purinsynthese, die Inosinmonophosphatdehydrogenase. Dieses Enzym wird vor allem in T- und B-Lymphozyten wirksam, während andere Zelltypen die in ihnen enthaltenen Purine wiederverwerten können. Über diesen Mechanismus kommt es zu einer bevorzugt selektiven Hemmung der DNS-Synthese von Lymphozyten. Die Verordnung von Immunsuppressiva, die in den letzten Jahren durch die zunehmende Zahl der Organtransplantationen verständlicherweise angestiegen war, hat 2001 leicht zugenommen (Tabelle 30.2).

Immunstimulantien

Immunstimulantien sollen bei Immundefekten die Immunreaktion anregen, z. B. bei chronisch-infektiösen Erkrankungen und Karzinomen. Sie sind als in der Entwicklung befindliche Stoffe einzustufen und haben im Gegensatz zu den Impfstoffen keine Antigenverwandtschaft mit den Krankheitserregern. Bei der Anwendung von Immunstimulantien ist die nachfolgende Manifestation physiologischerweise unterdrückter Immunreaktionen zu bedenken, die zu einer Exazerbation chronisch-entzündlicher Prozesse führen kann. Die angestrebte „Steigerung der körpereigenen Abwehrkräfte" würde dann bisher ruhende Autoimmunprozesse aktivieren. Durch den Fortschritt in der immunologischen Forschung wird immer deutlicher, daß das Immunsystem weniger mit der Tumorentstehung zu tun hat, als bisher angenommen. Tiere ohne funktionierendes Immunsystem erkranken nicht an soliden Tumoren, sondern sterben an Virusinfekten oder entwickeln Tumorarten viraler Genese (z. B. Lymphome). Die Interpretation dieser Daten läßt auch den Schluß zu, daß die Immunantwort bei der Mehrzahl der Tumoren relativ spät und unwirksam ist (Beverly 1995). Beide Interpretationen würden die schwache oder fehlende Antitumorwirkung von Immunmodulatoren einschließlich der Mistelextrakte erklären.

Als Immunstimulantien werden pflanzliche Mittel, Bakterienlysate und Homöopathika verordnet. Alle pflanzlichen Mittel enthalten Zubereitungen aus Echinacea. Im Vergleich zu 2000 sind die Verordnungen abermals gesunken (Tabelle 30.3). Am häufigsten wurde in dieser Gruppe das Kombinationspräparat *Esberitox N* verordnet. Echi-

30

Tabelle 30.3: Verordnungen von pflanzlichen und bakteriellen Immunstimulantien 2001. Angegeben sind die 2001 verordneten Tagesdosen, die Änderungen gegenüber 2000 und die mittleren Kosten je DDD 2001.

Präparat	Bestandteile	DDD in Mio.	Änderung in %	DDD-Kosten in €
Pflanzliche Mittel				
Esberitox N	Rad. Baptisiae tinct. Rad. Echinaceae purpur Herb. Thujae occid. Rad. Echinaceae pallid	1,5	(–8,1)	1,03
Echinacin	Extr. Herba Echinacea	0,7	(–19,8)	1,34
Echinacea-ratioph. Tabl.	Extr. Rad. Echinaceae	0,3	(–0,3)	0,89
		2,5	(–11,2)	1,11
Bakterielle Mittel				
Broncho-Vaxom	Bakterienlysat aus Haemophilus influenzae Diplococcus pneumoniae Klebsiella pneumoniae Staphylococcus aureus Streptococcus pyogenes und viridans Neiseria catarrhalis	4,4	(–15,9)	0,61
Symbioflor I	Enterococcus faecalis	2,1	(–13,8)	1,62
		6,5	(–15,2)	0,94
Summe		9,0	(–14,1)	0,99

naceaextrakte werden zur Steigerung der körpereigenen Abwehr, zur Vorbeugung und Behandlung leichter Erkältungskrankheiten, bei bakteriellen Hautinfektionen, Herpes simplex labialis sowie bei Leukopenien nach Strahlen- und Zytostatikaanwendung angeboten. Die Indikationen waren lange Zeit nur durch Erfahrungsberichte belegt (Dorsch 1996). In einer Placebo-kontrollierten Studie gelang es jedoch nicht, die prophylaktische Wirksamkeit zweier Echinaceaextrakte bei Infektionen des oberen Respirationstraktes nachzuweisen (Melchart et al. 1998). Eine weitere Placebo-kontrollierte Studie an 246 Patienten mit einfachen Erkältungen zeigte nach sieben Tagen eine signifikante, aber nur geringfügige Reduktion der Beschwerden durch Echinaceaextrakte (48–62%) im Vergleich zu Placebo (41%) (Brinkeborn et al. 1999). In einer dritten kontrollierten Studie an 109 Patienten hatte die Behandlung mit Echinaceaextrakt keinen signifikanten Einfluß auf Inzidenz, Dauer und Schweregrad von Erkältungen und Atemwegskrankheiten im Vergleich zu Placebo (Grimm und Müller 1999). Im Gegensatz zu zahlreichen retrospektiven und unkontrollierten Berichten gibt es bisher keine ausreichenden Belege aus randomisierten Studien für eine klinische Wirksamkeit von Echinaceaextrakten bei Erkältungskrankheiten.

Neben der unsicheren therapeutischen Wirksamkeit gibt es jedoch zahlreiche Berichte über unerwünschte Wirkungen von Echinaceapräparaten. Von 1990 bis Mai 2001 wurden der Arzneimittelkommission der Deutschen Ärzteschaft für 50 echinaceahaltige Präparate 131 Fallberichte über unerwünschte Arzneimittelwirkungen gemeldet, bei denen in mehr als der Hälfte der Fälle allergische Reaktionen (61%) bis hin zum Erythema multiforme und Störungen im Respirationstrakt mit Asthma bronchiale (12%) sowohl nach parenteraler als auch nach oraler Gabe aufgetreten sind. Unter diesen Berichten ist ein Todesfall sicher, ein zweiter möglicherweise auf die Gabe eines Echinaceapräparats zu beziehen. Auch ein kürzlich in Australien veröffentlichter Fall weist auf schwere allergische Reaktionen hin, die sich dadurch noch komplizieren können, daß sich auch kreuzallergische Reaktionen zu anderen Pflanzenprodukten mit ähnlichen Wirkstoffen ausbilden können (Mullins 1998). In Anbetracht dieser Berichte muß vor einer unkritischen Anwendung von Echinaceapräparaten gewarnt werden. Diese Warnung gilt auch für die Anwendung bei Kindern, die sogar noch häufiger als Erwachsene mit diesen Präparaten behandelt werden. Einige Hersteller warnen zwar vor einer langfristigen Anwendung von echinaceahaltigen Zubereitungen. Damit ist jedoch nicht ausgeschlossen, daß eine wiederholte Applikation zu einer Sensibilisierung führt, wobei die in ihren Zubereitungen enthaltenen Glykoproteine und Polysaccharide für die Sensibilisierung verantwortlich sein könnten. Es ist unerheblich, ob Echinaceapräparate parenteral oder per os eingenommen werden, oder ob es sich um pflanzliche oder homöopathische Präparate handelt. Bei fraglichem therapeutischem Wert und wiederholt beobachteten Risiken sollte sich der Arzt überlegen, ob er diese Immuntherapeutika einsetzt (Arzneimittelkommission der deutschen Ärzteschaft 1996).

Präparate mit Bakterienlysaten sind *Broncho-Vaxom* und *Symbioflor I*. Auch 2001 verringerten sich die Verordnungen erneut (Tabelle 30.3). In mehreren Placebo-kontrollierten Studien an Patienten mit chronischen Bronchitiden bzw. rezidivierenden Atemwegsinfektionen wurde mit *Broncho-Vaxom* eine Reduktion der infektiösen Episoden und des Antibiotikaverbrauchs (nur in vier von zwölf Studien) beschrieben (Pforte und Emmerich 1993). In einer kanadischen Studie wurde keine Abnahme der Häufigkeit akuter Exazerbationen chronisch-obstruktiver Atemwegserkrankungen (Zielkriterium) nachgewiesen, dafür aber eine 55%ige Abnahme der Krankenhaustage. Das Risiko einer Hospitalisierung wegen dieser Erkrankung war in der Verumgruppe um 30% geringer als in der Placebogruppe (Collet et al. 1997). Da diese Studie abgebrochen wurde, ist sie methodisch zu kritisieren und bezüglich der beschriebenen Ergebnisse nicht im Sinne einer überzeugenden Wirksamkeit zu bewerten.

Eine weitere Gruppe von Immunstimulantien bilden die homöopathischen Komplexpräparate, deren Verordnung 2001 gegenüber dem Vorjahr erneut deutlich abnahm (Tabelle 30.4). Sie enthalten ähnlich wie die pflanzlichen Immunstimulantien auch Zubereitungen aus Echinacea. Ausnahmen bilden das aus 17 verschiedenen Bestandteilen bestehende Komplex-Homöopathikum *Lymphomyosot Tropfen* zur Anwendung bei Lymphödemen und *Toxi-Loges N*, welches zur Erhöhung der körpereigenen Abwehr bei akuten und chronischen Infektionen sowie bei Virusinfekten eingesetzt werden soll.

Zytostatika

In dem Segment der 2500 häufig verordneten Arzneimittel finden sich nur zwei klassische zytostatische Wirkstoffe und drei Gonadorelinanaloga (Tab. 30.5). Eine große Zahl der kostenintensiven Zytostatika

482 Knut-Olaf Haustein und W. Jens Zeller

Tabelle 30.4: Verordnungen von homöopathischen Immunstimulantien 2001. Angegeben sind die 2001 verordneten Tagesdosen, die Änderungen gegenüber 2000 und die mittleren Kosten je DDD 2001.

Präparat	Bestandteile	DDD in Mio.	Änderung in %	DDD-Kosten in €
Lymphomyosot	Myosotis arvensis D3 Veronica D3 Teucrium scorodon D3 Pinus silvestris D4 Gentiana lutea D5 Equisetum hyemale D4 Sarsaparilla D6 Scrophularia nodosa D3 Juglans D3 Calcium phosphor. D12 Natrium sulfuricum D4 Fumaria officinalis D4 Levothyroxinum D12 Aranea diadema D6 Geranium robertian. D4 Nasturtium offic. D4 Ferrum iodatum D12	2,9	(−22,0)	0,50
Contramutan D/N	Echin. Angustifolia Ø Aconitum Ø Belladonna Ø Eupatorium Perfol. Ø	2,6	(−18,4)	1,90
Lymphozil K/E	Extr. Rad. Echinaceae Calc. Carbonic. Hahn.D3 Lachesis D6	1,3	(−19,8)	0,37
toxi-loges Tropfen	Echinacea Ø Eupatorium Ø Baptisia Ø China Ø Bryonia D4 Aconitum D4 Ipecacuanha D4	1,2	(−22,8)	0,50
Toxi-loges N	Eupatorium Ø Baptisia Ø Aconitum D4 Ipecacuanha D4	1,0	(−23,6)	0,38
Summe		8,9	(−21,0)	0,87

Tabelle 30.5: Verordnungen von Zytostatika 2001. Angegeben sind die verordnungshäufigsten Präparate mit Verordnungsrang, Verordnungen und Umsatz 2001 im Vergleich zu 2000.

Rang	Präparat	Verordnungen in Tsd.	Änd. %	Umsatz Mio. €	Änd. %
608	Iscador	295,8	+1,2	15,3	+6,3
1369	Helixor	117,5	−7,9	5,8	−0,5
1377	Zoladex	116,9	+5,4	66,4	+13,3
1386	MTX Hexal	116,2	+34,9	7,0	+36,8
1637	Trenantone	93,6	+37,8	76,7	+36,9
1731	Lektinol	86,1	+7,2	10,4	+13,0
1809	Methotrexat medac	81,3	−2,1	10,7	+2,6
2115	Profact	63,6	+33,7	40,1	+33,4
2165	Litalir	61,2	−4,1	11,4	+3,6
Summe		1032,2	+7,6	243,9	+21,5
Anteil an der Indikationsgruppe		42,6%		39,9%	
Gesamte Indikationsgruppe		2424,2	+5,9	611,0	+29,1

30

hat nur kleine Verordnungszahlen bei ambulanten Patienten und wird unter diesen Bedingungen nicht erfaßt.

Methotrexat ist ein Zytostatikum und Immunsuppressivum aus der Gruppe der Folsäureantagonisten, das aufgrund einer hohen Affinität zur Dihydrofolatreduktase als Antimetabolit die Bildung der Tetrahydrofolsäure hemmt. Als Zytostatikum wird es vor allem in zahlreichen Therapieschemata zur Behandlung von Leukämien und des Mammakarzinoms eingesetzt. Die Methotrexatverordnungen nahmen 2001 zu (Tabelle 30.6). Als mittlere Tagesdosis für Methotrexat wurden erstmals 5 mg (bisher 1 mg) für die Tumortherapie zugrundegelegt, so daß die Angaben nicht direkt mit den DDD-Werten in vorangehenden Ausgaben des Arzneiverordnungs-Reports verglichen werden können. Hydroxycarbamid (*Litalir*) ist ein Hemmstoff der Ribonukleosiddiphosphatreduktase und blockiert dadurch in der S-Phase die DNS-Synthese. Hauptindikation ist die chronische myeloische Leukämie bei nicht ausreichender Wirkung von Interferon-alfa-2. Die Verordnung von *Litalir* ist im Vergleich zu 2000 weiter zurückgegangen (Tabelle 30.6).

Hauptindikation der Gonadorelinanaloga ist die hormonsuppressive Therapie des Prostatakarzinoms, durch die der Testosteronplasmaspiegel auf Kastrationsniveau gesenkt wird. Außerdem werden Gonadorelinanaloga zur endokrinen Therapie des fortgeschrittenen

484   Knut-Olaf Haustein und W. Jens Zeller

Tabelle 30.6: Verordnungen von Zytostatika 2001. Angegeben sind die 2001 verordneten Tagesdosen, die Änderungen gegenüber 2000 und die mittleren Kosten je DDD 2001.

Präparat	Bestandteile	DDD in Mio.	Änderung in %	DDD-Kosten in €
Antimetabolite				
MTX Hexal	Methotrexat	4,5	(+45,8)	1,55
Methotrexat medac	Methotrexat	2,2	(+0,5)	4,80
		6,8	(+26,9)	2,62
Ribonukleotidreduktasehemmer				
Litalir	Hydroxycarbamid	1,7	(-4,1)	6,51
Gonadorelinanaloga				
Trenantone	Leuprorelin	9,5	(+37,5)	8,07
Zoladex	Goserelin	8,2	(+14,7)	8,10
Profact	Buserelin	5,4	(+33,0)	7,43
		23,1	(+27,5)	7,93
Mistelpräparate				
Iscador	Mistelextrakt	8,2	(+2,4)	1,87
Lektinol	Mistelextrakt	4,4	(+10,9)	2,34
Helixor	Mistelextrakt	3,0	(-6,2)	1,96
		15,6	(+2,8)	2,02
Summe		47,2	(+16,7)	5,16

Mammakarzinoms bei prämenopausalen Patientinnen eingesetzt. Führende Präparate sind Goserelin (*Zoladex*), Leuprorelin (*Trenantone, Enantone*) und Buserelin (*Profact*), die häufig für die Langzeittherapie des Prostatakarzinoms eingesetzt werden (Tabelle 30.6). Goserelin und Leuprorelin sind Wirkstoffe mit einer relativ langen Halbwertszeit und können daher als subkutane Depotimplantate im Abstand von drei Monaten injiziert werden. Auch Buserelin (*Profact*) kann beim Prostatakarzinom trotz einer kürzeren Halbwertszeit als Depotimplantat alle drei Monate gegeben werden. Die Verordnungen der Gonadorelinanaloga nahmen 2001 im Vergleich zu 2000 deutlich zu (Tabelle 30.6).

Ein großer Teil der Verordnungen entfällt auf Mistelpräparate, deren Verordnungen gegenüber 2000 insgesamt leicht angestiegen sind (Abb. 30.1, Tabelle 30.6). Als Indikationen werden Geschwulstkrankheiten und begleitende Störungen blutbildender Organe angegeben. Bei *Lektinol* handelt es sich um einen wäßrigen Auszug aus unverholzten Mistelzweigen mit Blättern, also ein Präparat mit wechselnder Zusammensetzung. Seit einiger Zeit werden die Mistelextrakte analysiert und einzelne Mistellektine auf ihre immunmodulatorischen Wirkungen untersucht. Bei In-vivo-Untersuchungen wurde eine verstärkte Expression des Interleukin-2-Rezeptors, die Erhöhung der Zahl und Aktivität der NK-Zellen sowie eine erhöhte Freisetzung von β-Endorphin nachgewiesen (Heiny et al. 1998). Deshalb wird eine Korrelation zwischen Immunsystem und einem endokrinen System vermutet, die von therapeutischer Bedeutung sein soll.

Die bisher vorliegenden Daten reichen unseres Ermessens nicht aus, um eine tumorhemmende Wirksamkeit der Mistelextrakte beim Menschen eindeutig zu belegen. So zeigte beispielsweise die Studie von Dold et al. (1991) an 337 auswertbaren Patienten mit histologisch gesicherten fortgeschrittenen nicht-kleinzelligen Bronchialkarzinomen, in welcher in einem anderen Therapiearm auch Polyerga untersucht wurde, keine signifikanten Unterschiede bezüglich der Überlebenszeiten (9,1 vs. 7,6 Monate, Iscador vs. Placebo) und dem Anteil der nach zwei Jahren überlebenden Patienten (11,5 vs. 10,1%, Iscador vs. Placebo). Nach einer Metaanalyse von elf kontrollierten klinischen Studien zogen Kleijnen und Knipschild (1994) die Schlußfolgerung: „... we can not recommend the use of mistletoe extracts in the treatment of cancer patients with an exception for patients involved in clinical trials." Nach dieser kritischen Analyse von Kleijnen und Knipschild wurden weitere Studien vorgelegt, die jedoch insgesamt keine positivere Schlußfolgerung zulassen (Ernst 2001a, b).

Der derzeitige Stand bei der Beurteilung der klinischen Wirksamkeit von Mistelextrakten bei Tumorpatienten läßt sich gut durch die beiden folgenden aktuellen Veröffentlichungen charakterisieren.

In einer Pilotstudie von Lenartz et al. (2000) an insgesamt 38 Patienten mit malignen Gliomen wurden 20 Patienten im Anschluß an die Standardtherapie (Operation, Bestrahlung) komplementär mit dem Galaktosid-spezifischen Mistelzweig-Lektin ML-1 behandelt. Eine nichtstratifizierte Analyse aller Patienten ergab eine nichtrelevante Verlängerung des rückfallfreien Intervalls und der Gesamtüberlebenszeit der mit dem Mistelzweigextrakt behandelten Gruppe beim Vergleich mit der Kontrollgruppe. Eine Analyse der Patienten mit Gliomen im Stadium III/IV ergab eine Tendenz für eine Verlängerung des rückfallfreien Überlebens und eine statistisch signifikante Verlängerung des Gesamtüberlebens in der mit dem Mistelzweigextrakt behandelten Gruppe gegenüber der Kontrollgruppe. Im Hinblick auf die begrenzte

Anzahl der Patienten in dieser Pilotstudie interpretierten die Autoren das Ergebnis ihrer Studie jedoch nur als positive Tendenz.

Eine prospektive, randomisierte, kontrollierte klinische Studie von Steuer-Vogt et al. (2001), in die 477 Patienten mit Kopf-Hals-Karzinomen einbezogen wurden, untersuchte den Effekt einer adjuvanten Therapie mit einem standardisierten Mistelzweigextrakt (*Eurixor* mit standardisierter Menge von ML-1). Die mit dem Mistellektin behandelten Patienten hatten kein geringeres Risiko eines lokalen/lokoregionalen Rezidivs, von Fernmetastasen oder von Zweit-Primärtumoren (second primaries) als die Patienten der Kontrollgruppe. Auch im Hinblick auf die 5-Jahresüberlebensrate ergaben sich keine Vorteile für die Mistelzweigextrakt- plus Standardtherapie beim Vergleich mit der Standardtherapie allein. Die Autoren zogen die Schlußfolgerung, daß das von ihnen eingesetzte Mistelzweigpräparat nicht für die adjuvante Behandlung von Patienten mit Kopf-Hals-Karzinomen empfohlen werden kann.

Insgesamt kann deshalb die Schlußfolgerung gezogen werden, daß ein eindeutiger Beweis der Wirksamkeit von Mistelextrakten bei menschlichen Tumoren nicht vorliegt und ggf. weiteren Studien vorbehalten sein muß.

Literatur

Arzneimittelkommission der deutschen Ärzteschaft (1996): Wie verträglich sind Echinacea-haltige Präparate? Dtsch. Ärztebl. 93: A-2723.

Beverly P. (1995): Tumorimmunologie. In: Roitl J.M., Broxtoff J., Male D.K. (Hrsg.): Kurzes Lehrbuch der Immunologie. 3. Aufl. Thieme, Stuttgart New York, S. 246–257.

Brinkeborn R.M., Shah D.V., Degenring F.H. (1999): Echinaforce® and other Echinacea fresh plant preparations in the treatment of the common cold. Phytomedicine 6: 1–5.

Collet J.P., Shapiro S., Ernst P., Renzi P., Ducruet T., Robinson A., PARI-IS Study Steering Committee and Research Group (1997): Effects of an immunostimulating agent on acute exacerbations and hospitalizations in patients with chronic obstructive pulmonary disease. Amer. J. Respir. Crit. Care Med. 156: 1719–1724.

Dold U., Edler L., Maeurer H.C. et al. (1991): Krebszusatztherapie beim fortgeschrittenen nicht-kleinzelligen Bronchialkarzinom. Thieme, Stuttgart, S. 1–12.

Dorsch W. (1996): Klinische Anwendung von Extrakten aus Echinacea purpurea oder Echinacea pallida. Klinische Wertung kontrollierter klinischer Studien. Z. Ärztl. Fortbild. (Jena) 90: 117–122.

Dunn C.J., Goa K.L. (2000): Lenograstim: an update of its pharmacological properties and use in chemotherapy-induced neutropenia and related clinical settings. Drugs 59: 681–717.

Ernst E. (2001a): A primer of complementary and alternative medicine commonly used by cancer patients. Med. J. Aust. 174: 88–92.

Ernst E. (2001b): Mistletoe for cancer? Eur. J. Cancer 37: 9–11.

Grimm W., Müller H.-H. (1999): A randomized controlled trial of the effect of fluid extract of Echinacea purpurea on the incidence and severity of colds and respiratory infections. Am. J. Med. 106: 138–143.

Hajto T., Hostanska K., Frei K., Rordorf C., Gabius H.J. (1990): Increased secretion of tumor necrosis factor-alpha, interleukin-1, and interleukin-6 by human mononuclear cells exposed to β-galactoside-specific lectin from clinically applied mistletoe extracts. Cancer Res. 50: 3322–3326.

Heiny B.M., Albrecht V., Beuth J. (1998): Correlation of immune cell activities and beta-endorphin release in breast carcinoma patients treated with galactose-specific lectin standardized mistletoe extract. Anticancer Res. 18: 583–586.

Jacobs L.D., Cookfair D.L., Rudick R.A., Herndon R.M., Richert J.R., Salazar A.M. et al. (1996): Intramuscular interferon ß-1a for disease progression in relapsing multiple sclerosis. The Multiple Sclerosis Colloborative Research Group (MSCRG). Ann. Neurol. 39: 285–294.

Jensen D.M., Krawitt E.L., Keeffe E. B., Hollinger F. B., James S.P., Mullen K. et al. for the Consensus Interferon Study Group (1999): Biochemical and viral response to consensus interferon (CIFN) therapy in chronic hepatitis C patients: effect of baseline viral concentration. Am. J. Gastroenterol. 94: 3583–3588.

Kao J.H., Chen P.J., Lai M.Y., Chen D.S. (2000): Efficacy of consensus interferon in the treatment of chronic hepatitis C. J. Gastroenterol. Hepatol. 15: 1418–1423.

Kleijnen J., Knipschild P. (1994): Mistletoe treatment for cancer. Review of controlled trials in humans. Phytomedicine 1: 255–260.

Lenartz D., Dott U., Menzel J., Schierholz J.M., Beuth J. (2000): Survival of glioma patients after complementary treatment with galactoside-specific lectin from mistletoe. Anticancer Res. 20: 2073–2076.

McHutchinson J.G., Gordon S.C., Schiff E.R. (1998): Interferon alpha-2b alone or in combination with ribavirin as initial treatment for chronic hepatitis C. N. Engl. J. Med. 339: 1485–1492.

Melchart D., Walther E., Linde K., Brandmaier R., Lersch C. (1998): Echinacea root extracts for the prevention of upper respiratory tract infections: a double-blind, placebo-controlled randomized trial. Arch. Fam. Med. 7: 541–545.

Mullins R.J. (1998): Echinacea-associated anaphylaxis. Med. J. Aust. 16: 170–171.

Pforte A., Emmerich B. (1993): Störungen der Infektabwehr bei Patienten mit chronischer Bronchitis: präventive und supportive Möglichkeiten. Pneumologie 47: 395–402.

Stein G., Henn W., von Laue H., Berg P. (1998): Modulation of the cellular and humoral immune responses of tumor patients by mistletoe therapy. Eur. J. Med. Res. 3: 194–202.

Steuer-Vogt M.K., Bonkowsky V., Ambrosch P., Scholz M., Neiß A., Strutz J., Hennig M., Lenarz T., Arnold W. (2001): The effect of an adjuvant mistletoe treatment programme in resected head and neck cancer patients: a randomised controlled clinical trial. Eur. J. Cancer 37: 23–31.

30

31. Kardiaka

Hasso Scholz

AUF EINEN BLICK

Trend
Mit dem erfolgreichen Einsatz von ACE-Hemmern und Betarezeptorenblockern treten die traditionell bedeutenden Herzglykoside bei der Herzinsuffizienz zunehmend in den Hintergrund. Seit 1992 sind ihre Verordnungen um die Hälfte zurückgegangen. Gleichzeitig hat sich Digitoxin zum führenden Vertreter der Digitalisglykoside entwickelt.

Bewertung
Der immer noch häufige Einsatz von Crataegusextrakten ist aus pharmakologisch-therapeutischen Gründen und wegen dreifach höherer Behandlungskosten nicht sinnvoll.

In der Indikationsgruppe Kardiaka werden Arzneimittel zur Behandlung der Herzinsuffizienz zusammengefaßt, die positiv inotrop wirken und dadurch zu einer Steigerung der Herzleistung führen. Es handelt sich vor allem um die Gruppe der Herzglykoside. Daneben werden bei der Herzinsuffizienz in zunehmendem Maße primär auch Pharmaka verwendet, die auf eine Entlastung des Herzens zielen. So werden Diuretika eingesetzt, weil sie über die Natriumausscheidung das Blutvolumen senken und Stauungssymptome bessern (vgl. Kapitel 23). Außerdem werden ACE-Hemmer gegeben, die u.a. die neurohormonale Aktivierung durch Angiotensin, Aldosteron und Noradrenalin reduzieren und dadurch Vor- und Nachlast des Herzens senken (vgl. Kapitel 3). Bei Patienten mit chronischer Herzinsuffizienz bessern ACE-Hemmer nicht nur die Symptome und die Belastbarkeit, sondern auch die Lebenserwartung. Das gleiche gilt für die Betarezeptorenblocker

Carvedilol, Bisoprolol und Metoprolol, wenn sie in initial sehr niedrigen, langsam gesteigerten Dosen zusätzlich zur Standardtherapie eingesetzt werden (vgl. Kapitel 18). Für Diuretika ist dies bisher nicht belegt. Für Herzglykoside ist kürzlich gezeigt worden, daß sie die Notwendigkeit von Krankenhausaufnahmen bei Herzinsuffizienz senken. Die Letalität wurde nicht signifikant gesenkt, allerdings auch nicht gesteigert (The Digitalis Investigation Group 1997).

Verordnungsspektrum

Wie in den vorangehenden Jahren nahm die Verordnungshäufigkeit in der gesamten Indikationsgruppe weiter ab (Tabelle 31.1), während die

Tabelle 31.1: Verordnungen von Kardiaka 2001. Angegeben sind die verordnungshäufigsten Präparate mit Verordnungsrang, Verordnungen und Umsatz 2001 im Vergleich zu 2000.

Rang	Präparat	Verordnungen in Tsd.	Änd. %	Umsatz Mio. €	Änd. %
26	Novodigal Tabl.	1885,2	-3,8	10,9	-3,7
38	Digimerck	1653,5	-2,8	11,7	-3,3
73	Digitoxin AWD	1290,8	-5,5	8,7	-4,8
156	Lanitop	821,3	-14,6	7,6	-14,5
270	Crataegutt	567,5	-0,6	13,9	+5,1
348	Korodin Herz-Kreislauf	477,2	-4,9	5,6	+0,9
806	ß-Acetyldigoxin-ratiopharm	216,4	-1,3	0,9	+1,0
1225	Miroton N forte	135,8	-11,2	4,8	-3,7
1312	Stillacor	123,4	-16,9	0,7	-17,6
1410	Digostada	114,2	-9,1	0,5	-8,5
1455	Digotab	109,6	-19,5	0,6	-17,7
1537	Orthangin N	101,9	-15,4	1,4	-15,6
1675	Faros	91,0	+2,3	1,9	+7,5
1758	Dilanacin	84,4	-20,3	0,9	-20,2
1772	Kytta-Cor	83,4	-22,6	1,2	-21,0
1793	Diacard Liquidum	82,2	-7,9	1,2	-10,7
2078	Lanicor	65,4	-5,8	0,6	-2,6
2150	Septacord	61,7	+3,0	0,9	+2,6
2289	Miroton	55,4	-19,5	1,0	-12,6
2297	Digimed	55,1	+15,2	0,4	+12,2
2443	digox mite von ct	49,1	-0,4	0,2	+3,6
Summe		**8124,5**	**-6,1**	**75,6**	**-4,1**
Anteil an der Indikationsgruppe		**93,0%**		**90,5%**	
Gesamte Indikationsgruppe		**8737,8**	**-6,3**	**83,6**	**-4,4**

31

Verordnungen von Diuretika und ACE-Hemmern zunahmen. Diuretika und ACE-Hemmer werden inzwischen wesentlich häufiger als Herzglykoside verordnet, wobei allerdings berücksichtigt werden muß, daß diese beiden Arzneimittelgruppen auch bei anderen Indikationen, vor allem bei der Hypertonie, indiziert sind (Tabellen 3.1 und 13.1).

Unter den häufig verordneten Digitalisglykosiden dominiert weiterhin Digitoxin (Abbildung 31.1). An zweiter Stelle folgen Digoxinderivate. Insgesamt erscheinen zwölf Präparate mit Reinglykosiden unter den 2500 verordnungshäufigsten Präparaten (Tabelle 31.2).

Die pflanzlichen Kardiaka waren 2001 ebenfalls weiter rückläufig. Sie machen aber immer noch 20% (Vorjahre 16–23%) des gesamten Marktsegments aus (Tabelle 31.3). Das ist unter pharmakologischen Gesichtspunkten wenig verständlich, denn die Wirkung dieser Mittel, die zum Teil immer noch nach MSE (Meerschweincheneinheiten) „standardisiert" werden, ist unsicher.

Therapeutische Gesichtspunkte

Es ist positiv zu bewerten, daß im Jahre 2001 80% (Vorjahre 77–84%) des Marktsegments der positiv inotropen Substanzen auf chemisch

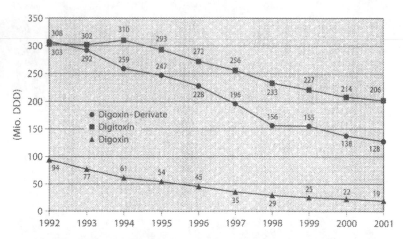

Abbildung 31.1: Verordnungen von Herzglykosiden 1992 bis 2001. Gesamtverordnungen nach definierten Tagesdosen

definierte Herzglykoside entfallen. Dieser Anteil hat vor allem durch den überproportionalen Rückgang der pflanzlichen Kardiaka zugenommen. Digoxin und Digoxinderivate sind in entsprechender galenischer Zubereitung gut bioverfügbar und ausreichend gut steuerbar. Allerdings muß bei Digoxinpräparaten die Dosis bei eingeschränkter Nierenfunktion und damit insbesondere im Alter reduziert werden, was bei Digitoxin nicht der Fall ist. Das erklärt die hohe Verordnungshäufigkeit von Digitoxin.

Der mit 20% immer noch relativ hohe Verordnungsanteil der zum Teil bizarr zusammengesetzten pflanzlichen Kardiaka ist weiterhin wenig plausibel. Außer intensiver Werbung ist für Patienten und Ärzte möglicherweise von Einfluß, daß zum Beispiel Crataegusextrakte auf Grund eines Votums der phytotherapeutischen Kommission E vom

Tabelle 31.2: Verordnungen von Herzglykosiden 2001. Angegeben sind die 2001 verordneten Tagesdosen, die Änderungen gegenüber 2000 und die mittleren Kosten je DDD 2001.

Präparat	Bestandteile	DDD in Mio.	Änderung in %	DDD-Kosten in €
Digoxin				
Dilanacin	Digoxin	8,4	(−20,3)	0,10
Lanicor	Digoxin	6,2	(−2,3)	0,10
		14,6	(−13,5)	0,10
β-Acetyldigoxin				
Novodigal Tabl.	β-Acetyldigoxin	66,4	(−3,7)	0,16
β-Acetyldigoxin-ratiopharm	β-Acetyldigoxin	7,3	(−0,4)	0,13
Stillacor	β-Acetyldigoxin	4,3	(−16,2)	0,16
Digostada	β-Acetyldigoxin	3,9	(−9,6)	0,13
Digotab	β-Acetyldigoxin	3,8	(−17,5)	0,17
digox mite von ct	β-Acetyldigoxin	1,7	(+6,0)	0,12
		87,3	(−4,9)	0,16
Metildigoxin				
Lanitop	Metildigoxin	39,4	(−13,9)	0,19
Digitoxin				
Digimerck	Digitoxin	113,2	(−3,3)	0,10
Digitoxin AWD	Digitoxin	83,8	(−5,0)	0,10
Digimed	Digitoxin	4,0	(+10,4)	0,09
		201,0	(−3,8)	0,10
Summe		342,3	(−5,8)	0,13

31

vormaligen Bundesgesundheitsamt für die Anwendung bei nachlassender Leistungsfähigkeit des Herzens (Klasse II nach NYHA) zugelassen wurden.

Dieser Einwand gilt nach wie vor auch unter Berücksichtigung von Ergebnissen Placebo-kontrollierter Studien an herzinsuffizienten Patienten mit dem Schweregrad NYHA II, die jedoch nicht als ein-

Tabelle 31.3: Verordnungen von pflanzlichen Kardiaka 2001. Angegeben sind die 2001 verordneten Tagesdosen, die Änderungen gegenüber 2000 und die mittleren Kosten je DDD 2001.

Präparat	Bestandteile	DDD in Mio.	Änderung in %	DDD-Kosten in €
Monopräparate				
Crataegutt	Weißdornextrakt	35,2	(+3,1)	0,40
Faros	Weißdornextrakt	5,1	(+5,4)	0,37
Orthangin N	Weißdornextrakt	4,0	(−15,6)	0,34
Kytta-Cor	Weißdornextrakt	3,6	(−20,3)	0,35
		47,8	(−0,7)	0,38
Kombinationspräparate				
Korodin Herz-Kreislauf	Campher Weißdornextrakt	17,9	(−4,4)	0,31
Diacard Liquidum	Valeriana D1 Aether sulf. D1 Camphora D2 Cactus D2 Crataegus D2	10,8	(−11,6)	0,11
Miroton N forte	Adoniskrautextrakt Maiglöckchenkrautextrakt Meerzwiebelextrakt	5,2	(−10,7)	0,93
Miroton	Meerzwiebelextrakt Maiglöckchenkrautextrakt Oleanderblätterextrakt Adoniskrautextrakt	1,3	(−19,3)	0,75
Septacord	Kalium-Ion Magnesium-Ion Weißdornextrakt	1,3	(+1,3)	0,72
		36,5	(−8,0)	0,37
Summe		84,3	(−4,0)	0,38

31

wandfreie Belege der klinischen Wirksamkeit angesehen werden können (Tabelle 31.4). Bei einer Dosierung von 300 mg Weißdornextrakt
pro Tag über 4 Wochen waren die Effekte auf Arbeitstoleranz, Druck-
frequenzprodukt und klinische Symptomatik nicht signifikant, was
auf die zu niedrige Dosis zurückgeführt wurde, die jedoch der Cratae-
gus-Monographie entsprach (Bödigheimer und Chase 1994). Mit einer
geringeren Dosis (160 mg/Tag) wurden dagegen signifikante Unterschiede der Druckfrequenzprodukte in dem wenig aussagekräftigen
Vorher-Nachher-Vergleich gemessen, während die Gruppenunter-
schiede nicht auf Signifikanz geprüft wurden (Leuchtgens 1993, Weikl
et al. 1996). Ähnlich waren die Ergebnisse in einer weiteren Studie mit
höherer Dosis, bei der signifikante Unterschiede der Arbeitstoleranz
nur im Paardifferenzentest, aber offenbar nicht bei den Gruppenunter-
schieden zwischen Verum- und Placebogruppe gefunden wurden, wie
aus den dazu fehlenden Angaben geschlossen werden kann (Schmidt
et al. 1994). Bei Messung der fahrradergometrischen Wattleistung
wurde ebenfalls kein signifikanter Gruppenunterschied zwischen
Verum und Placebo festgestellt, sondern nur bei der anaeroben

Tabelle 31.4: Placebo-kontrollierte Studien mit Weißdornextrakt bei Patienten mit
Herzinsuffizienz NYHA II

Studie	Patienten (Dauer)	Placebo vor/nach	Crataegus vor/nach	Signifi- kanz
Leuchtgens (1993) DFP-Differenz*	20 (8 Wo.)	37/35	36/27	p< 0,05
Bödigheimer & Chase (1994) Arbeitstoleranz (Watt)	85 (4 Wo.)	94/97	88/101	keine
Schmidt et al. (1994) Arbeitstoleranz (Watt)	78 (8 Wo.)	71/76	79/107	p< 0,001
Förster et al. (1994) Globalbefund (Score) Wattleistung (Wattsec) Anaerobe Schwelle verbessert (Patienten)	72 (8 Wo.)	7,0/6,6 3,0/3,7 0/10	8,1/5,3 4,1/5,1 0/18	p< 0,01 keine p< 0,05
Weikl et al. (1996) DFP-Differenz*	136 (8 Wo.)	63,3/66,9	66,4/62,3	p = 0,018

* DFP-Differenz: Differenz des Druckfrequenzprodukts nach zweiminütiger Belastung mit 50 Watt gegenüber dem Ruhewert

Schwelle und im Globalbefund subjektiver Beschwerden (Förster et al. 1994).

Crataegusextrakte und ähnliche Phytotherapeutika sind bei der Herzinsuffizienz auch deshalb nicht zu empfehlen, weil es dafür Arzneimittel, wie z. B. ACE-Hemmer, mit eindeutig belegter therapeutischer Wirksamkeit gibt (The SOLVD-Investigators 1992). Dementsprechend haben pflanzliche Kardiaka trotz Zulassung auch keine Berücksichtigung weder in älteren noch in aktuellen ärztlichen Empfehlungen für die Therapie der Herzinsuffizienz gefunden (z. B. Burkart et al. 1993, Erdmann 2000, Hoppe und Erdmann 2001, Remme und Swedberg 2001). Die Wirksamkeit von Crataegusextrakten wird zur Zeit in einer großen prospektiven und kontrollierten Studie (SPICE-Studie) geprüft.

31 Wirtschaftliche Gesichtspunkte

Unter den 2500 am häufigsten verordneten Arzneimitteln befinden sich in der Gruppe der Kardiaka auch im Jahre 2001 mehrere generische Präparate. Bemerkenswert ist, daß die pflanzlichen Arzneimittel (0,38 €/DDD) nach wie vor etwa dreimal so teuer sind wie reine Herzglykoside (durchschnittlich 0,13 €/DDD). *Crataegutt* hat mit 13,9 Mio. € weiterhin den höchsten Umsatz von allen Kardiaka. Eine Zurückhaltung bei der Verordnung solcher Präparate wäre daher nicht nur unter pharmakologisch-therapeutischen, sondern auch unter wirtschaftlichen Gesichtspunkten sinnvoll.

Ein Kostenfaktor ist nach wie vor auch die nicht indizierte Therapie der Herzinsuffizienz. Durch eine indikationsgerechtere Therapie könnten wahrscheinlich zahlreiche Verordnungen abgesetzt und beträchtliche Ausgaben eingespart werden. Zum Beispiel muß bei der heterogenen Pathogenese der Herzinsuffizienz berücksichtigt werden, daß in vielen Fällen Herzglykoside von vornherein keine günstigen Wirkungen zeigen (Erdmann und Riecker 1996).

Literatur

Bödigheimer K., Chase D. (1994): Wirksamkeit von Weißdorn-Extrakt in der Dosierung 3 mal 100 mg täglich. Multizentrische Doppelblindstudie mit 85 herzinsuffizienten Patienten im Stadium NYHA II. Münch. med. Wschr. 136 (Suppl. 1): S7–S11.

Burkart F., Erdmann E., Hanrath P., Kübler W., Mutschler E. et al. (1993): Consensus-Konferenz „Therapie der chronischen Herzinsuffizienz". Z. Kardiol. 82: 200–210.

Erdmann E. (Hrsg.) (2000): Klinische Kardiologie. 5. Aufl., Springer-Verlag, Berlin Heidelberg New York, S. 611–700.

Erdmann E., Riecker G. (Hrsg.) (1996): Klinische Kardiologie. 4. Aufl., Springer-Verlag, Berlin Heidelberg New York, S. 751–917.

Förster A., Förster K., Bühring M., Wolfstädter H.D. (1994): Crataegus bei mäßig reduzierter linksventrikulärer Auswurffraktion. Ergospirometrische Verlaufsuntersuchung bei 72 Patienten in doppelblindem Vergleich mit Plazebo. Münch. med. Wschr. 136 (Suppl. 1): S21–S26.

Hoppe U.C., Erdmann E. (2001): Leitlinien zur Therapie der chronischen Herzinsuffizienz. Z. Kardiol. 90: 218–237.

Leuchtgens H. (1993): Crataegus-Spezialextrakt WS 1442 bei Herzinsuffizienz NYHA II. Fortschr. Med. 111: 352–354.

Remme W.J., Swedberg K. (2001): Guidelines for the diagnosis and treatment of chronic heart failure. Eur. Heart J. 22: 1527–1560.

Schmidt U., Kuhn U., Ploch M., Hübner W.-D. (1994): Wirksamkeit des Extraktes LI 132 (600 mg/Tag) bei achtwöchiger Therapie. Plazebokontrollierte Doppelblindstudie mit Weißdorn an 78 herzinsuffizienten Patienten im Stadium II nach NYHA. Münch. med. Wschr. 136 (Suppl. 1): S13–S19.

The Digitalis Investigation Group (1997): The effect of digoxin on mortality and morbidity in patients with heart failure. N. Engl. J. Med. 336: 525–533.

The SOLVD-Investigators (1992): Effect of enalapril on mortality and the development of heart failure in asymptomatic patients with reduced left ventricular ejection fractions. N. Engl. J. Med. 327: 685–691.

Weikl A., Assmus K.-D., Neukum-Schmidt A., Schmitz J., Zapfe G. jun. et al. (1996): Crataegus-Spezialextrakt WS 1442. Fortschr. Med. 114: 291–296.

31

32. Koronarmittel

HASSO SCHOLZ

AUF EINEN BLICK

Trend

Die seit Jahren rückläufige Verordnung der Koronarmittel hat sich auch 2001 fortgesetzt. Standardmittel für die Kupierung des akuten Angina-pectoris-Anfalls ist weiterhin Glyceroltrinitrat. Mengenmäßig bedeutsamer ist die Verordnung der Langzeitnitrate Isosorbiddinitrat (ISDN) und Isosorbidmononitrat (ISMN) sowie Molsidomin zur antianginösen Dauertherapie. Pentaerythrityltetranitrat (PETN) wird insbesondere in den neuen Bundesländern eingesetzt.

In der Indikationsgruppe Koronarmittel sind wie in der Roten Liste Arzneimittel zur medikamentös-symptomatischen Behandlung der koronaren Herzkrankheit zusammengefaßt. Die wichtigsten Vertreter dieser Gruppe sind organische Nitrate, Molsidomin und Trapidil. Außer Koronarmitteln werden zur Behandlung der koronaren Herzkrankheit auch Betarezeptorenblocker (siehe Kapitel 18), Calciumantagonisten (siehe Kapitel 20) und unter prognostischen Gesichtspunkten ACE-Hemmer (siehe Kapitel 3) verwendet.

Verordnungsspektrum

Unter den 2500 am häufigsten verordneten Arzneimitteln sind im Jahr 2001 wieder 45 Koronarmittel vertreten. Die Verordnungen haben gegenüber dem Vorjahr abermals geringfügig abgenommen (Tabelle 32.1). Die Auswertung nach definierten Tagesdosen (DDD) zeigt, daß die Abnahme bei fast allen Nitraten wieder etwa gleich stark war

Tabelle 32.1: Verordnungen von Koronarmitteln 2001. Angegeben sind die verordnungshäufigsten Präparate mit Verordnungsrang, Verordnungen und Umsatz 2001 im Vergleich zu 2000.

Rang	Präparat	Verordnungen in Tsd.	Änd. %	Umsatz Mio. €	Änd. %
20	Isoket	2240,2	-7,4	49,8	-5,3
55	Pentalong	1469,4	-0,8	42,5	+1,7
56	Nitrolingual	1451,2	-0,2	13,1	-0,3
234	Corvaton	626,5	-11,7	21,6	-10,4
272	Corangin	559,4	-6,7	27,4	-6,6
284	Molsihexal	542,5	+1,8	10,8	+1,6
308	Molsidomin-ratiopharm	515,8	+12,9	10,3	+13,5
392	IS 5 mono-ratiopharm	435,7	-2,9	10,3	-1,0
421	Ismo	412,9	-12,3	9,4	-10,9
442	ISDN-ratiopharm	399,7	-6,8	6,2	-3,9
479	Mono Mack	369,3	-7,9	20,8	-7,2
519	ISDN Stada	346,2	-6,9	8,3	-3,1
531	ISDN von ct	338,3	+10,4	4,2	+12,2
679	molsidomin von ct	268,2	+6,4	5,2	+8,9
715	Monostenase	254,8	-17,2	7,1	-15,3
737	Molsidomin Heumann	242,5	-3,0	6,9	-2,2
771	Isomonit	229,1	-4,6	5,1	-2,7
844	Rocornal	204,3	-2,9	10,8	-0,9
860	Monoclair	200,9	+3,7	6,0	+6,1
954	Conpin	181,4	-7,3	4,4	-3,7
988	Nitrangin-Isis	174,6	+6,0	1,2	+5,2
1015	ISDN AL	169,5	-2,8	2,1	-3,2
1122	Isodinit	148,4	+9,8	2,0	+9,5
1241	Monobeta	134,0	+2,1	3,0	+7,9
1245	Isostenase	132,7	-13,8	1,9	-12,8
1275	Molsicor	127,4	-0,6	2,6	-0,4
1311	ISMN Stada	123,6	+17,5	3,3	+22,4
1366	Nitrangin compositum	117,8	-15,2	1,4	-13,5
1391	ISMN von ct	115,8	+13,0	2,7	+11,2
1394	ISMN AL	115,5	+24,9	2,3	+27,6
1406	Monolong	114,7	-13,1	4,9	-12,2
1462	Nitrosorbon	109,0	-3,1	2,2	-0,7
1466	Jenacard	108,6	-15,1	1,7	-11,9
1569	Iso Mack/Retard	99,2	-11,3	1,9	-13,8
1606	Molsidomin Stada	96,4	+35,2	1,9	+37,9
1784	ISDN Heumann	82,8	+3,6	0,8	+4,6
1858	Corangin Nitro	77,8	-5,3	0,7	-6,8
1897	Nitroderm TTS	74,9	-13,7	4,3	-7,0
1974	Molsiket	71,0	-0,5	2,3	+28,2
2221	Elantan	58,2	-15,8	2,4	-15,4
2277	ISMN Heumann	55,9	-14,5	1,3	-18,0
2327	Nitro Mack	54,1	-8,2	1,0	-8,6

32

Tabelle 32.1: Verordnungen von Koronarmitteln 2001. Angegeben sind die verordnungshäufigsten Präparate mit Verordnungsrang, Verordnungen und Umsatz 2001 im Vergleich zu 2000 (Fortsetzung).

Rang	Präparat	Verordnungen in Tsd.	Änd.%	Umsatz Mio. €	Änd.%
2366	Coleb	52,3	-15,3	3,3	-14,3
2376	Monopur	51,9	-8,7	1,2	-12,5
2389	ISMN AbZ	51,4	+24,6	0,9	+28,4
	Summe	13805,7	-3,4	333,9	-2,9
	Anteil an der Indikationsgruppe	94,9%		94,9%	
	Gesamte Indikationsgruppe	14541,5	-3,8	352,0	-3,2

(Abbildung 32.1). Lediglich Pentaerythrityltetranitrat und Molsidominpräparate haben auch 2001 etwas zugenommen.

Nitrate wurden bei der koronaren Herzkrankheit im Vergleich zu anderen Arzneimittelgruppen weniger häufig als Betarezeptorenblocker und Calciumantagonisten verordnet (siehe Kapitel 18 und 20). Dabei ist zu berücksichtigen, daß Betarezeptorenblocker und

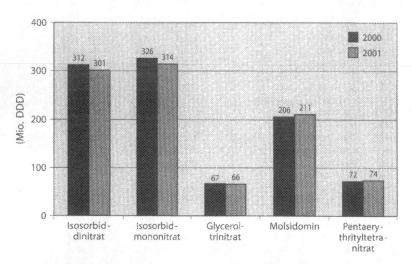

Abbildung 32.1: Verordnungen von Koronarmitteln 2001. DDD der 2500 meistverordneten Arzneimittel

Calciumantagonisten auch bei anderen Indikationen eingesetzt werden.

Insgesamt hat sich bei den Koronarmitteln im Vergleich zum Vorjahr wenig geändert. Bei den Nitraten ist Glyceroltrinitrat, für das die verordneten Tagesdosen auf der Basis der WHO-DDD von 2,5 mg für die sublinguale Applikation berechnet werden, erneut leicht zurückgegangen (Tabelle 32.2). Auch die relativ teuren Nitratpflaster haben abgenommen. Nitratkombinationen gehören nicht zur medikamentösen Standardtherapie der koronaren Herzkrankheit. Unter den meistverordneten Präparaten findet sich deshalb nur noch *Nitrangin compositum,* eine Kombination aus Glyceroltrinitrat und Baldriantinktur, die nicht nur überflüssig, sondern auch erheblich teurer als wirksame Glyceroltrinitratpräparate ist (Tabelle 32.2).

Bei den Langzeitnitraten wurde Isosorbiddinitrat (ISDN) wiederum etwas weniger verordnet als das etwa 30% teurere Isosorbidmononitrat (ISMN) (Tabelle 32.3). Im Gegensatz dazu hat Pentaerythrityltetranitrat (*Pentalong*) leicht zugenommen, das als einziges Langzeitnitrat in der ehemaligen DDR verfügbar war und vermutlich deshalb immer noch viel in den neuen Bundesländern verordnet wird. Dieses Nitrat wirkt hauptsächlich über die beiden Metaboliten Pentaerythrityldinitrat und -mononitrat, die eine Eliminationshalbwerts-

32

Tabelle 32.2: Verordnungen von Glyceroltrinitrat 2001. Angegeben sind die 2001 verordneten Tagesdosen, die Änderungen gegenüber 2000 und die mittleren Kosten je DDD 2001.

Präparat	Bestandteile	DDD in Mio.	Änderung in %	DDD-Kosten in €
Glyceroltrinitrat				
Nitrolingual	Glyceroltrinitrat	48,8	(−0,3)	0,27
Nitrangin-Isis	Glyceroltrinitrat	5,3	(+3,1)	0,22
Corangin Nitro	Glyceroltrinitrat	3,5	(−7,2)	0,19
Nitro Mack	Glyceroltrinitrat	3,1	(−7,8)	0,34
		60,6	(−0,8)	0,26
Nitratpflaster				
Nitroderm TTS	Glyceroltrinitrat	5,3	(−8,4)	0,81
Kombinationen				
Nitrangin compositum	Glyceroltrinitrat Baldriantinktur	1,7	(−17,7)	0,79
Summe		67,6	(−2,0)	0,32

Tabelle 32.3: Verordnungen von Langzeitnitraten 2001. Angegeben sind die 2001 verordneten Tagesdosen, die Änderungen gegenüber 2000 und die mittleren Kosten je DDD 2001.

Präparat	Bestandteile	DDD in Mio.	Änderung in %	DDD-Kosten in €
Isosorbiddinitrat				
Isoket	Isosorbiddinitrat	176,9	(−4,8)	0,28
ISDN Stada	Isosorbiddinitrat	33,2	(−1,9)	0,25
ISDN-ratiopharm	Isosorbiddinitrat	21,4	(−3,2)	0,29
ISDN von ct	Isosorbiddinitrat	18,3	(+13,7)	0,23
Isodinit	Isosorbiddinitrat	10,7	(+11,5)	0,18
Nitrosorbon	Isosorbiddinitrat	10,4	(−0,8)	0,21
ISDN AL	Isosorbiddinitrat	9,5	(−3,5)	0,22
Iso Mack/Retard	Isosorbiddinitrat	6,3	(−17,0)	0,31
Isostenase	Isosorbiddinitrat	6,0	(−14,7)	0,32
Jenacard	Isosorbiddinitrat	5,3	(−10,3)	0,32
ISDN Heumann	Isosorbiddinitrat	3,4	(+5,2)	0,25
		301,5	(−3,2)	0,27
Isosorbidmononitrat				
Mono Mack	Isosorbidmononitrat	56,9	(−6,5)	0,37
Corangin	Isosorbidmononitrat	52,7	(−6,8)	0,52
IS 5 mono-ratiopharm	Isosorbidmononitrat	35,2	(−0,5)	0,29
Ismo	Isosorbidmononitrat	21,7	(−11,3)	0,43
Monostenase	Isosorbidmononitrat	19,6	(−14,9)	0,36
Monoclair	Isosorbidmononitrat	18,0	(+6,0)	0,34
Isomonit	Isosorbidmononitrat	17,6	(−3,5)	0,29
Conpin	Isosorbidmononitrat	15,4	(−2,6)	0,29
Monobeta	Isosorbidmononitrat	11,8	(+9,2)	0,25
Monolong	Isosorbidmononitrat	10,3	(−12,8)	0,47
ISMN AL	Isosorbidmononitrat	10,2	(+26,2)	0,22
ISMN Stada	Isosorbidmononitrat	10,0	(+22,4)	0,33
ISMN von ct	Isosorbidmononitrat	9,2	(+13,1)	0,29
Coleb	Isosorbidmononitrat	7,2	(−14,2)	0,46
Elantan	Isosorbidmononitrat	5,3	(−14,9)	0,46
ISMN AbZ	Isosorbidmononitrat	4,3	(+32,0)	0,22
Monopur	Isosorbidmononitrat	4,2	(−12,8)	0,28
ISMN Heumann	Isosorbidmononitrat	3,8	(−18,9)	0,35
		313,5	(−3,8)	0,37
Pentaerythrityltetranitrat				
Pentalong	Pentaerythrityl-tetranitrat	74,0	(+2,3)	0,57
Summe		**689,0**	**(−2,9)**	**0,35**

32

Tabelle 32.4: Verordnungen von Molsidomin und anderen Koronarmitteln 2001. Angegeben sind die 2001 verordneten Tagesdosen, die Änderungen gegenüber 2000 und die mittleren Kosten je DDD 2001.

Präparat	Bestandteile	DDD in Mio.	Änderung in %	DDD-Kosten in €
Molsidomin				
Corvaton	Molsidomin	51,9	(–9,8)	0,42
Molsihexal	Molsidomin	45,9	(+2,2)	0,24
Molsidomin-ratiopharm	Molsidomin	45,9	(+14,3)	0,23
molsidomin von ct	Molsidomin	21,8	(+10,3)	0,24
Molsidomin Heumann	Molsidomin	19,8	(–1,5)	0,35
Molsicor	Molsidomin	11,0	(+1,6)	0,23
Molsidomin Stada	Molsidomin	8,6	(+37,6)	0,22
Molsiket	Molsidomin	6,4	(+2,5)	0,36
		211,3	(+2,7)	0,29
Trapidil				
Rocornal	Trapidil	7,7	(–0,7)	1,41
Summe		219,0	(+2,6)	0,33

32

zeit von 4,2 bzw. 10,4 Stunden haben (Weber et al. 1995). Molsidomin hat auch im Jahr 2001 leicht zugenommen. Molsidomin macht inzwischen nach DDD 21,9% des Marktsegments aus (Tabelle 32.4).

In der Gruppe der anderen Koronarmittel spielt nur noch der Phosphodiesterasehemmer Trapidil (*Rocornal*) eine Rolle, der in der ehemaligen DDR entwickelt wurde (Mest 1990). 2001 nahmen die Verordnungen leicht ab (Tabelle 32.4). Trapidil wirkt positiv inotrop und venodilatatorisch und hemmt die Thrombozytenaggregation. Damit unterscheidet es sich in seinem Wirkungsspektrum und seinem Wirkungsmechanismus von den übrigen Koronarmitteln.

Therapeutische Gesichtspunkte

Die Tabelle 32.3 zeigt, daß zur Therapie der koronaren Herzkrankheit weiterhin ISDN und ISMN am häufigsten verwendet worden sind. Dies ist unter pharmakologisch-therapeutischen Gesichtspunkten plausibel. Mit beiden Substanzen kann eine wirksame Anfallsprophylaxe durchgeführt werden. Allerdings ist zur Vermeidung einer Toleranzentwicklung zu beachten, daß die Dosis nicht zu hoch gewählt und daß ein nitratfreies bzw. nitratarmes Intervall eingehalten wird.

Das wird am besten dadurch erreicht, daß die Nitrate *ungleichmäßig* über den Tag verteilt eingenommen werden (z. B. morgens und mittags). Isosorbidmononitrat hat gegenüber Isosorbiddinitrat lediglich theoretische Vorzüge, z. B. eine höhere Bioverfügbarkeit, die jedoch praktisch, außer bei der Dosisfindung, keine Bedeutung besitzen. Außerdem ist ISMN wegen seiner relativ langsamen Resorption auch bei sublingualer Applikation im Gegensatz zu ISDN nicht zur Behandlung akuter Angina-pectoris-Anfälle geeignet. ISMN ist in diesem Sinne also kein „Universalpräparat". Schließlich sind durch den höheren Preis des Isosorbidmononitrat Mehrkosten entstanden, die therapeutisch nicht zu rechtfertigen sind.

Molsidomin wirkt ähnlich wie die Nitrate, soll aber nach experimentellen Daten eine geringere Toleranzentwicklung induzieren, weil aus Molsidomin das letztlich in der Zelle wirkende Stickstoffmonoxid NO nichtenzymatisch freigesetzt wird. Nach älteren klinischen Studien führt Molsidomin über mehrere Tage zu keiner Toleranzentwicklung (Rudolph und Dirschinger 1985, Weidemann et al. 1987). Neuere Vergleichsstudien zeigen jedoch, daß die antiischämischen Effekte nicht nur von Isosorbiddinitrat, sondern auch von Molsidomin bereits nach 1–4 Tagen deutlich abgeschwächt sind (Wagner et al. 1991, Lehmann et al. 1998). Deshalb ist auch die Kombination von Isosorbiddinitrat mit Molsidomin zur Vermeidung einer Toleranz nicht ausreichend begründet, zumal die Überlegenheit dieses Therapieschemas nicht durch entsprechende Studien belegt ist. Molsidomin-haltige Lösungen sind vor einigen Jahren vom Markt genommen worden, da durch Lichteinwirkung eine Verunreinigung (Morpholin) entstehen kann, die im Magen möglicherweise in einen krebsverdächtigen Stoff umgewandelt wird (Arzneimittelkommission der deutschen Ärzteschaft 1989). Aus dieser Zeit stammt die u. E. nicht mehr relevante Indikationseinschränkung, daß Molsidomin nur angewandt werden sollte, wenn andere Arzneimittel nicht angezeigt sind, nicht vertragen wurden oder nicht ausreichend wirksam waren.

Wirtschaftliche Gesichtspunkte

Ein großer Teil der beiden Langzeitnitrate ISDN und ISMN wird bereits seit vielen Jahren in Form von Generika verordnet. Relativ hoch ist der Generikaanteil von ISMN (76%), während bei ISDN immer noch knapp 59% auf das ursprüngliche Originalpräparat *Isoket*

Tabelle 32.5: Therapiekostenvergleich von führenden Nitraten

Eigenschaften	ISDN *Isoket*	ISMN *Corangin*	PETN *Pentalong*
WHO-Tagesdosis	60 mg	40 mg	120 mg
Packungsgröße, 100 Tbl.	60 mg	40 mg	80 mg
Preis für 100 DDD, €	27,13	48,77	54,96
Umsatz 2001, Mio. €	49,8	27,4	42,5
DDD 2001, Mio.	176,9	52,7	74,0
Substitution			
Wirkstoff	ISDN	ISDN	ISDN
Präparat (Beispiel)	*ISDN Hexal*	*ISDN Hexal*	*ISDN Hexal*
Packungsgröße 100 Kps.	60 mg	60 mg	60 mg
Preis für 100 DDD, €	18,44	18,44	18,44
Einsparung/100 DDD, €	8,69	30,33	36,52
Einsparpotential, Mio. €	15,4	16,0	27,0

32

entfallen (Tabelle 32.3). Für das vergleichsweise teure PETN (*Pentalong*) gibt es überhaupt keine generische Alternative. Wenn jeweils das Generikum mit den günstigsten DDD-Kosten eingesetzt wird, errechnen sich für die ISDN-Präparate Einsparmöglichkeiten von 27 Mio. € und für die ISMN-Präparate 47 Mio. €. Allein bei *Isoket* ergibt die Generikasubstitution 15 Mio. € (Tabelle 32.5).

Weitere Wirtschaftlichkeitsreserven liegen in der Substitution von ISMN und PETN durch das preisgünstigere ISDN, das diesen beiden Langzeitnitraten therapeutisch äquivalent und teilweise sogar überlegen ist (siehe therapeutische Gesichtspunkte). Wenn PETN (*Pentalong*) durch ein preisgünstiges ISDN-Generikum substituiert wird, errechnet sich nach den Verordnungsdaten von 2001 ein Einsparpotential von 27 Mio. € und für ISMN (z. B. *Corangin*) 16 Mio. € (Tabelle 32.5). Die Substitution von Original- und Analogpräparaten ergibt damit allein bei diesen drei Präparaten Einsparmöglichkeiten von 58 Mio. € (siehe auch Kapitel 50, Einsparpotentiale, Tabelle 50.4).

Literatur

Arzneimittelkommission der deutschen Ärzteschaft (1989): Molsidomin-haltige Lösungen/Tropfen vom Markt genommen. Dtsch. Ärztebl. 86: C-2266.

Lehmann G., Reiniger G., Beyerle A., Schomig A. (1998): Clinical comparison of anti-ischemic efficacy of isosorbide dinitrate and molsidomine. J. Cardiovasc. Pharmacol. 31: 25–30.

Mest H.J. (1990): Trapidil: a potent inhibitor of platelet aggregation. J. Drug Dev. 3: 143–149.

Rudolph W., Dirschinger J. (1985): Effectiveness of molsidomine in the long-term treatment of exertional angina pectoris and chronic congestive heart failure. Am. Heart J. 109: 670–674.

Wagner F., Gohlke-Barwolf C., Trenk D., Jähnchen E., Roskamm H. (1991): Differences in the antiischaemic effects of molsidomine and isosorbide dinitrate (ISDN) during acute and short-term administration in stable angina pectoris. Eur. Heart J. 12: 994–999.

Weber W., Michaelis K., Luckow V., Kuntze U., Stalleicken D. (1995): Pharmacokinetics and bioavailability of pentaerythrityl tetranitrate and two of its metabolites. Arzneim.-Forsch. 45: 781–784.

Weidemann H., Schober B., Schuon J. (1987): Comparative study of long-term effects of molsidomin 8 mg (slow release form) and ISDN 40 mg (slow release form) on angina pectoris and ischaemic ST-segment depression during maximal bicycle-ergometry in patients with coronary insufficiency. Eur. Heart J. 8 (Suppl. G): 63–69.

32

33. Leber- und Gallenwegstherapeutika

J. Christian Bode

AUF EINEN BLICK

Trend
Das Verordnungsvolumen der Leber- und Gallenwegstherapeutika ist in den letzten zehn Jahren um 60% bzw. 80% zurückgegangen. Die Zahl häufig verordneter Arzneimittel hat gleichzeitig von 23 auf 8 Präparate abgenommen. Hauptgrund dieser Entwicklung ist der Verzicht auf die Verordnung ungenügend geprüfter Präparate.

Kosten
Dadurch sind über 50% der Verordnungskosten (ca. 90 Mio. €) eingespart worden.

33

Unter der Bezeichnung „Leber- und Gallenwegstherapeutika" werden eine Reihe von Arzneimitteln zusammengefaßt, die bei Erkrankungen der Leber, Gallenblase und Gallenwege eingesetzt werden (Abbildung 33.1). Die Verordnungen der Gallenwegstherapeutika sind in den letzten zehn Jahren kontinuierlich zurückgegangen. Die Verordnung von Lebertherapeutika ist im gleichen Zeitraum ebenfalls zurückgegangen (Abbildung 33.1), die Abnahme war aber weniger ausgeprägt. Zusätzlich anzumerken ist, daß für die Behandlung der chronischen Virushepatitis B und C wichtige Medikamente (Interferon-alfa, Ribavirin, Lamivudin) bei den Immuntherapeutika und Zytostatika (Kapitel 30) und Antibiotika und Chemotherapeutika (Kapitel 8) eingeordnet sind.

Lebertherapeutika

Für viele akute Leberkrankheiten, insbesondere Virushepatitis A und B, besteht eine ausgeprägte Tendenz zur Spontanheilung. Das gleiche gilt für die Mehrzahl nutritiver und toxisch bedingter Leberkrankheiten bei Ausschaltung der zugrunde liegenden Ursache. Trotz erfreulicher Fortschritte in der Behandlung der chronischen Virushepatitis Typ B und C im letzten Jahrzehnt sind andere chronische Leberkrankheiten weiterhin einer medikamentösen Therapie nur z. T. zugänglich oder können nur bei Komplikationen mit Pharmaka behandelt werden (Bircher et al. 1999, Zakim und Boyer 1996).

Im Vordergrund der Therapie stehen daher für viele Leberkrankheiten Allgemeinmaßnahmen, wie Alkoholkarenz und Ausschaltung anderer Noxen und eine qualitativ und quantitativ ausgewogene Ernährung. Besonders wichtig ist Alkoholkarenz auch bei Patienten mit chronischer Virushepatitis C, da bereits mäßiger Alkoholkonsum das Fortschreiten der Erkrankung beschleunigt und reichlicher Alkoholkonsum (> 100 g/Tag) fast zu einer exponentiellen Zunahme des Zirrhoserisikos führt (Corrao und Aricó 1998).

Die häufigste Ursache für die Entwicklung einer chronischen Lebererkrankung ist in der Bundesrepublik übermäßiger Alkoholgenuß (Bode 1999a). Das Risiko der Entwicklung einer fortschreitenden alkoholbedingten Lebererkrankung (Alkoholhepatitis, Alkoholzirrhose) steigt bei regelmäßigem Konsum größerer Alkoholmengen (40–60 g/Tag bei Männern, 20–30 g/Tag bei Frauen) stark an. Die wirksamste therapeutische Maßnahme ist die Alkoholabstinenz (Lieber und Salaspuro 1992, Bode 1999a). Danach bilden sich die alkoholbedingte Fettleber und die Alkoholhepatitis meist innerhalb von wenigen Wochen oder Monaten zurück. Selbst eine beginnende Alkoholzirrhose ist noch partiell rückbildungsfähig oder kann im Stadium der Fibrose zur Ruhe kommen. Auch die nicht alkoholische Fettleberhepatitis, deren Häufigkeit in den westlichen Industrienationen zunimmt, wird am wirksamsten durch Behebung der entscheidenden ursächlichen Faktoren (Adipositas, Diabetes mellitus Typ II) behandelt (Angulo 2002).

Die akute Virushepatitis A und B heilt in der Mehrzahl der Fälle spontan, bei Virus A ca. 99%, bei Virus B über 90%. Bei der Virushepatitis Typ C kommt es jedoch häufig (ca. 60–80%) zum Übergang in chronische Verlaufsformen. Bisher sind keine Medikamente bekannt, die den Verlauf der akuten Virushepatitis A und B günstig beeinflus-

sen (Bircher et al. 1999, Zakim und Boyer 1996). Bei der akuten Virushepatitis C kann die Ausheilung und die Viruselimination durch eine
Behandlung mit Alfa-Interferon gefördert werden (Hopf et al. 1997).

Der Verlauf verschiedener chronischer Leberkrankheiten kann
durch eine spezifische Therapie günstig beeinflußt werden: Immunsuppressiva bei der sogenannten autoimmunen chronischen Hepatitis,
D-Penicillamin oder auch Zinksalze wegen D-Penicillamin-Unver-
träglichkeit beim Morbus Wilson, Aderlässe bei der Hämochromatose
oder eventuell auch Deferoxamin (Bircher et al. 1999, Zakim und
Boyer 1996). Bei der chronischen Virushepatitis B wird durch die
Behandlung mit Alfa-Interferon bei einem Teil der Patienten eine
Viruselimination erreicht (Hopf et al. 1997). Für Patienten, bei denen
durch die Behandlung mit Alfa-Interferon keine anhaltende Remission
der chronischen Hepatitis erreicht wird, ist die kürzlich eingeführte
Therapie mit Lamivudin eine wichtige Ergänzung (Petry et al. 2000).
Bei Patienten mit chronischer Virushepatitis C wurde die Monotherapie mit Alfa-Interferon aufgrund der Ergebnisse neuerer Therapiestudien zum großen Teil durch eine Kombinationsbehandlung mit Ribavirin ersetzt (Übersicht bei Cummings et al. 2001).

Die Verordnungen der beiden Interferonpräparate Interferon-alfa-
2a (*Roferon*) und Interferon-alfa-2b (*Intron A*) sind sehr wahrscheinlich auf die innerhalb weniger Jahre stark angestiegene Zahl der
wegen chronischer Hepatitis C mit Interferon-alfa behandelten Patienten zurückzuführen (s. Kapitel 30, Immuntherapeutika und Zytostatika). Die Entwicklung des langwirkenden Peginterferon alfa-2b
(*PegIntron*) ist ein weiterer Fortschritt in der Behandlung der chronischen Hepatitis C (siehe Arzneiverordnungs-Report 2001 Kapitel 2,
Neue Arzneimittel). Bei chronisch entzündlichen Lebererkrankungen
mit überwiegender Cholestase, insbesondere bei der primär biliären
Zirrhose, hat sich die Behandlung mit Ursodeoxycholsäure als wirksam erwiesen (Heathcote 1996, Saksena und Tandon 1997). Diese
Behandlung hemmt auch die Progression der Fibrose bei primär biliä-
rer Zirrhose (Corpechot et al. 2000).

Viele der in den vergangenen Jahrzehnten eingesetzten „Lebertherapeutika" sind in die Therapie eingeführt worden, weil in bestimmten tierexperimentellen Modellen eine sogenannte „Leberschutzwir-
kung" beobachtet wurde. Sie enthalten u. a. Extrakte oder Einzelstoffe
aus Pflanzen, als besonders wichtig angesehene Metabolite oder
Cofaktoren im Stoffwechsel, Vitamine und andere essentielle Nah-
rungsbestandteile. Bei den Leberkrankheiten des Menschen ist die

33

Wirksamkeit im Sinne einer günstigen Beeinflussung des Krankheits-
verlaufes oder einer Ausheilung der Krankheit für die vielen sogenannten Leberschutzpräparate mit solchen Inhaltstoffen jedoch nicht
erwiesen, sie werden deshalb in Standardwerken der Hepatologie
nicht empfohlen (Bircher et al. 1999, Pape und Sauerbruch 1999,
Zakim und Boyer 1996).

Silymarin

Legalon enthält einen Extrakt aus den Früchten der Mariendistel, dessen aktives Prinzip als Silymarin bezeichnet wird und hauptsächlich
das Flavonoid Silibinin enthält. In *silymarin von ct* entspricht nach
Angabe des Herstellers der Silymaringehalt demjenigen von *Legalon*.
Die Verordnung von *Legalon* hat nach einer deutlichen Abnahme in
den Jahren 1999 und 2000 wieder gering zugenommen, diejenige von
silymarin von ct ist leicht zurückgegangen (Tabelle 33.1 und 33.2). Die
Ergebnisse klinischer Studien zur Prüfung der Wirksamkeit von Silymarin bei akuten und chronischen Leberkrankheiten sind uneinheitlich. In den 70er Jahren wurden mehrere kontrollierte Studien bei
Patienten mit akuter Virushepatitis durchgeführt (Lit. in Flora et al.
1998). Wegen erheblicher Schwächen im Design dieser Studien sind
aus den Ergebnissen kaum Rückschlüsse zum therapeutischen Nutzen
von *Legalon* bei akuter Virushepatitis möglich (Bode 1999b). Entsprechendes gilt für Studien zum Einfluß von Silymarin bei Patienten mit
leichten Formen alkoholinduzierter Leberveränderungen (Bode
1999b). In einer Doppelblindstudie bei Patienten mit Zirrhose wurde
jedoch in der Untergruppe mit Patienten mit Alkoholzirrhose eine signifikante Verbesserung der Überlebensrate nach zwei und vier Jahren
gesehen (Ferenci et al. 1989). In einer zweiten Doppelblindstudie, die
an einer vergleichbar großen Zahl von Patienten mit Alkoholzirrhose
über zwei Jahre mit Silymarin durchgeführt wurde, ergab sich dagegen
kein Hinweis auf eine günstige Beeinflussung des Krankheitsverlaufs
oder die Überlebensrate der Patienten (Parés et al. 1998). Auch in einer
kürzlich abgeschlossenen doppelblinden und multizentrischen deutschen Studie hatte eine Silymarinbehandlung über 4 Jahre keinen Einfluß auf die Mortalität von Patienten mit Alkoholzirrhose (Seitz und
Arslic 2001). Die Ergebnisse von zwei nicht-kontrollierten Studien
sprechen dafür, daß durch frühzeitige parenterale Silymaringabe der
Verlauf einer akuten Leberschädigung durch Knollenblätterpilze gün-

33

Tabelle 33.1: Verordnungen von Lebertherapeutika 2001. Angegeben sind die verordnungshäufigsten Präparate mit Verordnungsrang, Verordnungen und Umsatz 2001 im Vergleich zu 2000.

Rang	Präparat	Verordnungen in Tsd.	Änd. %	Umsatz Mio. €	Änd. %
1371	Legalon	117,2	+5,7	6,1	+4,3
1992	Hepa-Merz Amp./Gran./Kautbl.	69,8	+0,3	7,9	−1,2
2317	silymarin von ct	54,4	−4,3	1,8	−3,5
Summe		241,4	+1,7	15,7	+0,6
Anteil an der Indikationsgruppe		17,4%		39,6%	
Gesamte Indikationsgruppe		1384,3	+2,1	39,7	−1,1

stig beeinflußt und die Überlebensrate verbessert werden (Lit. in Flora et al. 1998). Auch wenn es sich nicht um kontrollierte Doppelblindstudien handelt, so ist aufgrund der Ergebnisse einschließlich experimenteller Studien ausreichend wahrscheinlich, daß bei dieser seltenen, aber gravierenden Intoxikation ein Nutzen von der Silymarintherapie zu erwarten ist.

33

Ornithinaspartat

Die Verordnung von *Hepa-Merz* hat sich 2001 genauso wie im Vorjahr nicht wesentlich geändert (Tabelle 33.1). Der Wirkstoff Ornithinaspartat senkt bei hepatischer Enzephalopathie die erhöhten Ammoniak-

Tabelle 33.2: Verordnungen von Lebertherapeutika 2001. Angegeben sind die 2001 verordneten Tagesdosen, die Änderungen gegenüber 2000 und die mittleren Kosten je DDD 2001.

Präparat	Bestandteile	DDD in Mio.	Änderung in %	DDD-Kosten in €
Legalon	Silymarin	1,8	(+5,1)	3,28
Hepa-Merz Amp./Gran./Kautbl.	Ornithinaspartat	1,8	(+0,7)	4,27
silymarin von ct	Silymarin	0,7	(−2,3)	2,67
Summe		4,4	(+2,0)	3,61

spiegel. In einer größeren, Placebo-kontrollierten Doppelblindstudie
wurde bei Patienten mit Zirrhose und subklinischer hepatischer Enzephalopathie durch parenterale Gabe von *Hepa-Merz* (20 g/Tag) außer
einer Senkung der Ammoniakkonzentration im Blut eine Verbesserung der mentalen Leistungsfähigkeit in psychometrischen Tests
nachgewiesen (Kircheis et al. 1997). Entsprechend wurde eine günstige
Wirkung auch nach oraler Behandlung (18 g/Tag) im Rahmen einer
Doppelblindstudie an einer kleineren Zahl von Patienten beschrieben
(Stauch et al. 1998). Bei Patienten mit schwereren Formen einer hepatischen Enzephalopathie muß die Wertigkeit im Vergleich zur bisherigen Standardtherapie durch kontrollierte Studien an größeren Patientengruppen geklärt werden. Bisher gibt es keine Hinweise dafür, daß
der Verlauf chronischer Leberkrankheiten jeglicher Art durch Ornithinaspartat beeinflußt wird.

Gallenwegstherapeutika

33

Gallenwegserkrankungen werden in der Mehrzahl der Fälle durch Gallensteine hervorgerufen. Soweit dabei Schmerzen und Entzündungserscheinungen auftreten, werden kurzfristig Analgetika, Spasmolytika
und geeignete Antibiotika angewendet. Die inzwischen allgemein eingeführte laparoskopische Cholezystektomie bei Cholezystolithiasis
hat die Behandlungsstrategie des Gallensteinleidens in den letzten
Jahren deutlich geändert. Die Indikation zum Versuch einer medikamentösen Steinauflösung wird deutlich seltener gestellt. Eine Ausnahme bilden lediglich nicht schattengebende Cholesterinsteine bis zu
1 cm Durchmesser bei Risikopatienten, die durch Chenodeoxychol-
säure und Ursodeoxycholsäure aufgelöst werden können.

Das Verordnungsvolumen der Cholagoga und Gallenwegstherapeutika, das seit 1991 merklich abgenommen hatte (Abbildung 33.1), ging
in der gesamten Indikationsgruppe wieder zurück (Tabelle 33.3).

Gallensäuren

Urso-Falk enthält als Wirkstoff Ursodeoxycholsäure. Wie bereits im
Abschnitt „Lebertherapeutika" erwähnt, ist eine günstige Wirkung
dieser Gallensäure auf den Verlauf bestimmter cholestatischer Lebererkrankungen (primär biliäre Zirrhose, primär sklerosierende Chol-

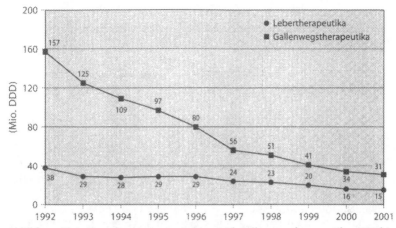

Abbildung 33.1: Verordnungen von Leber- und Gallenwegstherapeutika 1992 bis 2001. Gesamtverordnungen nach definierten Tagesdosen

angitis und Schwangerencholestase) gut belegt (Stiehl 1995, Heathcote 1996, Saksena und Tandon 1997). Die erneute Zunahme der Verordnungshäufigkeit ist wahrscheinlich auf die zunehmend gute Dokumentation des therapeutischen Nutzens in kontrollierten Therapiestudien für die erwähnten Indikationen zurückzuführen. Die seit zwei Jahrzehnten gesicherte Indikation der medikamentösen Litholyse hat zwar durch Einführen der laparoskopischen Cholezystektomie eine

33

Tabelle 33.3: Verordnungen von Gallenwegstherapeutika 2001. Angegeben sind die verordnungshäufigsten Präparate mit Verordnungsrang, Verordnungen und Umsatz 2001 im Vergleich zu 2000.

Rang	Präparat	Verordnungen in Tsd.	Änd.%	Umsatz Mio. €	Änd.%
969	Ursofalk	179,4	+15,4	13,6	+15,9
1481	Spasmo Gallo Sanol	107,7	−8,7	3,2	+2,2
1671	Hepar SL	91,3	−20,4	2,6	−20,8
2228	Cholagogum F	57,9	−19,9	1,8	−20,7
2239	Cholecysmon-Dragees	57,5	−9,8	0,7	−6,1
Summe		493,8	−5,8	22,0	+3,4
Anteil an der Indikationsgruppe		61,3%		71,5%	
Gesamte Indikationsgruppe		805,7	−5,7	30,8	+2,8

Einschränkung erfahren, sie ist jedoch weiterhin für Patienten mit deutlich erhöhtem Operationsrisiko eine wichtige Behandlungsmöglichkeit von Gallenblasensteinen (Leuschner 1994).

Pflanzliche Cholagoga

Hepar SL enthält als Wirkstoff Artischockenextrakt. Die Einordnung unter „Gallenwegstherapeutika" ist, wenn von der Namensgebung abgesehen wird, schwer nachzuvollziehen. Laut Roter Liste wird ab 1998 als Indikation für das Präparat „dyspeptische Beschwerden" genannt. Die deutliche Abnahme der Verordnungshäufigkeit im Jahr 2001 trägt diesen Verhältnissen erneut Rechnung.

Die Kombinationspräparate *Cholagogum F* und *Spasmo Gallo Sanol* enthalten Kombinationen verschiedener Pflanzenextrakte. Bestandteil beider Cholagoga ist Schöllkraut (Herba Chelidonii) als Extrakt oder Droge mit dem Hauptalkaloid Chelidonin, dem schwache papaverinähnliche und spasmolytische Wirkungen zugeschrieben werden. Unabhängig von der Tatsache, daß Papaverin medizinisch nicht mehr verwendet wird, ist in den meisten Cholagoga Schöllkraut in so geringer Menge enthalten, daß mit einer Wirkung nicht gerechnet werden kann (Hänsel 1987). Auch fünfzehn Jahre später hat sich an dieser Situation nicht viel geändert. Selbst wenn man die Schöllkraut-Monographie des vormaligen Bundesgesundheitsamtes mit den nur wenig belegten Tagesdosen (2–5 g Droge oder 12–30 mg Chelidonin) zugrunde legt, sind *Spasmo Gallo Sanol* und *Cholagogum F* 3–7fach unterdosiert. Die Beliebtheit einiger solcher pflanzlicher Cholagoga beruht vermutlich immer noch darauf, daß sie laxierend wirkende Pflanzenextrakte (Aloe) enthalten und ersatzweise für die nicht mehr verordnungsfähigen Laxantien verschrieben werden. Für *Chol-Kugeletten Neu* wurde entsprechend dieser Annahme in der Roten Liste ab 1998 die Bezeichnung „Abführhilfe" ergänzt und das Präparat in die Indikationsgruppe Laxantien verlagert, wo es nunmehr auch dargestellt wird (s. Kapitel 35). Trotz des mangelhaft dokumentierten Nutzens ist die Gabe von Schöllkrautextrakten mit Risiken verbunden, da in letzter Zeit mehrere Hepatitisfälle im Zusammenhang mit der Einnahme von Schöllkrautextrakten beschrieben wurden (Strahl et al. 1998, Benninger et al. 1999).

Die Kombinationspräparate enthalten außerdem Curcumawurzelstock (Rhizoma curcumae, Gelbwurzel), der in erster Linie als Gewürz

Verwendung findet und wesentlicher Bestandteil des Currypulvers ist. Daneben werden der Droge auch choleretische Eigenschaften zugeschrieben. Auch hier werden die in der Monographie genannten Tagesdosen (1,5–3 g Droge) von *Cholagogum F* nicht erreicht. Bei einer Literaturrecherche (Medline 1993–96) für den Arzneiverordnungs-Report 1997 fanden sich keine Berichte über kontrollierte klinische Therapiestudien, die eine Effektivität von *Cholagogum F* bei Gallenwegserkrankungen belegen. Insgesamt ist daher nicht anzunehmen, daß die Kombinationen wesentliche therapeutische Effekte entfalten.

Organpräparate

Cholecysmon-Dragees enthalten als Wirkstoff Extrakt aus Rindergalle (Tabelle 33.4). Nach einem starken Rückgang des Verordnungsvolumens im Jahr 2000 hat das Präparat im Jahr 2001 weiter abgenommen (Tabelle 33.3). Entscheidender Wirkanteil sind wahrscheinlich Gallen-

33

Tabelle 33.4: Verordnungen von Gallenwegstherapeutika 2001. Angegeben sind die 2001 verordneten Tagesdosen, die Änderungen gegenüber 2000 und die mittleren Kosten je DDD 2001.

Präparat	Bestandteile	DDD in Mio.	Änderung in %	DDD-Kosten in €
Gallensäuren				
Ursofalk	Ursodeoxycholsäure	5,8	(+15,7)	2,37
Pflanzliche Cholagoga				
Hepar SL	Artischockenextrakt	2,1	(–23,3)	1,28
Cholagogum F	Curcumawurzelstock-extrakt Schöllkrautextrakt	1,5	(–23,8)	1,19
Spasmo Gallo Sanol	Schöllkrautextrakt Gelbwurzextrakt	1,4	(–10,2)	2,33
		5,0	(–20,3)	1,54
Organpräparate				
Cholecysmon-Dragees	Rindergallen-blasenextrakt	2,3	(–9,0)	0,31
Summe		13,1	(–5,2)	1,68

säuren, die in der gewählten Dosierung laxierend wirken. Da weiterhin nicht geklärt ist, ob ein erhöhtes Angebot bestimmter Gallensäuren das Risiko für das Auftreten kolorektaler Neoplasien fördert (McMichael und Potter 1985), ist die Indikation zur Gabe eines solchen Gemisches verschiedener Gallensäuren zu überdenken. In neueren Monographien zur Diagnostik und Therapie von Erkrankungen der Leber und der Gallenwege finden sich keine Empfehlungen zur Gabe von Rindergallenblasenextrakt (Bircher et al. 1999, Zakim und Boyer 1996).

Nach dem Verordnungsrückgang der Cholagoga und dem Ausscheiden eines weiteren Kombinationspräparats (*Cholagogum N Tropfen*) betrugen die Verordnungskosten für pflanzliche Cholagoga und Organpräparate im Jahr 2001 nur noch 8,3 Mio. € (Tabelle 33.3). Der Rückblick auf das Jahr 1992 zeigt, daß damals 144 Mio. DM für diese Gallenwegstherapeutika ausgegeben wurden. Durch Verzicht auf die Verordnung der ungenügend geprüften Präparate mit potentiellen Risiken hat die Ärzteschaft seitdem etwa 60% dieser unnötigen Kosten eingespart und damit einen wichtigen Beitrag zur Sicherung der Therapiequalität und zur Senkung der Arzneimittelausgaben geleistet.

33

Literatur

Angulo P. (2002): Nonalcoholic fatty liver disease. N. Engl. J. Med. 346: 12121–12131.

Benninger J., Schneider H.T., Schuppan D., Kirchner T., Hahn E.G. (1999): Acute hepatitis induced by greater celandine (Chelidonium majus). Gastroenterology 117: 1234–1237.

Bircher J., Benhamou J.-P., McIntyre N., Rizzetto M., Rodés J. (eds.) (1999): Oxford textbook of clinical hepatology. Oxford University Press, Oxford, New York, Tokyo.

Bode J.C. (1999a): Alcoholic liver diseases. In: Bianchi Porro G., Cremer M., Krejs G., Ramadori G., Rask-Madsen J. (eds.): Gastroenterology & Hepatology, Mc Graw-Hill, New York Milano, pp. 511–522.

Bode J.C. (1999b): Silymarin for the therapy of liver disease. Am. J. Gastroenterol. 94: 545–546.

Bode J.C. (2002): Assessment of the reversibility and treatments of alcoholic liver disease. In: Tsuji T., Higashi T., Zeniya M., Meyer zum Büschenfelde K.-H. (eds.): Molecular biology and immunology in hepatology. Elsevier, Amsterdam, pp. 183–203.

Corpechot C., Carrat F., Bonnand A.-M., Poupon R.E., Poupon R. (2000) : The effect of ursodeoxycholic acid therapy on liver fibrosis progression in primary biliary cirrhosis. Hepatology 32: 1196–1199.

Corrao G., Aricó S. (1998): Independent and combined action of hepatitis C virus infection and alcohol consumption on the risk of symptomatic liver cirrhosis. Hepatology 27: 914–919.

Cummings K.J., Lee S.M., West E.S., Cid-Ruzafa J., Fein S.G., Aoki Y., Sulkowski M.S., Goodman S.N. (2001): Interferon and ribavirin vs. interferon alone in the retreatment of chronic hepatitis C previously nonresponsive to interferon: A meta-analysis of randomized trials. JAMA 285: 193–199.

Ferenci P., Dragosic B., Dittrich H., Frank H., Benda L. et al. (1989): Randomized controlled trial of silymarin treatment in patients with cirrhosis of the liver. J. Hepatol. 9: 105–113.

Flora K., Hahn M., Rosen H., Benner K. (1998): Milk thistle (Silybum marianum) for the therapy of liver diseases. Am. J. Gastroenterol. 93: 139–143.

Hänsel R. (1987): Möglichkeiten und Grenzen pflanzlicher Arzneimittel (Phytotherapie). Dtsch. Apoth. Ztg. 127: 2–6.

Heathcote J. (1996): Review: Treatment of primary biliary cirrhosis. J. Gastroenterol. Hepatol. 11: 605–609.

Hopf U., Niederau C., Kleber G., Fleig W.E. (1997): Behandlung der chronischen Virushepatitis B/D und der akuten chronischen Virushepatitis C – Konsensus der Deutschen Gesellschaft für Verdauungs- und Stoffwechselkrankheiten. Z. Gastroenterol. 35: 971–986.

Kircheis G., Nilius R., Held C., Berndt H., Buchner M. et al. (1997): Therapeutic efficacy of l-ornithine-l-aspartate infusions in patients with cirrhosis and hepatic encephalopathy: results of a placebo-controlled, double-blind study. J. Hepatol. 25: 1351–1360.

Leuschner U. (1994): Medikamentöse Litholyse bei Cholezystolithiasis: Eine kritische Standortbestimmung. Verdauungskrankheiten 12: 17–23.

Lieber C.S., Salaspuro M.P. (1992): Alcoholic liver disease. In: Sadler-Millward G.H., Wright R., Arthur M.J.P. (eds.): Whrigt´s liver and biliary disease. 3rd ed., Saunders, London, pp. 899–964.

McMichael A.J., Potter J.D. (1985): Host factors in carcinogenesis: Certain bile-acid metabolic profiles that selectively increase the risk of proximal colon cancer. J. Natl. Cancer Inst. 75: 185–191.

Pape G.R., Sauerbruch T. (1999): Leberkrankheiten. In: Paumgartner G. (Hrsg.): Therapie innerer Krankheiten, 9. Aufl., Springer-Verlag, Berlin Heidelberg New York, S. 659–710.

Parés A., Planas R., Torres M., Caballeria J., Viver J.M. et al. (1998): Effects of silymarin in alcoholic patients with cirrhosis of the liver: results of a controlled, double-blind, randomized and multicenter trial. J. Hepatol. 28: 615–621.

Petry W., Erhardt A., Heintges T., Häussinger D. (2000): Neue Entwicklungen in der Therapie der chronischen Hepatitis B. Wann sind Nukleosidanaloga indiziert? Z. Gastroenterol. 38: 77–87.

Saksena S., Tandon R.K. (1997): Ursodeoxycholic acid in the treatment of liver diseases. Postgrad. Med. 73: 75–80.

Stauch S., Kircheis G., Adler G., Beckh K., Ditschuneit H. et al. (1998): Oral l-ornithine-l-aspartate therapy of chronic hepatic encephalopathy: results of a placebo-controlled double-blind study. J. Hepatol. 28: 856–864.

33

Stiehl A. (1995): Gallensäuren bei Lebererkrankungen – neue Indikationen. Ther. Umsch. 52: 682–686.

Strahl S., Ehret V., Dahm H.H., Maier K.P. (1998): Nekrotisierende Hepatitis nach Einnahme pflanzlicher Heilmittel. Dtsch. Med. Wochenschr. 123: 1410–1014.

Zakim D., Boyer T.D. (eds.) (1996): Hepatology – A textbook of liver diseases, Vol. I+II, 3rd Ed., Saunders, Philadelphia London Toronto.

33

34. Lipidsenkende Mittel

GERALD KLOSE und ULRICH SCHWABE

AUF EINEN BLICK

Verordnungsprofil
Seit sechs Jahren sind die Statine die dominierende Gruppe der lipidsenkenden Arzneimittel. Diese Entwicklung beruht im wesentlichen auf ihrer hervorragenden Wirkung in der Prävention der koronaren Herzkrankheit.

Trend
Auch 2001 sind die Verordnungen erneut kräftig (+25%) gestiegen. Damit ist jetzt ein Verordnungsvolumen erreicht, das für die tägliche Behandlung von 2,4 Millionen Patienten ausreicht und eine qualitativ hochstehende Versorgung von ca. 2,9 Millionen Koronarpatienten gewährleistet.

Bewertung
Fibrate spielen nur eine untergeordnete Rolle, da nur mit Gemfibrozil Effekte auf kardiale Endpunkte in Langzeitstudien feststellbar waren.

34

Hyperlipidämien sind ein wichtiger Risikofaktor für die Entstehung und Progression kardiovaskulärer Krankheiten. Bei über 50% der Koronarpatienten sind Störungen der Lipide und Lipoproteine im Plasma nachweisbar. Wichtiger Risikofaktor ist das Low-Density-Lipoprotein (LDL)-Cholesterin. Erhöhungen sind das Ergebnis von Interaktionen einzelner Gendefekte oder polygenetischer Störungen mit Umgebungsbedingungen insbesondere der Ernährung, oder sie können sekundär durch andere Krankheiten entstehen.

Die Zusammenhänge zwischen erhöhtem Cholesterin und koronarer Herzkrankheit wurden zunächst in großen epidemiologischen Studien nachgewiesen (Stamler et al. 1986). Cholesterin ist dabei Merkmal eines globalen Risikos, das sich durch Assoziation mit weiteren Risikofaktoren nach den Daten der PROCAM-Studie semiquantitativ einschätzen läßt (Assmann et al. 2002). Den entscheidenden Durchbruch für die Anerkennung der Lipidsenkung in der Prävention der koronaren Herzkrankheit lieferten sechs große Präventionsstudien aus der Gruppe der Statine (HMG-CoA-Reduktasehemmer) (Tabelle 34.1). Die Langzeitstudie mit Simvastatin hat als erste ihrer Art die Wirksamkeit dieses Therapieprinzips für die Sekundärprophylaxe von Patienten mit koronarer Herzkrankheit und Hypercholesterinämie eindrucksvoll bestätigt (Scandinavian Simvastatin Survival Study Group 1994). Die 4S-Studie zeigte aufgrund ihres Umfangs (4444 Teilnehmer; 5,4 Beobachtungsjahre) erstmals bei Koronarpatienten eine Senkung der Gesamtletalität von 11,5% auf 8,2% (relative Risikoreduktion um 30%), wobei die Abnahme der koronaren Todesfälle um 42% ausschlaggebend war (Scandinavian Simvastatin Survival Study Group 1994). Der therapeutische Nutzen erstreckte sich auch auf Frauen (nur Myokardinfarkte) und ältere Patienten (bis 70 Jahre) sowie offenbar besonders auf Diabetiker (Pyörälä et al. 1997).

In der CARE-Studie wurde der klinische Nutzen der Sekundärprävention schon bei niedrigen Cholesterinausgangswerten (< 240 mg/dl) nachweisbar. Unter LDL-Cholesterinsenkung mit Pravastatin ging die Häufigkeit der tödlichen koronaren Herzkrankheit und nichttödlicher Herzinfarkte von 13,2% auf 10,2% zurück (relative Risikoreduktion 24%) (Sacks et al. 1996). Die Gesamtmortalität wurde trotz einer LDL-Senkung auf 98 mg/dl nicht signifikant vermindert (Tabelle 34.1). Wenig später gelang dann mit Pravastatin in der LIPID-Studie eine Senkung der Gesamtmortalität mit einem besonders großen Kollektiv von über 9000 Koronarpatienten mit durchschnittlichen Cholesterinwerten (Gesamtcholesterin 218 mg/dl, LDL-Cholesterin 150 mg/dl) (The Long-Term Intervention with Pravastatin in Ischemic Disease Study Group 1998). Die Ergebnisse eines 2-jährigen Follow-up dieser Studie bestätigen oder verstärken sogar die Darstellbarkeit des klinischen Nutzens und unterstreichen die Sicherheit (The LIPID Study Group 2002). Weiterhin zeigt die gerade publizierte Heart Protection Study (2002) an einer großen Zahl von Patienten mit erhöhten kardiovaskulären Risiken (koronare Herzkrankheit, arterielle Verschlußkrankheiten, Diabetes), daß die Gesamtmortalität sowie die Inzidenz von Herzinfarkten und Schlaganfällen durch Simvastatin (40 mg) unabhängig von der initialen Cholesterinkonzentration gesenkt werden.

Tabelle 34.1: Präventionsstudien mit Statinen

Studie Statin	Methode	Gesamtmortalität Placebo Verum		p-Wert
Sekundärprävention				
4S (1994) Simvastatin	4444 KHK, 5,4 J. LDL-C. 188 → 122 mg/dl	11,5%	8,2%	0,0003
CARE (1996) Pravastatin	4159 KHK, 5 J. LDL-C. 139 → 98 mg/dl	9,4%	8,6%	ns
LIPID (1998) Pravastatin	9014 KHK, 6,1 J. LDL-C. 150 → 113 mg/dl	14,1%	11,0%	< 0,0001
HPS (2002) Simvastatin	20536 KHK, AVK, Diabetes, 5 J., LDL-C. 131 → 92 mg/dl	14,7%	12,9%	0,0003
Primärprävention				
WOSCOP (1995) Pravastatin	6595 Männer, 4,9 J. LDL-C. 192 → 144 mg/dl	4,1%	3,2%	ns (0,051)
AFCAPS/ TexCAPS (1998) Lovastatin	6605 Patienten, 5,2 J. niedriges HDL-Cholesterin LDL-C. 150 → 112 mg/dl	2,3%	2,4%	ns

34

In den beiden Primärpräventionsstudien mit Statinen war bisher kein Effekt auf die Gesamtmortalität nachweisbar (Tabelle 34.1). Darüber hinaus ist die in der West-of-Scotland-Studie erzielte Verminderung kardiovaskulärer Todesfälle von 2,3% auf 1,6% in der absoluten Änderung (–0,7%) grenzwertig für eine routinemäßige Anwendung (Shepherd et al. 1995). Auch in der mit Lovastatin durchgeführten AFCAPS-TexCAPS-Studie an Patienten mit niedrigem HDL-Cholesterin gingen zwar die primären Endpunkte (Herzinfarkt, instabile Angina pectoris, plötzlicher Herztod) von 10,9% auf 6,8% zurück, die Gesamtmortalität blieb jedoch unverändert (Downs et al. 1998). Das alleinige Vorliegen höherer Cholesterinkonzentrationen oder ein nach der AFCAPS/TexCAPS-Studie im Prinzip vom Serumcholesterin unabhängiger möglicher Präventionseffekt bei weitgehend asymptomatischen Patienten ist als Indikationskriterium für die Therapie gesundheitsökonomisch nicht unproblematisch (Pearson 1998). Als sozialethisch geboten und ökonomisch vertretbar und wird eine medikamentöse lipidsenkende Therapie bei erhöhtem Globalrisiko für kardiovaskuläre Krankheiten, nämlich einer Ereigniswahrscheinlichkeit von über 2% pro Jahr, angesehen (Pyörälä et al. 1994).

Die Studien begründen Vorschläge von Therapiezielen für Gesamt-
cholesterin bzw. LDL-Cholesterin unter Berücksichtigung klinischer
Risikomerkmale (Arzneimittelkommission der deutschen Ärzteschaft
1999). Neue Leitlinien tragen der Notwendigkeit einer möglichst guten
Quantifizierung dieses Risikos Rechnung (Expert Panel on Detection,
Evaluation and Treatment of High Blood Cholesterol in Adults 2001).
Eine der Schlußfolgerungen ist die Wertung von Diabetes mellitus.
Weil dessen Risiko einer manifesten koronaren Herzkrankheit äquivalent ist, gilt das gleiche Therapieziel. Die Systematik Primär- oder
Sekundärprävention relativiert sich entsprechend. Um eine Ereigniswahrscheinlichkeit von > 20% in zehn Jahren als Hochrisiko und als
mögliches Indikationskriterium für medikamentöse Therapie zu
berücksichtigen, ist vorgeschlagen worden, die Ermittlung und
Beschreibung des globalen Risikos durch ein Score System zu unter-
stützen (Assmann 2002). Evidenz-basierte Leitlinien zur lipidsenkenden Therapie berücksichtigen nicht nur die wissenschaftliche Recht-
fertigung, sondern auch die angemessene Indikationsstellung und
praktische Umsetzbarkeit im Hinblick auf eine ökonomisch realisier-
bare Ressourcenallokation im Gesundheitssystem (SIGN, Scottish
Intercollegiate Guidelines Network 1999, Lipids and the Primary Prevention 2000, Secondary Prevention of Coronary Heart Disease). Eine
systematische Literaturdurchsicht ist dabei Grundlage für gewichtete
Empfehlungen (A–C) nach dem Grad der ermittelten Evidenz (Ia–IV).

Grundlage der Therapie ist bei allen Hyperlipoproteinämien eine
Ernährungsumstellung durch Fettrestriktion und Fettmodifikation.
Sie reicht für das bei geringem Risiko (Primärprävention, definiert
durch keine klinisch erkennbare Arteriosklerosemanifestation und
höchstens ein weiterer Risikofaktor) meist empfohlene Behandlungsziel von 160 mg/dl LDL-Cholesterin oft aus. Die Patienten sollten
motiviert werden, alle anderen Risikofaktoren für die Entstehung
einer Arteriosklerose abzubauen. Dazu gehört die Aufgabe des Rauchens, Behandlung einer bestehenden Hypertonie, ausreichende körperliche Bewegung. Bei Vorliegen mindestens zwei weiterer Risikofaktoren besteht ein mittleres kardiovaskuläres Risiko, für das
LDL-Cholesterin unter 130 mg/dl als Therapieziel empfohlen wird.
Diabetiker haben ein Risiko wie Patienten mit manifester koronarer
Herzkrankheit und entsprechend auch ein LDL-Therapieziel von
unter 100 mg/dl.

Verordnungsspektrum

Die Verordnungen der lipidsenkenden Mittel haben im Jahr 2001 erneut zugenommen (Tabelle 34.2). Hauptgrund ist ein weiterer kräftiger Anstieg der Statine (Abbildung 34.1). Die seit 1992 zu beobachtende Abwärtsentwicklung der Fibrate ist 2001 erstmals wieder unterbrochen worden.

HMG-CoA-Reduktasehemmer

Die Substanzklasse der HMG-CoA-Reduktasehemmer hat 86% der Verordnungen von allen lipidsenkenden Pharmaka nach DDD erreicht (Abbildung 34.1, Tabelle 34.3). Atorvastatin (*Sortis*) hat mit einer nochmaligen starken Steigerung seine führende Position weiter ausgebaut und hat jetzt bereits 48% aller Statinverordnungen erreicht. Allerdings sind Langzeitstudien zum Nachweis der Senkung kardiovaskulärer Ereignisse durch Atorvastatin (z. B. TNT-Studie) noch nicht abgeschlossen. Bisher ist in einer 18monatigen Studie an Koronarpatienten gezeigt worden, daß Atorvastatin mindestens genauso wirksam war wie eine koronare Angioplastie (Pitt et al. 1999). Außerdem

34

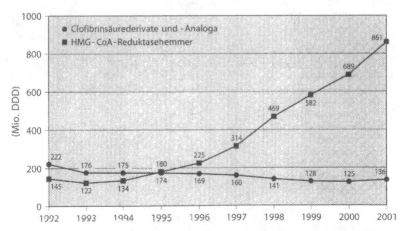

Abbildung 34.1: Verordnungen von lipidsenkenden Mitteln 1992 bis 2001. Gesamtverordnungen nach definierten Tagesdosen

verminderte Atorvastatin bei Patienten mit akutem Koronarsyndrom
weitere ischämische Ereignisse in den ersten 16 Wochen, vor allem
wiederkehrende symptomatische Ischämien, die eine Rehospitali-
sierung erforderten (Schwartz et al. 2001). Schwere kardiovaskuläre
Ereignisse (Tod, Herzstillstand, Myokardinfarkt) wurden jedoch nicht
vermindert.

Die bisher erfolgreiche Entwicklung der Statine ist durch die
Marktrücknahme von Cerivastatin (*Lipobay*, *Zenas*) nicht beeinträch-

Tabelle 34.2: Verordnungen von lipidsenkenden Mitteln 2001. Angegeben sind die
verordnungshäufigsten Präparate mit Verordnungsrang, Verordnungen und Umsatz
2001 im Vergleich zu 2000.

Rang	Präparat	Verordnungen in Tsd.	Änd. %	Umsatz Mio. €	Änd. %
6	Sortis	3777,5	+34,1	432,3	+36,9
48	Zocor	1528,1	+21,7	190,4	+26,0
128	Lipobay	913,0	−18,1	91,9	−16,3
163	Pravasin	799,9	+45,3	92,5	+43,5
258	Locol	579,7	+51,8	50,0	+62,9
326	Denan	499,6	−3,3	61,5	+1,0
396	Mevinacor	432,2	−15,7	51,3	−8,3
584	Cranoc	305,0	−18,3	26,8	−12,6
738	Bezafibrat-ratiopharm	242,4	−7,0	8,1	−5,6
826	Cil 200	208,9	+167,7	7,2	+184,2
879	durafenat	198,1	+29,2	7,1	+34,2
970	Mevalotin	179,0	+67,4	21,0	+77,4
983	Lipidil	176,4	−8,9	11,9	−9,4
1108	Zenas	150,7	−8,3	15,1	−4,9
1319	Cedur	122,4	−6,2	6,5	−5,1
1356	Fenofibrat-ratiopharm	118,7	+5,4	4,5	+8,8
1475	Normalip	107,9	−7,7	8,0	−6,2
1499	Befibrat	105,4	+11,6	3,3	+12,6
1949	Bezafibrat AL	72,3	+39,9	1,9	+43,8
1989	Azufibrat	70,0	−2,5	2,3	+0,8
2017	Gevilon	68,4	−23,2	3,3	−25,5
2020	Sedalipid	68,3	−17,1	2,6	−13,2
2061	Lipox	66,0	−11,9	2,1	−9,7
2126	Bezafibrat Heumann	63,1	−7,7	1,8	−8,7
2430	Liprevil	49,7	−69,7	5,3	−70,8
2475	Bezacur	47,9	−7,6	1,6	−7,9
Summe		10950,8	+14,2	1110,1	+18,8
Anteil an der Indikationsgruppe		95,4%		97,6%	
Gesamte Indikationsgruppe		11484,0	+13,2	1138,0	+18,2

tigt worden. Am 8. August 2001 hat die Firma Bayer *Lipobay* aufgrund von Nebenwirkungsberichten über Rhabdomyolysen weltweit vom Markt genommen. Diese Nebenwirkungen können alle Statine in seltenen Fällen auslösen. Berichte über Cerivastatin-assoziierte tödliche Rhabdomyolysen sind jedoch wesentlich häufiger als mit anderen Statinen. Die FDA hat 31 Berichte über tödliche Rhabdomyolysen nach Cerivastatin erhalten, davon 12 bei gleichzeitiger Einnahme von Gemfibrozil (FDA Talk Paper, 8. August 2001, http://www.fda.gov/). Im Januar 2002 hat die Firma Bayer mitgeteilt, daß im Zusammenhang mit der Einnahme von *Lipobay* fast 100 Todesfälle vorgekommen sind (Pharmazeutische Zeitung 147: 260, 2002). Hauptgrund ist vermutlich eine deutlich höhere systemische Bioverfügbarkeit von Cerivastatin (60%) im Vergleich zu anderen Statinen, wie z. B. Simvastatin (< 5%), Atorvastatin (12%), Pravastatin (17%) und Fluvastatin (24%), wodurch Schäden an der Skelettmuskulatur eher möglich sind. Insbesondere bei der in den USA zugelassenen hohen Cerivastatindosis von 0,8 mg sind Kreatinkinaseanstiege etwa zehnfach häufiger aufgetreten als mit anderen Statinen (Isaacsohn et al. 2001). Die Autoren dieser Einjahresstudie mit insgesamt 1166 Patienten haben ihre Ergebnisse allerdings dahingehend interpretiert, daß die Gesamtinzidenz unerwünschter Wirkungen in der Nähe der Placebowerte und in einem ähnlichen Bereich wie bei anderen Statinen gelegen habe.

34

Tabelle 34.3: Verordnungen von HMG-CoA-Reduktasehemmern 2001. Angegeben sind die 2001 verordneten Tagesdosen, die Änderungen gegenüber 2000 und die mittleren Kosten je DDD 2001.

Präparat	Bestandteile	DDD in Mio.	Änderung in %	DDD-Kosten in €
Sortis	Atorvastatin	414,4	(+38,2)	1,04
Zocor	Simvastatin	143,6	(+36,9)	1,33
Lipobay	Cerivastatin	91,4	(–9,2)	1,01
Pravasin	Pravastatin	55,8	(+46,4)	1,66
Denan	Simvastatin	40,3	(+2,6)	1,53
Locol	Fluvastatin	37,7	(+78,1)	1,33
Mevinacor	Lovastatin	27,8	(–11,2)	1,84
Cranoc	Fluvastatin	17,2	(–14,8)	1,55
Zenas	Cerivastatin	16,0	(+3,5)	0,94
Mevalotin	Pravastatin	13,8	(+82,8)	1,52
Liprevil	Pravastatin	7,9	(–71,5)	1,82
Summe		860,9	(+25,0)	1,21

Insgesamt wurden 861 Mio. definierte Tagesdosen von Statinen im Jahr 2001 verschrieben, die ausreichend sind, um täglich 2,4 Mio. Patienten zu behandeln. Darin kommt zum Ausdruck, daß die cholesterinsenkende Arzneitherapie inzwischen weit über den ursprünglich gesteckten Rahmen genetisch bedingter Hypercholesterinämien hinausreicht. Die drei häufigsten genetisch sicher zuzuordnenden Lipoproteinstoffwechselstörungen sind die familiäre Hypercholesterinämie mit partiellem LDL-Rezeptordefekt (Inzidenz 1:500), der familiäre Apolipoprotein-B-Defekt (Inzidenz 1:500) und die kombinierte Hyperlipidämie (Inzidenz 1:300), während andere monogene Hypercholesterinämien erheblich seltener sind. Nach diesen Inzidenzen ist eine genetisch so definierbare Hypercholesterinämie bei etwa 600.000 Menschen in Deutschland zu erwarten.

Nach den aktuellen Verordnungsdaten kommt daher eine cholesterinsenkende Therapie auch vielen Patienten mit polygenetisch bedingten Hypercholesterinämien zugute, bei denen die Sekundärprävention der koronaren Herzkrankheit heute zu den durch zahlreiche Studien etablierten Therapiezielen gehört. Aktuelle Daten über das Herzinfarktgeschehen in Deutschland zeigen eine Lebenszeitprävalenz an Zuständen nach Herzinfarkt von 2,45% bei der 18–80jährigen Wohnbevölkerung (Wiesner et al. 1999). Wenn diese Prävalenz auf die 70,95 Mio. GKV-Versicherten unter Berücksichtigung der Altersstruktur bezogen wird, ergibt sich eine Zahl von 1,5 Mio. Herzinfarktträgern. Das oben angegebene DDD-Volumen für die Behandlung von 2,4 Mio. Patienten reicht also nicht nur für die Sekundärprophylaxe aller Herzinfarktpatienten aus sondern noch für die Behandlung von weiteren 900.000 Patienten, die noch keinen Herzinfarkt erlitten haben, aber bereits Symptome einer koronaren Herzkrankheit zeigen. Da keine Prävalenzdaten über die gesamte Häufigkeit der koronaren Herzkrankheit in Deutschland verfügbar sind, können amerikanische Daten einer Prävalenz von ca. 4% herangezogen werden, woraus sich im GKV-Bereich eine Zahl von ca. 2,8 Mio Patienten mit koronarer Herzkrankheit berechnen läßt. Danach haben im Jahr 2000 bereits 83% aller Patienten mit koronarer Herzkrankheit eine lipidsenkende Sekundärprophylaxe erhalten. Die Tatsache, daß nur bei etwa 50% der Koronarpatienten erhöhte Cholesterinwerte vorliegen unterstreicht den klinisch-therapeutischen Nutzen der Statintherapie. Der Cholesterinwert allein reicht als Indikationskriterium für eine lipidsenkende Therapie nicht aus. Der therapeutische Nutzen der Statine ist dagegen vom Lipidausgangswert unabhängig. Das Ausmaß des Nutzens ist proportional dem Risiko. Die Prävalenz- und Inzidenz-Daten stimmen relativ gut mit den Ergebnissen einer großen europäischen Studie zur Koronarprävention überein. Danach wurde 1999/2000 in Deutschland bei 68% der Patienten mit koronarer Herzkrankheit eine lipidsenkende Medikation festgestellt, die immerhin bei 41% der Patienten eine Senkung auf einen Gesamtcholesterinwert von unter 190 mg/dl erreicht hat (EUROASPIRE I and II Group 2001). Die Behandlung von Koronarpatienten mit erhöhten Cholesterinwerten hat sich damit in Deutschland substantiell gegenüber 1994 verbessert. Behauptungen des Verbandes Forschender Arzneimittelhersteller (VFA) (2000), daß nur 4% der Koronarpatienten eine ausreichende cholesterinsenkende Therapie erhalten würden, unterstellen ein nicht leitliniengerechtes Verordnungsverhalten der deutschen Ärzteschaft und damit eine unzureichende Versorgungssituation von Herzinfarktpatienten.

Clofibrinsäurederivate und Analoga

Für die Gruppe der Clofibrinsäurederivate und analoger Verbindungen ist die DDD-Kurve im Jahr 2001 zwar leicht angestiegen, insgesamt sind diese Lipidsenker aber nur noch von untergeordneter Bedeutung (Abbildung 34.1). Sie senken bevorzugt erhöhte Triglyzeridspiegel, während die cholesterinsenkende Wirkung weniger stark ausgeprägt ist. Im Vergleich zu Clofibrat haben Bezafibrat und Fenofibrat eine stärkere lipidsenkende Wirkung, insbesondere auf das LDL-Cholesterin. Entsprechend können sie auch bei überwiegenden Hypercholesterinämien eingesetzt werden. Fenofibrat ist seit einigen Jahren der führende Wirkstoff unter den Fibraten. Er hat 2001 erneut zugenommen (Tabelle 34.4). Die Verordnungen von Bezafibrat stagnieren dagegen trotz weiterer Zunahmen einiger Generikapräparate. Möglicherweise ist diese Entwicklung darauf zurückzuführen, daß Bezafibrat kardiale Endpunkte (Herzinfarkt, plötzlicher Herztod) in einer großen Studie an 3090 Patienten über einen Zeitraum von 6,2 Jahren nicht verminderte (The BIP Study Group 2000).

Gevilon enthält Gemfibrozil, einen mit der Clofibrinsäure verwandten Stoff. Es wurde 1984 in die Therapie eingeführt und nahm 2001 gegenüber dem Vorjahr noch weiter ab. Als therapeutischer Vorteil wird ein stärkerer Effekt auf die HDL-Konzentration geltend gemacht. Die Helsinki-Herz-Studie hat gezeigt, daß Gemfibrozil zu einem Rückgang der Inzidenz der koronaren Herzkrankheit führt (Helsinki Heart

Tabelle 34.4: Verordnungen von Fibraten und anderen lipidsenkenden Mitteln 2001. Angegeben sind die 2001 verordneten Tagesdosen, die Änderungen gegenüber 2000 und die mittleren Kosten je DDD 2001.

Präparat	Bestandteile	DDD in Mio.	Änderung in %	DDD-Kosten in €
Bezafibrat				
Bezafibrat-ratiopharm	Bezafibrat	13,5	(−5,7)	0,60
Cedur	Bezafibrat	7,7	(−5,0)	0,84
Befibrat	Bezafibrat	5,4	(+12,7)	0,60
Lipox	Bezafibrat	3,8	(−9,8)	0,54
Azufibrat	Bezafibrat	3,7	(+1,3)	0,62
Bezafibrat AL	Bezafibrat	3,6	(+44,4)	0,52
Bezacur	Bezafibrat	2,7	(−7,5)	0,60
Bezafibrat Heumann	Bezafibrat	2,7	(−9,0)	0,66
		43,2	(−0,8)	0,64
Fenofibrat				
durafenat	Fenofibrat	15,9	(+32,2)	0,45
Cil 200	Fenofibrat	15,2	(+182,7)	0,47
Lipidil	Fenofibrat	13,9	(−12,1)	0,86
Normalip	Fenofibrat	10,0	(−6,1)	0,80
Fenofibrat-ratiopharm	Fenofibrat	9,6	(+8,9)	0,47
		64,6	(+22,7)	0,60
Gemfibrocil				
Gevilon	Gemfibrocil	3,5	(−25,5)	0,94
Andere Präparate				
Sedalipid	Magnesium-pyridoxal-phosphat-glutamat	2,3	(−17,1)	1,12
Summe		113,6	(+9,6)	0,63

Study 1987). Die kardiovaskuläre Mortalität wurde allerdings nicht verändert. Inzwischen liegt eine größere Sekundärpräventionsstudie mit Gemfibrozil vor, die einen klinischen Nutzen (22% Ereignisreduktion) in Verbindung mit einer Triglyzeridsenkung und einer HDL-Cholesterinerhöhung belegt (VA-HIT-Studie) (Rubins et al. 1999). Unter den Fibraten wird Gemfibrozil in den USA als Mittel der Wahl bei familiärer Typ-III-Hyperlipoproteinämie und anderen Hypertriglyzeridämien empfohlen (Witztum 1996).

Andere Präparate

Der seit 1991 kontinuierliche Verordnungsrückgang von *Sedalipid* hat sich 2001 weiter fortgesetzt (Tabelle 34.4). Möglicherweise beruht diese Entwicklung darauf, daß eine lipidsenkende Wirkung für dieses Präparat nicht hinreichend belegt wurde, geschweige daß kontrollierte Studien mit klinischen Endpunkten vorliegen.

Literatur

Arzneimittelkommission der deutschen Ärzteschaft (1999): Empfehlungen zur Therapie von Fettstoffwechselstörungen. Arzneiverordnung in der Praxis, Sonderheft 1, 2. Aufl.: 1-1

Assmann G., Cullen P., Schulte H. (2002): Simple scoring scheme for calculating the risk of acute coronary events based on the 10-year follow-up of the prospective cardiovascular Munster (PROCAM) study. Circulation 105: 310–315.

Davies M.J. (1996): Stability and instability: two faces of coronary atherosclerosis. Circulation 94: 2013–2020.

Downs J.R., Clearfield M., Weis S., Whitney E., Shapiro D.R. et al. (1998): Primary prevention of acute coronary events with lovastatin in men and women with average cholesterol levels. JAMA 279: 1615-1622.

Enbergs A., Liese A., Heimbach M., Kerber S., Scheld H.H. et al. (1997): Sekundärprävention der koronaren Herzkrankheit auf dem Prüfstand. Ergebnisse der EUROASPIRE-Studie in der Region Münster. Z. Kardiol. 86: 284–291.

EUROASPIRE I and II Group (2001): Clinical reality of coronary prevention guidelines: a comparison of EUROASPIRE I and II in nine countries. Lancet 357: 995-1001.

Expert Panel on Detection, Evaluation, and Treatment of High Blood Cholesterol in Adults (2001): Executive summary of the third report of the national cholesterol education program (NCEP) Expert Panel on Detection, Evaluation, and Treatment of High Blood Cholesterol in Adults (Adult Treatment Panel III). JAMA 285: 2486-2497.

Heart Protection Study Collaborative Group (2002): MRC/BHF heart protection study of cholesterol lowering with simvastatin in 20536 high-risk individuals: a randomised placebo-controlled trial. Lancet 360: 7–22.

Helsinki Heart Study (1987): Primary-prevention trial with gemfibrozil in middleaged men with dyslipidemia. N. Engl. J. Med. 317: 1237-1245.

Isaacsohn J., Insull W. Jr., Stein E., Kwiterovich P., Ma P., Brazg R. et al. for the Cerivastatin Study Group (2001): Long-term efficacy and safety of cerivastatin 0.8 mg in patients with primary hypercholesterolemia. Clin. Cardiol. 24 (Suppl. IV): IV-1-IV-9.

Jaeger B.R., Meiser B., Nagel D., Überfuhr P., Thiery J. et al. (1997): Aggressive lowering of fibrinogen and cholesterol in the prevention of graft vessel disease after heart transplantation. Circulation (suppl. II): II-154–II-158.

34

Kobashigawa J.A., Katznelson S., Laks H. (1995): Effect of pravastatin on outcomes after cardiac transplantation. N. Engl. J. Med. 333: 621–627.

Levine G.N., Keaney J.F., Vita J.A. (1995): Cholesterol reduction in cardiovascular disease. Clinical benefits and possible mechanisms. N. Engl. J. Med. 332: 512–522.

Lipid Research Clinics Program (1984): Lipid Research Clinics Coronary Primary Prevention Trial Results. I. Reduction in incidence of coronary heart disease. II. Relationship of reduction in incidence of coronary heart disease to cholesterol lowering. JAMA 251: 351–364, 365–374.

Pearson T.A. (1998): Lipid-lowering therapy in low risk patients. JAMA 279: 1659–1661.

Pitt B., Waters D., Brown W.V., van Boven A.J., Schwartz L., Title L.M. et al. (1999): Aggressive lipid-lowering therapy compared with angioplasty in stable coronary artery disease. N. Engl. J. Med. 341: 70–76.

Pyörälä K., DeBacker G., Graham I., Pole-Wilson P., Wood D. (1994): Prevention of coronary heart disease in clinical practice. Eur. Heart J. 15: 1300–1331.

Pyörälä K., Pedersen R.T., Kjekshus J., Faergeman O., Olsson A.G. et al. (1997): Cholesterol lowering with simvastatin improves prognosis of diabetic patients with coronary heart disease. Diabetes Care 20: 614–620.

Rubins H. B., Robins S.J., Collins D,. Fye C.L., Anderson J.W., Elam M. B. et al. for The Veterans Affairs High-Density Lipoprotein Cholesterol Intervention Trial Study Group (1999): Gemfibrozil for the secondary prevention of coronary heart disease in men with low levels of high-density lipoprotein cholesterol. N. Engl. J. Med. 341: 410–418.

Sacks F.M., Pfeffer M.A., Moye L.A., Rouleau J.L., Rutherford J.D. et al. (1996): The effect of pravastatin on coronary events after myocardial infarction in patients with average cholesterol levels. N. Engl. J. Med. 335: 1001–1009.

Scandinavian Simvastatin Survival Study Group (1994): Randomized trial of cholesterol lowering in 4444 patients with coronary heart disease. The Scandinavian Simvastatin Survival Study (4S). Lancet 344: 1383–1389.

Schwartz G.G., Olsson A.G., Ezekowitz M.D., Ganz P., Oliver M.F., Waters D. et al. for the Myocardial Ischemia Reduction with Aggressive Cholesterol Lowering (MIRACL) Study Investigators (2001): Effects of atorvastatin on early recurrent ischemic events in acute coronary syndromes: the MIRACL study: a randomized controlled trial. JAMA 285: 1711–1718.

Shepherd J., Cobbe S.M., Ford I., Isles C.G., Lorimer A.R. et al. for the West of Scotland Coronary Prevention Study Group (1995): Prevention of coronary heart disease with pravastatin in men with hypercholesterolemia. N. Engl. J. Med. 333: 1301–1307.

SIGN Publication Number 40 (1999): Lipids and the Primary Prevention of Coronary Heart Disease. SIGN Secretariat, Royal College of Physicians, 9 Queen Street, Edinburgh EH2 1JQ.

SIGN Publication Number 41 (2000): Secondary Prevention for Coronary Heart Disease following Myocardial Infarction. SIGN Secretariat, Royal College of Physicians, 9 Queen Street, Edinburgh EH2 1JQ.

Stamler et al. (1986): The Bezafibrate Infaction prevention (BIP) Study Group (2000): Secondary prevention by raising HDL cholesterol and reducing triglycerides in patients with coronary artery disease: the Bezafibrate Infaction Prevention (BIP) study. Circulation 102: 21–27.

The LIPID Study Group (2002): Long-term effectiveness and safety of pravastatin in 9014 patients with coronary heart disease and average cholesterol concentrations: the LIPID trial follow-up. Lancet 359: 1379–1387.

The Long-Term Intervention With Pravastatin in Ischemic Disease (LIPID) Study Group (1998): Prevention of cardiovascular events and death with pravastatin in patients with coronary heart disease and a broad range of initial cholesterol levels. N. Engl. J. Med. 339: 1349–1357.

Verband Forschender Arzneimittelhersteller (2000): Die Budgets provozieren Unterversorgung. Pressemitteilung Nr. 10/2000 vom 26.6.2000.

Wiesner G., Grimm J., Bittner E. (1999): Zum Herzinfarktgeschehen in der Bundesrepublik Deutschland: Prävalenz, Inzidenz, Trend, Ost-West-Vergleich. Gesundheitswesen 61 (Sonderheft 2): S72–S78.

Witztum J.L. (1996): Drugs used in the treatment of hyperlipoproteinemias. In: Hardman J.G. et al. (eds.): Goodman & Gilman's The pharmacological basis of therapeutics, 9th ed., McGraw-Hill, New York, pp. 875–897.

34

35. Magen-Darm-Mittel und Laxantien

KARL HANS HOLTERMÜLLER

AUF EINEN BLICK

Verordnungsprofil
Bedeutsamste Gruppe der Magen-Darm-Mittel sind die Ulkustherapeutika.

Trend
Die Verordnungen der Ulkustherapeutika haben sich in den letzten 10 Jahren fast verdoppelt, vor allem durch den erfolgreichen Einsatz der Protonenpumpenhemmer zur Helicobacter-pylori-Eradikation und zur Behandlung der Refluxkrankheit. Antacida zeigen einen gegenläufigen Abwärtstrend, während die H_2-Antagonisten in den letzten Jahren auf mittlerem Niveau verordnungsmäßig stabil blieben. Zweitgrößte Gruppe sind die Laxantien, bei denen die Lactulosepräparate (über 80%) dominieren. Kleinere Verordnungsvolumen entfallen auf Prokinetika, Mittel gegen chronisch-entzündliche Darmkrankheiten, Antidiarrhoika, Pankreasenzyme und Carminativa.

Als Magen-Darm-Mittel werden verschiedene Arzneimittelgruppen zur Behandlung von Krankheiten des Gastrointestinaltrakts zusammengefaßt. Unter den am häufigsten verordneten Arzneimitteln gehörten 2001 116 Präparate zu den Magen-Darm-Mitteln, die einen Anteil von 91,8% an den Verordnungen und 94,6% am Umsatz im gesamten Indikationsgebiet hatten (Tabelle 35.1). Gegenüber 2000 ist in den Verordnungen und im Umsatz eine Steigerung eingetreten. In diesem Indikationsbereich sind z. B. Antibiotika (mit Ausnahme eines Kombinationspräparates *Zapac*, vgl. Tabelle 35.4) nicht enthalten, die zur Eradikationstherapie von Helicobacter pylori eingesetzt werden. Ebenso fehlen Corticosteroidpräparate (mit Ausnahme von Budenosid und Hydrocortisonacetat), Immunsuppressiva und TNF-Antagonisten, die bei entzündlichen Darmerkrankungen zur Anwendung kommen.

Die am häufigsten angewandten Magen-Darm-Mittel sind in Tabelle 35.1 zusammengefaßt. Etwa 55% des Gesamtumsatzes an Magen-Darm-Mitteln entfielen im Jahr 2001 auf die Protonenpumpenhemmer. Die Einzelsubstanz mit dem höchsten Umsatz in der Gesamtgruppe war *Pantozol* (Tabelle 35.1).

Ulkustherapeutika

Mit der Entdeckung der Rolle von Helicobacter pylori für die Ulkusentstehung und dem Nachweis, daß die Eradikation die Heilung von Ulcera ventriculi und Ulcera duodeni fördert und die Rezidivrate bei Patienten mit der Ulkuskrankheit relevant senkt, hat sich die Ulkustherapie grundlegend gewandelt. Die Behandlung des Magen- und Zwölffingerdarmgeschwüres besteht heute bei Nachweis von Helicobacter pylori in einer siebentägigen Therapie mit einem Protonenpumpeninhibitor und zwei antimikrobiell wirksamen Substanzen. Es werden Eradikationsraten von etwa 90% erreicht (Labenz et al. 1996). Durch die erfolgreiche Eradikation von Helicobacter pylori kann die infektionsbedingte Ulkuskrankheit geheilt werden.

Die Fünf-Jahres-Rezidivrate nach Beendigung einer erfolgreichen Eradikationstherapie liegt zwischen 5 und 10%. Da es sich bei der Ulkuskrankheit, sofern sie nicht durch die Einnahme von nichtsteroidalen Antiphlogistika hervorgerufen wird, überwiegend um eine Infektionskrankheit handelt, ist zu erwarten, daß in einigen Jahren ein Impfstoff (ggf. oraler Impfstoff) sowohl zur Prävention als auch zur Therapie der Infektion insbesondere für Länder der Dritten Welt zur Verfügung stehen wird. Erste präklinische Studien mit Impfstoffen wurden bereits durchgeführt und belegten die Sicherheit und Immunogenität der Vakzine (Malfertheiner 2002). Die Standardtherapie zur Eradikation von Helicobacter pylori besteht in der siebentägigen Einnahme eines Protonenpumpeninhibitors am Morgen und am Abend in der Standarddosis (z.B. Omeprazol 2 mal 20 mg) zusammen mit zwei Antibiotika, z.B. Amoxicillin 2 mal 1 g und Clarithromycin 2 mal 500 mg (Lind et al. 1999, MACH 2-Studie). Wegen der häufigen Resistenz gegenüber Metronidazol (35%) sollten Patienten, die bereits einmal Metronidazol erhalten haben, nicht erneut mit dieser Substanz im Rahmen einer Eradikationsbehandlung therapiert werden. In

35

Tabelle 35.1: Verordnungen von Magen-Darm-Mitteln 2001. Angegeben sind die verordnungshäufigsten Präparate mit Verordnungsrang, Verordnungen und Umsatz 2001 im Vergleich zu 2000.

Rang	Präparat	Verordnungen in Tsd.	Änd. %	Umsatz Mio. €	Änd. %
15	MCP-ratiopharm	2712,6	+0,8	10,6	+3,7
33	Pantozol	1785,1	+63,8	134,7	+63,7
40	Omep	1629,5	+20,7	83,9	+27,7
46	Paspertin	1539,0	−12,5	7,6	−6,8
54	Perenterol	1480,1	−1,6	13,7	−1,1
66	Nexium Mups	1333,4	+747,5	80,7	+904,3
75	Ranitidin-ratiopharm	1277,8	−8,4	27,8	−3,1
92	Iberogast	1120,8	+3,1	12,2	+9,9
97	Ranitic	1076,9	−5,3	23,0	+1,6
125	Omeprazol-ratiopharm	925,0	+66,5	46,3	+77,9
143	Lefax	852,1	−6,0	8,2	−7,4
145	Imodium	845,1	−0,8	5,1	−1,1
150	Antra	831,9	−42,0	87,6	−34,2
154	Maaloxan	824,6	−13,2	13,9	−13,0
188	sab simplex	737,3	−8,2	9,7	−9,3
190	Omeprazol Stada	731,4	+38,0	40,7	+49,5
193	Lopedium	726,4	+2,3	3,5	+7,2
209	Gastrosil	693,4	−16,9	3,7	−12,5
233	Rifun	626,7	+1,3	48,2	+1,5
294	Agopton	534,0	−12,9	43,1	−10,8
315	Kreon	508,6	+2,0	34,7	+5,2
342	Riopan	481,3	−16,4	7,6	−14,0
352	Salofalk	473,2	+4,1	58,9	+3,4
378	Omeprazol-Azupharma	450,2	−1,1	24,6	−1,4
393	Ranibeta	434,7	−10,8	8,9	−6,8
428	Loperamid-ratiopharm	406,3	+6,6	2,3	+9,8
429	Gastronerton	405,7	+0,0	1,4	−0,6
488	MCP AL	364,2	+74,2	1,5	+76,8
515	Perocur	348,4	+4,6	2,2	+4,5
517	Talcid	346,7	−9,5	3,9	−11,6
560	Motilium	317,3	+45,6	12,4	+53,4
567	omeprazol von ct	313,2	−6,6	17,4	−6,0
573	MCP Hexal	311,1	+5,9	1,2	+14,3
642	Ranitidin Stada	282,7	−8,8	6,6	−4,9
657	Enzym-Lefax Neu/Forte	277,4	−8,8	7,0	−12,5
674	Ranitidin AL	271,3	+5,7	4,6	+6,8
675	MCP von ct	270,7	−8,3	1,2	+1,7
833	Tepilta Suspension	207,0	−16,5	8,0	+13,3
878	Omebeta	198,2	+25,6	10,1	+25,2
887	Pariet	196,6	−2,6	12,2	+7,5
889	Claversal	196,3	−5,2	21,6	+1,0
891	Kompensan Liquid/Tabl.	194,9	−19,5	2,3	−19,0

35

Tabelle 35.1: Verordnungen von Magen-Darm-Mitteln 2001. Angegeben sind die verordnungshäufigsten Präparate mit Verordnungsrang, Verordnungen und Umsatz 2001 im Vergleich zu 2000 (Fortsetzung).

Rang	Präparat	Verordnungen in Tsd.	Änd. %	Umsatz Mio. €	Änd. %
919	Ranitidin von ct	188,0	−13,2	3,8	−10,3
932	Omeprazol Heumann	185,0	+46,9	9,4	+53,5
959	Gelusil/Lac	180,6	−12,2	2,7	−11,6
960	Omeprazol dura	180,6	+13,0	9,1	+4,0
974	Panzytrat	178,0	−2,3	14,9	+2,5
996	Hamadin	172,9	+12,1	1,0	+10,6
1002	MCP-beta	172,4	+5,7	0,6	+11,4
1059	MCP Stada	159,6	+13,6	0,6	+6,3
1073	Diarrhoesan	156,3	−9,9	1,1	−9,1
1097	Mutaflor	151,8	+9,3	6,6	+11,2
1099	MCP-Isis	151,7	+10,7	0,6	+25,1
1102	Azuranit	151,6	−11,5	3,7	−3,4
1105	Ozym	151,1	+9,7	5,8	+14,9
1109	Espumisan	150,7	−15,1	1,3	−15,5
1125	Pangrol	148,3	−0,0	8,0	+5,0
1138	Magaldrat-ratiopharm	145,8	−14,4	1,4	−7,3
1166	Uzara	142,4	−5,6	1,0	+7,1
1176	Omeprazol AL	141,2	+158,6	7,6	+161,0
1181	Ranitidin-1A Pharma	140,4	+23,5	2,3	+24,2
1204	OME-nerton	138,0	+58,6	7,0	+79,7
1229	Tannacomp	135,2	−8,0	1,3	−3,8
1231	Loperamid Stada	135,0	+10,1	0,8	+18,5
1266	Loperamid Heumann	128,3	−0,9	0,6	+6,2
1287	Zacpac	126,3	+998,8	15,2	+998,8
1307	Ome-Puren	124,2	+0,2	6,6	+4,2
1334	Santax S	121,2	−30,1	1,2	−18,7
1351	Loperhoe	119,4	+15,9	0,5	+22,6
1368	Omniflora N	117,5	−0,6	2,0	+1,7
1372	Mucofalk	117,1	+13,6	1,9	+15,3
1450	Zantic	110,3	−12,5	6,3	−17,7
1486	Marax	107,3	−24,5	1,2	−18,8
1491	loperamid von ct	106,7	−5,3	0,5	−8,0
1496	Pankreon	105,7	−10,8	6,6	−6,2
1501	Rani AbZ	105,4	+32,0	1,7	+35,7
1526	Hylak plus	102,9	(>1000)	1,2	(>1000)
1528	Ranitidin Heumann	102,8	−12,3	2,3	−12,1
1538	Ranidura T	101,9	−13,5	2,3	−0,2
1556	Cerucal	100,0	−21,0	1,3	−18,5
1595	Infectodiarrstop GG	97,0	+195,9	1,2	+195,8
1611	Carminativum-Hetterich N	95,8	−7,2	0,7	+1,4
1629	Kaoprompt-H	94,4	−15,3	0,9	−13,5
1650	Ulcogant	92,9	−15,5	2,0	−15,5

35

Tabelle 35.1: Verordnungen von Magen-Darm-Mitteln 2001. Angegeben sind die verordnungshäufigsten Präparate mit Verordnungsrang, Verordnungen und Umsatz 2001 im Vergleich zu 2000 (Fortsetzung).

Rang	Präparat	Verordnungen in Tsd.	Änd. %	Umsatz Mio. €	Änd. %
1679	Entocort	90,8	−0,4	12,7	−1,1
1683	Azulfidine	90,5	+4,6	6,9	+0,7
1684	Sostril	90,4	−14,1	5,7	−10,3
1720	Fadul	87,4	+53,8	1,7	+64,6
1777	Ranicux	83,0	−24,7	1,7	−14,9
1780	Famotidin-ratiopharm	82,9	+48,3	1,7	+68,5
1790	Meteozym	82,5	+1,2	2,1	−2,4
1817	Gastrovegetalin	80,7	−3,0	0,6	+0,0
1843	Pankreatin-ratiopharm	78,8	+21,4	3,8	+27,9
1849	Loperamid AL	78,4	+40,5	0,3	+51,2
1875	Pentofuryl	76,4	−1,3	0,7	−1,4
1886	Pentasa	75,5	+9,2	11,4	+7,7
1890	Colina	75,3	+0,4	1,0	+13,1
1925	Maalox	73,4	−32,0	1,7	−28,1
1938	Pepdul	72,9	−39,3	5,6	−36,7
2044	Kompensan-S Liquid/Tabl.	67,0	−18,8	0,9	−14,8
2075	Pro-Symbioflor	65,4	−25,2	1,1	−18,3
2133	Solugastril	62,5	−17,1	1,2	−19,2
2155	Ulnor	61,6	+16,4	3,2	+23,6
2168	Hylak N	61,0	+30,0	0,6	+42,3
2204	Lanzor	59,3	−35,5	5,7	−27,7
2234	Colifoam	57,7	+31,4	3,6	+29,9
2242	Symbioflor II	57,5	−15,1	1,0	−7,5
2293	Budenofalk	55,2	+22,2	8,8	+14,7
2312	Enzynorm forte	54,7	−18,7	1,8	−15,3
2332	Gastrotranquil	53,8	−1,0	0,2	−0,8
2340	Enteroplant	53,4	+180,8	0,8	+162,6
2386	Colina spezial	51,5	−7,3	0,8	−0,5
2422	Pankreaplex Neu	50,0	−9,2	0,4	−6,2
2440	Megalac Almasilat	49,3	−21,1	0,5	−21,5
2478	Famobeta	47,7	+107,1	0,8	+137,2
2499	almag von ct Suspension	47,2	−12,6	0,6	−11,1
Summe		**37346,1**	**+4,3**	**1190,9**	**+15,0**
Anteil an der Indikationsgruppe		**91,8%**		**94,6%**	
Gesamte Indikationsgruppe		**40692,5**	**+1,5**	**1258,6**	**+12,0**

Deutschland muß gegenwärtig von einer primären Clarithromycinresistenz von etwa 5% ausgegangen werden (Ellenrieder et al. 1999). Bei Therapieversagern kann die Clarithromycinresistenz auf 50% ansteigen. In einer neuen Studie an einer kleinen Patientenzahl mit peptischen Ulzera (20 Patienten) zeigten Lüth et al. (2001), daß eine

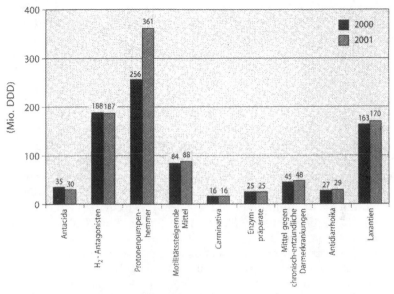

Abbildung 35.1: Verordnungen von Magen-Darm-Mitteln 2001. DDD der 2500 meistverordneten Arzneimittel

35

viertägige Eradikationstherapie mit Rabeprazol (2 mal 20 mg/Tag), Clarithromycin (2 mal 500 mg/Tag) und Amoxicillin (2 mal 1000 mg/ Tag) bei 90% der Patienten zur Eradikation führte. Diese Eradikationsrate war vergleichbar mit den Ergebnissen der siebentägigen Therapieschemata.

Im Falle eines Therapieversagens mit dem Behandlungsregime der MACH 2-Studie ist eine Vierfachtherapie über eine Woche mit einem Protonenpumpenhemmer 2 mal täglich, Bismutcitratkomplex 120 mg 4 mal täglich, Tetracyclin 500 mg 4 mal täglich und Metronidazol 400 mg 3 mal täglich angezeigt. Mit diesem Behandlungsregime werden nach Versagen der Primärtherapie immerhin noch Eradikationsraten von 75% erzielt (Lee et al. 1999).

Seit 1992 ist die Verordnung von Ulkustherapeutika von 342 Mio. Tagesdosen auf 614 Mio. Tagesdosen im Jahr 2001 angestiegen (Abbildung 35.2). Dieser Anstieg ist im wesentlichen auf die zunehmende Verordnung von Protonenpumpenhemmern zurückzuführen, während die Antacida einen kontinuierlichen Abfall der Verordnungshäufigkeit zeigen. Im Jahr 2001 hat die Verordnung von Antacida gegenüber dem Vorjahr wiederum deutlich abgenommen (Tabelle 35.2 und Abbildung 35.2).

Bei den H_2-Rezeptorantagonisten bleiben die verordneten Tagesdosen in den letzten vier Jahren nahezu konstant, wobei bevorzugt die kostengünstigen Generika verschrieben werden (Tabelle 35.3). Sie werden vielfach bei Nicht-Ulkuserkrankungen, wie z. B. der funktionellen Dyspepsie (Nicht-Ulkus-Dyspepsie) und gelegentlich auch zur Magensäuresekretionshemmung bei der Eradikationstherapie eingesetzt. Der starke Rückgang bei der Verordnung der Originalpräparate von Ranitidin (*Sostril, Zantic*) und Famotidin (*Pepdul*) spricht für eine gezielte Auswahl des Arztes bei der Anwendung desselben Therapieprinzips nach Kostengesichtspunkten (Tabelle 35.3). Die Tagestherapiekosten für Ranitidinpräparate lagen 2001 zwischen 0,44 und 1,58 €. Auch die Verordnung von Sucralfat hat gegenüber 2000 wiederum deutlich abgenommen.

Die Verordnung von Protonenpumpenhemmern zeigt erneut eine rasante Aufwärtsentwicklung von über 40%. Sie beruht vor allem auf dem starken Anstieg von Esomeprazol und Pantoprazol und nach Ablauf des Patentschutzes von *Antra* auf der Einführung zahlreicher Omeprazolgenerika ab April 1999. Der Verordnungszuwachs der Pro-

35

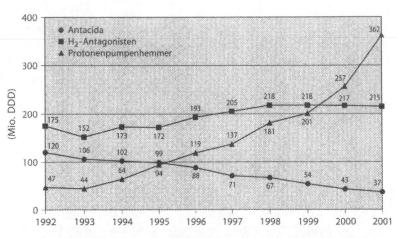

Abbildung 35.2: Verordnungen von Ulkustherapeutika 1992 bis 2001. Gesamtverordnungen nach definierten Tagesdosen

Tabelle 35.2: Verordnungen von reinen Antacidapräparaten 2001. Angegeben sind die 2001 verordneten Tagesdosen, die Änderungen gegenüber 2000 und die mittleren Kosten je DDD 2001.

Präparat	Bestandteile	DDD in Mio.	Änderung in %	DDD-Kosten in €
Magaldrat				
Riopan	Magaldrat	8,6	(−13,3)	0,88
Magaldrat-ratiopharm	Magaldrat	1,7	(−7,6)	0,83
Marax	Magaldrat	1,2	(−17,2)	1,00
		11,5	(−12,9)	0,88
Almasilat				
Gelusil/Lac	Almasilat	1,7	(−11,4)	1,58
Megalac Almasilat	Almasilat	0,3	(−21,4)	1,57
		2,1	(−13,2)	1,58
Aluminium- und Magnesiumhydroxid				
Maaloxan	Aluminiumoxid Magnesiumhydroxid	5,8	(−13,2)	2,41
Maalox	Aluminiumhydroxid Magnesiumhydroxid	0,5	(−26,8)	3,26
almag von ct Suspension	Aluminiumhydroxid Magnesiumhydroxid	0,3	(−10,7)	1,66
		6,6	(−14,3)	2,43
Andere Antacida				
Talcid	Hydrotalcit	3,8	(−12,3)	1,01
Kompensan Liquid/Tabl.	Dihydroxyaluminium-natriumcarbonat	2,5	(−17,3)	0,95
Solugastril	Aluminiumhydroxid Calciumcarbonat	0,5	(−20,4)	2,31
		6,8	(−14,8)	1,09
Antacida-Kombinationen				
Tepilta Suspension	Oxetacain Aluminiumhydroxid Magnesiumhydroxid	2,4	(−14,8)	3,35
Kompensan-S Liquid/Tabl.	Aluminium-natrium-carbonat-dihydroxid Dimeticon	0,7	(−18,8)	1,28
		3,1	(−15,8)	2,87
Summe		30,1	(−14,0)	1,52

tonenpumpenhemmer wird hauptsächlich von den Analogpräparaten getragen, während Omeprazolgenerika deutlich weniger zugenommen haben. Durch vermehrte Substitution von *Antra*, insbesondere aber der teuren Analogpräparate sind Wirtschaftlichkeitsreserven von insgesamt 134 Mio. € realisierbar (Tabelle 35.5).

Der vermehrte klinische Einsatz von Protonenpumpenhemmern reflektiert die Wirksamkeit dieser Substanzen bei der Ulkuskrankheit, der Refluxösophagitis und bei der Prävention und Therapie von erosiven Läsionen, die unter der Einname von nichtsteroidalen Antirheumatika im Magen und Duodenum entstehen (Hawkey et al 1998). Darüber hinaus wurde unter Omeprazol auch eine Regression von

Tabelle 35.3: Verordnungen von H_2-Antagonisten und Sucralfat 2001. Angegeben sind die 2001 verordneten Tagesdosen, die Änderungen gegenüber 2000 und die mittleren Kosten je DDD 2001.

Präparat	Bestandteile	DDD in Mio.	Änderung in %	DDD-Kosten in €
Ranitidin				
Ranitidin-ratiopharm	Ranitidin	50,9	(−2,2)	0,55
Ranitic	Ranitidin	41,9	(+2,7)	0,55
Ranibeta	Ranitidin	16,9	(−6,0)	0,53
Ranitidin Stada	Ranitidin	12,1	(−4,4)	0,54
Ranitidin AL	Ranitidin	10,5	(+7,1)	0,44
Ranitidin von ct	Ranitidin	7,0	(−9,7)	0,55
Azuranit	Ranitidin	6,6	(−1,9)	0,55
Ranitidin-1A Pharma	Ranitidin	5,2	(+24,5)	0,44
Ranidura T	Ranitidin	4,3	(+1,6)	0,53
Ranitidin Heumann	Ranitidin	4,2	(−11,1)	0,54
Zantic	Ranitidin	4,0	(−17,8)	1,57
Rani AbZ	Ranitidin	3,9	(+34,7)	0,44
Sostril	Ranitidin	3,6	(−9,6)	1,58
Ranicux	Ranitidin	3,3	(−12,5)	0,52
		174,5	(−1,1)	0,58
Famotidin				
Pepdul	Famotidin	3,7	(−36,4)	1,52
Fadul	Famotidin	3,0	(+65,6)	0,56
Famotidin-ratiopharm	Famotidin	3,0	(+71,0)	0,55
Famobeta	Famotidin	1,5	(+140,7)	0,54
		11,1	(+12,0)	0,87
Sucralfat				
Ulcogant	Sucralfat	1,2	(−15,2)	1,67
Summe		186,8	(−0,6)	0,60

metaplastischem Barrettepithel nachgewiesen (Peters et al. 1999). Dagegen führt die Eradikation von Helicobacter pylori bei Patienten mit funktioneller Dyspepsie im Vergleich zu Placebo nicht zu einer symptomatischen Besserung bei einem Nachbeobachtungszeitraum von 12 Monaten nach Abschluß der Behandlung (Talley et al. 1999). Bei japanischen Patienten mit Helicobacter pylori-positiver funktioneller Dyspepsie findet sich ein Risiko zur Entwicklung eines Magenkarzinoms von 4,7%. Da Patienten mit funktioneller Dyspepsie und Helicobacter pylori-Infektion ein signifikant höheres Magenkarzinomrisiko

Tabelle 35.4: Verordnungen von Protonenpumpenhemmern 2001. Angegeben sind die 2001 verordneten Tagesdosen, die Änderungen gegenüber 2000 und die mittleren Kosten je DDD 2001.

Präparat	Bestandteile	DDD in Mio.	Änderung in %	DDD-Kosten in €
Omeprazol				
Omep	Omeprazol	57,7	(+30,9)	1,46
Antra	Omeprazol	32,8	(-33,6)	2,67
Omeprazol-ratiopharm	Omeprazol	31,9	(+80,2)	1,45
Omeprazol Stada	Omeprazol	29,6	(+60,9)	1,38
Omeprazol-Azupharma	Omeprazol	17,3	(+3,5)	1,42
omeprazol von ct	Omeprazol	12,0	(-3,3)	1,45
Omebeta	Omeprazol	6,9	(+28,1)	1,45
Omeprazol Heumann	Omeprazol	6,4	(+57,8)	1,46
Omeprazol dura	Omeprazol	6,4	(+9,4)	1,42
Omeprazol AL	Omeprazol	5,8	(+191,9)	1,32
OME-nerton	Omeprazol	4,8	(+84,8)	1,46
Ome-Puren	Omeprazol	4,5	(+8,0)	1,45
Ulnor	Omeprazol	2,2	(+26,4)	1,45
		218,4	(+18,3)	1,62
Andere Protonenpumpenhemmer				
Nexium Mups	Esomeprazol	55,2	(+946,2)	1,46
Pantozol	Pantoprazol	47,6	(+73,6)	2,83
Rifun	Pantoprazol	16,9	(+9,2)	2,84
Agopton	Lansoprazol	15,3	(-4,3)	2,82
Pariet	Rabeprazol	4,7	(+8,6)	2,60
Lanzor	Lansoprazol	1,8	(-30,6)	3,16
Zacpac	Pantoprazol Amoxicillin Clarithromycin	0,9	(+998,8)	17,22
		142,4	(+100,1)	2,39
Summe		360,7	(+41,1)	1,92

35

Tabelle 35.5: Therapiekostenvergleich von Protonenpumpeninhibitoren

Eigenschaften	Omeprazol Antra	Esomeprazol Nexium	Pantoprazol Pantozol, Rifun	Lansoprazol Agopton, Lanzor
WHO-Tagesdosis	20 mg	20 mg	40 mg	30 mg
Packungsgröße	30 Tbl.	30 Tbl.	30 Tbl.	28 Kps.
Preis für 30 DDD, €	77,36	51,38	74,75	76,04
Umsatz 2001, Mio. €	87,6	80,7	182,9	48,8
DDD 2001, Mio.	32,8	55,2	64,5	17,1
Substitution				
Wirkstoff	Omeprazol	Omeprazol	Omeprazol	Omeprazol
Präparat	Omep	Omep	Omep	Omep
Packungsgröße 30 Tbl.	20 mg	20 mg	20 mg	20 mg
Preis für 30 DDD, €	43,95	43,95	43,95	43,95
Einsparung/Packung, €	33,41	7,43	30,80	32,09
Einsparpotential, Mio. €	36,5	13,7	66,2	18,3

aufweisen als Patienten mit funktioneller Dyspepsie *ohne* Helicobacter pylori-Infektion (Uemura et al. 2001), ist auch bei diesen Patienten (funktionelle Dyspepsie mit Helicobacter pylori-Infektion) eine Eradikationstherapie als mögliche „Karzinomprävention" indiziert.

Unter der Einnahme von nichtsteroidalen Antiphlogistika geben 10–60% der behandelten Patienten gastrointestinale Symptome an, wobei jedoch keineswegs alle diese Patienten in einer endoskopischen Untersuchung Schleimhautläsionen aufweisen. Bei Langzeitanwendung nichtsteroidaler Antiphlogistika treten bei 10–20% der behandelten Patienten Schleimhautläsionen auf. Das Risiko einer signifikanten Komplikation (z. B. einer Blutung) liegt bei 1–4% pro Jahr unter einer Dauertherapie mit nichtsteroidalen Antiphlogistika. Die Letalität einer dadurch induzierten Blutung liegt bei 5–10% (Wolfe et al. 1999).

Die prophylaktische Gabe von Misoprostol oder Omeprazol vermindert die Häufigkeit des Auftretens von Ulzerationen und von lebensgefährlichen Komplikationen dieser Ulzerationen (wie z. B. Perforation und Blutung) unter der Einnahme nichtsteroidaler Antiphlogistika (Hawkey et al. 1998). Während der anschließenden sechsmonatigen Erhaltungstherapie traten jedoch unter Omeprazol deutlich weniger Rezidive und seltener Nebenwirkungen auf als unter Misoprostol. Da bei der großen Zahl der Verschreibungen nichtsteroidaler Antiphlogistika eine generelle Prävention gastroduodenaler Läsionen mit Omeprazol zu erheblichen Mehrkosten führen würde, sollen nur jene Patienten eine Präventivtherapie erhalten, bei denen das Risiko für die Ausbildung von Komplikationen besonders hoch ist, wie z. B. Patienten, die älter als 60 Jahre sind, Patienten mit früher aufgetretener gastrointestinaler Blutung, Patienten mit bekannter Ulkuskrankheit, Patienten die gleichzeitig Corticosteroide oder Antikoagulantien erhalten. Durch die Verordnung von selektiven Cyclooxygenase-2-Inhibitoren kann die Häufigkeit gastrointestinaler Nebenwirkungen gegenüber nichtselektiven Cyclooxygenaseinhibitoren vermindert werden (Bombardier et al. 2000).

Motilitätssteigernde Mittel

Die Verordnung motilitätssteigernder Mittel ist gegenüber 2000 angestiegen (Tabelle 35.6). Bei der Refluxösophagitis haben klinische Studien gezeigt, daß eine Kombinationstherapie von motilitätssteigernden Substanzen (z. B. Metoclopramid) mit Protonenpumpeninhibitoren keinen therapeutischen Zugewinn gegenüber der Monotherapie mit einem Protonenpumpeninhibitor erbringt (Vigneri et al. 1995).

Das Kombinationspräparat *Iberogast* zeigt 2001 gegenüber dem Vorjahr einen Anstieg der Verordnungen. Dieses Mittel enthält neun verschiedene Pflanzenauszüge in alkoholischer Lösung. In einer Placebo-kontrollierten Studie führte *Iberogast* bei 60 Patienten mit funktioneller Dyspepsie nach zwei- und vierwöchiger Therapie zu einer signifikanten Beschwerdebesserung (Madisch et al. 2001). Auch in einer doppelblinden Vergleichsstudie mit Cisaprid ergaben sich bei 137 von ursprünglich 186 eingebrachten Patienten mit funktioneller Dyspepsie nach vierwöchiger Behandlung mit *Iberogast* vergleichbare symptomatische Beschwerderaten (Rösch et al. 2002). Die vorliegenden Befunde geben Hinweise auf eine Wirkung von *Iberogast* bei funktionellen Magen-Darm-Beschwerden, wobei allerdings Fragen bezüglich des Wirkungsmechanismus, der hohen Drop-out-Quote und der fehlenden Komponentenanalyse des Vielstoffgemisches offen bleiben.

Melissenblätterextrakt (*Gastrovegetalin*) beansprucht als Anwendungsgebiet aufgrund einer Positivmonographie der Komission E funktionelle Magen-Darm-Beschwerden und nervös bedingte Einschlafstörungen. Kontrollierte Studien wurden nach einer Medline-Recherche nicht publiziert.

Tabelle 35.6: Verordnungen von motilitätssteigernden Mitteln 2001. Angegeben sind die 2001 verordneten Tagesdosen, die Änderungen gegenüber 2000 und die mittleren Kosten je DDD 2001.

Präparat	Bestandteile	DDD in Mio.	Änderung in %	DDD-Kosten in €
Metoclopramid				
MCP-ratiopharm	Metoclopramid	24,1	(+3,2)	0,44
Paspertin	Metoclopramid	13,5	(–7,0)	0,56
Gastrosil	Metoclopramid	7,3	(–12,6)	0,51
MCP AL	Metoclopramid	3,5	(+76,1)	0,42
MCP von ct	Metoclopramid	3,0	(+2,9)	0,39
Cerucal	Metoclopramid	3,0	(–17,8)	0,43
MCP Hexal	Metoclopramid	2,6	(+16,6)	0,47
Gastronerton	Metoclopramid	2,4	(–1,0)	0,57
MCP Stada	Metoclopramid	1,3	(+4,6)	0,49
MCP-Isis	Metoclopramid	1,2	(+28,3)	0,48
MCP-beta	Metoclopramid	1,2	(+10,7)	0,48
Gastrotranquil	Metoclopramid	0,5	(–4,0)	0,44
		63,6	(+0,7)	0,48
Weitere Prokinetika				
Motilium	Domperidon	6,7	(+53,9)	1,84
Pflanzliche Mittel				
Iberogast	Bittere Schleifenblume Angelikawurzel Kamillenblütenextrakt Kümmeltinktur Schöllkrauttinktur Mariendistelfrüchtetinktur Melissenblättertinktur Süßholzwurzeltinktur Pfefferminzblättertinktur	16,2	(+6,0)	0,75
Gastrovegetalin	Melissenblätterextrakt	1,0	(–0,5)	0,60
		17,2	(+5,6)	0,74
Summe		87,6	(+4,4)	0,64

Carminativa

Unter den Carminativa werden Simeticonpräparate und pflanzliche Mittel mit ätherischen Ölen zusammengefaßt, welche die Magen-Darm-Motorik anregen und dadurch Völlegefühl und Blähungen beseitigen sollen. Im Vordergrund steht die Verordnung von Simeticon. Bei dieser Substanz handelt es sich um Polydimethylsiloxan (Dimeticon), das mit Siliciumdioxid aktiviert wurde und wegen seiner oberflächenspannungssenkenden Wirkung als Entschäumer verwendet wird. Dieses Mittel hat unter anderem die Indikation Meteorismus mit gastrointestinalen Beschwerden und wird zur Entfernung abnormer Gasansammlungen im Gastrointestinaltrakt empfohlen. Zur Vorbereitung diagnostischer Untersuchungen im Abdominalbereich liegen positive Studiendaten vor.

Sehr oft wird Simeticon bei Säuglingskoliken eingesetzt, die im Alter bis zu vier Monaten auftreten. Die Behandlung dieser Störungen erfolgt üblicherweise mit nichtmedikamentösen Maßnahmen und mit einer Überprüfung der Ernährungstechnik. Wichtig erscheint es vor allem, die Mutter zu beruhigen und über die vorübergehende Natur der Symptome aufzuklären (Koletzko 1997). Simeticon ist auch speziell bei Säuglingskoliken geprüft worden, war aber nicht besser wirksam als Placebo (Metcalf et al. 1994). Es empfiehlt sich gegenwärtig, den Einsatz dieses Mittels als Placebomedikation auf besondere Einzelfälle zu beschränken. Diätetische Modifikationen sollten bei diesem Beschwerdebild im Vordergrund stehen. Anticholinerge Spasmolytika werden heute als nicht mehr sinnvoll angesehen. Entsprechend den neueren Erkenntnissen hat die Verordnung von Simeticon seit 1997 deutlich abgenommen (Tabelle 35.7). Bei Patienten mit funktioneller Dyspepsie vom Motilitätstyp führte Simeticon zu einer signifikant besseren Linderung als Cisaprid nach zweiwöchiger, aber nicht mehr nach vierwöchiger Therapie (Holtmann et al. 1999). Das Ergebnis bedarf daher einer Überprüfung durch eine Placebo-kontrollierte Studie.

Enzympräparate

Pankreasenzympräparate werden zur Behandlung der exokrinen Pankreasinsuffizienz im fortgeschrittenen Stadium benötigt. Eine Enzymsubstitution ist erst dann indiziert, wenn die tägliche Stuhlfettausscheidung 15 g überschreitet und der Patient an Gewicht abnimmt. Indikationsbereiche sind die chronische Pankreatitis und ein Zustand nach ausgedehnten Pankreasoperationen. Zur Substitution wird meist Pankreatin vom Schwein verwendet. Für den therapeutischen Erfolg ist der Lipasegehalt der Enzympräparate von Bedeutung. Als Richtdosis werden 80.000 FIP-Einheiten Lipase pro Mahlzeit angegeben, d. h.

240.000 Einheiten pro Tag. Es ist erforderlich, daß diese Präparate
galenisch so hergestellt werden, daß sie bei der Passage durch den
Magen nicht durch die Salzsäure inaktiviert werden.

Die in Tabelle 35.8 aufgeführten Pankreatinpräparate sind leicht
angestiegen, während die Enzymkombinationen und Enzym-Acida-
Kombinationen 2001 im Vergleich zum Vorjahr weniger verordnet
wurden (Tabelle 35.8). Die immer noch häufige Anwendung von Pan-
kreasenzympräparaten entspricht keineswegs der Inzidenz einer the-
rapiebedürftigen Pankreasinsuffizienz. Enzympräparate werden vielfach ungerechtfertigt zur Behandlung dyspeptischer Beschwerden wie
Druck- und Völlegefühl eingesetzt. Die Behandlung dieser Beschwerden mit Enzympräparaten ist nicht nur ineffektiv, sondern auch zu

Tabelle 35.7: Verordnungen von Carminativa 2001. Angegeben sind die 2001 verordneten Tagesdosen, die Änderungen gegenüber 2000 und die mittleren Kosten je
DDD 2001.

Präparat	Bestandteile	DDD in Mio.	Änderung in %	DDD-Kosten in €
Simeticon				
sab simplex	Dimeticon	5,7	(–9,5)	1,71
Lefax	Dimeticon	4,9	(–10,1)	1,66
Espumisan	Dimeticon	0,8	(–14,6)	1,71
		11,4	(–10,1)	1,69
Kombinationen				
Carminativum-Hetterich N	Ethanol. Auszug aus: Kamillenblüten Pfefferminzblättern Fenchel Kümmel Pomeranzenschalen	2,6	(+2,6)	0,25
Enteroplant	Pfefferminzöl Kümmelöl	1,0	(+155,3)	0,83
Pankreaplex Neu	Mariendistelfrüchte-extrakt Jamboulrindeextrakt Condurangorindenextrakt Sarsaparillawurzel-extrakt	0,5	(–7,7)	0,86
		4,1	(+18,1)	0,47
Summe		15,5	(–4,0)	1,37

teuer, selbst wenn bei einigen Patienten eine therapeutische Wirksamkeit über einen Placeboeffekt anzunehmen ist.

Mittel gegen chronisch-entzündliche Darmerkrankungen

Sulfasalazin, Mesalazin, Olsalazin sind therapeutisch wirksam bei der Behandlung des Morbus Crohn und der Colitis ulcerosa. Diese Substanzen beeinflussen nicht nur die akute Entzündungsphase, sondern sie verhindern, als Langzeitprophylaxe auch Rezidive bei der Colitis ulcerosa, nicht jedoch beim Morbus Crohn. In Tabelle 35.9 ist erkennbar, daß die Verordnung von Mesalazin zugenommen hat, vermutlich auch durch höhere Dosierungen in der akuten Phase einer chronisch entzündlichen Darmerkrankung. Dagegen ist die Verordnung von Sul-

Tabelle 35.8: Verordnungen von Enzympräparaten 2001. Angegeben sind die 2001 verordneten Tagesdosen, die Änderungen gegenüber 2000 und die mittleren Kosten je DDD 2001.

Präparat	Bestandteile	DDD in Mio.	Änderung in %	DDD-Kosten in €
Pankreatin				
Kreon	Pankreatin	6,9	(+5,7)	5,00
Panzytrat	Pankreatin	3,1	(+3,3)	4,84
Pangrol	Pankreatin	1,9	(+6,4)	4,11
Pankreon	Pankreatin	1,6	(−5,8)	4,12
Ozym	Pankreatin	1,5	(+15,6)	3,90
Pankreatin-ratiopharm	Pankreatin	0,9	(+28,6)	4,15
		16,0	(+5,9)	4,62
Enzymkombinationen				
Enzym-Lefax Neu/Forte	Dimeticon Pankreatin	5,5	(−11,8)	1,29
Meteozym	Pankreatin Simethicon	1,7	(−8,1)	1,19
		7,2	(−10,9)	1,27
Enzym-Acida-Kombinationen				
Enzynorm forte	Magenschleimhautextr. Aminosäurehydrochlorid	1,8	(−16,8)	1,02
Summe		24,9	(−1,4)	3,40

35

fasalazin gegenüber dem Vorjahr gering zurückgegangen. Sulfasalazin wird außerdem als remissionsinduzierendes Medikament bei der rheumatoiden Arthritis eingesetzt (s. Kapitel 16). Auf diese Indikation entfallen ca. 65% der Verordnungen.

Als weitere Gruppe werden in der Tabelle 35.9 Glucocorticoide aufgeführt. Budenosid (*Budenofalk, Entocort*) wird infolge eines hohen First-Pass-Effekts in der Leber rasch metabolisiert und hat geringe systemische Nebenwirkungen. Es kann bei entzündlichen Darmerkrankungen oral oder als Klysma verabreicht werden. In einer Dosis von 9 mg/Tag läßt sich unter Budesonid bei Morbus Crohn eine Remission erreichen (Rutgeerts et al. 1994). Budesonid verhindert jedoch nicht Rezidive, kann aber die Remissionsdauer nach initialer Therapie verlängern. Budesonid erwies sich ebenfalls als nicht wirksam bei der Verhinderung von Rezidiven eines Morbus Crohn nach vorausgegangener chirurgischer Behandlung (Hellers et al. 1999). In zunehmendem Maße wird auch in Deutschland die topische Therapie eingesetzt, da sie als Klysma (Hydrocortisonacetat) eine effektive Behandlungsform vorwiegend bei linksseitig lokalisierten entzündlichen Darmerkrankungen darstellt.

35

Tabelle 35.9: Verordnungen von Mitteln gegen chronisch-entzündliche Darmerkrankungen 2001. Angegeben sind die 2001 verordneten Tagesdosen, die Änderungen gegenüber 2000 und die mittleren Kosten je DDD 2001.

Präparat	Bestandteile	DDD in Mio.	Änderung in %	DDD-Kosten in €
Sulfasalazin				
Azulfidine	Sulfasalazin	4,1	(−0,8)	1,65
Mesalazin				
Salofalk	Mesalazin	22,9	(+5,1)	2,58
Claversal	Mesalazin	8,4	(−1,4)	2,57
Pentasa	Mesalazin	5,1	(+12,9)	2,24
		36,4	(+4,5)	2,53
Glucocorticoide				
Colifoam	Hydrocortisonacetat	3,9	(+28,2)	0,94
Entocort	Budesonid	1,9	(−2,0)	6,80
Budenofalk	Budesonid	1,5	(+14,6)	6,03
		7,2	(+16,1)	3,49
Summe		47,7	(+5,6)	2,60

Antidiarrhoika

Nach Angaben der Krankenkassen leiden etwa 30% der Bevölkerung mindestens einmal jährlich unter einer Durchfallerkrankung. 69% der Betroffenen warten ab oder kurieren sich mit Hausmitteln, 31% suchen ihren Hausarzt auf, durchschnittlich allerdings erst zwei Tage nach dem Auftreten der Diarrhö (Caspary et al. 1995). Grundlage der Behandlung akuter Durchfallerkrankungen ist eine ausreichende Zufuhr von Flüssigkeit und Salzen, die vorzugsweise als enterale Elektrolytlösungen gegeben werden sollen. Die Anwendung von Arzneimitteln aus der Gruppe der obstipierenden Mittel und Chemotherapeutika ist nur dann notwendig, wenn die allgemeinen Maßnahmen nicht ausreichen, und sollte mit Vorsicht erfolgen. In der Gruppe der Antidiarrhoika ist 2001 ein Anstieg der Verordnungen gegenüber 2000 eingetreten (Tabelle 35.10).

Tabelle 35.10: Verordnungen von Antidiarrhoika 2001. Angegeben sind die 2001 verordneten Tagesdosen, die Änderungen gegenüber 2000 und die mittleren Kosten je DDD 2001.

Präparat	Bestandteile	DDD in Mio.	Änderung in %	DDD-Kosten in €
Opioide				
Imodium	Loperamid	3,4	(–1,1)	1,50
Lopedium	Loperamid	2,6	(+8,4)	1,32
Loperamid-ratiopharm	Loperamid	1,6	(+9,7)	1,48
Loperamid Stada	Loperamid	0,6	(+20,8)	1,42
loperamid von ct	Loperamid	0,4	(–8,1)	1,13
Loperhoe	Loperamid	0,4	(+28,1)	1,16
Loperamid Heumann	Loperamid	0,4	(+8,8)	1,64
Loperamid AL	Loperamid	0,3	(+53,1)	1,11
		9,6	(+6,3)	1,40
Chemotherapeutika				
Tannacomp	Tanninalbuminat Ethacridinlactat	0,6	(–6,7)	2,07
Pentofuryl	Nifuroxazid	0,3	(+0,6)	2,10
		1,0	(–4,2)	2,08
Summe		10,6	(+5,2)	1,47

35

Loperamid

Loperamid wirkt über eine Stimulation der Opioidrezeptoren im Darm. Neben der Hemmung der Propulsivmotorik vermindert Loperamid auch die intestinale Flüssigkeitssekretion. Häufiges Anwendungsgebiet für Loperamid ist die Reisediarrhö, wobei es hier sicherlich nur selten indiziert ist. Opioide sollten keinesfalls bei bakteriellen Darminfektionen eingesetzt werden, die mit hohem Fieber und blutiger Diarrhö einhergehen. Bei Kindern unter zwei Jahren ist die Substanz kontraindiziert.

Sonstige Antidiarrhoika

In dieser Arzneimittelgruppe sind Präparate mit unterschiedlichen Bestandteilen aufgelistet (Tabelle 35.11). Neben Adsorbentien handelt es sich hier um Hefepräparate, Stoffwechselprodukte und Autolysate von Bakterien sowie um Präparate mit lebensfähigen Bakterien, die auch als Probiotika oder Biotherapeutika zusammengefaßt werden. Die Gesamtgruppe zeigt eine Zunahme der Verordnung gegenüber 2000. Bemerkenswert ist, daß 39% von den in den USA verfügbaren Handelsspräparaten bei Untersuchungen eine relevant niedrigere Bakterienkonzentration aufwiesen, als vom Hersteller angegeben wurde (Katz et al. 2002).

Am häufigsten wurden Bakterien- und Hefepräparate verordnet. Das Trockenhefepräparat Saccharomyces boulardii ist seit 1995 zur Behandlung von Durchfallkrankheiten sowie zur Vorbeugung von Reisediarrhöen zugelassen. Aus den bisherigen Untersuchungen ergeben sich zwar statistisch signifikante Unterschiede des Trockenhefepräparates zu Placebo, die jedoch aus klinischer Sicht wenig relevant sind. Nach 2–7tägiger Therapie wurde die Stuhlfrequenz bei akuter Erwachsenendiarrhö nur am zweiten Tag signifikant von 3,0 auf 2,4 Stühle pro Tag gesenkt (Höchter et al. 1990). Ähnlich marginale Ergebnisse werden für antidiarrhoische Therapie von Kindern in einer mexikanischen Studie beschrieben (Cetina-Sauri und Basto 1991). Bei der Prävention der Reisediarrhö hatte Saccharomyces boulardii ebenfalls keine überzeugenden Wirkungen. In der dazu vorliegenden Placebokontrollierten Studie an 3000 österreichischen Fernreisenden wurde die Durchfallquote von 39% auf 34% (250 mg Trockenhefe tgl.) oder 29% (1000 mg Trockenhefe tgl.) gesenkt, wenn mehr als die Hälfte der

Tabelle 35.11: Verordnungen sonstiger Antidiarrhoika 2001. Angegeben sind die 2001 verordneten Tagesdosen, die Änderungen gegenüber 2000 und die mittleren Kosten je DDD 2001.

Präparat	Bestandteile	DDD in Mio.	Änderung in %	DDD-Kosten in €
Adsorbentien				
Colina	Smektit	0,6	(+16,6)	1,76
Colina spezial	Smektit Aluminiumhydroxid Magnesiumcarbonat	0,4	(+1,6)	1,83
Diarrhoesan	Apfelpektin Kamillenblütenextrakt	0,2	(–9,9)	6,29
Kaoprompt-H	Kaolin Pektin	0,1	(–13,0)	17,37
		1,2	(+5,1)	3,12
Hefepräparate				
Perenterol	Saccharomyces boulard.	4,4	(+4,2)	3,10
Perocur	Saccharomyces boulard.	1,3	(+4,5)	1,72
Hamadin	Saccharomyces boulard.	0,5	(+5,3)	1,81
Santax S	Saccharomyces boulard.	0,5	(–29,1)	2,38
		6,7	(+0,7)	2,68
Bakterienpräparate				
Mutaflor	Escherichia coli	3,1	(+8,4)	2,09
Omniflora N	Lactobacillus gasseri Bifidobacterium longum	1,8	(–2,0)	1,16
Symbioflor II	Escherichia coli	1,6	(–15,2)	0,63
Hylak plus	Lactobacillus helveticus Lactobacillus acidophilus	1,2	(> 1000)	1,05
Pro-Symbioflor	Autolysat von Escherichia coli und Enterococcus faecalis	1,1	(–24,9)	1,02
Hylak N	Lactobacillus helvet.	0,7	(+37,2)	0,83
Infectodiarrstop GG	Lactobacillen	0,3	(+195,9)	4,07
		9,7	(+13,3)	1,41
Pflanzliche Mittel				
Uzara	Uzarawurzelextrakt	0,7	(–3,0)	1,44
Summe		18,3	(+7,2)	1,99

35

Studienteilnehmer wegen Protokollverletzungen ausgeschlossen wurden (Kollaritsch et al. 1993). Eine Auswertung aller Studienteilnehmer zeigt dagegen keine Unterschiede in der Wirksamkeit von Saccharomyces boulardii und Placebo. Wir schließen uns daher der klinisch-pharmakologischen Beurteilung an, daß eine antibakterielle Therapie weiterhin die wesentlich erfolgreichere Form der Prophylaxe und der Therapie der Reisediarrhö mit Erfolgsquoten bis zu 90% ist (Scarpignato und Rampal 1995). Auch bei der Behandlung des Rezidivs der Clostridium-difficile-Kolitis und bei sondenernährten Intensivpatienten hatte die Behandlung mit Trockenhefepräparaten nur marginale Erfolgsquoten (McFarland et al. 1994, Bleichner et al. 1997).

Der Nutzen von Bakterienpräparaten ist schwierig zu beurteilen. Bei Kindern, die Antibiotika erhielten, führte die prophylaktische Gabe von Laktobazillus-Präparationen zu einer Verminderung der Stuhlfrequenz (Jung et al. 1998). Darüber hinaus erwies sich eine Dauertherapie als effektiv bei der Behandlung der „Pouchitis" nach ileoanaler Anastomose bei Patienten mit Colitis ulcerosa (Gionchetti et al. 2000). Zur abschließenden Beurteilung des therapeutischen Nutzens dieser Substanzen sind weitere klinische Studien erforderlich.

Mit dem Bakterienpräparat *Mutaflor*, das Escherichia coli enthält, wurden in einer Placebo-kontrollierten Studie Effekte auf die Remissionserhaltung bei einer kleinen Gruppe von Patienten mit Morbus Crohn beobachtet, die jedoch nicht signifikant waren (Malchow 1997). In einer weiteren Studie erreichten steroidbehandelte Patienten mit Colitis ulcerosa ähnlich hohe Remissionsraten mit Mesalazin (75%) wie mit dem Colipräparat (68%) (Rembacken et al. 1999). Wegen der ungewöhnlich hohen Rezidivrate unter Mesalazin (73%) und dem hohen Anteil steroidbehandelter Patienten ist das Ergebnis jedoch nicht repräsentativ für die Standardtherapie und kann daher nicht als Wirkungsnachweis für Coliextrakte gewertet werden.

Laxantien

Die Gruppe der Laxantien umfaßt in ihrem Wirkungsmechanismus unterschiedliche Substanzen wie Quellstoffe, Lactulose, hydragoge Laxantien (z. B. Bisacodyl), pflanzliche Kombinationen und salinische Laxantien in Form von Klysmen (Tabellen 35.12 bis 35.14). Da Laxantien im wesentlichen bei Patienten mit intaktem Kolon zum Einsatz kommen, sollten nach ausführlicher Beratung verdauungsphysiologische Vorgänge und diätetische Empfehlungen von schlackenreicher Kost und reichlich Flüssigkeit vorrangig Quellstoffe verordnet werden. Die Gruppe der Laxantien zeigt 2001 eine geringe Zunahme von Verordnung und Umsatz (Tabelle 35.12). Allerdings sind in dieser Gruppe einige Lactulosepräparate enthalten, die in der Roten Liste als Lebertherapeutika eingesetzt sind. Die meisten Lactulosepräparate werden inzwischen als Laxantien klassifiziert. Nur noch wenige Präparate werden in der Roten Liste als Lebertherapeutika (z. B. *Lactuflor G*, *Lactulose-ratiopharm*) aufgeführt, womit vermutlich der Ausschluß der Verordnungshäufigkeit gemäß Sozialgesetzbuch V (§ 34, Abs. 1, Nr. 3) für Abführmittel umgangen werden soll.

Tabelle 35.12: Verordnungen von Laxantien 2001. Angegeben sind die verordnungshäufigsten Präparate mit Verordnungsrang, Verordnungen und Umsatz 2001 im Vergleich zu 2000.

Rang	Präparat	Verordnungen in Tsd.	Änd. %	Umsatz Mio. €	Änd. %
283	Lactulose-ratiopharm	544,0	+6,0	7,1	+4,9
395	Lactulose Stada	432,5	+2,4	6,1	+5,8
417	Bifiteral	415,9	−11,9	7,0	−11,6
568	Lactulose AL	312,3	+23,1	3,9	+28,2
681	Microklist	267,0	+7,3	3,2	+6,9
812	Laxoberal	214,2	+10,3	2,3	+12,2
817	Practo-Clyss	212,0	+11,8	1,7	−2,5
842	Movicol Pulver	204,7	+73,9	4,8	+71,9
1008	Lactulose-saar	171,3	+27,6	2,3	+38,7
1121	Dulcolax	148,5	+7,5	0,9	+2,8
1186	Lactulose Neda	139,4	−23,9	2,2	−22,6
1761	Isomol Pulver	84,2	+32,5	1,8	+35,5
1856	Lactocur	78,0	−32,5	1,1	−27,1
1902	Chol-Kugeletten Neu	74,8	−21,6	1,0	−17,0
1909	Obstinol mild/M	74,4	−16,1	0,6	−16,0
1942	Klysma-Salinisch	72,7	−13,6	0,7	−6,6
2288	Glycilax	55,5	−10,1	0,2	−8,6
2348	Lecicarbon CO_2-Laxans	53,0	+19,9	0,4	+24,8
2452	Flosa	48,8	+11,8	0,9	+14,8
2488	Babylax	47,6	−30,6	0,2	−35,3
Summe		**3650,7**	**+3,3**	**48,4**	**+6,2**
Anteil an der Indikationsgruppe		115,3%		118,8%	
Gesamte Indikationsgruppe		3166,6	+1,3	40,8	+4,7

Hier sind auch Präparate aufgeführt, die mit Laxantien wirkstoffgleich sind, in der Roten Liste aber als Lebertherapeutika geführt werden. Daher läßt sich der Anteil an der Indikationsgruppe nicht ausweisen

Der überwiegende Anteil der verordneten Tagesdosen entfällt auf Lactulosepräparate, die nach Versagen diätetischer Maßnahmen und von Quellstoffen indiziert sind. Lactulose ist ein schwer resorbierbares Disaccharid, das im Darmlumen osmotisch Flüssigkeit bindet und erst im Dickdarm bakteriell zu Milchsäure und Essigsäure gespalten wird. Durch die kolonspezifische Wirkung werden potentielle Risiken anderer Laxantien vermieden. Lactulose wird bei der hepatischen Enzephalopathie zur Steigerung der enteralen Ammoniakelimination eingesetzt. Die Verordnungsentwicklung unter den verschiedenen Lactulosepräparaten zeigt, daß der behandelnde Arzt sich überwie-

Tabelle 35.13: Verordnungen von Laxantien (Monopräparate) 2001. Angegeben sind die 2001 verordneten Tagesdosen, die Änderungen gegenüber 2000 und die mittleren Kosten je DDD 2001.

Präparat	Bestandteile	DDD in Mio.	Änderung in %	DDD-Kosten in €
Quellstoffe				
Mucofalk	Plantago-ovata-Samenschalen	3,6	(+16,4)	0,54
Flosa	Plantago-afra-Samenschalen	1,4	(+14,8)	0,64
		5,0	(+16,0)	0,57
Lactulose				
Lactulose-ratiopharm	Lactulose	35,6	(+4,7)	0,20
Lactulose Stada	Lactulose	30,4	(+5,9)	0,20
Bifiteral	Lactulose	27,9	(−11,5)	0,25
Lactulose AL	Lactulose	21,6	(+28,7)	0,18
Lactulose-saar	Lactulose	11,7	(+34,8)	0,20
Lactulose Neda	Lactulose	8,6	(−22,3)	0,26
Lactocur	Lactulose	4,6	(−28,6)	0,24
		140,3	(+2,4)	0,21
Hydragoge Laxantien				
Laxoberal	Natriumpicosulfat	11,0	(+8,7)	0,21
Dulcolax	Bisacodyl	2,2	(+8,0)	0,42
		13,2	(+8,6)	0,24
Gleitmittel				
Obstinol mild/M	Paraffin, dickflüssig	0,4	(−16,0)	1,38
Glycilax	Glycerol	0,3	(−10,0)	0,68
Babylax	Glycerol	0,2	(−37,7)	1,21
		0,9	(−19,9)	1,12
Summe		159,4	(+3,1)	0,23

35

gend nach dem Preis richtet. Die Lactuloseverordnungen haben 2001 erneut zugenommen (Tabelle 35.13).

Quellstoffe (*Mucofalk, Flosa*) zeigen 2001 wieder einen Anstieg der Verordnungshäufigkeit (Tabelle 35.13). Das gleiche gilt für hydragoge Laxantien. *Movicol-Pulver* wurde 2001 deutlich häufiger verordnet als 2000, während die Verordnung von *Chol-Kugeletten Neu* mit dem potentiell nephrotoxischen Aloeextrakt zurückging (Tabelle 35.14).

Tabelle 35.14: Verordnungen von Laxantienkombinationen 2001. Angegeben sind die 2001 verordneten Tagesdosen, die Änderungen gegenüber 2000 und die mittleren Kosten je DDD 2001.

Präparat	Bestandteile	DDD in Mio.	Änderung in %	DDD-Kosten in €
Movicol Pulver	Macrogol Natriumchlorid Natriumhydrogen-carbonat Kaliumchlorid	3,0	(+73,6)	1,57
Microklist	Natriumcitrat Natriumlaurylsulfo-acetat Sorbitol	2,3	(+6,6)	1,40
Chol-Kugeletten Neu	Schöllkrautextrakt Aloeextrakt	1,5	(−21,7)	0,70
Isomol Pulver	Macrogol Natriumchlorid Natriumhydrogencarbonat Kaliumchlorid	1,1	(+36,2)	1,60
Practo-Clyss	Natriumdihydrogen-phosphat Natriummonohydrogen-phosphat	1,0	(+3,2)	1,61
Lecicarbon CO₂-Laxans	Natriumhydrogen-carbonat Natriumhydrogen-phosphat	1,0	(+24,7)	0,43
Klysma-Salinisch	Natriumdihydrogen-phosphat Natriummonohydrogen-phosphat	0,3	(−3,0)	2,46
Summe		10,2	(+17,7)	1,33

35

Literatur

Bleichner G., Bléhaut H., Mentec H., Moyse D. (1997): Saccharomyces boulardii prevents diarrhea in critically ill tube-fed patients. Intensive Care Med. 23: 517–523.

Bombardier C., Laine L., Reicin A. et al. (2000): Comparison of upper gastrointestinal toxicity of rofecoxib and naproxen in patients with rheumatoid arthritis. N. Eng. J. Med. 343: 1520–1528.

Caspary W.F., Lüpke N.P., Oldiges F.J., Wahle K. (1995): Diarrhoe in der ärztlichen Praxis. Münch. Med. Wochenschr. 137: 411–415.

Cetina-Sauri G., Basto G.S. (1991): Antidiarrhöische Therapie bei Kindern. Der Kinderarzt 22: 2059–2061.

Ellenrieder V., Boeck W., Richter C., Marre R., Adler G., Glasbrenner B. (1999): Prevalence of resistance to clarithromycin and its clinical impact on the efficacy of Helicobacter pylori eradication. Scand. J. Gastroenterol. 34: 750–756.

Food and Drug Administration (1998): FDA talk paper, 29. Juni 1998.

Gionchetti P., Rizello F., Venturi A. et al. (1998): Maintenance treatment of chronic pouchitis: a randomised placebo controlled double-blind trial with a new probiotic preparation. Gastroenterology 114: A985.

Hawkey C.J., Karrasch J.A., Szczepanski L., Walter D.G., Barkun A. et al. (1998): Omeprazole compared with misoprostol for ulcers associated with nonsteroidal antiinflammatory drugs. Omeprazole versus Misoprostol for NSAID-induced Ulcer Management (OMNIUM) Study Group. N. Engl. J. Med. 338: 727–734.

Hellers G., Cortot A., Jewell D. et al. (1999): Oral budesonide for prevention of post-surgical recurrence in Crohn's disease. Gastroenterology 116: 294–300.

Höchter W., Chase D., Hagenhoff G. (1990): Saccharomyces boulardii bei akuter Erwachsenendiarrhoe. Wirksamkeit und Verträglichkeit der Behandlung. Münch. Med. Wochenschr. 132: 188–192.

Holtmann G., Karaus M., Gschossmann J., Fischer T., Mayr P., Becker B. (1999): Randomized double-blind comparison of simethicone with cisapride in functional dyspepsia: Aliment. Pharmacol. Ther. 13: 1459–1465.

Katz J.A., Pirovano F., Matteuzzi D., de Simone C. (2002): Commercially available probiotic preparations: Are you getting what you pay for? Gastroenterology 122: A-639 (T1342).

Koletzko S. (1997): Sonstige Erkrankungen des Magen-Darm-Traktes. In: Reinhardt D. (Hrsg.): Therapie der Krankheiten im Kindes- und Jugendalter. 6. Aufl., Springer, Berlin Heidelberg New York, S. 759–776.

Kollaritsch H., Holst H., Grobara P., Wiedermann G. (1993): Prophylaxe der Reisediarrhöe mit Saccharomyces boulardii. Fortschr. Med. 111: 152–156.

Labenz J., Tillenburg B., Peitz U., Köhl H., Becker T. et al. (1996): Ulcusheilung durch Helicobacter-pylori-Eradikation: Genügt eine Woche Therapie? Dtsch. Med. Wochenschr. 121: 3–8.

Lee J.M., Breslin N.P., Hyde D.K., Buckley M.J., O'Morain C.A. (1999): Treatment options for Helicobacter pylori infection when proton pump inhibitor-based triple therapy fails in clinical practice. Aliment. Pharmacol. Ther. 13: 489–496.

35

Magen-Darm-Mittel und Laxantien 555

Lind T., Mégraud F., Unge P., Bayerdörffer E., O'Morain C., Spiller R., van Zenten S. et al. (1999): The MACH 2 study: Role of omeprazole in eradication of Helicobacter pylori with I-week triple therapies. Gastroenterology 116: 248–253.

Lüth S., Teyssen S., Kölbel C. B., Singer M. V. (2001): 4 day triple therapy with rabeprazole, amoxicillin and clarithromycin in the eradication of Helicobacter pylori in patients with peptic ulcer disease. Z. Gastroenterol. 39: 279–285.

Mac Lean N., Hübner-Steiner U. (1987): Behandlung arzneimittelbedingter Magen-Darm-Beschwerden. Fortschr. Med. 105: 239–242.

Madisch A., Melderis H., Mayr G., Sassin I., Hotz J. (2001): Ein Phytotherapeutikum und seine modifizierte Rezeptur bei funktioneller Dyspepsie. Ergebnisse einer doppelblinden plazebokontrollierten Vergleichsstudie. Z. Gastroenterol. 39: 511–517.

Madisch A., Plein K., Mayr G., Buchert D., Hotz J. (2000): Benefit of an herbal preparation in patients with irritable bowel syndrome: Results of double blind, randomized, placebo controlled multi center trial. Gastroenterology 118, A 4440.

Malchow H. A. (1997): Crohn's disease and Escherichia coli. A new approach in therapy to maintain remission of colonic Crohn's disease? J. Clin. Gastroenteraol. 25: 653–658.

Malfertheiner P., Schultze V., Giudice G.D., Rosenkranz B., Kaufmann S., Winau F. et al. (2002): Phase I safety and immunogenicity of a three component H. Pylori vaccine. Gastroenterology 122: A-823 (W1195).

McFarland L.V., Surawicz C.M., Greenberg R.N. (1994): A randomized placebo-controlled trial of saccharomyces boulardii in combination with standard antibiotics for clostridium difficile disease. JAMA 271: 1913–1918.

Metcalf T.J., Irons T.G., Sher L.D., Young P.C. (1994): Simethicone in the treatment of infant colic: a randomized placebo-controlled multicenter trial. Pediatrics 94: 29–34.

Peters F.T.M., Ganesch S., Kuipers E.J., Sluitder W.J., Klinkenberg-Knol E.C., Lamers C. B.H.W., Kleibeucker J.H. (1999): Endoscopic regression of Barrett's oesophagus during omeprazole treatment; a randomised double blind study. Gut 45: 489–494.

Rembacken B.J., Snelling A.M., Hawkey P.M., Chalmers D.M., Axon A.T.R. (1999): Non pathogenic Escherichia coli versus mesalazine for the treatment of ulcerative colitis: a randomised trial. Lancet 354: 635–639.

Rösch W., Vinson B. Sassin I. (2002): A randomized clinical trial comparing the efficacy of a herbal preparation STW5 with the prokinetic drug cisapride in patients with dysmotility type of functional dyspepsia. Z. Gastroenterol. 40: 401–408.

Rutgeerts P., Löfberg R., Malchow H. et al. (1994): A comparison of budesonide with prednisolone for active Crohn's disease. N. Engl. J. Med. 331: 842–845.

Scarpignato C., Rampal P. (1995): Prevention and treatment of traveler's diarrhea: a clinical pharmacological approach. Chemotherapy 41 (Suppl. 1): 48–81.

Talley N.J., Vakil N., Baillard E.D., Fennerty B.M. (1999): Absence of benefit of eradicating helicobacter pylori in patients with nonulcer dyspepsia. N. Engl. J. Med. 341: 1106–1111.

Uemura N., Okamoto S., Yamamoto S., Matsumura N., Yamaguchi S., Yamakido M. et al. (2001): Helicobacter pylori infection and the development of gastric cancer. N. Engl. J. Med. 345: 784–789.

Vigneri S., Termini R., Leandro G., Badalamenti S., Pantalena M. et al. (1995): A comparison of five maintenance therapies for reflux esophagitis. New Engl. J. Med. 333: 1106–1110.

Wolfe M.M., Lichtenstein D.R. (1999): Gastrointestinal toxicity of nonsteroidal antiinflammatory drugs. N. Engl. J. Med. 340: 1888–1899.

Young R.J., Whithney D. B., Hanner T.L., Antonson D.L., Lupo J.V., Venderhoof J.A. (1998): Antibiotic associated diarrhea utilizing lactobacillus GG. Gastroenterology 114: A435.

35

36. Migränemittel

ADALBERT KESEBERG

AUF EINEN BLICK

Trend
Mit der Einführung der Triptane hat sich die Migränetherapie deutlich gewandelt. Ergotamin ist fast vollständig verlassen worden. Auch die Verordnung der Sekalealkaloidkombinationen ist seit zehn Jahren um über 70% zurückgegangen. Die Triptanverordnungen sind 2001 weiter gestiegen. Sumatriptan behauptet seine führende Position.

Migränemittel werden zur Anfallskupierung und zur Senkung der Anfallsbereitschaft eingesetzt. Typisch für die Migräne ist der anfallsartig auftretende Halbseitenkopfschmerz, häufig verbunden mit Erbrechen, Übelkeit und Lichtscheu. Bei 15% der Patienten leiten Aura-Symptome visueller und sensorischer Natur den Anfall ein. Frauen sind häufiger betroffen als Männer. Bei Frauen ist nicht selten ein Zusammenhang mit der Menstruation zu beobachten. Als Auslösefaktoren für einzelne Attacken kommen Streß, hormonelle Faktoren und bestimmte Nahrungsmittel sowie Alkohol in Frage. Insgesamt handelt es sich um ein Krankheitsbild, das anhand der Anamnese leicht von anderen Kopfschmerzformen abgrenzbar ist (Diener et al. 2000).

Ein leichter Migräneanfall ist mit den üblichen Analgetika und Antiemetika gut zu beeinflussen. Bei schweren Migräneattacken stehen seit einigen Jahren spezifische Migränemittel aus der Gruppe der $5\text{-HT}_{1B/1D}$-Rezeptoragonisten (Triptane) zur Verfügung. Zusätzlich zu dem 1993 eingeführten Sumatriptan (*Imigran*) sind in den letzten Jahren vier weitere Triptane auf den Markt gekommen, die 2001 mit Ausnahme von Almotriptan alle zu den häufig verordneten Arzneimitteln gehörten. Aufgrund dieser Entwicklung ist Ergotamin erstmals nicht mehr unter den 2500 meistverordneten Präparaten vertreten.

Eine Migräneprophylaxe ist indiziert, wenn mehr als drei Migräneanfälle pro Monat auftreten. Mittel der Wahl sind Betarezeptorenblocker (z. B. Metoprolol), die im Kapitel 18 besprochen werden. Alternativ wird auch der Calciumantagonist Flunarizin eingesetzt. Zu Dihydroergotamin liegen keine sicheren Belege vor (Diener et al. 2000).

Die Verordnungen der Migränemittel waren in der gesamten Indikationsgruppe erneut leicht rückläufig (Tabelle 36.1). Dieser Eindruck relativiert sich allerdings durch den erneuten Anstieg der Verordnungskosten. Dementsprechend haben sich die verordneten Tagesdosen der Triptane weiterhin erhöht, während die verschiedenen Kombinationspräparate erneut deutlich abgenommen haben (Abbildung 36.1).

Triptane

Die Triptane sind als selektive Serotoninrezeptoragonisten ($5\text{-HT}_{1B/1D}$) die wirksamsten Mittel der akuten Migränetherapie. Über vaskuläre

Tabelle 36.1: Verordnungen von Migränemitteln 2001. Angegeben sind die verordnungshäufigsten Präparate mit Verordnungsrang, Verordnungen und Umsatz 2001 im Vergleich zu 2000.

36

Rang	Präparat	Verordnungen in Tsd.	Änd. %	Umsatz Mio. €	Änd. %
402	Ascotop	428,9	+10,7	23,0	+13,8
430	Imigran	405,6	+2,3	29,4	+4,1
528	Maxalt	339,5	+37,8	18,7	+46,4
876	Migränerton	198,2	−16,7	2,5	−12,4
884	Ergo-Lonarid PD	197,0	−12,7	2,2	−5,7
1006	Migräne-Kranit N Tabletten	171,6	−8,0	2,2	−12,0
1093	Naramig	152,3	+8,1	8,2	+6,1
1134	Migrätan S	146,3	−7,0	2,4	−4,3
1340	Petadolex	120,3	+10,6	3,1	+10,6
1645	Optalidon spezial NOC	93,0	−11,2	2,0	−5,4
1749	Avamigran N	84,9	−9,4	1,3	−10,0
1927	Cafergot N	73,2	−11,6	3,1	−3,7
2412	Migralave N	50,2	−18,4	0,8	−16,4
Summe		2460,9	+1,3	99,0	+10,2
Anteil an der Indikationsgruppe		90,7%		97,0%	
Gesamte Indikationsgruppe		2713,3	−0,9	102,1	+9,6

Serotoninrezeptoren bewirken sie eine Vasokonstriktion großer Hirngefäße und arteriovenöser Anastomosen. Daneben hemmen sie die neurogene Entzündung im Migräneanfall durch eine verminderte Freisetzung proinflammatorischer Neurotransmitter aus perivaskulären Trigeminusfasern. Im Gegensatz zu den Sekalealkaloiden lindern sie zusätzlich auch migränetypische Symptome wie Übelkeit, Erbrechen, Lichtscheu und Lärmempfindlichkeit. Seit 1999 sind vier Triptane in der Gruppe der 2500 meistverordneten Arzneimittel vertreten. Damit wird das therapeutisch bedeutsame Potential dieser relativ neuen Arzneimittelgruppe auch in der praktischen Verordnungstätigkeit deutlich. Alle Triptane haben ein ähnliches Wirkungsprofil, unterscheiden sich aber in der Pharmakokinetik und damit vor allem in der Wirkungsdauer und in der Häufigkeit des Wiederauftretens von Migräneanfällen.

Am besten untersucht ist Sumatriptan, das in Dosen von 25–100 mg oral bei 50–70% der Patienten die Beschwerden innerhalb von 2 Stunden lindert. Bei Übelkeit und Erbrechen können 25 mg rektal oder 10–20 mg als Nasenspray eingesetzt werden. Besonders wirksam ist die subkutane Injektion, nach der sich die Symptome bereits nach 60 Minuten bei 80% der Patienten zurückbilden. Wegen der kurzen Halbwertszeit von zwei Stunden treten 12 Stunden nach oraler Gabe

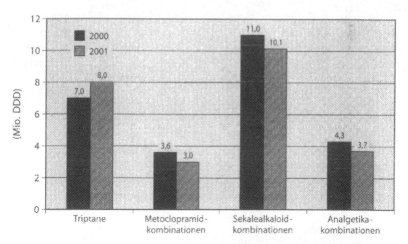

Abbildung 36.1: Verordnungen von Migränemitteln 2001. DDD der 2500 meistverordneten Arzneimittel

bei 30–40% der Patienten erneut Migränekopfschmerzen auf, bei
denen eine zweite Gabe wiederum wirksam ist. Schwerwiegende
Nebenwirkungen bei Patienten mit kardialen Vorerkrankungen oder
anderen Kontraindikationen haben die Arzneimittelkommission der
deutschen Ärzteschaft (1995) veranlaßt, auf die Beachtung der Kontraindikationen hinzuweisen.

Die neueren Triptane Zolmitriptan (*AscoTop*), Naratriptan (*Nara-
mig*) und Rizatriptan (*Maxalt*) haben eine höhere orale Bioverfügbarkeit und eine längere Halbwertszeit. Das am längsten wirkende Naratriptan ist besonders für Patienten mit langen und regelmäßig
wiederauftretenden Attacken geeignet. Allerdings wirkt Naratriptan
langsamer als Rizatriptan (Bomhof et al. 1999).

Alle Triptane zeigen trotz der hohen Therapiekosten einen weiteren
Anstieg in der Verordnungshäufigkeit (Tabelle 36.2). Besonders stark
ist die Zunahme des 1999 eingeführten Präparates *Maxalt*.

Sekalealkaloide

Sekalealkaloide sind erstmals nicht mehr als Monopräparate unter den
häufig verordneten Arzneimitteln vertreten. Lange Zeit waren sie die
einzigen Arzneimittel zur Behandlung der akuten Migräneattacke
gewesen. Als nichtselektive 5-HT-Rezeptoragonisten haben sie jedoch
zusätzliche Wirkungen auf mehrere Serotoninrezeptoren, adrenerge
Alpharezeptoren und Dopaminrezeptoren, so daß sie mehr Nebenwirkungen als die selektiv wirkenden Triptane auslösen. Insbesondere
können sie Übelkeit und Erbrechen induzieren und damit typische

Tabelle 36.2: Verordnungen von 5-HT$_{1B/1D}$-Rezeptoragonisten 2001 (Monopräparate). Angegeben sind die 2001 verordneten Tagesdosen, die Änderungen gegenüber
2000 und die mittleren Kosten je DDD 2001.

Präparat	Bestandteile	DDD in Mio.	Änderung in %	DDD-Kosten in €
Imigran	Sumatriptan	3,3	(+3,4)	8,98
Ascotop	Zolmitriptan	2,3	(+18,6)	10,04
Maxalt	Rizatriptan	1,6	(+41,0)	11,53
Naramig	Naratriptan	0,8	(+8,5)	10,06
Summe		8,0	(+14,3)	9,91

Initialsymptome der schweren Migräneattacke verstärken. Daher wird allgemein die gleichzeitige Gabe prokinetischer Antiemetika vom Typ des Metoclopramids empfohlen. Ein weiterer Nachteil ist ihre geringe und damit unsichere Bioverfügbarkeit in oraler oder rektaler Form. Dihydroergotamin (DHE) wird extrem variabel resorbiert und eignet sich daher nicht für die orale Therapie. Schließlich sind Sekalealkaloide vor allem bei Erkrankungen der Koronarien und peripheren Gefäße, Hypertonie, Leber- und Nierenkrankheiten sowie in der Schwangerschaft kontraindiziert. Sekalealkaloide werden daher nur noch bei einer begrenzten Zahl von Migränepatienten empfohlen, die selten oder langdauernde Kopfschmerzen haben und die Dosisbegrenzungen einhalten (Tfelt-Hansen et al. 2000).

Kombinationspräparate

Die Kombinationspräparate haben trotz allgemein rückläufiger Verordnungszahlen immer noch einen Anteil von 70% am Verordnungsvolumen der Migränemittel (Tabelle 36.3). Alle diese Kombinationen sind nach heutigen Therapievorstellungen nicht empfehlenswert (Diener et al. 2000). Eine ähnliche Schlußfolgerung wurde kürzlich aus einer Analyse von ca. 90.000 Verordnungen an Migränepatienten gezogen, die sich über den Zeitraum von 1994 bis 1996 erstreckte (Krobot et al. 1999). Nach unseren Daten aus den letzten Jahren werden die aktuellen Therapieempfehlungen in der praktischen Migränetherapie zunehmend beachtet. Seit 1992 sind die Verordnungen der Kombinationspräparate insgesamt um über 70% zurückgegangen (vgl. Arzneiverordnungs-Report '94).

Für die initiale Therapie des Migräneanfalls wird die freie Kombination von Analgetika mit prokinetischen Antiemetika empfohlen. Als Therapieprinzipien kommen dabei die peripher analgetische Wirkung des Paracetamols sowie die periphere Wirkung des Metoclopramids auf die Magenmotorik (bessere Resorption des Paracetamols) und seine zentrale Wirkung (Unterdrückung des Brechreizes) zum Tragen. Die Substanz blockiert zentrale Dopaminrezeptoren und wirkt zusätzlich auf Serotoninrezeptoren. Metoclopramid ist auch in Kombination mit Acetylsalicylsäure gut wirksam. In einer kontrollierten Studie wurde nachgewiesen, daß die Kupierung eines Migräneanfalls fast ebenso effektiv gelingt wie mit oral verabreichtem Sumatriptan (Tfelt-Hansen et al. 1995).

Die Verordnung der Metoclopramidkombination *Migränerton* ist 2001 weiterhin rückläufig. Für dieses Präparat gibt es lediglich eine unkontrollierte Beobachtungsstudie und eine Studie zur Pharmakokinetik (Becker et al. 1988, Becker et al. 1992). Die fixe Kombination bietet aber keine Vorteile, da die Einzelkomponenten zeitversetzt eingenommen werden sollen und die Halbwertszeiten von Paracetamol (2 Std.) und Metoclopramid (5 Std.) unterschiedlich sind. Metoclopramid wirkt bei Migräneattacken auf die Übelkeit besser als Placebo, führt jedoch nicht zu einer signifikanten Verstärkung der Paracet-

Tabelle 36.3: Verordnungen von weiteren Migränemitteln 2001. Angegeben sind die 2001 verordneten Tagesdosen, die Änderungen gegenüber 2000 und die mittleren Kosten je DDD 2001.

Präparat	Bestandteile	DDD in Mio.	Änderung in %	DDD-Kosten in €
Metoclopramidkombinationen				
Migränerton	Paracetamol Metoclopramid	3,0	(−16,4)	0,82
Sekalealkaloidkombinationen				
Migrätan S	Ergotamintartrat Propyphenazon	2,9	(−4,2)	0,82
Ergo-Lonarid PD	Dihydroergotamin Paracetamol	2,3	(−4,8)	0,97
Optalidon spezial NOC	Dihydroergotamin Propyphenazon	2,2	(−11,6)	0,93
Cafergot N	Ergotamintartrat Coffein	1,6	(−11,6)	1,93
Avamigran N	Ergotamintartrat Propyphenazon	1,1	(−9,8)	1,18
		10,1	(−7,8)	1,09
Analgetikakombinationen				
Migräne-Kranit N Tabletten	Propyphenazon Paracetamol Codein	2,7	(−12,8)	0,81
Migralave N	Buclizin Paracetamol	1,0	(−16,0)	0,80
		3,7	(−13,7)	0,81
Pflanzliche Mittel				
Petadolex	Pestwurzextrakt	2,2	(+9,0)	1,40
Summe		19,1	(−8,9)	1,03

amolwirkung (Tfelt-Hansen et al. 1980). Darüber hinaus genügen bei geringeren Migränesymptomen entweder nur Metoclopramid oder nur ein Analgetikum zur Kupierung (Diener et al. 2000).

Die Sekalealkaloidkombinationen werden trotz eines weiteren Rückgangs weiterhin häufiger als die Triptane verordnet (Tabelle 36.3). Zu den einzelnen Kombinationen gibt es nur wenige gut kontrollierte Studien. Eine Kombination aus Paracetamol (1000 mg/Tbl.) und Dihydroergotamin (2 mg/Tbl.) senkte die Kopfschmerzintensität nach zwei Stunden um 45%, im Vergleich zu Paracetamol allein (38%) oder Placebo (20%), und hatte damit einen signifikanten, aber nur marginalen Vorteil gegenüber Paracetamol (Hoernecke und Doenicke 1993). Die Validität der Daten ist jedoch fraglich, da trotz einer hohen Dropoutquote von 40% eine Intent-to-treat-Analyse fehlt. Die Wirksamkeit der Kombination *Ergo-Lonarid PD* ist damit nicht sicher belegbar, zumal die mittlere vom Hersteller empfohlene Einzeldosis deutlich niedriger liegt.

Weniger kritisch wurden Zweierkombinationen aus Ergotamin und Coffein beurteilt, da es schon länger Hinweise auf eine Steigerung der intestinalen Ergotaminresorption durch Coffein gab (Schmidt und Fanchamps 1974). Die Ergotaminkombination *Cafergot N* war in einer Vergleichsstudie nach zwei Stunden schwächer wirksam (48%) als Sumatriptan (66%), wurde aber nicht mit Placebo verglichen (The Multinational Oral Sumatriptan and Cafergot Comparative Study Group 1991). Generell sollten aber Mischpräparate mit Coffein vermieden werden, das den während der Migräneattacke bereits erhöhten Sympathikustonus weiter steigert.

Die Mehrzahl der Präparate (*Optalidon spezial NOC, Migrätan S, Avamigran N*) enthält Propyphenazon, das als Pyrazolderivat mit dem Risiko anaphylaktischer Reaktionen und der Agranulozytose behaftet ist und daher nur zurückhaltend angewendet werden soll (Mutschler et al. 2001). Darüber hinaus gibt es bei der Migräne keine kontrollierten Studien zur Wirkung von Propyphenazon. Bei Migränepatienten induzierte die regelmäßige Einnahme von Analgetikakombinationen häufig Dauerkopfschmerzen, die am ehesten durch Ergotamin hervorgerufen wurden (Dichgans et al. 1984). Auch ein Sumatriptan-induzierter Dauerkopfschmerz wird beobachtet (Kaube et al. 1994). Auch Zolmitriptan und Naratriptan können dies bewirken (Limmroth et al. 1999). Für Rizatriptan liegen jetzt auch Berichte vor.

Die als Analgetikakombinationen bezeichneten Migränemittel enthalten nichtopioide Analgetika, Codein und Antihistaminika mit fraglicher therapeutischer Bedeutung für die Anfallskupierung der Migräne.

Pflanzliche Mittel

Erstmals ist das pflanzliche Mittel *Petadolex* (Pestwurzelextrakt) unter den häufig verordneten Präparaten vertreten (Tabelle 36.3). Vom Hersteller wird die Anwendung als Spasmoanalgetikum bei Migräne, Asthma, Nacken- und Rückenschmerzen in Anspruch genommen. In einer Placebo-kontrollierten Studie an 60 Patienten wurde nach prophylaktischer Einnahme eine Reduktion der Migräneattackenfrequenz beobachtet, allerdings ohne genaue Angaben der übrigen Arzneitherapie (Grossmann und Schmidramsl 2000).

Literatur

Arzneimittelkommission der deutschen Ärzteschaft (1995): Kontraindikation bei Sumatriptan beachten. Dtsch. Ärztebl. 92: A-1546–47.

Becker A., Buck W., Vögtle-Junkert U. (1988): Analgesie und Antiemese – Therapieziele in der Migränebehandlung. Med. Welt 39: 473–476.

Becker A., Berner G., Leuschner F., Vögtle-Junkert U. (1992): Pharmakokinetische Aspekte zur Kombination von Metoclopramid und Paracetamol. Arzneim.-Forschg. 42: 552–555.

Bomhof M., Paz J., Legg N., Allen C., Vandormael K., Patel K. (1999): Comparison of rizatriptan 10 mg vs. naratriptan 2.5 mg in migraine. Eur. Neurol. 42: 173–179.

Dichgans J., Diener H.C., Gerber W.D., Verspohl E.J., Kukiolka H., Kluck M. (1984): Analgetika-induzierter Dauerkopfschmerz. Dtsch. Med. Wochenschr. 109: 369–373.

Diener H.C., Brune K., Gerber W.-D., Pfaffenrath V., Straube A. (2000): Therapie der Migräneattacke und Migräneprophylaxe. Empfehlungen der Deutschen Migräne- und Kopfschmerzgesellschaft (DMKG). Arzneimitteltherapie 18: 314–323.

Grossmann M., Schmidramsl H. (2000): An extract of petasites hybridus is effective in the prophylaxis of migraine. Int. J. Clin. Pharmacol. Ther. 38: 430–435.

Hoernecke R., Doenicke A. (1993): Behandlung des Migräneanfalls: die Kombination Dihydroergotamintartrat und Paracetamol im Vergleich zu den Einzelsubstanzen und Placebo. Med. Klinik 88: 642–648.

Kaube H., May A., Diener H.C., Pfaffenrath V. (1994): Sumatriptan. Brit. Med. J. 308: 1573–1574.

Krobot K.J., Steinberg H.W., Pfaffenrath V. (1999): Migraine prescription density and recommendations. Results of the PCAOM study. Cephalalgia 19: 511–519.

36

Limmroth V., Kazawara Z., Fritsche G., Diener H.C. (1999): Headache after frequent use of serotonin agonists zolmitriptan and naratriptan. Lancet 353: 378.

Mutschler E., Geisslinger G., Kroemer H.K., Schäfer-Korting M. (2001): Arzneimittelwirkungen. 8. Aufl., Wissenschaftliche Verlagsgesellschaft, Stuttgart, S. 240.

Schmidt R., Fanchamps A. (1974): Effect of caffeine on intestinal absorption of ergotamine in men. Eur. J. Clin. Pharmacol. 7: 213–216.

Tfelt-Hansen P., Herny P., Mulder L.J., Scheldewaert R.G., Schoenen J., Chazot G. (1995): The effectiveness of combined oral lysine acetylsalicylate and metoclopramide compared with oral sumatriptan for migraine. Lancet 346: 923–926.

Tfelt-Hansen P., Olesen J., Aebelholt-Krabbe A., Melgaard B., Veilis B. (1980): A double blind study of metoclopramide in the treatment of migraine attacks. J. Neurol. Neurosurg. Psychiatry 43: 369–371.

Tfelt-Hansen P., Saxena P.R., Dahlöf C., Pascual J., Lainez M., Henry P. et al. (2000): Ergotamine in the acute treatment of migraine. A review and European consensus. Brain 123: 9–18.

The Multinational Oral Sumatriptan and Cafergot Comparative Study Group (1991): A randomized, double-blind comparison of sumatriptan and cafergot in the acute treatment of migraine. Eur. Neurol. 31: 314–322.

37. Mineralstoffpräparate und Osteoporosemittel

ULRICH SCHWABE und REINHARD ZIEGLER

AUF EINEN BLICK

Verordnungsprofil

Hauptvertreter der Mineralstoffpräparate sind Calcium-, Kalium- und Magnesiumpräparate. Kaliumpräparate dienen der Korrektur eines höhergradigen Kaliummangels. Magnesiumpräparate sind bei Magnesiummangelzuständen indiziert, die aber bei der weiten Verbreitung von Magnesium in der Nahrung bei üblicher Kost selten sind.

Trend

Bei der Therapie der Osteoporose werden neben den Calciumsalzen vor allem Bisphosphonate und mit rückläufiger Tendenz Fluoridpräparate und Calcitonin eingesetzt.

37

In der Gruppe der Mineralstoffpräparate werden verschiedene Mineralsalze nach chemischer Systematik zusammengefaßt, die therapeutisch mehreren Indikationen zuzuordnen sind. Hauptvertreter sind die Calcium-, Kalium- und Magnesiumpräparate, die primär für die Substitution bei entsprechenden Mangelzuständen in Frage kommen. Daneben gibt es kleinere Präparategruppen, die Fluorid, Zink, Aluminium, Selen oder Kupfer enthalten.

Calcium- und Fluoridpräparate werden neben der Substitutionsbehandlung vor allem schwerpunktmäßig bei der Therapie der Osteoporose eingesetzt. Daher werden weitere Osteoporosemittel in die Verordnungsanalyse einbezogen, die in zunehmendem Maße therapeutische Bedeutung gewinnen, nämlich Calcitonin und die für diese Indikation zugelassenen Bisphosphonate. Neben den Mineralstoffpräparaten werden deshalb Osteoporosemittel dargestellt, die in der Indikationsgruppe der Osteoporosemittel und Calciumstoffwechselregulatoren in der Roten Liste aufgeführt sind. Die meisten Hersteller haben auch Fluoridpräparate in diese Gruppe eingeordnet.

In der gesamten Indikationsgruppe der Mineralstoffpräparate haben die Verordnungszahlen leicht zugenommen (Tabelle 37.1). Bei der Abnahme der Fluoride dürfte die weitere Verbreitung der Bisphosphonate eine zunehmende Rolle spielen.

Osteoporosemittel

Die differenzierte Osteoporosetherapie stützt sich auf den Einsatz von Hormonen wie Östrogene, aktuell ergänzt durch den ersten selektiven Estrogen-Rezeptor-Modulator (SERM) Raloxifen (*Evista*), der entsprechend der Systematik der Roten Liste bei den Östrogenen (Kapitel 45) besprochen wird, Vitaminen wie Colecalciferol und seine Metaboliten sowie auf die Calcium- und Fluoridpräparate, Bisphosphonate und Calcitonine. In den folgenden Abschnitten werden Calciumpräparate und Fluoride sowie die Bisphosphonate und Calcitonine abgehandelt. Dabei wird auch auf weitere Anwendungsgebiete der Calciumpräparate eingegangen.

In der Gruppe der Osteoporosemittel und Calciumstoffwechselregulatoren sind im Jahre 2001 elf Arzneimittel unter den 2500 am häufigsten verordneten Präparaten vertreten (Tabelle 37.2). Es handelt sich um zehn Osteoporosemittel aus der Gruppe Fluoride (fünf Vertreter), der Bisphosphonate (vier Vertreter) und der Calcitonine (*Karil*) sowie um ein Dihydrotachysterolpräparat (*A.T. 10*), das jedoch nicht bei der Osteoporosetherapeutikum eingesetzt wird. Auf diese Präparate entfallen 76% der Verordnungen der gesamten Indikationsgruppe.

Die bereits seit 1997 erkennbare Umschichtung von Fluoriden zu den Bisphosphonaten hat sich auch 2001 weiter fortgesetzt, so daß die Bisphosphonate trotz einer kleineren Präparatezahl die Fluoridpräparate weit überflügelt haben (Abbildung 37.1).

Calciumpräparate

Calciumsalze werden bei nutritiven oder malabsorptionsbedingten Calcium- und Vitamin-D-Mangelzuständen sowie substitutiv-adju-

Tabelle 37.1: Verordnungen von Mineralstoffpräparaten 2001. Angegeben sind die verordnungshäufigsten Präparate mit Verordnungsrang, Verordnungen und Umsatz 2001 im Vergleich zu 2000.

Rang	Präparat	Verordnungen in Tsd.	Änd. %	Umsatz Mio. €	Änd. %
62	Magnesium Verla N Drag.	1363,0	+0,1	12,8	+0,6
109	Tromcardin Amp./Drag./Tabl.	997,3	−4,7	16,3	−4,4
176	Magnetrans forte	765,4	+3,4	9,0	−4,3
278	Calcium Sandoz Brausetabl.	550,5	−12,4	10,7	−10,9
303	Kalinor-Brausetabl.	519,4	+1,4	10,9	+4,5
373	Calcimagon-D3	451,5	+25,7	8,9	+25,0
422	Ossofortin forte/fortissimo	411,7	−7,0	12,4	−7,4
425	Magium K	409,5	+9,5	5,5	+11,1
503	Magnesiocard	355,9	−1,8	3,3	−0,8
591	Oralpädon 240	302,4	−10,3	1,4	−10,3
637	Magnesium-Diasporal N/orange	285,8	−5,4	5,3	−4,1
666	Magnesium Verla Tabl./N Konz	274,4	+4,5	2,9	+5,2
688	Kalinor/retard	264,4	+10,4	3,3	+8,4
785	galacordin	223,5	+11,7	3,0	+11,0
911	Calcium-dura	189,6	−2,1	3,0	−0,7
926	Kalium-Mag.-Apogepha	187,0	+7,5	2,0	+7,9
933	Kalium-Duriles	184,9	+18,6	2,5	+17,5
977	Zinkorotat	177,7	−0,9	2,3	−1,0
991	Ideos	174,2	+21,8	4,6	+28,3
1019	Calciumacetat-Nefro	167,4	+103,2	2,5	+92,4
1035	Zentramin Bastian N Tabl.	164,6	−9,0	4,0	−5,1
1159	Ossofortin	143,1	−26,8	2,5	−27,2
1220	Sandocal D	136,2	+13,8	4,7	+2,2
1222	Calcium D3 Stada	136,1	+97,5	2,8	+97,5
1263	Calcilac KT	129,2	+88,8	2,5	+89,2
1299	Magnesium Jenapharm	125,3	+0,8	1,5	+3,0
1360	Rekawan	118,4	+15,8	1,0	+15,3
1425	Elotrans Neu	112,7	−1,9	0,6	−3,9
1560	Calcium Hexal	99,7	−1,3	1,6	−6,0
1597	Unizink	97,0	+5,9	1,4	+8,7
1626	Anti-Phosphat	94,5	+6,9	2,6	+12,9
1710	Calcigen D	88,2	+109,3	1,8	+107,8
1727	Calcivit D	86,4	+33,3	1,8	+25,5
1915	Magnerot N	74,1	−8,3	0,7	−8,3
1930	Magnesium-Diasporal 150	73,0	+4,1	0,9	+6,4
1956	Kalitrans-Brausetabletten	71,9	−12,3	0,9	−20,6
2021	Mg 5-Longoral/Granulat	68,2	−7,0	0,8	−6,0
2030	Milupa GES	67,7	+0,1	0,3	+0,2
2039	Magnesium 500 von ct	67,2	−1,8	0,4	−0,8
2096	Magnesium-Optopan	64,6	−0,0	0,4	−0,0
2200	Calcimed D3 forte	59,5	+32,3	1,2	+30,7
2290	Lösnesium	55,4	−17,2	1,0	−15,7

37

Tabelle 37.1: Verordnungen von Mineralstoffpräparaten 2001. Angegeben sind die verordnungshäufigsten Präparate mit Verordnungsrang, Verordnungen und Umsatz 2001 im Vergleich zu 2000 (Fortsetzung).

Rang	Präparat	Verordnungen in Tsd.	Änd. %	Umsatz Mio. €	Änd. %
2325	KCl-retard Zyma	54,2	+5,7	0,7	+6,4
2392	Frubiase Calcium forte	51,4	-9,7	1,7	+1,7
2397	Osspulvit S	51,1	-14,6	0,5	-5,2
2457	Biomagnesin	48,7	-20,6	0,5	-19,5
Summe		10593,7	+2,8	161,0	+3,4
Anteil an der Indikationsgruppe		93,1%		89,3%	
Gesamte Indikationsgruppe		11381,1	+2,6	180,3	+2,9

vant bei der Therapie der Osteoporose und des Hypoparathyreoidismus eingesetzt. Die empfohlene tägliche Calciumzufuhr beträgt für Erwachsene 1000 mg sowie für Schwangere, Stillende und postmenopausale Frauen, die keine Östrogensubstitution erhalten, 1500 mg (NIH Consensus Conference 1994). Diese Mengen werden ohne weiteres durch den Calciumgehalt der üblichen Ernährung gedeckt. Besonders calciumreich sind Milch, Milchprodukte (Käse, Joghurt, Quark, Schokolade, Eiscreme) und viele Gemüse. Für eine ausrei-

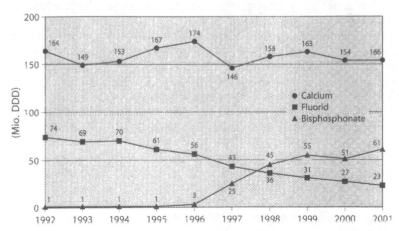

Abbildung 37.1: Verordnungen von Osteoporosemitteln und Calciumpräparaten 1992 bis 2001. Gesamtverordnungen nach definierten Tagesdosen

Tabelle 37.2: Verordnungen von Calciumstoffwechselregulatoren und Osteoporose-mitteln 2001. Angegeben sind die verordnungshäufigsten Präparate mit Verordnungsrang, Verordnungen und Umsatz 2001 im Vergleich zu 2000.

Rang	Präparat	Verordnungen in Tsd.	Änd. %	Umsatz Mio. €	Änd. %
520	Fosamax	345,2	+62,6	41,5	+51,1
720	Tridin	253,1	−26,3	7,7	−22,9
721	Didronel-Kit	252,6	−25,9	30,6	−20,2
765	Actonel 5	231,9	+333,5	21,7	+398,0
1609	Aredia	96,0	+6,9	44,9	+13,8
1613	Ossiplex retard	95,3	−10,9	1,6	−7,7
1821	Ossin	80,6	−13,9	0,9	−13,1
1907	Tridin forte	74,5	+17,5	3,2	+17,5
2053	Natriumfluorid 25 Baer	66,4	−14,0	0,5	−15,7
2057	Karil	66,4	−10,0	5,1	−12,2
2284	A.T. 10	55,6	−3,1	5,0	−0,1
Summe		**1617,5**	**+7,0**	**162,7**	**+19,2**
Anteil an der Indikationsgruppe		**75,9%**		**71,7%**	
Gesamte Indikationsgruppe		**2132,2**	**+7,2**	**227,1**	**+20,6**

chende Calciumaufnahme wird Vitamin D in seiner wirksamen Form als 1,25-Dihydroxycolecalciferol benötigt. Bei funktionierender Calciumhomöostase hat eine den Bedarf übersteigende Calciumzufuhr beim gesunden Organismus keinen Nutzen.

Leichtere Calciummangelerkrankungen können infolge unzureichender Zufuhr oder leichter Resorptionsstörungen entstehen. Sie sollten primär durch eine ausreichende Calciumaufnahme mit der Nahrung (Milchprodukte) behandelt werden, bevor Calciumpräparate in Betracht gezogen werden. Chronische Calciummangelzustände infolge Hypoparathyreoidismus, Rachitis, Osteomalazie und Malabsorptionszuständen müssen dagegen mit Colecalciferol (Vitamin D_3) oder seinen Metaboliten (bei ungenügender Aktivität der renalen 1α-Hydroxylase, z. B. bei terminaler Niereninsuffizienz) behandelt werden, um die intestinale Calciumresorption zu erhöhen. Die Calciumpräparate dienen in derartigen Situationen der Garantie eines ausreichenden bzw. optimierten Angebotes. Der verschreibende Arzt muß unbedingt nach geschätztem Bedarf verordnen. Die Bedeutung des Calciums als „Basistherapie" bei der Osteoporose ist heute unbestritten (Ziegler 1999). In Substitutionsdosen reduzieren Calcium und Colecalciferol bei alten Menschen Frakturen relevant (Dawson-Hughes et al. 1997).

Für die orale Substitutionsbehandlung wird in erster Linie Calciumcarbonat empfohlen, da es 40% Calcium enthält. Wegen des geringeren Calciumgehaltes sind Calciumlaktat (13%), Calciumglukonat (9%) und Calciumglucobionat (6,6%) weniger für die orale Therapie geeignet (American Medical Association 1986). Für die Beurteilung der verordneten Calciumpräparate ist daher ein ausreichender Calciumgehalt und eine entsprechende Dosierungsempfehlung von Bedeutung. Legt man den Richtwert von 1000 mg Calcium pro Tag zugrunde, dann sind inzwischen fast alle Calciumpräparate ausreichend hoch dosiert, um in 1–2 Tagesdosen das Optimum zu erfüllen. Begrüßenswert ist die Zunahme der Verschreibungen in der Gesamtgruppe der Calciumpräparate, obwohl die reinen Calciumpräparate weiter rückläufig sind (Tabelle 37.3). Eine ausreichende Calciumzufuhr gegebenenfalls ergänzt durch Vitamin D stellt die Basis der Osteoporosebehandlung dar. Sie ist von besonderer Bedeutung, da die Osteoporose absolut und als Diagnose zunimmt.

Wie es bei der Basistherapie der Osteoporose empfohlen wird (Ziegler 1999), hat sich seit einigen Jahren ein stärkerer Trend zu Kombinationen von Calcium mit Vitamin D entwickelt, der sich auch 2001 fortgesetzt hat (Tabelle 37.3). Die wirtschaftlich sinnvolle Mindestdosis von 500 mg Calcium pro Tag erreichen inzwischen die Mehrzahl der Präparate. Beim Erwachsenen sind die niedriger dosierten Präparate (*Ossofortin, Frubiase Calcium forte, Osspulvit S*) kaum sinnvoll. Diese Bewertungen haben sich sichtbar auf das Verordnungsverhalten ausgewirkt, weil alle unterdosierten Calciumpräparate deutlich abgenommen haben. Insgesamt haben sich die Verordnungen dieser Gruppe abermals deutlich erhöht.

Dihydrotachysterol (*A.T. 10*) ist ein Vitamin-D-Derivat, das trotz chemischer Unterschiede genauso wie Colecalciferol wirkt und traditionell bei Hypoparathyreoidismus zur Steigerung der Calciumkonzentration eingesetzt wird. Im Gegensatz zum Vorjahr sind die Verordnungen von Dihydrotachysterol im Jahr 2001 leicht zurückgegangen.

Fluoridpräparate

Fluoride dienen der Behandlung der primären Osteoporose mit langsamem Umsatz. Sie stimulieren die Knochenneubildung. Als Volldosis sind 20 mg Fluorid in Gestalt von Monofluorphosphat anzusehen, beziehungsweise 33–36 mg Fluorid als Natriumfluorid (75–80 mg). Die

572   Ulrich Schwabe und Reinhard Ziegler

Tabelle 37.3: Verordnungen von Calciumpräparaten und Vitamin-D-Derivaten 2001. Angegeben sind die 2001 verordneten Tagesdosen, die Änderungen gegenüber 2000 und die mittleren Kosten je DDD 2001.

Präparat	Bestandteile	DDD in Mio.	Änderung in %	DDD-Kosten in €
Calciumpräparate				
Calcium Sandoz Brausetabl.	Calciumlactogluconat Calciumcarbonat	44,1	(–9,6)	0,24
Calcium-dura	Calciumcarbonat	8,2	(–2,9)	0,36
Calcium Hexal	Calciumcarbonat	3,4	(–6,6)	0,48
		55,8	(–8,5)	0,27
Vitamin-D-Kombinationen				
Calcimagon-D3	Calciumcarbonat Colecalciferol	21,3	(+25,2)	0,42
Ossofortin forte/ fortissimo	Calciumcarbonat Colecalciferol	19,5	(–7,7)	0,64
Sandocal D	Calciumcarbonat Colecalciferol	9,2	(+19,2)	0,52
Ideos	Calciumcarbonat Colecalciferol	7,4	(+22,5)	0,62
Calcium D3 Stada	Calciumcarbonat Colecalciferol	6,8	(+97,5)	0,41
Calcilac KT	Calcium Colecalciferol	6,1	(+88,8)	0,42
Calcigen D	Calcium Colecalciferol	3,9	(+107,9)	0,46
Calcivit D	Calciumcarbonat Colecalciferol	3,6	(+43,8)	0,51
Ossofortin	Calciumphosphat Calciumgluconat Colecalciferol	3,5	(–27,3)	0,72
Calcimed D3 forte	Calciumcarbonat Colecalciferol	2,5	(+39,4)	0,48
Frubiase Calcium forte	Calciumgluconat Calciumlactat Ergocalciferol	1,1	(–5,0)	1,45
Osspulvit S	Calciumphosphat Colecalciferol	0,7	(–12,3)	0,77
		85,5	(+19,7)	0,53
Vitamin-D-Derivate				
A.T. 10	Dihydrotachysterol	3,3	(–5,0)	1,54
Summe		144,6	(+6,4)	0,45

Therapiezeit beträgt 2–4 Jahre. Bei den Verschreibungen führt *Tridin* als Kombinationspräparat von Fluorophosphat und Calciumsalzen, da die Fluoridtherapie in der Regel mit Calcium kombiniert wird (Tabelle 37.4). Vielerorts wird eine niedrig dosierte Vitamin-D-Zusatztherapie empfohlen.

Durch randomisierte Studien in den USA entstanden Zweifel an der Wirksamkeit des Fluorids. Verantwortlich war vermutlich das Studiendesign infolge fehlender Adaptierung an erforderliche Dosen und Fortsetzung der Therapie über vier Jahre, ohne Rücksicht darauf, ob bereits früher ein ausreichender Erfolg erzielt war (Wüster und Ziegler 1993). In einer nachträglichen Analyse bestätigen die amerikanischen Autoren diese Vermutung (Riggs et al. 1994). Die verschreibenden Ärzte sind offenbar weiterhin verunsichert. Das Jahr 2001 brachte einen erneuten Rückgang der verordneten Tagesdosen (Tabelle 37.4). Hauptgrund dürfte die weitere Umstellung auf andere Therapieprinzipien sein, vor allem auf die Bisphosphonate. Vergleicht man jedoch die 23 Mio. DDD Fluoride plus 61 Mio. DDD Bisphosphonate, so zeigt die Summe von 84 Mio. DDD im Vergleich zum Jahr zuvor eine deutliche Zunahme (Abbildung 37.1). Dabei haben die Kosten der Verschreibungen (Umsatz) nochmals stärker zugenommen, da eine Umschichtung von den kostengünstigeren Fluoriden zu den teureren Bisphosphonaten stattfindet (Tabelle 37.2).

Bisphosphonate

Eines der Prinzipien der Osteoporosetherapie ist die Hemmung der verstärkten Resorption von Knochengewebe, die sogenannte antiresorptive Therapie. Im Sinne der Substitution werden einerseits die Östrogene verordnet, andererseits die Calcitonine und Bisphosphonate. Ein prinzipieller Unterschied in der Wirkung besteht bei letzteren nicht – hinsichtlich Zuverlässigkeit der Wirkung sind jedoch die Bisphosphonate den Calcitoninen überlegen. Sie haben auch den Vorteil günstigerer Behandlungskosten.

An führender Stelle steht noch knapp die Etidronsäure (*Didronel*) (Miller et al. 1997), nahezu eingeholt von der Alendronsäure (*Fosamax*) (Bone et al. 2000) (Tabelle 37.4). Etidronsäure wurde bereits 1982 als erstes Bisphosphonat zur Behandlung des Morbus Paget eingeführt und erhielt 1996 auch die Zulassung für die postmenopausale Osteoporose – seine Verschreibung hat deutlich abgenommen. Alendronsäure hat ähnliche Wirkungen wie Etidronsäure, wirkt aber in deutlich geringeren Dosen. Die Einnahmevorschriften sind korrekt zu befolgen. Als drittes Präparat ist seit 1999 die Pamidronsäure (*Aredia*) vertreten, die bei tumorinduzierter Hyperkalzämie als Infusionsbehandlung angewendet wird und eine Wirkungsdauer von 2–3 Wochen hat. Schließlich tritt seit 2000 noch *Actonel 5* hinzu und zeigt einen kräftigen Anstieg. Die Gruppe der Bisphosphonate liegt 2001 nach der Zahl der verordneten Tagesdosen dreifach so hoch wie die der Fluoridpräparate (Tabelle 37.4). Es ist zu prognostizieren, daß sich die Bisphosphonate noch weiter verbreiten werden (Fleisch 1997). „Konkurrieren"

Tabelle 37.4: Verordnungen von weiteren Osteoporosemitteln 2001. Angegeben sind die 2001 verordneten Tagesdosen, die Änderungen gegenüber 2000 und die mittleren Kosten je DDD 2001.

Präparat	Bestandteile	DDD in Mio.	Änderung in %	DDD-Kosten in €
Fluoridpräparate				
Tridin	Natriumfluorophosphat Calciumgluconat Calciumcitrat	6,3	(−26,5)	1,22
Tridin forte	Natriumfluorophosphat Calciumcarbonat	3,7	(+17,5)	0,87
Ossin	Natriumfluorid	3,5	(−13,0)	0,25
Ossiplex retard	Natriumfluorid Ascorbinsäure	2,5	(−10,1)	0,62
Natrium-fluorid 25 Baer	Natriumfluorid	1,8	(−15,8)	0,26
		17,8	(−13,9)	0,78
Bisphosphonate				
Didronel-Kit	Etidronsäure Calciumcarbonat	22,7	(−25,9)	1,35
Fosamax	Alendronsäure	22,5	(+42,2)	1,84
Actonel 5	Risedronsäure	13,2	(+405,3)	1,65
Aredia	Pamidronsäure	0,2	(+10,3)	264,77
		58,6	(+18,9)	2,37
Calcitonin				
Karil	Calcitonin	0,7	(−13,6)	7,71
Summe		77,1	(+8,9)	2,05

37

könnten in Zukunft stärker die SERMs, z. B. Raloxifen (*Evista*), aber auch das Parathormon (PTH) mit deutlicher den Knochenaufbau stimulierender Potenz (Neer eet al. 2001).

Calcitonin

Calcitonin wird ebenfalls bei Krankheiten mit gesteigertem Knochenumbau eingesetzt. Am besten ist seine Wirkung bei Morbus Paget belegt, aber auch hier wird es durch die potenteren Bisphosphonate weitgehend ersetzt. Als adjuvante Therapie wird es auch bei akuten Knochenschmerzen (z. B. infolge osteoporotischer Wirbeleinbrüche) und als Nasenspray zur Osteoporoseprophylaxe bei postmenopausalen Frauen eingesetzt. Höhere Behandlungskosten und eine im Vergleich zu den Bisphosphonaten weniger gut belegte Wirksamkeit erklären die weitere deutliche Abnahme der Calcitonin-Verordnungen (Tabelle 37.4).

Kaliumpräparate

Kaliumpräparate dienen zur Korrektur eines Kaliummangels, der in ausgeprägten Fällen auch als Hypokaliämie in Erscheinung tritt. Ursachen sind meist renale oder gastrointestinale Kaliumverluste. Am häufigsten ist die durch Diuretika induzierte Hypokaliämie. Auch an einen Diuretika- oder Laxantienabusus muß gedacht werden.

Kalium sollte grundsätzlich oral substituiert werden. Die intravenöse Gabe ist jedoch immer dann notwendig, wenn der Patient oral kein Kalium einnehmen kann, z. B. im Coma diabeticum. Bei leichterem Kaliummangel ohne zusätzliche Risiken (z. B. Digitalistherapie, EKG-Veränderungen) und einem Kaliumserumspiegel über 3,5 mmol/l ist keine medikamentöse Therapie erforderlich (American Medical Association 1986). Hier reicht eine Korrektur durch kaliumreiche Nahrungsmittel aus (z. B. Obst, Gemüse, Kartoffeln, Fruchtsäfte). Die normale tägliche Kost enthält ohnehin 2–4 g Kalium (50–100 mmol).

Erst bei einem Kaliumserumspiegel unter 3,5 mmol/l ist die Verordnung von Kaliumpräparaten sinnvoll. Als Tagesdosis werden 40 mmol Kalium empfohlen. Da ein Kaliummangel fast immer mit einer hypochlorämischen Alkalose einhergeht, ist Kaliumchlorid das Mittel der Wahl (American Medical Association 1986). Es ist in den meisten

Monopräparaten enthalten. Marktführer ist allerdings weiterhin das Kombinationspräparat *Kalinor-Brausetabletten*, das Kaliumcitrat und Kaliumhydrogencarbonat enthält (Tabelle 37.5). Es wirkt alkalosefördernd und ist daher für die Korrektur der häufig vorkommenden hypochlorämischen Hypokaliämie wenig geeignet. Insgesamt haben die Verschreibungen der Kaliumpräparate 2001 gegenüber dem Vor-

Tabelle 37.5: Verordnungen von Kaliumpräparaten 2001. Angegeben sind die 2001 verordneten Tagesdosen, die Änderungen gegenüber 2000 und die mittleren Kosten je DDD 2001.

Präparat	Bestandteile	DDD in Mio.	Änderung in %	DDD-Kosten in €
Monopräparate				
Kalinor/retard	Kaliumchlorid	4,3	(+8,1)	0,76
Kalium-Duriles	Kaliumchlorid	4,0	(+17,3)	0,61
Rekawan	Kaliumchlorid	2,1	(+17,0)	0,46
Kalitrans-Brausetabletten	Kaliumhydrogen-carbonat	1,9	(−20,8)	0,48
KCl-retard Zyma	Kaliumchlorid	1,0	(+6,5)	0,75
		13,3	**(+6,2)**	**0,63**
Kaliumkombinationen				
Kalinor-Brausetabl.	Kaliumcitrat Kaliumhydrogen-carbonat Citronensäure	11,0	(+4,5)	0,99
Elektrolyt-Glucose-Lösungen				
Oralpädon 240	Natriumchlorid Kaliumchlorid Glucose Natriumhydrogencitrat	0,8	(−10,3)	1,84
Elotrans Neu	Glucose Natriumchlorid Natriumcitrat Kaliumchlorid	0,3	(−4,2)	1,78
Milupa GES	Glucose Natriumhydrogen-carbonat Kaliumchlorid Natriumchlorid	0,1	(+0,1)	1,91
		1,2	**(−7,6)**	**1,83**
Summe		**25,5**	**(+4,7)**	**0,84**

jahr etwas zugenommen. Schon seit vielen Jahren zeigt der Zeitverlauf der Kaliumpräparate eine bemerkenswerte Konstanz (Abbildung 37.2).

Oralpädon, Elotrans und *Milupa GES* sind für die Kaliumsubstitution nicht geeignet, weil sie nur geringe Kaliummengen enthalten. Bei diesen Präparaten handelt es sich vielmehr um glukosehaltige Elektrolytkombinationen, die für den Elektrolytersatz und die Rehydratation bei Durchfallerkrankungen verwendet werden. Ihre Verordnung hat größtenteils weiter abgenommen.

Magnesiumpräparate

Magnesiumpräparate sind zur Korrektur von Magnesiummangelzuständen indiziert. Typisches Symptom einer Hypomagnesiämie ist eine Tetanie infolge gesteigerter neuromuskulärer Erregbarkeit. Ursachen können langdauernde Elektrolytverluste bei Malabsorptionszuständen, Diarrhö, Nierenerkrankungen oder Diuretikatherapie sein, aber auch eine mangelnde Zufuhr bei chronischem Alkoholismus oder parenteraler Ernährung. Die tägliche Magnesiumaufnahme des Erwachsenen beträgt etwa 10–20 mmol (240–480 mg). Wegen der weiten Verbreitung dieses Kations in der Nahrung ist ein alimentär

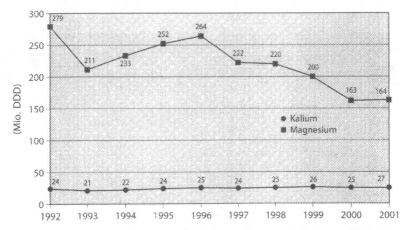

Abbildung 37.2: Verordnungen von Kalium- und Magnesiumpräparaten 1992 bis 2001. Gesamtverordnungen nach definierten Tagesdosen

bedingter Magnesiummangel bei üblicher Kost selten (Kuhlmann et al. 1987). Bei stationären Patienten wird dagegen eine Hypomagnesiämie in 6–11% der Fälle beobachtet (Manz et al. 1990).

In der Geburtshilfe und in der Kardiologie gibt es spezielle Indikationen für eine gezielte pharmakologische Magnesiumtherapie. Kurzfristige Magnesiuminfusionen gelten bei speziellen Tachykardieformen (Torsade des pointes) und bei Digitalis-bedingten Arrhythmien als sichere und weitgehend gefahrlose Therapie. Eine dreiwöchige Kombinationsbehandlung mit Magnesium und Kalium hatte statistisch signifikante Effekte auf ventrikuläre Arrhythmien (–17,4%), wobei die klinische Bedeutung weiterer Überprüfung bedarf, da auch unter Placebo eine signifikante Abnahme (–7,4%) auftrat und repetitive Tachyarrhythmien unverändert blieben (Zehender et al. 1997). Dagegen hatte Magnesium beim akuten Myokardinfarkt keinen Effekt auf die 5-Wochen-Letalität, sondern erhöhte sogar die Häufigkeit von Herzversagen, schwerer Hypotonie und kardiogenem Schock (ISIS-4

Tabelle 37.6: Verordnungen von Magnesiumpräparaten (Monopräparate) 2001. Angegeben sind die 2001 verordneten Tagesdosen, die Änderungen gegenüber 2000 und die mittleren Kosten je DDD 2001.

Präparat	Bestandteile	DDD in Mio.	Änderung in %	DDD-Kosten in €
Magnetrans forte	Magnesiumoxid	28,2	(+3,0)	0,32
Magnesium-Diasporal N/orange	Magnesiumcitrat	15,7	(–3,9)	0,34
Magnesium Verla Tabl./N Konz	Magnesiumhydrogen- aspartat	8,5	(+5,3)	0,34
Magnesiocard	Magnesiumaspartat	8,5	(–0,5)	0,38
Magnesium Jenapharm	Magnesiumcarbonat	4,3	(+3,4)	0,34
Magnesium- Diasporal 150	Magnesiumoxid	3,0	(+6,7)	0,31
Mg 5-Longoral/ Granulat	Magnesiumhydrogen- aspartat	2,6	(–5,1)	0,32
Magnesium-Optopan	Magnesiumoxid	1,6	(–0,0)	0,23
Magnesium 500 von ct	Magnesiumhydrogen- aspartat	0,9	(–0,2)	0,44
Summe		73,4	(+1,1)	0,33

37

Collaborative Group 1995). Auch eine einjährige Magnesiumgabe (15 mmol/d oral) senkte nach einem Myokardinfarkt das Auftreten kardialer Ereignisse (z. B. Reinfarkt, plötzlicher Herztod) nicht, sondern erhöhte das Risiko sogar um 55% (Galloe et al. 1993). Der seit 1996 rückläufige Trend der Magnesiumverordnungen hat sich 2001 nicht weiter fortgesetzt (Abbildung 37.2). Mit der Ablösung des Arzneimittelbudgets hat möglicherweise auch die Bereitschaft zu weiteren Einsparungen bei den Magnesiumpräparaten abgenommen. Hersteller bewerben zunehmend die Selbstmedikation im Apothekenmarkt („Magnetrans: Jetzt auch als leckere Lutschtablette. Mehr Umsatz für Sie. Mehr Geschmack für Ihre Kunden"). Darüber hinaus gibt es unter den Magnesiumkombinationen mehrere Präparate, die noch nicht einmal die Mengen der normalen täglichen Magnesiumaufnahme erreichen und für die Behandlung einer manifesten Hypomagnesiämie ungeeignet sind, weil nur 30–145 mg Magnesium pro Tag mit den angegebenen Dosierungsempfehlungen erreicht werden. Unterdosierte Magnesiumpräparate sind *Tromcardin, Zentramin Bastian N Tbl.* und *galacordin*, die außerdem noch überdurchschnittlich hohe DDD-Kosten aufweisen (Tabelle 37.7).

Weitere Mineralstoffpräparate

Zinkpräparate sind bei Zinkmangel indiziert, der bei langdauernder parenteraler Ernährung oder bei Dialysepatienten vorkommen kann. Andere Anwendungen zur Förderung der Wundheilung, zur Immunaktivierung bei Neoplasien oder zur Behandlung von virilen Potenzstörungen sind nicht ausreichend belegt. Zu nennen sind auch dermatologische Indikationen. Im Jahre 2000 haben die Verschreibungen geringfügig zugenommen, ohne daß die Gründe offensichtlich wären (Tabelle 37.8).

In der Gruppe der Phosphatbinder ist Calciumacetat (*Calciumacetat-Nefro*) 2001 doppelt so häufig wie im Vorjahr verordnet worden (Tabelle 37.8). Es wird zur Hemmung der enteralen Phosphatresorption bei Hyperphosphatämie eingesetzt, die vor allem als Folge eines sekundären Hyperparathyreoidismus bei eingeschränkter Nierenfunktion vorkommt. Calciumsalze (5–10 g/Tag) sind für diese Indikation Mittel erster Wahl. Aluminiumhydroxid (*Anti-Phosphat*) ist für diesen Zweck weniger gut geeignet, da es zu Hyperaluminämie mit dem Risiko einer Enzephalopathie und Osteopathie führen kann.

Tabelle 37.7: Verordnungen von Magnesiumkombinationen 2001. Angegeben sind die 2001 verordneten Tagesdosen, die Änderungen gegenüber 2000 und die mittleren Kosten je DDD 2001.

Präparat	Bestandteile	DDD in Mio.	Änderung in %	DDD-Kosten in €
Magnesium Verla N Drag.	Magnesiumhydrogen-glutamat Magnesiumcitrat	31,6	(+0,8)	0,40
Tromcardin Amp./Drag./Tabl.	Kaliumhydrogenaspartat Magnesiumhydrogen-aspartat	22,8	(−4,4)	0,71
Magium K	Kaliumhydrogenaspartat Magnesiumhydrogen-aspartat	12,0	(+8,1)	0,46
galacordin	Kaliumhydrogenaspartat Magnesiumhydrogen-aspartat	4,5	(+10,4)	0,65
Kalium-Mag.-Apogepha	Kaliumadipat Magnesiumadipat	4,5	(+8,0)	0,43
Zentramin Bastian N Tabl.	Magnesiumcitrat Calciumcitrat Kaliumcitrat	3,2	(−9,0)	1,27
Magnerot N	Magnesiumhydrogen-phosphat Magnesiumcitrat	1,8	(−8,1)	0,37
Lösnesium	Magnesiumcarbonat Magnesiumoxid	1,7	(−15,4)	0,57
Biomagnesin	Magnesiumhydrogen-phosphat Magnesiumhydrogen-citrat	1,0	(−19,2)	0,52
Summe		**83,1**	**(−0,2)**	**0,55**

37

Tabelle 37.8: Verordnungen von weiteren Mineralstoffpräparaten 2001. Angegeben sind die 2001 verordneten Tagesdosen, die Änderungen gegenüber 2000 und die mittleren Kosten je DDD 2001.

Präparat	Bestandteile	DDD in Mio.	Änderung in %	DDD-Kosten in €
Zinkpräparate				
Zinkorotat	Zinkorotat	6,9	(−0,9)	0,34
Unizink	Zinkhydrogenaspartat	4,8	(+9,6)	0,28
		11,7	(+3,2)	0,31
Phosphatbinder				
Calciumacetat-Nefro	Calciumacetat	5,3	(+99,7)	0,47
Anti-Phosphat	Aluminiumhydroxid	0,9	(+8,2)	2,98
		6,2	(+78,0)	0,83
Summe		17,9	(+20,7)	0,49

Literatur

American Medical Association (1986): Agents affecting calcium metabolism. In: Drug Evaluations, 6th ed., Saunders Company, Philadelphia, pp. 827–839, 885–902.

Bone H.G., Greenspan S.L., McKeever C. et al. (2000): Alendronate and estrogen effects in postmenopausal women with low bone mineral density. J. Clin. Endocrinol. Metab. 85: 720–726.

Dawson-Hughes B., Harris S.S., Krall E.A., Dallal G.E. (1997): Effect of calcium and vitamin D supplementation on bone density in men and women 65 years of age or older. N. Engl. J. Med. 337: 670–676.

Fleisch H. (1997): Bisphosphonates in bone disease. From the laboratory to the patient. Parthenon Publ. Group, New York London pp. 1–184.

Galloe A.M., Rasmussen H.S., Jorgensen L.N., Aurup P., Balslov S. et al. (1993): Influence of oral magnesium supplementation on cardiac events among survivors of an acute myocardial infarction. Brit. Med. J. 307: 585–587.

ISIS-4 Collaborative Group (1995): ISIS-4: a randomised Arctoriol trial assessing early oral Captopril, oral mononitrate and intravenous magnesium sulphate in 58050 patients with suspected acute myocardial infarction. Lancet 345: 669–685.

Kuhlmann U., Siegenthaler W., Siegenthaler G. (1987): Wasser- und Elektrolythaushalt. In: Siegenthaler W. (Hrsg.): Klinische Pathophysiologie. Georg Thieme Verlag, Stuttgart New York, S. 209–237.

Manz M., Mletzko R., Jung W., Lüderitz B. (1990): Behandlung von Herzrhythmusstörungen mit Magnesium. Dtsch. Med. Wschr. 115: 386–390.

Miller P.D., Watts N.B., Licata A.A. et al. (1997): Cyclical etidronate in treatment of postmenopausal osteoporosis. Am. J. Med. 103: 468–476.

37

582   Ulrich Schwabe und Reinhard Ziegler

Neer R.M., Arnaud C.D., Zanchetta J.R., Prince R., Gaich G.A., Reginster J.Y. et al. (2001): Effect of parathyroid hormone (1-34) on fractures and bone mineral density in postmenopausal women with osteoporosis. N. Engl. J. Med. 344: 1434-1441.

NIH Consensus Conference (1994): Optimal calcium intake. JAMA 272: 1942-1948.

Riggs B.L., O´Fallon W.M., Lane A., Hodgson S.F., Wahner H.W. et al. (1994): Clinical trial of fluoride therapy in postmenopausal osteoporotic women: Extended observations and additional analysis. J. Bone Miner. Res. 9: 265-275.

Wüster C., Ziegler R. (1993): Fluorid-Therapie der Osteoporose: „Auf die Dosis kommt es an". Dtsch. Ärztebl. 90: B-41-42.

Zehender M., Meinertz T., Faber T., Caspary A., Jeron A. et al. (1997): Antiarrhythmic effects of increasing the daily intake of magnesium and potassium in patients with frequent ventricular arrhythmias. J. Am. Coll. Cardiol. 29: 1028-1034.

Ziegler R. (1999): Osteoporose. Klinikarzt 28: 139-144.

37

38. Mund- und Rachentherapeutika

JUDITH GÜNTHER und VOLKER DINNENDAHL

AUF EINEN BLICK

Trend

Mund- und Rachentherapeutika sind als Bagatellarzneimittel bis auf wenige Ausnahmen von der kassenärztlichen Verordnung ausgeschlossen. Seit 1992 sind die Verordnungen um 60% zurückgegangen.

Bewertung

Für Pilzinfektionen im Mund- und Rachenraum werden sinnvollerweise antimykotische Lokaltherapeutika eingesetzt. Dagegen gibt es für Antiseptika, Antiphlogistika, Lokalanästhetika und zahlreiche Kombinationspräparate keine ausreichenden Belege der therapeutischen Wirksamkeit.

Mund- und Rachentherapeutika werden zur Behandlung von Infektionen und schmerzhaften Schleimhautaffektionen des Mund- und Rachenraumes eingesetzt. In der Regel werden diese Infektionen durch Viren ausgelöst, so daß der Einsatz vor allem antiseptisch oder lokal antibiotisch wirkender Präparate nicht angezeigt ist. Bei der Behandlung der weit überwiegenden Zahl von Infektionen in Mund und Rachen stehen Maßnahmen zur subjektiven Linderung der Symptomatik im Vordergrund. Auch bei der Anwendung von Tabletten und Pastillen zum Lutschen spielt der vermehrte Speichelfluß wohl die entscheidende Rolle bei der positiven Beeinflussung subjektiver Beschwerden.

Die nicht selten in der Folge von Virusinfektionen auftretenden Candidabesiedlungen müssen gezielt mit Antimykotika therapiert werden. Für eine lokale Therapie verbleibt allenfalls ein Anteil von ca. 20% der Erkrankungen, die primär oder sekundär durch Bakterien ausgelöst werden. Nachgewiesene bakterielle Infektionen, insbesondere Infektionen durch β-hämolysierende Streptokokken, bedürfen jedoch aufgrund möglicher Spätfolgen wie rheumatischem Fieber und Perikarditis in jedem Fall einer systemischen Antibiotikatherapie. Darüber hinaus sollten differentialdiagnostisch ernsthafte Erkrankungen wie Agranulozytose, Diphtherie, Tumoren und Mandelabszesse ausgeschlossen werden. Nach einer regionalen Handlungsleitlinie niedergelassener Allgemeinmediziner, die in Anlehnung an den niederländischen NHG-Standard (Nederlands-Huisartsen-Genootschap-Standaarsen) erarbeitet wurde, sind Lokalantibiotika und Lokalanästhetika bei der oralen Lokalbehandlung von Mund- und Racheninfektionen nicht ausreichend wirksam. In der Regel stehen daher nichtmedikamentöse Maßnahmen bei der hausärztlichen Beratung im Vordergrund (Kühne 1994).

Verordnungsspektrum

Auch im Jahr 2001 sind Verordnungsvolumen und Umsatz der Mund- und Rachentherapeutika erneut deutlich gesunken (Tabelle 38.1, Abbildung 38.1). Trotz der seit 1996 kontinuierlich fallenden Verordnungszahlen bleibt anzumerken, daß Mund- und Rachentherapeutika gemäß § 34 Abs. 1 SGB V zu den ausgeschlossenen Arzneimitteln gehören und für Versicherte ab dem 18. Lebensjahr grundsätzlich nur bei Pilzinfektionen, geschwürigen Erkrankungen der Mundhöhle und nach chirurgischen Eingriffen im Hals-, Nasen- und Ohrenbereich verordnet werden dürfen.

38

Therapeutische Aspekte

Antiseptika

Unter den Monopräparaten überwiegen die Antiseptika, deren Wirkung in vitro nachgewiesen werden kann. In-vitro-Ergebnisse können jedoch nicht ohne weiteres auf die in-vivo-Bedingungen lokaler Infektionen im Mund- und Rachenraum übertragen werden. Zum Nachweis der therapeutischen Wirksamkeit einer Arzneimitteltherapie bedarf es vielmehr kontrollierter klinischer Studien. Für die Planung von Studien zum Nachweis der therapeutischen Wirksamkeit und zur besseren Vergleichbarkeit von Mund- und Rachentherapeutika wird zudem eine Standardisierung der Prüfmethodik gefordert (Pitten und Kramer 1998). Antiseptika können in höheren Dosierungen zu Schleimhautreizungen bis hin zu Läsionen der Mundschleimhaut füh-

Tabelle 38.1: Verordnungen von Mund- und Rachentherapeutika 2001. Angegeben sind die verordnungshäufigsten Präparate mit Verordnungsrang, Verordnungen und Umsatz 2001 im Vergleich zu 2000.

Rang	Präparat	Verordnungen in Tsd.	Änd.%	Umsatz Mio. €	Änd.%
174	Chlorhexamed	774,3	-32,2	5,3	-29,0
307	Lemocin	515,8	-9,6	2,5	-5,7
452	Tonsilgon N	391,1	-2,0	2,8	+4,9
630	Dolo-Dobendan	287,3	+4,1	1,5	+7,6
639	Dynexan A Gel	284,8	-15,8	1,7	-13,8
668	Herviros Lösung	273,7	-9,0	1,9	-6,1
701	Corsodyl	258,2	-14,2	2,1	-14,4
792	Dobendan	221,2	-22,6	1,0	-19,2
838	Tantum Verde Lösung	205,8	+0,6	1,4	+5,7
978	Dontisolon D	177,3	-5,7	1,2	-4,9
1014	Hexoral	169,7	-14,5	1,3	-10,0
1068	Ampho-Moronal Lutschtabl.	157,1	+3,2	2,2	+9,8
1177	Hexoraletten N	141,1	-12,7	0,7	-9,3
1206	Tonsiotren	137,5	-11,1	0,9	-11,1
1214	Ampho-Moronal Suspension	136,7	-2,0	3,8	+1,6
1332	Betaisodona Mundantiseptikum	121,4	-12,1	1,0	-7,8
1446	Kamistad-Gel	110,6	-47,5	0,6	-43,9
1607	Moronal Suspension	96,2	-9,5	1,1	-8,2
1660	Hexetidin-ratiopharm	92,0	-19,3	0,4	-18,5
1833	Solcoseryl	79,3	-32,0	0,5	-32,0
1878	Recessan	76,2	-26,7	0,5	-26,7
1921	Dorithricin	73,8	-1,8	0,4	+0,4
2085	Dentinox N	65,2	-14,1	0,3	-12,6
2153	Pyralvex	61,6	-39,6	0,5	-37,1
2170	Dequonal	61,0	+7,8	0,4	+12,8
2174	Osanit	60,8	-15,2	0,3	-14,1
2187	Kamistad N	60,3	(neu)	0,3	(neu)
2374	Mundisal	52,0	-15,2	0,3	-15,2
2384	Corti-Dynexan Gel	51,6	-5,2	0,4	-1,6
2418	Glandosane	50,1	-12,4	0,8	-4,0
2424	Doreperol N	50,0	-25,4	0,3	-23,9
2487	Laryngomedin N	47,6	+9,8	0,6	+13,5
Summe		5341,2	-14,8	38,9	-10,1
Anteil an der Indikationsgruppe		89,8%		92,2%	
Gesamte Indikationsgruppe		5950,3	-15,6	42,2	-10,9

38

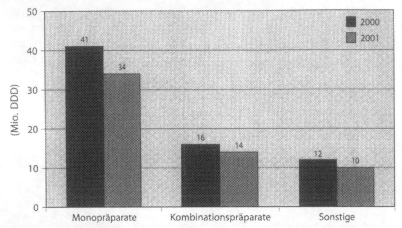

Abbildung 38.1: Verordnungen von Mund- und Rachentherapeutika 2001. DDD der 2500 meistverordneten Arzneimittel

ren. Daher sind die Wirkstoffe besonders in Lutschtabletten häufig unterdosiert.

Chlorhexamed und *Corsodyl* enthalten Chlorhexidindigluconat, das eine breite antimikrobielle Wirkung gegen grampositive und gramnegative Keime zeigt, hingegen weniger gegen Hefen und Dermatophyten. Durch standardisierte Effektivitätsmessungen kann eine deutliche Keimzahlreduktion nachgewiesen werden (Pitten und Kramer 1999). Bei Daueranwendung kann es zur reversiblen bräunlichen Verfärbung der Zunge und der Zähne sowie zur Beeinträchtigung des Geschmacksempfindens kommen (Bundesgesundheitsamt 1994).

Chlorhexidindigluconat-haltige Zubereitungen halten in der Gruppe der Antiseptika wie bereits in den Vorjahren mit 68% den überwiegenden Anteil der verordneten Tagesdosen (Tabelle 38.2).

Hexetidin (*Hexoral, Hexetidin-ratiopharm, Doreperol N*) wirkt schwächer und deutlich kürzer als Chlorhexidin (Raetzke 1993). Eine 0,1%ige Hexetidinlösung war bei Patienten mit Aphthen nicht effektiver als Placebo und hatte keinen zusätzlichen Nutzen für die Mundhygiene oder die Zahnfleischgesundheit (Chadwick 1991). Das oberflächenaktive Cetylpyridiniumchlorid (*Dobendan*) wird in seiner Aufbereitungsmonographie (Bundesgesundheitsamt 1993a) negativ bewertet. Die Kommission kam zu dem Schluß, daß die Anwendung angesichts des begrenzten antimikrobiellen Wirkspektrums sowie

Tabelle 38.2: Verordnungen von Mund- und Rachentherapeutika 2001 (Monopräparate). Angegeben sind die 2001 verordneten Tagesdosen, die Änderungen gegenüber 2000 und die mittleren Kosten je DDD 2001.

Präparat	Bestandteile	DDD in Mio.	Änderung in %	DDD-Kosten in €
Antiseptika				
Chlorhexamed	Chlorhexidindigluconat	5,2	(-32,2)	1,04
Corsodyl	Chlorhexidindigluconat	4,8	(-16,8)	0,44
Dobendan	Cetylpyridiniumchlorid	1,2	(-23,0)	0,83
Laryngomedin N	Hexamidin	1,2	(+9,8)	0,54
Hexoral	Hexetidin	0,9	(-16,4)	1,43
Betaisodona Mundantiseptikum	Povidon-Iod	0,8	(-12,1)	1,29
Hexetidin-ratiopharm	Hexetidin	0,6	(-19,3)	0,61
Doreperol N	Hexetidin	0,2	(-19,0)	1,44
		14,8	(-21,9)	0,82
Antimykotika				
Ampho-Moronal Lutschtabl.	Amphotericin B	1,5	(+4,8)	1,54
Ampho-Moronal Suspension	Amphotericin B	1,4	(-2,2)	2,71
Moronal Suspension	Nystatin	0,2	(-7,9)	4,30
		3,1	(+0,5)	2,29
Antiphlogistika				
Mundisal	Cholinsalicylat	1,0	(-15,2)	0,25
Tantum Verde Lösung	Benzydamin	0,8	(+0,6)	1,75
		1,9	(-8,9)	0,92
Lokalanästhetika				
Dynexan A Gel	Lidocain	8,1	(-17,5)	0,21
Recessan	Polidocanol	2,5	(-26,7)	0,18
		10,6	(-19,9)	0,20
Glucocorticoide				
Dontisolon D	Prednisolon	3,4	(-9,5)	0,35
Summe		33,8	(-17,8)	0,72

möglicher Risiken (z. B. allergische Reaktionen) nicht vertretbar ist. Für Hexamidin (*Laryngomedin N*) liegen nur sehr begrenzte klinische Daten vor. Dosisfindungsstudien fehlen, so daß keine Aussagen zu den Dosierungserfordernissen gemacht werden können. In Einzelfällen wurden allergische Kontaktekzeme beschrieben (Bundesgesundheitsamt 1988). Kontaktallergien gegen Hexamidin und verwandte Amidine gelten daher auch als Kontraindikation.

Povidon-Iod (*Betaisodona Mundantiseptikum*) zeigt in vitro eine starke Keimreduktion, die jedoch in vivo durch Speichel oder Serumkontakt deutlich abnimmt. Bei Patienten mit Schilddrüsenerkrankungen und Iodüberempfindlichkeit ist Vorsicht geboten, da Iod aus den Zubereitungen resorbiert wird.

Im Vergleich zum Vorjahr ist in der Gruppe der Antiseptika für das Jahr 2001 ein deutlicher Rückgang der verordneten Tagesdosen um mehr als 20% zu beobachten.

Antimykotika

Pilzinfektionen im Mund- und Rachenraum benötigen eine kausale antimykotische Therapie. Eine Behandlung mit Antiseptika ist nicht angezeigt, da die Konzentrationen in den Präparaten häufig unter den jeweiligen minimalen Hemmkonzentrationen liegen. Die im Mundraum auftretenden Pilzinfektionen werden fast ausschließlich durch Candidaarten verursacht. Eine zuverlässige und gut verträgliche lokale Behandlung ist mit Amphotericin B (*Ampho-Moronal Lutschtbl.* und *Suspension*) sowie mit Nystatin (*Moronal Suspension*) möglich.

Im Vergleich zum Vorjahr kam es zu einem Verordnungsrückgang bei *Moronal Suspension* und *Ampho-Moronal Suspension*, welcher jedoch durch den Verordnungsanstieg bei Ampho-Moronal Lutschtabletten abgefangen wurde, so daß insgesamt die Verordnung bei den Antimykotika zur oralen Lokaltherapie nahezu konstant blieb (Tabelle 38.2). Unterschiede der Tagestherapiekosten der beiden Amphotericin B-haltigen Applikationsformen ergeben sich dadurch, daß die Suspension in höherer Dosierung auch intestinal anwendbar ist, die Lutschtabletten aber ausschließlich niedrig dosiert sind.

Antiphlogistika

Benzydamin (*Tantum Verde*) soll lokal angewendet antiphlogistisch und lokalanästhetisch wirken. Der antibakterielle Effekt des Wirkstoffes ist schwach, so daß bei der kurzen Anwendungsdauer die Keimzahl kaum reduziert werden kann. Die Substanz wird resorbiert und kann zu einer Vielzahl von Nebenwirkungen führen, wie z. B. Brechreiz, Übelkeit, Schlafstörungen und Hautkomplikationen. Systemisch verabreichtes Benzydamin wurde aufgrund fehlender Belege für die klinische Wirksamkeit und einer damit einhergehenden negativen Nutzen-Risiko-Bilanz im Rahmen der Aufbereitungsmonographien der Kommission B negativ bewertet (Bundesanzeiger 1993b). Kontrollierte klinische Studien zu lokal verabreichtem Benzydamin befassen sich nahezu ausschließlich mit der Wirksamkeit auf strahleninduzierte orale Mukositiden. In einer randomisierten Untersuchung an Patienten mit Burning-mouth-Syndrom war die lokale Benzydaminbehandlung einer Placebo-Behandlung bzw. dem therapeutischen Abwarten nicht überlegen (Sardella et al. 1999).

Neben Cholinsalicylat enthält *Mundisal* das als Hilfsstoff deklarierte Cetalkoniumchlorid, welches aufgrund erheblicher Lücken im Wirkspektrum negativ bewertet wurde (Bundesgesundheitsamt 1991). Während bei *Mundisal* im Vergleich zum Vorjahr ein deutlicher Verordnungsrückgang zu verzeichnen ist, blieben die Verordnungen von *Tantum Verde Lösung* 2001 nahezu konstant (Tabelle 38.2).

Lokalanästhetika

Die als Monopräparat ausgewiesene *Recessan Salbe* enthält neben dem Oberflächenanästhetikum Polidocanol noch sieben weitere arzneilich wirksame Bestandteile, die als Hilfsstoffe deklariert sind. Hierzu zählt auch das im Entwurf der Aufbereitungsmonographie negativ bewertete Benzalkoniumchlorid (Bundesgesundheitsamt 1990).

In ähnlicher Weise wurde im Jahr 2000 *Dynexan A Gel* ohne Veränderung der Rezeptur als Monopräparat umdeklariert. Die Zubereitung enthält weiterhin das Lokalanästhetikum Lidocain und das nun als Hilfsstoff deklarierte, aber negativ bewertete Antiseptikum Benzalkoniumchlorid.

Glucocorticoide

Die längerfristige Anwendung von Glucocorticoiden auf Schleimhäuten sollte ebenso kritisch betrachtet werden wie die topische Anwendung bei entzündlichen Hautkrankheiten (s. Kapitel 21, Dermatika und Wundbehandlungsmittel). *Dontisolon D* mit dem schwach wirkenden Prednisolonacetat wurde 2001 im Vergleich zum Vorjahr wieder etwas zurückhaltender verordnet (Tabelle 38.2).

Antiseptische Kombinationspräparate

Die Kombination von Antiseptika mit einem Lokalanästhetikum kann sinnvoll sein, um stark schmerzende Affektionen zu lindern. Die Lokalanästhetika Benzocain (*Dolo-Dobendan, Hexoraletten N, Dorithricin*) und Tetracain (*Herviros Lösung*) sind jedoch aufgrund einer möglichen Paragruppenallergie als Lokaltherapeutika auf der Schleimhaut wenig geeignet (siehe oben).

Weiterhin enthalten viele der Kombinationspräparate Antiseptika, die in der Literatur oder im Rahmen der Aufbereitung der Altarzneimittel kritisch beurteilt werden. Das Antiseptikum Benzalkoniumchlorid (*Dorithricin, Dequonal*, in *Kamistad-Gel* und *Kamistad N* als Hilfsstoff) wird im Entwurf der Aufbereitungsmonographie aufgrund des begrenzten Wirkspektrums und der hohen Allergisierungsrate negativ bewertet (Bundesgesundheitsamt 1990). Auch für die Kombination mit dem schwach wirkenden Dequaliniumchlorid (*Dequonal*) wurde keine ausreichende Wirksamkeit gegen Candidainfektionen nachgewiesen (Wunderer 1986).

Das Lokalantibiotikum Tyrothricin (*Lemocin, Dorithricin*) wirkt gegen grampositive Bakterien. Die minimale Hemmkonzentration wird allerdings durch die entsprechenden Zubereitungen kaum erreicht. Daher wird die Verwendung von Tyrothricin in Lutschtabletten überwiegend negativ beurteilt (Fricke et al. 1990, Daschner 1998, Daschner 2002).

Der therapeutische Nutzen der fixen Kombination aus einem Glucocorticoid, einem schwach wirkenden Antiseptikum und einem Lokalanästhetikum (*Corti-Dynexan-Gel*) bei schmerzhaft entzündlichen, insbesondere pilzbedingten Erkrankungen des Mundraumes ist nicht ausreichend belegt.

Sonstige Mund- und Rachentherapeutika

Es handelt sich in dieser Gruppe fast ausschließlich um Präparate mit pharmakologisch fragwürdigen Kombinationen und einer Vielzahl von vor allem pflanzlichen Bestandteilen (Tabelle 38.4). Allenfalls sind

Tabelle 38.3: Verordnungen von antiseptischen Mund- und Rachentherapeutika 2001 (Kombinationspräparate). Angegeben sind die 2001 verordneten Tagesdosen, die Änderungen gegenüber 2000 und die mittleren Kosten je DDD 2001.

Präparat	Bestandteile	DDD in Mio.	Änderung in %	DDD-Kosten in €
Mit Lokalanästhetika				
Kamistad-Gel	Lidocain Thymol Kamillenblütenauszug	3,7	(-47,5)	0,16
Herviros Lösung	Tetracain Aminoquinurid	3,4	(-9,0)	0,55
Kamistad N	Lidocain	2,0	(neu)	0,16
Lemocin	Kamillenblütentinktur Tyrothricin Cetrimoniumbromid Lidocain	1,8	(-9,5)	1,35
Dolo-Dobendan	Cetylpyridiniumchlorid Benzocain	1,1	(+5,4)	1,37
Corti-Dynexan Gel	Prednisolonacetat Polidocanol Dequaliniumchlorid	1,0	(-5,5)	0,37
Hexoraletten N	Chlorhexidin Benzocain	0,5	(-12,7)	1,44
Dorithricin	Tyrothricin Benzocain Benzalkoniumchlorid	0,3	(-1,6)	1,36
		13,8	(-12,3)	0,59
Mit anderen Stoffen				
Dequonal	Benzalkoniumchlorid Dequaliniumchlorid	0,7	(+5,2)	0,61
Summe		14,5	(-11,6)	0,59

unspezifische Wirkungen zu erwarten, da die Kombinationspartner nicht ausreichend dosiert oder, was insbesondere für den Kälberblutextrakt (*Solcoseryl*) zutrifft, nicht ausreichend geprüft sind.

Tonsilgon N enthält sieben pflanzliche Bestandteile und soll zur Behandlung rezidivierender und chronischer Atemwegsinfekte, insbesondere Tonsillitis, eingesetzt werden. Inwieweit die Inhaltsstoffe hier wirksam sind, bleibt offen. Gemäß einer umfassenden Medline-Recherche existiert keine klinische Untersuchung, die das Präparat als

592 Judith Günther und Volker Dinnendahl

Tabelle 38.4: Verordnungen von sonstigen Mund- und Rachentherapeutika 2001. Angegeben sind die 2001 verordneten Tagesdosen, die Änderungen gegenüber 2000 und die mittleren Kosten je DDD 2001.

Präparat	Bestandteile	DDD in Mio.	Änderung in %	DDD-Kosten in €
Tonsilgon N	Eibischwurzel Kamillenblüten Schachtelhalmkraut Walnußblätter Schafgarbenkraut Eichenrinde Löwenzahnkraut	3,0	(−1,2)	0,95
Pyralvex	Rhabarberwurzelextrakt Salicylsäure	2,0	(−39,8)	0,23
Dentinox N	Kamillentinktur Lidocain-HCl Polidocanol	1,6	(−14,1)	0,19
Tonsiotren	Atropin. sulf. D5 Hepar sulf. D3 Kalium bichrom. D4 Silicea D2 Merc. biiodat. D8	1,4	(−11,1)	0,69
Solcoseryl	Kälberblutextrakt Polidocanol	1,0	(−32,0)	0,46
Glandosane	Carmelose-Natrium Sorbitol Kaliumchlorid Natriumchlorid Magnesiumchlorid Calciumchlorid Kaliummonohydrogen-phosphat	0,4	(−6,5)	1,97
Osanit	Magnesium phosph. C6 Calcium carb.„Hahnemanni" C8 Chamomilla D6 Calcium phosph. D12 Ferrum phosporicum C8	0,3	(−15,2)	1,20
Summe		9,6	(−19,4)	0,64

38

wirksam für die oben genannte Indikation ausweist. Um so erstaunlicher ist, daß *Tonsilgon N* immer noch an dritter Stelle der Verordnungen in der gesamten Indikationsgruppe steht (Tabelle 38.1).

Pyralvex enthält die antiphlogistisch wirkende Salicylsäure und einen Rhabarberwurzelextrakt mit angeblich antibiotisch-antiphlogistischen Effekten, die in nationalen und internationalen Monographien allerdings nicht erwähnt werden. Das Handelspräparat wird auf ein Antrachinonderivat standardisiert, obwohl das antiphlogistische Prinzip wahrscheinlich in den Gerbstoffen zu suchen ist. Es existieren einige wenige klinische Untersuchungen, die die Wirksamkeit des Präparates gegenüber Placebo nachzuweisen versuchen. Allerdings ist eine valide doppelblinde Durchführung der Studien aufgrund des Eigengeschmacks der handelsüblichen Zubereitungen praktisch nicht möglich (Wunderer 1986).

Im Sinne einer wirtschaftlichen Verordnungsweise bei den Mund- und Rachentherapeutika sollte die indikative Eingrenzung der Verordnungsfähigkeit gemäß den Verordnungsrichtlinien weiterhin beachtet und auf sinnvoll zusammengesetzte Präparate zurückgegriffen werden.

Literatur

Bundesgesundheitsamt (1988): Entwurf der Aufbereitungsmonographie Hexamidin/Hexamidindiisethionat vom 27.01.1988.
Bundesgesundheitsamt (1990): Entwurf der Aufbereitungsmonographie Benzalkoniumchlorid vom 27.07.1990.
Bundesgesundheitsamt (1991): Aufbereitungsmonographie Cetalkoniumchlorid, Bundesanzeiger vom 29.02.1992: S. 1512.
Bundesgesundheitsamt (1993a): Aufbereitungsmonographie Cetylpyridiniumchlorid, Bundesanzeiger vom 03.09.1993: S. 8559.
Bundesgesundheitsamt (1993b): Aufbereitungsmonographie Benzydamin (systemische Anwendung). Bundesanzeiger vom 29.01.1993: 635.
Bundesgesundheitsamt (1994): Aufbereitungsmonographie Chlorhexidin und Chlorhexidinsalze. Bundesanzeiger vom 24.08.1994: 9126.
Chadwick B., Addy M., Walker D.M. (1991): Hexetidine mouthrinse in the management of minor aphthous ulceration and as adjunct to oral hygiene. Br. Dent. J. 171: 83–87.
Daschner F. (2002): Antibiotika am Krankenbett, 10. Auflage, S. 228.
Daschner F. (1999): Desinfektionsmittel im Rachen von Kindern? Intern. Praxis 1/99 Jahrgang 39. 185–186.
Fricke U., Keseberg A., Liekfeld H. (1990): Empfehlungen für die Selbstmedikation; Leitsymptom Halsschmerz. Pharm. Ztg. 135: 28–31.

Kühne G. (1994): Ärztliche Qualitätszirkel – Handlungsleitlinie Halsschmerzen erarbeitet. Dtsch. Apoth. Ztg. 134: 3024–3025.

Pitten F.-A., Kramer A. (1998): Untersuchungen zur standardisierten Prüfung von Mundhöhlenantiseptika an freiwilligen Probanden. Hyg. Med. 23: 451–456.

Pitten F.-A., Kramer A. (1999): Antimicrobial efficacy of antiseptic mouthrinse solutions. Eur. J. Clin. Pharmacol. 55: 95–100.

Raetzke P. (1993): Chlorhexidin. Ein Wirkstoff bereichert die Zahnheilkunde. Dtsch. Apoth. Ztg. 133: 3997–4000.

Sardella A., Uglietti D., Demarosi F., Lodi G., Bez C., Carrassi A. (1999): Benzydamine hydrochloride oral rinses in management of burning mouth syndrome. A clinical trial. Oral Surg. Oral Med. Oral Pathol. Oral Radiol. Endod. 88: 683–686.

Wunderer H. (1986): Mund- und Rachentherapeutika. Dtsch. Apoth. Ztg. 126: 2281–2292.

38

39. Muskelrelaxantien

JUDITH GÜNTHER und ULRICH SCHWABE

AUF EINEN BLICK

Trend

Der Hauptteil der Verordnungen zentralwirkender Muskelrelaxantien entfällt auf Tetrazepam (29%), Chininsulfat (25%) und Baclofen (20%).

Bewertung

Baclofen wird erfolgreich bei zentral bedingter Spastik der Skelettmuskulatur eingesetzt, die beiden anderen Präparate bei lokalen entzündlich oder degenerativ bedingten Muskelverspannungen. Bei weiteren Präparaten (Tolperison, Pridinol, Mephenesin, Methocarbamol) fehlen ausreichende Belege der therapeutischen Wirksamkeit bzw. der therapeutischen Äquivalenz zur Standardtherapie.

Therapeutisch werden peripher und zentral wirkende Muskelrelaxantien unterschieden. Während peripher wirkende Muskelrelaxantien klinisch vor allem zur Muskelrelaxation bei Narkose eingesetzt werden, kommen zentral wirkende Muskelrelaxantien bei der Behandlung krankhafter Tonuserhöhungen der Skelettmuskulatur zur Anwendung. Periphere Muskelrelaxantien lassen sich nach ihrem Wirkmechanismus in depolarisierende (z. B. Suxamethoniumchlorid) und nichtdepolarisierende Muskelrelaxantien (z. B. Tubocurarin, Atracurium, Rocuronium etc.) einteilen. Sie hemmen die neuromuskuläre Übertragung an der motorischen Endplatte der Skelettmuskulatur und führen so zu einer Erschlaffung der quergestreiften Muskulatur. Zentral wirkende Muskelrelaxantien (Myotonolytika) vermindern den Tonus der Skelettmuskulatur durch Veränderung der neuronalen Übertragungsraten in den absteigenden und segmental-spinalen, polysynaptischen Neuronensystemen. Nicht für alle Myotonolytika sind genauer Angriffsort und zellulärer Wirkmechanismus geklärt. Grundsätzlich lassen sich zwei Indikationen für den Einsatz zentraler Muskelrelaxantien unterscheiden.

Die *spastische Tonuserhöhung der Skelettmuskulatur* ist durch zentralmotorische Störungen bedingt und tritt beispielsweise bei Schlaganfall oder multipler Sklerose auf. Durch eine einschleichende Dosierung von Muskelrelaxantien wird versucht, die bestehende Spastik zu reduzieren, ohne daß die meist gleichzeitig bestehenden Lähmungserscheinungen zu stark hervortreten. Eine wirksame Therapie ist mit den zentral angreifenden Mitteln Baclofen, Diazepam, Tetrazepam und Tizanidin möglich. Schwächere Wirkungen hat das direkt auf die Muskulatur wirkende Dantrolen.

Weiterhin können *lokale Muskelverspannungen* durch Entzündungen, Verletzungen oder degenerative Wirbelsäulenerkrankungen ausgelöst werden. Sie reagieren in den meisten Fällen auf Ruhigstellung, physikalische Maßnahmen und Analgetika wie Acetylsalicylsäure oder Paracetamol. Schmerzhafte Muskelspasmen, die die Funktion beeinträchtigen und nicht ausreichend auf die konservativen Maßnahmen ansprechen, können mit zentral wirksamen Muskelrelaxantien aus der Gruppe der Benzodiazepine (Diazepam, Tetrazepam) behandelt werden. Eine häufig auftretende unerwünschte Wirkung der Myotonolytika ist die ausgeprägte Sedierung, die den therapeutischen Einsatz begrenzt.

Die Anzahl der Verordnungen zentraler Muskelrelaxantien bewegen sich auch im Jahr 2001 auf dem Niveau des Vorjahres. Gegenüber dem Jahr 2000 blieb die Anzahl der Verordnungen nahezu konstant, während sowohl bei den verordnungshäufigsten Präparaten wie auch in der gesamten Indikationsgruppe der Umsatz moderat anstieg (Tabelle 39.1). Neben dem Austausch eines Tetrazepamgenerikums und dem Zugang einer fixen Kombination aus Methocarbamol und Acetylsalicylsäure (*Ortoton Plus*) gab es gegenüber 2000 keine Änderung im Präparateprofil.

Verordnungsspektrum

Auch im Jahr 2001 wurde das Benzodiazepinderivat Tetrazepam am häufigsten verordnet. Obwohl weiterhin ein Trend zur vermehrten Verordnung Tetrazepam-haltiger Generika zu beobachten ist, bleibt

Tabelle 39.1: Verordnungen von Muskelrelaxantien 2001. Angegeben sind die verordnungshäufigsten Präparate mit Verordnungsrang, Verordnungen und Umsatz 2001 im Vergleich zu 2000.

Rang	Präparat	Verordnungen in Tsd.	Änd. %	Umsatz Mio. €	Änd. %
198	Mydocalm	710,5	+5,5	15,4	+6,3
325	Musaril	502,2	-6,7	8,8	-8,6
441	Tetrazepam-ratiopharm	400,0	+11,1	3,4	+4,6
516	Lioresal	347,5	+5,5	12,6	+8,1
563	Limptar N	315,6	+7,2	7,7	+5,9
656	Dolo-Visano M	277,8	-4,9	4,5	+12,0
662	Tethexal	275,6	-3,9	2,2	-9,6
788	Sirdalud	222,3	+1,9	5,5	-1,2
1141	Baclofen-ratiopharm	145,3	-2,5	5,0	-1,0
1192	tetrazep von ct	138,7	+6,3	0,9	+5,0
1195	Myospasmal	138,5	-6,9	0,9	+0,4
1236	Myoson	134,6	-39,5	2,3	-19,2
1436	Ortoton	111,5	+5,8	3,0	+8,2
1588	Tetra-saar	97,8	+1,1	0,7	-15,9
1954	Tetrazepam Stada	71,9	+31,4	0,5	+35,0
1963	Tetramdura	71,4	+4,3	0,7	+4,6
2259	Tetrazepam AL	56,5	+60,6	0,3	+76,9
2324	Ortoton Plus	54,2	+24,6	1,1	+0,0
Summe		**4072,1**	**+0,6**	**75,7**	**+2,2**
Anteil an der Indikationsgruppe		**88,7%**		**67,5%**	
Gesamte Indikationsgruppe		**4590,3**	**+0,8**	**112,2**	**+5,5**

Musaril das führende Präparat (Tabelle 39.2). Gegenüber dem Vorjahr ist eine moderater Anstieg in den Tagestherapiekosten zu verzeichnen, der auf die Angleichung der durchschnittlichen Tagestherapiedosis (125 mg, bisher 100 mg) auf die aktuellen Herstellerempfehlungen zurückzuführen ist. Tetrazepam hat ähnliche muskelrelaxierende und sedierende Eigenschaften wie das seit langem für diese Indikation eingesetzte Standardtherapeutikum Diazepam. Auch im Abhängigkeitspotential unterscheidet sich Tetrazepam nicht wesentlich von anderen langwirksamen Benzodiazepinen, so daß eine Begrenzung der Behandlungsdauer anzustreben ist. Nach tierexperimentellen Daten hat Tetrazepam sogar eine geringere myotonolytische Gesamtwirkung als Diazepam (Simiand et al. 1989). Allerdings soll Tetrazepam aufgrund einer geringeren Sedation eine höhere Selektivität für die Muskelrelaxation aufweisen. Eine Bestätigung dieser lediglich tierexperimentellen Beobachtungen einer französischen Arbeitsgruppe durch klinische Vergleichsstudien gegenüber Diazepam steht nach einer Medline-Recherche weiterhin aus (Simiand et al. 1989, Keane et al. 1988a, Keane et al. 1988b). Trotz der steigenden Verwendung von Generika ist die Verordnung von Tetrazepam-haltigen Therapeutika aber immer noch sechs- bis zehnmal teurer als Diazepam (0,12 €/Tag, vgl. Tabelle 42.3) und könnte daher sicher in den meisten Fällen durch Diazepam substituiert werden.

Baclofen (*Lioresal, Baclofen-ratiopharm*) ist nur bei zentral bedingten spastischen Tonuserhöhungen der Muskulatur indiziert, beispiels-

Tabelle 39.2: Verordnungen von Muskelrelaxantien 2001. Angegeben sind die 2001 verordneten Tagesdosen, die Änderungen gegenüber 2000 und die mittleren Kosten je DDD 2001.

Präparat	Bestandteile	DDD in Mio.	Änderung in %	DDD-Kosten in €
Tetrazepam				
Musaril	Tetrazepam	7,1	(−9,2)	1,23
Tetrazepam-ratiopharm	Tetrazepam	3,8	(+3,5)	0,90
Tethexal	Tetrazepam	2,4	(−11,0)	0,91
Myospasmal	Tetrazepam	1,0	(+1,3)	0,93
tetrazep von ct	Tetrazepam	1,0	(+4,7)	0,94
Tetramdura	Tetrazepam	0,7	(+4,5)	1,00
Tetra-saar	Tetrazepam	0,7	(−18,9)	1,05
Tetrazepam Stada	Tetrazepam	0,5	(+35,1)	0,94
Tetrazepam AL	Tetrazepam	0,4	(+81,7)	0,79
		17,7	(−3,4)	1,05
Baclofen				
Lioresal	Baclofen	7,8	(+9,5)	1,62
Baclofen-ratiopharm	Baclofen	4,0	(−0,7)	1,27
		11,8	(+5,8)	1,50
Andere Muskelrelaxantien				
Limptar N	Chininsulfat	15,1	(+5,5)	0,51
Mydocalm	Tolperison	7,7	(+6,5)	2,00
Sirdalud	Tizanidin	3,9	(−0,8)	1,41
Myoson	Pridinol	1,7	(−35,2)	1,35
Dolo-Visano M	Mephenesin	1,3	(+0,7)	3,55
Ortoton	Methocarbamol	0,8	(−11,2)	3,84
Ortoton Plus	Methocarbamol Acetylsalicylsäure	0,4	(−6,3)	2,59
		30,9	(+0,6)	1,28
Summe		60,4	(+0,3)	1,25

weise zur symptomatischen Behandlung der Spastizität bei multipler Sklerose und traumatischen und neoplastisch bedingten Rückenmarkserkrankungen. Es handelt sich um das am stärksten wirksame Arzneimittel bei dieser Indikation. Wie bereits in den Vorjahren ist auch für das Jahr 2001 ein erneuter Verordnungsanstieg Baclofen-haltiger Zubereitungen zu verzeichnen.

Chinin (*Limptar N*) wird seit längerer Zeit zur Behandlung nächtlicher Wadenkrämpfe empfohlen, obwohl die Belege aus kontrollierten Studien widersprüchlich sind (Mandal et al. 1995). Eine Metaanalyse von acht Placebo-kontrollierten Studien hat kürzlich ergeben, daß Chinin die Wadenkrampfhäufigkeit um 21% senkt (Man Son Hing et al. 1998). Im Vergleich zu Placebo traten jedoch unter Chininmedikation mehr Nebenwirkungen, insbesondere Ohrensausen, auf. Unter Berücksichtigung des Nebenwirkungsprofils sind daher als erstes nichtmedikamentöse Maßnahmen zu empfehlen, z. B. aktive Dorsalflexion des Fußes, und erst wenn diese erfolglos sind, einen Versuch mit Chinin. 2001 wurde Chinin häufiger verordnet, so daß es gemessen an den verordneten Tagestherapiedosen nach Tetrazepam den zweit häufigst verordneten Wirkstoff in der Klasse der Muskelrelaxantien darstellt.

Tolperison (*Mydocalm*) wurde bereits vor 40 Jahren entwickelt und gelangte 1994 erstmals unter die 2000 meistverordneten Arzneimittel. Die Verordnungen von *Mydocalm* stiegen von 1994 bis 1999 kontinuierlich an, obwohl die Wirksamkeit nicht nach den heutigen Standards belegt ist. Insgesamt liegen nur wenige kleinere Placebo-kontrollierte Untersuchungen zur Behandlung reflektorischer Muskelkrämpfe vor. Als zentralwirkendes Muskelrelaxans wird es bei Muskelverspannungen und Spastik angewendet. Trotz der ungenügenden Datenlage ist *Mydocalm* das meistverordnete Präparat bei den Muskelrelaxantien (Tabelle 39.1). Nach einem leichten Verordnungsrückgang im Jahr 2000 stiegen die Verordnungszahlen von *Mydocalm* 2001 erneut an.

Pridinol (*Myoson*) wird in die Gruppe der Muskelrelaxantien eingruppiert, ist aber pharmakologisch ein Anticholinergikum (Waelbroeck et al. 1993). Es wurde bisher als Myotonolytikum (*Lyseen-Hommel*) und als Parkinsonmittel angeboten (*Parks 12*). *Lyseen-Hommel* befindet sich seit über einem Jahr im Abverkauf. Parallel dazu wird Pridinol von einer anderen Firma unter dem Namen *Myoson* vertrieben. Nach dem deutlichen Verordnungsanstieg im letzten Jahr werden für *Myoson* im Jahr 2001 sowohl bei der Anzahl der Verordnungen als auch der Tagestherapiedosen deutliche Rückgänge beobachtet

39

(Tabelle 39.2). Dies trägt der derzeitigen klinischen Datenlage Rechnung, da zu den beiden in Anspruch genommenen Indikationen, Muskelspasmen und Erkrankungen des rheumatischen Formenkreises, nach einer Medline-Recherche weiterhin keine kontrollierten Studien vorliegen.

Sirdalud enthält den Wirkstoff Tizanidin, das dem Clonidin strukturverwandt ist und ähnliche sedative und hypotensive Nebenwirkungen hat. Die Wirksamkeit bei zentral und peripher bedingten Muskelspasmen ist belegt. Es gilt daher als sinnvolle Alternative zu Baclofen bei Patienten mit spinal bedingter Spastizität.

Mephenesin (*Dolo-Visano M*) ist ein zentral wirkendes Myotonolytikum mit sedierenden und anxiolytischen Eigenschaften, das bei der Behandlung schmerzhafter Muskelspasmen angewendet wird. Nach einer Medline-Recherche fehlen allerdings kontrollierte Untersuchungen, die den Nutzen von Mephenesin beim beanspruchten Indikationsgebiet zeigen. In jedem Fall dürfte der klinische Nutzen von Mephenesin aufgrund seiner kurzen Wirkdauer (Halbwertszeit 1 h) und der sedierenden Nebenwirkungen nur begrenzt sein.

Das zentral wirkende Methocarbamol (*Ortoton*) hat ähnliche Wirkeigenschaften wie Mephenesin. In zwei älteren Arbeiten war es bei Patienten mit Rücken- oder Nackenschmerzen sowie traumatisch oder entzündlich bedingten Schmerzen auf der Basis subjektiver Symptome nach 2–7 Tagen etwas besser wirksam als Placebo (Tisdale und Ervin 1975, Valtonen 1975). Vergleichende Untersuchungen gegenüber Diazepam fehlen jedoch. In einer kontrollierten Studie erzeugte Methocarbamol deutliche Anstiege mehrerer Sedationsparameter (Preston et al. 1992). Nach einer kontrollierten Untersuchung an insgesamt 48 Patienten mit schmerzhaften Kontraktionen der Skelettmuskulatur wurden unerwünschte Wirkungen (insbesondere Müdigkeit) unter Methocarbamol im Vergleich zu Tetrazepam erst nach dem 11. Behandlungstag statistisch signifikant seltener beschrieben. Eine Aussage über die therapeutische Äquivalenz der beiden Muskelrelaxantien beim untersuchten Patientenkollektiv war mit dieser Studie leider nicht möglich (Bröse et al. 1996). Darüber hinaus scheint Methocarbamol insbesondere in höherer Dosierung und bei Patienten mit Arzneimittelmißbrauch in der Vorgeschichte ein Abhängigkeitspotential zu besitzen (Preston et al. 1989).

Für die klinische Wirksamkeit der fixen Kombination aus Methocarbamol und Acetylsalicylsäure (*Ortoton plus*) am Menschen liegen nach einer aktuellen Medline-Recherche lediglich einige ältere Studien im Vergleich zu anderen, hierzulande jedoch nicht im Handel befindlichen Kombinationspräparaten vor (Middleton 1984; Gready 1976). Dagegen fehlen kontrollierte Untersuchungen, die eine Überlegenheit der fixen Kombination in den beanspruchten Anwendungsgebieten sowohl gegenüber Placebo sowie den Einzelsubstanzen Methocarbamol und Acetylsalicylsäure zeigen.

Literatur

Bröse H.D., Repges R., Dethlefsen U. (1996): Therapie schmerzhafter Kontraktionen der Skelettmuskulatur – Doppelblinder Parallelgruppenvergleich zwischen den zentral wirksamen Myotonolytika Methocarbamol und Tetrazepam. Münch. Med. Wschr. 138: 726–731.

Gready D.M. (1976): Parafon forte® versus Robaxisal® in skeletal muscle disorders: a double-blind study. Curr. Therap. Res. 20: 666–673.

Keane R.E., Simiand J., Morre M., Biziere K. (1988a): Tetrazepam: a benzodiazepine which dissociates sedation from other benzodiazepine activities. I. Psychopharmacological profile in rodents. J. Pharmacol. Exp. Ther. 245: 692–698.

Keane R.E., Bachy A., Morre M., Biziere K. (1988b): Tetrazepam: a benzodiazepine which dissociates sedation from other benzodiazepine activities. II. In vitro and in vivo interactions with benzodiazepine binding sites. J. Pharmacol. Exp. Ther. 245: 699–705.

Mandal A.K., Abernathy T., Nelluri S.N., Stitzel V. (1995): Is quinine effective and safe in leg cramps? J. Clin. Pharmacol. 35: 588–593.

Man Son Hing M., Wells G., Lau A. (1998): Quinine for nocturnal leg cramps: a meta-analysis including unpublished data. J. Gen. Intern. Med. 13: 600–606.

Middleton R.S.W. (1984): A comparison of two analgesic muscle relaxant combinations in acute back pain. Br. J. Clin. Pract. 38: 107–109.

Preston K.L, Guarino J.J., Kirk W.T., Griffiths R.R. (1989): Evaluation of the abuse potential of methocarbamol. J. Pharmacol. Exp. Ther. 248: 1146–1157.

Preston K.L., Wolf B., Guarino J.J., Griffiths R.R. (1992): Subjective and behavioral effects of diphenhydramine, lorazepam and methocarbamol: evaluation of abuse liability. J. Pharmacol. Exp. Ther. 262: 707–720.

Simiand J., Keane P.E., Biziere K., Soubrie P. (1989): Comparative study in mice of tetrazepam and other centrally active skeletal muscle relaxants. Arch. Int. Pharmacodyn. Ther. 297: 272–285.

Tisdale S.A., Ervin D.K. (1975): A controlled study of methocarbamol (Robaxin®) in acute painful musculoskeletal conditions. Curr. Ther. Res. 17: 525–530.

Valtonen E.J. (1975): A double-blind trial of methocarbamol versus placebo in painful muscle spasm. Curr. Med. Res. Op. 3: 382–385.

Waelbroeck M., Camus J., Tastenoy M., Lambrecht G., Mutschler E., Kropfgans M. et al. (1993): Thermodynamics of antagonist binding to rat muscarinic M2 receptors: antimuscarinics of the pridinol, sila-pridinol, diphenidol and sila-diphenidol type. Br. J. Pharmacol. 109: 360–370.

39

40. Ophthalmika

Martin J. Lohse

AUF EINEN BLICK

Trend

Dominierende Gruppe der Ophthalmika sind seit vielen Jahren die Glaukommittel. Durch Einführung neuer Therapieprinzipien (Carboanhydrasehemmer, Prostaglandinderivate) sind drucksenkende Glaukomoperationen wesentlich seltener geworden. Bemerkenswert zugenommen haben in den letzten zehn Jahren die Verordnungen von Antiinfektiva, Antiallergika und unspezifisch wirkenden Vitaminpräparaten. Häufig angewendet werden Filmbildner bei trockenem Auge. Dagegen sind die Verordnungen der zweifelhaft wirksamen Antikataraktika kontinuierlich zurückgegangen.

Die Indikationsgruppe der Ophthalmika umfaßt Präparate, die lokal oder in Einzelfällen auch systemisch bei Augenkrankheiten gegeben werden. Ophthalmika werden überwiegend von Ophthalmologen, daneben vor allem von Allgemeinmedizinern verordnet (vgl. Kapitel 54). Sie erreichen hohe Verordnungszahlen, tragen aber wegen günstiger Kosten zu den Gesamtumsätzen des Arzneimittelmarkts vergleichsweise wenig bei. Insgesamt sind im letzten Jahr die Verordnungen von Ophthalmika wie schon in den Vorjahren leicht zurückgegangen (Tabelle 40.1). Zunahmen hat es vor allem bei preisgünstigen Präparaten gegeben, daneben bei wenigen Neuerungen wie den Glaukommitteln *Xalatan* und *Azopt*. Auffallend ist, daß bei leicht rückläufigen Verordnungszahlen der Umsatz der Ophthalmika deutlich angestiegen ist – um 9,3% bei den 2500 verordnungshäufigsten Präparaten und um 7,1% bei der gesamten Indikationsgruppe der Ophthalmika.

Die erfaßten Präparate der Ränge bis 2500 sind für ein kleines Indikationsgebiet sehr zahlreich; sie machen etwa 90% der Verordnungen

Tabelle 40.1: Verordnungen von Ophthalmika 2001. Angegeben sind die verordnungshäufigsten Präparate mit Verordnungsrang, Verordnungen und Umsatz 2001 im Vergleich zu 2000.

Rang	Präparat	Verordnungen in Tsd.	Änd. %	Umsatz Mio. €	Änd. %
94	Bepanthen Roche Augen/Nasen	1118,5	-4,3	2,9	-1,7
132	Dexa-Gentamicin	900,2	+5,4	5,4	+10,0
196	Floxal	719,9	+12,3	5,2	+13,5
240	Xalatan	615,3	+31,0	43,3	+37,3
262	Refobacin Augensalbe/Tropf.	573,7	-7,4	2,0	-6,5
266	Corneregel	571,3	+0,1	2,7	+3,3
298	Kanamytrex	528,8	-17,6	2,8	-16,5
314	Isopto-Max	510,5	+14,0	4,6	+14,6
328	Tim Ophthal	497,5	+4,9	5,1	+3,9
340	Inflanefran	483,1	+7,7	3,7	+7,9
366	Lacophtal	456,9	-1,0	3,0	+1,3
444	Lacrisic	398,2	-2,9	3,1	+1,8
453	Sic Ophtal	390,9	+22,2	2,3	+36,9
500	Trusopt	356,6	-12,7	23,2	-7,8
501	Arufil /uno	356,3	-12,0	1,9	-8,7
514	Ecolicin	348,6	-4,3	2,1	-3,9
522	Artelac	344,2	-0,7	3,6	-3,9
529	Polyspectran	338,8	-8,2	2,0	+0,5
532	Gentamicin-POS	337,2	-7,8	1,0	-6,4
543	Dexamytrex	329,3	-3,4	2,1	-2,2
570	Kanamycin-POS	311,5	+1,3	1,0	+1,1
581	Oculotect fluid	305,3	-6,9	1,9	-16,2
600	Timomann	298,3	-0,1	3,2	-0,7
602	Vidisic	298,0	-7,9	1,6	-7,1
604	Timolol CV	297,2	+35,7	2,3	+36,4
616	Oculotect	291,9	-13,5	2,4	-8,1
647	Cosopt	281,1	+32,3	21,2	+36,7
670	Alphagan	272,9	+11,2	15,2	+17,6
712	Azopt	255,3	+138,8	13,3	+169,0
773	Siccaprotect	228,4	-4,0	1,3	-4,3
786	Vistagan	223,5	-8,4	3,4	-7,9
823	Fucithalmic	210,0	-20,8	1,6	-17,0
847	Ficortril Augensalbe	203,1	+12,7	1,0	+14,9
892	Betamann	194,8	-0,1	3,1	-0,7
899	Yxin	193,4	-2,7	0,7	-3,4
934	Ophtalmin N/sine	184,4	+22,3	0,9	+13,6
946	Oxytetracycl.Pred. Jenapharm	182,3	-8,6	1,7	+6,6
951	Visc-Ophtal/-sine	182,0	+10,7	1,0	+23,4
999	Clonid Ophtal	172,7	+11,1	2,1	+26,4
1028	Vidisept	166,3	-1,0	1,1	+0,3
1047	Sophtal-POS N	162,0	-4,5	0,9	-5,7
1048	Livocab Augentropfen	161,8	+0,6	2,3	+0,9

40

Tabelle 40.1: Verordnungen von Ophthalmika 2001. Angegeben sind die verordnungshäufigsten Präparate mit Verordnungsrang, Verordnungen und Umsatz 2001 im Vergleich zu 2000 (Fortsetzung).

Rang	Präparat	Verordnungen in Tsd.	Änd. %	Umsatz Mio. €	Änd. %
1063	Arutimol	159,2	−10,8	2,5	−10,0
1070	Liposic	156,6	−17,3	1,3	−8,2
1078	Blephamide Augensalbe/Tr.	155,3	−10,1	1,5	−7,1
1084	Dispatenol	154,2	−10,6	0,9	−10,1
1092	Protagent	152,9	−17,9	2,0	−13,4
1100	Chibro-Timoptol	151,6	−12,4	2,2	−13,0
1107	Liquifilm	150,9	−1,8	0,9	−1,9
1111	Dexa-Polyspectran N	150,5	−38,8	1,3	−36,0
1145	Isoglaucon	144,6	−14,4	2,1	−14,9
1163	Dispatim	142,8	−22,3	2,2	−18,4
1184	Vividrin Augentropfen	140,1	−16,9	0,7	−17,0
1260	Lacrimal	130,3	−20,4	0,7	−21,7
1265	Ultracortenol	128,4	−17,9	1,5	−3,5
1267	Ciloxan	128,2	+20,4	0,9	+20,3
1270	Cromohexal-Augentropfen	127,7	−5,2	0,6	−5,3
1276	Dexa-Polyspectran Tropfen	127,3	(neu)	1,1	(neu)
1304	Vitafluid	124,4	+647,9	0,7	+721,1
1314	Oxytetracyclin Augensalbe	123,1	−21,4	0,8	+3,2
1342	Predni-POS	120,1	+10,2	0,9	+11,3
1347	Vitamin A-POS	119,8	−8,5	0,5	−6,6
1361	Spersadexolin	118,2	−2,4	1,5	+18,7
1380	Timo Comod	116,7	+29,1	1,5	+40,3
1392	Totocortin	115,7	+3,3	0,6	+4,0
1407	Pan Ophtal	114,4	+28,1	0,4	+24,4
1416	Thilo-Tears	113,4	−14,7	1,0	−9,1
1417	Hydrocortison-POS N	113,3	+3,9	0,6	+9,5
1424	Dexa-sine	112,7	−3,2	1,1	+4,8
1447	Normoglaucon	110,6	−4,7	3,8	−5,2
1453	Lacrimal O.K.	109,9	−0,9	2,2	+1,4
1494	Proculin	106,0	−0,7	0,4	+0,8
1498	Posiformin	105,5	+0,6	0,4	+1,0
1506	Voltaren ophtha	104,8	−21,7	2,5	−19,9
1507	Mycinopred	104,8	−4,3	0,8	+0,1
1508	Dexapos	104,8	+3,9	0,5	+3,8
1552	Antikataraktikum N	100,5	−12,3	1,1	−12,1
1559	Solan M	99,7	−19,4	0,8	−22,2
1565	Aquapred/ -N Augentropfen	99,5	−6,8	0,6	+0,0
1574	Terramycin Augensalbe	98,8	+21,0	0,2	+23,4
1585	Liquigel	97,9	(> 1000)	0,7	(> 1000)
1593	Dexium	97,4	−19,9	4,7	−21,0
1599	Terracortril Augensalbe/-Tr.	97,0	−36,4	0,4	−37,9
1620	Berberil N	94,8	−5,8	0,3	−12,1

40

Tabelle 40.1: Verordnungen von Ophthalmika 2001. Angegeben sind die verordnungshäufigsten Präparate mit Verordnungsrang, Verordnungen und Umsatz 2001 im Vergleich zu 2000 (Fortsetzung).

Rang	Präparat	Verordnungen in Tsd.	Änd. %	Umsatz Mio. €	Änd. %
1647	Heparin-POS	93,0	−12,6	0,5	−13,4
1655	Vitagel	92,5	+643,6	0,5	+673,5
1673	Dexagel	91,2	+10,6	0,6	+5,6
1696	Dacrin	89,5	−7,0	0,4	−7,0
1714	Alomide	87,8	−3,6	0,9	+4,9
1716	Lacrigel	87,7	+6,8	0,5	+14,7
1741	Crom Ophtal	85,7	+15,1	0,5	+14,1
1766	Allergopos N	83,8	−6,5	0,4	−6,5
1771	Pilomann	83,5	−14,8	0,7	−8,5
1782	Prednisolon Jenapharm AS	82,8	−11,6	0,7	+0,7
1795	Oculotect Gel/sine Tropfen	82,1	−20,5	0,8	−11,9
1800	Betoptima	81,8	−15,7	1,2	−14,3
1801	Efflumidex	81,8	−10,0	0,6	−10,0
1808	Arteoptic	81,3	−5,8	1,2	−6,1
1815	Noviform Augensalbe	80,8	−22,5	0,8	−8,4
1828	Siccapos	79,8	+10,8	0,4	+19,3
1844	Pilocarpin Ankerpharm	78,7	−13,0	0,6	−12,5
1850	Gentamytrex	78,4	+0,8	0,3	−4,1
1854	Vidirakt S mit PVP	78,1	−17,6	0,5	−16,7
1882	Timohexal	76,0	−7,4	1,0	−8,5
1904	Ocuflur	74,6	−13,4	1,6	−14,4
2026	Timolol-POS	68,1	−5,2	0,8	−7,5
2035	Kan Ophtal	67,3	−20,4	0,3	−21,6
2087	Nyogel	65,1	(>1000)	0,9	(>1000)
2089	Kollateral A+E Drag.	65,0	−7,3	2,1	−6,3
2095	Terracortril N	64,7	(neu)	0,3	(neu)
2105	Regepithel	64,0	−18,8	0,3	−18,9
2107	Dobica	64,0	−25,2	1,9	−25,2
2125	Biciron	63,2	−4,4	0,2	−4,4
2148	Pilocarpol	61,7	−23,9	0,4	−21,7
2171	Acular	60,9	−5,5	1,3	−6,5
2182	Betagentam	60,4	+14,2	0,3	+13,5
2183	Cromoglicin-ratioph.Augentr.	60,3	−0,9	0,3	−8,9
2185	Loxin	60,3	+30,3	0,8	+30,2
2188	LentoNit	60,3	−10,1	0,6	−3,3
2199	Panthenol-Augensalbe	59,5	+21,4	0,2	+35,4
2212	Spersallerg	58,7	−24,1	0,7	−14,6
2233	Diamox	57,7	+18,3	1,5	+16,6
2261	Borocarpin S	56,5	−14,9	0,4	−14,3
2263	Timosine	56,4	−6,3	1,8	−8,3
2270	Dispadex comp.	56,1	−19,8	0,4	+6,2
2287	Dexa Biciron	55,5	−1,0	0,6	+5,2

40

Tabelle 40.1: Verordnungen von Ophthalmika 2001. Angegeben sind die verordnungshäufigsten Präparate mit Verordnungsrang, Verordnungen und Umsatz 2001 im Vergleich zu 2000 (Fortsetzung).

Rang	Präparat	Verordnungen in Tsd.	Änd. %	Umsatz Mio. €	Änd. %
2355	Indocolir	52,9	+827,3	0,9	+913,8
2363	Nebacetin Augensalbe	52,5	+7,3	0,2	+7,2
2413	Konjunktival	50,2	+1,0	0,4	+2,6
2428	Repa Ophtal Gel hochvisk.	49,8	+70,1	0,2	+67,8
2471	Timpilo	48,1	-23,0	2,5	-23,3
2494	Allergo-COMOD Augentr.	47,3	+5,9	0,3	+11,8
Summe		23713,9	+0,3	292,1	+9,3
Anteil an der Indikationsgruppe		88,8%		89,0%	
Gesamte Indikationsgruppe		26714,9	-1,6	328,3	+7,9

von Ophthalmika aus. Abbildungen 40.1 und 40.2 geben als Übersichten die 2500 verordnungsstärksten Präparate bzw. den Gesamtmarkt wieder. Beim Vergleich mit früher publizierten Werten muß bedacht werden, daß 1997 entsprechend den WHO-Empfehlungen einige DDDs neu festgelegt wurden. So wurde z. B. bei allen Glaukommitteln

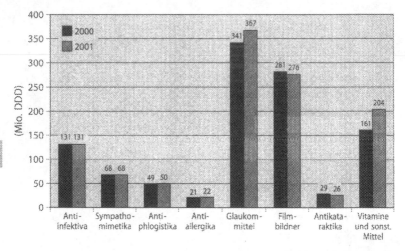

Abbildung 40.1: Verordnungen von Ophthalmika 2001. DDD der 2500 meistverordneten Arzneimittel

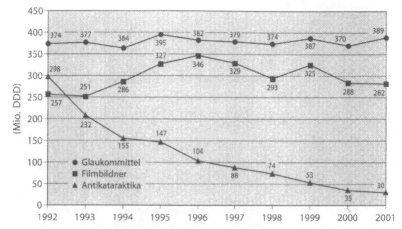

Abbildung 40.2: Verordnungen von Ophthalmika 1992 bis 2001. Gesamtverordnungen nach definierten Tagesdosen

eine beidseitige Therapie angenommen. In Abbildung 40.2 sind jedoch die Verordnungen auch für die früheren Jahre mit den neu festgelegten DDD vorgenommen, so daß die Trends der Verordnungen korrekt wiedergegeben werden.

Die Ophthalmika umfassen ganz unterschiedliche Arzneimittelgruppen. In den letzten Jahren ist es dabei zu beträchtlichen Verschiebungen gekommen: Während früher von den definierten Tagesdosen (DDD) fast zwei Drittel auf die Glaukommittel, „Antikataraktika" und Sympathomimetika entfielen, dominieren heute neben den Glaukommitteln vor allem die Filmbildner (Abbildungen 40.1 und 40.2). Die Verordnungen von Glaukommitteln haben besonders in den achtziger Jahren erheblich zugenommen und sich seit 1992 auf hohem Niveau stabilisiert, während die Filmbildner bis 1996 kontinuierliche Zuwächse zeigten. Dagegen sind die Verordnungen der in ihrer Wirksamkeit zweifelhaften „Antikataraktika" kontinuierlich zurückgegangen. Prozentual bemerkenswert zugenommen haben in den letzten zehn Jahren auch die Verordnungen von Antiinfektiva, Vitaminpräparaten und Antiallergika. Besonders bei den Vitaminpräparaten sind die Zuwächse im letzten Jahr ganz erheblich. Dahinter stecken vor allem gestiegene Verordnungen von Retinol und Dexpanthenol (s. Tabelle 40.9).

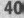

Antiinfektiva

Antiinfektive Ophthalmika (Tabellen 40.2 und 40.3) werden zur Behandlung von Infektionen des vorderen Augenabschnittes eingesetzt. Diese Infektionen äußern sich zumeist als Konjunktivitiden. Für die bakterielle Konjunktivitis werden im allgemeinen lokal anwendbare Antibiotika verordnet. Auch wenn ein Antibiogramm in der Regel nicht erforderlich ist, empfiehlt sich die Kenntnis der aktuellen und regional oft spezifischen Resistenzlage. Als Erreger kommen vor allem Staphylokokken, Pneumokokken und Haemophilus in Betracht. In einer größeren Resistenzstudie aus den USA wurde folgende Reihenfolge der Wirksamkeit bestimmt: Chloramphenicol, Bacitracin plus Polymyxin B, Gentamicin, Gyrasehemmstoffe, Neomycin, Erythromycin (Everett et al. 1995). Neuere Resistenzstudien aus Amerika (Jensen und Felix 1998) und Japan (Ooishi und Miyao 1997) zeigen vor allem hohe Sensitivität gegenüber Fluorchinolonen und relativ hohe Resistenzraten gegenüber Erythromycin. Vergleichbare Daten liegen für Deutschland nicht vor.

In einer vergleichenden Untersuchung zur experimentellen Konjunktivitis durch *Staph. aureus* wurde allerdings gefunden, daß Antiseptika wie Ethacridin (*Biseptol*) oder Povidon-Iod zu schnellerer Elimination der Bakterien und Regression der Symptome führten als die Kombination aus Bacitracin, Polymyxin B und Neomycin (Behrens-Baumann und Begall 1993). Insofern ist nicht gesichert, daß Antibiotika bei einfacher bakterieller Konjunktivitis notwendig sind. Zu einem ähnlichen Schluß kam kürzlich eine Übersicht der Cochrane Database (Sheikh et al. 2000), nach der im Vergleich zu Placebo die Behandlung der Konjunktivitis mit Antibiotika zwar die Heilung zu beschleunigen scheint, jedoch das Endergebnis nicht beeinflußt.

Bei schweren Infektionen des vorderen Augenabschnittes, etwa Keratitis, ist dagegen eine antibiotische Therapie dringend geboten; bei schweren Hornhautulzera ist ein Antibiogramm erforderlich, während in weniger schweren Fällen empirisch mit Breitspektrumantibiotika behandelt werden kann (McLeod et al. 1996).

In den meisten Fällen sollte eine antibiotische Behandlung des Auges zehn Tage nicht überschreiten. Ein ideales Antibiotikum für die Lokalbehandlung gibt es nicht. Empfohlen werden zum einen Kombinationen nur lokal anwendbarer Antibiotika (Polymyxin B, Colistin, Bacitracin, Gramicidin, mit Einschränkungen Neomycin), von denen einige, wie besonders Neomycin, lokal irritierend und allergisierend

Tabelle 40.2: Verordnungen antiinfektiver Ophthalmika 2001. Angegeben sind die 2001 verordneten Tagesdosen, die Änderungen gegenüber 2000 und die mittleren Kosten je DDD 2001.

Präparat	Bestandteile	DDD in Mio.	Änderung in %	DDD-Kosten in €
Antibiotika				
Refobacin Augensalbe/ Tropf.	Gentamicin	10,0	(−6,3)	0,20
Kanamytrex	Kanamycin	8,3	(−17,4)	0,34
Fucithalmic	Fusidinsäure	6,3	(−20,8)	0,25
Gentamicin-POS	Gentamicin	5,6	(−6,2)	0,19
Kanamycin-POS	Kanamycin	4,5	(+2,5)	0,23
Oxytetracyclin Augensalbe	Oxytetracyclin	1,8	(−21,4)	0,48
Gentamytrex	Gentamicin	1,4	(+2,2)	0,18
Kan Ophtal	Kanamycin	1,1	(−20,4)	0,23
		38,9	(−11,5)	0,25
Gyrasehemmer				
Floxal	Ofloxacin	18,2	(+12,4)	0,28
Ciloxan	Ciprofloxacin	3,2	(+20,4)	0,27
		21,4	(+13,5)	0,28
Adstringentien				
Posiformin	Bibrocathol	1,3	(+0,6)	0,33
Noviform Augensalbe	Bibrocathol	1,0	(−22,5)	0,78
		2,3	(−11,0)	0,52
Antibiotikakombinationen				
Polyspectran	Polymyxin B Bacitracin Neomycin	4,5	(−8,1)	0,45
Ecolicin	Erythromycin Colistin	4,1	(−3,5)	0,51
Terramycin Augensalbe	Oxytetracyclin Polymyxin B	0,5	(+21,0)	0,45
Nebacetin Augensalbe	Neomycin Bacitracin	0,3	(+7,3)	0,57
		9,4	(−4,5)	0,48
Summe		72,0	(−4,3)	0,30

40

wirken. Andererseits wird zu den auch systemisch angewandten Aminoglykosiden sowie Erythromycin geraten, bei denen Resistenzentwicklung ein Problem darstellt (siehe unten).

Monopräparate

Die Verordnungen von antibiotischen Monopräparaten haben 2001 leicht abgenommen (Tabelle 40.2). Am häufigsten werden nach wie vor die Aminoglykoside Kanamycin und Gentamicin verordnet. Sie gelten als gut wirksam und relativ nebenwirkungsarm. Die Entwicklung von Resistenz ist möglich. Neben diesen beiden Aminoglykosiden finden sich unter den Monopräparaten das schon lange verwendete Oxytetracyclin und seit einigen Jahren die Fusidinsäure (*Fucithalmic*), die vor allem gegen Staphylokokken wirksam ist. Gyrasehemmer haben sich in den letzten Jahren auch in der Ophthalmologie fest etabliert. Sie scheinen gute Wirksamkeit und gute lokale Penetration mit geringen unerwünschten Wirkungen zu kombinieren (O'Brien et al. 1995, Hanioglu-Kargi et al. 1998).

Auf die Vorteile von Adstringentien wurde oben bereits eingegangen. Bei dem allein hier vertretenen Adstringens Bibrocathol (*Noviform, Posiformin*) schwanken die Verordnungen von Jahr zu Jahr erheblich; 2001 sind sie wieder zurückgegangen. Nachteilig ist für die Anwendung tagsüber, daß die Bibrocatholpräparate nur als Salbe verfügbar sind. In Tabelle 40.9 ist mit dem Salicylsäure-haltigen *Sophtal-POS N* ein weiteres als Antiseptikum im Handel befindliches Präparat aufgeführt; Salicylsäure wirkt topisch angewandt vor allem keratolytisch.

Kombinationspräparate

40

Die Verordnungen von Kombinationspräparaten mit Antiinfektiva haben nach Abnahmen im Vorjahr 2001 wieder zugenommen (Tabelle 40.3). Sie umfassen zum einen Kombinationen verschiedener lokal wirksamer Antibiotika (Tabelle 40.2), vor allem aber die Kombinationen mit Glucocorticoiden (Tabelle 40.3).

Die reinen Antibiotikakombinationen sind seit langem etabliert und in ihren Wirkungen dokumentiert. Zwei dieser Präparate enthalten Neomycin bzw. Bacitracin, die leicht zu Allergien führen. Deshalb

Tabelle 40.3: Verordnungen antiinfektiver Ophthalmikakombinationen mit Gluco-corticoiden 2001. Angegeben sind die 2001 verordneten Tagesdosen, die Änderungen gegenüber 2000 und die mittleren Kosten je DDD 2001.

Präparat	Bestandteile	DDD in Mio.	Änderung in %	DDD-Kosten in €
Antibiotika und Glucocorticoide				
Dexa-Gentamicin	Gentamicin Dexamethason	16,0	(+6,4)	0,34
Isopto-Max	Neomycin Polymyxin B Dexamethason	6,9	(+15,2)	0,66
Dexamytrex	Gentamicin Dexamethason	5,5	(−2,0)	0,38
Aquapred/ -N Augentropfen	Chloramphenicol Prednisolon	4,4	(−6,8)	0,13
Mycinopred	Polymyxin B Neomycin Prednisolon	3,0	(−4,3)	0,27
Spersadexolin	Chloramphenicol Tetryzolin Dexamethason	3,0	(−2,4)	0,52
Dexa-Polyspectran N	Polymyxin B Neomycin Dexamethason	2,9	(−38,8)	0,44
Oxytetracycl. Pred. Jenapharm	Oxytetracyclin Prednisolon	2,6	(−8,6)	0,65
Dexa-Polyspectran Tropfen	Polymyxin B Neomycin Dexamethason	2,5	(neu)	0,45
Terracortril N	Betamethason Gentamicin	2,4	(neu)	0,13
Betagentam	Betamethason Gentamicin	1,2	(+14,2)	0,25
Dispadex comp.	Neomycin Dexamethason	1,1	(−19,8)	0,36
Terracortril Augensalbe/-Tr.	Oxytetracyclin Hydrocortison Polymyxin B	1,0	(−38,0)	0,45
		52,6	(+6,7)	0,39
Sulfonamidkombinationen				
Blephamide Augensalbe/Tr.	Sulfacetamid Prednisolon	6,1	(−9,0)	0,25
Summe		58,7	(+4,9)	0,38

40

ist bei der Verwendung solcher Präparate Vorsicht geboten. Weiterhin hoch sind – trotz der ungünstigen Resistenzlage – die Verordnungen der Kombination Erythromycin/Colistin (*Ecolicin*).

Auch im Jahr 2001 erfreuten sich die Kombinationen von Antibiotika und Glucocorticoiden ungebrochener Beliebtheit (Tabelle 40.3). Etwa 40% der Verordnungen von Antibiotika fallen auf Kombinationspräparate mit Glucocorticoiden. Die Verschreibung solcher Pharmaka „vereinfacht" die Diagnostik, da sowohl bei allergischer als auch bakterieller Genese einer Konjunktivitis mit einer Besserung zu rechnen ist. Dieser Eindruck wird noch verstärkt, wenn ein Präparat wie z. B. *Spersadexolin* zusätzlich noch ein Sympathomimetikum enthält, das durch Vasokonstriktion eine symptomatische Abnahme der Rötung des Auges verursacht. Die ungezielte Verwendung von Glucocorticoiden am Auge ist jedoch mit Risiken verbunden (siehe unten) und kann daher in den meisten Fällen nicht begründet werden.

Zwei hier vertretene Präparate, *Aquapred Augentropfen* und *Spersadexolin*, enthalten Chloramphenicol, das sich durch gute Wirksamkeit, lokale Verträglichkeit und günstigen Preis auszeichnet, in Einzelfällen aber auch nach lokaler Gabe am Auge hämatologische Nebenwirkungen verursacht hat (Fraunfelder und Bagby 1983).

Die topische Anwendung von Sulfonamiden muß wegen der hohen Sensibilisierungsrate als obsolet gelten. Als einziges Präparat erscheint unter den 2500 führenden Arzneimitteln nur noch die Sulfonamidkombination *Blephamide Augensalbe/Tropfen*.

Sympathomimetika

Sympathomimetika werden zur symptomatischen Therapie besonders bei chronischen Reizzuständen der Bindehaut, die keine spezifische Diagnose erlauben, eingesetzt. Ihre Wirkung beruht im wesentlichen auf der Verengung von Gefäßen und damit einer Abschwellung der Schleimhäute. Es handelt sich um alphasympathomimetisch wirkende Substanzen, zum Teil in Kombination mit Antiseptika. Diese Therapie ist rein symptomatisch, wenn auch oft angenehm für den Patienten. Bei chronischer Applikation kann es reflektorisch zu einer Erweiterung der Gefäße kommen, die nur jeweils kurzfristig nach der Applikation des Medikaments verschwindet, und auch zur Austrocknung des Auges und damit zu vermehrter, aber nicht mehr bemerkter Reizung. Aus dem symptomatischen Charakter dieser Therapie, aber

vermutlich auch aus den niedrigen Preisen, die eine Verordnung
auf Rezept kaum mehr lohnen lassen, erklären sich vermutlich die in
den letzten Jahren beobachteten Rückgänge entsprechender Verordnungen.
Die einzelnen Alphasympathomimetika unterscheiden sich in
ihrem Wirkungsspektrum nicht und müssen daher als therapeutisch
gleichwertig gelten. Im allgemeinen ist die Anwendung eines Mono-
präparates vollkommen ausreichend. Praktisch alle Präparate sind
sehr preisgünstig (Tabelle 40.4).
Bei einer allergischen Genese der Konjunktivitis werden häufig
Sympathomimetika in Verbindung mit Antihistaminika eingesetzt. Ob
diese Kombinationen sinnvoll sind, muß ebenso wie für die Kombination eines Alphasympathomimetikums mit dem fraglich vasokonstriktorischen Hydrastinin (in *Dacrin*) in Frage gestellt werden.
Erfreulicherweise sind in den letzten Jahren besonders fragwürdige

Tabelle 40.4: Verordnungen von sympathomimetischen Ophthalmika 2001. Angegeben sind die 2001 verordneten Tagesdosen, die Änderungen gegenüber 2000 und die
mittleren Kosten je DDD 2001.

Präparat	Bestandteile	DDD in Mio.	Änderung in %	DDD-Kosten in €
Monopräparate				
Ophtalmin N/sine	Tetryzolin	18,0	(+16,3)	0,05
Yxin	Tetryzolin	14,4	(+0,1)	0,05
Proculin	Naphazolin	7,1	(–0,7)	0,05
Biciron	Tramazolin	6,3	(–4,4)	0,04
Berberil N	Tetryzolin	5,7	(–8,8)	0,06
		51,6	(+3,3)	0,05
Kombinationspräparate				
Allergopos N	Antazolin Tetryzolin	4,8	(–6,5)	0,09
Spersallerg	Antazolin Tetryzolin	4,7	(–24,1)	0,14
Dacrin	Hydrastinin Oxedrin	4,5	(–7,0)	0,10
Konjunktival	Naphazolin Pheniramin	2,3	(+6,3)	0,16
		16,3	(–11,1)	0,12
Summe		67,8	(–0,6)	0,07

40

Bestandteile wie Campher und zahlreiche Pflanzenextrakte aus allen relevanten Kombinationen herausgenommen worden (*Berberil N*, *Ophtopur N*, *Allergopos N*). Im Jahr 2000 ist außerdem an die Stelle des immer wieder kritisierten führenden Kombinationspräparates *Ophtalmin*, einer Kombination von zwei Alphasympathomimetika mit einem Antihistaminikum, das sinnvolle Monopräparat *Ophtalmin N* getreten – übrigens ohne wesentliche Veränderung bei den Verordnungszahlen.

Antiphlogistische Ophthalmika

Glucocorticoide werden in der Ophthalmologie bei Iridozyklitis, verschiedenen Erkrankungen der Cornea und zur Unterdrückung von Narbenwucherungen an Lidern und Cornea eingesetzt. Sie bessern die Symptome bei allergischer Konjunktivitis sowie Skleritis und Episkleritis. *Nicht* indiziert sind sie in der Regel dagegen bei infektiöser Konjunktivitis. Die Gefahren ihrer Anwendung am Auge liegen in dem Aufflammen von infektiösen Prozessen, besonders Pilzinfektionen. Bei längerer Anwendung können Glaukome ausgelöst werden, bei prädisponierten Patienten vereinzelt auch schon innerhalb weniger Wochen. Nach Anwendung über ein oder mehrere Jahre können sich Linsentrübungen entwickeln. Grundsätzlich gewarnt werden muß vor der Anwendung von Glucocorticoiden, wenn die Hornhaut nicht intakt ist. Aus diesen Gründen sollte jede längerdauernde Anwendung von Glucocorticoiden am Auge sorgfältig überwacht werden.

Zum Einsatz kommen verschiedene Glucocorticoide, die sich nicht nur in ihrer Potenz, sondern auch in ihrer Resorbierbarkeit erheblich unterscheiden. So ist die Resorption von Prednisolonacetat (*Inflanefran*, *Ultracortenol*) höher als die von Phosphatsalzen der Glucocorticoide (*Dexa-sine*). Dagegen ist – gleiche Resorption vorausgesetzt – die Potenz von Dexamethason deutlich höher als die von Prednisolon und Hydrocortison. In den Kombinationspräparaten mit Sympathomimetika (Tabelle 40.5) und Antibiotika (Tabelle 40.3) findet vor allem Dexamethason Verwendung, häufig in Form der schlechter resorbierten Phosphatsalze. Bei den Monopräparaten dagegen überwiegt die Verwendung von Prednisolonacetat. Die Verordnungen von Glucocorticoiden waren 2001 in etwa stabil, wobei es aber wiederum Umschichtungen vor allem zu preisgünstigen Präparaten hin gegeben hat (Tabellen 40.3 und 40.5).

Tabelle 40.5: Verordnungen von antiphlogistischen Ophthalmika 2001. Angegeben sind die 2001 verordneten Tagesdosen, die Änderungen gegenüber 2000 und die mittleren Kosten je DDD 2001.

Präparat	Bestandteile	DDD in Mio.	Änderung in %	DDD-Kosten in €
Glucocorticoide				
Inflanefran	Prednisolon	9,9	(+7,0)	0,38
Predni-POS	Prednisolon	9,6	(+10,2)	0,09
Totocortin	Dexamethason	5,8	(+3,3)	0,10
Ultracortenol	Prednisolon	3,0	(−15,8)	0,49
Dexa-sine	Dexamethason	2,3	(−2,3)	0,48
Ficortril Augensalbe	Hydrocortison	2,0	(+12,7)	0,52
Dexapos	Dexamethason	1,7	(+3,9)	0,27
Dexagel	Dexamethason	1,7	(+10,6)	0,33
Efflumidex	Fluorometholon	1,6	(−10,0)	0,38
Prednisolon Jenapharm AS	Prednisolon	0,9	(−11,5)	0,77
Hydrocortison-POS N	Hydrocortison	0,7	(+3,9)	0,84
		39,3	(+3,4)	0,30
Glucocorticoidkombinationen				
Dexa Biciron	Dexamethason Tramazolin	1,8	(−1,0)	0,30
Nichtsteroidale Antiphlogistika				
Voltaren ophtha	Diclofenac	3,1	(−21,2)	0,81
Ocuflur	Flurbiprofen	2,2	(−15,2)	0,75
Acular	Ketorolac	2,0	(−5,3)	0,67
Indocolir	Indometacin	1,5	(+930,7)	0,60
		8,7	(+0,6)	0,73
Summe		49,9	(+2,7)	0,37

Separat aufgeführt werden die nichtsteroidalen Antiphlogistika Flurbiprofen (*Ocuflur*), Diclofenac (*Voltaren ophtha*), das 1999 neu hinzugekommene Ketorolac (*Acular*) sowie seit 2001 auch Indometacin (*Indocolir*) (Tabelle 40.5). Diese Präparate werden hauptsächlich zur Entzündungshemmung nach Operationen sowie zur Vermeidung intraoperativer Miosis eingesetzt, bei denen ihre antiinflammatorische Potenz der der Glucocorticoide gleichkommt (Wright et al. 1997). Bei den Zahlen ist zu bedenken, daß diese Therapie ganz wesentlich auch in der Klinik durchgeführt wird. Der Versuch, Ketorolac auch zur Therapie der viralen Konjunktivitis einzusetzen, war nicht erfolgreich (Shiuey et al. 2000).

40

Antiallergika

Bei allergischer Konjunktivitis ist eine Prophylaxe mit Cromoglicin-säure und ähnlich wirkenden Substanzen möglich. Ihre Wirkung wird auf eine Hemmung der Mastzelldegranulation zurückgeführt, der genaue Wirkmechanismus ist jedoch unklar. Diese Präparate müssen vorbeugend vor der Allergenexposition (z. B. Pollen) gegeben werden. Gegenüber den akut und stärker wirksamen Corticosteroiden ist Cro-moglicinsäure wegen der sehr viel geringeren Nebenwirkungen vor-zuziehen (Hingorani und Lightman 1995). Allerdings kann Cromogli-cinsäure, wenn auch wohl sehr selten, selbst anaphylaktische Reaktionen auslösen (Ibanez et al. 1996). Die Verordnungen dieser Präparate waren 2001 stabil (Tabelle 40.6).

Bei der Cromoglicinsäure dominieren inzwischen die Generika, obwohl sich die Preise von Generika und Originalpräparaten kaum mehr unterscheiden. Bei den Preisen muß berücksichtigt werden, daß bei den verschiedenen Präparaten in unterschiedlichem Ausmaß

Tabelle 40.6: Verordnungen von antiallergischen Ophthalmika 2001. Angegeben sind die 2001 verordneten Tagesdosen, die Änderungen gegenüber 2000 und die mittleren Kosten je DDD 2001.

Präparat	Bestandteile	DDD in Mio.	Änderung in %	DDD-Kosten in €
Cromoglicinsäure				
Cromohexal-Augentropfen	Cromoglicinsäure	3,3	(−5,4)	0,20
Vividrin Augentropfen	Cromoglicinsäure	3,2	(−17,3)	0,23
Crom Ophtal	Cromoglicinsäure	2,5	(+15,9)	0,18
Cromoglicin-ratioph. Augentr.	Cromoglicinsäure	1,4	(−6,2)	0,20
Allergo-COMOD Augentr.	Cromoglicinsäure	1,3	(+12,3)	0,21
Weitere Degranulationshemmer				
Alomide	Lodoxamid	1,6	(+2,9)	0,58
		11,7	(−4,0)	0,21
H₁-Antihistaminika				
Livocab Augentropfen	Levocabastin	5,4	(+0,6)	0,43
Loxin	Azelastin	3,0	(+30,3)	0,26
		8,4	(+9,5)	0,37
Summe		21,6	(+1,4)	0,30

40

Kombinationspackungen (Augentropfen und Nasensprays) oder Ein-dosis-Packungen verordnet werden. Nedocromil (*Irtan*) wirkt ähnlich wie Cromoglicinsäure und ist klinisch mindestens ebenso effektiv wie diese (Kjellman und Stevens 1995, Hingorani und Lightman 1995). Gegenüber der viermal täglichen Gabe der Cromoglicinsäure scheint die zweimal tägliche Anwendung meist auszureichen. Dieses Präparat wurde 1994 zunächst erfolgreich eingeführt, hat aber vermutlich aufgrund des deutlich höheren Preises in den letzten Jahren stark an Verordnungen eingebüßt und findet sich 2001 nicht mehr unter den verordnungshäufigsten Präparaten.

Lodoxamid (*Alomide*) gilt ebenfalls als Degranulationshemmer, zeichnet sich aber gegenüber der Cromoglicinsäure durch schnelleren Wirkungseintritt aus (Fahy et al. 1992). Dieses dem Nedocromil daher vergleichbare, jedoch deutlich preisgünstigere Präparat findet sich seit 1997 unter den verordnungshäufigsten Arzneimitteln, hat sich seitdem aber nicht weiter durchsetzen können.

Als Alternative haben sich lokal anwendbare H_1-Antihistaminika bewährt: Der H_1-Rezeptorantagonist Levocabastin (*Livocab*) erreicht bei allergischer Konjunktivitis ähnliche Therapieergebnisse wie andere topische Antiallergika, wirkt aber als hochaffiner Rezeptorantagonist schneller und länger als Cromoglicinsäure (Dechant und Goa 1991). In einer direkt vergleichenden Studie wurde Überlegenheit auch gegenüber Nedocromil gefunden (Hammann et al. 1996). Allerdings sind die Ergebnisse insgesamt nicht wesentlich besser als bei anderen antiallergisch wirkenden Substanzen, wozu die hohe Placebo-rate von 30–80% beiträgt (Noble und McTavish 1995). Die unterschiedlichen Therapiekosten sind nur scheinbar, da beim *Livocab* häufig Kombipackungen (Augentropfen + Nasenspray) verordnet werden. Azelastin (*Loxin*) und Emedastin (*Emadine* – nicht mehr unter den verordnungshäufigsten Präparaten) sind weitere topisch applizierbare H_1-Rezeptorantagonisten, die bei geringeren Kosten dem Levocabastin pharmakologisch und in der Wirksamkeit vergleichbar sind (Pinto et al. 2001).

40

Glaukommittel

Als Glaukom wird eine Anzahl von ätiologisch verschiedenen Krankheiten bezeichnet, deren gemeinsames Kennzeichen ein individuell zu hoher Augeninnendruck ist, aus dem die Gefahr von zunehmenden Gesichtsfeldausfällen resultiert. Selbst in entwickelten Ländern wissen etwa die Hälfte der Glaukompatienten nicht von ihrer Erkrankung (Quigley 1996). Bei der Forschung nach den Ursachen gewinnen genetische Veränderungen an Bedeutung (Stone et al. 1997, Michels-Rautenstrauß et al. 1997).

Bei erhöhtem Augeninnendruck und bei Glaukom gibt es eine Reihe medikamentöser und chirurgischer Therapien. Zur Zeit laufen große Studien zum Vergleich dieser Strategien und zu den Therapiezielen. Ein wichtiger Befund der Ocular Hypertension Treatment Study (OHTS) ist, daß die Senkung des asymptomatischen erhöhten Augeninnendruck das Auftreten von Gesichtsfelddefekten verhindern oder verzögern kann – mithin daß auch ohne Symptome eine Behandlung angezeigt sein dürfte (Kass et al. 2002). Zweitens hat sich gezeigt, daß das Gesichtsfeld bei symptomatischen Patienten umso besser erhalten wird, je niedriger der Augeninnendruck ist. Erst bei einem Augeninnendruck unter 14 mmHg blieb es in etwa stabil (The AGIS Investigators 2000). Dies spricht für eine aggressive Therapie zumindest bei fortgeschrittenem Glaukom.

In der medikamentösen Therapie des Glaukoms hat es in den letzten Jahren eine Reihe von Neuerungen gegeben (Alward 1998, Pfeiffer 1998, Hoyng und van Beek 2000). Zur Auswahl stehen hier verschiedene Gruppen von Arzneimitteln, die entweder den Kammerwasserabfluß erhöhen (Cholinergika) oder die Kammerwasserproduktion reduzieren (Betarezeptorenblocker, Alpha$_2$-Sympathomimetika). Neue Therapiemöglichkeiten stellen das stark alpha$_2$-selektive Brimonidin, die lokal wirksamen Carboanhydrasehemmer Dorzolamid und Brinzolamid und das Prostaglandinderivat Latanoprost dar.

Die DDD für die Glaukommittel wurden vor drei Jahren zur Vereinheitlichung entsprechend den DDD der WHO neu definiert. Bei Pilocarpinpräparaten wurden sie auf 0,4 ml (4 Tr. täglich), bei Betarezeptorenblockern auf 0,2 ml (2 Tr. täglich), bei allen anderen Präparaten entsprechend den Herstellerempfehlungen festgelegt. Dabei bezieht sich die DDD auf *zwei* Augen, auch wenn Glaukome bei etwa einem Drittel der Patienten nur einseitig bestehen. Für die Eindosis-Packungen wurde angenommen, daß eine Packung pro Tag verwendet wird, auch wenn strikt genommen wegen der Gefahr bakterieller Kontamination bei jeder Applikation eine neue Packung angebrochen werden sollte, was diese Therapieform noch weiter verteuern würde. Dieses Problem der Verteuerung der Glaukomtherapie durch Eindosis-

Packungen ist im Detail von Hertel und Pfeiffer (1994) untersucht worden. Insgesamt ist durch diese Neudefinitionen der direkte Vergleich mit früher veröffentlichten Werten nicht möglich, jedoch sind die in Abbildung 40.2 gezeigten Daten durchgängig mit den aktuellen DDDs errechnet.

Nach deutlichen Steigerungen in den achtziger Jahren haben sich die Verordnungen von Glaukommitteln seit 1992 stabilisiert (Abbildung 40.2, Tabelle 40.7). Unter den verschiedenen Arzneimittelgruppen haben sich aber die bisher beobachteten Umschichtungen weiter fortgesetzt: überragende Stellung der Betarezeptorenblocker, inzwischen eine Randstellung der Cholinergika und eine auffällige Zunahme bei den neuen Therapieprinzipien.

Cholinergika

Cholinergika stellten früher – allein oder in Kombination mit Betarezeptorenblockern – die klassische Therapie des Glaukoms dar. Die Nebenwirkungen dieser Therapie bestehen vor allem in Miosis, die das Sehen in der Dämmerung und bei Bestehen von Linsentrübungen stört, sowie bei jungen Patienten besonders in der akkommodativen Myopie und Ziliarmuskelspasmus. Ganz überwiegend wird Pilocarpin benutzt, dessen Verordnungen vermutlich wegen der unerwünschten Wirkungen auch 2001 weiter abgenommen haben. Deutliche Abnahmen hat es auch bei den Kombinationen von Pilocarpin mit Betarezeptorenblockern gegeben; beim Vergleich dieser Kombinationspräparate muß berücksichtigt werden, daß entsprechend den Herstellerempfehlungen die DDD-Werte für *Timpilo* auf 0,2 ml (zweimal tgl.), für *Normoglaucon* auf 0,4 ml (viermal tgl.) festgelegt wurden.

Alpha$_2$-Sympathomimetika

Bei den Alpha$_2$-Sympathomimetika sind zwei Clonidinpräparate vertreten. Die Verordnungen von *Isoglaucon* nahmen ab, während das etwas preisgünstigere *Clonid-Ophtal* Zunahmen verzeichnete. Auch bei der lokalen Anwendung von Clonidin ist an die Möglichkeit systemischer Nebenwirkungen zu denken, insbesondere Blutdruckabfall und Sedation (Nordlund et al. 1995, Schuman 1996). Das seit über 20 Jahren bekannte, aber erst kürzlich eingeführte Brimonidin (*Alpha-*

620   Martin J. Lohse

Tabelle 40.7: Verordnungen von Glaukommitteln 2001. Angegeben sind die 2001 verordneten Tagesdosen, die Änderungen gegenüber 2000 und die mittleren Kosten je DDD 2001.

Präparat	Bestandteile	DDD in Mio.	Änderung in %	DDD-Kosten in €
Cholinergika				
Pilomann	Pilocarpin	5,8	(–6,8)	0,12
Pilocarpin Ankerpharm	Pilocarpin	4,9	(–12,5)	0,11
Borocarpin S	Pilocarpin	4,0	(–14,8)	0,11
Pilocarpol	Pilocarpin	4,0	(–22,4)	0,11
		18,6	(–13,7)	0,11
Alpha$_2$-Sympathomimetika				
Clonid Ophtal	Clonidin	19,1	(+14,7)	0,11
Alphagan	Brimonidin	17,6	(+14,3)	0,86
Isoglaucon	Clonidin	16,5	(–14,7)	0,13
		53,3	(+3,5)	0,36
Betarezeptorenblocker				
Tim Ophthal	Timolol	36,5	(+4,2)	0,14
Timolol CV	Timolol	21,5	(+36,5)	0,11
Timomann	Timolol	21,4	(–0,7)	0,15
Vistagan	Levobunolol	16,3	(–7,1)	0,21
Arutimol	Timolol	14,5	(–9,5)	0,18
Betamann	Metipranolol	14,4	(–0,5)	0,21
Chibro-Timoptol	Timolol	11,0	(–13,2)	0,20
Dispatim	Timolol	10,7	(–20,0)	0,21
Timo Comod	Timolol	7,0	(+46,7)	0,21
Arteoptic	Carteolol	5,9	(–6,1)	0,21
Betoptima	Betaxolol	5,9	(–14,0)	0,20
Timosine	Timolol	5,6	(–8,9)	0,32
Timohexal	Timolol	5,6	(–7,9)	0,17
Timolol-POS	Timolol	4,7	(–7,6)	0,17
Nyogel	Timolol	4,3	(>1000)	0,20
		185,5	(+1,9)	0,18
Cholinergikakombinationen				
Normoglaucon	Pilocarpin Metipranolol	10,6	(–4,8)	0,36
Timpilo	Pilocarpin Timolol	3,5	(–23,6)	0,71
		14,1	(–10,4)	0,45
Carboanhydrasehemmerpräparate				
Cosopt	Dorzolamid Timolol	19,8	(+36,5)	1,07
Trusopt	Dorzolamid	17,7	(–10,1)	1,31
Azopt	Brinzolamid	16,3	(+172,1)	0,82
Diamox	Acetazolamid	1,0	(+17,9)	1,53
		54,8	(+33,6)	1,08
Prostaglandinderivate				
Xalatan	Latanoprost	40,5	(+37,4)	1,07
Summe		366,7	(+7,5)	0,44

40

gan) ist stärker alpha$_2$-selektiv als Clonidin (Walters 1996). In einer großen Studie (Katz 1999) erwies es sich als dem Timolol (0,5%) überlegen, ohne Effekte auf Blutdruck oder Herzfrequenz zu zeigen. Allerdings wurden bei über 10% der Patienten lokale allergische Reaktionen beobachtet.

Betarezeptorenblocker

Betarezeptorenblocker dominieren inzwischen seit vielen Jahren die medikamentöse Therapie des Glaukoms. Als Standard gilt dabei Timolol, von dem mehrere Nachfolgepräparate in das hier untersuchte Marktsegment vorgedrungen sind. Keiner der neueren Betarezeptorenblocker hat sich – bei insgesamt guter Wirksamkeit – im Vergleich mit Timolol als überlegen erwiesen (Sorensen und Abel 1996, Watson et al. 2001). Die Anwendung von Betarezeptorenblockern kann systemische Nebenwirkungen mit sich bringen. Daher stellen insbesondere Asthma bronchiale und AV-Überleitungsstörungen Kontraindikationen dar. Lokale Nebenwirkung der Therapie mit Betarezeptorenblockern kann ein Sicca-Syndrom sein, das vor allem bei Kontaktlinsenträgern zu Problemen führt. Die Verordnungen von Betarezeptorenblockern waren 2001 stabil, mit weiterhin zunehmender Betonung preisgünstiger Timololgenerika. In jüngster Zeit ist diskutiert worden, ob die Betarezeptorenblocker wegen ihrer im Vergleich zu neueren Medikamenten geringeren Wirkung noch in der primären Therapie indiziert sind (Goldberg 2002).

Carboanhydrasehemmer

Der systemisch angewandte Carboanhydrasehemmstoff Acetazolamid (*Diamox*) spielt nur noch bei akuten Anfällen und in der kurzfristigen Glaukomtherapie eine Rolle. Eine interessante Neuerung stellt das 1995 eingeführte lokal anwendbare Dorzolamid (*Trusopt*) dar. Wirksamkeit und Verträglichkeit sind für dieses Präparat gut dokumentiert (Strahlman et al. 1995, Pfeiffer 1996). Allerdings deuten jüngere Daten darauf hin, daß Dorzolamid akut weniger wirksam ist als systemisches Acetazolamid (Maus et al. 1997) und chronisch weniger wirksam als Timolol (Heijl et al. 1997). Derzeit liegt seine Bedeutung vor allem in der Monotherapie bei Unverträglichkeit von Betarezeptorenblockern

40

sowie in der Kombination mit diesen (Balfour und Wilde 1997). Mit *Cosopt* steht hierfür eine sinnvolle fixe Kombination mit Timolol zur Verfügung (Ormrod und McClellan 2000). Ein zweiter lokal anwendbarer Carboanhydrasehemmstoff ist Brinzolamid, das als Monotherapie zweimal täglich (gegenüber dreimal täglich bei Dorzolamid) angewendet werden kann, besser verträglich und preisgünstiger ist (Sall 2000).

Prostaglandinderivate

Eine weitere neue Therapiemöglichkeit zur Behandlung des Weitwinkelglaukoms stellt das Prostaglandinanalogon Latanoprost (*Xalatan*) dar, das sich durch gute therapeutische Wirksamkeit, aber offenbar auch erhebliche lokale Nebenwirkungen auszeichnet (Patel und Spencer 1996). Zu diesen gehören Pigmentierungen der Iris bei bis zu 10% der Patienten sowie Wachstum und Pigmentierungen von Lidhaaren (Johnstone 1997): Systemische unerwünschte Wirkungen umfassen vor allem Muskel- und Gelenkschmerzen sowie allergische Hautreaktionen (Watson et al. 1996). Über Einzelfälle der Reaktivierung von Herpes-simplex-Infektionen wurde kürzlich berichtet (Wand et al. 1999). Latanoprost wirkt – anders als die meisten Glaukommittel – über eine Erhöhung des Kammerwasserabflusses und ist offenbar besonders wirksam. In mehreren kontrollierten Studien erwies es sich der Kombination aus Timolol und Dorzolamid ebenbürtig oder überlegen (z. B. Emmerich 2000), ebenso im Vergleich zu Brimonidin (Stewart et al. 2001). In einer Studie, in der Patienten zusätzlich zu Timolol/Dorzolamid oder Timolol/Pilocarpin entweder Latanoprost oder Brimonidin erhielten, war allerdings Brimonidin deutlich überlegen (Simmons und Samuelson 2000).

40   Vergleichende Betrachtung

Die neuen Strategien der medikamentösen Therapie des Glaukoms haben zu einem erheblichen Rückgang der Zahl der notwendig gewordenen drucksenkenden Glaukomoperationen geführt, wobei die Langzeiterfolge der medikamentösen Therapie im Vergleich mit operativem Vorgehen erst nach Abschluß der derzeit laufenden großen Studien beurteilt werden können. Glaukome, die mit konservativen

Methoden nicht beherrscht werden können, sind aber wesentlich seltener geworden. Neuere Therapieprinzipien bereichern das Spektrum der Möglichkeiten.

Die sich jetzt auf hohem Niveau stabilisierenden Verordnungszahlen lassen hoffen, daß die Glaukomtherapie einen großen Teil der Erkrankten erfaßt, auch wenn oben schon erwähnt wurde, daß auch heute viele Patienten von ihrem Glaukom nichts wissen. Fragwürdige Präparate spielen in diesem Indikationsgebiet keine Rolle. Die medikamentöse Glaukomtherapie erweist sich als sinnvolle und kostengünstige Behandlung einer schwerwiegenden Krankheit, wobei in Zukunft vermehrt auf eine ausreichende Senkung des Augeninnendrucks geachtet werden sollte.

Filmbildner

Die Anwendung von Filmbildnern ist beim Syndrom des trockenen Auges (Keratokonjunktivitis sicca) indiziert. Bei diesem Syndrom handelt es sich entweder um eine Hyposekretion der wäßrigen Phase des präkornealen Films oder um eine Störung der Zusammensetzung des aus einer Lipidschicht, einer wäßrigen Schicht und einer Muzinschicht bestehenden präkornealen bzw. präkonjunktivalen Films. Dies hat zur Folge, daß der Tränenfilm instabil wird, zu früh „aufreißt" und dadurch sowohl Sehstörungen als auch subjektive Beschwerden bewirkt werden. Eine kausale Therapie ist meist nicht möglich. Allerdings sollte versucht werden, äußere Reize wie Rauch und schlecht klimatisierte zugige Luft zu meiden (Kampik et al. 1996). Weiter ist zu bedenken, daß eine Keratokonjunktivitis sicca durch Adstringentien und Sympathomimetika („Weißmacher") verschlechtert oder gar provoziert werden kann.

Als Präparate werden Lösungen mit inerten Substanzen verwendet, die die Tränenflüssigkeit substituieren und das Epithel besser benetzen können. Meist enthalten sie noch Zusätze, die eine längere Verweildauer im Bindehautsack bewirken. Diese Therapie ist nur symptomatisch, und es sollte daher zuvor geklärt werden, ob als Ursache eine Erkrankung (rheumatische Erkrankung, Vitamin-A-Mangel, Östrogenmangel) in Frage kommt. Da alle diese Pharmaka relativ häufig appliziert werden müssen, können die in den Augentropfen enthaltenen Konservierungsstoffe eine Schädigung des Hornhautepithels herbeiführen (Kampik et al. 1996). Deshalb sind inzwischen von etlichen

40

Arzneimitteln auch Konservierungsmittel-freie Formen eingeführt
worden, die jeweils eine Einzeldosis separat abgepackt enthalten.
Diese sinnvolle Strategie bedeutete bisher eine deutliche Erhöhung der
Kosten, die sich aber inzwischen bei vielen Präparaten in vertretbaren
Grenzen hält.

Die Tabelle 40.8 unterteilt die Filmbildner in Mono- und Kombinationspräparate strikt nach der von den Herstellern vorgenommenen
Einteilung, auch wenn diese nicht immer nachvollziehbar ist. Bei der
Berechnung der definierten Tagesdosen dieser Präparate wurde von
einer durchschnittlichen definierten Tagesdosis von 0,4 ml (4 Tropfen
für jedes Auge) ausgegangen, um Vergleichbarkeit zu gewährleisten,
auch wenn die Herstellerangaben teilweise hiervon abweichen. Ähnlich wie bei den Glaukommitteln wurde weiter bei den Einzeldosis-
Packungen jeweils eine Packung als DDD definiert, auch wenn strikt
gesehen für jede einzelne Applikation eine neue Packung genommen
werden sollte.

Auffallend ist, daß sich bei diesen Präparaten über Jahre hinweg ein
deutlicher Zuwachs der Verordnungen fand, wobei auch erfolgreiche
Neueinführungen dem Anstieg der Verordnungen bereits etablierter
Präparate keinen Abbruch taten. Eine jüngere solche Neueinführung,
die relativ große Akzeptanz gefunden hat, ist das *Liposic*, das Carbo-
mer sowie (unter anderen) als Hilfsstoff Triglyzeride enthält. Seit 1984
hat sich die Anwendung dieser Präparate verfünffacht, so daß die
Filmbildner nun nach den Glaukommitteln das zweitgrößte Segment
der Ophthalmika darstellen. Dies legt die Vermutung nahe, daß in den
letzten Jahren besonders die durch äußere Bedingungen (trockene
Luft, klimatisierte Räume, Bildschirmarbeit) verursachten Beschwerden Anlaß für die Verordnung von Filmbildnern geworden sein müssen. Daneben ist auch eine psychosomatische Beteiligung an der Entstehung der Keratokonjunktivitis sicca durch eine Studie nahegelegt
worden (Erb et al. 1996). Im Jahr 1996 wurde ein Höhepunkt der Verordnungen erreicht. Für den seitdem zu beobachtenden Rückgang, der
2001 erst einmal zum Stillstand gekommen ist, dürften vermutlich
eher Budget- als therapeutische Gründe verantwortlich sein.

Sonstige Ophthalmika

In dieser Gruppe wurden Präparate zusammengefaßt, die sich in keine
der vorhergehenden therapeutischen Gruppen einordnen lassen.

Tabelle 40.8: Verordnungen von Filmbildnern 2001. Angegeben sind die 2001 verordneten Tagesdosen, die Änderungen gegenüber 2000 und die mittleren Kosten je DDD 2001.

Präparat	Bestandteile	DDD in Mio.	Änderung in %	DDD-Kosten in €
Povidon				
Lacophtal	Povidon	26,9	(+0,1)	0,11
Arufil /uno	Povidon	20,0	(–7,5)	0,10
Oculotect fluid	Povidon	18,2	(–7,7)	0,10
Vidisept	Povidon	10,1	(+0,0)	0,11
Protagent	Povidon	8,3	(–18,9)	0,24
Vidirakt S mit PVP	Povidon	5,5	(–16,6)	0,09
		89,0	(–6,4)	0,12
Zellulosederivate				
Sic Ophtal	Hypromellose	22,3	(+26,6)	0,10
Artelac	Hypromellose	22,1	(–1,7)	0,16
Lacrigel	Hydroxyethylcellulose	4,9	(+8,0)	0,10
		49,3	(+10,5)	0,13
Polyvinylalkohol				
Liquifilm	Polyvinylalkohol	9,3	(–2,2)	0,09
Lacrimal	Polyvinylalkohol	7,6	(–20,6)	0,09
		16,9	(–11,4)	0,09
Carbomer				
Visc-Ophtal/-sine	Carbomer	9,0	(+14,5)	0,11
Liposic	Carbomer	8,5	(–11,0)	0,15
Liquigel	Carbomer	4,3	(> 1000)	0,15
Siccapos	Carbomer	4,0	(+22,7)	0,10
		25,8	(+23,7)	0,13
Kombinationen				
Lacrisic	Hypromellose Glycerol Povidon	23,6	(–2,9)	0,13
Oculotect	Retinolpalmitat Hypromellose	17,3	(–9,6)	0,14
Vidisic	Cetrimid Polyacrylsäure	16,4	(–6,2)	0,10
Siccaprotect	Dexpanthenol Polyvinylalkohol	14,1	(–3,7)	0,09
Dispatenol	Dexpanthenol Polyvinylalkohol	10,1	(–9,5)	0,09
Lacrimal O.K.	Polyvinylalkohol Povidon	7,0	(+2,0)	0,32
Thilo-Tears	Carbomer Mannitol	5,9	(–17,1)	0,18
		94,5	(–6,3)	0,13
Summe		275,5	(–1,8)	0,12

40

Hierzu gehören vor allem die Gruppen der sogenannten „Antikataraktika" und Vitaminpräparate.

Erfreulich sind die seit 1992 kontinuierlich zu beobachtenden Abnahmen bei den sogenannten Antikataraktika, Präparate, von denen die Hersteller geltend machen, daß sie bei Katarakt oder Sehminderung aus anderen Gründen eine Besserung ermöglichen (Tabelle 40.9). Ein solcher Effekt ist jedoch bisher weder belegt noch wahrscheinlich gemacht worden. Die häufig wechselnden Zusammensetzungen bei solchen Präparaten legen diesen Schluß ebenfalls nahe. Die Verordnungen von Antikataraktika sind dem langfristigen Trend folgend auch 2001 noch einmal deutlich gefallen (s. auch Abbildung 40.2).

Einige vitaminhaltige Ophthalmika finden sich unter den 2500 verordnungshäufigsten Präparaten (Tabelle 40.9), unter ihnen das mit 118 Mio. DDD am häufigsten verschriebene Dexpanthenol. Diese Präparate dürften im wesentlichen ähnlich wie die Filmbildner indifferent wirken und z. B. zur Reduktion von Fremdkörpergefühl besonders bei abendlicher Gabe geeignet sein, auch wenn für Dexpanthenol-haltige Tränenflüssigkeit in einer jüngeren Studie spezifische Wirkungen berichtet wurden (Göbbels und Gross 1996). Bemerkenswert ist die Zahl von Vitamin-A-(Retinol-)haltigen Präparaten, die für zahlreiche Indikationen, insbesondere auch zur „unterstützenden Behandlung", angeboten werden. Die allgemeine Wirksamkeit solcher Präparate wird aus ihren anerkannten Wirkungen bei echtem Vitamin-A-Mangel abgeleitet. Sie ist aber nur für diesen Spezialfall belegt, und bei der Mehrzahl der Patienten sind spezifische Wirkungen des Vitamins nicht wahrscheinlich (Moroi und Lichter 1996).

In der Tabelle 40.9 sind schließlich weitere Präparate aufgelistet, die keiner der bisher aufgeführten Arzneimittelgruppen zugeordnet werden können. Über ein Drittel der Verordnungen entfällt auf Calciumdobesilat (*Dexium, Dobica*). Seit langem wird als Wirkung dieses Mittels eine Verminderung der Kapillarpermeabilität geltend gemacht, neuerdings wurde auch eine Vermehrung der NO-Produktion beobachtet. Daraus wird ein Anwendungsanspruch bei diabetischer Retinopathie, venöser Insuffizienz und Hämorrhoiden abgeleitet. Calciumdobesilat-haltige Präparate werden seit 1974 in der Roten Liste aufgeführt, haben aber die Indikationsgruppe mehrfach gewechselt (1974 Gefäßabdichtende Mittel, 1976 Venenmittel, 1987 Durchblutungsfördernde Mittel, 1992 Venenmittel, 1995 Ophthalmika). In der Augenheilkunde ist die Wirksamkeit nicht belegt, da in einer zweijäh-

Tabelle 40.9: Verordnungen von sonstigen Ophthalmika 2001. Angegeben sind die 2001 verordneten Tagesdosen, die Änderungen gegenüber 2000 und die mittleren Kosten je DDD 2001.

Präparat	Bestandteile	DDD in Mio.	Änderung in %	DDD-Kosten in €
Sogenannte Antikataraktika				
Antikataraktikum N	Inosinmonophosphat	18,6	(-12,0)	0,06
LentoNit	Kaliumiodid Calciumchlorid Natriumthiosulfat	6,9	(-11,9)	0,09
		25,5	(-12,0)	0,07
Dexpanthenol				
Corneregel	Dexpanthenol	73,7	(+37,3)	0,04
Bepanthen Roche Augen/Nasen	Dexpanthenol	28,6	(-3,0)	0,10
Pan Ophtal	Dexpanthenol	7,4	(+20,8)	0,06
Repa Ophtal Gel hochvisk.	Dexpanthenol	6,9	(+71,4)	0,03
Panthenol-Augensalbe	Dexpanthenol	0,9	(+21,4)	0,19
		117,5	(+24,9)	0,05
Retinolpalmitat				
Vitafluid	Retinol	26,8	(+751,9)	0,03
Solan M	Retinolpalmitat	14,8	(-22,7)	0,06
Oculotect Gel/sine Tropfen	Retinolpalmitat	5,3	(-11,2)	0,15
Vitagel	Retinol	4,9	(+694,6)	0,10
Vitamin A-POS	Retinolpalmitat	2,0	(-8,5)	0,25
		53,9	(+73,0)	0,06
Sonstige Mittel				
Sophtal-POS N	Salicylsäure	12,0	(-9,1)	0,08
Dexium	Calciumdobesilat	9,4	(-19,9)	0,50
Heparin-POS	Heparin	4,6	(+43,8)	0,10
Dobica	Calciumdobesilat	3,2	(-25,2)	0,59
Kollateral A+E Drag.	Moxaverin Retinolacetat α-Tocopherolacetat	1,9	(-9,8)	1,09
Regepithel	Retinolpalmitat Thiaminchlorid Calciumpantothenat	1,3	(-18,8)	0,26
		32,3	(-10,3)	0,32
Summe		229,2	(+20,5)	0,10

40

rigen klinischen Studie kein Unterschied zwischen Calciumdobesilat (1,5 g/Tag) und Placebo auf die Progression der diabetischen Retinopathie beobachtet wurde (Haas et al. 1995). Dementsprechend sind die deutlichen Abnahmen der Verordnungen im Jahr 2001 gut begründet.

Literatur

Alward W.L.M. (1998): Medical management of glaucoma. N. Engl. J. Med. 339: 1298–1307.

Balfour J.A., Wilde M.I. (1997): Dorzolamide. A review of its pharmacology and therapeutic potential in the management of glaucoma and ocular hypertension. Drugs Aging 19: 384–403.

Behrens-Baumann W., Begall T. (1993): Antiseptics versus antibiotics in the treatment of the experimental conjunctivitis caused by staphylococcus aureus. Ger. J. Ophthalmol. 2: 409–411.

Dechant K.L., Goa K.L. (1991): Levocabastine. A review of its pharmacological properties and therapeutic potential as a topical antihistamine in allergic rhinitis and conjunctivitis. Drugs 41: 202–224.

Emmerich K.H. (2000): Comparison of latanoprost monotherapy to dorzolamide combined with timolol in patients with glaucoma and ocular hypertension. A 3-month randomised study. Graefes Arch. Clin. Exp. Ophthalmol. 238: 19–23.

Erb C., Horn A., Günthner A., Saal J.G., Thiel H.J. (1996): Psychosomatische Aspekte bei Patienten mit primärer Keratoconjunctivitis sicca. Klin. Monatsbl. Augenheilkd. 208: 96–9.

Everett S.L., Kowalski R.P., Karenchak L.M., Landsittel D., Day R., Gordon Y.L. (1995): An in vitro comparison of the susceptibilities of bacterial isolates from patients with conjunctivitis and blepharitis to newer and established topical antibiotics. Cornea 14: 382–387.

Fahy G.T., Easty D.L., Collum L.M., Benedict-Smith A., Hillery M., Parsons D.G. (1992): Randomised double-masked trial of lodoxamide and sodium cromoglycate in allergic eye disease. A multicentre study. Eur. J. Ophthalmol. 1992: 144–149.

Fraunfelder F.T., Bagby G.C. (1983): Ocular chloramphenicol and aplastic anemia. N. Engl. J. Med. 308: 1536.

Göbbels M., Gross D. (1996): Klinische Studie der Wirksamkeit einer Dexpanthenol-haltigen künstlichen Tränenflüssigkeit (Siccaprotect) bei der Behandlung des trockenen Auges. Klin. Monatsbl. Augenheilkd. 209: 84–88.

Goldberg I. (2002): Should beta blockers be abandoned as initial monotherapy in chronic open angle glaucoma? The controversy. Br. J. Ophthalmol. 86: 691–692.

Haas A., Trummer G., Eckhardt M., Schmut O., Uyguner I., Pfeiffer K.P. (1995): Einfluß von Kalziumdobesilat auf die Progression der diabetischen Retinopathie. Klin. Monatsbl. Augenheilkd. 207: 17–21.

Hammann C., Kammerer R., Gerber M., Spertini F. (1996): Comparison of effects of topical levocabastine and nedocromil sodium on the early response in a conjunctival provocation test with allergen. J. Allergy Clin. Immunol. 98: 1045–1050.

Hanioglu-Kargi S., Basci N., Soysal H., Bozkurt A., Gursel E., Kayaalp O. (1998): The penetration of ofloxacin into human aqueous humor given by various routes. Eur. J. Ophthalmol. 8: 33–36.

Heijl A., Strahlman E., Sverrisson T., Brinchman-Hansen O., Puustjarvi T., Tipping R. (1997): A comparison of dorzolamide and timolol in patients with pseudoexfoliation and glaucoma or ocular hypertension. Ophthalmology 104: 137–142.

Hertel F., Pfeiffer N. (1994): Einzeldosisapplikationen in der Glaukomtherapie. Ophthalmologe 91: 602–605.

Hingorani M., Lightman S. (1995): Therapeutic options in ocular allergic disease. Drugs 50: 208–221.

Hoyng P.F., van Beek L.M. (2000): Pharmacological therapy for glaucoma: a review. Drugs 59: 411–434.

Ibanez M.D., Laso M.T., Martinez San Irineo M., Alonso E. (1996): Anaphylaxis to disodium cromoglycate. Ann. Allergy Asthma Immunol. 77: 185–186.

Jensen H.G., Felix C. (1998): In vitro antibiotic susceptibilities of ocular isolates in North and South America. In vitro antibiotic testing group. Cornea 17: 79–87.

Johnstone M.A. (1997): Hypertrichosis and increased pigmentation of eyelashes and adjacent hair in the region of the ipsilateral eyelids of patients treated with unilateral topical latanoprost. Am. J. Ophthalmol. 124: 544–547.

Kampik A., Meßmer E., Thoma K. (1996): Das Auge – Konjunktivitis und Sicca Syndrom. Schriftenreihe der Bayerischen Landesapothekerkammer, Heft 53.

Kass M.A., Heuer D.K., Higginbotham E.J., Johnson C.A., Keltner J.L., Miller J.P. et al. (2002): The Ocular Hypertension Treatment Study: a randomized trial determines that topical ocular hypotensive medication delays or prevents the onset of primary open-angle glaucoma. Arch. Ophthalmol. 120: 701–713.

Katz L.J. (1999): Brimonidine tartrate 0.2% twice daily vs. timolol 0.5% twice daily: 1-year results in glaucoma patients. Brimonidine Study Group. Am. J. Ophthalmol. 127: 20–26.

Kjellman N.I., Stevens M.T. (1995): Clinical experience with Tilavist: an overview of efficacy and safety. Allergy 50: 14–22.

Maus T.L., Larsson L.I., McLaren J.W., Brubaker R.F. (1997): Comparison of dorzolamide and acetazolamide as suppressors of aqueous humor flow in humans. Arch. Ophthalmol. 115: 45–49.

McLeod S.D., Kolahdouz-Isfahani A., Rostamian K., Flowers C.W., Lee P.P., McDonnell P.J. (1996): The role of smears, cultures, and antibiotic sensitivity testing in the management of suspected infectious keratitis. Ophthalmology 103: 23–28.

Michels-Rautenstrauß K., Rautenstrauß B., Mardin C.Y., Budde W., Pfeiffer R.A. (1997): Genetische Grundlagen der Glaukome. Dt. Ärzteblatt 94: A-2996–3000.

Moroi S.E., Lichter P.E. (1996): Ocular Pharmacology. In: Hardman J.G., Limbird L.E. (eds.): Goodman & Gilman's The Pharmacological Basis of Therapeutics, 9th ed., McGraw-Hill, New York, pp. 1619–1645.

Noble S., McTavish D. (1995): Levocabastine. An update of its pharmacology, clinical efficacy and tolerability in the topical treatment of allergic rhinitis and conjunctivitis. Drugs 50: 1032–1049.

Nordlund J.R., Pasquale L.R., Robin A.L. et al. (1995): The cardiovascular, pulmonary, and ocular hypotensive effects of 0.2% brimonidine. Arch. Ophthalmol. 113: 77–83.

O'Brien T.P., Maguire M.G., Fink N.E., Alfonso E., McDonnell P. (1995): Efficacy of ofloxacin vs. cefazolin and tobramycin in the therapy for bacterial keratitis. Arch. Ophthalmol. 113: 1257–1265.

Ooishi M., Miyao M. (1997): Antibiotic sensitivity of recent clinical isolates from patients with ocular infections. Ophthalmologica 211, Suppl. 1, 15–24.

Ormrod D., McClellan K. (2000): Topical dorzolamide 2%/timolol 0.5%: a review of its use in the treatment of open-angle glaucoma. Drugs Aging 17: 477–496.

Patel S.S., Spencer C.M. (1996): Latanoprost. A review of ist pharmacological properties, clinical efficacy and tolerability in the management of primary open-angle glaucoma. Drugs Aging 9: 363–378.

Pfeiffer N. (1996): Lokaler Carboanhydrasehemmer Dorzolamid: Entwicklung und Eigenschaften. Ophthalmologe 93: 103–118.

Pfeiffer N. (1998): Moderne medikamentöse Glaukomtherapie. Dtsch. Ärztebl. 95: A3292–A3297.

Pinto C.G., Lafuma A., Fagnani F., Nuijten M.J., Berdeaux G. (2001): Cost effectiveness of emedastine versus levocabastine in the treatment of allergic conjunctivitis in 7 European countries. Pharmacoeconomics 19: 255–265.

Quigley H.A. (1996): Number of people with glaucoma worldwide. Brit. J. Ophthalmol. 80: 389–393.

Sall K. (2000): The efficacy and safety of brinzolamide 1% ophthalmic suspension (Azopt) in patients with open-angle glaucoma or ocular hypertension maintained on timolol therapy. The Brinzolamide Primary Therapy Study Group. Surv. Ophthalmol. 44 (Suppl. 2): S155–S162.

Schuman J.S. (1996): Clinical experience with brimonidine 0.2% and timolol 0.5% in glaucoma and ocular hypertension. Surv. Ophthalmol. 41 (Suppl.) S27–37.

Sheikh A., Hurwitz B., Cave J. (2000): Antibiotics for acute bacterial conjunctivitis. Cochrane Database Syst Rev 2000: CD001211.

Shiuey Y., Ambati B.K., Adamis A.P. (2000): A randomized, double-masked trial of topical ketorolac versus artificial tears for treatment of viral conjunctivitis. Ophthalmology 107: 1512–1517.

Simmons S.T., Samuelson T.W. (2000): Comparison of brimonidine with latanoprost in the adjunctive treatment of glaucoma. ALPHAGAN/XALATAN Study Group. Clin. Ther. 22: 388–399.

Sorensen S.J., Abel S.R. (1996): Comparison of the ocular beta-blockers. Ann. Pharmacother. 30: 43–54.

Stewart W.C., Day D.G., Stewart J.A., Schuhr J., Latham K.E. (2001): The efficacy and safety of latanoprost 0.005% once daily versus brimonidine 0.2% twice daily in open-angle glaucoma or ocular hypertension. Am. J. Ophthalmol. 131: 631–635.

Stone E.M., Fingert J.H., Alward W.L.M. et al. (1997): Identification of a gene that causes primary open angle glaucome. Science 275: 668–670.

Strahlman E., Tipping R., Vogel R. (1995): A double-masked, randomized 1-year study comparing dorzolamide (Trusopt), timolol, and betaxolol. International dorzolamide study group. Arch. Ophthalmol. 113: 985–986.

The AGIS Investigators (2000): The advanced glaucoma intervention study (AGIS): 7. The relationship between control of intraocular pressure and visual field deterioration. Am. J. Ophthalmol. 130: 429–440.

Walters T.R. (1996): Development and use of brimonidine in treating acute and chronic elevations of intraocular pressure: a review of safety, efficacy, dose response, and dosing studies. Surv. Ophthalmol. 41: S19–S26.

Wand M., Gilbert C.M., Liesegang T.J. (1999): Latanoprost and herpes simplex keratitis. Am. J. Ophthalmol. 127: 602–604.

Watson P., Stjernschantz J., Latanoprost Study Group (1996): A six-month, randomized, double-masked study comparing latanoprost with timolol in open-angle glaucoma and ocular hypertension. Ophthalmology 103: 126–137.

Watson P.G., Barnett M.F., Parker V., Haybittle J. (2001): A 7 year prospective comparative study of three topical beta blockers in the management of primary open angle glaucoma. Br. J. Ophthalmol. 85: 962–968.

Wright M., Butt Z., McIlwaine G., Fleck B. (1997): Comparison of the efficacy of diclofenac and betamethasone following strabismus surgery. Brit. J. Ophthalmol. 81: 299–301.

40

41. Parkinsonmittel

ULRICH SCHWABE

AUF EINEN BLICK

Trend

Führende Vertreter der Parkinsonmittel sind Levodopapräparate und Dopaminrezeptoragonisten, die auch im Jahre 2001 weiter zugenommen haben. Besonders hohe Verordnungszuwächse zeigen die beiden Nichtergolinderivate Pramipexol und Ropirinol. Anticholinergikaverordnungen sind weiter rückläufig.

Bewertung

Als initiale Monotherapeutika lösen Pramipexol und Ropirinol seltener Dyskinesien als Levodopapräparate aus, sind aber auch weniger effektiv. Beide können auch plötzliche Schlafattacken auslösen. Wegen der Beeinträchtigung kognitiver Fähigkeiten werden Anticholinergika bei älteren Patienten nur noch zurückhaltend eingesetzt.

Die Parkinsonsche Krankheit ist eine fortschreitende neurologische Erkrankung des extrapyramidalmotorischen Systems. Ursache ist eine in ihrer Ätiologie letztlich unbekannte Degeneration von Nervenzellen in der Substantia nigra, die zu einem „striatalen" Dopaminmangelsyndrom führt und mit einer erhöhten cholinergen Aktivität einhergeht. Die klassischen Symptome sind Akinese, Rigor und Tremor. Daneben können vegetative und psychische Veränderungen auftreten.

Ziel der Arzneitherapie ist es, das fehlende Dopamin zu substituieren und die gesteigerte cholinerge Aktivität zu dämpfen. Levodopa ist das wirksamste und am besten verträgliche Parkinsonmittel und bildet daher die Basis der Parkinsontherapie in allen Stadien (Korczyn und Nussbaum 2002). Es bessert vor allem die Akinese, während Rigor wenig und Tremor kaum ansprechen. Problematisch sind jedoch extrapyramidalmotorische Nebenwirkungen wie Wirkungsverlust, Dyskinesien, On-off-Fluktuationen und paradoxe Akinesien („Freezing") bei der Langzeittherapie. Daher wird häufig eine Zusatztherapie mit Dopaminrezeptoragonisten durchgeführt, um durch eine Reduktion der Levodopadosis oder einen vollständigen Ersatz von Levodopa seine Nebenwirkungen auszuschalten. Auch die initiale Monotherapie mit Dopaminrezeptoragonisten wird empfohlen, um das stärker wirkende Levodopa für die späteren Krankheitsstadien zu reservieren (Rascol et al. 2000).

Die Verordnung von Parkinsonmitteln hat im Jahr 2001 in der gesamten Indikationsgruppe abermals zugenommen (Tabelle 41.1). Eine Übersicht über die verordneten Tagesdosen zeigt, daß Levodopapräparate und Anticholinergika die größten Gruppen bilden. Levodopapräparate und Dopaminagonisten haben zugenommen, Anticholinergika waren dagegen rückläufig (Abbildung 41.1).

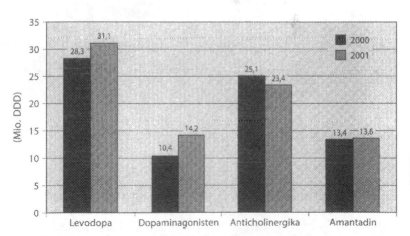

Abbildung 41.1: Verordnungen von Parkinsonmitteln 2001. DDD der 2500 meistverordneten Arzneimittel

Ulrich Schwabe

Tabelle 41.1: Verordnungen von Parkinsonmitteln 2001. Angegeben sind die verordnungshäufigsten Präparate mit Verordnungsrang, Verordnungen und Umsatz 2001 im Vergleich zu 2000.

Rang	Präparat	Verordnungen in Tsd.	Änd. %	Umsatz Mio. €	Änd. %
98	Madopar	1073,0	+2,1	42,6	+3,9
472	Nacom	374,2	+0,6	21,0	+0,2
533	Akineton	336,3	−3,1	6,6	−3,9
554	Tiapridex	320,4	+3,5	21,3	+3,8
873	Biperiden-neuraxpharm	198,7	+6,5	2,3	+7,1
896	PK-Merz	194,3	−1,3	5,8	−30,1
950	Tremarit	182,0	+9,0	4,1	+12,9
1096	Cabaseril	151,9	+56,0	47,0	+71,2
1129	Parkotil	147,2	+9,1	30,3	+27,4
1160	Comtess	142,9	+44,1	20,7	+69,6
1273	Isicom	127,4	+7,9	5,4	+17,3
1344	Sormodren	119,9	+11,0	2,9	+5,1
1364	Restex	118,1	+742,9	3,4	(>1000)
1379	Sifrol	116,7	+66,4	23,5	+82,4
1550	Levopar	100,7	+53,5	2,5	+62,9
1604	Requip	96,5	+19,3	14,1	+23,4
1785	Dopergin	82,7	+0,1	6,8	+0,7
1926	Parkopan	73,3	−6,4	1,1	−6,3
1940	Amantadin-ratiopharm	72,7	+6,1	1,7	+8,3
2265	Levocarb Gry	56,4	+18,8	1,7	+17,8
2394	Parkinsan	51,1	−50,4	6,8	−47,2
2434	Levodopa comp. B Stada	49,5	+28,1	1,3	+41,6
2446	PK Levo	48,9	+10,7	1,7	+8,1
2491	Almirid	47,4	+5,6	7,7	−4,5
2497	Levodop-neuraxpharm	47,2	+42,9	1,5	+50,6
Summe		**4329,7**	**+9,3**	**283,9**	**+20,4**
Anteil an der Indikationsgruppe		**86,6%**		**90,5%**	
Gesamte Indikationsgruppe		**4999,5**	**+10,7**	**313,8**	**+19,3**

Dopaminerge Mittel

Levodopapräparate

Levodopa wird ausschließlich in Kombination mit Hemmstoffen der Dopadecarboxylase (Benserazid, Carbidopa) verwendet, die den peripheren Stoffwechsel von Levodopa hemmen und dadurch die zerebrale Verfügbarkeit von Levodopa als Vorstufe von Dopamin erhöhen. Durch diese sinnvolle Kombination werden wesentlich geringere

Dosierungen von Levodopa benötigt und seine peripheren vegetativen Nebenwirkungen vermindert.

Der größte Teil der Verordnungen entfällt auf die Levodopakombination mit Benserazid, bei der neben dem Originalpräparat *Madopar* jetzt vier Generikapräparate vertreten sind (Tabelle 41.2). Danach folgt die Levodopa-Carbidopa-Kombination mit dem Originalpräparat *Nacom* und drei Generikapräparaten.

Dopaminrezeptoragonisten

Die Gruppe der Dopaminrezeptoragonisten hat 2001 weiter kräftig zugenommen, vor allem durch die Verordnungszuwächse bei dem Nichtergolinderivat Pramipexol (*Sifrol*) (Tabelle 41.2). Diese Entwicklung entspricht den heutigen Empfehlungen für einen möglichst frühzeitigen Einsatz der Dopaminrezeptoragonisten als Kombinationstherapie mit Levodopa oder auch als initiale Monotherapie (Jankovic 1999, Korczyn und Nussbaum 2002).

Cabergolin ist ein hochpotenter D_2-Rezeptoragonist aus der Gruppe der Sekalealkaloide (Ergoline) mit einer langen Halbwertszeit von 65 Stunden, der daher einmal täglich verabreicht werden kann. Er wurde 1995 zunächst als Prolaktinhemmer mit dem Handelsnamen *Dostinex* und 1997 auch als Parkinsonmittel mit einem weiteren Handelsnamen *Cabaseril* eingeführt.

Lisurid (*Dopergin*) und Pergolid (*Parkotil*) sind ältere D_2-Rezeptoragonisten aus der Gruppe der Sekalealkaloide mit ähnlichen Eigenschaften wie Bromocriptin, das als erster Dopaminrezeptoragonist in die Parkinsontherapie eingeführt wurde, wegen seiner kurzen Wirkungsdauer aber heute nur noch selten verwendet wird.

Ropinirol (*Requip*) ist der erste Vertreter der Nichtergolinderivate unter den Parkinsonmitteln, der 1997 als neuer Wirkstoff eingeführt wurde und im Jahr 2001 weiter zugenommen hat. In einer fünfjährigen Vergleichsstudie wurden bei initialer Ropiniroltherapie deutlich seltener Dyskinesien als mit Levodopa (20% vs. 45%) beobachtet (Rascol et al. 2000). Pramipexol (*Sifrol*) wurde als zweiter Vertreter der Nichtergolinderivate 1998 eingeführt. Pramipexol unterscheidet sich von den Sekalealkaloidderivaten Bromocriptin und Pergolid durch eine präferentielle Affinität zum D_3-Rezeptorsubtyp. Auch hier ergab eine Vergleichsstudie über 23,5 Monate, dass die initiale Monotherapie mit Pramipexol seltener Dyskinesien als Levodopa (28% vs. 51%) auslöste

636   Ulrich Schwabe

Tabelle 41.2: Verordnungen von dopaminergen Parkinsonmitteln 2001. Angegeben sind die 2001 verordneten Tagesdosen, die Änderungen gegenüber 2000 und die mittleren Kosten je DDD 2001.

Präparat	Bestandteile	DDD in Mio.	Änderung in %	DDD-Kosten in €
Levodopa und Benserazid				
Madopar	Levodopa Benserazid	15,6	(+2,1)	2,73
Levopar	Levodopa Benserazid	1,2	(+64,2)	2,18
Restex	Levodopa Benserazid	1,1	(>1000)	2,98
PK Levo	Levodopa Benserazid	0,8	(+7,8)	2,17
Levodopa comp. B Stada	Levodopa Benserazid	0,6	(+41,8)	2,18
		19,3	(+11,9)	2,67
Levodopa und Carbidopa				
Nacom	Levodopa Carbidopa	7,0	(−1,4)	3,01
Isicom	Levodopa Carbidopa	2,7	(+11,3)	1,99
Levocarb Gry	Levodopa Carbidopa	1,2	(+20,2)	1,50
Levodop-neuraxpharm	Levodopa Carbidopa	0,9	(+65,7)	1,61
		11,8	(+6,7)	2,52
Dopaminrezeptoragonisten				
Cabaseril	Cabergolin	5,2	(+58,7)	9,09
Parkotil	Pergolid	2,5	(+26,7)	11,99
Sifrol	Pramipexol	2,4	(+73,6)	9,74
Requip	Ropinirol	1,8	(+16,5)	7,97
Dopergin	Lisurid	1,2	(+2,0)	5,49
Almirid	Dihydroergo-cryptinmesilat	1,0	(+5,6)	7,41
		14,2	(+36,7)	9,14
COMT-Hemmer				
Comtess	Entacapon	2,7	(+45,9)	7,63
Dopaminrezeptorantagonisten				
Tiapridex	Tiaprid	7,0	(+5,1)	3,04
Summe		54,9	(+16,5)	4,60

41

(Parkinson Study Group 2000). Allerdings wurde die Parkinsonsymptomatik durch Levodopa deutlich mehr gebessert als durch Pramipexol (9,2 vs. 4,5 Skalenpunkte). Pramipexol und Ropirinol haben plötzliche Schlafattacken bei Autofahrern ausgelöst und dadurch zu Verkehrsunfällen geführt (Frucht et al. 1999). Beide Präparate haben daher einen Warnhinweis, daß die Patienten nicht autofahren oder ähnliche Aktivitäten ausüben dürfen.

COMT-Hemmer

Hemmstoffe der Catechol-O-Methyltransferase (COMT) sind eine neue Klasse von Arzneimitteln zur Behandlung des Morbus Parkinson. Die COMT katalysiert in zahlreichen Geweben den Abbau der endogenen Catecholamine, aber auch der therapeutisch eingesetzten Dopaminvorstufe Levodopa zu inaktiven Metaboliten. COMT-Hemmer vermindern bei der Komedikation mit Levodopapräparaten den Abbau von Levodopa zu 3-O-Methyldopa. Dadurch wird die Bioverfügbarkeit von Levodopa um 40–90% erhöht und seine Eliminationshalbwertszeit verlängert, so daß seine Wirkungsdauer zunimmt und weniger motorische Fluktuationen resultieren.

Einziger Vertreter der COMT-Hemmer ist derzeit Entacapon (*Comtess*), das im Oktober 1998 nach der Marktrücknahme von Tolcapon (*Tasmar*) eingeführt wurde. Entacapon ist aufgrund einer geringeren Lipophilie in therapeutisch verwendeten Dosierungen ausschließlich peripher wirksam, während Tolcapon auch die zerebrale COMT hemmt. Mit Tolcapon wurden bereits bei der klinischen Prüfung in Placebo-kontrollierten Studien gelegentlich Leberenzymanstiege (4% der Fälle) beobachtet. Dagegen fanden sich bei Entacapon keine signifikanten Leberenzymanstiege im Vergleich zu Placebo-behandelten Patienten (Arnold und Kupsch 2000). Die Verordnungen sind 2001 weiter kräftig gestiegen.

Dopaminrezeptorantagonisten

Tiapridex (Tiaprid) ist ein D_2-Dopaminrezeptorantagonist aus der Gruppe der Benzamide, der bei Dyskinesien verschiedener Ursachen eingesetzt wird, unter anderem auch bei Dyskinesien nach Gabe von Levodopapräparaten. Die Berichte über die klinische Wirksamkeit sind widersprüchlich. In einer kontrollierten Studie zur Dosisfindung wurde keine signifikante Abnahme Levodopa-induzierter Hyperkinesen beobachtet, wenn niedrige Tiapriddosen verwendet wurden, die nicht von einer gleichzeitigen Zunahme der Parkinsonsymptomatik begleitet waren (Mejer Nielsen 1983). In Japan gehört Tiaprid zu den Hauptursachen eines arzneimittelbedingten Parkinsonoids (Kuzuhara 2000).

Amantadin

Amantadin (*PK-Merz, Amantadin-ratiopharm*) wirkt schwächer, aber schneller als Levodopa und erzeugt weniger unerwünschte Wirkungen. Amantadin erhöht die synaptische Verfügbarkeit von Dopamin und blockiert N-Methyl-D-Aspartat-Rezeptoren. Die Verordnungen haben 2001 geringfügig zugenommen (Tabelle 41.3).

Tabelle 41.3: Verordnungen von Anticholinergika und Amantadin 2001. Angegeben sind die 2001 verordneten Tagesdosen, die Änderungen gegenüber 2000 und die mittleren Kosten je DDD 2001.

Präparat	Bestandteile	DDD in Mio.	Änderung in %	DDD-Kosten in €
Anticholinergika				
Akineton	Biperiden	8,3	(−3,5)	0,80
Biperiden-neuraxpharm	Biperiden	4,3	(+6,9)	0,53
Sormodren	Bornaprin	3,7	(+5,0)	0,80
Parkopan	Trihexyphenidyl	2,4	(−6,2)	0,46
Tremarit	Metixen	2,4	(+16,2)	1,73
Parkinsan	Budipin	2,3	(−46,5)	2,91
		23,4	(−6,7)	1,02
Amantadin				
PK-Merz	Amantadin	9,5	(−1,5)	0,61
Amantadin-ratiopharm	Amantadin	4,1	(+9,9)	0,41
		13,6	(+1,7)	0,55
Summe		37,0	(−3,8)	0,85

41

Anticholinergika

Anticholinergika sind bei der Parkinsonschen Krankheit insgesamt weniger effektiv als die dopaminergen Mittel. Bei älteren Patienten sollen Anticholinergika wegen der Beeinträchtigung kognitiver Fähigkeiten vermieden werden (Silver und Ruggieri 1998). Wenn die Verordnungen trotzdem relativ hoch liegen, so beruht das vor allem auf dem hohen Anteil von Biperiden (*Akineton, Biperiden-neuraxpharm*). Dieses Präparat wird vermutlich weitaus häufiger für das medikamentös ausgelöste Parkinsonoid benötigt, das nach Gabe von Neuroleptika bei der Behandlung von schizophrenen Psychosen in Form von Frühdyskinesien auftritt.

Die Verordnungen der Anticholinergika gingen 2001 insgesamt zurück (Tabelle 41.3). Hauptgrund war die starke Abnahme der Verordnungen von Budipin (*Parkinsan*) aufgrund eines Stufenplanverfahrens des Bundesinstituts für Arzneimittel und Medizinprodukte wegen des Auftretens von malignen Herzrhythmusstörungen mit einer Inzidenz von 1:2000. Daraufhin haben die beteiligten pharmazeutischen Firmen im Januar 2001 eine Vertriebseinschränkung von Budipin (*Parkinsan*) und einen Rückruf aller im Handel befindlichen Packungen veranlaßt (Arzneimittelkommission der Deutschen Apotheker 2001). *Parkinsan* kann nur noch von Ärzten verordnet werden, die dem Rezept eine schriftliche Verpflichtungserklärung beifügen, daß alle notwendigen Vorsichtsmaßnahmen beachtet werden.

Literatur

Arnold G., Kupsch A. (2000): Hemmung der Catechol-O-Methyltransferase. Optimierung der dopaminergen Therapie beim idiopathischen Parkinsonsyndrom mit Entacapone. Nervenarzt 71: 78–83.
Arzneimittelkommission der Deutschen Apotheker (2001): Budipin-haltige Arzneimittel. Pharm. Ztg. 146: 71.
Frucht S., Rogers J.D., Greene P.E., Gordon M.F., Fahn S. (1999): Falling asleep at the wheel: motor vehicle mishaps in persons taking pramipexole and ropinirole. Neurology 52: 1908–1910.
Jankovic J. (1999): New and emerging therapies for Parkinson's disease. Arch. Neurol. 56: 785–790.
Korczyn A.D., Nussbaum M. (2002): Emerging therapies in the pharmacological treatment of Parkinson's disease. Drugs 62: 775–786.
Kuzuhara S. (2000): Essential points to differentiate various diseases causing parkinsonism. Nippon Rinsho 58: 2049–2053.

Mejer Nielsen B. (1983): Tiapride in levodopa-induced involuntary movements. Acta Neurol. Scand. 67: 372–375.

Parkinson Study Group (2000): Pramipexole vs. levodopa as initial treatment for Parkinson disease. JAMA 284: 1931–1938.

Rascol O., Brooks D.J., Korczyn A.D., De Deyn P.P., Clarke C.E., Lang A.E. for The 056 Study Group (2000): A five-year study of the incidence of dyskinesia in patients with early Parkinson's disease who were treated with ropinirole or levodopa. N. Engl. J. Med. 342: 1484–1491.

Silver D.E., Ruggieri S. (1998): Initiating therapy for Parkinson's disease. Neurology 50 (Suppl. 6): S18–S22; discussion S44–S48.

42. Psychopharmaka

MARTIN J. LOHSE, ANNA LORENZEN und
BRUNO MÜLLER-OERLINGHAUSEN

AUF EINEN BLICK

Trend

Die Verordnungsstruktur der Psychopharmaka hat sich in den letzten 10 Jahren auffällig verändert. Die Verordnungen der früher führenden Tranquillantien haben sich fast halbiert. Umgekehrt haben sich die Antidepressivaverordnungen seit 1992 annähernd verdoppelt. Dieser Trend setzte sich 2001 durch die Anstiege selektiver Antidepressiva fort. Demgegenüber haben sich Neuroleptika auf fast konstantem Niveau gehalten. Hier sind atypische Neuroleptika mit verbesserter Wirkung auf schizophrene Negativsymptome und geringerer Störung der Motorik wichtiger geworden, während klassische Neuroleptika weniger eingesetzt werden.

Bewertung

Pflanzliche Psychopharmaka sind rückläufig. Gründe sind zahlreiche, zum Teil lebensbedrohliche Arzneimittelwechselwirkungen von Johanniskraut sowie Zweifel an der Wirksamkeit durch neuere Studien. Für Kava-Kava-Präparate wurde kürzlich die Zulassung wegen schwerer Leberschädigungen widerrufen.

Unter Psychopharmaka werden verschiedene Gruppen von Arzneimitteln zusammengefaßt, die der Beeinflussung psychischer Erkrankungen dienen (Abbildung 42.1). Dazu zählen vier große Gruppen: Tranquillantien, die überwiegend von den Benzodiazepinen gestellt werden, Antidepressiva und Neuroleptika, wobei hier Präparate mit unterschiedlicher chemischer Struktur eingesetzt werden, sowie pflanzliche Psychopharmaka. Antidementiva werden wegen ihrer Abgrenzung in der Roten Liste und der kontroversen Diskussion über ihre Wirksamkeit in einem eigenen Kapitel besprochen (s. Kapitel 9).

Alle vier Gruppen von Psychopharmaka werden für eine Vielzahl von Indikationen eingesetzt, die in jüngerer Zeit noch erweitert wurden. So werden Antidepressiva nicht nur bei depressiven Störungen eingesetzt, sondern z. B. auch bei Angsterkrankungen und Schmerzsyndromen. Hauptindikationen der Neuroleptika sind die schizophrenen und manischen Psychosen. Ihre Verwendung als Tranquillantien wird kontrovers beurteilt, da auch bei niedrigen Dosierungen extrapyramidal-motorische Wirkungen beobachtet wurden. Tranquillantien werden bei einer Vielzahl von psychischen und somatischen Störungen genutzt, insbesondere zur kurzfristigen Behandlung von Angstzuständen. Eine weitere Indikation stellt die Sedierung bei schweren somatischen Erkrankungen sowie vor diagnostischen Eingriffen dar. Ein unzureichend untersuchter und von den meisten Autoren kritisierter Indikationsbereich ist dagegen die Anwendung von Tranquillantien zur langdauernden Behandlung wiederkehrender Angstzustände bzw. ängstlich-depressiver Syndrome einschließlich der in der Praxis häufigen somatoformen Störungen. Diese Anwendung leistet der Entstehung von Abhängigkeit und möglicherweise auch der Chronifizierung psychischer Symptome Vorschub. Tranquillantien werden nicht unbedingt zu häufig, sondern wohl oft zu lange verordnet.

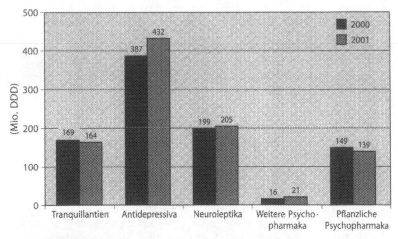

Abbildung 42.1: Verordnungen von Psychopharmaka 2001. DDD der 2500 meistverordneten Arzneimittel

Verordnungsspektrum

Bei den Psychopharmaka wurden die definierten Tagesdosen (DDD) seit dem Arzneiverordnungs-Report 1998 den entsprechenden DDDs der WHO angepaßt. Dadurch ergeben sich im Vergleich zu den in früheren Jahren errechneten Werten zum Teil beträchtliche Verschiebungen. In einigen Fällen – insbesondere bei den Neuroleptika – entsprechen die DDDs der WHO vermutlich nicht den in Deutschland im ambulanten Bereich üblichen Dosierungen. So wurde etwa die DDD für Haloperidol vom bisherigen Wert 3 mg auf den WHO-Wert von 8 mg angehoben, entsprechend sind die verordneten Tagesdosen abgesunken. Bei der Berechnung der zeitlichen Veränderungen, so auch in Abbildung 42.2, wurden die Verordnungzahlen der vergangenen Jahre mit den WHO-DDDs neu berechnet, so daß die relativen Veränderungen stimmig sind. In Bereichen, in denen es Diskrepanzen zwischen den DDDs der WHO und der vermutlichen Praxis in Deutschland gibt, können die berechneten DDDs ebenso wie die Tagesbehandlungskosten deutlich von den tatsächlichen Werten abweichen. Auch Aussagen über die Häufigkeit des Einsatzes bestimmter Arzneimittelgruppen lassen sich angesichts dieser Differenzen nur sehr schwer machen. Zuverlässig angeben lassen sich jedoch die zeitlichen Veränderungen der Verordnungen sowie der Gesamtverbrauch auch im

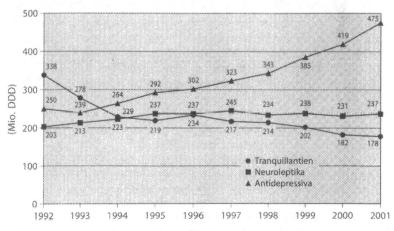

Abbildung 42.2: Verordnungen von Psychopharmaka 1992 bis 2001. Gesamtverordnungen nach definierten Tagesdosen

internationalen Vergleich. Wo solche Probleme ein signifikantes Ausmaß annehmen, ist im Text jeweils darauf hingewiesen.

Im Gegensatz zum Vorjahr sind die Verordnungen von Psychopharmaka 2001 geringfügig angestiegen, während der Umsatz weit stärker als im Vorjahr wieder zugenommen hat (Tabelle 42.1). Diese relative Verteuerung dürfte ganz wesentlich auf die verstärkte Verordnung von neueren Antidepressiva und atypischen Neuroleptika zurückgehen. So sind z. B. zwei atypische Neuroleptika, nämlich *Risperdal* und *Zyprexa*, vom 13. bzw. 18. Rangplatz der häufigst verordneten Psychopharmaka in 2000 jetzt auf dem 6. bzw. 11. Platz. Daneben dürfte aber auch die Preisgestaltung der Hersteller hieran mitbeteiligt sein. Auffällig sind z. B. die Umsatzerhöhung bei einem Verordnungsrückgang von *Ritalin* und die im Vergleich zur Verordnungssteigerung sehr viel deutlichere Umsatzerhöhung bei neueren Antidepressiva (*Zoloft*, *Trevilor*, *Gladem*). Möglicherweise werden auch pro Verordnung größere Mengen verschrieben.

Bemerkenswert ist die Tatsache, daß einige führende Präparate der Tabelle 42.1, z. B. *Insidon, Eunerpan,* und *Jarsin,* alle für leichtere und vermutlich oft nicht genau diagnostizierte Beschwerden, wie ängstlich-depressive Syndrome und somatoforme Störungen, und insbesondere im Alter gern verschrieben werden. *Insidon* ist ein in seiner Wirksamkeit relativ schlecht belegtes Antidepressivum, das wohl vorzugsweise als Anxiolytikum verwendet wird, um keine Benzodiazepine einsetzen zu müssen. Da aus Datenschutzgründen eine Verknüpfung der Verordnungen mit Diagnosen nicht möglich ist, lassen sich diese Gründe für die Verordnungszunahme nur vermuten. *Eunerpan* gilt als „mild wirkendes" Neuroleptikum, das wahrscheinlich aufgrund relativ gering ausgeprägter anticholinerger Wirkungen vor allem in der Geriatrie zur Behandlung von Unruhezuständen eingesetzt wird. Weiterhin fällt die ungebrochene Spitzenstellung von drei klassischen Benzodiazepinen auf wie auch die nach wie vor führende Position von *Saroten* und *Aponal,* sowie dem ebenfalls sedierenden *Atosil,* das den Antihistaminika nahe steht.

Bei Methylphenidat-haltigen Arzneimitteln fällt 2001 wiederum ein sehr starker Anstieg der Verordnungen von 13,5 auf 18,3 Mio. Tagesdosen auf. Methylphenidat kann bei Kindern und Jugendlichen indiziert sein, wenn tatsächlich nach den entsprechenden Kriterien eine Aufmerksamkeitsstörung bzw. ein hyperkinetisches Syndrom diagnostiziert wurde. Die Bestseller auf dem Psychopharmakamarkt werden somit zur spezifischen Dämpfung von Angst, Spannung und Erregung

Tabelle 42.1: Verordnungen von Psychopharmaka 2001. Angegeben sind die verordnungshäufigsten Präparate mit Verordnungsrang, Verordnungen und Umsatz 2001 im Vergleich zu 2000.

Rang	Präparat	Verordnungen in Tsd.	Änd. %	Umsatz Mio. €	Änd. %
27	Insidon	1865,0	+11,2	34,9	+11,2
90	Diazepam-ratiopharm	1133,8	-2,5	2,0	-1,7
96	Tavor	1102,9	+2,4	10,1	+0,2
121	Adumbran	937,7	-6,9	5,0	-6,0
138	Ritalin	871,8	-10,5	20,9	+8,7
147	Risperdal	840,6	+45,8	94,3	+34,8
151	Stangyl	827,4	-2,8	25,7	-7,3
158	Saroten	817,5	-18,7	13,0	-16,6
162	Dipiperon	801,0	+4,1	15,6	+2,8
177	Aponal	762,7	-11,0	14,4	-6,9
229	Zyprexa	638,7	+31,0	119,5	+33,8
251	Amitriptylin-neuraxpharm	594,7	+10,9	6,9	+11,8
252	Eunerpan	594,2	-8,3	10,0	-7,9
265	Oxazepam-ratiopharm	572,3	+3,9	1,9	+4,8
274	Atosil	556,9	-7,2	5,5	-9,6
277	Bromazanil	551,0	+7,8	3,1	-1,2
281	Remergil	549,5	+40,8	62,5	+44,8
293	Cipramil	537,2	+42,4	52,1	+48,7
320	Jarsin	506,4	-19,2	12,5	-13,5
324	Doxepin-neuraxpharm	502,4	+3,3	9,9	+4,4
379	Promethazin-neuraxpharm	448,2	+6,2	4,9	+9,4
384	Normoc	444,7	-8,8	3,4	-7,5
432	Amineurin	405,0	+9,2	4,7	+3,4
458	Viburcol N	385,5	+0,7	1,6	-0,3
463	Sedariston Konzentrat Kaps.	382,0	-4,5	6,8	-3,9
527	Zoloft	339,5	+24,5	34,3	+33,4
535	Trevilor	335,0	+44,1	41,3	+67,7
558	Felis	319,3	-11,2	7,1	-9,4
561	Tranxilium	316,4	-10,6	4,6	-11,3
571	Melperon-ratiopharm	311,3	+31,4	3,6	+33,1
583	Truxal	305,1	-16,6	3,6	-14,6
595	Faustan	300,9	-6,5	0,6	-0,5
612	Seroxat	293,6	+1,9	33,0	+2,3
615	Tafil	292,9	-1,5	4,1	-1,0
625	Haldol	289,0	-3,8	10,2	-5,1
638	Medikinet	285,8	+362,8	6,3	+405,8
644	Lorazepam-neuraxpharm	281,9	+13,4	1,9	+10,8
672	Neuroplant	271,3	+5,0	6,7	+17,5
678	Doxepin-Dura	268,5	-10,4	3,3	-6,7
702	Anafranil	258,1	-2,4	9,2	+1,2
725	durazanil	249,7	-3,4	1,8	-3,3
742	Prothazin	240,8	-5,9	2,9	-4,1

42

Tabelle 42.1: Verordnungen von Psychopharmaka 2001. Angegeben sind die verordnungshäufigsten Präparate mit Verordnungsrang, Verordnungen und Umsatz 2001 im Vergleich zu 2000 (Fortsetzung).

Rang	Präparat	Verordnungen in Tsd.	Änd. %	Umsatz Mio. €	Änd. %
754	Rusedal	235,2	−13,0	3,2	−13,0
758	Fluanxol/depot	233,9	−6,0	13,2	−5,6
780	Leponex	226,2	−13,2	18,6	−12,4
783	Neurocil	224,0	−4,5	4,3	−1,7
796	Trimipramin-neuraxpharm	220,3	+47,8	4,3	+87,4
820	Quilonum	211,0	+4,0	5,1	+3,3
851	Lexotanil	202,9	−13,0	1,6	−12,4
858	Hypnorex	201,8	+5,4	4,3	+5,9
867	oxa von ct	199,9	+4,5	0,6	+7,8
869	Doxepin-ratiopharm	199,9	+10,6	3,7	+15,3
874	Fluspi 1,5	198,5	+8,2	3,0	+8,9
894	Melneurin	194,5	+9,1	2,7	+8,9
895	Melperon neuraxpharm	194,4	+0,5	2,8	+0,3
916	Praxiten	188,5	−14,2	1,5	−13,1
922	Laif	187,9	−4,3	5,8	−9,1
935	Levomepromazin-neuraxpharm	184,1	−1,0	3,7	+0,4
944	Perazin-neuraxpharm	182,9	+1,9	5,2	+7,8
957	Taxilan	180,9	−14,3	4,8	−16,7
987	Haloperidol-ratiopharm	174,8	−6,2	2,2	−8,4
1044	Distraneurin	162,7	−3,0	3,9	−4,1
1045	Chlorprothixen neuraxpharm	162,4	+12,2	2,1	+18,4
1049	Imap 1,5 mg	161,8	−16,8	3,0	−17,3
1094	Seroquel	152,3	+289,3	17,0	+316,7
1112	Frisium	150,5	−2,5	1,8	−3,5
1130	Dominal	147,0	+11,0	2,8	+9,9
1154	Melleril	143,9	−17,1	4,0	−18,8
1157	Ciatyl-Z	143,6	−9,4	6,8	−2,6
1169	Novoprotect	141,8	+0,6	1,4	−3,1
1172	Doneurin	141,6	+2,4	2,1	+2,2
1199	Sepram	138,4	+37,4	13,1	+38,4
1203	Dogmatil /-forte	138,0	−14,9	4,5	−15,0
1205	Ludiomil	137,5	−2,5	2,6	−3,4
1211	Gladem	137,0	+10,0	13,7	+20,2
1212	Hyperforat	137,0	−19,6	1,4	−19,0
1230	Melperon Stada	135,0	−14,5	1,5	−16,4
1238	Sinquan	134,3	−16,8	2,8	+0,7
1290	Solian	125,8	+43,7	23,3	+62,8
1294	Amitriptylin beta	125,7	+25,8	1,1	+27,9
1305	Aurorix	124,3	−22,6	11,7	−19,2
1324	Clozapin-neuraxpharm	122,1	+33,3	9,9	+29,6
1335	Equilibrin	121,2	−16,9	2,8	−12,2
1345	Lyogen/Depot	119,8	−8,2	5,7	−3,2

42

Tabelle 42.1: Verordnungen von Psychopharmaka 2001. Angegeben sind die verordnungshäufigsten Präparate mit Verordnungsrang, Verordnungen und Umsatz 2001 im Vergleich zu 2000 (Fortsetzung).

Rang	Präparat	Verordnungen in Tsd.	Änd. %	Umsatz Mio. €	Änd. %
1348	Fluoxetin-ratiopharm	119,8	+4,9	6,8	-11,9
1350	Bromazep	119,6	+2,8	0,7	+1,1
1365	Diazepam Desitin Rectiole	118,1	-6,4	2,0	-0,2
1378	Thombran	116,8	-13,2	3,6	-11,8
1381	Haloperidol-neuraxpharm	116,6	+3,3	2,0	+8,2
1388	sulpirid von ct	116,1	+12,7	2,4	-0,0
1402	Tranquase	115,2	-13,4	0,2	-11,2
1423	Texx	112,7	-13,6	1,8	-13,5
1449	Mareen	110,3	-9,4	2,1	-9,3
1451	Nortrilen	110,1	+3,7	2,0	+13,1
1489	Amioxid-neuraxpharm	107,1	+6,6	1,7	+8,6
1510	Clomipramin-neuraxpharm	104,7	+0,6	1,6	+1,8
1519	Oxazepam AL	104,0	+17,6	0,3	+15,3
1520	Valocordin-Diazepam	103,9	+3,6	0,2	+4,4
1536	Elcrit	101,9	+8,1	7,3	+11,8
1540	Remotiv	101,8	-30,7	2,3	-26,3
1541	Sulpirid-ratiopharm	101,6	+15,2	2,6	+15,0
1605	Esbericum	96,4	-7,8	1,9	-5,0
1624	Hyperesa	94,6	-20,4	1,8	-14,5
1633	Kava-ratiopharm	93,8	+12,6	1,7	+18,3
1635	Gityl	93,7	-7,4	0,7	-8,2
1636	Antares	93,7	-3,5	2,6	-4,5
1639	Melperon beta	93,5	+39,4	1,4	+47,0
1654	Imipramin-neuraxpharm	92,5	+1,4	2,2	+22,2
1687	Doxepin Holsten	90,2	+40,9	1,6	+35,8
1703	Demetrin/Mono Demetrin	89,2	-14,1	1,2	-13,4
1721	Meresa /-forte	87,4	-19,4	3,2	-15,8
1748	amitriptylin von ct	85,1	+26,8	0,8	+25,6
1765	melperon von ct	83,9	+61,9	1,0	+47,5
1779	Nipolept	83,0	-16,0	3,0	-15,4
1813	Kivat	81,0	-6,2	1,3	-5,2
1819	Helarium	80,6	-9,8	1,5	-8,2
1822	Fluctin	80,6	-22,4	9,4	-20,9
1824	Maprolu	80,3	+14,0	0,9	+15,7
1825	Decentan	80,1	+1,4	2,1	+3,4
1859	Radepur	77,8	-2,7	0,9	-4,5
1863	Kavacur	77,2	+6,7	1,3	+36,3
1883	Fluspi Stechamp.	75,9	-7,5	2,2	-15,3
1889	Thioridazin-neuraxpharm	75,3	-8,1	1,8	-9,0
1901	Neogama	74,8	-24,2	3,1	-20,1
1941	Edronax	72,7	+55,9	5,1	+65,6
1972	Diazepam Stada	71,0	-27,0	0,2	-28,2

Tabelle 42.1: Verordnungen von Psychopharmaka 2001. Angegeben sind die verordnungshäufigsten Präparate mit Verordnungsrang, Verordnungen und Umsatz 2001 im Vergleich zu 2000 (Fortsetzung).

Rang	Präparat	Verordnungen in Tsd.	Änd. %	Umsatz Mio. €	Änd. %
1978	Syneudon	70,8	+25,4	0,9	+23,3
1980	Lorazepam-ratiopharm	70,6	+67,9	0,5	+82,8
1991	Maprotilin Neurax	69,8	-5,3	1,0	-4,8
2002	Fluanxol 0,5 mg	69,6	-5,7	0,6	-7,2
2010	Johanniskraut-ratiopharm	68,7	+12,0	1,1	+18,7
2012	Tagonis	68,6	-13,8	9,1	-4,1
2016	Spilan	68,4	-27,0	1,7	-27,4
2051	Fluoxetin-neurax	66,5	+97,5	3,8	+52,7
2086	Sigacalm	65,1	-15,5	0,3	-18,3
2099	Protactyl	64,3	-9,9	0,7	+7,0
2103	Oxazepam Stada	64,1	+12,8	0,3	+9,9
2114	Noctazepam	63,6	-2,9	0,2	-5,1
2117	Melperon AL	63,6	(> 1000)	0,6	+909,7
2122	Doxepin AZU	63,3	+68,0	0,7	+84,6
2128	Sulp Hexal	63,0	-0,0	1,6	+1,8
2136	Sinophenin	62,2	-23,5	0,6	-32,0
2141	Imap	62,0	-1,6	2,1	-2,7
2144	Sulpivert	61,9	+23,5	1,2	+3,2
2192	Tofranil	60,0	-16,8	1,2	-4,1
2195	diazep von ct	59,7	+13,4	0,1	+22,3
2203	Harmosin	59,3	-23,4	0,8	-19,6
2208	Psychotonin M/N/300	58,8	-28,5	1,7	-22,6
2215	Cassadan	58,5	-3,3	0,6	-0,3
2219	Tolvin	58,4	-22,3	2,3	-10,5
2236	Mel-Puren	57,6	+15,3	0,7	+26,6
2336	Proneurin 25	53,6	+39,5	0,5	+31,7
2337	Hypericum Stada	53,5	-9,8	1,0	-11,8
2338	Diazep AbZ	53,4	+48,9	0,1	+54,5
2341	Kavosporal Forte	53,3	-9,3	1,2	-3,2
2359	Laubeel	52,6	-8,7	0,6	-9,0
2441	Herphonal	49,2	-0,9	1,0	-9,1
2462	Campral	48,6	-22,2	3,1	-24,6
2463	Haloper	48,5	+0,4	0,6	+9,4
2466	Alprazolam-ratiopharm	48,5	-5,5	0,4	+0,6
2498	Amitriptylin Desitin	47,2	+30,9	0,6	+37,7
	Summe	35725,2	+1,8	1081,1	+14,6
	Anteil an der Indikationsgruppe	92,1%		90,0%	
	Gesamte Indikationsgruppe	38777,6	+2,2	1200,5	+15,1

42

eingesetzt, auch wenn bei vielen dieser Präparate die absolute Zahl der Verordnungen und auch die Menge der DDDs abgenommen haben – von diesem Trend hebt sich die Verordnungssteigerung von Methylphenidat (*Ritalin, Medikinet*) drastisch ab.

Die zeitliche Betrachtung der einzelnen Psychopharmakagruppen des Gesamtmarkts (Abbildung 42.2) zeigt für die Benzodiazepine nach einem sehr starken Rückgang bis in die Mitte der 90er Jahre jetzt seit einigen Jahren eine langsamere Abnahme der Verordnungen. Dabei ist zu bedenken, daß sich bei den Benzodiazepinhypnotika die Rückgänge auch in den vergangenen Jahren fortgesetzt haben (s. Kapitel 28). Bei den in der Vergangenheit kontinuierlich angestiegenen Neuroleptika finden sich ebenfalls seit einigen Jahren relativ stabile Verordnungszahlen. Und schließlich ist seit vielen Jahren eine ungebrochene Zunahme der Verordnungen von Antidepressiva zu beobachten. Die Verordnungen von Antidepressiva haben sich in den letzten zehn Jahren ungefähr verdoppelt.

Tranquillantien

Tranquillantien werden bevorzugt zur Dämpfung von Angst- und Spannungszuständen, jedoch auch im Kontext antimanischer, antipsychotischer und antidepressiver Therapie eingesetzt. Gegenwärtig werden hierzu vornehmlich Benzodiazepine verwendet. Unter den 2500 verordnungshäufigsten Arzneimitteln befindet sich eine große Zahl von Präparaten, die sich aber auf wenige Wirkstoffe konzentrieren (Tabellen 42.2 und 42.3). Bei den meisten Substanzen haben sich Abnahmen der definierten Tagesdosen ergeben. Eine Ausnahme bildet lediglich Lorazepam, das auch bei akuten manischen Zuständen eingesetzt wird. Im Verlauf der letzten 15 Jahre hat sich die Verordnung von Tranquillantien ungefähr halbiert. Ähnliches gilt auch für die als Hypnotika eingesetzten Benzodiazepine, wobei freilich eine Substitution durch Verordnung von weiteren Benzodiazepinagonisten vom Typ des Zolpidem erfolgte (s. Abbildung 28.1). Auch im letzten Jahr hat sich der Trend zur Verordnung preisgünstiger Zweitanbieterpräparate fortgesetzt.

Die Therapie der Angststörungen dürfte zunehmend durch die Verordnung von Antidepressiva bzw. Opipramol erfolgen. Es wäre wichtig, die Frage der Verordnungen dieser Substanzen durch entsprechende Studien erneut zu untersuchen, um festzustellen, ob das gegenwärtige Niveau sinnvoll ist, bzw. ob es in bestimmten Indikationen zur Untermedikation und fragwürdigen Substitution durch andere Psychopharmaka gekommen ist (Linden und Gothe 1993, Woods und Winger 1995). Die neue Therapieempfehlung der Arzneimittelkommission der deutschen Ärzteschaft zur Behandlung von Angststörungen vermittelt klare Aussagen zum differentiellen Stellen-

Tabelle 42.2: Verordnungen mittellang wirkender Tranquillantien 2001. Angegeben sind die 2001 verordneten Tagesdosen, die Änderungen gegenüber 2000 und die mittleren Kosten je DDD 2001.

Präparat	Bestandteile	DDD in Mio.	Änderung in %	DDD-Kosten in €
Bromazepam				
Bromazanil	Bromazepam	11,3	(+5,6)	0,27
Normoc	Bromazepam	9,6	(−8,3)	0,35
durazanil	Bromazepam	5,4	(−3,3)	0,33
Lexotanil	Bromazepam	4,2	(−13,3)	0,37
Bromazep	Bromazepam	2,4	(+0,8)	0,27
Gityl	Bromazepam	1,9	(−8,2)	0,35
		34,9	(−3,5)	0,32
Oxazepam				
Adumbran	Oxazepam	10,1	(−4,7)	0,50
Oxazepam-ratiopharm	Oxazepam	6,1	(+5,7)	0,32
Praxiten	Oxazepam	3,8	(−12,9)	0,39
oxa von ct	Oxazepam	2,1	(+9,2)	0,31
Oxazepam AL	Oxazepam	0,9	(+14,8)	0,32
Sigacalm	Oxazepam	0,7	(−22,6)	0,52
Noctazepam	Oxazepam	0,5	(−5,1)	0,40
Oxazepam Stada	Oxazepam	0,5	(+9,2)	0,55
		24,5	(−2,5)	0,41
Lorazepam				
Tavor	Lorazepam	20,9	(−0,2)	0,48
Lorazepam-neuraxpharm	Lorazepam	6,1	(+10,1)	0,32
Lorazepam-ratiopharm	Lorazepam	1,6	(+91,8)	0,31
Laubeel	Lorazepam	1,2	(−9,5)	0,47
		29,7	(+4,0)	0,44
Alprazolam				
Tafil	Alprazolam	8,5	(−1,4)	0,48
Cassadan	Alprazolam	1,1	(−1,4)	0,57
Alprazolam-ratiopharm	Alprazolam	0,8	(+1,2)	0,47
		10,4	(−1,2)	0,49
Summe		99,7	(−0,9)	0,40

wert verschiedener Substanzklassen (Anxiolytika/Antidepressiva/ Neuroleptika) sowie verschiedener Psychotherapieformen bei der Behandlung diverser Formen von Angsterkrankungen (Arzneimittelkommission 2000).

Die bisher verfügbaren Benzodiazepine erscheinen pharmakodynamisch und von ihrem klinischen Wirkprofil her nicht unterschiedlich, wenn auch die Heterogenität der GABA/Benzodiazepin-Rezeptoren ebenso wie die Entwicklung der Benzodiazepinagonisten (s. Kapitel 28) die prinzipielle Möglichkeit solcher Unterschiede nahelegen. Sehr verschieden ist bei den derzeit als Tranquillantien eingesetzten Benzodiazepinen dagegen die Pharmakokinetik. Substanzen mit einer Halbwertszeit unter 24 Stunden sind Bromazepam, Oxazepam, Lorazepam und Alprazolam (Tabelle 42.2). Bei allen übrigen hier aufgeführten Benzodiazepinen liegt die Halbwertszeit der Wirksubstanz oder ihrer Metaboliten bei mehreren Tagen, so daß langdauernde Effekte zu erwarten sind (Tabelle 42.3). Natürlich hat dies Auswirkun-

Tabelle 42.3: Verordnungen lang wirkender Tranquillantien 2001. Angegeben sind die 2001 verordneten Tagesdosen, die Änderungen gegenüber 2000 und die mittleren Kosten je DDD 2001.

Präparat	Bestandteile	DDD in Mio.	Änderung in %	DDD-Kosten in €
Diazepam				
Diazepam-ratiopharm	Diazepam	26,1	(−3,7)	0,08
Faustan	Diazepam	5,2	(−5,2)	0,12
Tranquase	Diazepam	3,8	(−10,5)	0,06
Diazepam Stada	Diazepam	3,0	(−29,5)	0,07
Valocordin-Diazepam	Diazepam	2,6	(+3,6)	0,08
Diazep AbZ	Diazepam	1,6	(+52,5)	0,07
diazep von ct	Diazepam	1,4	(+35,2)	0,07
Diazepam Desitin Rectiole	Diazepam	0,5	(−3,0)	4,01
		44,3	(−4,3)	0,12
Andere Benzodiazepine				
Tranxilium	Dikaliumclorazepat	7,7	(−11,5)	0,60
Rusedal	Medazepam	5,9	(−13,0)	0,55
Frisium	Clobazam	3,5	(−4,6)	0,51
Demetrin/Mono Demetrin	Prazepam	1,5	(−13,8)	0,78
Radepur	Chlordiazepoxid	1,1	(−4,7)	0,84
		19,7	(−10,6)	0,59
Summe		64,0	(−6,4)	0,27

42

gen auf die jeweiligen kognitiven und psychomotorischen Nebenwirkungen, die vor allem bei älteren Patienten in Erscheinung treten. In diesem Zusammenhang ist erwähnenswert, daß die Mehrzahl (ca. 80 %) der Benzodiazepinverordnungen über 60jährige Patienten betrifft (siehe Arzneiverordnungs-Report '96). Hier ist nicht nur die besondere Empfindlichkeit älterer Patienten, sondern auch die verzögerte Metabolisierung und Ausscheidung einiger Benzodiazepine wie z. B. Diazepam zu bedenken, die bei den langwirksamen Substanzen zur Kumulation führen können.

Bei den Antidepressiva (Tabelle 42.4) aufgelistet ist das weder den Antidepressiva noch den Tranquillantien eindeutig zurechenbare Opipramol (*Insidon*), das nach den Ergebnissen zweier jüngerer Studien für die Behandlung von somatoformen Störungen und generalisierten Angststörungen eingesetzt werden kann.

Antidepressiva

Antidepressiva sind prinzipiell bei allen Formen depressiver Störungen indiziert, wobei jedoch die Wertigkeit der verschiedenen therapeutischen Strategien von der genaueren diagnostischen Zuordnung abhängig ist (Arzneimittelkommission 1997). In jüngerer Zeit finden Antidepressiva auch bei einer Reihe weiterer psychiatrischer Erkrankungen Verwendung, wie etwa Panikattacken, generalisierten Angstsyndromen, Bulimia nervosa, Eßstörungen, Zwangsstörungen und Phobien, im Kindes- und Jugendalter bei Enuresis nocturna und elektivem Mutismus sowie schließlich bei der Kombinationstherapie chronischer Schmerzen. Nach neueren Erkenntnissen der WHO wird freilich nach wie vor der größere Teil depressiver Patienten nicht korrekt diagnostiziert und selbst bei zutreffender Diagnose nicht adäquat behandelt (Lepine et al. 1997).

Antidepressiva werden häufig durch drei wesentliche verschiedene Wirkungskomponenten charakterisiert, die für die einzelnen Substanzen unterschiedlich stark ausgeprägt sein sollen (Riederer et al. 1993). Dies sind in grober Orientierung dämpfende, stimmungsaufhellende und aktivierende Wirkungen. Die meisten gebräuchlichen Antidepressiva wirken in etwa gleichem Maße stimmungsaufhellend. Als Prototypen für die dämpfenden Wirkungen gelten Amitriptylin bzw. Doxepin, für die aktivierenden Wirkungen Desipramin. Eine moderne, wenn auch für die Praxis vielleicht zu komplizierte Klassifizierung der Anti-

Tabelle 42.4: Verordnungen sedierender Antidepressiva 2001. Angegeben sind die 2001 verordneten Tagesdosen, die Änderungen gegenüber 2000 und die mittleren Kosten je DDD 2001.

Präparat	Bestandteile	DDD in Mio.	Änderung in %	DDD-Kosten in €
Amitriptylin				
Saroten	Amitriptylin	30,4	(−15,4)	0,43
Amitriptylin-neuraxpharm	Amitriptylin	20,2	(+10,4)	0,34
Amineurin	Amitriptylin	14,6	(+9,5)	0,32
Novoprotect	Amitriptylin	4,3	(−2,6)	0,33
Amitriptylin beta	Amitriptylin	3,2	(+33,1)	0,33
Syneudon	Amitriptylin	2,7	(+33,0)	0,34
amitriptylin von ct	Amitriptylin	2,5	(+25,2)	0,34
Amitriptylin Desitin	Amitriptylin	1,6	(+38,5)	0,39
		79,5	(−0,1)	0,37
Doxepin				
Doxepin-neuraxpharm	Doxepin	15,3	(+2,7)	0,65
Aponal	Doxepin	14,3	(−8,3)	1,01
Doxepin-ratiopharm	Doxepin	6,1	(+16,4)	0,60
Doxepin-Dura	Doxepin	4,5	(−4,8)	0,74
Mareen	Doxepin	3,5	(−1,0)	0,60
Doneurin	Doxepin	3,2	(+2,9)	0,65
Sinquan	Doxepin	2,8	(−14,3)	1,02
Doxepin Holsten	Doxepin	2,5	(+34,9)	0,64
Doxepin AZU	Doxepin	1,0	(+93,2)	0,70
		53,2	(+0,9)	0,76
Trimipramin				
Stangyl	Trimipramin	19,5	(−9,2)	1,32
Trimipramin-neuraxpharm	Trimipramin	3,9	(+122,9)	1,10
Herphonal	Trimipramin	0,7	(−0,4)	1,44
		24,1	(+0,7)	1,29
Alpha₂-Antagonisten				
Remergil	Mirtazapin	28,5	(+40,4)	2,20
Tolvin	Mianserin	1,7	(−9,0)	1,35
		30,2	(+36,3)	2,15
Weitere Wirkstoffe				
Insidon	Opipramol	43,5	(+11,1)	0,80
Anafranil	Clomipramin	8,0	(+2,2)	1,14
Equilibrin	Amitriptylinoxid	7,7	(−10,9)	0,36
Amioxid-neuraxpharm	Amitriptylinoxid	5,9	(+7,4)	0,29
Nortrilen	Nortriptylin	2,5	(+14,5)	0,82
Clomipramin-neuraxpharm	Clomipramin	1,8	(+1,5)	0,93
Thombran	Trazodon	1,7	(−11,6)	2,08
		71,1	(+6,1)	0,78
Summe		258,0	(+5,2)	0,86

depressiva wurde im sog. Asolo-Schema versucht (Rüther et al. 1995). Im Durchschnitt beträgt der absolute Unterschied der Responserate zwischen Antidepressiva und Placebo 20% (Snow et al. 2000, Walsh et al. 2002). Dies macht den Nachweis von Wirksamkeitsunterschieden der verschiedenen Antidepressiva sehr schwierig. Es ist entsprechend auch kritisiert worden, daß die Wirksamkeit von Antidepressiva überschätzt werde (Moncrieff 2001).

Breite Fortschritte in der Behandlung depressiver Patienten sind in den kommenden Jahren nicht von neuen Substanzen zu erwarten, sondern von verbesserter Kenntnis des optimierten Umgangs mit den vorhandenen Antidepressiva incl. rationale Dosierungsstrategien unter Einschluß von Plasmaspiegelbestimmungen, Vermeidung von (Pseudo-)Therapieresistenz, rationale Kombinations- bzw. Augmentationsstrategien.

Unter den 2500 verordnungshäufigsten Arzneimitteln findet sich eine Vielzahl von Antidepressiva mit unterschiedlichen Inhaltsstoffen, wobei die Zahl der verordneten definierten Tagesdosen nochmals erheblich, d. h. von 387 im Jahr 2000 auf nunmehr 432 angestiegen ist (Tabellen 42.4 und 42.5 sowie Abbildung 42.1). Im letzten Jahrzehnt haben sich die Verordnungen von Antidepressiva etwa verdoppelt, und dieser Trend setzte sich auch 2001 fort (Abbildung 42.2). Jedoch ist die Entwicklung der einzelnen Wirkstoffgruppen unterschiedlich.

Während bei den sedierenden klassischen nichtselektiven Monoamin-Rückaufnahme-Inhibitoren (NSMRI; Amitriptylin, Doxepin, Trimipramin) die Verordnungshäufigkeit weitgehend unverändert blieb, zeigten sich bei dem weniger sedierenden Trizyklikum Imipramin, den neueren selektiven Serotonin-Rückaufnahme-Inhibitoren (SSRI) und α_2-Antagonisten Zuwachsraten von bis zu 40%, vereinzelt auch noch mehr. Bei den NSMRIs dominieren Amitriptylin und Doxepin als die klassischen trizyklischen Substanzen mit stärker sedierenden Wirkungen (Tabelle 42.4). Innerhalb dieser Substanzen hat es Umschichtungen gegeben, die nicht durch die Preisgestaltung zu erklären sind. Die Verordnungen von Maprotilin (Tabelle 42.5) gehen weiter zurück, obwohl eine jüngere Studie für diese Substanz gute Wirksamkeit und geringe unerwünschte Wirkungen fand (Schnyder und Koller-Leiser 1996). In einer Metaanalyse zeigte sich bei Auswertung von 186 kontrollierten Studien für Amitriptylin im Vergleich zu SSRIs eine schlechtere Verträglichkeit (Barbui und Hotopf 2001). Die Autoren weisen darauf hin, daß entsprechend systematischen Übersichten auch niedriger dosierte NSMRIs (die dann

Tabelle 42.5: Verordnungen wenig sedierender Antidepressiva 2001. Angegeben sind die 2001 verordneten Tagesdosen, die Änderungen gegenüber 2000 und die mittleren Kosten je DDD 2001.

Präparat	Bestandteile	DDD in Mio.	Änderung in %	DDD-Kosten in €
Maprotilin				
Ludiomil	Maprotilin	4,5	(−3,5)	0,59
Maprotilin Neurax	Maprotilin	2,2	(−5,0)	0,46
Maprolu	Maprotilin	1,8	(+9,9)	0,51
		8,5	(−1,3)	0,54
Imipramin				
Imipramin-neuraxpharm	Imipramin	3,0	(+26,8)	0,74
Tofranil	Imipramin	1,1	(−2,1)	1,03
		4,1	(+17,3)	0,82
Selektive Serotonin-Rückaufnahme-Inhibitoren				
Cipramil	Citalopram	35,9	(+50,0)	1,45
Zoloft	Sertralin	25,4	(+36,7)	1,35
Seroxat	Paroxetin	17,4	(+6,3)	1,89
Trevilor	Venlafaxin	16,7	(+57,4)	2,48
Gladem	Sertralin	10,2	(+25,4)	1,35
Sepram	Citalopram	8,9	(+39,4)	1,47
Fluoxetin-ratiopharm	Fluoxetin	6,6	(+8,8)	1,03
Fluctin	Fluoxetin	4,6	(−20,2)	2,03
Tagonis	Paroxetin	4,4	(−3,2)	2,04
Fluoxetin-neurax	Fluoxetin	3,8	(+86,1)	1,02
		133,8	(+30,7)	1,62
Selektive Noradrenalin-Rückaufnahme-Inhibitoren				
Edronax	Reboxetin	2,2	(+64,1)	2,35
MAO-Inhibitoren				
Aurorix	Moclobemid	6,1	(−21,3)	1,90
Lithiumsalze				
Quilonum	Lithium	10,1	(+2,4)	0,51
Hypnorex	Lithiumcarbonat	8,7	(+6,0)	0,50
		18,8	(+4,0)	0,50
Summe		173,5	(+22,4)	1,44

weniger Nebenwirkungen hätten) in der Wirksamkeit sich nicht von SSRIs unterscheiden.

Diese Trends gleichbleibende Verordnungen klassischer Antidepressiva bei gleichzeitig deutlich steigenden Verordnungen neuerer Substanzen – legen die Vermutung nahe, daß neue Indikationen für

insbesondere neuere Antidepressiva erschlossen werden. Die anders-
artigen unerwünschten Wirkungen und neue, wissenschaftlich
begründete Indikationen (z. B. Zwangssyndrome, Eßstörungen; vgl.
Arzneimittelkommission 2000) könnten höhere Verordnungszahlen
rechtfertigen. Ähnliche Daten wurden für die USA freilich auch so
interpretiert, daß insbesondere die SSRIs aufgrund populistischer
Berichte zu „life-style"-Medikamenten stilisiert wurden (Olfson et al.
1998). Es gibt bislang aber keine deutlichen Hinweise auf eine analoge
Entwicklung in Deutschland.

Erstmals ist 2001 Fluvoxamin (*Fevarin*, DDD-Kosten ca. 2 Euro)
nicht mehr unter den 2500 verordnungshäufigsten Arzneimitteln vertreten. Bei den Fluoxetin-haltigen Arzneimitteln findet sich ein deutlicher Trend zur Verordnung preisgünstiger Präparate. Bei der Mehrzahl der SSRI sind Zuwächse zu verzeichnen. Dies gilt insbesondere
für Citalopram und Sertralin, die kostengünstiger als die Originalpräparate der älteren SSRI sind. Ihre Wirksamkeit ist inzwischen gut
belegt. Große unabhängige Metaanalysen haben keinen generellen
Wirksamkeitsunterschied zwischen NSMRI, SSRI und anderen neueren Antidepressiva feststellen können. Auch die Rate an Behandlungsabbrüchen unterscheidet sich nicht. Nur für NSMRI der ersten Generation gilt, daß die Abbruchrate wegen Nebenwirkungen etwas höher
liegt als bei SSRIs. Deshalb können auch ältere Patienten ohne relevante Komorbidität in der allgemeinmedizinischen Praxis grundsätzlich sowohl mit NSMRIs als auch SSRIs behandelt werden (Snow et al.
2000, Barbui et al. 2000). Bei den SSRIs fehlen im Unterschied zu den
NSMRIs sedierende und vegetative Nebenwirkungen weitgehend. Ein
Nachteil von Fluoxetin ist im Vergleich zu neueren SSRIs die lange
Halbwertszeit der Substanz (3 Tage) und vor allem des aktiven Metaboliten Norfluoxetin (7 Tage) sowie ausgeprägte Wechselwirkungen
mit anderen Pharmaka durch Hemmung des Cytochrom-P450-Sys-
tems (Baumann 1996). Citalopram und Sertralin sind diesbezüglich
günstiger zu beurteilen. Damit sind die Zuwächse bei diesen Präparaten und die Stagnation bei den Fluoxetinpräparaten (trotz preislich
bedingter Umschichtungen) als sinnvoll zu bewerten. Auffallend sind
angesichts des hohen Preises die Zuwächse beim Venlafaxin, das sich
in einer Metaanalyse als besonders gut wirksam und verträglich
erwies (Einarson et al. 1999). Bei Patienten mit Herzinsuffizienz stellt
der Einsatz der neueren Substanzen wohl die risikoärmere Alternative
dar (Braun und Strasser 1997). Andererseits verlangt das andere Profil
unerwünschter Wirkungen (z. B. Schlaflosigkeit, Übelkeit, Diarrhö

und Störungen der Sexualfunktion) weiterhin Aufmerksamkeit und eine differenzierte Verordnungsweise (Trindade et al. 1998). Als stark beworbener Vorteil der neueren Substanzen gilt ihre niedrige akute Toxizität im Hinblick auf das hohe Suizidrisiko depressiver Patienten. Allerdings nimmt sich nach epidemiologischen Studien aus verschiedenen Ländern nur ein kleiner Prozentsatz suizidaler Patienten mittels des jeweils verschriebenen Antidepressivums das Leben (Müller-Oerlinghausen und Berghöfer 1999). Unter SSRI wurden allerdings deutlich mehr suizidale Handlungen als unter NSMRI beobachtet (Donovan et al. 2000). Bisher vorgelegte pharmakoökonomische Studien erlauben keinen generellen Rückschluß auf die Kosten-Nutzen-Relation von SSRIs vs. NSMRIs (Laux 2001).

Besondere Beachtung verdient das unter Einnahme von SSRI erhöhte Risiko einer oberen gastrointestinalen Blutung (de Abajo et al. 1999), weshalb eine Kombination von SSRI mit nichtsteroidalen Antiphlogistika mit Vorsicht erfolgen sollte.

Stark zugenommen haben die Verordnungen des relativ teuren Mirtazapin, das sich inzwischen sechs Jahre auf dem Markt befindet und zumindest ein theoretisch interessantes Profil besitzt. Es hat weniger exzitatorisch toxische Wirkungen und wird vermutlich wegen seiner sedierenden Wirkungen relativ breit eingesetzt (Kasper 1996). Eine Vergleichsstudie gegen Paroxetin zeigte gleiche Wirksamkeit mit möglicherweise schnellerem Wirkungseintritt bei Mirtazapin (Benkert et al. 2000). Die Wirksamkeit von Mirtazapin war ebenfalls der von Venlafaxin vergleichbar, wobei Behandlungsabbrüche aufgrund von unerwünschten Wirkungen bei der Einnahme von Mirtazapin signifikant seltener auftraten als beim Vergleichspräparat (Guelfi et al. 2001). In der Langzeitbehandlung bis zu einem Jahr war Mirtazapin in der Rückfallprophylaxe der Depression wirksam (Thase et al. 2001).

Erstmals vertreten ist der selektive Noradrenalin-Rückaufnahme-Hemmstoff Reboxetin (*Edronax*) (Tab. 42.5). Der Stellenwert dieses neuen Präparates, insbesondere im Vergleich zu Desipramin und MAO-Inhibitoren, kann gegenwärtig nicht schlüssig beurteilt werden, da Vergleichsdaten nicht vorliegen.

Mit Moclobemid (*Aurorix*) begann 1992 eine Renaissance der Monoaminoxidase (MAO)-Inhibitoren. Moclobemid unterscheidet sich von bisher verfügbaren Substanzen dadurch, daß es für den relevanten Subtyp A der MAO relative Selektivität aufweist und daß die Hemmwirkung reversibel ist (RIMA, reversible Inhibitoren der MAO). Dadurch dürften hypertensive Krisen, wie sie durch den Verzehr tyraminhaltiger Nahrungsmittel ausgelöst werden können, seltener sein als bei den klassischen MAO-Inhibitoren (Berlin und Lecrubier 1996). Ob seine Wirksamkeit freilich der des unselektiven MAO-Hemmstoffs Tranylcypromin ganz entspricht, bleibt zweifelhaft (Laux et al. 1995). Eine schlechtere Wirksamkeit wurde im Vergleich mit Clomipramin beobachtet (Volz et al. 1996). Die oben erwähnte Leitlinie des American College of Physicians kommt aber zum Schluß, daß sich auch reversible MAO-Inhibitoren in ihrer generellen Wirksamkeit nicht von NSMRIs oder SSRIs unterscheiden (Snow et al. 2000).

Das führende Präparat unter den Antidepressiva ist weiterhin *Insidon* (Opipramol), dessen antidepressive Wirksamkeit unzureichend belegt ist. In den letzten Jahren ist jeweils eine große positive Studie zu den Indikationen „somatoforme Störung" und „generalisierte Angststörung" publiziert worden (Volz et al. 2000, Möller et al. 2001). In beiden Studien zeigten sich signifikante Effekte gegenüber Placebo. Allerdings unterscheidet sich in der ersten Studie die Abnahme an somatischer bzw. psychischer Angst quantitativ nur marginal von denen der Placebogruppe nach sechswöchiger Medikation (Volz et al. 2000). Als Vorteil von Opipramol kann gelten, daß es im Gegensatz zu Benzodiazepinen keine Abhängigkeit erzeugt. Dies gilt aber auch für klassische bei Angststörungen eingesetzte Antidepressiva, deren Wirksamkeit viel besser belegt ist (Arzneimittelkommission 2000). Auch für Venlafaxin wurde kürzlich eine positive Placebo-kontrollierte Studie bei Angststörungen publiziert (Gelenberg et al. 2000).

Klar umrissen in Indikationen wie auch Nebenwirkungen ist die Anwendung von Lithiumpräparaten zur Prophylaxe von manisch-depressiven Phasen und zur Therapie von Manien (Müller-Oerlinghausen et al. 1997). Die Verordnungen der beiden führenden Lithiumpräparate sind im vergangenen Jahr geringfügig angestiegen. Insgesamt dürfte die Zahl der Lithium-behandelten Patienten in der Bundesrepublik angesichts des auch volkswirtschaftlich eindrucksvollen Nutzens dieser Prophylaxe noch immer eher zu niedrig liegen (Lehmann und Müller-Oerlinghausen 1993).

Ob es zum Lithium wirksame Alternativen der Phasenprophylaxe unipolarer Depressionen gibt, ist wiederholt untersucht worden. Carbamazepin ist als Phasenprophylaktikum dem Lithium generell nicht gleichwertig, hat jedoch bei bestimmten Verlaufsformen Vorteile (Dardennes et al. 1995). Für einige SSRIs ist auch die rezidivprophylaktische Wirksamkeit mäßig gut belegt, obwohl die Studiendauer für eine valide Aussage fast immer zu kurz ist (Montgomery et al. 1994,

Franchini et al. 1996). Die prophylaktische Wirksamkeit von NSMRIs läßt sich wegen der beschränkten Zahl von Studien leider nur aus Metaanalysen ableiten, wobei sich trendmäßig eine etwas bessere Wirksamkeit von Lithium gegenüber freilich nicht hoch dosiertem Amitriptylin bei den unipolaren Depressionen zeigt. Eine ausgezeichnete rezidivprophylaktische Wirksamkeit wurde in einer Dreijahresstudie mit hochdosiertem Imipramin nachgewiesen (Frank et al. 1990). Eine große prospektive deutsche Langzeitstudie fand eine bessere Rezidivprophylaxe über 2,5 Jahre mit Lithium im Vergleich zu 100 mg/d Amitriptylin (Greil et al. 1996). Die Wirksamkeit von Valproat und neueren Antikonvulsiva (Lamotrigin, Gabapentin, Topiramat) in der Phasenprophylaxe von bipolaren Störungen ist gegenwärtig nicht ausreichend belegt (Macritchie et al. 2001, Dinan 2002, Müller-Oerlinghausen et al. 2002). Eine suizidpräventive Wirksamkeit bei Patienten mit affektiven Psychosen ist bislang für keine andere Substanz außer Lithiumsalzen gezeigt worden (Schou 1998). Eine praktisch wichtige, in kontrollierten Studien gut belegte Anwendung von Lithium ist die leider nicht ausreichend bekannte Augmentationsstrategie, d. h. die Kombination mit Lithium bei auf Antidepressiva nicht befriedigend ansprechenden Patienten (Bauer und Dopfner 1999).

Neuroleptika

Neuroleptika werden primär zur Behandlung schizophrener und manischer Psychosen eingesetzt. Jedoch werden sie auch bei anderen Indikationen, z. B. Erregungszuständen im Rahmen oligophrener Syndrome oder bei chronischen Schmerzzuständen, verwendet. Die wesentliche Wirkung dieser Arzneimittel besteht in der Abschwächung produktiver psychotischer Symptome, daneben aber auch in einer Verminderung des Antriebes, Verlangsamung der Reaktion und Erzeugung von Gleichgültigkeit gegenüber äußeren Reizen. Dabei bleiben die intellektuellen Funktionen und die Bewußtseinslage weitgehend erhalten. Für die zunehmend wichtiger gewordene Gruppe der sogenannten atypischen Neuroleptika gilt, daß sie auch die Negativsymptome, also z. B. den Antriebsmangel und die gestörte Affektivität des chronischen Schizophrenen, günstig beeinflussen und daß aufgrund der geringeren Auswirkung auf die Motorik die „Zwangsjacken"-Wirkung geringer ist (Möller 1999).

42

Aufgrund des – gerade in Deutschland – sehr breiten Anwendungs-
spektrums der Neuroleptika ist die Angabe definierter Tagesdosen
außerordentlich schwierig. Neuroleptika können von niedrigsten
Dosen als Tranquillantien bis hin zu Höchstdosen in der Behandlung
akuter Psychosen eingesetzt werden, und es ist selten möglich, einzelne Darreichungsformen eindeutig einer bestimmten Verwendung
zuzuordnen. Deshalb wurden seit 1997 durchweg (soweit definiert) die
neuen DDDs der WHO verwendet. Diese in Skandinavien erarbeiteten
DDDs beruhen allerdings vor allem auf der akuten antipsychotischen
Therapie und liegen damit für den ambulanten Bereich relativ hoch.
So betragen die DDDs für die meisten oral angewendeten Phenothiazine 300 mg, für Prothipendyl 240 mg, für Fluphenazin 10 mg, für
Haloperidol 8 mg, für Pipamperon 200 mg, für Clozapin 300 mg und
für Flupentixol 6 mg. Lediglich beim Perazin mit 100 mg und bei Ben-
peridol mit 1,5 mg liegen die WHO-DDDs relativ niedrig. Durch
Abweichungen in der tatsächlichen Praxis von den WHO-Richtwerten
können sich beträchtliche Abweichungen bei der Summe der berechneten DDDs und den Tagesbehandlungskosten (DDD-Kosten) ergeben. Trotzdem scheint die Verwendung der WHO-DDDs derzeit die
objektivste Bezugsgröße darzustellen. Von dieser wurde lediglich dann
abgewichen, wenn auf Grund der Fachinformationen festgestellt werden kann, daß ein Präparat praktisch ausschließlich für einen anderen
als von der WHO erfaßten Zweck vorgesehen ist, und wenn die Verord-
nungspraxis dies unterstützt. Dies ist der Fall bei den als Tranquillantien niedrigdosierten Neuroleptika Fluspirilen (1,5 mg/7 Tage) und
Flupentixol (DDD 1,5 mg) sowie für das als stark dämpfendes Antihistaminikum anzusehende Promethazin (DDD 75 mg). Diese niedrig
dosierten Präparate sind in Tabelle 42.7 zusammengefaßt.

Die Verordnungen der Neuroleptika haben sich auch 2001 unterschiedlich entwickelt. Geringfügige Abnahmen sind bei den meisten
klassischen Neuroleptika eingetreten, während die Verordnungen bei
den atypischen Neuroleptika zum wiederholten Mal zunahmen
(Tabellen 42.6 und 42.7). Insgesamt haben sich die Neuroleptika in den
letzten Jahren weitgehend auf einem konstanten Niveau gehalten
(Abbildung 42.2).

Unter den 2500 am häufigsten verordneten Arzneimitteln findet
sich eine große Anzahl von Neuroleptika, die verschiedenen chemischen Gruppen angehören und von sehr unterschiedlicher neurolepti-
scher Potenz sind. Dazu gehört auch das deutlich seltener verordnete

Tabelle 42.6: Verordnungen von Neuroleptika 2001. Angegeben sind die 2001 verordneten Tagesdosen, die Änderungen gegenüber 2000 und die mittleren Kosten je DDD 2001.

Präparat	Bestandteile	DDD in Mio.	Änderung in %	DDD-Kosten in €
Phenothiazine				
Perazin-neuraxpharm	Perazin	11,2	(+8,7)	0,46
Taxilan	Perazin	8,6	(−18,0)	0,56
Lyogen/Depot	Fluphenazin	6,3	(+1,3)	0,90
Melleril	Thioridazin	4,9	(−15,2)	0,81
Levomepromazin-neuraxpharm	Levomepromazin	2,5	(−0,5)	1,52
Neurocil	Levomepromazin	2,1	(−0,4)	2,03
Thioridazin-neuraxpharm	Thioridazin	1,6	(−10,5)	1,17
Protactyl	Promazin	0,4	(+10,3)	1,67
		37,5	(−4,9)	0,80
Haloperidol				
Haldol	Haloperidol	13,4	(−4,9)	0,76
Haloperidol-ratiopharm	Haloperidol	4,6	(−9,6)	0,48
Haloperidol-neuraxpharm	Haloperidol	4,4	(+13,1)	0,45
Haloper	Haloperidol	1,2	(+9,4)	0,49
		23,6	(−2,4)	0,64
Sulpirid				
Dogmatil/-forte	Sulpirid	1,1	(−13,9)	4,02
Sulpirid-ratiopharm	Sulpirid	0,9	(+15,1)	2,90
Neogama	Sulpirid	0,8	(−19,5)	3,81
sulpirid von ct	Sulpirid	0,8	(−2,3)	3,00
Meresa/-forte	Sulpirid	0,8	(−14,1)	3,97
Sulp Hexal	Sulpirid	0,5	(+2,0)	2,93
Sulpivert	Sulpirid	0,4	(+11,5)	3,02
		5,4	(−6,2)	3,46
Atypische Neuroleptika				
Zyprexa	Olanzapin	15,7	(+24,8)	7,61
Risperdal	Risperidon	13,0	(+30,1)	7,27
Leponex	Clozapin	5,1	(−12,3)	3,68
Clozapin-neuraxpharm	Clozapin	3,7	(+29,1)	2,70
Elcrit	Clozapin	2,6	(+12,7)	2,82
Seroquel	Quetiapin	2,3	(+313,3)	7,36
Nipolept	Zotepin	1,6	(−15,3)	1,92
		43,9	(+22,3)	6,14
Andere Neuroleptika				
Fluanxol/depot	Flupentixol	8,5	(−6,0)	1,55
Dipiperon	Pipamperon	6,7	(+2,6)	2,33
Ciatyl-Z	Zuclopenthixol	5,3	(−2,2)	1,30

Tabelle 42.6: Verordnungen von Neuroleptika 2001. Angegeben sind die 2001 verordneten Tagesdosen, die Änderungen gegenüber 2000 und die mittleren Kosten je DDD 2001 (Fortsetzung).

Präparat	Bestandteile	DDD in Mio.	Änderung in %	DDD-Kosten in €
Solian	Amisulprid	4,4	(+48,0)	5,26
Chlorprothixen neuraxpharm	Chlorprothixen	2,8	(+13,0)	0,73
Fluspi Stechamp.	Fluspirilen	1,6	(−16,3)	1,31
Imap	Fluspirilen	1,4	(−0,4)	1,50
		30,8	(+3,2)	2,12
Summe		141,1	(+4,5)	2,83

Benzamidderivat Sulpirid mit hoher Selektivität für D_2-Dopaminrezeptoren, das in niedriger Dosis nach einer Placebo-kontrollierten Studie eine milde bis mäßige antidepressive Wirkung hat (Rüther et al. 1999) und dessen antipsychotische Wirkung bei der Schizophrenie mit Tagesdosen von 800–1200 mg in mehreren Studien gut belegt ist (Caley und Weber 1995). Sein Nachfolger Amisulprid wird zur Zeit stark beworben und hat wiederum einen bedeutsamen Zuwachs erfahren (Tabelle 42.6). In einer multizentrischen Doppelblindstudie war es in seiner Wirksamkeit bei akuter Schizophrenie dem Haloperidol zumindest gleichwertig bei geringeren Nebenwirkungen (Carriere et al. 2000). In einer offenen 12-Monats-Studie zeigte es gegenüber Haloperidol geringere extrapyramidale Nebenwirkungen (Colonna et al. 2000).

Modernen Vorstellungen über einen adäquaten Einsatz von Neuroleptika entsprechen die Zuwächse bei den atypischen Neuroleptika. Dazu gehört prototypisch Clozapin, weiterhin Olanzapin und Risperidon. Freilich ist der Begriff „atypisch", der inzwischen zum Werbeargument der Hersteller geworden ist, hinsichtlich seiner pharmakologischen und klinischen Bedeutung kritisch zu hinterfragen. Offenbar kann ein ganzes Spektrum von „Atypikalität" diskutiert werden (Stip 2000). Clozapin erweist sich weiterhin als eine unverzichtbare Substanz in der Psychiatrie, auch wenn seine Verschreibung wegen Blutzellschäden nur unter sehr restriktiven Auflagen des Herstellers möglich ist. Die Verordnungen dieser Substanz haben insgesamt mit

Umschichtungen zu den Generika zugenommen. Der besondere Vorteil besteht darin, daß Spätdyskinesien unter Clozapin niemals gesehen wurden (Kane et al. 1988). Clozapin wirkt an sehr vielen verschiedenen Rezeptoren, wobei nach wie vor nicht klar ist, was seine pharmakologische Sonderstellung bedingt, die auch klinisch immer wieder beschrieben wird. Unter verschiedenen atypischen Neuroleptika konnte nur für Clozapin die Kosten-Effektivität klar belegt werden (Revick 2001). Obwohl für die Anwendung bei Kindern und Jugendlichen unter 16 Jahren nicht zugelassen, hat sich das Präparat offenbar gerade auch bei diesem Patientenkreis bewährt (Elliger et al. 1994).

Die intensive Suche nach Clozapin-ähnlichen Wirkstoffen hat zur erfolgreichen Einführung des freilich auch sehr teuren Olanzapin (*Zyprexa*) geführt, dessen Verordnungen auch im Jahr 2001 wieder kräftig zugenommen haben. Erste Fälle von Blutzellschäden unter Olanzapin sind berichtet worden (Dettling et al. 1999). Eine kürzlich publizierte Metaanalyse kommt zu dem Schluß, daß gegenüber typischen Neuroleptika Olanzapin gute antipsychotische Wirksamkeit bietet bei geringeren extrapyramidalen unerwünschten Wirkungen, aber vermutlich größerer Gewichtszunahme (Duggan et al. 2000). Der Hersteller bemüht sich, die Indikationen in den Bereich der affektiven Störungen auszuweiten (Goodnick und Barrios 2001). Seit März 2000 ist es in den USA für die Behandlung der akuten Manie zugelassen. Atypische Neuroleptika können einen bestehenden Diabetes mellitus verschlimmern oder einen Diabetes mellitus auslösen (Baptista et al. 2001, Arzneimittelkommission 2002). Ob dieses Risiko in Zusammenhang mit der Gewichtszunahme unter atypischen Neuroleptika zu sehen ist, ist bisher nicht geklärt. Die Zunahme des Körpergewichts unter atypischen Neuroleptika, besonders Clozapin und Olanzapin, kann exzessive Ausmaße von 30 kg und mehr erreichen und die Patienten stigmatisieren (Taylor und McAskill 2000; Wetterling 2001).

Auch die Verordnungen von Risperidon, das wie Clozapin oder Olanzapin sowohl D_2- als auch 5-HT_2-Rezeptoren blockiert (Kornhuber 1994), haben stark zugenommen, so daß *Risperdal* jetzt in der Rangliste der Verordnungen an erster Stelle aller verordneten Neuroleptika steht. Risperidon (6 mg) war in Phase-III-Studien ähnlich wirksam wie Haloperidol bei geringeren extrapyramidalmotorischen Wirkungen (Choulnard et al. 1993, Marder und Meibach 1994). Dagegen führen Carter et al. (1995) aus, daß Risperidon zwar eine erhebliche Verteuerung der stationären antipsychotischen Therapie, aber keine Abnahme der Häufigkeit unerwünschter Wirkungen gebracht habe. Extrapyramidale Wirkungen wurden von diesen Autoren bereits bei mittleren Dosierungen von 3,5 mg/d beobachtet. Vergleiche von Risperidon mit Neuroleptika geringerer Potenz fehlen. Auch hier wird versucht, die Substanz bei affektiven Störungen verstärkt einzusetzen. Die Langzeitwirkungen und der klinische Wert atypischer Neuroleptika können noch nicht abschließend bewertet werden (Blin 1999). Mittlerweile liegt eine doppelblinde, multizentrische Studie vor, in der die Wirkung einer langfristigen Einnahme von Risperidon (mittlere Dosis 4,9 mg/d) und Haloperidol (mittlere Dosis 11,7 mg/d) in der Rezidivverhinderung von schizophrenen und schizoaffektiven Psychosen verglichen wurde (Csernansky et al. 2002). Unter Risperidon kam es signifikant seltener zu Rückfällen und Behandlungsabbrüchen als unter Haloperidol. Das National Institute for Clinical Excellence (NICE) hat im Juni 2002 in seiner Leitlinie die Verordnung atypischer Neuroleptika bei der Ersttherapie und beim Vorliegen nicht akzeptabler Nebenwirkungen unter einer bisherigen Medikation mit typischen Neuroleptika empfohlen. Andererseits wird von NICE nicht empfohlen, Patienten, die bisher mit typischen Neuroleptika gut eingestellt sind, auf atypische Neuroleptika umzustellen. Auf den Mangel an aussagekräftigen Langzeitstudien bei dieser Indikation wird deutlich hingewiesen (NICE: Technology Appraisal Guidance No. 43. Web: www.nice.org.uk). Erhebliches Volumen haben in kurzer Zeit die Verordnungen des neu eingeführten Quetiapin erreicht. Sein therapeutischer Stellenwert erscheint noch nicht beurteilbar. Hinweise auf Blutbildungsstörungen und Katarakte mahnen zur Wachsamkeit, wie bei allen neuen Substanzen (Laties 2002, Arzneimittelkommission 2002). Insgesamt zeigt der Anstieg der Verordnungen atypischer Neuroleptika, daß ihre Vorteile trotz der Budgetierungszwänge in der Praxis den Patienten nicht generell vorenthalten werden.

Die Verwendung niedrig dosierter Neuroleptika als Tranquillantien (Tabelle 42.7) wird kontrovers diskutiert, da Neuroleptika erhebliche Nebenwirkungen haben und auch bei niedrig dosierten Neuroleptika Einzelfälle von Spätdyskinesien, d. h. einer der schwersten, da oft irreversiblen, Nebenwirkungen dieser Substanzklasse, beobachtet wurden (Kappler et al. 1994). Die Verordnung dieser Präparate, häufig sogar als injizierbare Depotform, hängt vielleicht mit der zunehmend kritisch gewordenen Einstellung gegenüber Benzodiazepinen zusammen. Die Abbildung 42.2 zeigt, daß der Rückgang der Benzodiazepine in den vergangenen Jahren nur bis 1997 von einer Zunahme bei den Neuro-

Tabelle 42.7: Verordnungen niedrigdosierter Neuroleptika 2001. Angegeben sind die 2001 verordneten Tagesdosen, die Änderungen gegenüber 2000 und die mittleren Kosten je DDD 2001.

Präparat	Bestandteile	DDD in Mio.	Änderung in %	DDD-Kosten in €
Phenothiazine				
Promethazin-neuraxpharm	Promethazin	13,1	(+10,5)	0,37
Atosil	Promethazin	10,5	(−9,9)	0,52
Prothazin	Promethazin	5,7	(−4,4)	0,51
Dominal	Prothipendyl	1,8	(+15,1)	1,56
Proneurin 25	Promethazin	1,6	(+39,2)	0,31
Decentan	Perphenazin	1,2	(+1,7)	1,80
Sinophenin	Promazin	0,3	(−22,3)	1,84
		34,2	(+1,4)	0,56
Fluspirilen				
Fluspi 1,5	Fluspirilen	6,1	(+9,1)	0,49
Imap 1,5 mg	Fluspirilen	4,9	(−17,3)	0,61
Kivat	Fluspirilen	2,6	(−6,9)	0,52
		13,6	(−4,9)	0,54
Melperon				
Eunerpan	Melperon	3,3	(−8,1)	3,04
Melperon-ratiopharm	Melperon	1,7	(+33,2)	2,16
Melperon neuraxpharm	Melperon	1,4	(+3,0)	1,93
Melneurin	Melperon	1,4	(+10,6)	1,89
Melperon beta	Melperon	0,8	(+46,4)	1,82
Melperon Stada	Melperon	0,6	(−18,5)	2,32
melperon von ct	Melperon	0,5	(+48,0)	1,87
Harmosin	Melperon	0,4	(−17,4)	2,29
Mel-Puren	Melperon	0,3	(+32,1)	2,12
Melperon AL	Melperon	0,3	(+811,1)	2,03
		10,7	(+8,6)	2,33
Andere Neuroleptika				
Truxal	Chlorprothixen	4,4	(−9,6)	0,83
Fluanxol 0,5 mg	Flupentixol	1,2	(−5,7)	0,51
		5,6	(−8,8)	0,76
Summe		64,1	(+0,1)	0,87

leptika begleitet war, wobei es sich vermutlich um eine direkte Kompensation handelte (Linden und Gothe 1993). Sorgfältige Phase-IV Studien zum Vergleich niedrig dosierter Neuroleptika mit Benzodiazepinen existieren unseres Wissens nach wie vor nicht. Angesichts des Spektrums unerwünschter Wirkungen von Neuroleptika scheint

42

jedoch Vorsicht geboten. Die weiteren Rückgänge bei dem früheren Spitzenreiter unter den Neuroleptika, *Imap 1,5 mg*, aber auch bei vielen weiteren Präparaten sind vor diesem Hintergrund verständlich und wohl sinnvoll.

Psychostimulantien

Das Verordnungsvolumen des Stimulans Methylphenidat (z. B. *Ritalin*) hat auch im Jahr 2001 wieder sehr stark zugenommen (Abbildung 42.3). Damit ergibt sich nach den kontinuierlichen Zunahmen in den letzten zehn Jahren ein Anstieg dieser Verordnungen um rund das Dreißigfache. Ausgelöst wurden diese Steigerungen vermutlich durch den begründeten Verdacht, daß in Deutschland bei der Indikation „hyperkinetische Verhaltensstörung" Psychostimulantien lange Zeit unterverordnet wurden (Elliger et al. 1990). Offensichtlich setzt sich diese Auffassung in Angleichung an internationale Trends jetzt durch, nachdem die Wirksamkeit in zahlreichen Studien dokumentiert wurde (Kimko et al. 1999). Die jetzigen Zahlen ergeben insgesamt 18,3 Mio. Tagesdosen, d. h. rechnerisch etwa 50.000 kontinuierlich behandelte Patienten. Von diesen sind über 95% Kinder und Jugendliche von 5–19 Jahren, über 50% sind im Alter zwischen 10 und 14 Jahren.

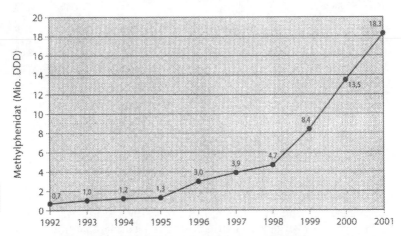

Abbildung 42.3: Verordnungen von Methylphenidat von 1992 bis 2001. Gesamtverordnungen nach definierten Tagesdosen

Über die Berechtigung solcher Verordnungen wird gerade in der Öffentlichkeit viel diskutiert, wobei vor allem Elternverbände sich sehr nachdrücklich für diese Therapie aussprechen und die bisherigen Verordnungen aufgrund epidemiologischer Schätzungen noch keinen Hinweis auf eine Überverordnung geben (Schubert et al. 2001). Die MTA-Studie unterstreicht den Stellenwert gerade der medikamentösen Therapie bei hyperkinetischer Verhaltensstörung im Vergleich zu nichtmedikamentösen Ansätzen (MTA Cooperative Group 1999). Dennoch muß aufgrund bekannt gewordener Vorfälle vor der Verordnung überhöhter Dosen sowie laxer Indikationsstellung gewarnt werden. Auch die Drogenbeauftragte der Bundesregierung hat sich inzwischen eingeschaltet. In den USA, wo etwa 90% der Kinder mit hyperkinetischer Verhaltensstörung mit Methylphenidat behandelt werden, wird die Möglichkeit der zu häufigen Verschreibung ebenfalls intensiv diskutiert (Safer 2000). Angesichts des dramatischen Verordnungsanstiegs sollten Bundesopiumstelle und Kassenärztliche Vereinigungen Recherchen bezüglich der korrekten Indikationsstellung und möglicher Dosisüberhöhungen anstellen (Schubert et al. 2001). Nur eine exakte, möglichst kinderpsychiatrisch abgesicherte Diagnose und eine sorgfältige Verlaufskontrolle können die Verordnung rechtfertigen. Dabei ist auch zu beachten, daß auf Grund individueller Unterschiede bei Pharmakokinetik und Ansprechbarkeit die optimale Dosis sehr individuell gesucht werden muß (Kimko et al. 1999). Auch die Narkolepsie stellt eine mögliche Indikation für Methylphenidat dar.

Mittel zur Behandlung von Alkoholfolgekrankheiten

Die Verordnungen von Clomethiazol (*Distraneurin*) sind 2001 nochmals rückläufig. Zur ambulanten Behandlung bei Alkohol- oder Medikamentenabhängigen ist es kontraindiziert.

Acamprosat (*Campral*) ist ein schwacher Antagonist an NMDA-Rezeptoren, der Alkoholwirkungen vermindern und dadurch die Alkoholaufnahme reduzieren soll (Swift 1999). Zwei multizentrische Untersuchungen gegen Placebo ergaben widersprüchliche Resultate. Während eine italienische Studie (Tempesta et al. 2000) einen signifikanten Unterschied fand (58% abstinent über 6 Monate gegen 45% unter Placebo), zeigte sich in einer britischen Studie, bei der die Behandlung später begann, kein Effekt (Chick et al. 2000). Eine österreichische Studie fand, daß Acamprosat nur bei bestimmten Formen

42

Tabelle 42.8: Weitere Psychopharmaka 2001. Angegeben sind die 2001 verordneten Tagesdosen, die Änderungen gegenüber 2000 und die mittleren Kosten je DDD 2001.

Präparat	Bestandteile	DDD in Mio.	Änderung in %	DDD-Kosten in €
Psychostimulantien				
Ritalin	Methylphenidat	13,7	(+9,0)	1,52
Medikinet	Methylphenidat	4,5	(+420,1)	1,38
		18,3	(+35,7)	1,49
Mittel zur Behandlung von Alkoholfolgekrankheiten				
Distraneurin	Clomethiazol	1,6	(–3,6)	2,36
Campral	Acamprosat	0,9	(–23,8)	3,34
		2,6	(–12,1)	2,71
Summe		20,8	(+27,2)	1,64

wirksam ist (Lesch et al. 2001). Das Präparat soll nur im Gesamtkonzept einer Alkoholentwöhnung verwendet werden und kommt vor allem bei chronisch stabilem Trinkverhalten in Frage (Müller-Oerlinghausen 2001). Nach Rückgängen in 1999 hatten sich die Verordnungen in 2000 zunächst stabilisiert, um jetzt nochmals stark abzunehmen. Die Gründe hierfür sind unklar.

Pflanzliche Psychopharmaka

Pflanzliche Psychopharmaka sind in den Tabellen 42.9 und 42.10 aufgeführt. Es handelt sich dabei vor allem um Präparate, die Johanniskrautextrakt, zum Teil in Kombination mit Baldrian, enthalten. Eine geringere Rolle spielen Extrakte des Kava-Kava-Wurzelstocks, für die multiple Wirkungen auf das Zentralnervensystem geltend gemacht werden. Die dort angegebenen DDD-Werte für Johanniskrautpräparate sind erstmals einheitlich auf 3 g Droge entsprechend der Johanniskrautmonographie statt bisher nach Herstellerempfehlungen berechnet worden. Ebenso wurden die DDD-Werte der Kava-Kava-Präparate auf den in der Monographie angegebenen Wert von 90 mg Kava-Pyrone (bisher 120 mg Kava-Pyrone) bezogen. Dadurch ist ein direkter Vergleich mit den früher publizierten Werten nicht möglich.

Tabelle 42.9: Verordnungen von pflanzlichen Psychopharmaka (Monopräparate) 2001. Angegeben sind die 2001 verordneten Tagesdosen, die Änderungen gegenüber 2000 und die mittleren Kosten je DDD 2001.

Präparat	Bestandteile	DDD in Mio.	Änderung in %	DDD-Kosten in €
Johanniskraut				
Jarsin	Johanniskrautextrakt	23,5	(–13,9)	0,53
Felis	Johanniskrautextrakt	18,9	(–6,6)	0,37
Laif	Johanniskrautextrakt	18,2	(–10,7)	0,32
Neuroplant	Johanniskrautextrakt	12,2	(+19,5)	0,55
Texx	Johanniskrautextrakt	5,4	(–13,5)	0,33
Remotiv	Johanniskrautextrakt	4,1	(–29,3)	0,55
Helarium	Johanniskrautextrakt	4,1	(–9,3)	0,38
Spilan	Johanniskrautextrakt	3,9	(–27,4)	0,44
Psychotonin M/N/300	Johanniskrautextrakt	3,3	(–25,5)	0,52
Johanniskraut-ratiopharm	Johanniskrautextrakt	3,2	(+14,8)	0,35
Esbericum	Johanniskrautextrakt	3,0	(–9,4)	0,63
Hypericum Stada	Johanniskrautextrakt	2,1	(–9,0)	0,45
Hyperforat	Johanniskrautextrakt	1,8	(–12,2)	0,73
		103,7	**(–9,8)**	**0,45**
Kava-Kava-Wurzelstock				
Antares	Kava-Kava-Wurzelstockextrakt	8,7	(–5,1)	0,29
Kava-ratiopharm	Kava-Kava-Wurzelstockextrakt	6,6	(+20,6)	0,26
Kavacur	Kava-Kava-Wurzelstockextrakt	4,1	(+41,0)	0,31
Kavosporal Forte	Kava-Kava-Wurzelstockextrakt	2,2	(–3,0)	0,56
		21,6	**(+9,0)**	**0,31**
Summe		**125,3**	**(–7,0)**	**0,42**

Nach Anstiegen in den vergangenen Jahren sind die Verordnungen von Johanniskrautpräparaten wie in den Vorjahren auch im Jahr 2001 wieder rückläufig gewesen. Die Wirkungen von Johanniskraut haben in letzter Zeit verstärkt wissenschaftliches Interesse gefunden (Schulz und Hänsel 1996; Di Carlo et al. 2001). Positive Wirkungen wurden für Johanniskrautextrakte bei leichten bis mäßig ausgeprägten Depressionen in einem Cochrane Review festgestellt (Linde und Mulrow 2000). Ungeklärt ist jedoch, ob die Wirksamkeit der von anderen Antidepressiva gleichwertig ist. Jüngere Studien an ambulanten Patienten fanden Vergleichbarkeit gegenüber Fluoxetin (Schrader 2000) und Imipramin (Philipp et al. 1999, Woelk 2000).

Neue amerikanische Therapierichtlinien äußern allerdings Skepsis gegenüber den positiven Befunden, da hier eine eindeutige „publication bias", also die bevorzugte Publikation positiver Daten, nachzuweisen sei (Williams et al. 2000). Eine methodisch einwandfreie multizentrische Studie aus den USA fand keinen Unterschied von Johanniskrautextrakt (900–1200 mg) gegen Placebo (Shelton et al. 2001). Johanniskrautextrakt (900–1500 mg) zeigte weder auf der Hamilton Depression Skala noch in der Clinical Global Impressions Skala Vorteile gegenüber Placebo bei mittelschwerer Depression (Hypericum Depression Trial Study Group 2002). Diese Ergebnisse entsprechen offenbar der oben erwähnten Überschätzung der Wirksamkeit von Antidepressiva und ziehen die bisher angenommene Wirksamkeit von Johanniskrautextrakten in Zweifel. Darüber hinaus gibt es bei der Standardisierung diese Präparate Schwierigkeiten. Inzwischen wird Hyperforin als der möglicherweise wirksame Bestandteil diskutiert (Laakmann et al. 1998). Die gängige Standardisierung von Johannis-

Tabelle 42.10: Verordnungen pflanzlicher Psychopharmakakombinationen 2001. Angegeben sind die 2001 verordneten Tagesdosen, die Änderungen gegenüber 2000 und die mittleren Kosten je DDD 2001.

Präparat	Bestandteile	DDD in Mio.	Änderung in %	DDD-Kosten in €
Kombinationen				
Sedariston Konzentrat Kaps.	Johanniskrautextrakt Baldrianwurzelextrakt	7,6	(–3,7)	0,89
Hyperesa	Baldrianextrakt Johanniskrautextrakt	4,0	(–17,7)	0,46
		11,6	(–9,0)	0,74
Homöopathika				
Viburcol N	Chamomilla D1 Belladonna D2 Plantago major D3 Pulsatilla D2 Calc. carb. Hahnem. D8	1,9	(–0,8)	0,84
Summe		13,5	(–7,9)	0,76

42

krautextrakten auf den Gehalt an Hypericin erscheint aus diesem Grund problematisch, da sie nicht der klinischen Wirksamkeit der Präparate entspricht.

Bei Kava-Kava gibt es eine Reihe positiver Befunde aus kleineren Studien. Allerdings enthalten die meistverordneten Präparate den weniger standardisierten und in seiner Wirksamkeit schlechter geprüften Extrakt des Kava-Kava und nicht D,L-Kavain (Volz und Hänsel 1994). Bei den Kava-Kava-Präparaten ist im Gegensatz zu den Johanniskraut-Präparaten ein starker Anstieg der verordneten DDD zu verzeichnen. In Anbetracht der relativ unscharf umrissenen Indikationen für beide Präparategruppen (z. B. werden für *Hyperforat* Tropfen und Dragees in der Roten Liste „Depressionen, bes. im Klimakterium, Antriebsmangel, Angstzustände, nervöse Unruhe u. Erschöpfung, Föhnbeschwerden, Enuresis, Stottern, Migräne" angegeben, für Kava-Kava-Präparate generell Nervöse Angst-, Spannungs- u. Unruhezustände) liegt die Vermutung nahe, daß vielfach anstelle der bisher verordneten Präparategruppe auf eine andere Präparategruppe gewechselt wurde, wobei unklar bleibt, ob die Wirkung dieser Gruppen qualitativ vergleichbar ist.

Pflanzliche Präparate werden oft als besonders verträglich und nebenwirkungsarm angesehen. Neben einer allgemein positiven Grundeinstellung trägt oft das Fehlen von Daten zu Toxizität und unerwünschten Wirkungen hierzu bei. Es ist deshalb bemerkenswert, daß zum Johanniskraut in jüngster Zeit eine ganze Reihe von zum Teil lebensbedrohlichen Interaktionen berichtet worden sind (Ernst 2000). Dazu gehören starke Reduktionen der Plasmaspiegel des HIV-Proteasehemmstoffs Indinavir (Piscitelli et al. 2000), des Immunsuppressivums Ciclosporin bis hin zur Transplantatabstoßung (Ruschitzka et al. 2000), von Phenprocoumon (Bon et al. 1999), Warfarin (Yue et al. 2000), Digoxin (Johne et al. 1999) und Simvastatin (Sugimoto et al. 2001). Als Mechanismen werden die Induktion bestimmter Isoformen des Cytochrom P450 über den Pregnan-X-Rezeptor sowie des P-Glycoprotein-Transportsystems angesehen (De Smet und Touw 2000; Moore et al. 2000). Im Gegensatz zur Langzeitanwendung kann eine Einzeldosis eines Johanniskrautpräparats die Funktion des intestinalen P-Glycoproteins hemmen und zu einem signifikanten Anstieg der Plasmakonzentration von Fexofenadin führen (Wang et al. 2002). Von besonderem Interesse ist die Interaktion mit Antidepressiva. Johanniskrautextrakt vermindert die Plasmakonzentration von Amitriptylin und Nortriptylin und ihrer Metabolite (Johne et al. 2002). Inzwischen liegen Fallbeschreibungen über die Auslösung manischer Zustandsbilder (Nierenberg et al. 1999, Moses und Mallinger 2000, Barbenel et al. 2000, Guzelcan et al. 2001) und des potentiell lebensbedrohlichen Serotonin-Syndroms (Lantz et al. 1999, Parker et al. 2001) unter Anwendung von Johanniskrautpräparaten vor. Im Hinblick auf diese schwerwiegenden Störungen besteht Klärungsbedarf hinsichtlich der Kausalität und des Gefahrenpotentials von Kombinationen von Johanniskrautpräparaten mit Antidepressiva, die den Monamin-Stoffwechsel beeinflussen. Dies läßt noch weitere Interaktionen und unerwünschte Wirkungen erwarten und zeigt, daß für pflanzliche Präparate dringend zuverlässige Daten zu Toxizität, Verträglichkeit und Interaktionen benötigt werden. Da Johanniskrautextrakte nicht der Rezeptpflicht unterliegen, dürfte die tatsächliche Einnahmehäufigkeit weit höher liegen, als aus der Verordnungshäufigkeit abgeschätzt werden kann. In Anbetracht der bisher bekannten Interaktionen und unerwünschten Wirkungen muß von einem erheblichen Riskopotential bei limitiertem Nutzen ausgegangen werden, so daß eine kritischere Überwachung der Anwendung dringend erforderlich erscheint.

Vor der Einschätzung, daß pflanzliche „natürliche" Produkte grundsätzlich unschädlich seien, kann nicht ausdrücklich genug gewarnt werden. Auf Grund schwerer, zum Teil lebensbedrohlicher Leberschädigung im Zusammenhang mit der Einnahme von Kava-Kava- oder Kavain-haltigen Arzneimitteln bei nicht belegtem Nutzen wurde im Juni 2002 vom Bundesinstitut für Arzneimittel und Medizinprodukte die Zulassung für 86 Kava-Kava-haltige Arzneimittel und Kavain widerrufen (Arzneimittelkommission der deutschen Apotheker 2002).

Literatur

Arzneimittelkommission der deutschen Apotheker (2002): BfArM-Bescheid zu Kava-Kava. Pharm. Ztg. 147: 6–7.
Arzneimittelkommission der deutschen Ärzteschaft (Hrsg.) (1997): Empfehlungen zur Therapie der Depression. 1. Aufl. Sonderheft Arzneiverordnung in der Praxis. September 1997.
Arzneimittelkommission der deutschen Ärzteschaft (Hrsg.) (2000): Empfehlungen zur Therapie von Angst- und Zwangsstörungen. 1. Aufl. Sonderheft Arzneiverordnung in der Praxis.
Arzneimittelkommission der deutschen Ärzteschaft (2002): Olanzapin: hyperosmolares Coma diabeticum, Rhabdomyolyse, Niereninsuffizienz. Dtsch. Ärztebl. 99: A741.

Baptista T., Lacruz A., Angeles F., Silvera R., de Mendoza S., Mendoza M.T. et al. (2001): Endocrine and metabolic abnormalities involved in obesity associated with typical antipsychotic drug administration. Pharmacopsychiatry 34: 223–231.

Barbenel D.M., Yusufi B., O'Shea D., Bench C.J. (2000): Mania in a patient receiving testosterone replacement postorchidectomy taking St John's wort and sertraline. J. Psychopharmacol. 14: 84–86.

Barbui C., Hotopf M. (2001): Amitriptyline vs. the rest: still the leading antidepressant after 40 years of randomised controlled trials. Brit. J. Psychiatry 178: 129–144.

Barbui C., Hotopf M., Freemantle N., Boynton J., Churchill R., Eccles M.P. et al. (2000): Selective serotonin reuptake inhibitors versus tricyclic and heterocyclic antidepressants: comparison of drug adherence. Cochrane Database Syst. Rev. 2000 (4): CD002791.

Bauer M., Dopfner S. (1999): Lithium augmentation in treatment-resistant depression: meta-analysis of placebo-controlled studies. J. Clin. Psychopharmacol. 19: 427–434.

Baumann P. (1996): Pharmacokinetic-pharmacodynamic relationship of the selective serotonin reuptake inhibitors. Clin. Pharmacokinet. 31: 444–469.

Benkert O., Szegedi A., Kohnen R. (2000): Mirtazapine compared with paroxetine in major depression. J. Clin. Psychiatry 61: 656–663.

Berlin I., Lecrubier Y. (1996): Food and drug interactions with monoamine oxidase inhibitors: How safe are the newer agents? CNS Drugs 5: 403–413.

Blin O. (1999): A comparative review of new antipsychotics. Can. J. Psychiatry 44: 235–244.

Bon S., Hartmann K., Kuhn M. (1999): Johanniskraut: Ein Enzyminduktor? Schweiz. Ap. Ztg. 16: 535–536.

Braun M., Strasser R.H. (1997): Trizyklische Antidepressiva und kongestive Kardiomypathie. Der Internist 38: 1236–1238.

Caley C.F., Weber S.S. (1995): Sulpiride: an antipsychotic with selective dopaminergic antagonist properties. Ann. Pharmacother. 29: 152–160.

Carriere P., Bonhomme D., Lemperiere T. (2000): Amisulpride has a superior benefit/risk profile to haloperidol in schizophrenia: results of a multicentre, double-blind study (the Amisulpride Study Group). Eur. Psychiatry 15: 321–329.

Carter C.S., Mulsant B.H., Sweet R.A., Maxwell R.A., Coley K. et al. (1995): Risperidone use in a teaching hospital during its first year after market approval: economic and clinical implications. Psychopharmacol. Bull. 31: 719–25.

Chick J., Howlett H., Morgan M.Y., Ritson B. (2000): United Kingdom Multicentre Acamprosate Study (UKMAS): a 6-month prospective study of acamprosate versus placebo in preventing relapse after withdrawal from alcohol. Alcohol Alcohol 35: 176–187.

Chouinard G., Jones B., Remington G., Bloom D., Addington D. et al. (1993): A Canadian multicenter placebo-controlled study of fixed doses of risperidone and haloperidol in the treatment of chronic schizophrenic patients. J. Clin. Psychopharmacol. 13: 25–40.

Colonna L., Saleem P., Dondey-Nouvel L., Rein W. (2000): Long-term safety and efficacy of amisulpride in subchronic or chronic schizophrenia. Amisulpride Study Group. Int. Clin. Psychopharmacol. 15: 13–22.

Csernansky J.G., Mahmoud R., Brenner R. (2002): A comparison of risperidone and haloperidol for the prevention of relapse in patients with schizophrenia. N. Engl. J. Med. 346: 16–22.

Dardennes R., Even C., Bange F., Heim A. (1995): Comparison of carbamazepine and lithium in the prophylaxis of bipolar disorders – a metaanalysis. Brit. J. Psychiat. 166: 378–381.

De Abajo F.J., Rodriguez L.A.G., Montero D. (1999): Association between selective serotonin reuptake inhibitors and upper gastrointestinal bleeding: population based case-control study. Brit. Med. J. 319: 1106–1109.

De Smet P.A.G.M., Touw D.J. (2000): Safety of St John's wort (Hypericum perforatum). Lancet 355: 575–576.

Dettling M., Hellweg R., Cascorbi I., Deichle U., Weise L., Müller-Oerlinghausen B. (1999): Genetic determinants of drug-induced agranulocytosis: potential risk of olanzapine? Pharmacopsychiatry 32: 32: 110–112.

Di Carlo G., Borreli F., Ernst E., Izzo A.A. (2001): St John's wort: Prozac from the plant kingdom. Trends Pharmacol. Sci. 22: 292–297.

Dinan T.G. (2002): Lithium in bipolar mood disorder. Evidence suggests that lithium should still be first choice for prophylactic treatment. Brit. Med. J. 324: 988–989.

Donovan S., Clayton A., Beeharry M., Jones S., Kirk C., Waters K. et al. (2000): Deliberate self-harm and antidepressant drugs. Investigation of a possible link. Br. J. Psychiatry 177: 551–556.

Duggan L., Fenton M., Dardennes R.M., El-Dosoky A., Indran S. (2000): Olanzapine for schizophrenia. Cochrane Database Syst. Rev. 2: CD001359.

Einarson T.R., Arikian S.R., Casciano J., Doyle J.J. (1999): Comparison of extended-release venlafaxine, selective serotonin reuptake inhibitors, and tricyclic antidepressants in the treatment of depression: a meta-analysis of randomized controlled trials. Clin. Ther. 21: 296–308.

Elliger T., Englert E., Freisleder F.J., Friedrich M., Gierow B. et al. (1994): Zur Behandlung schizophrener Psychosen des Kindes- und Jugendalters mit Clozapin (Leponex). Konsensuskonferenz vom 4. März 1994, Kinder und Jugendpsychiatrie. Z. Kinder-Jugendpsychiat. 22: 325–327.

Elliger T.J., Trott G.E., Nissen G. (1990): Prevalence of psychotropic medication in childhood and adolescence in the Federal Republic of Germany. Pharmacopsychiatry 23: 38–44.

Ernst E. (2000): Second thoughts about safety of St. John's wort. Lancet 354: 2014–2016.

Franchini L., Zanardi R., Gasperini M., Perez J., Smeraldi E. (1996): Fluvoxamine and lithium in long-term treatment of unipolar subjects with high recurrence rate. J. Affect. Disord. 38: 67–69.

Frank E., Kupfer D.J., Perel J.M. (1990): Three-years outcomes for maintenance therapies in recurrent depression. Arch. Gen. Psychiatry 47: 1093–1099.

Gelenberg A.J., Lydiard R. B., Rudolph R.L., Aguiar L., Haskins J.T., Salinas E. (2000): Efficacy of venlafaxine extended-release capsules in nondepressed outpatients with generalized anxiety disorder: A 6-month randomized controlled trial. JAMA 283: 3082–3088.

Goldstein J.M. (2000): The new generation of antipsychotic drugs: how atypical are they? Int. J. Neuropsychopharmacol. 3: 339–349.

Goodnick P.J., Barrios C.A. (2001): Use of olanzapine in non-psychotic psychiatric disorders. Expert Opin. Pharmacother. 2: 667–680.

Greil W., Ludwig-Mayerhofer W., Erazo N., Engel R.R., Czernik A. et al. (1996): Comparative efficacy of lithium and amitriptyline in the maintenance treatment of recurrent unipolar depression: a randomised study. J. Affect. Disord. 40: 179–190.

Guelfi J.D., Ansseau M., Timmerman L., Korsgaard S. (2001): Mirtazapine versus venlafaxine in hospitalized severely depressed patients with melancholic features. J. Clin. Psychopharmacol. 21: 425–431.

Guzelcan Y., Scholte W.F., Assies J., Becker H.E. (2001): Mania during the use of a combination preparation with St. John's wort (Hypericum perforatum). Ned. Tijdschr. Geneeskd. 6: 1943–1945.

Hypericum Depression Trial Study Group (2002): Effect of Hypericum perforatum (St John's Wort) in major depressive disorder. JAMA 287: 1807–1814.

Johne A., Brockmöller J., Bauer S., Maurer A., Langheinrich M., Roots I. (1999): Pharmacokinetic interaction of digoxin with an herbal extract from St. John's wort (Hypericum perforatum). Clin. Pharmacol. Ther. 66: 338–345.

Johne A., Schmider J., Brockmöller J., Stadelmann A.M., Stormer E., Bauer S. et al. (2002): Decreased plasma levels of amitriptyline and its metabolites on comedication with an extract from St. John's wort (Hypericum perforatum). J. Clin. Psychopharmacol. 22: 46–54.

Kane J., Honigfeld G., Singer J., Meltzer H. (1988): Clozapine for the treatment-resistant schizophrenic. Arch. Gen. Psychiatry 45: 789–796.

Kappler J., Menges C., Ferbert A., Ebel H. (1994): Schwere „Spät"dystonie nach „Neuroleptanxiolyse" mit Fluspirilen. Nervenarzt 65: 66–68.

Kasper S. (1996): Mirtazapin. Klinisches Profil eines noradrenalin- und serotoninspezifischen Antidepressivums. Arzneimitteltherapie 14 (9): 257–259.

Kimko H.C., Cross J.T., Abernethy D.R. (1999): Pharmacokinetics and clinical effectiveness of methylphenidate. Clin. Pharmakokinet. 37: 457–470.

Kornhuber J. (1994): Potentielle Antipsychotica mit neuartigen Wirkmechanismen. In: Riederer P., Laux G., Pöldinger W. (Hrsg.): Neuropsychopharmaka, Bd. 4: Neuroleptica. Springer-Verlag, Wien New York, S. 185–196.

Laakmann G., Schüle C., Baghai T., Kieser M. (1998): St. John's wort in mild to moderate depression: The relevance of hyperforin for clinical efficacy. Pharmacopsychiatry 31 (Suppl.): 54–59.

Laties A.M. (2002): Quetiapine and cataracts. Am. J. Psychiatry 159: 322–323.

Laux G. (2001): Cost benefit analysis of newer vs. older antidepressants. Pharmacopsychiatry 34: 1–5.

Laux G., Volz H.-P., Möller H.-J. (1995): Newer and older monoamine oxidase inhibitors. CNS Drugs 3: 145–158.

Lantz M.S., Buchalter E., Giambanco V. (1999): St. John's wort and antidepressant drug interactions in the elderly. J. Geriatr. Psychiatry Neurol. 12: 7–10.

Lehmann K., Müller-Oerlinghausen B. (1993): Kosten-/Nutzen-Kalkulation der Lithium-Langzeit-Prophylaxe. Klin. Pharmakol. Aktuell 4: 68–70.

42

Lepine J.P., Gastpar M., Mendlewicz J., Tylee A. (1997): Depression in the community: the first pan-European study DEPRES (Depression Research in European Society). Int. Clin. Psychopharmacol. 12: 19–29.

Lesch O.M., Riegler A., Gutierrez K., Hertling I., Ramskogler K., Semler B. et al. (2001) The European acamprosate trials. Conclusions for research and therapy. J. Biomed. Sci. 8: 89–95.

Linde K., Mulrow C.D. (2000): St. John's wort for depression. Cochrane Database Syst. Rev. 2000 (2): CD000448.

Linde K., Ramirez G., Mulrow C.D., Pauls A., Weidenhammer W., Melchart D. (1996): St John's wort for depression – an overview and meta-analysis of randomised clinical trials. Brit. Med. J. 313: 253–258.

Linden M., Gothe, H. (1993): Benzodiazepine substitution in medical practice. Analysis of pharmacoepidemiological data based on expert interviews. Pharmacopsychiatry 26: 107–113.

Macritchie K.A.N., Geddes M.R., Scott J., Haslam D.R.S., Goodwin G.M. (2001): Valproic acid, valproate and divalproex in the maintenance treatment of bipolar disorders. Cochrane Review. In: The Cochrane Library Issue 3. Oxford, Updated Software.

Marder S.R., Meibach R.C. (1994): Risperidone in the treatment of schizophrenia. Am. J. Psychiatry 151: 825–835.

Möller H.-J. (1999): Atypical neuroleptics: a new approach in the treatment of negative symptoms. Eur. Arch. Psychiatry Clin. Neurosci. 249 (Suppl. 4): 99–107.

Möller H.-J., Volz H.P., Reimann I.W., Stoll K.D. (2001): Opipramol for the treatment of generalized anxiety disorder: a placebo-controlled trial including an alprazolam-treated group. J. Clin. Psychopharmacol. 21: 59–65.

Moncrieff J. (2001): Are antidepressants overrated? A review of methodological problems in antidepressant trials. J. Nerv. Ment. Dis. 189: 288–295.

Montgomery S.A., Roberts A., Patel A.G. (1994): Placebo-controlled efficacy of antidepressants in continuation treatment. Int. Clin. Psychopharmacology 9: 49–53.

Moore L. B., Goodwin B., Jones S.A., Wisely G. B., Serabjit-Singh C.J., Willson T.M. et al. (2000): St. John's wort induces hepatic drug metabolism through activation of the pregnane X receptor. Proc. Natl. Acad. Sci. USA 97 : 7500–7502.

Moses E.L., Mallinger A.G. (2000): St. John's wort: three cases of possible mania induction. J. Clin. Psychopharmacol. 20: 115–117.

MTA Cooperative Group (1999): A 14-month randomized clinical trial of treatment strategies for attention-deficit/hyperactivity disorder. Arch. Gen. Psychiat. 56: 1073–1086.

Müller-Oerlinghausen B. (2001): Abhängigkeit und Mißbrauch von Substanzen. Dtsch. Ärztebl. 98 : A1625–A1627.

Müller-Oerlinghausen B., Berghöfer A. (1999): Antidepressants and suicidal risk. J. Clin. Psychiatry 60 (suppl. 2): S94–S99.

Müller-Oerlinghausen B., Berghöfer A., Bauer M. (2002): Bipolar disorder. Lancet 359: 241–247.

Müller-Oerlinghausen B., Greil W., Berghöfer A. (Hrsg.) (1997): Die Lithiumtherapie. Nutzen Risiken Alternativen. Springer-Verlag, Berlin Heidelberg New York.

42

Nierenberg A.A., Burt T., Matthews J., Weiss A.P. (1999): Mania associated with St. John's wort. Biol. Psychiatry 46: 1707–1708.

Olfson M., Marcus S.C., Pincus H.A., Zito J.M., Thompson J.W., Zarin D.A. (1998): Antidepressant prescribing practices of outpatient psychiatrists. Arch. Gen. Psychiatry 55: 310–316.

Parker V., Wong A.H., Boon H.S., Seeman M.V. (2001): Adverse reactions to St John's wort. Can. J. Psychiatry 46: 77–79.

Philipp M., Kohnen R., Hiller K.O. (1999): Hypericum extract versus imipramine or placebo in patients with moderate depression: randomised multicentre study of treatment for eight weeks. Brit. Med. J. 319: 1534–1538.

Piscitelli S.C., Burstein A.H., Chaitt D., Alfaro R.M., Falloon J. (2000): Indinavir concentrations and St John's wort. Lancet 355: 547–548.

Riederer P., Laux G., Pöldinger W. (Hrsg.) (1993): Neuropsychopharmaka Bd. 3 Antidepressiva und Phasenprophylaktika. Springer-Verlag, Wien New York.

Rüther E., Ahrens B., Dieterle D., Erzgikeit A., Gaertner H.J. et al. (1995): Das Asolo-Schema zur therapierelevanten multidimensionalen Klassifizierung der Antidepressiva. Psychopharmakotherapie 2: 158–164.

Ruschitzka F., Meier P.J., Turina M., Lüscher T.F., Noll G. (2000): Acute heart transplant rejection due to Saint John's wort. Lancet 355: 548–549.

Safer D.J. (2000) Are stimulants overprescribed for youths with ADHD? Ann. Clin. Psychiatry 12: 55–62.

Schnyder U., Koller-Leiser A. (1996): A double-blind, multicentre study of paroxetine and maprotiline in major depression. Can. J. Psychiatry 41: 239–44.

Schou M. (1998): Has the time come to abandon prophylactic lithium treatment? A review for clinicians. Pharmacopsychiatry 31: 210–215.

Schrader E. (2000): Equivalence of St John's wort extract (Ze 117) and fluoxetine: a randomized, controlled study in mild-moderate depression. Int. Clin. Psychopharmacol. 15: 61–68.

Schubert I., Lehmkuhl G., Spengler A., Döpfner M., von Ferber L. (2001): Methylphenidat bei hyperkinetischen Störungen. Dtsch. Ärztebl. 98: A541–A544.

Schulz V., Hänsel R. (Hrsg.) (1996): Rationale Phytotherapie. Ratgeber für die ärztliche Praxis. Springer-Verlag, Berlin Heidelberg New York.

Shelton R.C., Keller M.B., Gelenberg A., Dunner D.L., Hirschfeld R., Thase M.E. et al. (2001): Effectiveness of St John's wort in major depression: a randomized controlled trial. JAMA 285: 1978–1986.

Snow V., Lascher S., Mottur-Pilson C., for the American College of Physicians – American Society of Internal Medicine (2000): Clinical guideline I. Pharmacological treatment of acute major depression and dysthymia. Ann. Int. Med. 132: 739–742.

Stip E. (2000): Novel antipsychotics: issues and controversies. Typicality of atypical neuroleptics. J. Psychiatry Neurosci. 25: 137–153.

Sugimoto K., Ohmori M., Tsuruoka S., Nishiki K., Kawaguchi A., Harada K. et al. (2001): Different effects of St John's wort on the pharmacokinetics of simvastatin and pravastatin. Clin. Pharmacol. Ther. 70: 518–524.

Swift R.M. (1999): Drug therapy for alcohol dependence. N. Engl. J. Med. 340: 1482–1490.

678 Martin J. Lohse, Anna Lorenzen und Bruno Müller-Oerlinghausen

Taylor D.M., McAskill R. (2000): Atypical antipsychotics and weight gain – a systematic review. Acta Psychiatr. Scand. 101: 416–432.

Tempesta E., Janiri L., Bignamini A., Chabac S., Potgieter A. (2000): Acamprosate and relapse prevention in the treatment of alcohol dependence: a placebo-controlled study. Alcohol Alcohol 35: 202–209.

Thase M.E., Nierenberg A.A., Keller M. B., Panagides J. (2001): Efficacy of mirtazapine for prevention of depressive relapse: a placebo-controlled double-blind trial of recently remitted high-risk patients. J. Clin. Psychiatry 62: 782–788.

Trindade E., Menon D., Topfer L.A., Coloma C. (1998): Adverse effects associated with selective serotonin reuptake inhibitors and tricyclic antidepressants: a meta-analysis. Canad. Med. Ass. J. 159: 1245–1252.

Volz H.P., Hänsel R. (1994): Kava-Kava und Kavain in der Psychopharmakotherapie. Psychopharmakotherapie 1: 33–39.

Volz H.P., Gleiter C.H., Möller H.J. (1996): Monoaminoxidasehemmer in der Psychiatrie. Nervenarzt 67: 339–347.

Volz H., Möller H., Reimann I., Stoll K. (2000): Opipramol for the treatment of somatoform disorders. Results from a placebo-controlled trial. Eur. Neuropsychopharmacol. 10: 211–217.

Walsh B.T., Seidman S.N., Sysko R., Gould M. (2002): Placebo response in studies of major depression. Variable, substantial and growing. JAMA 287: 1840–1847.

Wang Z., Hamman M.A., Huang S.M., Lesko L.J., Hall S.D. (2002): Effect of St John's wort on the pharmacokinetics of fexofenadine. Clin. Pharmacol. Ther. 71: 414–420.

Wetterling T. (2001): Bodyweight gain with atypical antipsychotics. A comparative review. Drug Saf. 24: 59–73.

Williams J.W.Jr., Mulrow C.D., Chiquette E., Hitchcock Noël P., Aguilar C., Cornell J. (2000): Clinical guideline, part 2. A systematic review of newer pharmacotherapies for depression in adults: Evidence report summary. Ann. Intern. Med. 132: 743–756.

Woelk H. (2000): Comparison of St John's wort and imipramine for treating depression: randomised controlled trial. Brit. Med. J. 321: 536–539.

Woods J.H., Winger G. (1995): Current benzodiazepine issues. Psychopharmacology 118: 107–115.

Yue Q.-Y., Bergquist C., Gerdén B. (2000): Safety of St John's wort (Hypericum perforatum). Lancet 355: 576–577.

43. Rhinologika und Otologika

KARL-FRIEDRICH HAMANN

AUF EINEN BLICK

Verordnungsprofil
Rhinologika werden lokal zur symptomatischen Linderung der behinderten Nasenatmung bei Nasenschleimhautentzündungen eingesetzt. Die weitaus größte Gruppe bilden die schleimhautabschwellenden Sympathomimetika mit fast 60% der Verordnungen. Bei allergischer Rhinitis kommen Antiallergika und Glucocorticoide in Frage.

Bewertung
Die verfügbaren Otologika zur Lokaltherapie der Otitis externa enthalten noch Dreifachkombinationen, die für eine gezielte Anwendung nicht geeignet sind.

Mit Rhinologika und Otologika sind Arzneimittel zusammengefaßt worden, die überwiegend lokal bei verschiedenen Erkrankungen des äußeren Ohres und des Mittelohres sowie bei bestimmten Erkrankungen der Nasenhaupthöhlen und bei Beteiligung der Nasennebenhöhlen eingesetzt werden. Die Beliebtheit der Lokaltherapeutika geht auf den alten Volksglauben zurück, Krankheiten dort behandeln zu müssen, wo sie sich bemerkbar machen. Der Hauptteil der Verordnungen fällt auf die Sympathomimetika in der Gruppe der Rhinologika, während alle anderen Rhinologika und auch die Otologika eine geringere Rolle spielen (Abbildung 43.1). Gegenüber dem Vorjahr ist die Gesamtzahl der Verordnungen sowohl der Rhinologika als auch der Otologika erneut zurückgegangen (Tabellen 43.1 und 43.2).

Rhinologika und Otologika zählen, bezogen auf die Einzelverordnung, zu den preiswerten Therapeutika, erreichen jedoch relativ hohe

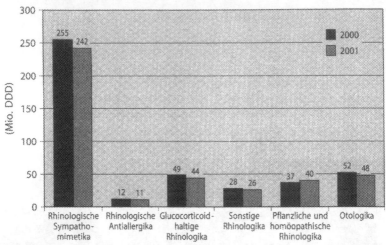

Abbildung 43.1: Verordnungen von Rhinologika und Otologika 2001. DDD der 2500 meistverordneten Arzneimittel

Umsätze, weil sie in der Behandlung von sehr häufig auftretenden Erkrankungen zum Einsatz kommen.

Rhinologika

Im Vordergrund der symptomatischen Behandlung mit Rhinologika steht die Beseitigung der behinderten Nasenatmung. Sie ist das am meisten störende Symptom aller Rhinitisformen, wobei in manchen Fällen noch Niesreiz und eine Hypersekretion der Schleimhäute hinzukommen. Zur lokalen Applikation stehen schleimhautabschwellende Alphasympathomimetika, Corticosteroide und Antiallergika zur Verfügung. Darüber hinaus gibt es Präparate zur systemischen Anwendung, Homöopathika oder Kombinationen von Alphasympathomimetika und Antihistaminika. Letztere besitzen eher Nebenwirkungen als die Lokaltherapeutika. Die bei manchen Rhinitisformen eingesetzten Sekretomukolytika werden bei den Expektorantien (siehe Kapitel 17) abgehandelt.

Die im Zusammenhang mit banalen Erkältungskrankheiten auftretende *akute Rhinitis* ist im allgemeinen harmlos und weist eine hohe Selbstheilungsrate auf. Der Gesichtspunkt einer Vorbeugung von

Tabelle **43.1**: Verordnungen von Rhinologika 2001. Angegeben sind die verordnungshäufigsten Präparate mit Verordnungsrang, Verordnungen und Umsatz 2001 im Vergleich zu 2000.

Rang	Präparat	Verordnungen in Tsd.	Änd. %	Umsatz Mio. €	Änd. %
9	Olynth	3599,6	-12,9	7,6	-14,2
10	Nasengel/Spray/Tr.-ratioph.	3411,8	-4,1	7,9	-3,0
14	Sinupret	2876,2	-2,9	23,0	+5,6
29	Otriven Lösung etc.	1841,3	-8,2	3,5	-8,2
153	Nasonex	824,6	+49,5	11,5	+54,8
201	Nasivin	701,9	-0,3	3,2	+0,0
256	Nasengel/Spray/Tropfen AL	583,4	+6,9	1,2	+9,4
267	Euphorbium comp. SN	568,6	+269,6	2,8	+269,8
282	Rhinomer	548,5	-19,2	2,8	-19,4
344	Livocab Nasenspray	480,8	+2,1	11,5	+2,6
538	Rhinex	331,1	-18,1	0,9	-17,8
564	Nasic	314,7	+173,6	1,3	+169,6
617	Cromohexal Nasenspray	291,8	-1,5	2,6	-2,7
692	Coldastop	262,8	+0,6	1,8	+3,4
819	Emser Salz Nase Siemens	211,2	-19,8	1,3	-17,8
835	Dexa-Rhinospray N	206,5	-60,2	2,7	-61,6
897	Vividrin Nasenspray	194,3	-17,0	2,0	-17,1
963	Olynth Salin	180,2	-1,0	0,6	+4,2
985	Nasicur	175,8	-13,4	0,9	-13,6
993	Dexa Rhinospray M Mono	173,4	(neu)	2,3	(neu)
1161	Cromoglicin-ratioph.Nasensp.	142,9	+4,3	1,3	+6,0
1264	Flutide Nasal	129,1	-10,4	3,2	-7,0
1283	Imidin N/S	126,5	-8,0	0,3	-7,6
1303	Pulmicort nasal	124,5	-15,0	3,4	-14,8
1323	Sinuselect	122,1	+13,6	0,9	+21,0
1352	Sinusitis Hevert N	119,4	+15,3	1,0	+11,5
1408	Mar plus	114,2	-17,8	0,5	-14,5
1437	xylo von ct	111,5	+8,0	0,2	+8,4
1478	Nasan	107,7	+5,2	0,2	+5,9
1517	Ellatun/N	104,1	-32,5	0,5	-32,2
1594	Rhinopront Saft	97,1	-24,3	0,5	-20,2
1602	Syntaris	96,6	+23,6	1,4	+22,3
1627	Gelonasal	94,5	-4,1	0,2	-2,8
1666	Nasacort	91,6	-23,4	2,1	-23,4
1677	Solupen S mono/N	90,9	(neu)	0,8	(neu)
1719	Rinofluimucil-S	87,6	-17,4	0,9	-18,8
1862	Beclorhinol	77,4	-14,0	1,3	-12,2
1910	Beclomet-Nasal Orion	74,4	-22,8	1,4	-21,6
1929	Dexa-Siozwo N	73,0	-10,5	0,5	-10,6
1934	cromo pur von ct Nasenspray	72,9	-5,6	0,6	-5,8
1945	Irtan Nasenspray	72,4	-19,1	1,5	-16,1
1982	Solupen D	70,5	-71,3	0,6	-70,8

Tabelle 43.1: Verordnungen von Rhinologika 2001. Angegeben sind die verordnungshäufigsten Präparate mit Verordnungsrang, Verordnungen und Umsatz 2001 im Vergleich zu 2000 (Fortsetzung).

Rang	Präparat	Verordnungen in Tsd.	Änd. %	Umsatz Mio. €	Änd. %
2023	Rhinopront Kaps.	68,2	−22,4	0,5	−14,1
2046	Sinfrontal	66,8	−44,2	0,6	−38,0
2159	Rhinoguttae Argenti Leyh	61,4	+90,2	0,3	+90,1
2313	Schnupfen Endrine	54,7	−17,0	0,1	−16,9
2321	Nasenspray-Heumann	54,3	+20,4	0,1	+20,6
2345	Rhinoguttae pro inf. SR Leyh	53,2	−33,1	0,3	−33,1
2408	Siozwo N	50,3	−22,8	0,2	−22,7
2454	Stas Nasenspray/Tropfen	48,7	−8,2	0,1	−9,9
Summe		20437,1	−3,9	117,3	−0,6
Anteil an der Indikationsgruppe		100,5%		109,5%	
Gesamte Indikationsgruppe		20332,1	−6,5	107,2	−2,9

Komplikationen in den Nasennebenhöhlen und die durch starke Blutfüllung der Schleimhäute bedingte „verstopfte Nase" machen je nach Leidensdruck dennoch eine Therapie notwendig. Sinnvoll ist dazu die Anwendung von Alphasympathomimetika. Durch ihren abschwellenden Effekt läßt sich zum einen die Nasenluftpassage selbst verbessern, zum anderen werden auch die Ostien der Nasennebenhöhlen für den natürlichen Selbstreinigungsmechanismus frei gemacht. Schließlich

Tabelle 43.2: Verordnungen von Otologika 2001. Angegeben sind die verordnungshäufigsten Präparate mit Verordnungsrang, Verordnungen und Umsatz 2001 im Vergleich zu 2000.

Rang	Präparat	Verordnungen in Tsd.	Änd. %	Umsatz Mio. €	Änd. %
237	Otobacid N	617,0	−15,8	5,0	−5,6
397	Panotile N	431,0	−6,1	6,4	+6,7
411	Otalgan	421,5	−10,3	1,8	−5,4
727	Otovowen	247,6	+1,7	2,4	+9,2
1306	Otodolor	124,3	−0,8	0,5	+28,7
1616	Polyspectran HC Salbe	94,9	−2,0	0,9	+4,1
2091	Otosporin	64,8	+19,0	0,5	+19,0
Summe		2001,0	−8,3	17,5	+2,5
Anteil an der Indikationsgruppe		88,7%		89,6%	
Gesamte Indikationsgruppe		2256,9	−7,5	19,6	+4,2

43

muß man auch versuchen, ein Zuschwellen der Ostien der Tuba Eustachii zu verhindern und so den Mittelohr-Belüftungsmechanismus aufrechtzuerhalten, damit kein lästiger Ohrendruck entsteht. Die Therapiedauer sollte sieben Tage nicht überschreiten, damit nicht durch den vasokonstriktorischen Effekt eine trophische Störung der Schleimhaut mit anschließender Nekrosebildung auftritt. Dieser Gesichtspunkt gewinnt vor allem bei langanhaltenden Beschwerden an Bedeutung.

Der Begriff „nasale Hyperreaktivität" umfaßt alle übersteigerten Reaktionsformen der Nasenschleimhaut auf physikalische, chemische oder pharmakologische Reize, die zu den bekannten Symptomen Obstruktion, Sekretion und Niesreiz führen (Bachert 1997). Sie beruht auf unterschiedlichen, sich teilweise überlappenden Pathomechanismen. Dazu gehören auch die allergische Rhinitis und die früher sog. „vasomotorische Rhinitis", der neben lokalen Reizfaktoren auch psychosomatische Faktoren zugrunde liegen können.

Die Behandlung der nasalen Hyperreaktivität richtet sich, wenn möglich, nach Ätiologie und Pathogenese, vor allem aber gegen die dominierenden Symptome. Zur medikamentösen Therapie werden Degranulationshemmer (Cromoglicinsäure), die am besten prophylaktisch anzuwenden sind, topische und systemische Corticosteroide, Alphasympathomimetika sowie topische und systemische Antihistaminika eingesetzt. Gegenüber den klassischen, mit sedierenden Nebenwirkungen behafteten Antihistaminika stehen seit einigen Jahren auch Antihistaminika ohne diese störenden Begleiterscheinungen zur Verfügung (siehe Kapitel 5, Antiallergika).

Alphasympathomimetika

Die Sympathomimetika bilden die weitaus größte therapeutische Gruppe unter den Rhinologika (Abbildung 43.1). Der Hauptteil der Verordnungen entfällt auf die drei führenden Xylometazolinpräparate *Olynth*, *Nasengel/Spray/Tropfen-ratiopharm* und *Otriven* (Tabelle 43.3). In einigen Präparaten taucht wieder Naphazolin (z. B. *Rhinex*) auf – wenn auch in geringer Dosierung –, dessen Handelsname *Privin* dem bei übertriebenem Gebrauch auftretenden Symptomenkomplex den Namen gegeben hat („Privinismus"). Alle Wirkstoffe gehören zur Gruppe der Alpha,-Sympathomimetika und gelten als therapeutisch gleichwertig. Bemerkenswert ist, daß die preisgünstigen und auch am häufigsten verordneten Xylometazolinpräparate, leicht abgenommen haben, zwei vergleichsweise teurere Sympathomimetika (*xylo von ct*, *Nasenspray Heumann*) aber zugelegt haben. In der Gruppe der teureren Kombinationspräparate nahm vor allem *Rinofluimucil-S* deutlich ab (Tabelle 43.3), während das preiswerteste, *Nasic*, weiter kräftig zugenommen hat.

Tabelle 43.3: Verordnungen rhinologischer Alphasympathomimetika 2001. Angegeben sind die 2001 verordneten Tagesdosen, die Änderungen gegenüber 2000 und die mittleren Kosten je DDD 2001.

Präparat	Bestandteile	DDD in Mio.	Änderung in %	DDD-Kosten in €
Xylometazolin				
Olynth	Xylometazolin	75,9	(−12,7)	0,10
Nasengel/Spray/Tr.-ratioph.	Xylometazolin	71,4	(−3,7)	0,11
Otriven Lösung etc.	Xylometazolin	36,5	(−6,7)	0,10
Nasengel/Spray/	Xylometazolin	9,3	(+4,5)	0,13
Nasan	Xylometazolin	1,8	(+4,4)	0,14
xylo von ct	Xylometazolin	1,7	(+8,7)	0,15
Imidin N/S	Xylometazolin	1,6	(−8,5)	0,22
Gelonasal	Xylometazolin	1,4	(−9,7)	0,18
Schnupfen Endrine	Xylometazolin	0,8	(−18,4)	0,17
Stas Nasenspray/Tropfen	Xylometazolin	0,7	(−5,5)	0,17
Nasenspray-Heumann	Xylometazolin	0,7	(+20,4)	0,20
		201,8	(−7,4)	0,11
Andere Sympathomimetika				
Nasivin	Oxymetazolin	22,7	(+6,0)	0,14
Ellatun/N	Tramazolin	5,2	(−32,5)	0,10
Rhinex	Naphazolin	2,2	(−17,4)	0,42
		30,1	(−5,3)	0,15
Kombinationen				
Nasic	Xylometazolin Dexpanthenol	7,9	(+173,6)	0,16
Rinofluimucil-S	Acetylcystein Tuaminoheptansulfat	1,0	(−17,4)	0,89
Siozwo N	Naphazolin Pfefferminzöl	0,7	(−22,8)	0,28
Rhinoguttae pro inf. SR Leyh	Ephedrin Silbereiweiß-Acetyltannat	0,4	(−33,1)	0,62
		10,0	(+78,0)	0,26
Summe		241,9	(−5,3)	0,12

43

Die schleimhautabschwellenden Sympathomimetika ermöglichen eine sichere Linderung der behinderten Nasenatmung, wie sie bei akuter Rhinitis im Rahmen von Erkältungskrankheiten, aber auch bei der allergischen Rhinitis auftritt. Allerdings kommt es bei diesen Substanzen zu einem Reboundphänomen nach 4–6 Stunden mit verstärkter Schleimhautschwellung, die eine erneute Anwendung notwendig macht. Um diesen Circulus vitiosus nicht zu stabilisieren, sollte die Anwendung auf sieben Tage begrenzt sein, maximal auf 14 Tage (Günnel und Knothe 1973).

Hinzu kommt, daß der vasokonstriktorische Effekt bei Daueranwendung zu einer Mangeldurchblutung der Schleimhaut führt und damit zu einer Beeinträchtigung ihrer Hauptfunktion, der Schleimbildung. Die Folge davon ist, daß weniger Schleim produziert wird. Die Nase trocknet aus, es kommt zur Borkenbildung, in extremen Fällen zusätzlich zu Nekrosen mit dem Endbild einer Ozäna (Stinknase). Um einem Mißbrauch vorzubeugen, sollten die Sympathomimetika zur rhinologischen Anwendung nur in kleinsten Packungen von 10 ml verschrieben werden.

Antiallergika

Bei den lokal wirksamen Antiallergika sind die Cromoglicinsäure und Levocabastin (*Livocab*) von Bedeutung. Während die Cromoglicinsäure als Degranulationshemmer prophylaktisch das Auftreten allergischer Symptome verhindern soll, wird der H_1-Antagonist Levocabastin bedarfsorientiert nur bei vorhandenen Symptomen eingesetzt. Im Gegensatz zu manchen systemisch verabreichten Antiallergika ist für diese topisch applizierten Substanzen nicht mit sedierenden Nebenwirkungen zu rechnen. Vier Präparate dieser Gruppe haben abgenommen. Das H_1-Antihistaminikum *Livocab-Nasenspray*, das durch hohe Tagestherapiekosten auffällt, hat aber zugenommen (Tabelle 43.4).

Glucocorticoide

Lokal applizierte Glucocorticoide besitzen zwar zuverlässige Wirkungen in der Behandlung der allergischen Rhinitis, manche sind aber je nach Wirkstoff nicht frei von systemischen Nebenwirkungen. Der Wir-

Tabelle 43.4: Verordnungen von rhinologischen Antiallergika 2001. Angegeben sind die 2001 verordneten Tagesdosen, die Änderungen gegenüber 2000 und die mittleren Kosten je DDD 2001.

Präparat	Bestandteile	DDD in Mio.	Änderung in %	DDD-Kosten in €
Degranulationshemmer				
Cromohexal Nasenspray	Cromoglicinsäure	2,2	(–2,2)	1,15
Vividrin Nasenspray	Cromoglicinsäure	1,5	(–17,0)	1,36
Cromoglicin-ratioph. Nasensp.	Cromoglicinsäure	1,1	(+3,3)	1,17
Irtan Nasenspray	Nedocromil	1,0	(–19,1)	1,46
cromo pur von ct Nasenspray	Cromoglicinsäure	0,6	(–6,7)	1,12
		6,4	(–8,6)	1,25
H₁-Antihistaminika				
Livocab Nasenspray	Levocabastin	4,7	(+2,1)	2,47
Summe		11,1	(–4,4)	1,76

kungseintritt ist allerdings langsam. Corticosteroide können auch zu einer Schrumpfung von Nasenpolypen führen.

Während unter den Monopräparaten die meisten Präparate dieser Gruppe weiter abgenommen haben, weist das preisgünstigste Präparat *Syntaris* ebenso wie eines der teureren (*Nasonex*) einen starken Zuwachs auf (Tabelle 43.5), obwohl es als zilienhemmend eingestuft wird (Merkus et al. 2001). Die Wirkstoffe Budesonid und Flunisolid zeigen neben der guten lokalen Wirkung keine bisher klinisch bemerkbaren Corticosteroidnebenwirkungen. Gleiches gilt für Beclometason, Mometason und Fluticason (Tabelle 43.5).

Die Kombinationen *Dexa-Rhinospray N, Solupen D* und *Dexa-Siozwo N* enthalten Dexamethason, wie auch die Neueinführungen *Dexa Rhinospray Mono* und *Solugen S mono*. Für diese Substanz ist bekannt, daß mit systemischen Nebenwirkungen zu rechnen ist. Nach Anwendung Dexamethason-haltiger Nasentropfen sind wiederholt Fälle von iatrogenem Cushing-Syndrom und Nebennierenrindensuppression beschrieben worden (Fuchs et al. 1999). Die Anwendung solcher Präparate erscheint trotz der relativ geringen Dexamethasonmengen nicht mehr gerechtfertigt, da andere Corticosteroide ohne solche Nebenwirkungen zur Verfügung stehen. Die Verordnungen aller Kombinationspräparate haben abgenommen (Tabelle 43.5).

43

Tabelle 43.5: Verordnungen von glucocorticoidhaltigen Rhinologika 2001. Angegeben sind die 2001 verordneten Tagesdosen, die Änderungen gegenüber 2000 und die mittleren Kosten je DDD 2001.

Präparat	Bestandteile	DDD in Mio.	Änderung in %	DDD-Kosten in €
Monopräparate				
Nasonex	Mometason	14,0	(+50,7)	0,82
Flutide Nasal	Fluticason	4,9	(−10,2)	0,65
Pulmicort nasal	Budesonid	4,1	(−15,0)	0,81
Syntaris	Flunisolid	3,3	(+22,1)	0,41
Nasacort	Triamcinolon	2,7	(−23,4)	0,75
Dexa Rhinospray M Mono	Dexamethason	2,5	(neu)	0,95
Beclomet-Nasal Orion	Beclometason	2,1	(−21,6)	0,67
Beclorhinol	Beclometason	2,1	(−11,4)	0,60
Solupen S mono/ N	Dexamethason	0,7	(neu)	1,17
		36,6	(+17,8)	0,75
Kombinationen				
Dexa-Rhinospray N	Tramazolin Dexamethason	4,1	(−60,2)	0,65
Solupen D	Naphazolin Oxedrintartrat Dexamethason	1,8	(−71,3)	0,37
Dexa-Siozwo N	Naphazolin Dexamethason Pfefferminzöl	1,0	(−10,5)	0,50
		6,9	(−60,7)	0,55
Summe		43,5	(−10,7)	0,72

Sonstige Rhinologika

Selbst hergestellte Salzlösungen oder Fertigpräparate wie *Emser Salz Nase Siemens* und *Olynth Salin* haben keine direkten Wirkungen auf die Durchgängigkeit der Nase, bewirken aber durch eine pH-Verschiebung eine Alkalisierung des Schleimes und damit eine Verflüssigung. Besonders bei lang anhaltenden Rhinitiden mit starker Borkenbildung kommt dieses rational begründete Therapieprinzip in Frage (Tabelle 43.6). Alle Salzlösungen haben in ihren Verordnungen abgenommen (Tabelle 43.6).

Die therapeutischen Effekte oral applizierter Präparate, die Antihistaminika und Sympathomimetika enthalten, sind mehrfach in

Frage gestellt worden (Bachert 1996). Antihistaminika sind zwar bei Erkältungskrankheiten statistisch signifikant wirksam, die Effekte waren jedoch minimal und häufig von sedativen Nebenwirkungen begleitet (American Medical Association 1986). Sympathomimetika wie Phenylephrin sind bei oraler Gabe weniger wirksam als lokal in der Nase und können darüber hinaus systemische Nebenwirkungen wie Blutdruckanstieg und Kopfschmerzen verursachen (Bachert 1996). Die Verordnungen dieser Arzneimittelgruppe haben deutlich abgenommen.

Vitamine haben keine spezifischen pharmakologischen Wirkungen bei lokaler Applikation auf die Nasenschleimhaut. Die Vitaminkombination *Coldastop* hat sich behauptet (Tabelle 43.6). Abgenommen hat der teurere Dexpanthenolspray (*Nasicur*), der nach einer kontrollierten Studie bei Rhinitis sicca wirksamer als Placebo war (Kehrl und Sonnemann 1998).

Pflanzliche und homöopathische Rhinologika

Bei den pflanzlichen Rhinologika ist das Kombinationspräparat *Sinupret* vertreten (Tabelle 43.7), das früher als pflanzliches Expektorans in der Roten Liste klassifiziert wurde. Dieses Phytopharmakon hat 1997 die Nachzulassung erhalten, obwohl die als Wirksamkeitsnachweis vorgelegten Daten keiner strengen wissenschaftlichen Überprüfung standhalten (Chibanguza et al. 1984, Neubauer und März 1994, Ernst et al. 1997). Fünf verschiedene Inhaltsstoffe sollen antivirale, antiinflammatorische und sekretolytische Wirkungen besitzen, deren pharmakologische Zuordnung jedoch nicht nachvollziehbar ist. Seine Verordnungen haben abgenommen.

Ein großer Teil der Verordnungen entfällt auf die homöopathischen Kombinationspräparate (Tabelle 43.7). Spezifische pharmakologische Wirkungen sind für diese Kombinationen nicht bekannt. Die relativ häufige Anwendung des Homöopathikums *Euphorbium compositum Spray N* ohne die frühere darin enthaltene Sinusitisnosode beruht wahrscheinlich auch darauf, daß es vielfach als Placebo angesehen wird (Tabelle 43.7). Es ist im Vergleich zum Vorjahr deutlich häufiger verordnet worden. Das Argument, daß diese Produkte als Placebo wegen des Fehlens von Nebenwirkungen eingesetzt werden können, wird bedenklich bei ernsten Erkrankungen, bei denen eine wirkungsvolle Therapie versäumt wird. Die Verordnung von *Sinfrontal*, des mit

Tabelle 43.6: Verordnungen sonstiger Rhinologika 2001. Angegeben sind die 2001 verordneten Tagesdosen, die Änderungen gegenüber 2000 und die mittleren Kosten je DDD 2001.

Präparat	Bestandteile	DDD in Mio.	Änderung in %	DDD-Kosten in €
Salzlösungen				
Rhinomer	Meerwasser	4,9	(-19,0)	0,58
Emser Salz Nase Siemens	Emser Salz	3,6	(-20,4)	0,37
Mar plus	Dexpanthenol Meerwasser	1,8	(-17,8)	0,31
Olynth Salin	Natriumchlorid	1,2	(-2,9)	0,51
		11,4	(-17,8)	0,47
Antihistaminika				
Rhinopront Kaps.	Carbinoxamin Phenylephrin	0,5	(-18,2)	1,01
Rhinopront Saft	Carbinoxamin Phenylpropanolamin	0,3	(-24,3)	1,70
		0,7	(-20,7)	1,28
Vitaminpräparate				
Coldastop	Retinolpalmitat Tocopherolacetat	9,5	(+0,6)	0,19
Nasicur	Dexpanthenol	3,2	(-13,4)	0,27
		12,7	(-3,3)	0,21
Adstringentien				
Rhinoguttae Argenti Leyh	Silbereiweiß-Acetyltannat	0,8	(+197,5)	0,40
Summe		25,6	(-9,2)	0,36

Abstand teuersten Präparates, hat im Gegensatz zu anderen Homöopathika abgenommen.

Es ist zu hoffen, daß die Appelle an die Kassenärzte zur kostenbewußten Verschreibung Anlaß geben, wissenschaftlich begründete Präparate einzusetzen und nicht auf vergleichsweise teurere, in ihrer Wirksamkeit aber nicht gesicherte auszuweichen.

Tabelle 43.7: Verordnungen von pflanzlichen und homöopathischen Rhinologika 2001. Angegeben sind die 2001 verordneten Tagesdosen, die Änderungen gegenüber 2000 und die mittleren Kosten je DDD 2001.

Präparat	Bestandteile	DDD in Mio.	Änderung in %	DDD-Kosten in €
Pflanzliche Mittel				
Sinupret	Enzianwurzel	29,5	(−2,5)	0,78
	Schlüsselblumenblüten			
	Ampferblätter			
	Holunderblüten			
	Eisenkraut			
Homöopathika				
Euphorbium comp. SN	Euphorbium D4	6,6	(+269,6)	0,43
	Pulsatilla D2			
	Mercurius biiod. D8			
	Hepar sulfuris D10			
	Argentum nitr. D10			
	Luffa operculata D2			
Sinuselect	Cinnabaris D8	2,7	(+19,8)	0,35
	Carbo vegetabilis D8			
	Silicea D8			
	Mercur. solub. D8			
	Kalium bichromic. D4			
	Calc. sulfuric. D4			
	Hydrastis D4			
	Thuja D8			
Sinusitis Hevert N	Echinacea D2	1,1	(+10,1)	0,96
	Galphimia D2			
	Luffa D2			
	Apis D4			
	Atropin. sulf. D4			
	Baptisia D4			
	Cinnabaris D3			
	Crotalus D8			
	Hepar. sulf. D3			
	Kal. bichromic. D8			
	Lachesis D8			
	Mercur. biiod. D9			
	Silicea D2			
	Spongia D6			
Sinfrontal	Chininum arsen. D12	0,6	(−65,3)	1,13
	Cinnabaris D4			
	Ferrum phosphoricum D3			
	Mercur. solub. D5			
		10,9	(+64,9)	0,50
Summe		**40,3**	**(+9,5)**	**0,70**

43

Otologika

Otologika sind Arzneimittel zur Applikation in den äußeren Gehörgang. Sie werden eingesetzt zur Behandlung des Ohrekzems, der Otitis externa und zur Vorbereitung einer operativen Therapie der chronischen Otitis media. Für die Therapie der *akuten* Otitis media sind Otologika *nicht* geeignet, da diese Substanzen den Ort der Erkrankung wegen des verschlossenen Trommelfells nicht erreichen können.

Bei der *Otitis externa* handelt es sich um eine banale Entzündung der Haut des äußeren Gehörgangs. Sie wird meist verursacht durch Bakterien, die über Mikroläsionen in die Haut eindringen können. Im allgemeinen tritt die Otitis externa als diffuse Form auf, ganz selten als Gehörgangsfurunkel. Wegen der entzündlich bedingten Schwellung kommt es zu starken Schmerzen mit erheblichem Leidensdruck. Die Abschwellung der Gehörgangshaut selbst bringt meist schon den gewünschten Erfolg und Abheilung der Entzündung. Daher stehen in der Therapie der diffusen Otitis externa Ohrentropfen mit antibiotischem, abschwellendem und analgetischem Effekt im Vordergrund (Federspil 1984, Weerda 1994).

Die *chronische Mittelohrentzündung* entsteht, von Ausnahmen abgesehen, als primär chronische Erkrankung. Sie ist gekennzeichnet durch einen mesotympanalen oder epitympanalen Defekt, durch den es immer wieder zum Eindringen von Mikroorganismen und damit zum Aufflammen der Entzündung kommt. Die chronische Mittelohrentzündung macht sich fast nie durch Schmerzen bemerkbar als vielmehr durch eine pathologische Ohrsekretion und Schwerhörigkeit. Die sinnvolle Therapie einer chronischen Mittelohrentzündung besteht in der Tympanoplastik. Allerdings sind die Erfolgschancen von tympanoplastischen Operationen sehr vom Reizzustand der Mittelohrschleimhaut abhängig. Man versucht daher immer, eine chronische Mittelohrentzündung ohne akute Reizzeichen zu operieren. Dieser Gesichtspunkt berechtigt zur Vorbehandlung mit Otologika, die das Ziel hat, die pathologische Ohrsekretion zum Stillstand zu bringen. Zu bedenken ist, daß alle in Ohrentropfen enthaltenen Antibiotika, zumindest beim Tier, ototoxisch sind (Russel et al. 2001).

Lokalanästhetika-Kombinationen

Kombinationen wie *Otalgan* und *Otodolor* werden mit dem Ziel einer lokalen Schmerzbehandlung eingesetzt. Selbst wenn der lokalanästhetische Effekt wegen der geringen Resorption durch die Haut nur gering ist, wird er durch das abschwellende Agens unterstützt. Reicht diese Therapie nicht aus, müssen systemisch wirkende Analgetika zusätzlich eingesetzt werden. Die Verordnung von *Otalgan* hat weiter abgenommen, wie auch die von *Otodolor*, dem mit Abstand teuersten Otologikum (Tabelle 43.8).

Antibiotika-Kombinationen

In der Therapie der Otitis externa diffusa kommen auch Präparate mit dem Ziel einer lokalen antibiotischen Wirkung zur Anwendung. Wegen des Keimspektrums, das sich hauptsächlich aus Pseudomonas aeruginosa und Proteus zusammensetzt, wird Polymyxin B bevorzugt (Federspil 1984), nur *Otosporin*, dessen Verordnungen zugenommen haben, enthält noch Neomycin.

Seine Spitzenstellung hat *Panotile N* trotz einer Abnahme der Verordnungen behauptet (Tabelle 43.8). Leicht zugenommen hat *Polyspectran HC*, das neben Polymyxin B noch das Antibiotikum Bacitracin enthält. In allen Präparaten ist ein Corticosteroid enthalten, das die akuten Entzündungserscheinungen zurückdrängen soll. Nach heutiger Auffassung stellen Viruserkrankungen wie der Zoster oticus keine absolute Kontraindikation für Corticosteroide dar.

Glucocorticoide

Ein Glucocorticoid ist in dem Kombinationspräparat *Otobacid N* enthalten, dem neben Dexamethason noch ein Lokalanästhetikum (Cinchocain) zugesetzt ist. Es wird bevorzugt beim Ohrekzem zur Behandlung des Juckreizes palliativ eingesetzt. Seine Verordnungen sind weiter zurückgegangen (Tabelle 43.8).

Weiterhin ist mit *Otovowen* ein Homöopathikum als Otologikum vertreten. Auch wenn die Verordnungen unverändert geblieben sind gilt, daß pharmakologische Wirkungen ebensowenig nachgewiesen sind wie die Wirksamkeit.

Tabelle 43.8: Verordnungen von Otologika 2001. Angegeben sind die 2001 verordneten Tagesdosen, die Änderungen gegenüber 2000 und die mittleren Kosten je DDD 2001.

Präparat	Bestandteile	DDD in Mio.	Änderung in %	DDD-Kosten in €
Lokalanästhetikakombinationen				
Otalgan	Phenazon Procain Glycerol	25,3	(−10,2)	0,07
Otodolor	Phenazon Procain Glycerol	0,3	(−0,8)	1,91
		25,6	(−10,1)	0,09
Antibiotikakombinationen				
Panotile N	Polymyxin B Fludrocortison Lidocain	6,4	(−6,1)	1,01
Polyspectran HC Salbe	Polymyxin B Bacitracin Hydrocortison	2,0	(+1,0)	0,45
Otosporin	Polymyxin-B Neomycin Hydrocortison	0,7	(+19,0)	0,65
		9,1	(−2,9)	0,86
Glucocorticoidpräparate				
Otobacid N	Dexamethason Cinchocain Butandiol	6,7	(−15,8)	0,74
Homöopathika				
Otovowen	Aconitum D6 Capsicum D4 Chamomilla Ø Echinacea purp. Ø Hydrastis D4 Hydrargyrum D6 Jodum D4 Natrium tetraboracicum D4 Sambucus nigra Ø Sanguinaria Ø	6,5	(+0,4)	0,37
Summe		47,9	(−8,4)	0,37

694   Karl-Friedrich Hamann

Literatur

American Medical Association (1986): Decongestant, cough and cold preparations. Drug Evaluations, 6th ed., Saunders Company, Philadelphia London, pp. 369–391.

Bachert C. (1996): Klinik der Umwelterkrankungen von Nase und Nasennebenhöhlen. Eur. Arch. Otorhinolaryngol. (Suppl. I): 75–153.

Bachert C. (1997): Die nasale Hyperreaktivität. HNO 45: 189–201.

Chibanguza G., März R., Sterner W. (1984): Zur Wirksamkeit und Toxizität eines pflanzlichen Sekretolytikums und seiner Einzeldrogen. Arzneim.-Forsch. 34: 32–36.

Ernst E., März R.W., Sieder Ch. (1997): Akute Bronchitis: Nutzen von Sinupret. Fortschr. Med. 115: 52–53.

Federspil P. (1984): Moderne HNO-Therapie. In: Kuemmerle H.-P., Hitzenberger G., Spitzy K.-H. (Hrsg.): Die medikamentöse Behandlung in der Hals-Nasen-Ohren-Heilkunde. 4. Aufl., Ecomed Verlagsgesellschaft mbH, Landsberg München.

Fuchs M., Wetzig H., Kertscher F., Täschner R., Keller E. (1999): Iatrogenes Cushing-Syndrom und Mutatio tarda durch Dexamethason-haltige Nasentropfen. HNO 47: 647–650.

Günnel F., Knothe J. (1973): HNO-Therapiefibel. Steinkopff, Darmstadt.

Kehrl W., Sonnemann U. (1998): Dexpanthenol-Nasenspray als wirksames Therapieprinzip zur Behandlung der Rhinitis sicca anterior. Laryngorhinootologie 77: 506–512.

Merkus P., Romeijn S.G., Verhoef J.C., Merkus F., Schouwenburg P.F. (2001): Classification of cilio-inhibiting effects of nasal drugs. Laryngoscope 111: 595–602.

Neubauer N., März R.W. (1994): Placebo-controlled, randomized double-blind clinical trial with Sinupret® sugar coated tablets on the basis of a therapy with antibiotics and decongestant nasal drops in acute sinusitis. Phytomedicine 1: 177–181.

Russell P.T., Church C.A., Jiun T.H., Kim D.J., John E.O., Jung T.T.K. (2001): Effects of common topical otic preparations on the morphology of isolated cochlear outer hair cells. Acta Otolaryngol. 121: 135–139.

Weerda H. (1994): Entzündungen des äußeren Ohres. In: Helms J. (Hrsg.): Oto-Rhino-Laryngologie in Klinik und Praxis, Bd. 1, Thieme, Stuttgart, S. 494–510.

43

44. Schilddrüsentherapeutika

REINHARD ZIEGLER und ULRICH SCHWABE

AUF EINEN BLICK

Verordnungsprofil

Krankheiten der Schilddrüse werden mit Schilddrüsenhormonen, Iodsalzen und Thyreostatika behandelt. Die größte Gruppe der Schilddrüsentherapeutika sind die Schilddrüsenhormone, die beim Iodmangelkropf eingesetzt werden. Als zweitgrößte Gruppe folgen die Iodsalze. Wesentlich seltener werden Thyreostatika zur Hemmung der Hormonproduktion bei Schilddrüsenüberfunktion eingesetzt.

Trend

Schilddrüsenhormone wurden 2001 wieder mehr verordnet. Die Verordnungen von Iodsalzen sind 2001 erneut zurückgegangen, was möglicherweise auf einer verbesserten Iodversorgung der Bevölkerung durch die Speisesalziodierung beruht.

Schilddrüsentherapeutika werden eingesetzt, um eine Unterfunktion zu substituieren bzw. bei Tendenz zur Unterfunktion eine Kropfprophylaxe zu betreiben oder eine Überfunktion der Schilddrüse zu behandeln. Dementsprechend werden innerhalb dieser Indikationsgruppe drei verschiedene Arzneimittelgruppen unterschieden. Schilddrüsenhormone werden gegeben, um bei Unterfunktion die mangelnde Hormonbildung der Drüse zu substituieren. Sie dienen auch der TSH-Suppression bei der endemischen Struma infolge Iodfehlverwertung oder Iodmangel. Bei letzterem werden vermehrt Iodidpräparate verabreicht, insbesondere solange die Struma noch nicht regressiv bzw. knotig verändert ist. Thyreostatika werden bei Schild-

4

drüsenüberfunktion gegeben, um eine übermäßige Hormonproduktion der Schilddrüse zu blockieren.

Die weitaus häufigste Schilddrüsenerkrankung in Deutschland ist der Iodmangelkropf, der bei 30% der Bevölkerung, entsprechend ca. 25 Millionen Strumaträgern, nachgewiesen worden ist (Gutekunst 1990). Die Kropfhäufigkeit weist offenbar kein typisches Nord-Süd-Gefälle auf, wie früher vermutet wurde. Wesentlich seltener dagegen ist die Schilddrüsenüberfunktion, die insgesamt nur 5% bis 10% aller Schilddrüsenerkrankungen ausmacht. Die reduzierte Zahl der Verschreibungen von Thyreostatika gegenüber den Maxima von 1996 und 1997 hat sich auch 2001 gehalten (Abbildung 44.1). Hier scheint das Maximum der Demaskierung der Autonomien durch Iodexposition bleibend unterschritten zu sein. Dies wäre ein gutes Zeichen, daß die Folgen des früher noch stärkeren Iodmangels in dieser Hinsicht allmählich abnähmen.

Verordnungsspektrum

Die Verlaufsbeobachtung der definierten Tagesdosen (DDD) zeigt 2001 bei den Hormonen eine Fortsetzung des leichten Aufwärtstrends seit 1998. Die iodhaltigen Präparate umfassen sowohl die reinen

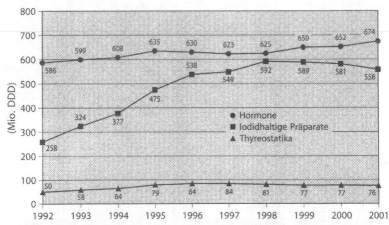

Abbildung 44.1: Verordnungen von Schilddrüsentherapeutika 1992 bis 2001. Gesamtverordnungen nach definierten Tagesdosen

Iodidpräparate als auch die Kombinationen von Iodid plus Schilddrüsenhormon. Mit leichter Sorge sieht man hier einen Trend zur Abnahme dieser wichtigen Therapie, die ja vor allem der immer noch unbefriedigenden Strumaprophylaxe und -therapie dient. Immer wieder ist daran zu erinnern, daß diese Sorge um ausreichende Verschreibungen in Deutschland nur deshalb unterhalten wird, weil ein wirksameres System der Jodversorgung über das Speisesalz wie in der Schweiz (Hess et al. 2001) bei uns weiterhin fehlt.

Unter den 2500 verordnungshäufigsten Arzneimitteln finden sich 19 Schilddrüsentherapeutika (Tabelle 44.1). Das Angebot ist vielfältig und umfaßt neben vier Levothyroxinpräparaten drei Hormonkombinationen, drei Kombinationen von Schilddrüsenhormon mit Iodid, vier Iodidpräparate und schließlich fünf Thyreostatika. Der weitaus größte Teil der Verordnungen entfällt mit einer weiteren Zunahme auf

Tabelle 44.1: Verordnungen von Schilddrüsentherapeutika 2001. Angegeben sind die verordnungshäufigsten Präparate mit Verordnungsrang, Verordnungen und Umsatz 2001 im Vergleich zu 2000.

Rang	Präparat	Verordnungen in Tsd.	Änd. %	Umsatz Mio. €	Änd. %
1	L-Thyroxin Henning	6210,1	+3,7	53,5	+3,3
16	Euthyrox	2673,2	+5,3	23,2	+4,9
58	Jodid Tabletten	1445,0	-14,1	9,9	-13,6
63	Thyronajod	1348,4	+17,4	19,5	+23,1
99	Jodthyrox	1064,6	-5,0	16,3	-2,2
142	Eferox	853,2	+4,0	6,5	+4,1
221	Carbimazol Henning	667,7	+0,8	6,9	+1,3
253	Jodetten	589,1	-13,7	4,5	-12,7
372	Berlthyrox	451,7	+3,2	3,7	+2,7
627	Methizol	287,7	-4,4	2,8	+2,8
629	Jodid-ratiopharm	287,6	+4,2	1,6	+7,1
654	Novothyral	278,7	+2,3	6,2	+1,3
1024	Thyreotom	166,9	-15,8	2,9	-6,6
1242	Favistan	133,7	-9,8	1,4	-8,3
1448	Thyreocomb N	110,5	-0,1	1,5	+2,8
1515	Thiamazol Henning	104,3	+5,7	1,0	+9,2
1750	Prothyrid	84,8	+11,9	1,5	+22,8
2401	Thyrozol	50,9	-4,7	0,5	-8,6
2423	Kaliumiodid BC	50,0	-15,4	0,4	-14,9
Summe		16858,1	+1,1	163,8	+2,9
Anteil an der Indikationsgruppe		98,6%		98,1%	
Gesamte Indikationsgruppe		17103,2	+1,1	167,0	+2,7

Schilddrüsenhormone, dicht gefolgt von den Iodidpräparaten, während der Anteil der Thyreostatika nur sehr gering ist und 2001 gegenüber dem Vorjahr weiter leicht abgenommen hat (Abbildung 44.1). Diese prozentualen Anteile entsprechen ungefähr auch der Morbiditätsstruktur der Schilddrüsenerkrankungen. Der Gleichstand aller DDD geht mit einem leichten Zuwachs von Verordnungen und Umsatz einher (Tabelle 44.1).

Schilddrüsenhormone

Bei den Schilddrüsenhormonen entfällt der Hauptteil der verordneten Tagesdosen wie bisher auf die beiden führenden Monopräparate *L-Thyroxin Henning* und *Euthyrox* (Tabelle 44.2). *Thevier* ist 2001 nicht mehr unter den 2500 häufig verordneten Arzneimitteln vertreten.

Bei den Kombinationspräparaten von Liothyronin (Triiodthyronin) und Levothyroxin ist der bisher rückläufige Trend zum Stillstand gekommen. In den meisten Empfehlungen wird dem Monopräparat Levothyroxin eindeutig der Vorzug gegeben. Bei der Langzeittherapie ist ein gleichmäßiger Hormonspiegel im Serum durch das pharmakologisch langlebige Levothyroxin (Halbwertszeit 5 bis 8 Tage) wesentlich besser zu erreichen als durch das kurzlebige Liothyronin (Halbwertszeit 1 bis 2 Tage). Bei der Verwendung von Kombinationspräparaten beider Schilddrüsenhormone entstehen unerwünschte Spitzen des Triiodthyroninspiegels im Serum mit entsprechend unerwünschten Nebenwirkungen bei höherer Dosierung. Hinzu kommt, daß die mittleren DDD-Kosten bei den Kombinationen unnötigerweise höher als bei Levothyroxin liegen, so daß die Therapie mit den Monopräparaten auch wirtschaftlicher ist. Bei den relativ niedrigen DDD-Kosten aller Schilddrüsentherapeutika fällt der Kostenfaktor allerdings nicht so sehr ins Gewicht. Bemerkenswert ist, daß die Verschreibungen der reinen Schilddrüsenhormonpräparate in den letzten vier Jahren weiter angestiegen sind.

Iodidhaltige Präparate

Bis 1998 zeigten die iodidhaltigen Präparate hohe Steigerungsraten in den Verordnungen und erreichten ein annähernd ähnlich hohes Plateau wie die Schilddrüsenhormone (Abbildung 44.1). Hierin spiegelt

Tabelle 44.2: Verordnungen von Schilddrüsenhormonen und Kaliumiodid 2001. Angegeben sind die 2001 verordneten Tagesdosen, die Änderungen gegenüber 2000 und die mittleren Kosten je DDD 2001.

Präparat	Bestandteile	DDD in Mio.	Änderung in %	DDD-Kosten in €
Levothyroxin				
L-Thyroxin Henning	Levothyroxin	380,5	(+3,2)	0,14
Euthyrox	Levothyroxin	165,5	(+4,8)	0,14
Eferox	Levothyroxin	50,1	(+4,2)	0,13
Berlthyrox	Levothyroxin	25,5	(+2,3)	0,15
		621,5	(+3,7)	0,14
Hormonkombinationen				
Novothyral	Liothyronin Levothyroxin	34,2	(+1,4)	0,18
Prothyrid	Liothyronin Levothyroxin	8,2	(+12,1)	0,19
Thyreotom	Liothyronin Levothyroxin	5,8	(-17,9)	0,49
		48,1	(+0,2)	0,22
Schilddrüsenhormone plus Iodid				
Thyronajod	Levothyroxin Kaliumiodid	137,0	(+16,6)	0,14
Jodthyrox	Levothyroxin Kaliumiodid	103,2	(-4,5)	0,16
Thyreocomb N	Levothyroxin Kaliumiodid	10,5	(+0,2)	0,15
		250,7	(+6,2)	0,15
Kaliumiodid				
Jodid Tabletten	Kaliumiodid	164,5	(-13,6)	0,06
Jodetten	Kaliumiodid	102,9	(-11,6)	0,04
Jodid-ratiopharm	Kaliumiodid	30,6	(+7,9)	0,05
Kaliumiodid BC	Kaliumiodid	6,3	(-14,9)	0,06
		304,4	(-11,2)	0,05
Summe		1224,7	(-0,1)	0,12

sich die erfolgreiche Propagierung der Strumaprophylaxe mit Iodid wider, die auch nach neueren Studien verstärkt befürwortet wird, sei es als Primärprophylaxe oder nach ein- bis zweijähriger Levothyroxin- therapie als Anschlußprophylaxe. Ob der seit 1998 eingetretene Rück- gang der Iodidverschreibungen die verbesserte Speisesalziodierung widerspiegelt, werden die nächsten Jahre zeigen (Willgerodt et al. 2000).

Unverändert deutlich nahmen die Verordnungen der Kombinationspräparate aus Levothyroxin und Kaliumiodid zu, vor allem durch *Thyronajod*, das als preiswertestes Präparat weiterhin kräftig zulegte (Tabelle 44.2). Die Wahl der Kombination von Levothyroxin plus Iodid spricht auch für eine Übergangstherapie in der Absicht, beim Patienten später Levothyroxin durch Iodid zu ersetzen. Höhere Jodidgehalte in den Kombinationspräparaten führen auch zu einem geringeren posttherapeutischen TSH-Anstieg nach dem Absetzen (Kreißl et al. 2001).

Eine genau gegenläufige Entwicklung zeigen die Kaliumiodidmonopräparate (Tabelle 44.2). Als Ursache kommt die zunehmende Verordnung von Levothyroxin-Iodidkombinationen, aber auch die verbesserte Speisesalziodierung in Frage. Zur Notwendigkeit der Iodidpräparate ist anzumerken, daß in den neuen Bundesländern bedauerlicherweise die gesetzliche Iodsalzprophylaxe entfallen ist (Meng und Schindler 1998). Diese Länder benötigen jetzt vermehrt Präparate zur Strumaprophylaxe.

Thyreostatika

Für die medikamentöse Therapie der Schilddrüsenüberfunktion werden unter den 2500 meistverordneten Arzneimitteln fünf Präparate eingesetzt (Tabelle 44.3). Während das Carbimazolpräparat (*Carbimazol Henning*) leicht zugenommen hat, waren die Thiamazolpräparate

Tabelle 44.3: Verordnungen von Thyreostatika 2001. Angegeben sind die 2001 verordneten Tagesdosen, die Änderungen gegenüber 2000 und die mittleren Kosten je DDD 2001.

Präparat	Bestandteile	DDD in Mio.	Änderung in %	DDD-Kosten in €
Carbimazol Henning	Carbimazol	29,3	(+1,4)	0,24
Favistan	Thiamazol	17,5	(−8,1)	0,08
Methizol	Thiamazol	13,9	(−4,2)	0,20
Thiamazol Henning	Thiamazol	7,0	(+13,8)	0,14
Thyrozol	Thiamazol	2,9	(−14,5)	0,16
Summe		1224,7	(−0,1)	0,12

44

überwiegend rückläufig. Carbimazol wird im Organismus in seinen aktiven Metaboliten Thiamazol umgewandelt. Da es Carbimazolrefraktäre Fälle gibt, die auf Thiamazol ansprechen, wird zunehmend empfohlen, nur mit dem aktiven Metaboliten zu behandeln (Grußendorf 1996). Außerdem ist Thiamazol (10 mg) in äquimolaren Mengen 2–3fach billiger als das Prodrug Carbimazol (15 mg).

Bemerkenswert ist die seit 1998 zu registrierende leichte Abnahme der Thyreostatika-DDD insgesamt (Abbildung 44.1). In vorsichtiger Interpretation könnte das Erreichen und Überschreiten des Gipfels der Thyreostatikaverschreibungen bedeuten, daß die Demaskierung von Autonomien durch Iodidexposition abnimmt, wie es in der Schweiz nach Erreichen einer verbesserten Iodversorgung gesehen wurde. Auch Meng (persönliche Mitteilung) teilte dies aus den neuen Bundesländern mit.

Wirtschaftliche Aspekte der Kropfbehandlung

Unter den Schilddrüsenpräparaten haben die Verordnungen der Hormonpräparate leicht zugenommen. Es ist anzunehmen, daß der größte Teil der Patienten diese Behandlung als Strumaprophylaxe gegen den Iodmangelkropf benötigt hat. Angesichts der hohen Kropfhäufigkeit in der Bundesrepublik kann man davon ausgehen, daß sogar 40 Mio. Menschen potentiell behandlungsbedürftig sind (Hampel et al. 1995). Damit ist zu erwarten, daß die Therapie mit Schilddrüsenpräparaten auch in den kommenden Jahren noch zunehmen wird. Sehr genau sind die Iodidverordnungen mit ihrem Abnahmetrend zu beobachten, um einer ungünstigen „Iodidmüdigkeit" durch Aufklärung entgegenzusteuern (Scriba und Gärtner 2000). Wichtig sind immer wieder aufklärende Appelle auch an die Ärzte, daß die Iodprophylaxe kein Risiko darstellt.

Angesichts des endemischen Iodmangels in Deutschland haben Endokrinologen seit langem gefordert, eine wirksame Kropfprophylaxe bei der Bevölkerung durchzuführen. Als Methode der Wahl bietet sich die Kropfprophylaxe mit iodiertem Speisesalz an. Hier stagniert der Iodsalzanteil seit 1996 leider bei „nur" 70% (Arbeitskreis Jodmangel 2000). In unseren Nachbarländern wie Österreich, Schweiz, der ehemaligen Tschechoslowakei und der ehemaligen DDR wurde die Iodsalzprophylaxe bereits mit großem Erfolg eingeführt. In Schweden ist der Kropf seit Einführung der Iodsalzprophylaxe weitgehend beseitigt. Allerdings ist anzumerken, daß die Iodsalzprophylaxe oder auch Iodidgabe bei der seltenen Strumaform der Iodfehlverwertung nicht wirksam ist.

Es ist ausgerechnet worden, daß das Gesundheitswesen pro Jahr mehr als eine Mrd. € für die ambulante Diagnostik und Behandlung von Schilddrüsenerkrankungen ausgibt (Pfannenstiel 1998). Mit der gesetzlichen Iodsalzprophylaxe könnten mittelfristig also erhebliche finanzielle Aufwendungen im Gesundheitswesen eingespart werden (vermutlich 70%, d. h. 700 Mio. € pro Jahr), ganz abgesehen von dem Gewinn an Lebensqualität durch den Fortfall der Dauertherapie mit Hormonpräparaten, die Abnahme der Häufigkeit von Strumaoperationen und von Radioiodtherapien (bei Autonomie). Immerhin darf seit einiger Zeit auch iodiertes Speisesalz für Fertiglebensmittel verwendet werden. Dennoch wird das beibehaltene Freiwilligkeitsprinzip eine grundlegende Verbesserung verhindern. Tragisch ist die Entwicklung in den neuen Bundesländern. Dort war durch gesetzliche Salziodierung die endemische Struma im drastischen Rückgang. 1990 brachte die Abschaffung der wirksamen Maßnahmen den neuen Ländern die Iodmangelstruma mitsamt ihren Kosten zurück (Meng, persönliche Mitteilung). Ermutigend sind Trendstudien, die für eine Mitarbeit der Lebensmittelindustrie in Gestalt der Iodsalzverwendung sprechen (Hampel et al. 2000, Grüning et al. 2001). Die Zunahme der Verschreibung von zur Zeit vor allem Schilddrüsenpräparaten (Abbildung 44.1) findet möglicherweise zum Teil ihre Erklärung in der Erfahrung, daß Iodid allein nicht alle Probleme der Strumaentstehung oder auch der Rezidivprophylaxe lösen könnte. Um so wachsamer müssen Trends der Abnahme weiterhin äußerst wichtiger Verschreibungen registriert werden, um notfalls mit intensivierten Aufklärungsmaßnahmen gegenzusteuern.

Auch wenn aus dem ersten Absinken der Thyreostatika-Verschreibungskurve eine „Morgenröte" der Verbesserung der Iodversorgung abgelesen werden könnte, sollte dies nicht als Signal mißverstanden werden, in den Bemühungen um eine weitere Optimierung nachzulassen.

Literatur

Arbeitskreis Jodmangel (Groß-Gerau) (2000): Jod-Report August 2000, S. 2.
Grüning T., Zöphel K., Wunderlich G., Franke W.-G. (2001): Strumaprävalenz und Joddefizit in Sachsen geringer als bisher angenommen. Med. Klinik 96: 1–8.

44

Grußendorf M. (1996): Hyperthyreose. In: Allolio B., Schulte H.M. (Hrsg.): Praktische Endokrinologie. Urban & Schwarzenberg, München Wien Baltimore, S. 168–177.

Gutekunst R. (1990): Jodmangel bei Kindern und Erwachsenen. In: Köbberling J., Pickardt C.R. (Hrsg.): Struma. Springer-Verlag, Berlin.

Hampel R., Gordalla A., Zöllner H., Klinke D., Demuth M. (2000): Continuous rise of urinary iodine excretion and drop in thyroid gland size among adolescents in Mecklenburg-West-Pomerania from 1993–1997. Exp. Clin. Endocrinol. Diabetes 108: 197–201.

Hampel R., Kühlberg T., Klein K., Jerichow J.-U., Pichmann E.-G. et al. (1995): Strumaprävalenz in Deutschland größer als bisher angenommen. Med. Klinik 90: 324–329.

Hess S.Y., Zimmermann M. B., Torresani T., Burgi H., Hurrell R.F. (2001): Monitoring the adequacy of salt iodization in Switzerland: a national study of school children and pregnant women. Eur. J. Clin. Nutr. 55: 162–166.

Kreißl M., Thiemann M., Hänscheid H., Rendl J., Reiners C. (2001): Vergleich der Wirksamkeit zweier verschieden dosierter Levothyroxin-Jodid-Kombinationen in der Therapie der euthyreoten diffusen Struma. Dtsch. med. Wschr. 126: 227–231.

Meng W., Schindler A. (1998): Epidemiologie und Prophylaxe des Jodmangels in Deutschland. In: Reiners C., Weinheimer B. (Hrsg.): Schilddrüse 1997. De Gruyter, Berlin, New York, S. 8–19.

Pfannenstiel P. (1998): The cost of continuing deficiency in Germany and the potential cost benefit of iodine prophylaxis. IDD Newsletter 14: 11–12.

Scriba P.C., Gärtner R. (2000): Risiken der Iodprophylaxe? Dtsch. Med. Wschr. 125: 671–675.

Willgerodt H., Baldauf T., Dannenberg C., Stach B. (2000): Aktueller Stand der Iodversorgung und Schilddrüsenvolumina von Leipziger Schulkindern. Endokrinologie-Informationen 24: 29–31.

45. Sexualhormone

ULRICH SCHWABE und THOMAS RABE

AUF EINEN BLICK

Verordnungsprofil
Die wichtigsten Gruppen der Sexualhormone sind Östrogenpräparate und die Kontrazeptiva.

Trend
Die Verordnungen der Östrogenpräparate zur Hormonersatztherapie in der Postmenopause sind seit zwei Jahren auffällig zurückgegangen (–10%). Hormonale Kontrazeptiva werden 2001 ebenfalls weniger verordnet, obwohl hier mehrere neue Präparate eingeführt wurden.

Bewertung
Möglicherweise beruht die Zurückhaltung bezüglich Östrogenpräparaten auf einer strengeren Nutzen-Risiko-Bewertung der Östrogene, da die bisher beobachteten osteoporoseprophylaktischen und koronarprotektiven Wirkungen in neueren randomisierten Studien nicht bestätigt wurden. Bei mehr als fünfjähriger Anwendung besteht ein 30–60% erhöhtes Brustkrebsrisiko, das jetzt vermehrt zu berücksichtigen ist.

Sexualhormone werden zur Behandlung verschiedener Störungen der Sexualfunktion bei Mann und Frau eingesetzt. Sie dienen in erster Linie zur Substitution einer ungenügenden körpereigenen Hormonproduktion, aber auch zur Hemmung der Hormonproduktion durch Änderung der zentralen Regulationsvorgänge im Zwischenhirn und der Hypophyse. Neben vielen anderen Anwendungen sind Sexualhormone und ihre entsprechenden Antihormone bei der Therapie von Sexualhormon-abhängigen Tumoren von Bedeutung.

Im einzelnen lassen sich die Sexualhormone in Androgene, Anabo-
lika, Antiandrogene, Östrogene, Gestagene und Antiöstrogene einteilen. Darüber hinaus werden Östrogen-Gestagen-Kombinationen in
großem Umfang für die hormonale Kontrazeption eingesetzt. Kontrazeptiva sind seit 1992 in dieser Indikationsgruppe vertreten, weil sie
seitdem bei weiblichen Versicherten bis zum vollendeten 20. Lebensjahr auf Kassenrezept verordnet werden können.

Verordnungsspektrum

Der größte Teil der Verordnungen entfällt mit knapp 70% auf die
Gruppe der Östrogene (Abbildung 45.1). Danach folgen Kontrazeptiva, Gestagene, Antiandrogene und Antiöstrogene. Eine untergeordnete Rolle spielen Androgene. Östrogene haben im Jahr 2001 wiederum abgenommen und liegen damit bereits unter dem Wert von 1994
(Abbildung 45.2).

Die Verordnungen und der Umsatz der gesamten Indikationsgruppe haben im Jahr 2001 abgenommen (Tabelle 45.1). Erstmals in
die Gruppe der 2500 verordnungshäufigsten Arzneimittel sind drei
neue Kontrazeptiva (*Yasmin, Lamuna, Petibelle*), zwei Estradiol-Gesta-
genkombinationen (*Femoston Conti, Gianda*), ein weiteres Testoste-

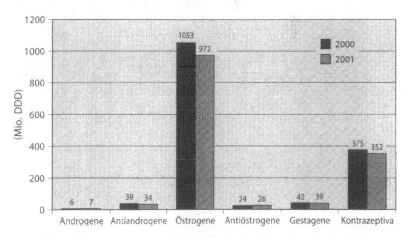

Abbildung 45.1: Verordnungen von Sexualhormonen 2001. DDD der 2500 meistverordneten Arzneimittel

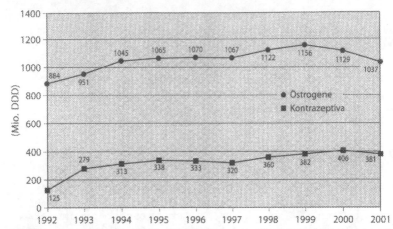

Abbildung 45.2: Verordnungen von Sexualhormonen 1992 bis 2001. Gesamtverordnungen nach definierten Tagesdosen

ronpräparat (*Testosteron Jenapharm*) und ein pflanzliches Östrogen (*Phytestrol N*) gelangt. Nicht mehr vertreten sind die Östrogenkombinationen *Procyclo*, *Climarest plus*, das Gestagen *Prothil* sowie die Kontrazeptiva *Nova-ratiopharm*, *Tetragynon* und *Eve*.

Androgene

Androgene werden zur Substitutionstherapie bei Hypogonadismus eingesetzt. Beim primären Hypogonadismus ist eine Dauertherapie mit lang wirksamen Testosteronpräparaten erforderlich. Beim sekundären Hypogonadismus, der durch Gonadotropinmangel infolge von hypothalamischen oder hypophysären Störungen bedingt ist, werden Behandlungspausen eingelegt, um eine reaktive Stimulation des zentralen Steuerungssystems der Hormonsekretion zu induzieren. Bei psychisch bedingten Potenzstörungen ist die Zufuhr von Androgenen unwirksam. Testosteron und seine Derivate haben außerdem anabole und somatische Wachstumswirkungen. Neben *Testoviron* ist 2001 ein weiteres Testosteronpräparat vertreten. Beides sind Testosteronester zur intramuskulären Injektion für einen Zeitraum von 2–5 Wochen. Im Vergleich zum Vorjahr haben die Verordnungen deutlich zugenommen (Tabelle 45.2).

Tabelle 45.1: Verordnungen von Sexualhormonen 2001. Angegeben sind die verordnungshäufigsten Präparate mit Verordnungsrang, Verordnungen und Umsatz 2001 im Vergleich zu 2000.

45

Rang	Präparat	Verordnungen in Tsd.	Änd. %	Umsatz Mio. €	Änd. %
49	Presomen comp. Drag.	1522,0	−16,2	36,7	−16,2
120	Kliogest N	946,0	−16,3	29,5	−12,5
179	Presomen	757,3	−8,3	16,4	−6,8
202	Valette	701,2	−9,0	17,2	−6,9
206	Estraderm TTS/MX	696,7	−15,4	18,8	−14,0
226	Climopax	642,1	+10,2	16,7	+17,9
261	Estragest TTS	576,1	+12,5	16,4	+17,5
318	Activelle	506,9	+31,0	14,5	+32,4
370	Gynodian Depot	454,0	−5,9	14,0	−5,5
390	Belara	437,0	+7,0	10,7	+10,4
391	Merigest	436,4	−4,3	12,8	+6,6
427	Leios	407,2	+3,0	8,9	+8,0
437	Diane	401,9	−10,4	10,8	−0,7
443	Klimonorm	399,6	−21,1	9,3	−18,2
449	MonoStep	394,5	−12,8	5,4	−8,7
530	Climen	338,5	−0,6	9,6	+2,1
572	Miranova	311,1	−18,1	6,7	−16,0
577	Cyclo-Menorette	307,8	−31,7	8,5	−24,7
609	Gynokadin	294,9	+1,6	5,6	+13,3
620	CycloÖstrogynal	291,1	−9,6	6,4	−0,4
659	Oestrofeminal	276,1	−18,9	4,2	−19,2
676	Microgynon	270,0	−19,6	3,2	−20,1
708	Mericomb	256,1	−6,1	5,9	+3,4
709	Trisequens	256,0	−24,5	8,4	−20,0
744	Cyclo-Progynova	239,9	−22,7	5,8	−20,7
747	Progynova	237,8	−13,9	2,4	−13,6
761	Minisiston	232,5	−13,4	3,1	−9,9
768	Estramon	230,5	−7,4	4,6	−4,5
776	Femigoa	227,3	−32,1	3,1	−28,3
795	Cilest	221,0	−30,1	3,0	−25,9
900	Neo-Eunomin	192,5	−17,0	4,7	−14,3
903	Climarest	192,0	−19,0	3,5	−4,5
925	Estradiol Jenapharm	187,0	−4,5	2,6	−1,2
940	Femoston	183,1	−2,0	4,9	−0,6
979	Desmin	177,2	+10,0	3,1	+14,1
1062	Utrogest	159,3	+6,9	3,6	+10,6
1118	Androcur	148,8	−3,7	9,5	−15,6
1153	Oestronara	144,0	−16,6	4,0	−15,1
1190	Fem7	138,9	−11,0	3,7	−8,9
1196	Yasmin	138,5	(> 1000)	4,2	(> 1000)
1201	Liviella	138,2	+8,2	11,1	+10,4
1282	Sovel	126,5	−2,0	0,3	−1,4
1301	Sisare	124,7	−18,7	3,5	−14,2
1318	Primolut-Nor	122,4	−12,9	1,0	−13,6

45

Tabelle 45.1: Verordnungen von Sexualhormonen 2001. Angegeben sind die verordnungshäufigsten Präparate mit Verordnungsrang, Verordnungen und Umsatz 2001 im Vergleich zu 2000 (Fortsetzung).

		Verordnungen		Umsatz	
Rang	Präparat	in Tsd.	Änd. %	Mio. €	Änd. %
1321	Trigoa	122,3	−30,0	1,7	−25,8
1330	Ovestin Tabl.	121,4	+2,1	1,9	+1,1
1353	Estrifam	119,1	+9,0	2,2	+4,5
1382	Lovelle	116,6	−22,7	2,5	−19,1
1385	Chlormadinon Jenapharm	116,3	−13,3	1,7	−11,3
1389	Estracomb TTS	115,9	−26,5	3,7	−23,7
1419	Evista	113,0	+88,6	13,5	+93,1
1472	Merimono	108,3	−3,7	1,4	+7,8
1474	Climopax Cyclo	108,0	−0,6	2,7	+5,8
1539	Testoviron	101,8	+3,1	4,6	+5,5
1544	Tamoxifen-ratiopharm	101,2	+8,0	6,3	+5,0
1567	Tamoxifen Hexal	99,4	+2,9	6,3	+5,1
1596	Primosiston Tabl.	97,0	−18,8	1,0	−15,0
1603	Depo-Clinovir	96,6	+21,1	2,8	+26,8
1615	Femoston Conti	95,0	(neu)	2,5	(neu)
1680	Sisare Gel mono	90,8	−13,4	2,6	−9,9
1694	Gynamon	89,6	−1,3	1,9	+5,5
1711	Prosiston	88,1	+1,3	1,0	+9,6
1712	Biviol	88,1	−9,6	1,9	+21,4
1742	Orgametril	85,5	−8,2	1,6	−8,1
1767	Lamuna	83,8	(> 1000)	1,3	(> 1000)
1792	Menorest	82,4	−17,1	2,1	−17,5
1810	Gianda	81,3	(> 1000)	2,0	(> 1000)
1835	Tradelia	79,2	−2,8	2,2	−7,8
1840	Dermestril	78,9	+4,9	2,2	+5,1
1842	Petibelle	78,9	(> 1000)	2,5	(> 1000)
1876	Gestakadin	76,4	+2,1	0,4	+6,4
1969	Norethisteron Jenapharm	71,2	+5,2	0,5	+12,7
2003	Cutanum	69,5	−29,0	2,2	−28,1
2052	Duphaston	66,5	−19,4	1,1	−25,3
2067	Clinofem	65,7	−16,8	1,2	−13,2
2110	Estrafemol	63,8	−44,7	1,7	−40,8
2169	NovaStep	61,0	+1,4	0,8	+4,0
2202	Sandrena	59,4	−18,1	1,7	−15,2
2244	Tamokadin	57,4	+8,6	3,5	+8,4
2255	Östro–Primolut	56,8	−0,6	0,3	+7,2
2314	Osmil	54,6	−6,4	1,2	−5,1
2451	OeKolp Tabl.	48,8	−8,6	0,8	−1,9
2453	Testosteron Jenapharm	48,8	+47,3	2,8	+59,9
2480	Phytoestrol N	47,7	+23,0	0,9	+25,3
Summe		**18848,7**	**−7,3**	**473,6**	**−1,7**
Anteil an der Indikationsgruppe		**94,9%**		**96,3%**	
Gesamte Indikationsgruppe		**19866,7**	**−7,5**	**491,8**	**−1,8**

Tabelle 45.2: Verordnungen von Androgenen und Antiandrogenen 2001. Angegeben sind die 2001 verordneten Tagesdosen, die Änderungen gegenüber 2000 und die mittleren Kosten je DDD 2001.

45

Präparat	Bestandteile	DDD in Mio.	Änderung in %	DDD-Kosten in €
Androgene				
Testoviron	Testosteronpropionat	3,9	(+4,7)	1,19
Testosteron Jenapharm	Testosteronenantat	3,0	(+56,0)	0,93
		6,9	(+22,4)	1,08
Antiandrogene				
Diane	Cyproteronacetat Ethinylestradiol	32,4	(-11,0)	0,33
Androcur	Cyproteronacetat	2,1	(-19,8)	4,49
		34,5	(-11,6)	0,59
Summe		41,3	(-7,4)	0,67

Antiandrogene

Antiandrogene verdrängen männliche Hormone von ihrem Rezeptor und heben dadurch ihre Wirkung auf. Sie können daher eingesetzt werden, um androgenbedingte Krankheitszustände zu behandeln. Dazu gehören Prostatakarzinom, männliche Hypersexualität und Sexualdeviation, Hirsutismus bei der Frau, starke Akne vulgaris, androgenetischer Haarausfall bei Frauen und Pubertas praecox bei Knaben. Die Verordnungen von Cyproteronpräparaten (*Diane, Androcur*) haben 2001 weiter abgenommen (Tabelle 45.2).

Östrogene

Östrogene regeln zusammen mit den Gestagenen die Reproduktionsvorgänge bei der Frau, induzieren die Pubertätsveränderungen und erhalten die Funktion der Sexualorgane. Zu den therapeutisch wichtigen Wirkungen der Östrogene gehört die Proliferation der Schleimhaut in Uterus und Vagina sowie die Förderung der Knochenmineralisation.

Hauptindikation der natürlichen Östrogene ist die postmenopausale Hormonsubstitution. Ursprünglich wurde sie primär zur Linde-

45

rung typischer vasomotorischer Beschwerden eingesetzt. Später galt sie in zunehmendem Maße auch als aussichtsreiche Strategie, um Osteoporose, koronare Herzkrankheit und altersbedingte Hirnleistungsstörungen zu verhindern oder wenigstens hinauszuzögern. Positive Effekte wurden in zahlreichen Beobachtungsstudien mit großen Teilnehmerzahlen beschrieben. So senkte die Östrogeneinnahme das Frakturrisiko bei 9704 Frauen über 65 Jahre um 40–61% (Cauley et al. 1995). Koronare Risiken (Herzinfarkt, koronare Todesfälle) wurden in einer Studie an 70533 postmenopausalen Frauen durch die Hormontherapie um 39% gesenkt (Grodstein et al. 2000). Schließlich lag auch das Erkrankungsrisiko für die Alzheimersche Krankheit bei 1124 Frauen nach Östrogengabe deutlich niedriger als bei Nichtanwenderinnen (5,8% vs. 16,3%) (Tang et al. 1996). Alle diese Ergebnisse haben weltweit zu einer hohen Akzeptanz der postmenopausalen Hormonsubstitution geführt. In den USA werden 38% der Frauen in der Postmenopause behandelt (Keating et al. 1999), in Deutschland etwa 20% (Thiel et al. 2001).

Neuere randomisierte Studien haben jedoch die verbreitete Begeisterung für die postmenopausale Hormontherapie erheblich gedämpft, da die bisherigen Beobachtungsergebnisse nicht bestätigt werden konnten. So hat die erste randomisierte Studie an postomenopausalen Frauen mit koronarer Herzkrankheit keinen Effekt einer Östrogensubstitution über 4,1 Jahre nachgewiesen (Hully et al. 1998). Im ersten Studienjahr wurde das Koronarrisiko durch die Hormongabe sogar um 50% erhöht. Nach den soeben erschienenen Ergebnissen der Woman's Health Initiative an 16608 Frauen waren die gesundheitlichen Risiken insgesamt höher als der Nutzen einer kombinierten Östrogen-Gestagen-Substitution (Writing Group for the Woman's Health Initiative Investigators 2002). Daher mußte diese erste randomisierte, Placebo-kontrollierte Studie nach 5,2 Jahren vorzeitig abgebrochen werden. Im einzelnen lag das Risiko für eine koronare Herzkrankheit 29%, Brustkrebs 26%, Schlaganfall 41% und Lungenembolie 133% höher. Niedriger lag nur das Risiko für kolorektales Karzinom (–37%), Korpuskarzinom (–17%) und Oberschenkelfrakturen (–33%). Der absolute Risikoüberschuß ist mit einem Ereignis pro 100 Frauen in 5 Jahren zwar gering, aber das eigentliche Ziel der Hormonersatztherapie, die Gesundheit zu erhalten, wurde gerade nicht erreicht.

Das generelle Risikopotential ergibt sich aus der weit verbreiteten Anwendung der postmenopausalen Hormonersatztherapie in Deutschland. Die Verordnung von 1037 Mio. Tagesdosen für die Östrogensubstitution (Abbildung 45.2) entspricht einer täglichen Behandlung von 2,8 Mio. GKV-versicherten Frauen und damit einer Zahl von 3,3 Mio. Frauen in der Gesamtbevölkerung. Die Zusatzrisiken der Hormonersatztherapie bedeuten daher, daß nach den Daten der Women's Health Initiative in Deutschland jedes Jahr zusätzlich 2300 koronare Ereignisse, 2600 Schlaganfälle, 2600 Lungenembolien und 2600 Mammakarzinome auftreten können.

In dieser Situation kommt dem potentiellen Krebsrisiko einer postmenopausalen Östrogensubstitution in der Gesamtbeurteilung des therapeutischen Nutzens eine besondere Bedeutung zu. Das Risiko für das Korpuskarzinom ist durch den Gestagenzusatz beseitigt worden. Es ließ sich sogar ein protektiver Effekt durch die Gestagenkomponente nachweisen. Ganz anders stellt sich die Situation für das Mammakarzinom dar. Das relative Risiko für die Entstehung eines Mammakarzinoms ist nicht nur nach Östrogensubstitution um 30 bis 40% erhöht, sondern auch nach kombinierter Östrogen-Gestagen-Gabe (Colditz et al. 1995). Dieses Ergebnis wurde in einer Metaanalyse von 51 Studien an über 50000 Patientinnen grundsätzlich bestätigt (Collaborative Group on Hormonal Factors in Breast Cancer 1997). Eine Östrogenanwendung über weniger als fünf Jahre erhöhte das Brustkrebsrisiko nicht, bei längerer Anwendungsdauer stieg das Risiko jedoch um 30–60% an. Eine Kohortenstudie an 46.353 postmenopausalen Frauen zeigte weiterhin, daß eine kombinierte Östrogen-Gestagen-Gabe das Brustkrebsrisiko stärker erhöht als die alleinige Östrogensubstitution (Schairer et al. 2000). Ein ähnliches Ergebnis ist von der Women's Health Initiative zu erwarten, da die reine Östrogensubstitution bei hysterektomierten Frauen nicht abgebrochen wurde (Writing Group for the Women's Health Initiative 2002).

Nach den derzeitigen Richtlinien soll die Entscheidung für eine Hormonersatztherapie zusammen mit den Patientinnen individuell sorfältig abgewogen werden (Manson und Martin 2001, Grady 2000). Zur Linderung klimakterischer Beschwerden ist die kurzfristige Hormonersatztherapie für Frauen ohne Kontraindikationen gegen die langfristigen aber seltenen Risiken unter Berücksichtigung der Schwere der Symptome abzuwägen. Frauen mit koronarer Herzkrankheit sollten keine Östrogensubstitution erhalten. Alternativen sind in solchen Fällen selektive Serotonin-Rückaufnahme Inhibitoren (SSRI), Clonidin, Phytoöstrogene oder bei urogenitalen Symptomen östrogenhaltige Vaginalcremes. Frauen mit einem hohen osteoporotischen Frakturri-

45

siko sollten statt Östrogenen eher Bisphosphonate erhalten, die ein günstigeres Risikoprofil und eine besser belegte Wirksamkeit haben. Bei hohem Brustkrebsrisiko (familiäre Belastung, Brustkrebsgene) sollten alternativ Tamoxifen oder Raloxifen in Betracht gezogen werden.

Für die kurzfristige Behandlung klimakterischer Ausfallserscheinungen werden Östrogene (Estradiol, Estradiolester, equine Östrogene) mit einem 10–14tägigen Gestagenzusatz (Sequenztherapie), die kontinuierliche Kombinationstherapie (Östrogen/Gestagen) oder östrogenhaltige Pflaster mit intermittierender Gestagengabe pro Zyklus alle 2–3 Monate (Cave in Einzelfällen Endometriumkarzinome) angewendet. Die mit dieser Therapieform verbundenen Entzugsblutungen hören nach mehrjähriger Substitution meist spontan auf. Eine langandauernde Östrogentherapie ohne Gestagenzusatz soll heute wegen des Korpuskarzinomrisikos nicht vorgenommen werden. Eine Ausnahme stellen hysterektomierte Patientinnen dar.

Östrogen-Monopräparate

Die Gruppe der Monopräparate hat im Jahr 2001 weiter abgenommen. Die Verordnungen entfallen zu 37% auf die Östrogenpflaster und andere auf der Haut applizierte Präparate, die eine transdermale Resorption von Estradiol in Dosierungen von täglich 25–100 µg bei zweimaliger bzw. einmaliger Gabe pro Woche ermöglichen (Tabelle 45.3). Transdermal werden infolge der Umgehung der Leber 40fach kleinere Estradioldosen benötigt. In die Leber gelangen auf diesem Wege erheblich geringere Hormonmengen, so daß die östrogenabhängige Synthese von Angiotensinogen, Lipoproteinen und Gerinnungsfaktoren nicht übermäßig stimuliert wird. Bis auf ein Präparat sind die Verordnungen der Östrogenpflaster im Jahr 2001 weiter rückläufig (Tabelle 45.3).

Nach den Östrogenpflastern folgen als zweitgrößte Gruppe die oralen Präparate mit konjugierten Östrogenen (*Presomen, Climarest, Oestrofeminal*). Sie werden aus dem Harn trächtiger Stuten extrahiert und liegen hauptsächlich als Estron und Equilin in Form konjugierter Sulfate vor. Wirkung und Wirkungsdauer sind geringer als bei anderen Östrogenen. Sie müssen daher ausreichend hoch dosiert werden (0,6 mg/Tag).

Leicht zugenommen haben die oralen Estradiolpräparate, die in Form des Estradiolvalerat (*Gynokadin, Estradiol Jenapharm, Progy-*

Tabelle 45.3: Verordnungen von Östrogenen 2001 (Monopräparate). Angegeben sind die 2001 verordneten Tagesdosen, die Änderungen gegenüber 2000 und die mittleren Kosten je DDD 2001.

Präparat	Bestandteile	DDD in Mio.	Änderung in %	DDD-Kosten in €
Estradiol (transdermal)				
Estraderm TTS/MX	Estradiol	47,8	(–14,0)	0,39
Estramon	Estradiol	17,0	(–2,9)	0,27
Fem7	Estradiol	13,0	(–7,5)	0,28
Sisare Gel mono	Estradiol	6,9	(–12,5)	0,38
Dermestril	Estradiol	6,2	(+7,5)	0,36
Cutanum	Estradiol	6,2	(–27,7)	0,36
Tradelia	Estradiol	6,0	(–3,2)	0,36
Menorest	Estradiol	5,2	(–17,7)	0,40
Sandrena	Estradiol	4,6	(–18,3)	0,38
		112,8	(–11,4)	0,36
Estradiol (oral)				
Gynokadin	Estradiolvalerat	28,1	(+7,8)	0,20
Estradiol Jenapharm	Estradiolvalerat	15,1	(–1,8)	0,17
Progynova	Estradiolvalerat	10,6	(–12,4)	0,23
Estrifam	Estradiol	9,9	(+2,9)	0,22
Merimono	Estradiol	6,5	(–0,8)	0,22
		70,3	(+0,7)	0,20
Konjugierte Östrogene				
Presomen	Konjugierte Östrogene	59,6	(–6,9)	0,27
Climarest	Konjugierte Östrogene	19,7	(–12,3)	0,18
Oestrofeminal	Konjugierte Östrogene	16,6	(–21,6)	0,25
		95,9	(–10,9)	0,25
Estriol				
Ovestin Tabl.	Estriol	3,9	(+1,4)	0,48
OeKolp Tabl.	Estriol	3,1	(–1,2)	0,24
		7,0	(+0,2)	0,37
Synthetische Östrogene				
Liviella	Tibolon	10,8	(+10,4)	1,03
Evista	Raloxifen	7,6	(+84,5)	1,76
		18,4	(+32,5)	1,33
Pflanzliche Östrogene				
Phytoestrol N	Rhapontikrhabarber-wurzelextrakt	3,6	(+21,9)	0,25
Summe		307,9	(–6,3)	0,35

45

nova) oder als Estradiol (*Estrifam, Merimono*) in einer Dosis von 1–4 mg/Tag angewendet werden (Tabelle 45.3). Estriol (*Ovestin Tabl., OeKolp Tbl.*) hat eine geringe östrogene Wirkung. Es stimuliert das Endometrium nur noch schwach und löst kaum Blutungen aus. Postmenopausale Dysphorien und lokale Befunde im Genitalbereich werden gemindert.

Weiter zugenommen haben die synthetischen Östrogene mit zwei Neueinführungen seit 1998 (Tabelle 45.3). Tibolon (*Liviella*) ist ein synthetisches Steroid mit östrogenen, gestagenen und schwach androgenen Eigenschaften. Die erhöhte Androgenaktivität verhindert jedoch den positiven Effekt der konventionellen Östrogen-Gestagen-Substitution auf das Plasmacholesterin (Farish et al. 1999). Hinzu kommen außerdem 3–4fach höhere DDD-Kosten im Vergleich zur üblichen Östrogen-Gestagen-Substitution.

Der zweite Vertreter ist das nichtsteroidale Benzothiophenderivat Raloxifen (*Evista*), das in Deutschland 1998 neu eingeführt wurde. Es wird als selektiver Östrogenrezeptormodulator (SERM) klassifiziert, der den Knochen- und Lipidstoffwechsel ähnlich wie Östrogene beeinflußt, gleichzeitig aber als Östrogenantagonist auf Gebärmutter und Brustdrüse wirkt. In einer Placebo-kontrollierten Studie an 7705 postmenopausalen Frauen mit Osteoporose wurde das Wirbelkörperfrakturrisiko über einen Zeitraum von drei Jahren durch Raloxifen um 30–50% gesenkt (Ettinger et al. 1999). Nichtvertebrale Frakturen wurden nicht beeinflußt, obwohl alle Patientinnen zusätzlich Calcium und Colecalciferol erhalten hatten. Das Thromboserisiko wurde dreifach erhöht.

Phytoestrol N enthält einen Trockenextrakt aus Rhapontikrhabarberwurzel (Rheum rhaponticum) mit dem Stilbenglykosid Rhaponticosid, das östrogenartige Wirkungen haben soll. Nach einer Medline-Recherche gibt es keine wissenschaftlichen Publikationen über dieses Phytotherapeutikum.

Östrogen-Kombinationen

Auch die Östrogen-Kombinationen mit Gestagenzusatz zur Substitution im Klimakterium haben trotz Einführung von zwei neuen Präparaten (*Gianda, Femoston conti*) in allen Präparategruppen abgenommen (Tabellen 45.4 und 45.5). Bei *Gynodian Depot* handelt es sich um eine Kombination aus Estradiolvalerat und dem Androgen Prasteron-

Tabelle 45.4: Verordnungen von Estradiol-Gestagen-Kombinationen 2001. Angegeben sind die 2001 verordneten Tagesdosen, die Änderungen gegenüber 2000 und die mittleren Kosten je DDD 2001.

45

Präparat	Bestandteile	DDD in Mio.	Änderung in %	DDD-Kosten in €
Estradiol und Norethisteron				
Kliogest N	Estradiol Norethisteronacetat	77,5	(−16,1)	0,38
Estragest TTS	Estradiol Norethisteronacetat	45,9	(+16,6)	0,36
Activelle	Estradiol Norethisteronacetat	41,0	(+32,5)	0,35
Merigest	Estradiolvalerat Norethisteron	35,7	(−3,3)	0,36
Trisequens	Estradiol Norethisteronacetat	20,9	(−24,8)	0,40
Mericomb	Estradiolvalerat Norethisteron	20,6	(−5,3)	0,29
Estracomb TTS	Estradiol Norethisteronacetat	9,2	(−23,5)	0,41
Gynamon	Estradiol Norethisteronacetat	7,2	(−1,7)	0,26
		257,9	(−3,9)	0,36
Estradiol und Medroxyprogesteron				
Sisare	Estradiolvalerat Medroxyprogesteronacetat	10,3	(−18,2)	0,34
Estrafemol	Estradiolvalerat Medroxyprogesteronacetat	5,2	(−43,6)	0,32
Osmil	Estradiol Medroxyprogesteronacetat	4,5	(−5,0)	0,28
Gianda	Estradiolvalerat Medroxyprogesteronacetat	0,2	(> 1000)	7,83
		20,2	(−23,9)	0,41
Estradiol und andere Gestagene				
Klimonorm	Estradiolvalerat Levonorgestrel	32,8	(−21,4)	0,29
Cyclo–Progynova	Estradiolvalerat Norgestrel	19,2	(−23,1)	0,30
Femoston	Estradiol Dydrogesteron	14,7	(−0,2)	0,34
Oestronara	Estradiolvalerat Levonorgestrel	12,0	(−15,9)	0,33
Femoston Conti	Estradiol Dydrogesteron	7,2	(neu)	0,35
		85,9	(−10,2)	0,31
Summe		364,1	(−6,8)	0,35

45 enantat, die als Depot im Abstand von vier Wochen intramuskulär injiziert wird. Dehydroepiandrosteron (Prasteron) ist das mengenmäßig bedeutendste Steroidhormon der Nebennierenrinde, das die höchsten Werte bei Zwanzigjährigen erreicht und mit dem Alter kontinuierlich auf 20–30% der Ausgangswerte abfällt. Seit einigen Jahren besteht daher ein zunehmendes Interesse an einer Hormonsubstitution mit Dehydroepiandrosteron in der Menopause und im Alter, ohne daß bisher ausreichende Daten für die Beurteilung seiner Wirkung erarbeitet worden sind (Lamberts et al. 1997, Katz und Morales 1998). Daher wird der Einsatz von Dehydroepiandrosteron außerhalb von klinischen Studien derzeit nicht empfohlen, insbesondere auch unter dem

Tabelle 45.5: Verordnungen weiterer Östrogenkombinationen 2001. Angegeben sind die 2001 verordneten Tagesdosen, die Änderungen gegenüber 2000 und die mittleren Kosten je DDD 2001.

Präparat	Bestandteile	DDD in Mio.	Änderung in %	DDD-Kosten in €
Mit konjugierten Östrogenen				
Presomen comp. Drag.	Konjugierte Östrogene Medrogeston	124,7	(−15,7)	0,29
Climopax	Konjugierte Östrogene Medroxyprogesteronacetat	52,5	(+11,6)	0,32
Climopax Cyclo	Konjugierte Östrogene Medroxyprogesteronacetat	8,8	(+0,3)	0,31
		186,0	(−8,7)	0,30
Mit anderen Östrogenen				
Gynodian Depot	Estradiolvalerat Prasteronenantat	36,8	(−5,6)	0,38
Climen	Estradiolvalerat Cyproteronacetat	27,7	(+0,1)	0,35
Cyclo-Menorette	Estradiolvalerat Estriol Levonorgestrel	25,4	(−31,3)	0,34
CycloÖstrogynal	Estradiolvalerat Estriol Levonorgestrel	23,7	(−9,1)	0,27
		113,7	(−12,4)	0,34
Summe		299,7	(−10,2)	0,32

Eindruck des nicht überwachten Verkaufs als Nahrungsergänzungsmittel in den USA. Für das Kombinationspräparat *Gynodian Depot* ist kürzlich in einer Einjahresstudie an 120 postmenopausalen Frauen eine Zunahme der Knochendichte und der sexuellen Aktivität beobachtet worden (Castelo-Branco et al. 2000). Nachteilig war ein Anstieg von LDL-Cholesterin und Serumtriglyzeriden. Die Verordnungen von *Gynodian Depot* waren 2001 weiter rückläufig.

45

Antiöstrogene

Das am häufigsten verordnete Antiöstrogen Tamoxifen (*Tamoxifen Hexal, Tamoxifen-ratiopharm, Tamokadin*) wird als Adjuvans bei der Behandlung des metastasierenden Mammakarzinoms, vor allem bei Estradiolrezeptor-positiven Patientinnen in der Postmenopause, angewendet (Tabelle 45.6). Weiterhin ist die primärprophylaktische Wirkung von Tamoxifen in mehreren Studien untersucht worden. In der amerikanischen BCPT-Studie (Breast Cancer Prevention Trial) wurde eine 49%ige Senkung des Auftretens des Mammakarzinoms bei Frauen mit erhöhtem Risiko beobachtet (Fisher et al. 1998). Innerhalb von fünf Jahren erkrankten von insgesamt 13338 Frauen in der Placebogruppe 154 (2,3%) und in der Tamoxifengruppe 85 (1,3%) an einem invasiven Mammakarzinom. Allerdings war das Nebenwirkungsrisiko in der Tamoxifengruppe für Lungenembolie (17 Fälle) und Endometriumkarzinom (33 Fälle) höher als in der Placebogruppe (6 bzw. 14 Fälle). In den USA ist Tamoxifen im Oktober 1998 zur Primärprophylaxe des Brustkrebs bei Hochrisikopatientinnen zugelassen worden, obgleich zwei europäische Studien zur Primärprävention des Mam-

Tabelle 45.6: Verordnungen von Antiöstrogenen 2001. Angegeben sind die 2001 verordneten Tagesdosen, die Änderungen gegenüber 2000 und die mittleren Kosten je DDD 2001.

Präparat	Bestandteile	DDD in Mio.	Änderung in %	DDD-Kosten in €
Tamoxifen-ratiopharm	Tamoxifen	10,1	(+6,7)	0,62
Tamoxifen Hexal	Tamoxifen	10,1	(+5,9)	0,62
Tamokadin	Tamoxifen	5,8	(+8,8)	0,61
Summe		26,0	(+6,8)	0,62

45

makarzinoms bisher keine protektive Wirkung von Tamoxifen zeigen konnten (Powles et al. 1998, Veronesi et al. 1998).

Gestagene

Gestagene wirken zusammen mit den Östrogenen auf nahezu alle weiblichen Reproduktionsvorgänge. Sie hemmen die Östrogen-induzierte Proliferation des Endometriums und induzieren die Sekretionsphase. Alle Gestagene unterdrücken dosisabhängig die Ovulation und hemmen die Tubenmotilität. In der Schwangerschaft führen Progesteron und 17α-Hydroxyprogesteron zu einer Ruhigstellung des Uterus.

In der Therapie werden heute vor allem synthetische Gestagene eingesetzt, die sich von dem natürlichen Gestagen Progesteron oder von Testosteron ableiten. Die meisten Derivate haben unterschiedliche Zusatzeffekte auf androgene und östrogene Hormonwirkungen. Diese Gestagene sind ungeeignet zur Schwangerschaftserhaltung bei drohendem oder habituellem Abort, weil es in höherer Dosierung zu Virilisierung oder Feminisierung des Fötus kommen kann. Für eine Gestagentherapie in der Schwangerschaft (Gelbkörperinsuffizienz) wird daher nur das natürliche Progesteron als Vaginalsuppositorium bzw. ein Derivat des Progesteronmetaboliten 17α-Hydroxyprogesteron eingesetzt, das keine zusätzlichen androgenen Wirkungen hat.

Reine Gestagenpräparate werden hauptsächlich bei prämenstruellem Syndrom, Dysmenorrhö, Endometriose und zur Zyklusregulierung bei dysfunktionellen Blutungen gegeben. Mit Ausnahme weniger Präparate sind die Verordnungen generell zurückgegangen (Tabelle 45.7).

Die Kombinationspräparate enthalten das stärker wirksame synthetische Östrogen Ethinylestradiol und werden bei dysfunktionellen Blutungen, sekundärer Amenorrhö oder zur Menstruationsverlegung eingesetzt. Auch hier waren die verordneten Mengen erneut rückläufig.

Hormonale Kontrazeptiva

Die häufig verordneten Kontrazeptiva gehören bis auf eine Ausnahme zur Gruppe der Östrogen-Gestagen-Kombinationen. Als Ovulationshemmer supprimieren sie in erster Linie die Ausschüttung der hypo-

45

Tabelle 45.7: Verordnungen von Gestagenen 2001. Angegeben sind die 2001 verordneten Tagesdosen, die Änderungen gegenüber 2000 und die mittleren Kosten je DDD 2001.

Präparat	Bestandteile	DDD in Mio.	Änderung in %	DDD-Kosten in €
Gestagene				
Gestakadin	Norethisteronacetat	7,0	(+6,5)	0,06
Sovel	Norethisteronacetat	4,6	(−2,5)	0,07
Orgametril	Lynestrenol	4,2	(−7,1)	0,38
Primolut-Nor	Norethisteronacetat	4,0	(−12,7)	0,26
Utrogest	Progesteron	3,4	(+11,3)	1,06
Chlormadinon Jenapharm	Chlormadinon	3,3	(−10,8)	0,51
Clinofem	Medroxyprogesteron-acetat	3,3	(−12,7)	0,35
Norethisteron Jenapharm	Norethisteronacetat	3,1	(+0,1)	0,15
Duphaston	Dydrogesteron	2,9	(−25,9)	0,39
		35,9	(−5,6)	0,32
Gestagen-Östrogen-Kombinationen				
Prosiston	Norethisteronacetat Ethinylestradiol	1,8	(+1,3)	0,59
Primosiston Tabl.	Norethisteronacetat Ethinylestradiol	1,0	(−18,8)	0,99
Östro-Primolut	Norethisteron Ethinylestradiol	0,7	(−0,6)	0,44
		3,4	(−5,7)	0,68
Summe		39,3	(−5,6)	0,35

thalamischen Gonadoreline und der hypophysären Gonadotropine. Dadurch hemmen sie Follikelwachstum, Ovulation und Gelbkörperbildung. Die Gestagenkomponente vermindert zusätzlich die Proliferation des Endometriums (Nidationshemmung) und steigert die Viskosität des Zervixschleims (Hemmung der Spermienaszension).

Orale Kontrazeptiva sind seit ihrer Einführung vor 40 Jahren kontinuierlich weiterentwickelt worden, um das Nebenwirkungsrisiko zu reduzieren. Nach der Beobachtung von seltenen, aber gefährlichen kardiovaskulären Komplikationen in Form von Schlaganfällen, Herzinfarkten und Thromboembolien (Royal College of General Practitioners 1981) wurde zunächst Ethinylestradiol als wichtigste Östrogen-

45

komponente von 50 µg auf 20–30 µg pro Tag reduziert. Mit diesen neuen Präparaten der sogenannten zweiten Generation gingen die thromboembolischen Zwischenfälle zurück. Weiterhin wurden niedrig dosierte Gestagene aus der Gruppe der Gonangestagene als sogenannte dritte Generation der Kontrazeptiva eingeführt, Desogestrel im Jahre 1981 und Gestoden im Jahre 1987. Einige Jahre später wurden 61 Verdachtsfälle von zerebrovaskulären Störungen unter Einnahme von gestodenhaltigen Kontrazeptiva gemeldet (König 1991). Im Oktober 1995 wurden drei große Studien bekannt, in denen ein erhöhtes thromboembolisches Risiko für die beiden niedrig dosierten Gestagene bestätigt wurde. Das Risiko war in einer multinationalen Fallkontrollstudie für Kontrazeptiva mit Desogestrel (9,1fach) und für Gestoden (9,1fach) im Vergleich zu Levonorgestrel (3,5fach) gegenüber Nichtanwenderinnen erhöht (World Health Organization Collaborative Study 1995). Ähnliche Daten ergaben zwei weitere Studien (Jick et al. 1995, Spitzer et al. 1996). Möglicherweise ist dieses Ergebnis durch ein zusätzliches thromboembolisches Risiko bei jungen Erstanwenderinnen bedingt. Obwohl das absolute Risiko für Thromboembolien gering ist (jährlich 1–3 Fälle pro 100.000 Frauen), ordnete das Bundesinstitut für Arzneimittel und Medizinprodukte am 5. November 1995 eine Gegenanzeige für Erstanwenderinnen unter 30 Jahren an. Auf Antrag der betroffenen Hersteller hob das Berliner Verwaltungsgericht diese Einschränkung im Dezember 1997 im Eilverfahren und im Juni 1998 im Hauptverfahren wieder auf (VG 14 A 360.97/361.97/ 379.97). Die Kontroverse um die hormonalen Kontrazeptiva der dritten Generation geht weiter. Nach einer Metaanalyse von 12 Studien sind orale Kontrazeptiva der dritten Generation mit einem 1,7fach erhöhten Thromboserisiko im Vergleich mit Kontrazeptiva der zweiten Generation assoziiert (Kemmeren et al. 2001). In industriegeförderten Studien war das Thromboserisiko nur 1,3fach erhöht.

In der Gesamtgruppe der hormonalen Kontrazeptiva sind die Verordnungen 2001 insgesamt rückläufig. Dieser Trend ist bei den Zwei- und Dreiphasenpräparaten stärker ausgeprägt (Tabellen 45.8 und 45.9). Bei den Einphasenpräparaten hat sich die Kombination aus Ethinylestradiol und Levonorgestrel mit einem Anteil von fast 50% zur Standardkombination entwickelt. Einen Zuwachs hat allerdings nur noch *Leios* mit einem niedrigen Östrogengehalt von 20 µg Ethinylestradiol erreicht.

Daneben sind Kontrazeptiva mit den antiandrogenen Gestagenen bedeutsam, auf die inzwischen 36% der Verordnungen bei den Ein-

Tabelle 45.8: Verordnungen von Kontrazeptiva (Einphasenpräparate) 2001. Angegeben sind die 2001 verordneten Tagesdosen, die Änderungen gegenüber 2000 und die mittleren Kosten je DDD 2001.

Präparat	Bestandteile	DDD in Mio.	Änderung in %	DDD-Kosten in €
Mit Levonorgestrel				
Leios	Levonorgestrel Ethinylestradiol	33,1	(+3,7)	0,27
MonoStep	Ethinylestradiol Levonorgestrel	31,8	(−12,9)	0,17
Miranova	Ethinylestradiol Levonorgestrel	25,1	(−18,2)	0,27
Microgynon	Ethinylestradiol Levonorgestrel	22,2	(−18,2)	0,14
Minisiston	Ethinylestradiol Levonorgestrel	18,7	(−13,7)	0,17
Femigoa	Ethinylestradiol Levonorgestrel	18,4	(−31,9)	0,17
		149,2	(−14,7)	0,20
Mit Desogestrel				
Desmin	Ethinylestradiol Desogestrel	14,2	(+9,1)	0,22
Lovelle	Ethinylestradiol Desogestrel	9,3	(−23,2)	0,27
Lamuna	Desogestrel Ethinylestradiol	6,8	(>1000)	0,20
		30,3	(+18,5)	0,23
Weitere Einphasenpräparate				
Valette	Ethinylestradiol Dienogest	56,2	(−9,7)	0,31
Belara	Ethinylestradiol Chlormadinonacetat	35,2	(+7,3)	0,30
Cilest	Ethinylestradiol Norgestimat	17,5	(−30,8)	0,17
Yasmin	Drospirenon Ethinylestradiol	11,0	(>1000)	0,38
Petibelle	Ethinylestradiol Drospirenon	6,4	(>1000)	0,38
		126,4	(+4,1)	0,30
Summe		305,9	(−4,9)	0,25

45

Tabelle 45.9: Verordnungen von weiteren Kontrazeptiva 2001. Angegeben sind die 2001 verordneten Tagesdosen, die Änderungen gegenüber 2000 und die mittleren Kosten je DDD 2001.

Präparat	Bestandteile	DDD in Mio.	Änderung in %	DDD-Kosten in €
Zweiphasenpräparate				
Neo-Eunomin	Ethinylestradiol Chlormadinonacetat	15,4	(−18,0)	0,31
Biviol	Desogestrel Ethinylestradiol	7,1	(−8,9)	0,27
		22,5	(−15,3)	0,30
Dreiphasenpräparate				
Trigoa	Levonorgestrel Ethinylestradiol	9,9	(−29,5)	0,17
NovaStep	Levonorgestrel Ethinylestradiol	4,9	(−1,8)	0,17
		14,8	(−22,2)	0,17
Depotgestagene				
Depo-Clinovir	Medroxyprogesteronacetat	8,7	(+21,1)	0,32
Summe		45,9	(−12,9)	0,26

phasenpräparaten entfallen. Dazu gehören *Valette*, das mit Abstand am häufigsten verordnete Kontrazeptivum, und das weiter stark angestiegene Präparat *Belara*. Neu hinzugekommen sind zwei Drospirenon-haltige Kontrazeptiva (*Yasmin, Petibelle*). Das Gestagen Drospirenon ist ein Strukturanalogon von Spironolacton und hat neben seinen antiandrogenen auch aldosteronantagonistische Eigenschaften. Die dadurch bedingte schwachte natriuretische Wirkung soll der Östrogen-induzierten Natriumretention entgegenwirken. Im Vergleich zu einer Desogestrol-Kombination war die Gewichtszunahme in 13 Monaten geringfügig niedriger (1,2 kg) (Oelkers et al. 2000).

Auffälligerweise haben die Desogestrel-Kombinationen (*Desmin, Lovelle, Lamuna*) zugenommen. Ein weiteres Desogestrelpräparat (*Biviol*) ist bei den Zweiphasenpräparaten vertreten. Es hat damit den Anschein, daß desogestrelhaltige Kontrazeptiva trotz der international lebhaften Diskussion über das erhöhte Thromboembolierisiko wieder am Markt durchsetzbar sind.

Die Gruppe der Dreiphasenpräparate hat besonders deutlich abgenommen. Sowohl Zweiphasen- wie auch Dreiphasenpräparate enthalten relativ höhere Östrogenanteile als die Einphasenpräparate. Es gibt aber bisher keine zuverlässigen Kriterien für die Entscheidung, ob eine Patientin Ein-, Zwei- oder Dreiphasenpräparate gut vertragen wird.

Literatur

Castelo-Branco C., Vicente J.J., Figueras F,. Sanjuan A., Martinez de Osaba M.J., Casals E. et al. (2000): Comparative effects of estrogens plus androgens and tibolone on bone, lipid pattern and sexuality in postmenopausal women. Maturitas 34: 161–168.

Cauley J.A., Black D.M., Barrett-Connor E., Harris F., Shields K., Applegate W., Cummings S.R. (2001): Effects of hormone replacement therapy on clinical fractures and height loss: the heart and estrogen/Progestin replacement study (HERS). Am. J. Med. 110: 442–450.

Cauley J.A., Seeley D.G., Ensrud K., Ettinger B., Black D., Cummings S.R. (1995): Estrogen replacement therapy and fractures in older women. Ann. Intern. Med. 122: 9–16.

Colditz G.A., Hankinson S.E., Hunter D.J., Willett W.C., Manson J.E. et al. (1995): The use of estrogens and progestins and the risk of breast cancer in postmenopausal women. N. Engl. J. Med. 332: 1589–1593.

Collaborative Group on Hormonal Factors in Breast Cancer (1997): Breast cancer and hormone replacement therapy: collaborative reanalysis of data from 51 epidemiological studies of 52705 women with breast cancer and 108411 women without breast cancer. Lancet 350: 1047–1059.

Ettinger B., Black D.M., Mitlak B.H., Knickerbocker R.K., Nickelsen T., Genant H.K. et al. for the Multiple Outcomes of Raloxifene Evaluation (MORE) Investigators (1999): Reduction of vertebral fracture risk in postmenopausal women with osteoporosis treated with raloxifene: results from a 3-year randomized clinical trial. JAMA 282: 637–645.

Farish E., Barnes J.F., Fletcher C.D., Ekevall K., Calder A., Hart D.M. (1999): Effects of tibolone on serum lipoprotein and apolipoprotein levels compared with a cyclical estrogen/progesteron regimen. Menopause 6: 98–104.

Fisher B., Constantino J.P., Wickerham L.D., Redmond C.K. et al. (1998): Tamoxifen for prevention of breast cancer: report of the National Surgical Adjuvant Breast and Bowel Project P-1 Study. J. Natl. Cancer I. 90: 1371–1388.

Grady D. (2002): A 60-year-old woman trying to discontinue hormone replacement therapy. JAMA 287: 2130–2137.

Grodstein F., Manson J.E., Colditz G.A., Willett W.C., Speizer F.E., Stampfer M.J. (2000): A prospective, observational study of postmenopausal hormone therapy and primary prevention of cardiovascular disease. Ann. Intern. Med. 133: 933–1001.

Herrington D.M., Reboussin D.M., Brosnihan K. B., Sharp P.C., Shumaker S.A., Snyder T.E. et al. (2000): Effects of estrogen replacement on the progression of coronary-artery atherosclerosis. N. Engl. J. Med. 343: 522–529.

Hully S., Grady D., Bush T., Furberg C., Herrington D., Riggs B., Vittinghoff E. (1998): Randomized trial of estrogen plus progestin for secondary prevention of coronary heart disease in postmenopausal women. JAMA 280: 605–613.

Jick H., Jick S.S., Gurewich V., Myers M.W., Vasilakis C. (1995): Risk of idiopathic cardiovascular death and nonfatal venous thromboembolism in women using oral contraceptives with differing progestagen components. Lancet 346: 1589–1593.

Katz S., Morales A.J. (1998): Dehydroepiandrosterone (DHEA) and DHEA-sulfate (DS) as therapeutic options in menopause. Semin. Reprod. Endocrinol. 16: 161–170.

Keating N.L., Cleary P.D., Rossi A.S., Zaslavsky A.M., Ayanian J.Z. (1999): Use of hormone replacement therapy by postmenopausal women in the United States. Ann. Intern. Med. 130: 545–553.

Kemmeren J.M., Algra A., Grobbee D.E. (2001): Third generation oral contraceptives and risk of venous thrombosis: meta-analysis. Brit. Med. J. 323: 1–9.

König H.J. (1991): Hirnkreislaufstörungen unter Einnahme gestodenhaltiger hormonaler oraler Kontrazeptiva – Kausalität oder Koinzidenz? Dtsch. Ärztebl. 91: C-1745–1748.

Lamberts S.W., van den Beld A.W., van der Lely A.J. (1997): The endocrinology of aging. Science 278: 419–424.

Manson J.E., Martin K.A. (2001): Postmenopausal hormone-replacement therapy. N. Engl. J. Med. 345: 34–40.

Mosca L., Collins P., Herrington D.M., Mendelsohn M.E., Pasternak R.C., Robertson R.M. et al. (2001): Hormone replacement therapy and cardiovascular disease. A statement for healthcare professionals from the American Heart Association. Circulation 104: 499–503.

Mulnard R.A., Cotman C.W., Kawas C., van Dyck C.H., Sano M., Doody R. et al. (2000): Estrogen replacement therapy for treatment of mild to moderate Alzheimer disease: a randomized controlled trial. Alzheimer's Disease Cooperative Study. JAMA 283: 1007–1015.

Oelkers W., Helmerhorst F.M., Wuttke W., Heithecker R. (2000): Effect of an oral contraceptive containing drospirenone on the renin-angiotensin-aldosterone system in healthy female volunteers. Gynecol. Endocrinol. 14: 204–213.

Powles T., Eeles R., Ashley S., Easton D., Chang J. et al. (1998): Interim analysis of the incidence of breast cancer in the Royal Marsden Hospital Tamoxifen randomised Chemoprevention Trial. Lancet 352: 98–101.

Royal College of General Practitioners Oral Contraception Study (1981): Further analysis of mortality in oral contraceptive users. Lancet I: 541–546.

Schairer C., Lubin J., Troisi R., Sturgeon S., Brinton L., Hoover R. (2000): Menopausal estrogen and estsrogen-progestin replacement therapy and breast cancer risk. JAMA 283: 485–491.

Spitzer W.O., Lewis M.A., Heinemann L.A.J., Thorogood M., MacRae K.D. (1996): Third generation oral contraceptives and risk of venous thromboembolic disorders: an international case-control study. Brit. Med. J. 312: 83–88.

Tang M.-X., Jacobs D., Stern Y., Marder K., Schofield P., Gurland B., Andrews H. (1996): Effect of oestrogen during menopause on risk and age at onset of Alzheimer's disease. Lancet 348: 429–432.

Thiel C., Heinemann L.A. for the German Cohort Study on Women's Health (2001): Reasons for the change in HRT therapy from the perspective of women. Results of the German Cohort Study on Women's Health. Zentralbl. Gynäkol. 123: 390–398.

Veronesi U., Maisonneuve P., Costa A., Saccini V. Maltoni C. et al. on behalf of the Italian Tamoxifen Prevention Study (1998): Prevention of breast cancer with tamoxifen: preliminary findings from the Italian randomised trial amoung hysterectomised women. Italian Tamoxifen Prevention Study. Lancet 352: 93–97.

World Health Organization Collaborative Study of Cardiovascular Disease and Steroid Hormone Contraception (1995): Effect of different progestagens in low oestrogen oral contraceptives on venous thromboembolic disease. Lancet 346: 1582–1588.

Writing Group for the Women's Health Initiative (2002): Risks and benefits of estrogen plus progestin in healthy postmenopausal women. Principal results from the Women's Health Initiative randomized controlled trial. JAMA 288: 321–333.

45

46. Spasmolytika

ULRICH SCHWABE

AUF EINEN BLICK

Trend
Die Verordnungen der Spasmolytika haben seit 1992 kontinuierlich um fast 40% abgenommen.

Bewertung
Hauptgrund ist vermutlich der ungenügend dokumentierte therapeutische Nutzen. Bei der überwiegenden Zahl der Präparate war keine Wirkung in Placebo-kontrollierten Studien nachweisbar oder es lagen überhaupt keine verwertbaren Ergebnisse vor. Lediglich für intravenös gegebenes Butylscopolamin ist die Wirksamkeit bei Gallenkolikschmerzen in einer klinischen Studie gezeigt worden.

Spasmolytika werden zur Lösung krampfartiger Schmerzen im Bereich von Magen, Darm, Gallenwegen, Harnwegen und des weiblichen Genitale eingesetzt. Wichtigste Gruppe sind die Anticholinergika (Antimuskarinika, Parasympatholytika), die Kontraktionen cholinerg innervierter glatter Muskeln über eine Blockade muskarinischer Acetylcholinrezeptoren hemmen. Hauptvertreter dieser neurotropen Spasmolytika sind Atropin, Scopolaminderivate und synthetische Anticholinergika. Während die natürlichen Belladonnaalkaloide Atropin und Scopolamin eine gute Bioverfügbarkeit aufweisen, ist die therapeutische Wirksamkeit vieler synthetischer Anticholinergika nur nach parenteraler Injektion, aber nicht nach oraler oder rektaler Gabe ausreichend belegt, da viele der pharmakologisch wirksamen Substanzen aufgrund geringer Resorption oder hoher präsystemischer Elimination keine wirksamen Plasmaspiegel erreichen.

Tabelle 46.1: Verordnungen von Spasmolytika 2001. Angegeben sind die verordnungshäufigsten Präparate mit Verordnungsrang, Verordnungen und Umsatz 2001 im Vergleich zu 2000.

46

Rang	Präparat	Verordnungen in Tsd.	Änd. %	Umsatz Mio. €	Änd. %
126	Buscopan plus	917,5	-3,9	7,7	-0,2
127	Buscopan	913,8	-3,7	5,7	-2,5
486	BS-ratiopharm	365,0	+10,8	1,9	+11,4
633	Duspatal	286,6	+4,3	10,3	+1,4
699	Cholspasmin forte	261,0	-4,0	3,9	-5,8
734	Spasmo-Cibalgin comp. S	243,0	-47,5	7,6	-46,3
1004	Spasman	171,8	-12,7	3,1	-8,2
1175	Paveriwern	141,4	-10,0	0,9	-7,3
1359	Mebemerck	118,4	-8,0	3,0	-1,2
1693	Ila-Med M	89,6	-9,9	0,6	-8,3
2045	Spasmo-Cibalgin S	66,9	+10,2	1,1	+17,5
2180	Panchelidon	60,4	-13,1	1,5	-15,6
Summe		**3635,3**	**-8,1**	**47,4**	**-13,2**
Anteil an der Indikationsgruppe		**91,4%**		**90,1%**	
Gesamte Indikationsgruppe		**3978,5**	**-7,6**	**52,6**	**-12,1**

Die Spasmolytika sind eine relativ kleine Indikationsgruppe, die im Jahr 2001 nach Verordnungen und Umsatz erneut rückläufig ist (Tabelle 46.1). Damit setzt sich der seit 1992 abnehmende Trend der Verordnungen weiter fort, der vor allem bei den Monopräparaten erkennbar ist (Abbildung 46.1). Weitere Spasmolytika werden bei den Urologika (Kapitel 47) besprochen.

Monopräparate

Mebeverin (*Duspatal, Mebemerck*) ist nach definierten Tagesdosen (DDD) weiterhin das am häufigsten verordnete Spasmolytikum (Tabelle 46.2). Es gehört zur Gruppe der myotropen Spasmolytika und wird speziell für die Behandlung des Reizdarms eingesetzt. Die Arzneitherapie wird bei dieser Krankheit jedoch schon seit längerem als problematisch angesehen, seit Klein (1988) bei der Auswertung von kontrollierten Studien der vorangehenden 20 Jahre keine ausreichenden Belege für die Wirksamkeit von Arzneimitteln bei der Therapie des Reizkolons gefunden hat. Seiner Meinung nach sollten Ärzte immer von einer chronischen Gabe kostenträchtiger Arzneimittel

46

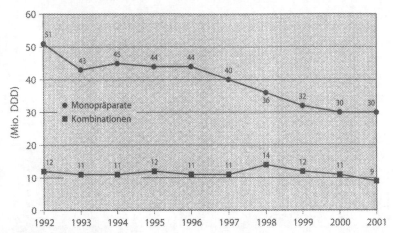

Abbildung 46.1: Verordnungen von Spasmolytika 1992 bis 2001. Gesamtverordnungen nach definierten Tagesdosen

abraten, da die Nebenwirkungen störender als die Beschwerden des Reizdarms sein können. Eine aktuelle Metaanalyse über 24 klinische Studien mit Spasmolytika beim Reizdarm hat dieses Ergebnis zumindest teilweise bestätigt. Signifikante Effekte der Spasmolytika wurden für Schmerzerleichterung gefunden, obwohl die Unterschiede zwischen Placebo (41% der Patienten) und Spasmolytika (53%) nur gering waren (Poynard et al. 2001). Bei Transitveränderungen, Diarrhö und Obstipation ergaben sich dagegen keine signifikanten Unterschiede. Auch Mebeverin hatte in einer Placebo-kontrollierten Studie keinen signifikanten Effekt (Kruis et al. 1986). Seit einigen Jahren ist die Beleglage von Mebeverin sogar noch ungünstiger geworden, da der aktive Wirkstoff nach oraler Gabe infolge einer kompletten präsystemischen Hydrolyse durch unspezifische Esterasen im Blut nicht nachweisbar war (Dickinson et al. 1991, Sommers et al. 1997). Der $5HT_3$-Rezeptorantagonist Alosetron war signifikant wirksamer als Mebeverin bei Frauen mit nichtobstipiertem Reizdarmsyndrom (Jones et al. 1999).

   Hymecromon (*Cholspasmin forte*) ist ein Choleretikum und Spasmolytikum, das bei Gallensteinleiden und Cholangitis sowie bei Dyskinesien und Krampfzuständen im Gallenwegsbereich eingesetzt wird. In Probandenstudien wurde nach i.v. Injektion von 400 mg Hymecromon eine Erweiterung des Hauptgallengangs beobachtet

Tabelle 46.2: Verordnungen von Spasmolytika 2001. Angegeben sind die 2001 verordneten Tagesdosen, die Änderungen gegenüber 2000 und die mittleren Kosten je DDD 2001.

Präparat	Bestandteile	DDD in Mio.	Änderung in %	DDD-Kosten in €
Monopräparate				
Duspatal	Mebeverin	9,6	(+2,0)	1,08
Cholspasmin forte	Hymecromon	7,6	(−6,0)	0,51
Mebemerck	Mebeverin	3,4	(−3,7)	0,88
Buscopan	Butylscopolamin	3,2	(−0,2)	1,76
Paveriwern	Mohnpflanzenextrakt	1,7	(−12,3)	0,52
BS-ratiopharm	Butylscopolamin	1,4	(+11,4)	1,38
Panchelidon	Extr. Chelidonii	1,0	(−15,7)	1,58
Ila-Med M	Pipenzolat	0,4	(−12,4)	1,57
		28,3	(−2,6)	0,99
Kombinationspräparate				
Buscopan plus	Butylscopolamin Paracetamol	3,5	(−3,0)	2,22
Spasman	Demelverin Trihexyphenidyl	3,3	(−5,7)	0,95
Spasmo-Cibalgin comp. S	Propyphenazon Drofenin Codein	1,7	(−50,5)	4,36
Spasmo-Cibalgin S	Propyphenazon Drofenin	0,3	(+8,1)	3,09
		8,8	(−18,9)	2,21
Summe		37,1	(−7,1)	1,28

(Heistermann et al. 1997), die möglicherweise auf eine biliäre Elimination der Substanz zurückzuführen ist. Die orale Bioverfügbarkeit beträgt nur 1,8% (Garrett et al. 1993). Bei Patienten mit Postcholecystektomiesyndrom wurde in einer Placebo-kontrollierten Studie nach oraler Gabe eine Abnahme krampfartiger Oberbauchscherzen beschrieben, die jedoch aufgrund fehlender statistischer Angaben nicht nachvollziehbar ist (Hoffmann et al. 1986).

An dritter Stelle folgt Butylscopolamin (*Buscopan, BS-ratiopharm*) aus der Gruppe der neurotropen Spasmolytika (Tabelle 46.2). Als Scopolaminderivat blockiert es die Acetylcholinwirkung an peripheren Organen, die durch cholinerge Nerven innerviert werden, zu einem

46

kleinen Teil auch über einen ganglienblockierenden Effekt. Die quaternäre Stickstoffverbindung kann die Bluthirnschranke nicht durchdringen, wird aber aus dem gleichen Grunde bei oraler Gabe nur zu 8% resorbiert. Noch geringer ist die Resorption als Zäpfchen (3%). Nach parenteraler Gabe ist Butylscopolamin (20 mg i.v.) bei Kolikschmerzen durch Gallensteine sicher wirksam, allerdings langsamer als Metamizol oder Tramadol (Schmieder et al. 1993). Die Wirksamkeit der oralen oder rektalen Gabe ist nicht durch kontrollierte Studien dokumentiert. Ob Tabletten und vor allem Zäpfchen zuverlässig wirken, ist daher zweifelhaft, zumal die empfohlene Einzeldosis (10 mg) trotz der marginalen Resorptionsquote nur halb so hoch wie die parenterale Dosis liegt.

Pipenzolat (*Ila-Med M*) ist ein weiterer Vertreter der quaternären Anticholinergika ohne ausreichende Dokumentation der oralen Wirksamkeit. Das Präparat wird vor allem in der niedrig dosierten Form verordnet, die vom Hersteller in erster Linie für Säuglinge und Kleinkinder zur Behandlung gastrointestinaler Spasmen, z. B. Pylorospasmus, Säuglingskoliken und Erbrechen, empfohlen wird. Für diese Indikation gibt es nach einer Medline-Recherche jedoch nur einen Bericht über Todesfälle bei Säuglingen, die wegen Säuglingskoliken mit einem Pipenzolat-haltigen Kombinationspräparat behandelt wurden (Tahir 1992). Aber auch für die Anwendung bei Erwachsenen fanden sich lediglich ältere Arbeiten über die Wirkung auf die Magensekretion bei peptischem Ulkus. Orale Einzeldosen von 10 mg Pipenzolat wirkten jedoch auf die Magensekretion nicht besser als Placebo (Duggan 1965, Vincent et al. 1967).

Panchelidon enthält Schöllkrautextrakt (Chelidonium majus) mit dem Alkaloid Chelidonin, das choleretisch und spasmolytisch wirkt. Die nachprüfbaren Belege beschränken sich auf tierexperimentelle Daten an der isoliert perfundierten Rattenleber und am Rattendarm (Vahlensieck et al. 1995, Boegge et al. 1996). Danach erreichte Schöllkrautextrakt (200 mg/l) nur 15% der Papaverinwirkung, so daß selbst mit einer im Vergleich zur therapeutischen Anwendung erheblichen Überdosis (ca. 50fach) nur eine marginale Spasmolyse erzielbar war. Unter Berücksichtigung des mangelhaft dokumentierten Nutzens fällt auf, daß kürzlich mehrere Hepatitisfälle nach Gabe von Schöllkrautpräparaten beobachtet wurden (Strahl et al. 1998, Benninger et al. 1999, Crijns et al. 2002).

Paveriwern enthält einen auf Morphin standardisierten Schlafmohnextrakt, der bei Krämpfen des Magendarmtraktes angewendet werden soll. Hier stimmt weder die Indikation noch die Dosierung. Da Morphin am Darm selbst spasmogen wirkt, müßte zumindest eine Standardisierung auf das spasmolytisch wirkende Papaverin vorgenommen werden, das ebenfalls in Schlafmohnextrakten vorkommt. Die empfohlene Einzeldosis des Extraktes enthält 0,15 mg Morphin und ist daher im Vergleich zur üblichen oralen Morphindosis mindestens hundertfach unterdosiert. *Paveriwern* ist damit ein weiteres Beispiel für die vielen Phytoplacebos, die uns die besonderen Therapierichtungen des Arzneimittelgesetzes beschert haben.

46

Kombinationspräparate

Ein Viertel der Spasmolytikaverordnungen entfällt auf Kombinationspräparate (Tabelle 46.2). In den meisten Fällen sind nichtopioide Analgetika als weitere Komponenten enthalten, die bei schmerzhaften Spasmen durchaus wirksam sein könnten. Von den häufig verordneten Präparaten dieser Gruppe erfüllt jedoch keines die Ansprüche, die an sinnvolle Kombinationen zu stellen sind.

Spasmo-Cibalgin comp. S enthält das synthetische Anticholinergikum Drofenin, das in Deutschland nur als Kombinationspräparat im Handel ist. Möglicherweise ist darauf die mangelhafte Dokumentation dieser Substanz zurückzuführen, die sich lediglich auf eine ältere Praxisstudie beschränkt (Gromer 1967). Weiterhin fällt auf, daß in der pharmakologischen Standardliteratur eine Einzeldosis von Drofenin (50–100 mg) angegeben wird (Mutschler et al. 2001), die 2–4fach höher liegt als die Dosisempfehlung des Herstellers für die Kombination. Die Verordnungen haben 2001 stark abgenommen, da inzwischen *Cibalgin compositum N* als Nachfolgepräparat ohne das Spasmolytikum eingeführt wurde, das in der Roten Liste allerdings als Analgetikum eingeordnet wird (siehe Tabelle 4.4). *Spasmo-Cibalgin comp. S* wird abverkauft. Weiterhin im Handel ist die Drofeninkombination *Spasmo-Cibalgin S*, die nach der oben zitierten Praxisstudie bereits 1937 eingeführt wurde und nach einer Medline-Recherche überhaupt nicht dokumentiert ist.

Buscopan plus ist ebenfalls wenig empfehlenswert, da das quaternäre Butylscopolamin nur geringfügig resorbiert wird und nicht entsprechend hoch dosiert ist. Immerhin liegt für dieses Kombinationspräparat eine kontrollierte Komponentenstudie bei Patienten mit irritablem Kolon vor (Schäfer und Ewe 1990). Angesichts der bekannten hohen Placeboquote (hier 64%) und des geringen zusätzlichen Effekts der Kombination (81%) sind Zweifel berechtigt, zumal der Nutzen einer chronischen Arzneitherapie bei dieser Krankheit uneinheitlich ist (Poynard et al. 2001).

Spasman stammt ursprünglich aus der ehemaligen DDR und enthält zwei spasmolytisch wirkende Substanzen. Trihexyphenidyl überwindet als tertiäres Amin gut die Bluthirnschranke und wird deshalb primär als zentrales Anticholinergikum beim Morbus Parkinson unter dem Handelsnamen *Parkopan* eingesetzt (s. Kapitel 41, Parkinsonmittel). Demelverin wird ebenfalls der Gruppe der Spasmolytika zugeordnet, findet aber nirgendwo im Schrifttum Erwähnung. Somit ist nicht beurteilbar, warum hier eine Kombination zweier Spasmolytika vorgenommen wurde.

Literatur

Benninger J., Schneider H.T., Schuppan D., Kirchner T., Hahn E.G. (1999): Acute hepatitis induced by greater celandine (Chelidonium majus). Gastroenterology 117: 1234–1237.

Boegge S.C., Kesper S., Verspohl E.J., Nahrstedt A. (1996): Reduction of ACh-induced contraction of rat isolated ileum by coptisine, (+)-caffeoylmalic acid, Chelidonium majus, and Corydalis lutea extracts. Planta Med. 62: 173–174.

Crijns A.P., de Smet P.A., van den Heuvel M., Schot B.W. Haagsma E. B. (2002) : Acute hepatitis after use of a herbal preparation with greater celandine (Chelidonium majus). Ned. Tijdschr. Geneeskd. 146: 124–128.

Dickinson R.G., Baker P.V., Franklin M.E., Hooper W.D. (1991): Facile hydrolysis of mebeverine in vitro and in vivo: negligible circulating concentrations of the drug after oral administration. J. Pharm. Sci. 80: 952–957.

Duggan J.M. (1965): A controlled trial of an anticholinergic drug, pipenzolate methylbromide („piptal"), in the management of peptic ulcer. Med. J. Aust. 2: 826–827.

Garrett E.R., Venitz J., Eberst K., Cerda J.J. (1993): Pharmacokinetics and bioavailabilities of hymecromone in human volunteers. Biopharm. Drug Dispos. 14: 13–39.

Gromer H. (1967): Schmerzbekämpfung mit Spasmo-Cibalgin comp.® in der Allgemeinpraxis. Dtsch. Med. J. 18: 547–551.

Heistermann H.P., Krawzak H.-W., Andrejeweski K., Hohlbach G. (1997): Pharmakologische Beeinflussung der postprandialen Gallengangskinetik – Sonographische Lumenmessung des Gallenganges. Ultraschall in Med. 18: 84–87.

Hoffmann J., Badenberg B., Day U.-H., Garanin G., Lohr E. (1986): Hymecromon bei funktionellen Gallenwegsstörungen. Med. Welt 37: 1593–1598.

Jones R.H., Holtmann G., Rodrigo L., Ehsanullah R.S. B., Crompton P.M., Jacques L.A., Mills J.G. (1999): Alosetron relieves pain and improves bowel function

Spasmolytika 733

compared with mebeverine in female nonconstipated irritable bowel syndrome patients. Aliment. Pharmacol. Ther. 13: 1419–1427.

Klein K. B. (1988): Controlled treatment trials in the irritable bowel syndrome: a critique. Gastroenterology 95: 232–241.

Kruis W., Weinzierl M., Schüssler P., Holl J. (1986): Comparison of the therapeutic effect of wheat bran, mebeverine and placebo in patients with the irritable bowel syndrome. Digestion 34: 196–201.

Mutschler E., Geisslinger G., Kroemer H.K., Schäfer-Korting M. (2001): Arzneimittelwirkungen. 8. Aufl., Wissenschaftliche Verlagsgesellschaft, Stuttgart, S. 362.

Poynard T., Regimbeau C., Benhamou Y. (2001): Meta-analysis of smooth muscle relaxants in the treatment of irritable bowel syndrome. Aliment. Pharmacol. Ther. 15: 355–361.

Schäfer E., Ewe K. (1990): Behandlung des Colon irritabile. Wirksamkeit und Verträglichkeit von Buscopan plus, Buscopan, Paracetamol und Plazebo bei ambulanten Patienten mit Colon irritabile. Fortschr. Med. 108: 488–492.

Schmieder G., Stankov G., Zerle G., Schinzel S., Brune K. (1993): Observer-blind study with metamizole versus tramadol and butylscopamine in acute biliary colic pain. Arzneim. Forsch. 43: 1216–1221.

Sommers D.K., Snyman J.R., van Wyk M., Eloff J.N. (1997): Lack of bioavailability of mebeverine even after pretreatment with pyridostigmine. Eur. J. Clin. Pharmacol. 53: 247–249.

Strahl S., Ehret V., Dahm H.H., Maier K.P. (1998): Nekrotisierende Hepatitis nach Einnahme pflanzlicher Heilmittel. Dtsch. Med. Wochenschr. 123: 1410–1014.

Tahir K.I. (1992): Return to Pakistan of pipenzolate plus phenobarbitone. Lancet 339: 498.

Vahlensieck U., Hahn R., Winterhoff H., Gumbinger H.G., Nahrstedt A., Kemper F.H. (1995): The effect of Chelidonium majus herb extract on choleresis in the isolated perfused rat liver. Planta Med. 61: 267–271.

Vincent P.C., Fenton B.H., Beeston D. (1967): The effect of pipenzolate on gastric secretion in man. Med. J. Aust. 1: 546–548.

47. Urologika

BERND MÜHLBAUER und HARTMUT OSSWALD

AUF EINEN BLICK

Verordnungsprofil
Hauptgruppe der Urologika sind die Prostatamittel mit über 75% der Verordnungen.

Trend
Deutliche Verordnungszuwächse haben die bei benigner Prostatahyperplasie eingesetzten Alpha₁-Rezeptorenblocker und der 5α-Reduktasehemmer erzielt. Dagegen stagnierten die immer noch häufig eingesetzten pflanzlichen Prostatamittel mit unzureichend belegter Wirksamkeit. Anticholinerg wirkende Spasmolytika zur Behandlung der Harninkontinenz wurden ebenfalls häufiger verordnet. Urologische Antiinfektiva, Urolithiasismittel und Kathetermittel erreichen nur kleine Verordnungszahlen.

Urologika werden zur Behandlung von Miktionsstörungen im weitesten Sinne angewandt, denen Erkrankungen der Prostata, Harnwegsinfektionen und verschiedene andere urologische Störungen zugrundeliegen können. Im Jahr 2001 gehörten 55 Präparate dieser Indikationsgruppe zu den 2500 meistverordneten Arzneimitteln. Gegenüber dem Vorjahr sind die Verordnungen 2001 in der gesamten Gruppe leicht angestiegen. Nach einzelnen Indikationen differenziert, war in der Gruppe der Prostatamittel ein deutlicher und in der Gruppe der urologischen Spasmolytika ein leichter Anstieg der Verordnungszahlen zu verzeichnen, während die anderen Urologika keine wesentliche Änderung zeigten (Abbildung 47.1). Wie im Vorjahr hat der Gesamtumsatz aller Urologika, unabhängig von den DDD-Zahlen, deutlich zugenommen (Tabelle 47.1).

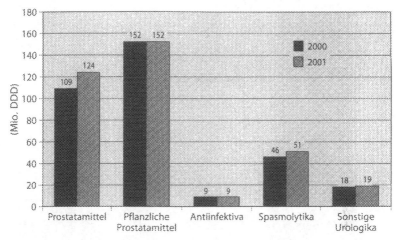

Abbildung 47.1: Verordnungen von Urologika 2001. DDD der 2500 meistverordneten Arzneimittel

Prostatamittel

Die benigne Prostatahyperplasie (BPH) ist eine Krankheit, die ab einem Alter von 65 Jahren bei 50% aller Männer auftritt. Ohne subjektive Beschwerden bedarf sie keiner Therapie. Im weiteren Verlauf kommt es jedoch bei der Hälfte der betroffenen Patienten zu einer behandlungsbedürftigen Blasenentleerungsstörung mit Nykturie, Restharnbildung und Überlaufblase bis zur Harninkontinenz. Pathophysiologie, objektiv quantifizierbare somatische Befunde, subjektive Symptomatik sowie Progredienz dieser Erkrankung weisen eine große interindividuelle Varianz auf, was die vergleichende Beurteilung klinischer Studien erschwert. 1999 ist erstmals von den beiden deutschen urologischen Fachgesellschaften eine gemeinsame Therapieleitline verabschiedet worden (Expertengruppe und Arbeitskreis BPH 1999). In dieser Leitlinie werden Kriterien zur individuellen Stratifizierung der BPH-Behandlung beschrieben und der Versuch gemacht, sinnvolle Therapieoptionen von ungesicherten abzugrenzen. Hierzu wurden die weltweit publizierten Studien gesichtet und positive Resultate nur dann als Wirksamkeitsnachweise gewertet, wenn international anerkannte Standards für klinische Prüfungen (Hadorn et al. 1996) erfüllt waren. Leider ist die für 2001 angekündigte Neufassung, in der formale

Tabelle 47.1: Verordnungen von Urologika 2001. Angegeben sind die verordnungs-häufigsten Präparate mit Verordnungsrang, Verordnungen und Umsatz 2001 im Vergleich zu 2000.

Rang	Präparat	Verordnungen in Tsd.	Änd. %	Umsatz Mio. €	Änd. %
316	Omnic	507,9	+21,9	48,2	+33,3
349	Alna	475,5	+13,0	44,3	+21,5
406	Detrusitol	426,5	+10,3	30,8	+19,9
440	Spasmex Tabl.	400,2	+6,5	18,9	+13,3
622	Prostagutt forte	289,3	+5,6	12,7	+13,2
691	Uroxatral	263,1	+6,1	20,5	+33,5
736	Azuprostat	242,7	−2,5	8,1	+1,2
762	Flotrin	232,3	−2,8	16,0	+24,5
828	Harzol	208,2	−11,3	5,7	−12,1
854	Bazoton	202,5	−5,4	10,4	+1,1
862	Acimethin	200,7	+0,6	6,8	+1,6
914	Spasmo-Urgenin TC	188,7	−15,3	5,0	−14,0
930	Spasmo-lyt/-10	185,3	+10,6	8,9	+8,8
972	Urospasmon Tabl.	178,3	−10,1	3,8	−3,5
986	Prostess	175,1	−5,8	5,4	−4,5
1039	Mictonorm	163,8	+12,2	10,5	+14,6
1131	Prostagutt mono	147,0	+3,5	5,2	+9,5
1133	Urion/-uno	146,5	+1,9	11,7	+27,6
1139	Proscar	145,7	+3,2	20,1	+11,4
1189	Freka Drainjet NaCl	139,0	+1,4	3,2	−2,2
1310	Cystinol	123,6	+3,5	0,9	+3,2
1341	Talso	120,3	−10,6	4,5	−10,3
1442	Nomon mono	110,9	−11,3	2,6	−1,7
1443	Cystinol akut	110,8	+8,4	1,2	+10,2
1487	Furadantin	107,3	−21,8	0,8	−22,3
1514	Prosta Fink forte	104,5	+25,1	3,9	+25,9
1667	Canephron/-N	91,5	+8,5	1,2	+7,3
1674	Cernilton N	91,2	+19,8	2,8	+19,9
1686	Nitroxolin Chephasaar	90,2	−11,3	2,9	−2,7
1718	Spasyt	87,7	+3,0	2,0	−5,4
1752	Blemaren N	84,7	+2,1	3,6	+13,3
1778	Prostamed	83,0	+11,6	1,0	+15,2
1798	Uro-Vaxom	81,9	−4,2	5,3	+2,4
1847	Uvirgan mono	78,5	−0,7	2,4	+2,6
1857	Cystium wern	77,9	+2,3	0,7	+5,8
1867	Urol mono	76,9	−9,6	2,4	−0,8
1960	Instillagel	71,7	−9,5	2,2	−4,0
2040	Cysto Fink	67,2	−46,3	1,4	−47,0
2055	Mictonetten	66,4	+6,2	2,1	+9,0
2062	Dridase	65,9	−20,2	1,9	−67,4
2073	Nitrofurantoin-ratiopharm	65,5	+42,8	0,6	+42,7
2083	CYSTO FINK Mono	65,3	(>1000)	2,1	(>1000)
2120	Uvalysat	63,5	+9,0	0,4	+18,0
2138	Harntee 400	62,1	−27,5	0,5	−25,9

Tabelle 47.1: Verordnungen von Urologika 2001. Angegeben sind die verordnungshäufigsten Präparate mit Verordnungsrang, Verordnungen und Umsatz 2001 im
Vergleich zu 2000 (Fortsetzung).

Rang	Präparat	Verordnungen in Tsd.	Änd.%	Umsatz Mio. €	Änd.%
2160	Uro-Tablinen	61,4	−6,0	0,7	+3,0
2280	utk	55,7	−5,4	2,1	+0,4
2291	Methiotrans	55,3	−23,5	1,8	−23,3
2311	Dysurgal N	54,8	−5,2	1,0	+0,3
2379	Oxymedin	51,8	+9,9	1,1	−5,8
2405	Serenoa-ratiopharm	50,6	−12,6	1,4	−7,3
2411	Nifurantin B6	50,2	−4,4	0,9	+0,2
2419	Uralyt-U Granulat	50,0	−3,1	1,9	+5,2
2433	Uro-Nebacetin N	49,6	−26,9	2,6	−18,9
2444	Methionin Stada	49,0	+217,4	1,1	+228,4
2470	Angocin Anti-Infect N	48,3	−7,8	0,6	−1,9
Summe		**7543,4**	**+1,7**	**360,9**	**+12,5**
Anteil an der Indikationsgruppe		**80,9%**		**87,2%**	
Gesamte Indikationsgruppe		**9319,9**	**+1,7**	**414,1**	**+11,0**

bzw. methodische Mängel der ersten Version behoben werden sollten,
noch nicht erschienen.

Als Therapie der Wahl bei Restharnvolumina über 100 ml gilt nach
wie vor die transurethrale Resektion der Prostata. Nach einer neueren
Fünfjahresstudie führt die frühe Prostataresektion auch bei mäßiger
Symptomatik zu günstigeren Ergebnissen als das beobachtende
Abwarten (Flanigan et al. 1998). Mit den selektiven Inhibitoren der
adrenergen Alpha₁-Rezeptoren sowie des Enzyms 5α-Reduktase stehen medikamentöse Therapieoptionen zur Verfügung, die bei leichter
bis mäßiger Symptomatik, zumindest in der Zeit bis zur Operation,
eine wirksame Behandlung möglich machen. Da unter den genannten
medikamentösen Strategien symptomatische Verbesserungen zu
erwarten sind, soll vor Behandlungsbeginn eine urologische Beurteilung erfolgen, da sonst eine bisher asymptomatische, aber ausgeprägte
Obstruktion unbemerkt außer Kontrolle geraten kann.

Adrenerge Alpha₁-Rezeptorenblocker

Adrenerge Alpha₁-Rezeptorenblocker werden aufgrund ihrer vasodilatierenden Wirkungen seit langem als Antihypertensiva eingesetzt (s.

Kapitel 13). Daneben blockieren sie die Alpha$_1$-Rezeptoren in der glatten Muskulatur der Prostata und des Blasenhalses, so daß die Urinflußrate ansteigt und das Restharnvolumen sinkt. Eine Besserung von Miktionsbeschwerden bei benigner Prostatahyperplasie wurde zuerst mit dem nichtselektiven Alpha-Rezeptorenblocker Phenoxybenzamin (*Dibenzyran*) beschrieben (Caine et al. 1975). Später wurden selektive adrenerge Alpha$_1$-Rezeptorenblocker entwickelt, die wegen geringerer kardiovaskulärer Nebenwirkungen besser verträglich sind. Als erster Vertreter wurde das kurzwirkende Alfuzosin (*Uroxatral, Urion*) für die Indikation Prostatahyperplasie zugelassen, kurz darauf folgten die Alpha$_1$-Rezeptorenblocker Terazosin (*Flotrin*), Doxazosin (*Diblocin Uro*) und Tamsulosin (*Alna, Omnic*). Deren längere Wirkdauer erlaubt eine tägliche Einmaldosierung. Mit Alpha$_1$-Rezeptorenblockern sind in zahlreichen Studien bei benigner Prostatahyperplasie vergleichbare Steigerungen der Urinflußrate um 20–35% nachgewiesen worden (Übersicht bei Chapple 1996). Allerdings darf dabei nicht übersehen werden, dass in der Mehrzahl der Studien auch in den Placebo-Armen nicht unerhebliche Responderraten verzeichnen wurden. Für Tamsulosin ist eine erhöhte Selektivität für den vor allem in der Prostata vorkommenden α_{1A}-Subtyp der adrenergen Alpharezeptoren gezeigt worden (Foglar et al. 1995). Nach den Daten zweier doppelblind durchgeführter Studien könnte dies im Vergleich zu Terazosin (de Mey et al. 1998) und Alfuzosin (Buzelin et al. 1997) von Vorteil sein, insbesondere mit Blick auf die geringere Inzidenz von Blutdruckeffekten. Leider sind diese Studien nur über kurze Zeit und an kleinen Patientenkollektiven durchgeführt worden, so daß die klinische Relevanz der genannten Rezeptorselektivität im Praxisalltag mit umfangreichen Studien noch bestätigt werden muß. Ungeachtet dessen war Tamsulosin im Jahr 2001 mit 64% der DDD dieser Gruppe der meistverordnete Alpha$_1$-Rezeptorenblocker. Fast alle Präparate dieser Indikationsgruppe haben 2001 erneut einen deutlichen Zuwachs im Verordnungsvolumen erreicht (Tabelle 47.2).

5α-Reduktasehemmer

2001 hat der bisher einzige in Deutschland zugelassene 5α-Reduktasehemmer Finasterid (*Proscar*) nach leichtem Rückgang im Vorjahr in den Verordnungszahlen wieder zugelegt (Tabelle 47.2). Finasterid hemmt die Umwandlung von Testosteron in Dihydrotestosteron, das

Tabelle 47.2: Verordnungen von Prostatamitteln 2001. Angegeben sind die 2001 verordneten Tagesdosen, die Änderungen gegenüber 2000 und die mittleren Kosten je DDD 2001.

Präparat	Bestandteile	DDD in Mio.	Änderung in %	DDD-Kosten in €
5α-Reduktasehemmer				
Proscar	Finasterid	12,1	(+5,7)	1,66
Alpha₁-Rezeptorenblocker				
Omnic	Tamsulosin	41,6	(+24,1)	1,16
Alna	Tamsulosin	38,2	(+12,8)	1,16
Uroxatral	Alfuzosin	13,5	(+7,2)	1,52
Flotrin	Terazosin	10,7	(+11,0)	1,49
Urion/-uno	Alfuzosin	7,9	(+1,0)	1,48
		111,9	(+14,9)	1,26
Summe		124,0	(+13,9)	1,30

zehnfach wirksamer als die Muttersubstanz das Adenomwachstum fördert. Entsprechend diesem Wirkprinzip führt Finasterid vor allem dann zu einer klinischen Besserung, wenn das Prostatavolumen deutlich vergrößert ist. Dies zeigte sich auch in einer Metaanalyse sechs relevanter klinischer Studien (Boyle et al. 1996). Gemäß den bereits erwähnten Therapieleitlinien ist ein Erfolg der Therapie mit Finasterid bei Prostatavolumina über 40 cm³ zu erwarten. Bei geringem Prostatavolumen scheint Finasterid dagegen schwächer wirksam zu sein als die Alpha₁-Rezeptorenblocker (Lepor et al. 1996).

Pflanzliche Prostatamittel

In Deutschland werden für die symptomatische Behandlung der Prostatahyperplasie nach wie vor sehr häufig Phytotherapeutika eingesetzt (Tabelle 47.3). Ihre Wirksamkeit wird kontrovers beurteilt, da einleuchtende Konzepte für mögliche Wirkungsmechanismen fehlen oder das Design von Studien mit positivem Ergebnis nicht den empfohlenen Qualitätsanforderungen entspricht. Die Therapieleitline der Fachgesellschaften (Expertengruppe und Arbeitskreis BPH 1999) kommt zu dem Schluß, daß für keinen Pflanzenextrakt eine kontrollierte Langzeitbeobachtung mit ausreichender Patientenzahl vorliegt.

Tabelle 47.3: Verordnungen von pflanzlichen Prostatamitteln 2001. Angegeben sind die 2001 verordneten Tagesdosen, die Änderungen gegenüber 2000 und die mittleren Kosten je DDD 2001.

Präparat	Bestandteile	DDD in Mio.	Änderung in %	DDD-Kosten in €
Sabalfruchtextrakt				
Prostess	Sabalfruchtextrakt	17,6	(−3,8)	0,31
Prostagutt mono	Sabalfruchtextrakt	16,4	(+10,6)	0,32
Talso	Sabalfruchtextrakt	12,7	(−10,3)	0,35
Serenoa-ratiopharm	Sabalfruchtextrakt	4,8	(−6,7)	0,30
		51,5	(−1,8)	0,32
Sitosterin				
Azuprostat	Sitosterin	39,1	(+0,9)	0,21
Harzol	Sitosterin	5,5	(−12,2)	1,04
		44,6	(−1,0)	0,31
Andere Mittel				
Bazoton	Brennesselwurzelextr.	16,6	(−4,3)	0,63
Prosta Fink forte	Kürbissamenextrakt	8,0	(+26,0)	0,49
utk	Brennesselwurzelextr.	4,9	(+3,7)	0,44
Cernilton N	Pollenextrakt	2,7	(+20,3)	1,03
		32,2	(+5,0)	0,60
Kombinationspräparate				
Prostagutt forte	Sägepalmenfruchtextr. Brennesselwurzelextr.	20,6	(+4,4)	0,61
Cysto Fink	Bärentrauben- blätterextrakt Kürbissamenöl Gewürzsumach- rindenextrakt Kava-Kava- Wurzelextrakt Hopfenzapfenextrakt	1,6	(−47,2)	0,90
Prostamed	Kürbisglobulin Kürbiskernmehl Goldrutenkrautextrakt Espenblätterextrakt	1,6	(+12,2)	0,61
		23,8	(−1,6)	0,63
Summe		152,0	(−0,1)	0,43

An dieser Einschätzung ändern auch einige in letzter Zeit vorgelegte Metaanalysen nichts, da sie, abgesehen von den systematischen Fehlern solcher post-hoc Auswertungen, sehr unterschiedliche Produkte mit variabler Zusammensetzung der Einzelsubstanzen untersuchten oder zu statistisch signifikanten, aber klinisch irrelevanten Ergebnissen kamen (Dreikorn 2002). Die zur Bestätigung notwendigen Placebo-kontrollierten Studien mit längerer Dauer und größerer Patientenzahl fehlen nach wie vor. Wie in den letzten Jahren wurden am häufigsten Extrakte aus Sägepalmenfrüchten (Synonyme: Sabalfrüchte, Sabal serrulatum fructus, Serenoa repens fructus) verordnet. In diesen Extrakten sind Phytosterine enthalten, die nicht auf einen bestimmten Inhaltsstoff standardisiert sind. Darunter befindet sich vor allem Sitosteringlykosid (Sitosterolin). Auch wurde vorgeschlagen, daß in Extrakten der Sägepalmenfrüchte eine Substanz mit $Alpha_1$-Rezeptoren-antagonistischer Aktivität enthalten sein könne (Goepel et al. 1999). In einer Vergleichsstudie über drei Wochen wirkte der $Alpha_1$-Rezeptorantagonist Alfuzosin jedoch stärker als Sägepalmenfrüchteextrakt (Grasso et al. 1995).

Weiterhin sind cholesterinsenkende Pharmaka unter der Vorstellung eingesetzt worden, daß der erhöhte Cholesteringehalt in der hyperplastischen Prostata gesenkt werden müsse (Editorial 1988). Mit Sitosterin wurde in Placebo-kontrollierten Untersuchungen eine Besserung von subjektiven Symptomen und des Urinflusses bei unverändertem Prostatavolumen beschrieben (Berges et al. 1995, Klippel et al. 1997). Diese Effekte erscheinen allerdings wenig plausibel, da Sitosterin in der normalen Nahrung bereits in ähnlicher Menge enthalten ist (Cobb et al. 1997), wie sie durch die Sitosterindosierungen von *Harzol* und *Azuprostat M* angestrebt wird, und da zudem die systemische Bioverfügbarkeit von Sitosterin nur wenige Prozent beträgt.

Die Verordnungen pflanzlicher Prostatamittel blieben 2001 etwa stabil (Tabelle 47.3). Nach wie vor sind die jährlichen Gesamtkosten für diese Mittel, deren Wirksamkeit nach heutigem Wissensstand über den Placeboeffekt nicht wesentlich hinausgeht, mit etwa 65 Mio. € immer noch beträchtlich.

Urologische Antiinfektiva

Zur Behandlung akuter Harnwegsinfektionen steht eine Reihe effektiver Chemotherapeutika mit breitem Wirkspektrum und guter Gewe-

begängigkeit zur Verfügung, vom klassischen Co-trimoxazol bis hin
zu den neuen Gyrasehemmern aus der Gruppe der Fluorchinolone.
Diese werden bei den Antibiotika und Chemotherapeutika (Kapitel 8)
beschrieben.

Als speziell urologische Chemotherapeutika werden noch einige
ältere Substanzen angeboten, zu denen die Nitrofurane und ältere
Gyrasehemmer der Nalidixinsäuregruppe gehören. Da wirksame Konzentrationen dieser Medikamente aufgrund ihrer schnellen Elimination nur in den ableitenden Harnwegen auftreten, werden sie auch als
Hohlraumchemotherapeutika bezeichnet. In der Gruppe der Nitrofu-
rantoinpräparate sind im Jahr 2001 drei Arzneimittel unter den 2500
am häufigsten verordneten Arzneimitteln vertreten. Wie in den Vorjahren hat das Originalpräparat *Furadantin* in den Verordnungszahlen
2001 abgenommen, während das etwas preisgünstigere Generikum
Nitrofurantoin-ratiopharm zunahm (Tabelle 47.4). Bei der Behandlung
der unkomplizierten Zystitis bei Frauen hat Nitrofurantoin eine deutlich geringere Eradikationsrate als Co-trimoxazol (Hooton et al. 1995).
Aus diesem Grunde wurde Nitrofurantoin nicht als Standardtherapie
in die Leitlinie der Infectious Diseases Society of America zur Behandlung dieser Harnwegsinfektion aufgenommen (Warren et al. 1999).
Wegen seltener, aber schwerwiegender Nebenwirkungen (Malinverni
et al. 1996) soll Nitrofurantoin als Akutmedikation nur noch in Ausnahmefällen angewendet werden. Akute pulmonale Reaktionen
(„Nitrofurantoin-Pneumonie") werden durch diese Substanz wahrscheinlich häufiger als durch alle anderen Arzneimittel zusammen
ausgelöst. Daher ist der *therapeutische* Einsatz von Nitrofurantoin
nicht mehr zu rechtfertigen (Simon und Stille 2000).

Der *prophylaktische* Einsatz von Nitrofurantoin wird kontrovers
diskutiert. Eine sechsmonatige prophylaktische Behandlung mit
Nitrofurantoin, Co-trimoxazol oder Trimethoprim war bei Patientinnen mit rezidivierenden Harnwegsinfekten im Vergleich zu Placebo
wirksam, wobei zwischen den drei Substanzen kein Unterschied beobachtet wurde. Nach Therapieende zeigte sich jedoch kein prophylaktischer Effekt mehr (Stamm et al. 1980). Nach instrumenteller
Harnwegsdiagnostik war eine dreitägige Nitrofurantoinprophylaxe
wirksamer als Placebo, aber schlechter verträglich als Cefadroxil (Bhatia et al. 1992). Eine eintägige Nitrofurantoinprophylaxe bei Bakteri-
urie nach Zystourethroskopie hatte dagegen keinen besseren Effekt als
Placebo (Cundiff et al. 1999). In Placebo-kontrollierten Untersuchungen an Kindern mit neurogener Blase wurde in einer dreimonatigen

Tabelle 47.4: Verordnungen von urologischen Antiinfektiva 2001. Angegeben sind die 2001 verordneten Tagesdosen, die Änderungen gegenüber 2000 und die mittleren Kosten je DDD 2001.

Präparat	Bestandteile	DDD in Mio.	Änderung in %	DDD-Kosten in €
Chemotherapeutika				
Furadantin	Nitrofurantoin	1,6	(−18,9)	0,51
Nitrofurantoin-ratiopharm	Nitrofurantoin	1,6	(+42,8)	0,35
Uro-Tablinen	Nitrofurantoin	1,1	(−1,4)	0,66
Nitroxolin Chephasaar	Nitroxolin	0,8	(−3,2)	3,42
Uro-Nebacetin N	Neomycin	0,5	(−26,9)	5,14
		5,7	(−2,0)	1,32
Pflanzliche Mittel				
Cystinol akut	Bärentrauben-blätterextrakt	0,8	(+6,9)	1,48
Uvalysat	Bärentrauben-blätterextrakt	0,3	(+17,2)	1,47
		1,1	(+9,5)	1,48
Kombinationspräparate				
Urospasmon Tabl.	Nitrofurantoin Sulfadiazin Phenazopyridin	1,4	(−10,1)	2,65
Nifurantin B6	Nitrofurantoin Vitamin B6	0,4	(−6,6)	2,24
		1,8	(−9,3)	2,56
Summe		8,7	(−2,4)	1,61

Studie eine effektive Prophylaxe mit Nitrofurantoin beobachtet (Johnson et al. 1994), in einer sechsmonatigen Studie jedoch nicht (Schlager et al. 1998). Die Wirksamkeit von Nitrofurantoin bei der Prophylaxe chronisch-rezidivierender Harnwegsinfektionen gilt daher als nicht gesichert, auch wenn sie von vielen Urologen, vor allem bei Kindern, eingesetzt wird. Schwere Nebenwirkungen scheinen im Kindesalter allerdings wesentlich seltener zu sein als bei Erwachsenen (Coraggio et al. 1989, Uhari et al. 1996).

Nitroxolin (*Nitroxolin Chephasaar*) ist ein älteres Nitrochinolinderivat mit chemischer Ähnlichkeit zu den halogenierten Hydroxychinolinen vom Typ des Clioquinols. Seit 1962 wird es als Hohlraumchemotherapeutikum zur Behandlung von Harnwegsinfektionen eingesetzt wird (Bergogne-Berezin et al. 1987). Wegen seiner schwachen Wirkung und geringen Erfolgsquote (nur bei 40% der Fälle) ist es schon lange nicht mehr zeitgemäß. Seine Verordnungshäufigkeit ist gegenüber dem Vorjahr leicht zurückgegangen (Tabelle 47.4).

Ähnlich kontrovers wird die lokale Instillation von Neomycin (*Uro-Nebacetin N*) in die Blase beurteilt. Das veraltete, oto- und nephrotoxische Aminoglykosid sollte wegen häufiger Unwirksamkeit, Resistenzentwicklung und dazu Allergisierungsgefahr auch zur Instillationsbehandlung nicht mehr eingesetzt werden (Simon und Stille 2000). Wenn überhaupt noch intravesikale Spülungen vorgenommen werden, sollten Antiseptika (z. B. Chlorhexidin) bevorzugt werden.

Neben den urologischen Chemotherapeutika werden auch Phytotherapeutika eingesetzt (*Cystinol akut, Uvalysat*). Ihre Verordnung nahm 2001 erstaunlicherweise wieder zu. Der in diesen Präparaten enthaltene Bärentraubenblätterauszug (Arctostaphylos uva ursi) wurde bereits vor über 100 Jahren als Mittel zur Behandlung von Harnwegsinfekten beschrieben. Wirksamer Inhaltsstoff ist das Hydrochinonglykosid Arbutin, das im Körper über einen Zwischenschritt zu Hydrochinon umgewandelt wird und bei alkalischem Harn-pH schwach desinfizierend wirkt. Als Tagesdosis werden 400–840 mg Hydrochinonderivate angegeben. Hydrochinon wurde als einer der Benzolmetabolite identifiziert, die sich im Knochenmark anreichern und Ursache der benzolinduzierten Leukämie sind (Snyder et al. 1993). Die potentiell toxischen Wirkungen des Hydrochinons wurden in der Aufbereitungsmonographie der Kommission E für die phytotherapeutische Therapierichtung nicht erwähnt (Bundesgesundheitsamt 1994). Aus Gründen des vorbeugenden Gesundheitsschutzes sollten der Bärentraubenblätterextrakt einer zeitgemäßen Risikoabschätzung unterzogen werden. Eine toxikologische Prüfung dieses Phytotherapeutikums erscheint auch deshalb geboten, weil Bärentraubenblätterextrakt nicht nur in den genannten Monopräparaten, sondern auch in verschiedenen Kombinationspräparaten (*Harntee 400, Cystinol*) enthalten ist. Die im Jahr 2001 verordnete Gesamtmenge dieser Zubereitungen fiel gegenüber dem Vorjahr wieder deutlich ab. Legt man eine mittlere Behandlungsdauer von 14 Tagen zugrunde, so sind im Jahr 2001 immer noch über 300.000 Patienten bärentraubenblätterhaltige Urologika verordnet worden.

Urologische Spasmolytika

Urologische Spasmolytika werden zur Behandlung der Harninkontinenz in steigendem Umfang eingesetzt. Die anticholinerge Wirkung dieser Medikamente soll in der Blase hauptsächlich den Detrusortonus senken. Bei der Beurteilung der therapeutischen Wirksamkeit urologischer Spasmolytika muß die Ätiologie der Blasenfunktionsstörung beachtet werden, da sich daraus unterschiedliche Effizienzraten ableiten. So ist bei erhöhter Detrusoraktivität infolge neurologischer Erkrankungen, die mit Drang- oder Reflexinkontinenz einhergeht (Hyperreflexie), eine höhere Wirksamkeit von Anticholinergika zu erwarten als bei instabiler Blase, die beispielsweise der weit verbreiteten Inkontinenz geriatrischer Pflegepatienten zugrundeliegt. Bei Überlaufinkontinenz (z. B. durch Prostatahyperplasie) oder Belastungsinkontinenz (z. B. durch Sphinkterinsuffizienz) sollten operative Verfahren mit kausalem Behandlungsziel immer differentialtherapeutische Priorität erhalten. Bei der häufigen Dranginkontinenz können Harnwegsentzündungen vorliegen, die einen kausalen Behandlungsansatz ermöglichen. In einzelnen Fällen kann sich die Harninkontinenz im Rahmen des postmenopausalen Syndroms der Frau, das mit degenerativen Veränderungen des Urogenitaltrakts einhergeht, durch eine adäquate Hormonersatztherapie (siehe Kapitel 45) bessern. In jedem Fall sollte die Entscheidung zur pharmakologischen Behandlung der Harninkontinenz auf gründlicher Anamnese und suffizienter Differentialdiagnostik beruhen, im Idealfall auf einer Untersuchung der Urodynamik.

Die Heterogenität der Symptomatik, die Vielfalt der pathophysiologischen Faktoren sowie ein Mangel an differentialdiagnostischen Erwägungen bei der Definition von Ein- und Ausschlusskriterien ist vermutlich die Ursache dafür, daß sich trotz einer wachsenden Zahl von klinischen Studien kein eindeutiges Bild des therapeutischen Stellenwertes von anticholinergen Spasmolytika in der Behandlung der Harninkontinenz ergibt. Erschwert wird die Quantifizierung von Therapieeffekten zudem durch die relativ hohen Ansprechraten in den Placeboarmen. Dies betont den Wert einer intensiven therapeutischen Betreuung dieser Patienten, z. B. durch spezielles Verhaltenstraining. In einer neueren Übersichtsarbeit sind die verschiedenen therapeutischen Situationen sowie die zur Inkontinenzbehandlung zur Verfügung stehenden Substanzen ausführlich beschrieben (Thüroff et al. 1998). Zehn Präparate dieser Gruppe gehörten im Jahr 2001 zu den

2500 meistverordneten Medikamenten. Während sich die Verordnungshäufigkeit der einzelnen Präparate recht unterschiedlich entwickelte, zeigte sich zusammengenommen eine deutliche Zunahme (Tabelle 47.5).

47

Über 44% der Verordnungen entfielen auf das Parasympatholytikum Trospiumchlorid, das als Spasmolytikum bei vegetativ bedingten Blasenfunktionsstörungen und gegen Spasmen der glatten Muskulatur im Gastrointestinaltrakt eingesetzt wird. In einer kontrollierten Studie an rückenmarksverletzten Patienten erhöhte Trospiumchlorid die maximale Blasenkapazität von 171 auf 302 ml, während unter Placebo nur eine Zunahme um 3 ml zu beobachten war (Stöhrer et al. 1991). Daten zur Inkontinenz konnten naturgemäß nicht erhoben werden, da es sich in den meisten Fällen um Patienten mit regelmäßiger Katheterisierung handelte.

Das früher häufig verwendete Anticholinergikum Oxybutynin ist in seinen Verordnungszahlen, wie bereits im Vorjahr, zurückgegangen (Tabelle 47.5). Oxybutynin gilt vielfach als Standardpräparat und ist

Tabelle 47.5: Verordnungen von urologischen Spasmolytika 2001. Angegeben sind die 2001 verordneten Tagesdosen, die Änderungen gegenüber 2000 und die mittleren Kosten je DDD 2001.

Präparat	Bestandteile	DDD in Mio.	Änderung in %	DDD-Kosten in €
Trospiumchlorid				
Spasmex Tabl.	Trospiumchlorid	14,5	(+18,5)	1,30
Spasmo-lyt/-10	Trospiumchlorid	6,5	(+7,1)	1,37
Spasmo-Urgenin TC	Trospiumchlorid	1,4	(−13,6)	3,56
		22,5	(+12,5)	1,46
Oxybutynin				
Spasyt	Oxybutynin	2,2	(+5,6)	0,93
Dridase	Oxybutynin	1,7	(−19,8)	1,11
Oxymedin	Oxybutynin	0,8	(−0,1)	1,30
		4,7	(−6,2)	1,06
Andere Spasmolytika				
Detrusitol	Tolterodin	14,7	(+19,5)	2,10
Mictonorm	Propiverin	6,6	(+15,2)	1,59
Dysurgal N	Atropinsulfat	1,6	(−7,5)	0,66
Mictonetten	Propiverin	0,8	(+9,7)	2,56
		23,7	(+15,7)	1,87
Summe		50,9	(+11,8)	1,62

sehr häufig in klinischen Studien geprüft worden. Auf die wichtigsten Ergebnisse wird deshalb kurz eingegangen. Während in einigen Studien eine signifikante Erhöhung der maximalen Blasenkapazität um 20–30% beobachtet wurde (Riva und Casolati 1984, Moore et al. 1990, Thüroff et al. 1991), waren in anderen Studien die Ergebnisse nicht signifikant (Tapp et al. 1990, Wehnert und Sage 1992, Iselin et al. 1997). Die Inkontinenzhäufigkeit als Kernsymptom einer Detrusorinstabilität bei geriatrischen Patienten wurde nur in zwei von sieben Placebokontrollierten Studien signifikant beeinflußt (Tabelle 47.6). In einer Inkontinenzstudie mit positivem Ergebnis war eine Verhaltenstherapie allerdings deutlich effektiver als Oxybutynin (Burgio et al. 1998). Daher sind andere Verfahren nach wie vor bedeutsam für die Behandlung dieser häufigen Inkontinenzform.

Das 1998 eingeführte Tolterodin (*Detrusitol*) hat auch im Jahr 2001 seinen Platz mit dem zweitgrößten Verordnungsanteil in der Gruppe der urologischen Spasmolytika weiter ausgebaut. In neueren Übersichten wurden die wichtigsten klinischen Studien Metaanalysen unterzogen (Guay 1999, Chapple 2000, Harvey et al. 2001). Zum einen wird für diese Substanz eine Wirksamkeit gegenüber Placebo konstatiert. Zum anderen wird Tolterodin im Vergleich zu Oxybutynin bei ähnlicher Wirksamkeit eine geringere Frequenz anticholinerger Nebenwirkungen bescheinigt. Daher stellen die Autoren Tolterodin als wirksame Behandlungsalternative zu Oxybutynin dar. Allerdings ist in der Analyse von Harvey et al. (2001) zumindest bei Patienten mit so genannter Dranginkontinenz auch eine etwas höhere therapeutische Effizienz von Oxybutinin konstatiert worden. Die Analyse der Einzelstudien zeigt, daß Tolterodin bei Inkontinenz nur in vier von neun Studien signifikant wirksamer als Placebo war (Tabelle 47.6). Dagegen wurde durch Verhaltens- und Physiotherapie in mehreren Studien eine einheitliche Besserung der Inkontinenz um 50–80% erreicht (Tabelle 47.6). Ein ähnliches Ergebnis zeigten zwei systematische Cochrane Reviews von 43 Studien über Beckenbodentraining bei Stressinkontinenz und gemischter Inkontinenz sowie 7 Studien über Blasentraining bei Dranginkontinenz (Hay-Smith et al. 2001, Roe et al. 2002). Nichtmedikamentöse Verfahren werden daher weiterhin als Therapie der ersten Wahl für die verschiedenen Inkontinenzformen empfohlen.

Dysurgal N enthält das klassische Anticholinergikum Atropin. Die Einzeldosis liegt mit 0,25 mg im Dosisbereich für Kleinkinder und damit deutlich niedriger als bei den üblichen Atropinpräparaten

(0,5–1 mg). Wie in den Vorjahren setzte sich die Verminderung der Verordnungshäufigkeit fort. Die Verordnungen des Muscarinrezeptorantagonisten Propiverin (*Mictonetten, Mictonorm*) nahmen im Jahr 2001 dagegen wieder zu (Tabelle 47.5). Flavoxat (*Spasuret*) war im Jahr 2001 nicht mehr unter den 2500 am häufigsten verordneten Präparaten.

47

Tabelle 47.6: Wirkung von urologischen Spasmolytika und Physiotherapie auf die Inkontinenz bei Patienten mit erhöhter Detrusoraktivität. Ergebnisse randomisierter, doppelblinder, Placebo-kontrollierter Studien. NA: nicht angegeben.

Studie	Fall-zahl	Dauer (Tage)	Inkontinenzhäufigkeit/Woche Placebo vor/nach	Verum vor/nach	p-Wert
Oxybutynin					
Ouslander et al. (1988)	14	42	24,5/15,4	24,5/16,5	< 0,10
Zorzitto et al. (1989)	18	8	NA/19,1	NA/17,4	0,57
Szonyi et al. (1995)	57	42	7,0/0,0	10,0/2,2	kein
Ouslander et al. (1995)	75	3	20,1/18,0	20,1/15,4	0,48
Burgio et al. (1998)	197	56	15,4/8,2	15,9/5,7	< 0,005
Abrams et al. (1998)	175	84	23,1/16,8	18,2/6,3	0,023
Drutz et al. (1999)	71	84	24,5/18,2	23,1/9,1	0,10
Tolterodin					
Rentzhog et al. (1998)	81	14	28,7/25,2	16,8/9,1	0,002
Abrams et al. (1998)	174	84	23,1/16,8	16,8/11,2	0,22
Van Kerrebroeck et al. (1998)	90	14	47,6/34,3	35,0/24,5	0,87
Millard et al. (1999)	316	84	24,5/15,4	25,2/12,6	0,19
Larsson et al. (1999)	319	14	27,3/17,5	25,9/14,7	0,18
Drutz et al. (1999)	93	84	24,5/18,2	25,9/13,3	0,063
Van Kerrebroeck et al. (2001)	1529	84	23,1/16,1	22,4/10,5	< 0,0001
Malone-Lee et al. (2001)	177	28	35,7/35,7	19,6/14,7	0,007
Zinner et al. (2002)					
20–65 J.	576	84	23,2/15,8	21,4/9,4	0,001
über 65 Jahre	437	84	23,4/17,1	23,2/11,7	0,001
Physiotherapie					
Burgio et al. (1998)	197	56	15,4/8,2	15,8/2,8	0,005
Wyman et al. (1998)	204	84		14,9/6,8	0,004
McDowell et al. (1999)	105	56	28,7/24,5	28,0/12,6	0,001
Jansen et al. (2001)	530	90		14,4/6,0	0,001
Subak et al. (2002)	152	42	13,2/11,0	9,6/5,2	0,001

Urolithiasismittel und Kathetermittel

Mittel zur Behandlung der Urolithiasis wurden 2001 etwa in gleichem Volumen verordnet wie im Vorjahr. Sie haben nur einen geringen Anteil am gesamten Verordnungsvolumen der Urologika (Tabelle 47.7). Citrathaltige Präparate (*Blemaren N, Uralyt-U Granulat*) erhöhen die renale Bicarbonatausscheidung und bewirken dadurch eine Harnalkalisierung. Sie werden zur Prophylaxe von Cystin- und Harnsäuresteinen eingesetzt. Zusätzlich kann durch sie eine Hypocitraturie, die mit einem erhöhten Risiko für calciumhaltige Nierensteine einhergeht, korrigiert werden. Die Aminosäure L-Methionin (*Acimethin, Methiotrans, Methionin Stada*) wird zur Ansäuerung des Urins verwendet. Neben ihrer Indikation zur Prophylaxe von Phosphatsteinen wird sie als Antidot bei Paracetamolvergiftung als SH-Gruppendonor eingesetzt.

Tabelle 47.7: Verordnungen von Urolithiasis- und Kathetermitteln 2001. Angegeben sind die 2001 verordneten Tagesdosen, die Änderungen gegenüber 2000 und die mittleren Kosten je DDD 2001.

Präparat	Bestandteile	DDD in Mio.	Änderung in %	DDD-Kosten in €
Urolithiasismittel				
Acimethin	L-Methionin	4,2	(+1,8)	1,64
Blemaren N	Citronensäure Kaliumhydrogencarbonat Natriumcitrat	2,1	(+2,1)	1,68
Uralyt-U Granulat	Kalium-natrium-hydrogencitrat	1,5	(−3,5)	1,27
Methiotrans	L-Methionin	1,1	(−23,2)	1,63
Methionin Stada	L-Methionin	1,0	(+240,5)	1,14
		9,9	(+4,7)	1,54
Kathetermittel				
Instillagel	Lidocain Chlorhexidindigluconat	1,6	(−4,1)	1,33
Freka Drainjet NaCl	Natriumchlorid	1,4	(+1,3)	2,28
		3,0	(−1,7)	1,77
Summe		12,9	(+3,1)	1,60

47

Instillagel enthält das Lokalanästhetikum Lidocain zusammen mit einem Antiseptikum und wird lokal zur Vermeidung von Schmerzen bei der transurethralen Harnblasenkatheterisierung angewendet. Zur Pflege und Spülung von Blasenverweilkathetern werden Natriumchloridlösungen eingesetzt. Nur ein Fertigarzneimittel (*Freka Drainjet NaCl*), das lediglich sterile isotone Kochsalzlösung enthält, findet sich unter den 2500 meistverschriebenen Präparaten. Zusammengenommen änderte sich das Verordnungsvolumen beider Präparate 2001 kaum.

Sonstige Urologika

Bei den „sonstigen Urologika" handelt es sich um eine heterogene Gruppe meist pflanzlicher Arzneimittel, die zur Behandlung von Miktionsstörungen und Harnwegsinfektionen angeboten werden. Zum Teil überschneiden sich die empfohlenen Anwendungsgebiete dieser Substanzen mit denen von Urologika spezifischer Indikationen, die bereits in anderen Abschnitten dieses Kapitels besprochen wurden (s. oben).

In den letzten Jahren sind viele Kombinationspräparate in Monopräparate umgewandelt worden, wodurch jedoch die grundsätzlichen Probleme dieser Gruppe nicht gelöst wurden. Noch immer werden zahlreiche Präparate (z. B. *Harntee 400, Canephron N, Cystinol*) zur „unspezifischen Durchspülungstherapie" bei Harnwegsinfektionen bis hin zur Pyelonephritis angeboten. Es handelt sich um veraltete Therapiekonzepte, die sogar gefährlich sein können, wenn dadurch eine rasche und wirksame antibiotische Therapie versäumt wird. Des weiteren können in bestimmten Situationen (z. B. Herz- oder Niereninsuffizienz) durch Flüssigkeitsretention gefährliche Hypervolämien auftreten. Auch wenn für neuere Monopräparate wie *Urol mono* die „Durchspülungstherapie" als Anwendungsgebiet amtlich zugelassen wurde, bleibt diese Indikation weiterhin medizinisch fragwürdig.

Die in Tabelle 47.8 gelistete Gruppe der sonstigen Urologika wies 2001 nicht mehr den bisher beobachteten rückläufigen Trend auf. Bei heterogener Entwicklung der Einzelpräparate verursachten diese Urologika, deren Nutzen wissenschaftlich nicht begründet ist, 2001 Kosten von etwa 19 Mio. €.

Tabelle 47.8: Verordnungen von sonstigen Urologika Angegeben sind die 2001 verordneten Tagesdosen, die Änderungen gegenüber 2000 und die mittleren Kosten je DDD 2001.

47

Präparat	Bestandteile	DDD in Mio.	Änderung in %	DDD-Kosten in €
Monopräparate				
Nomon mono	Kürbissamenextrakt	4,6	(−11,2)	0,57
Uro-Vaxom	E.coli-Fraktionen	4,1	(−1,7)	1,31
Uvirgan mono	Kürbissamenextrakt	2,7	(+3,1)	0,90
Cysto Fink Mono	Goldrutenkrautextrakt	2,1	(> 1000)	1,00
Urol mono	Riesengoldrutenextrakt	0,9	(−9,6)	2,82
		14,3	(+10,9)	1,04
Kombinationspräparate				
Canephron/-N	Tausendgüldenkraut Liebstöckelwurzel Rosmarinblätter	1,4	(+4,3)	0,86
Cystinol	Birkenblätterextrakt Schachtelhalmextrakt Riesengoldrutenextrakt Bärentraubenblätterextrakt	1,0	(−1,1)	0,95
Cystium wern	Fenchelöl Campherbaumöl	0,9	(+4,1)	0,75
Harntee 400	Birkenblätterextrakt Ringelblumenextrakt Schachtelhalmextrakt Fenchelfruchtextrakt Queckenwurzelextrakt Wacholderfruchtextrakt Süßholzwurzelextrakt Hauhechelwurzelextrakt Orthosiphonblätterextr. Phaseolifruchtextrakt Virgaureablätterextr. Bärentraubenblätterextrakt	0,8	(−25,1)	0,63
Angocin Anti-Infect N	Kapuzinerkressenkraut Meerrettichwurzel	0,4	(−0,5)	1,56
		4,5	(−4,0)	0,87
Summe		18,8	(+6,9)	1,00

Literatur

Abrams P., Freeman R., Anderström C., Mattiasson A. (1998): Tolterodine, a new antimuscarinic agent: as effective but better tolerated than oxybutynin in patients with an overactive bladder. Br. J. Urol. 81: 801–810.

Berges R.R., Windeler H., Trampisch H.J., Senge T. and the β-sitosterol study group (1995): Randomised, placebo-controlled, double-blind clinical trial of β-sitosterol in patients with benign prostatic hyperplasia. Lancet 345: 1529–1532.

Bergogne-Berezin E., Berthelot G., Muller-Serieys C. (1987): Present status of nitroxoline. Pathol. Biol. (Paris) 35: 873–878.

Bhatia N.N., Karram M.M., Bergman A., Evans R.P. (1992): Antibiotic prophylaxis following lower urinary tract instrumentation. Urology 39: 583–585.

Boyle P., Gould A.L., Roehrborn C.G. (1996): Prostate volume predicts outcome of treatment of benign prostatic hyperplasia with finasteride: meta-analysis of randomized clinical trials. Urology 48: 398–405.

Bundesgesundheitsamt (1994): Aufbereitungsmonographie Uvae ursi folium (Bärentraubenblätter). Bundesanzeiger Nr. 109, S. 6213, 15.6.1994.

Burgio K.L., Locher J.L., Goode P.S., Hardin J.M., McDowell B.J. et al. (1998): Behavioral vs. drug treatment for urge urinary incontinence in older women. A randomized controlled trial. JAMA 280: 1995–2000.

Buzelin J.M., Fonteyne E., Kontturi M. Witjes W.P., Khan A. (1997) Comparison of tamsulosin with alfuzosin in the treatment of patients with lower urinary tract symptoms suggestive of bladder outlet obstruction (symptomatic benign prostatic hyperplasia). The European Tamsulosin Study Group. Br. J. Urol. 80: 597–605

Caine M., Raz S., Ziegler M. (1975): Adrenergic and cholinergic receptors in the human prostate., prostatic capsule, and bladder neck. Brit. J. Urol. 27: 193–202.

Chapple C.R. (1996): Selective α_1-adrenoceptor antagonists in benign prostatic hyperplasia: rationale and clinical experience. Eur. Urol. 29: 129–144.

Chapple C.R. (2000): Muscarinic receptor antagonists in the treatment of overactive bladder. Urology 55 (5A Suppl.): 33–46.

Cobb M.M., Salen G., Tint G.S. (1997): Comparative effect of dietary sitosterol on plasma sterols and cholesterol and bile acid synthesis in a sitosterolemic homozygote and heterozygote subject. J. Am. Coll. Nutr. 16: 605–613.

Coraggio M.J., Gross T.P., Roscelli J.D. (1989): Nitrofurantoin toxicity in children. Pediatr. Infect. Dis. J. 8: 163–166.

Cundiff, G.W., McLennan M.T., Bent A.E. (1999): Randomized trial of antibiotic prophylaxis for combined urodynamics and cystourethroscopy. Obstet. Gynecol. 93 (5 Pt. 1): 749–752.

Dreikorn K. (2002) The role of phytotherapy in treating lower urinary tract symptoms and benign prostatic hyperplasia. World J. Urol. 19: 426–435

de Mey C., Michel M.C., McEwen J., Moreland T. (1998) A double-blind comparison of terazosin and tamsulosin on their differential effects on ambulatory blood pressure and nocturnal orthostatic stress testing. Eur. Urol. 33: 481–488.

Drutz H.P., Appell R.A., Gleason D., Klimberg I., Radomski S. (1999): Clinical efficacy and safety of tolterodine compared to oxybutynin and placebo in patients with overactive bladder. Int. Urogynecol. J. 10: 283–289.

Editorial (1988): Medical treatment of benign prostatic hyperplasia. Lancet I: 1083–1084.

Expertengruppe und Arbeitskreis BPH (1999): Leitlinien der Deutschen Urologen zur Therapie des BPH-Syndroms. Urologe (A) 38: 529–536.

Flanigan R.C., Reda D.J., Wasson J.H., Anderson R.J., Abdellatif M., Bruskewitz R.C. (1998): 5-year outcome of surgical resection and watchful waiting for men with moderately symptomatic benign prostatic hyperplasia: a Department of Veterans Affairs cooperative study. J. Urol. 160: 12–16.

Foglar R., Shibata K., Horie K., Hirasawa A., Tsujimoto G. (1995): Use of recombinant α_1-adrenoceptors to characterize subtype selectivity of drugs for the treatment of prostatic hypertrophy. Eur. J. Pharmacol. 288: 201–207.

Goepel M., Hecker U., Krege S., Rubben H., Michel M.C. (1999): Saw palmetto extracts potently and noncompetitively inhibit human alpha$_1$-adrenoceptors in vitro. Prostate 38: 208–215.

Grasso M., Montesano A., Buonaguidi A., Castelli M., Lania C. et al. (1995): Comparative effects of alfuzosin versus Serenoa repens in the treatment of symptomatic benign prostatic hyperplasia. Arch. Esp. Urol. 48: 97–103.

Guay D.R.P. (1999): Tolterodine, a new antimuscarinic drug for treatment of bladder overactivity. Pharmacotherapy 19: 267–280.

Hadorn D.C., Baker D., Hodges J.S., Hicks N. (1996): Rating the quality of evidence for clinical practice guidelines. J Clin. Epidemiol. 49: 749–754.

Harvey M.-A., Baker K., Wells G.A. (2001): Tolterodine versus oxybutynin in the treatment of urge urinary incontinence: A meta-analysis. Am. J. Obstet. Gynecol. 185: 56–61.

Hay-Smith E.J., Bo Berghmans L.C., Hendriks H.J., de Bie R.A. van Waalwijk van Doorn E.S. (2001): Pelvic floor muscle training for urinary incontinence in women. Cochrane Database Syst. Rev. 2001 (1): CD001407.

Hooton T.M., Winter C., Tiu F., Stamm W.E. (1995): Randomized comparative trial and cost analysis of 3-day antimicrobial regimens for treatment of acute cystitis in women. JAMA 273: 41–45.

Iselin C.E., Schmidlin F., Borst F., Rohner S., Graber P. (1997): Oxybutynin in the treatment of early detrusor instability after transurethral resection of the prostate. Brit. J. Urol. 79: 915–919.

Janssen C.C.M., Lagro-Janssen A.L.M., Felling A.J.A. (2001): The effects of physiotherapy for female urinary incontinence: individual compared with group treatment. Brit. J. Urol. Int. 87: 201–206.

Johnson H.W., Anderson J.D., Chambers G.K., Arnold W.J., Irwin B.J., Brinton J.R. (1994): A short-term study of nitrofurantoin prophylaxis in children managed with clean intermittent catheterization. Pediatrics 93: 752–755.

Klippel K.F., Hild D.M., Schipp B. (1997): A multicentric, placebo-controlled, double-blind clinical trial of β-sitosterol (phytosterol) for the treatment of benign prostatic hyperplasia. Brit. J. Urol. 80: 427–432.

Larsson G., Hallén B., Nilvebrant L. (1999): Tolterodine in the treatment of overactive bladder: analysis of the pooled phase II efficacy and safety data. Urology 53: 990–998.

Lepor H., Williford W.O., Barry M.J., Brawer M.K., Dixon C.M. et al. (1996): The efficacy of terazosin, finasteride, or both in benign prostatic hyperplasia. N. Engl. J. Med. 335: 533–539.

Malinverni R., Hoigné R., Sonntag R. (1996): Sulfonamides, other folic acid antagonists and miscellaneous antibacterial drugs. In: Dukes M.N.G. (ed.): Meyler's side effects of drugs. 13th ed. Elsevier, Amsterdam Lausanne New York Oxford Shannon Tokyo, pp. 843–871.

Malone-Lee J.G., Walsh J.B., Maugourd M.-F. and the Tolterodine in the Elderly Study Group (2001): Tolterodine: A safe and effective treatment for older patients with overactive bladder. J. Am. Geriatr. Soc. 49: 700–705.

McDowell B.J., Engberg S., Sereika S., Donovan N., Jubeck M.E., Weber E., Engberg R. (1999): Effectiveness of behavioral therapy to treat incontinence in homebound older adults. J. Am. Geriatr. Soc. 47: 309–318.

Millard R., Tuttle J., Moore K., Susset J.,Clarke B., Dwyer P., Davis B.E. (1999): Clinical efficacy and safety of tolterodine compared to placebo in detrusor overactivity. J. Urol. 161: 1551–1555.

Moore K.H., Hay D.M., Imrie A.E., Watson A., Goldstein M. (1990): Oxybutynin hydrochloride (3 mg) in the treatment of women with idiopathic detrusor instability. Brit. J. Urol. 66: 479–485.

Ouslander J.G., Blaustein J., Connor A., Pitt A. (1988): Habit training and oxybutynin for incontinence in nursing home patients: a placebo-controlled trial. J. Am. Geriatr. Soc. 36: 40–46.

Ouslander J.G., Schnelle J.F., Uman G., Fingold S., Nigam J.G. et al. (1995): Does oxybutynin add to the effectiveness of prompted voiding for urinary incontinence among nursing home residents? A placebo-controlled trial. J. Am. Geriatr. Soc. 43: 610–617.

Rentzhog L., Stanton S.L., Clardozo L., Nelson E., Fall M., Abrams P. (1998): Efficacy and safety of tolterodine in patients with detrusor instability: a dose-ranging study. Br. J. Urol. 81: 42–48.

Riva D., Casolati E. (1984): Oxybutynin chloride in the treatment of female idiopathic bladder instability. Results from double blind treatment. Clin. Exp. Obst. Gyn. 11: 37–42.

Roe B., Williams K., Palmer M. (2002): Bladder training for urinary incontinence in adults (Cochrane Review). In: The Cochrane Library, Issue 2, 2002. Oxford: Update Software.

Schlager T.A., Anderson S., Trudell J., Hendley J.O. (1998): Nitrofurantoin prophylaxis for bacteriuria and urinary tract infection in children with neurogenic bladder on intermittent catheterization. J. Pediatr. 132: 704–708.

Simon C., Stille W. (2000): Antibiotika-Therapie in Klinik und Praxis. 10. Aufl., Schattauer, Stuttgart New York, S. 238–241, 247–252.

Snyder R., Witz G., Goldstein B.D. (1993): The toxicology of benzene. Environ. Health Perspect. 100: 293–306.

Stamm W.E., Counts G.W., Wagner K.F., Martin D., Gregory D. et al. (1980): Antimicrobial prophylaxis of recurrent urinary tract infections: a double-blind, placebo-controlled trial. Ann. Intern. Med. 92: 770–775.

Stöhrer M., Bauer P., Giannetti B.M., Richter R., Burgdörfer H., Mürtz G. (1991): Effect of trospium chloride on urodynamic parameters in patients with detrusor hyperreflexia due to spinal cord injuries. Urol. Int. 47: 138–143.

Subak L.L., Quesenberry C.P., Posner S.F., Cattolica E., Soghikian K. (2002): The effect of behavioral therapy on urinary incontinence: a randomized controlled trial. Obstet. Gynecol. 100; 72–78.

Szonyi G., Collas D.M., Ding Y.Y., Malone-Lee J.G. (1995): Oxybutynin with bladder retraining for detrusor instability in elderly people: a randomized controlled trial. Age Ageing 24: 287–291.

Tapp A.J.S., Cardozo L.D., Versi E., Cooper D. (1990): The treatment of detrusor instability in postmenopausal women with oxyxbutynin chloride: a double blind placebo controlled study. Brit. J. Obstet. Gynaec. 97: 521–526.

Thüroff J.W., Bunke B., Ebner A., Faber P., de Geeter P. et al. (1991): Randomized, double-blind, multicenter trial on treatment of frequency, urgency and incontinence related to detrusor hyperactivity: oxybutynin versus propantheline versus placebo. J. Urol. 145: 813–817.

Thüroff J.W., Chartier-Kastler E., Corcus J., Humke J., Jonas U. et al. (1998): Medical treatment and medical side effects in urinary incontinence in the elderly. World J. Urol. 16 (suppl): S48–S61.

Uhari M., Nuutinen M., Turtinen J. (1996): Adverse reactions in children during long-term antimicrobial therapy. Pediatr. Infect. Dis. 15: 404–418.

Van Kerrebroeck P.E.V.A., Amarenco G,. Thüroff J.W., Madersbacher H.G., Lock M.T.W.T., Messelink E.J., Soler J.M. (1998): Dose-ranging study of tolterodine in patients with detrusor hyperreflexia. Neurourol. Urodynam. 17: 499–512.

Van Kerrebroeck P.E.V.A., Kreder K., Jonas U., Zinner N., Wein A. for the Tolterodine Study Group (2001): Tolterodine once-daily: superior efficacy and tolerability in the treatment of the overactive bladder. Urology 57: 414–421.

Warren J.W., Abrutyn E., Hebel J.R., Johnson J.R., Schaeffer A.J., Stamm W.E. for the Infectious Diseases Society of America (IDSA) (1999): Guidelines for antimicrobial treatment of uncomplicated acute bacterial cystitis and acute pyelonephritis in women. Clin. Infect. Dis. 29: 745–758.

Wehnert J., Sage S. (1992): Therapie der Blaseninstabilität und Urge-Inkontinenz mit Propiverin hydrochlorid (Mictonorm®) und Oxybutyninchlorid (Dridase®) – eine randomisierte Cross-over-Vergleichsstudie. Akt. Urol. 23: 7–11.

Wyman J.F., Fantl J.A., McClish D.K., Bump R.C. (1998): Comparative efficacy of behavioral interventions in the management of female urinary incontinence. Continence Program for Women Research Group. Am. J. Obstet Gynecol. 179: 999–1007.

Zinner N.R., Mattiasson A., Stanton S.L. (2002): Efficacy, safety, and tolerability of extended-release once-daily tolterodine treatment for overactive bladder in older versus younger patients. J. Am. Geriatr. Soc. 50: 799–807.

Zorzitto M.L., Holliday P.J., Jewett M.A.S., Herschorn S., Fernie G.R. (1989): Oxybutynin chloride for geriatric urinary dysfunction: a double-blind placebo-controlled study. Age Ageing 18: 195–200.

47

48. Venenmittel

UWE FRICKE

48

AUF EINEN BLICK

Verordnungsprofil
Verordnungsstärkste Gruppe der Venenmittel sind die topischen Heparinpräparate. Orale Venenmittel decken etwa ein Drittel des Marktsegments ab.

Bewertung
Wichtigste therapeutische Maßnahme bei Venenkrankheiten ist die Kompressionsbehandlung. Eine systemische medikamentöse Therapie hat allenfalls adjuvanten Charakter. Die lokale Anwendung von Venenmittel wird in Leitlinien einschlägiger Fachgesellschaften nicht erwähnt.

Trend
Entsprechend ist die Verordnung der Venenmittel in den letzten 10 Jahren um über 80% zurückgegangen.

Venenmittel werden zur adjuvanten Therapie von venösen Rückflußstörungen infolge primärer Varikosis oder chronischer Veneninsuffizienz eingesetzt. Ursachen können Venenerweiterungen mit Klappeninsuffizienz oder Stenosen und Verschlüsse, meist durch tiefe Beinvenenthrombosen, sein. Die Befunde reichen – neben subjektiven Beschwerden wie Schwere- und Spannungsgefühl sowie Schmerzen – je nach Dauer der Störung von Ödemen, Corona phlebectatica paraplantaris, weißer Atrophie, Dermatoliposklerose, Hyperpigmentierung bis hin zum Ulcus cruris. Primäres Ziel einer Behandlung dieser Erkrankungen ist die Verbesserung der Zirkulation in den erkrankten Gefäßen durch Aktivierung der Muskelpumpe sowie die Beseitigung von Stauung, Schwellung und trophischen Hautschäden.

Bei allen Venenkrankheiten sind Allgemeinmaßnahmen wie Gewichtsreduktion bei Übergewicht, körperliche Bewegung, Vermeiden von langem Sitzen oder Stehen sowie Hochlagerung der Beine beim Sitzen Grundlage der Therapie. Bei Varizen stehen neben der Kompressionsbehandlung (phlebologischer Kompressionsverband, medizinischer Kompressionsstrumpf) operative Maßnahmen und Varizenverödung durch Sklerosierung im Vordergrund. Beim postthrombotischen Syndrom ist die Kompressionsbehandlung Therapie der Wahl (Hach-Wunderle 1995, Choucair und Phillips 1998, Gallenkemper et al. 1998, Deutsche Gesellschaft für Gefäßchirurgie 1998, Deutsche Gesellschaft für Phlebologie 1999, Arzneimittelkommission der deutschen Ärzteschaft 2000).

Die Wirkung der Kompressionstherapie ist durch beschleunigte Ulkusheilung, Senkung der Ulkusrezidivrate und Verminderung der prozentualen Häufigkeit des postthrombotischen Syndroms in kontrollierten Studien belegt (siehe Arzneiverordnungs-Report 2001). Gefordert werden in der Regel Kompressionsstrümpfe der Klasse III bzw. Kompressionsverbände, mit denen ein Fesseldruck von etwa 35-45 mmHg erreicht werden kann (Fletcher et al. 1997, Veraart et al. 1997, Choucair und Phillips 1998, Clement 1999, Cullum et al. 2000, Sarkar und Ballantyne 2000). Eine systemische medikamentöse Therapie bei der chronisch-venösen Insuffizienz kann nach den Leitlinien der Deutschen Gesellschaft für Phlebologie mit Substanzen indiziert sein, für die eine Wirksamkeit nachgewiesen ist, insbesondere wenn physikalische Maßnahmen keinen ausreichenden Erfolg haben oder nicht möglich sind. Außerdem kann eine systemische medikamentöse Therapie symptombezogen bei chronisch venöser Insuffizienz oder bei besonderen Begleitumständen eingesetzt werden, z. B. Antiphlogistika bei entzündlicher Dermatoliposklerose, Rheologika in fortgeschrittenen Stadien (Gallenkemper et al. 1998). In der Standardliteratur wird eine Therapie mit Venenmitteln (z. B. Ödemprotektiva) entweder nicht erwähnt, als umstritten und allenfalls als adjuvante Behandlung angesehen oder als nicht erforderlich abgelehnt (Creutzig 1998, Tilsner et al. 1998, Deutsche Gesellschaft für Gefäßchirurgie 1998, Arzneimittelkommission der deutschen Ärzteschaft 2000, Creager und Dzau 2001). Auch Pentoxifyllin führt nach einer Placebo-kontrollierten Studie in Verbindung mit einer Kompressionsbehandlung in üblicherweise empfohlener Dosierung (800–1200 mg/d) nicht zu einer signifikanten Verbesserung der Heilungsrate (Dale et al. 1999, Falanga et al. 1999). Lediglich in sehr hoher Dosierung (2400 mg/d) scheint eine Beschleu-

nigung der Ulkusheilung zu bestehen (Falanga et al. 1999). Insgesamt
sind die Effekte auf die Abheilung venöser Beinulzera jedoch widersprüchlich (Margolis 2000).

Verordnungsspektrum

Die Venenmittel haben nach deutlich rückläufiger Tendenz in den Vorjahren auch im Jahr 2001 weiter abgenommen (Tabelle 48.1), orale
Venenmittel erneut stärker als die topischen Venentherapeutika. Zwei
orale Präparate (*Perivar, Venopyronum*) sind aus der Gruppe der 2500
meistverordneten Fertigarzneimittel herausgefallen, zwei topische
Heparinpräparate (*heparin von ct, Heparin Heumann*) sind hinzuge-

Tabelle 48.1: Verordnungen von Venenmitteln 2001. Angegeben sind die verordnungshäufigsten Präparate mit Verordnungsrang, Verordnungen und Umsatz 2001
im Vergleich zu 2000.

Rang	Präparat	Verordnungen in Tsd.	Änd.%	Umsatz Mio.€	Änd.%
423	Heparin-ratiopharm	411,4	+2,3	2,8	+4,1
478	Vetren Gel/Salbe	370,5	−15,3	2,3	−13,8
537	Thrombareduct	332,6	−3,8	2,5	−5,3
653	Hepa-Gel/Salbe Lichtenstein	279,0	−11,0	1,6	+0,8
663	Venoruton oral	275,5	−11,1	13,0	−8,6
880	Venostasin N/-retard/-S	197,4	−11,3	7,6	−10,0
984	Heparin AL	176,4	+9,2	0,7	+10,2
1101	Exhirud-Gel etc.	151,6	−2,8	1,8	−6,3
1357	Hepathromb	118,5	+4,7	0,7	+9,0
1445	Thrombocutan N/ -Ultra	110,7	−3,3	0,4	−2,6
1463	Aescusan /-retard /-mono	109,0	−15,6	3,1	−12,4
1529	Venalot Depot	102,7	−10,2	3,6	−7,8
1685	Hepathrombin	90,4	−17,6	0,6	−19,1
1998	Troxerutin-ratiopharm	69,7	−10,6	1,4	−8,8
2077	Venoplant retard S	65,4	−12,3	2,3	−11,4
2116	Hirudoid/-forte	63,6	−14,1	0,8	−13,2
2294	Veno SL	55,2	−6,8	1,1	−6,6
2375	heparin von ct	52,0	+28,9	0,4	+37,3
2421	Phlebodril Kaps.	50,0	−21,8	1,1	−18,7
2431	Heparin Heumann	49,6	+34,1	0,2	+34,8
Summe		3131,1	−6,7	47,9	−7,8
Anteil an der Indikationsgruppe		80,1%		74,9%	
Gesamte Indikationsgruppe		3908,1	−8,0	63,9	−8,3

kommen. Sie liegen preislich in dem diesbezüglich sehr eng beieinander liegenden Marktsegment eher im oberen Bereich.

Insgesamt sind damit die Verordnungen in den letzten 10 Jahren um 82% (orale Venenmittel) bzw. 84% (topische Venenmittel) zurückgegangen (Abbildung 48.1). Trotzdem finden sich in beiden Gruppen weiterhin Präparate, für die eine Wirkung kaum zu erwarten ist (Künzel 1995).

48

Orale Venenmittel

Unter den 2500 meistverordneten Arzneimitteln dominieren nach definierten Tagesdosen (DDD) die sogenannten Ödemprotektiva (Tabelle 48.2). Sie werden überwiegend in Form von Monopräparaten eingesetzt und enthalten Pflanzenextrakte (Roßkastaniensamen) oder halbsynthetische Derivate pflanzlicher Inhaltsstoffe (Hydroxyethylrutoside, Troxerutin).

Roßkastaniensamenextrakt

Der Samen der Roßkastanie (Aesculus hippocastanum) enthält ein komplexes Gemisch verschiedener Triterpenglykoside (Triterpensa-

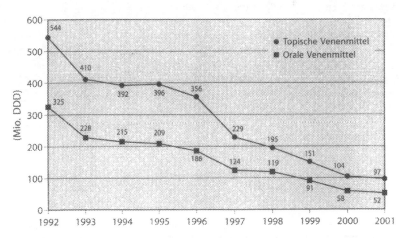

Abbildung 48.1: Verordnungen von Venenmitteln 1992 bis 2001. Gesamtverordnungen nach definierten Tagesdosen

ponine), das sich wiederum in eine wasserlösliche Fraktion (α-Aescin) und eine aus Wasser leicht kristallisierbare Fraktion (β-Aescin) trennen läßt. Sowohl α-Aescin als auch β-Aescin sind ihrerseits Gemische aus z. T. mehr als 30 Einzelstoffen (Hänsel und Haas 1983). Roßkastaniensamenextrakte werden auf Triterpenglykoside standardisiert und als Aescin berechnet. Saponine haben ihren Namen vom gemeinen Seifenkraut (Saponaria officinalis), das einen hohen Anteil solcher Triterpenglykoside enthält. Die in Lösungen seifenartig schäumenden Saponine wirken aufgrund ihrer Oberflächenaktivität membranschädigend und führen unter anderem zur Hämolyse, nach der sie früher auch standardisiert wurden. Die ödemprotektive Wirkung von Aescin wird davon abgeleitet, daß es zu einer sphärischen Anschwellung der

Tabelle 48.2: Verordnungen oraler Venenmittel 2001. Angegeben sind die 2001 verordneten Tagesdosen, die Änderungen gegenüber 2000 und die mittleren Kosten je DDD 2001.

Präparat	Bestandteile	DDD in Mio.	Änderung in %	DDD-Kosten in €
Roßkastaniensamenextrakt				
Venostasin N/-retard/-S	Roßkastaniensamenextr.	8,5	(−11,9)	0,89
Aescusan/-retard/-mono	Roßkastaniensamenextr.	3,7	(−14,2)	0,84
Venoplant retard S	Roßkastaniensamenextr.	2,9	(−14,5)	0,78
		15,1	(−13,0)	0,86
Hydroxyethylrutoside				
Venoruton oral	Hydroxyethylrutoside	12,6	(−10,1)	1,03
Troxerutin-ratiopharm	Troxerutin	2,1	(−8,6)	0,67
Veno SL	Troxerutin	1,6	(−6,6)	0,72
		16,4	(−9,6)	0,95
Kombinationen				
Venalot Depot	Cumarin Troxerutin	2,1	(−11,0)	1,76
Phlebodril Kaps.	Mäusedornwurzelstock-extrakt Trimethylhesperidin-chalkon	1,2	(−23,0)	0,91
		3,2	(−15,7)	1,46
Summe		34,7	(−11,7)	0,96

Erythrozyten und nachfolgend über den dadurch ausgelösten Wasserentzug zu einem Anstieg des kolloidosmotischen Drucks und des Hämatokrits kommen soll (Gessner und Orzechowski 1974). Daraus wird unter anderem eine Wirkung bei traumatischen Schwellungen abgeleitet, die z. B. für das Aescinpräparat *Reparil* in Anspruch genommen wird. Weitere Untersuchungen zeigen, daß Aescin eine Prostaglandinfreisetzung aus Venen induziert, die durch Cyclooxygenaseinhibitoren hemmbar ist (Longiave et al. 1978). Diese Daten weisen auf eine Phospholipase-A_2-Aktivierung hin, wie sie bei Entzündungsreaktionen vorkommt. Andere In-vitro-Studien belegen dagegen eher eine Hemmung der Phospholipase A_2 und damit eine Inhibition der Prostaglandinbildung durch Aescin. Auch der unter Hypoxie beobachtete Abfall von Adenosintriphosphat (ATP), eine daraus resultierende Freisetzung von Plättchen-aktivierendem Faktor (PAF) bzw. Aktivierung und endotheliale Adhäsion von Neutrophilen scheint durch Aescin inhibiert zu werden (Frick 2000). Darüber hinaus hemmt Aescin in vitro die Aktivität der Elastase und Hyaluronidase, die am enzymatischen Abbau von Proteoglykanen (Bestandteile des Gefäßendothels sowie im wesentlichen extrazellulärer Gewebe) beteiligt sind. Hieraus werden antiödematöse Wirkungen von Aescin abgeleitet (Pittler und Ernst 1998), die sich allerdings in Placebo-kontrollierten klinischen Studien nicht bestätigen ließen (Clement 2000). Eine geringfügige Abnahme lysosomaler Enzymaktivitäten im Plasma variköser Patienten, die in einer kontrollierten Pilotstudie nach Einnahme von Roßkastaniensamenextrakt beobachtet wurde, beruht nur auf einem nicht aussagekräftigen Vorher-Nachher-Vergleich (Kreysel et al. 1983). Endothelprotektive Wirkungen werden auch aufgrund neuerer In-vitro-Befunde an venulären Endothelzellen von Meerschweinchen u. a. Tierspezies in Anspruch genommen (Nees et al. 2001). Weiterhin wurden venentonisierende Wirkungen auch im Tierexperiment gezeigt, allerdings ohne Bestätigung in entsprechenden klinischen Untersuchungen (Pittler und Ernst 1998). Die orale Bioverfügbarkeit ist gering. So werden nach oraler Gabe von retardiertem Roßkastaniensamenextrakt mit 50 mg Aescin nur maximale Plasmakonzentrationen von 5 ng/ml gemessen (Schaffler et al. 1993), was einer Resorptionsrate von lediglich ca. 0,5% entspricht. Trotzdem haben verschiedene Hersteller immer wieder versucht, ödemprotektive Effekte bei Venenkrankheiten nachzuweisen (Hitzenberger 1989).

Eine Placebo-kontrollierte klinische Studie an insgesamt 240 Patienten mit chronisch-venöser Insuffizienz (Grad I) ergab nach zweimal täglicher Gabe von retardiertem Roßkastaniensamenextrakt (entsprechend 2 mal 50 mg Aescin) über 12 Wochen eine ähnliche Abnahme des wasserplethysmometrisch gemessenen Unterschenkelvolumens wie die vergleichsweise durchgeführte Kompressionsbehandlung (Diehm et al. 1996). Allerdings waren die gemessenen Änderungen, obwohl statistisch signifikant, mit 43,8 ml (Roßkastaniensamenextrakt) bzw. 46,7 ml (Kompressionsstrumpf) nur gering und entsprechen damit lediglich etwa 2% des mittleren Unterschenkelvolumens von 2200 ml bzw. nur ca. 25% des angenommenen Ödemvolumens bei Patienten mit chronisch-venöser Insuffizienz, das im Mittel mit 220 ml angegeben wird. Darüber hinaus gingen die Autoren von einer durch Kompressionsbehandlung erreichbaren mittleren Volumenabnahme von 100 ml aus und stuften eine Änderung unter 50 ml selbst als klinisch „irrelevant" ein. In kritischen Kommentaren zu der Arbeit wurde darauf hingewiesen, daß – wie auch schon früher mitgeteilt (Rudofsky et al. 1986) – bereits im Tagesverlauf Schwankungen des Unterschenkelvolumens um 20–70 ml beobachtet werden (Vayssairat et al. 1996). Eine bisher noch nicht ausführlich publizierte klinische Studie der gleichen Arbeitsgruppe an 355 Patienten mit chronisch-venöser Insuffizienz (Grad II/IIIA) zeigt ebenfalls keinen statistisch signifikanten Unterschied zwischen Placebo und retardiertem Roßkastaniensamenextrakt. Während die Gabe von entsprechend 2 mal 50 mg Aescin über 16 Wochen zu einer Abnahme des plethysmometrisch gemessenen Unterschenkelvolumens um 18 ± 75 ml führte und damit gegenüber Placebo (Zunahme um 2 ± 82 ml) keine statistische Signifikanz erreichte, war die mittlere Abnahme unter Kompressionsbehandlung mit 89 ± 122 ml der Placebobehandlung signifikant überlegen (Ottillinger und Greeske 2001). Auch in mehreren anderen Studien ist die Beinvolumenabnahme unter Roßkastaniensamenextrakt geringer als nach Kompressionstherapie (siehe Arzneiverordnungs-Report 2001). Es werden daher weitere Untersuchungen zur Wirksamkeit und Sicherheit von Roßkastaniensamenextrakten gefordert, ehe eine aktive Empfehlung für die klinische Praxis gegeben werden kann (Bielanski und Piotrowski 1999).

Hydroxyethylrutoside

Hydroxyethylrutoside (Oxerutin) sind eine standardisierte Mischung semisynthetischer Flavonoide und werden durch Hydroxyethylierung des natürlich vorkommenden Flavonols Rutin gewonnen. Sie enthalten ca. 5% Monohydroxyethylrutosid, ca. 34% Dihydroxyethylrutosid, ca. 46% Trihydroxyethylrutosid (Troxerutin) und etwa 5% Tetrahydroxyethylrutosid. Pharmakologisch werden prinzipiell ähnliche Effekte beschrieben wie für Aescin (siehe oben). Auch Hydroxyethylrutoside hemmen nach experimentellen Untersuchungen die Hypoxie-induzierte Aktivierung endothelialer Zellen, senken die kapilläre Filtrationsrate und wirken antiödematös (Wadworth und Faulds 1992, Roland et al. 1998, Frick 2000). Klinisch ist für Hydroxyethylrutoside in Kurzzeitstudien bei Patienten mit chronischer Veneninsuffizienz eine Besserung subjektiver Beschwerden und auch einiger objektiver Meßparameter beschrieben. Allerdings wird der globale Therapieerfolg bereits unter Placebo mit 25–90% (vs. 73–100% unter der Therapie mit Hydroxyethylrutosiden) angegeben (Wadworth und Faulds 1992). Ausgeprägte Placeboeffekte und eine unter der Behandlung mit Hydroxyethylrutosiden zusätzliche Besserung verschiedener Symptome der chronisch venösen Insuffizienz (Schmerzen, Krämpfe, Schwellung, Restless Legs, Schweregefühl in den Beinen) im Bereich von lediglich 11–24% belegt ferner eine Metaanalyse von 15 klinischen Studien an insgesamt 1973 Patienten (Poynard und Valterio 1994). Auch eine nach mehrwöchiger Behandlung mit Hydroxyethylrutosiden (500–1200 mg/d) nachgewiesene Reduktion des wasserplethysmometrisch ermittelten Beinvolumens ist trotz statistisch signifikanter Ergebnisse mit 2–31 ml klinisch kaum relevant (siehe Arzneiverordnungs-Report 2001). Nur in einer neueren Studie mit kleiner Patientenzahl wird nach viermonatiger Behandlung mit Hydroxyethylrutosiden eine deutlich höhere Abnahme des opto-elektronisch gemessenen Beinvolumens ausgewiesen. Im gleichen Zeitraum war jedoch der klinische Effekt unter einer Kompressionsbehandlung mit einer Reduktion des Beinvolumens um 230 ml (nach einmonatiger Behandlung 254 ml) wesentlich stärker ausgeprägt (Neumann und van den Broek 1995, Clement 2000). Wenig effektiv und in der Regel von Placebo nicht verschieden sind Hydroxyethylrutoside in der Behandlung venöser Unterschenkelgeschwüre (Clement 1999). Problematisch erscheint darüber hinaus die schlechte Resorption der Hydroxyethylrutoside nach oraler Gabe. Weniger als 10% einer Dosis erreichen nach Untersuchungen an gesunden Probanden den großen Kreislauf (Wadworth und Faulds 1992). Auch die Dosierung ist kritisch. Tagesdosen von 600 mg Hydroxyethylrutosid weisen keinen signifikanten Unterschied zu Placebo aus.

Kombinationen

Bei Kombination verschiedener Wirkprinzipien ist nicht bekannt, ob sich unterschiedliche ödemprotektive Stoffe in ihrer Wirkung verstärken. Auch der Beitrag des indirekten Sympathomimetikums Heptaminol zur angestrebten Wirkung ist unklar. Letzteres ist neben Troxerutin und Ginkgo-biloba-Extrakt in *Perivar* enthalten, das 2001 nicht mehr unter den 2500 meist verordneten Fertigarzneimitteln vertreten war. Die Einnahme Cumarin-haltiger Präparate kann mit schwerwiegenden Leberschäden einhergehen (Koch et al. 1997, Capoferri et al. 2000). In seltenen Fällen können auch schwere Hautnekrosen mit bullöser Epidermolyse und Nekrosen des subkutanen Fettgewebes auftreten (Seyfarth et al. 2001). Dies hat 1997 in Frankreich und Belgien zur Marktrücknahme entsprechender Fertigarzneimittel, einschl. Venenmittel wie *Venalot-Depot*, geführt (N.N. 1997).

Diuretika

Auch Diuretika sind für die *Dauerbehandlung* venös bedingter Ödeme *nicht* geeignet, weil durch die potentielle Hämokonzentration der venöse Abfluß erschwert sein kann und daraus eine Stase mit erhöhter Thromboseneigung resultiert. Prinzipiell zu vermeiden sind Schleifendiuretika. Spezifische „Venendiuretika" gibt es nicht (Creutzig 1998, Arzneimittelkommission der deutschen Ärzteschaft 2000, Greven und Kramer 2001). Allenfalls zur Einleitung einer Kompressionstherapie wird eine kurzzeitige Anwendung von Thiaziddiuretika zur Ausschwemmung venös bedingter Ödeme anerkannt (Deutsche Gesellschaft für Gefäßchirurgie 1998). Das einzige in den vergangenen Jahren mit dieser speziellen Indikation häufig verordnete Präparat dieses Marktsegments, eine Kombination aus Hydrochlorothiazid, Triamteren und Roßkastaniensamenextrakt (*Diu Venostasin*), befindet sich seit 2000 nicht mehr unter den 2500 meistverordneten Fertigarzneimitteln.

Topische Venenmittel

Bei den topischen Venenmitteln werden zu mehr als 75% heparinhaltige Monopräparate verordnet (Tabelle 48.3). Heparinähnlich wirken

Tabelle 48.3: Verordnungen topischer Venenmittel 2001. Angegeben sind die 2001 verordneten Tagesdosen, die Änderungen gegenüber 2000 und die mittleren Kosten je DDD 2001.

Präparat	Bestandteile	DDD in Mio.	Änderung in %	DDD-Kosten in €
Heparin				
Heparin-ratiopharm	Heparin	16,7	(+3,6)	0,17
Vetren Gel/Salbe	Heparin	14,8	(-15,4)	0,15
Thrombareduct	Heparin	12,9	(-5,7)	0,20
Hepa-Gel/Salbe Lichtenstein	Heparin	11,2	(-11,0)	0,14
Heparin AL	Heparin	5,5	(+9,1)	0,12
Thrombocutan N/-Ultra	Heparin	4,4	(-3,3)	0,08
Hepathromb	Heparin	4,1	(+6,6)	0,16
Hepathrombin	Heparin	4,1	(-18,4)	0,15
heparin von ct	Heparin-Natrium	2,3	(+29,7)	0,19
Heparin Heumann	Heparin	1,4	(+27,6)	0,17
		77,4	(-4,7)	0,16
Heparinoide				
Hirudoid/-forte	Mucopolysaccharidpoly-schwefelsäureester	2,4	(-13,5)	0,32
Organpräparate				
Exhirud-Gel etc.	Blutegelextrakt	3,3	(-7,5)	0,54
Summe		83,1	(-5,1)	0,18

Mucopolysaccharidpolyschwefelsäureester (*Hirudoid*). *Exhirud* enthält einen auf Hirudin standardisierten Extrakt aus dem medizinischen Blutegel. Hirudin ist ein Polypeptid und hemmt als selektiver Thrombininhibitor bereits in sehr niedrigen Konzentrationen die plasmatische Gerinnung und die thrombininduzierte Thrombozytenaggregation. Die topischen Venenmittel wurden auch im Jahr 2001 wieder deutlich seltener verordnet. Lediglich *Heparin ratiopharm, Heparin AL, Hepathromb* sowie – erstmals unter den 2500 meistverordneten Fertigarzneimitteln – *heparin von ct* und *Heparin Heumann* weisen Steigerungen auf. Nicht immer sind diese zugleich auch die preiswertesten Präparate ihres Marktsegments.

Die lokale Anwendung von Venenmitteln ist in den Leitlinien zur Diagnostik und Therapie der chronischen venösen Insuffizienz (CVI) nicht erwähnt. Auch andere lokale medikamentöse Maßnahmen werden wegen der hohen Sensibilisierungsrate (bis zu 80%) sowie zusätzlicher nichtallergischer Unverträglichkeiten weitgehend in Frage gestellt (Gallenkemper et al. 1998, Deutsche Gesellschaft für Phlebologie 1999). Darüber hinaus ist nach wie vor zweifelhaft, ob Heparin bzw. Heparinoide wegen ihres hohen Molekulargewichts und ihrer stark negativen Ladung in ausreichenden Mengen durch die Haut bis zu den subkutanen Venen vordringen können (Sznitowska und Janicki 2000, Dinnendahl und Fricke 2002). Auch die perkutane Penetration von Hirudin ist gering. Systemisch-therapeutisch wirksame Konzentrationen werden nicht erreicht (Bundesgesundheitsamt 1990a, 1990b, Majerus et al. 1996). Eine über den Massageeffekt hinausgehende Wirksamkeit ist nicht belegt (Mutschler et al. 2001). Lediglich in einer älteren kontrollierten Untersuchung mit einer Heparinoid-haltigen Salbe (*Hirudoid*) wurde eine Besserung bei Infusionsthrombophlebitiden beobachtet (Mehta et al. 1975). Eine Wirksamkeit im Sinne einer Prophylaxe von Thrombosen sowie eine Besserung daraus resultierender Folgezustände kann damit jedoch nicht begründet werden. Schließlich stehen dem begrenzten Nutzen der Lokaltherapeutika in der Behandlung der chronisch-venösen Insuffizienz Risiken in Form von Allergisierungen und Kontaktekzemen gegenüber (Arzneimittelkommission der deutschen Ärzteschaft 2000).

Literatur

Arzneimittelkommission der deutschen Ärzteschaft (2000): Arzneiverordnungen, 19. Aufl., Deutscher Ärzte-Verlag, Köln.

Bielanski T.E., Piotrowski Z.H. (1999): Clinical question: Does horse-chestnut seed extract (HCSE) reduce symptoms of chronic venous insufficiency? J. Fam. Pract. 48: 171–172.

Bundesgesundheitsamt (1990a): Monographie: Heparin zur topischen Anwendung. Bundesanzeiger Nr. 165: 4542.

Bundesgesundheitsamt (1990b): Monographie: Extrakt aus Hirudo medicinalis. Bundesanzeiger Nr. 165: 4542.

Capoferri M., Realini S., Balestra B. (2000): Akute nekrotisierende Hepatitis: eine ungewöhnliche Nebenwirkung oraler Antikoagulantien. Schweiz. Rundsch. Med. Prax. 89: 929–932.

Choucair M., Phillips T.J. (1998): Compression therapy. Dermatol. Surg. 24: 141–148.

Clement D.L. on behalf of the members of the VEINES International Task Force (1999): Venous ulcer reappraisal: Insights from an international task force. J. Vasc. Res. 36 (Suppl. 1): 42–47.

Clement D.L. on behalf of the members of the International Task Force (2000): Management of venous edema: Insights from an international task force. Angiology 51: 13–17.

Creager M.A., Dzau V.J. (2001): Vascular diseases of the extremities. In: Braunwald E. et al. (eds.): Harrison's principles of internal medicine. 15th ed., McGraw-Hill, New York, pp. 1434–1442.

Creutzig A. (1998): Krankheiten der Gefäße. In: Classen M., Diehl V., Kochsiek K. (Hrsg.): Innere Medizin, 4. Aufl. Urban & Schwarzenberg, München Wien Baltimore, S. 1053–1098.

Cullum N., Nelson E.A., Fletcher A.W., Sheldon T.A. (2000): Compression bandages and stockings for venous leg ulcers (Cochrane Review). In: The Cochrane Library, Issue 1. Oxford: Updated Software.

Dale J.J., Ruckley C.V., Harper D.R., Gibson B., Nelson E.A., Prescott R.J. (1999): Randomised, double blind placebo controlled trial of pentoxifylline in the treatment of venous leg ulcers. Brit. Med. J. 319: 875–878.

Deutsche Gesellschaft für Gefäßchirurgie (1998): Leitlinien zu Diagnostik und Therapie in der Gefäßchirurgie. Deutscher Ärzteverlag, Köln.

Deutsche Gesellschaft für Phlebologie (Hrsg. E. Rabe) (1999): Leitlinien zu Diagnostik und Therapie von Venenerkrankungen. Schattauer Verlag, Stuttgart, New York.

Diehm C., Trampisch H.J., Lange S., Schmidt C. (1996): Comparison of leg compression stocking and oral horse-chestnut seed extract therapy in patients with chronic venous insufficiency. Lancet 347: 292–294.

Dinnendahl V., Fricke U. (Hrsg.) (2002): Arzneistoff-Profile. Basisinformation über arzneiliche Wirkstoffe. Stammlieferung 1982 mit 1. bis 17. Ergänzungslieferung 2002. Govi-Verlag GmbH, Pharmazeutischer Verlag, Eschborn.

Falanga V., Fujitani R.M., Diaz C., Hunter G., Jorizzo J., Lawrence P.F. et al. (1999): Systemic treatment of venous leg ulcers with high doses of pentoxifylline: efficacy in a randomized, placebo-controlled trial. Wound Repair Regen. 7: 208–213.

Fletcher A., Cullum N., Sheldon T.A. (1997): A systematic review of compression treatment for venous leg ulcers. Brit. Med. J. 315: 576–580.

Frick R.W. (2000): Three treatments for chronic venous insufficiency: Escin, hydroxyethylrutoside, and Daflon. Angiology 51: 197–205.

Gallenkemper G., Bulling B.-J., Gerlach H., Jünger M., Kahle B. et al. (1998): Leitlinien zur Diagnostik und Therapie der chronischen venösen Insuffizienz (CVI). Phlebologie 27: 32–35.

Gessner G., Orzechowski G. (1974): Gift- und Arzneipflanzen von Mitteleuropa. 3. Aufl., Carl Winter Universitätsverlag, Heidelberg, S. 169.

Greven J., Kramer H.J. (2001): Therapie von Ödemen. In: Lemmer B., Brune K. (Hrsg.): Fülgraff Palm Pharmakotherapie, Klinische Pharmakologie, 11. Auflage. Urban & Fischer, München, Jena, S. 52–61.

Hach-Wunderle V. (1995): Venöser Gefäßstatus. Internist 36: 525–543.

Hänsel R., Haas H. (1983): Therapie mit Phytopharmaka. Springer-Verlag, Berlin Heidelberg New York Tokyo.

Hitzenberger G. (1989): Die therapeutische Wirksamkeit des Roßkastaniensamenextraktes. Wien. Med. Wschr. 139: 385–389.

Koch S., Beurton I., Bresson-Hadni S., Monnot B., Hrusovsky S. et al. (1997): Hepatite aigue cytolytique à la coumarine. Deux cas. Gastroenterol. Clin. Biol. 21: 223–225.

Kreysel H.W., Nissen H.P., Enghofer E. (1983): A possible role of lysosomal enzymes in the pathogenesis of varicosis and the reduction in their serum activity by Venostasin. Vasa 12: 377–381.

Künzel D. (1995): Die Behandlung der chronisch-venösen Insuffizienz in der hausärztlichen Praxis. Ein BDA-Leitfaden.

Longiave D., Omini C., Nicosia S., Berti F. (1978): The mode of action of Aescin on isolated veins: relationship with PGF. Pharmacol. Res. Comm. 10: 145–152.

Majerus P.W., Broze G.J., Miletich J.P., Tollefsen D.M. (1996): Anticoagulant, thrombolytic, and antiplatelet drugs. In: Goodman & Gilman's The Pharmacological basis of therapeutics. 9th ed. McGraw Hill, New York, pp. 1341–1359.

Margolis D.J. (2000): Pentoxifylline in the treatment of venous leg ulcers. Arch. Dermatol. 136: 1142–1143.

Mehta P.P., Sagar S., Kakkar V.V. (1975): Treatment of superficial thrombophlebitis: A randomized double-blind trial of heparinoid cream. Brit. Med. J. 3: 614–616.

Mutschler E., Geisslinger G., Kroemer H.K., Schäfer-Korting M. (2001): Arzneimittelwirkungen, 8. Auflage. Wissenschaftliche Verlagsgesellschaft mbH, Stuttgart, S. 595–596.

Nees S., Weiss D., Thallmair M., Lamm P., Juchem G. (2001): Neue Aspekte zur Pathogenese und Therapie chronischer peripherer Venenleiden. Fortschr. Fortbildg. Med. 24: 137–153.

Neumann H.A.M., van den Broek M.J.T.B. (1995): A comparative clinical trial of graduated compression stockings and O-(β-hydroxyethyl)-rutosides (HR) in the treatment of patients with chronic venous insufficiency. Lymphology 19: 8–11.

N.N. (1997): Frankreich/Belgien: Aus für „Venenmittel" Cumarin (in Venalot Depot u. a.). Arzneitelegramm 3: 27.

Ottillinger B., Greeske K. (2001): Rational therapy of chronic venous insufficiency – chances and limits of the therapeutic use of horse-chestnut seeds extract. BMC Cardiovasc. Disord. 1: 5.

Pittler M.H., Ernst E. (1998): Horse-chestnut seed extract for chronic venous insufficiency. Arch. Dermatol. 134: 1356–1360.

Poynard T., Valterio C. (1994): Meta-analysis of hydroxyethylrutosides in the treatment of chronic venous insufficiency. VASA 23: 244–250.

Roland I.H., Bougelet C., Ninane N., Arnould T., Michiels C., Remacle J. (1998): Effect of hydroxyethylrutosides on hypoxial-induced neutrophil adherence to umbilical vein endothelium. Cardiovasc. Drugs Ther. 12: 375–381.

Rudofsky G., Neiss A., Otto K., Seibel K. (1986): Ödemprotektive Wirkung und klinische Wirksamkeit von Venostasin retard im Doppelblindversuch. Phlebol. Proktol. 15: 47–54.

Sarkar P.K., Ballantyne S. (2000): Management of leg ulcers. Postgrad. Med. J. 76: 674–682.

Schaffler K.L. et al. (1993): Pharmakokinetik von Aescin nach p.o. Gabe von 50 mg Aescin in Form einer Retardkapsel an Probanden. Dokumentation Dr. Willmar Schwabe Bioanalytik.

Seyfarth H.-J., Siegemund A., Helling L., Woinke M., Pfeiffer D., Rühlmann C. (2001): Rezidivierende Cumarinnekrose bei Protein S-Mangel vom Typ II. VASA 30: 72–75.

Sznitowska M., Janicki S. (2000): [Percutaneous absorption of heparin: a critical review of experimental results]. Pol. Merkuriusz Lek. 7: 58–63.

Tilsner V., Kalmar P., Piepko A. (1998): Venenerkrankungen. In: Domschke W. et al. (Hrsg.): Therapie-Handbuch. Urban & Schwarzenberg, München Wien Baltimore, S. C 20.

Vayssairat M., Debure C., Maurel A., Gaitz J.P. (1996): Horse-chestnut seed extract for chronic venous insufficiency. Lancet 347: 1182.

Veraart J.C., Pronk G., Neumann H.A. (1997): Pressure differences of elastic compression stockings at the ankle region. Dermatol. Surg. 23: 935–939.

Wadworth A.N., Faulds D. (1992): Hydroxyethylrutosides. A review of its pharmacology, and therapeutic efficacy in venous insufficiency and related disorders. Drugs 44: 1013–1032.

48

49. Vitamine und Neuropathiepräparate

Trend

In der Gruppe der Vitamine entfällt der größte Teil der Verordnungen auf die Vitamin-D-Präparate zur Rachitisprophylaxe. An zweiter Stelle folgt Vitamin B_{12} (Cyanocobalamin) zur parenteralen Therapie der perniziösen Anämie. Die Vitamin-E-Verordnungen sind nach der Publikation mehrerer negativ verlaufender Studien weiter stark rückläufig.

Bewertung

Als Neuropathiepräparate werden Liponsäure und Vitaminkombinationen verordnet, ohne daß überzeugende Belege zur Wirksamkeit vorliegen.

Vitamine sind lebensnotwendige organische Verbindungen, die in Zentraleuropa unter normalen Bedingungen in ausreichenden Mengen in der Nahrung für Erwachsene enthalten sind. Eine zusätzliche Gabe von Vitaminpräparaten ist nur bei ungenügender Zufuhr (z. B. Reduktionskost, Vegetarier), erhöhtem Bedarf (z. B. Säuglinge, Schwangere, Dialysepatienten) oder bei Resorptionsstörungen (z. B. perniziöse Anämie) indiziert (Bässler et al. 2002). Nach den Arzneimittelrichtlinien dürfen Vitamine generell nicht zu Lasten der gesetzlichen Krankenkassen verordnet werden, ausgenommen bei nachgewiesenen Vitaminmangelzuständen, die durch entsprechende Ernährung nicht behoben werden können, und als Antidot.

Der weitaus überwiegende Anteil der verordneten Tagesdosen entfällt auf Vitamin-D-Präparate, die überwiegend bei Kindern eingesetzt werden (Abbildung 49.1). Nennenswerte Verordnungen erreichen außerdem Vitamin-B_{12}-Präparate und Neuropathiepräparate, die in

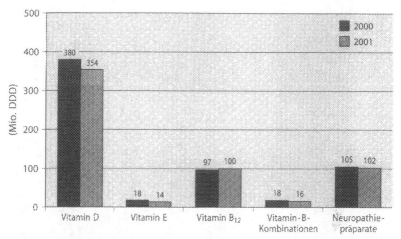

Abbildung 49.1: Verordnungen von Vitaminen und Neuropathiepräparaten 2001. DDD der 2500 meistverordneten Arzneimittel

diesem Kapitel gemeinsam mit den Vitaminen dargestellt werden, weil neben Liponsäurepräparaten zahlreiche Vitaminkombinationen dazu gerechnet werden.

Vitamine

Vitamine wurden im Vergleich zum Vorjahr erneut weniger verordnet (Tabelle 49.1). Mehrere Präparate sind nicht mehr unter den 2500 verordnungshäufigsten Arzneimitteln vertreten. Dazu gehören Retinol (Vitamin A) und Phytomenadion (Vitamin K).

Vitamin D

Vitamin D_3 (Colecalciferol) wird in großem Umfang routinemäßig zur Rachitisprophylaxe gegeben. Die Verordnung von 345 Mio. Tagesdosen von Vitamin D_3 (Tabelle 49.2) bedeutet, daß täglich etwa bzw. fast 1 Mio. Säuglinge und Kleinkinder mit dem Vitamin substituiert werden. Damit erhalten vermutlich nach wie vor alle Kinder im ersten Lebensjahr die Vitamin-D-Prophylaxe. Dieses Vorgehen ist dadurch

49

Tabelle 49.1: Verordnungen von Vitaminen 2001. Angegeben sind die verordnungs-häufigsten Präparate mit Verordnungsrang, Verordnungen und Umsatz 2001 im Vergleich zu 2000.

Rang	Präparat	Verordnungen in Tsd.	Änd. %	Umsatz Mio. €	Änd. %
81	D-Fluoretten	1218,7	−17,7	7,2	−17,3
178	Vigantoletten	762,6	+4,7	4,8	+5,1
191	Zymafluor D	730,6	−13,3	4,3	−13,1
937	Neuro-Lichtenstein N	183,5	−13,3	1,7	−11,7
1247	Ospur D3	132,6	−7,3	0,9	−7,7
1257	Vitamin-B-Kompl. N Lichtenst.	130,5	−9,7	1,1	+0,6
1297	Bepanthen Roche Tabletten	125,3	−1,4	0,7	+5,1
1403	Fluor-Vigantoletten	115,0	−6,6	0,7	−5,7
1505	Vit. B-Komplex forte-ratioph.	104,9	−6,7	1,5	+1,1
1566	Vitamin-B12-ratiopharm	99,5	−15,8	0,5	−11,0
1658	Rocaltrol	92,4	−5,2	8,4	−3,8
1661	Bondiol	92,0	+27,7	4,7	+27,7
1722	Doss	87,3	−7,7	6,5	−5,4
1832	B12-Steigerwald	79,4	−11,5	0,6	−13,1
1962	Medivitan N	71,5	−30,9	2,2	−30,3
2043	Vitamin B12 Jenapharm	67,0	+17,5	0,5	+16,1
2072	Dekristol	65,5	+53,5	0,4	+92,3
2088	Vitamin D3- Hevert	65,0	+12,0	0,4	+12,5
2108	Neuro-Lichtenstein	63,9	−5,1	0,4	−3,4
2209	Spondyvit	58,8	−21,4	2,6	−20,5
2240	Polybion N	57,5	−9,1	0,4	+3,2
2262	Vitamin B12 Lichtenstein	56,5	+22,9	0,3	+22,9
2409	Dedrei	50,2	+75,4	0,2	+73,6
Summe		4510,1	−8,5	51,1	−5,9
Anteil an der Indikationsgruppe		82,4%		73,1%	
Gesamte Indikationsgruppe		5474,6	−7,0	69,8	−4,1

begründet, daß der Gehalt der Muttermilch an Vitamin D häufig unzureichend ist. Säuglinge sollten pro Tag im Normalfall klassischerweise 10 μg (entspr. 400 I.E.) oder nach der WHO-DDD sowie Bässler et al. (2002) 12,5 μg (entspr. 500 I.E.) oral bekommen. Die am häufigsten verwendeten Präparate enthalten 12,5 μg Colecalciferol pro Tablette. Industriell gefertigte Säuglingsnahrung enthält teilweise Vitamin D, was berücksichtigt werden sollte.

Weitaus häufiger als reines Vitamin D (z. B. *Vigantoletten*) wurden die verschiedenen Kombinationen mit Natriumfluorid verordnet. Der Zusatz von Fluorid in kleinen Mengen hat sich zur Kariesprophylaxe seit langem bewährt. Es ist aber darauf zu achten, daß keineswegs noch zusätzlich Fluorid verabreicht wird, weil anderenfalls die bekannten Fluoroseschäden zu befürchten sind, besonders Zahnfluorose.

In geringerem Umfang wird Vitamin D_3 bei der Osteoporose als adjuvante Therapie zur Förderung der intestinalen Calciumresorption verabreicht (siehe Mineralstoffpräparate und Osteoporosemittel, Kapitel 37). Weiterhin sind auch die beiden Vitamin D_3-Metabolite Alfacalcidol (z. B. *Doss*) und Calcitriol (z. B. *Rocaltrol*) zu nennen. Calcitriol (1,25-Dihydroxycolecalciferol) ist die finale biologisch aktive Form des Vitamin D_3, das bei ungenügender renaler Synthese infolge fortschreitender Niereninsuffizienz mit renaler Osteopathie indiziert ist. Alternativ kann Alfacalcidol (1α-Hydroxycalciferol) eingesetzt werden, das in der Leber zu Calcitriol hydroxyliert wird. Die definierten Tagesdosen werden seit 1998 einheitlich mit dem WHO-Wert von 1 µg für beide Vitamin-D-Derivate berechnet und sind daher nicht direkt mit den früher publizierten Werten vergleichbar. Beide Präparate sind erheblich teurer als Vitamin D_3, insbesondere *Rocaltrol* (Tabelle 49.2).

49

Vitamin E

Vitamin E (Tocopherol) wirkt als natürliches Antioxidans in der Lipidphase von Zellmembranen gegen freie Sauerstoffradikale und schützt ungesättigte Fettsäuren gegen Oxidation. Die therapeutische Anwendung wird seit langem kontrovers diskutiert, wie es auch für die vielen anderen Antioxidantien der Fall ist (Maxwell 1995). Die Wirksamkeit ist bei zahlreichen Indikationen nicht oder nicht ausreichend belegt, für die besonders bei Laien geworben wird, die teilweise aber auch in der Roten Liste aufgeführt werden (Arteriosklerose, Krebs, vorzeitiges Altern, Herzmuskelschäden, klimakterische Beschwerden, Sterilität, Potenzstörungen, Hexenschuß, Arthrose, Leistungsschwäche etc.). Auch bei Patienten mit koronarer Herzkrankheit war eine Wirkung von Vitamin E nach den Ergebnissen großer kontrollierter Studien nicht nachweisbar. In der britischen CHAOS-Studie wurde zwar das Risiko nicht tödlicher Herzinfarkte reduziert, gleichzeitig war jedoch die Gesamtmortalität in der Tocopherolgruppe leicht, aber nicht signifikant erhöht (Stephens et al. 1996). In der finnischen ATBC-Studie wurde kein Unterschied bei größeren koronaren Ereignissen zwischen Tocopherol und Placebo beobachtet (Virtamo et al. 1998). Bei 9541 Patienten mit einem hohen Risiko für

Tabelle 49.2: Verordnungen von Vitaminen 2001. Angegeben sind die 2001 verordneten Tagesdosen, die Änderungen gegenüber 2000 und die mittleren Kosten je DDD 2001.

Präparat	Bestandteile	DDD in Mio.	Änderung in %	DDD-Kosten in €
Vitamin D				
D-Fluoretten	Colecalciferol Natriumfluorid	109,9	(−17,8)	0,07
Vigantoletten	Colecalciferol	107,1	(+4,8)	0,05
Zymafluor D	Colecalciferol Natriumfluorid	65,3	(−13,3)	0,07
Ospur D3	Colecalciferol	24,6	(−7,8)	0,04
Vitamin D3- Hevert	Colecalciferol	12,0	(+9,0)	0,03
Fluor-Vigantoletten	Colecalciferol Natriumfluorid	10,3	(−6,6)	0,06
Dedrei	Colecalciferol	9,1	(+65,9)	0,03
Doss	Alfacalcidol	5,4	(−8,9)	1,21
Dekristol	Colecalciferol	4,5	(+56,1)	0,10
Bondiol	Alfacalcidol	3,5	(+22,7)	1,33
Rocaltrol	Calcitriol	2,5	(−2,7)	3,36
		354,2	(−6,7)	0,11
Vitamin E				
Spondyvit	Tocopherol	14,3	(−20,8)	0,18
Vitamin B$_{12}$				
B12-Steigerwald	Cyanocobalamin	36,5	(−13,7)	0,02
Vitamin B12 Jenapharm	Cyanocobalamin	30,6	(+15,5)	0,02
Vitamin B12 Lichtenstein	Cyanocobalamin	28,2	(+22,9)	0,01
Vitamin-B12-ratiopharm	Cyanocobalamin	4,9	(−11,5)	0,09
		100,2	(+3,0)	0,02
Pantothensäurederivate				
Bepanthen Roche Tabletten	Dexpanthenol	1,6	(+5,9)	0,44
Summe		470,3	(−5,3)	0,09

kardiovaskuläre Ereignisse hatte eine Gabe von Vitamin E (tgl. 400 I.E.) über 4,5 Jahre keinen Effekt auf kardiovaskuläre Todesfälle, Myokardinfarkte oder Schlaganfälle (The Heart Outcomes Prevention Evaluation Study Investigators 2000). Auch die PPP-Studie (Collaborative Group of the Primary Prevention Project 2001) bei 4495 Patienten mit wenigstens einem kardiovaskulären Risikofaktor brachte im Gegensatz zu Acetylsalicylsäure keinen protektiven Effekt. Vermutlich haben die aktuellen Studienergebnisse dazu beigetragen, daß die Verordnungen des einzigen Vitamin-E-Präparats unter den meistverordneten 2500 Arzneimitteln weiterhin drastisch abgenommen haben (Tabelle 49.2). Damit haben die Vitamin-E-Verordnungen seit 1996 um mehr als 70% abgenommen.

Vitamin B$_{12}$

Vitamin B$_{12}$ (Cyanocobalamin) wird für die parenterale Behandlung der perniziösen Anämie benötigt, bei der infolge des Mangels an Intrinsic Factor eine orale Resorption nicht möglich ist. Gelegentlich können die damit verbundenen neurologischen Störungen (bis hin zu funikulärer Myelose) auch isoliert auftreten oder den hämatologischen Symptomen vorausgehen. Andere B$_{12}$-Mangelzustände sind extrem selten. Bei allen nicht hämatologischen Indikationen ist eine therapeutische Wirkung nicht belegt (American Medical Association 1986). Entsprechend korrekte Indikationsangaben finden sich inzwischen bei allen in Tabelle 49.2 vertretenen Präparaten. Für alle B$_{12}$-Präparate wird die definierte Tagesdosis der WHO von 20 µg parenteral der Berechnung zugrundegelegt. Trotzdem bestehen immer noch Zweifel an dem korrekten Einsatz der B$_{12}$-Präparate, da die 100 Mio. DDD ausreichen, um 270.000 Patienten täglich zu behandeln, aber nur 92.000 Patienten an einer perniziösen Anämie erkrankt sind (Prävalenz 0,13%).

Dexpanthenol

Dexpanthenol ist das alkoholische Analogon der Pantothensäure, die in jeder Körperzelle als Bestandteil des Coenzym A vorhanden ist und an zahlreichen biochemischen Reaktionen beteiligt ist. Klinisch manifeste Mangelerscheinungen werden kaum beobachtet (Bässler et al. 2002). Grundsätzlich wurde die Substanz früher auch zur Behandlung von

Mund- und Magenschleimhautentzündungen und postoperativer Darmatonie empfohlen. Nach dem Fortfall der gastrointestinalen Indikation wurde sie bei den Vitaminen aufgelistet, vermutlich weil Dexpanthenol in diesen Anwendungsgebieten auf dem Entwurf zur Änderung der Verordnung über unwirtschaftliche Arzneimittel von 1997 steht. Aber auch für die jetzt noch verbliebenen Restindikationen (z. B. entzündliche Atemwegserkrankungen) gibt es nach der Standardliteratur aus Lehrbüchern und einer Medline-Recherche über die letzten 30 Jahre keine klinische Evidenz. Die Verordnung des letzten hier noch übrig gebliebenen Präparats (*Bepanthen Roche Tabletten*) ist gering, hat aber im Berichtszeitraum leicht zugenommen (Tabelle 49.2).

B-Vitaminkombinationen

Ein kleiner Anteil der Verordnungen entfällt auf die B-Vitaminkombinationen, die im Jahr 2001 mit einer Ausnahme rückläufig waren (Tabelle 49.3). Diese Präparate nehmen immer noch unangemessen breite Indikationsgebiete in Anspruch. Ausgeprägt ist dies bei *Medivitan N* (Ampullen und Fertigspritzen), das vom Hersteller für Leberkrankheiten, Alkoholabusus, Chemotherapie und antibiotische Therapie angeboten wurde bzw. wird. Darüber hinaus wurde sogar in der Laienpresse z. B. unter dem Motto „Raus aus dem Leistungstief" für eine „Vitalisierungskur" mit *Medivitan N* bei Erschöpfung oder Schwächezuständen geworben. Vitamininjektionen bei Patienten ohne nachgewiesenen Mangel und ohne klare Diagnose sind auch in anderen Ländern eine weit verbreitete Praxis. Die meisten Patienten lassen aber die Injektionstherapie nicht mehr fortsetzen, wenn sie angemessen informiert wurden (Lawhorne und Ringdahl 1989). Offenbar nimmt auch in Deutschland der Glaube an solche Vitaminkuren ab, denn der Umsatz von *Medivitan N* ist seit dem Höhepunkt im Jahre 1995 von 26,5 Mio. DM auf 2,2 Mio. € zurückgegangen.

Neuropathiepräparate

Ähnlich wie Vitaminpräparate wurden auch Neuropathiepräparate im Jahr 2001 etwas weniger verordnet (Tabelle 49.4). Dadurch ist die Zahl häufig verordneter Arzneimittel in diesem Indikationsgebiet auf 14 Präparate (Vorjahr 15) zurückgegangen.

Tabelle 49.3: B-Vitamin-Kombinationen. Angegeben sind die 2001 verordneten Tagesdosen, die Änderungen gegenüber 2000 und die mittleren Kosten je DDD 2001.

Präparat	Bestandteile	DDD in Mio.	Änderung in %	DDD-Kosten in €
Neuro-Lichtenstein N	Thiamin Pyridoxin	7,1	(–10,8)	0,24
Vitamin-B-Kompl. N Lichtenst.	Thiamin Riboflavin Pyridoxin Nicotinamid Calciumpantothenat Folsäure	4,0	(–8,6)	0,27
Vit. B-Komplex forte-ratioph.	Thiamin Riboflavin Nicotinamid Calciumpantothenat Pyridoxin Cyanocobalamin Biotin	2,3	(–6,7)	0,64
Neuro-Lichtenstein	Thiamin Pyridoxin Cyanocobalamin	1,3	(–3,0)	0,30
Medivitan N	Hydroxocobalamin Folsäure Pyridoxin Lidocain	0,9	(–31,9)	2,38
Polybion N	Thiamin Riboflavin Nicotinamid Calciumpantothenat Pyridoxin Biotin	0,6	(+3,0)	0,70
Summe		16,3	(–10,3)	0,45

49

Liponsäure

Liponsäure und viele der Kombinationspräparate mit neurotropen Vitaminen werden seit 1994 als sogenannte Neuropathiepräparate zu einer Gruppe in der Roten Liste zusammengefaßt (Tabelle 49.5). Gelegentlich wird die Liponsäure zur Gruppe der B-Vitamine gerechnet.

Tabelle 49.4: Verordnungen von Neuropathiepräparaten 2001. Angegeben sind die verordnungshäufigsten Präparate mit Verordnungsrang, Verordnungen und Umsatz 2001 im Vergleich zu 2000.

Rang	Präparat	Verordnungen in Tsd.	Änd. %	Umsatz Mio. €	Änd. %
339	Keltican N	487,3	+3,3	17,1	+6,7
540	Neuro-ratiopharm N	330,4	-15,6	3,7	-15,6
839	Neurotrat S	205,7	-0,2	3,4	-0,9
1007	Thioctacid	171,6	-19,0	15,8	-19,9
1011	Liponsäure-ratiopharm	170,5	+14,5	11,0	+18,9
1012	Neurium	170,3	-9,2	13,0	-10,1
1374	Milgamma NA/100	117,0	-16,9	4,9	-15,4
1551	Neuro-ratiopharm	100,7	-14,5	0,8	-15,4
1737	biomo-lipon	85,9	+11,7	6,7	+6,2
1906	Tromlipon	74,5	-3,7	6,4	-1,5
1923	Alpha-Lipon Stada	73,6	+13,5	4,7	+30,2
2238	espa-lipon	57,6	+13,9	5,2	+6,3
2285	Neuro Stada	55,5	+4,2	0,4	+2,8
2339	Neurobion N	53,4	-6,4	0,6	-12,2
Summe		**2154,0**	**-4,5**	**93,9**	**-2,8**
Anteil an der Indikationsgruppe		**75,7%**		**70,6%**	
Gesamte Indikationsgruppe		**2845,6**	**-6,0**	**132,9**	**-4,0**

Sie ist jedoch kein typisches Vitamin, da nutritive Mangelzustände nicht bekannt sind. Bedeutsam ist ihre Funktion als enzymatischer Cofaktor der Pyruvatdehydrogenase. Aufgrund von zusätzlichen antioxidativen Eigenschaften soll sie eine günstige Wirkung auf Schmerzen und Parästhesien bei der diabetischen Neuropathie haben (Mehnert et al. 1995).

Trotz zahlreicher Studien sind diese Vermutungen nie überzeugend belegt worden. In einer Studie an 328 Diabetikern mit peripherer Neuropathie über 19 Tage besserte Liponsäure (600–1200 mg/d i.v.) die Gesamtsymptomatik um 71–83% im Vergleich zu 58% in der Placebogruppe (Ziegler et al. 1995). Das Ergebnis wird dadurch relativiert, daß die Patienten mit einer Blutglukose von 200 mg/dl und einem HbA_1-Wert von 9,1% nicht nach den heutigen Kriterien der Diabetestherapie eingestellt waren. Ein ähnliches Ergebnis hatte eine kleine Pilotstudie über 21 Tage an 24 Patienten mit einer hohen oralen Dosis von Liponsäure (1800 mg/Tag) (Ruhnau et al. 1999). Bei 70 Diabetikern mit kardialer autonomer Neuropathie wurden nach viermonatiger oraler Liponsäuretherapie nur geringe Herzfrequenzänderungen beobachtet, die ohne wesentliche klinische Relevanz waren, da sich autonome kardiovaskuläre Symptome nicht signifikant änderten (Ziegler et al. 1997). In einer weiteren Studie an 335 Diabetespatienten mit symptomatischer distaler Neuropathie hatte eine dreiwöchige intravenöse Liponsäuretherapie (600 mg tgl.) gefolgt von einer 6 monatigen oralen Gabe (1800 mg tgl.) keinen klinisch relevanten Einfluß auf neuropathische Beschwerden (Ziegler et al. 1999). Ein ähnliches negatives Ergebnis hatte eine Placebo-kontrollierte Zweijahresstudie an 65 Patienten (Reljanovic et al. 1999).

Grundsätzlich spielt bei der Pathogenese dieser häufigen und schwer zu behandelnden Komplikation des Diabetes mellitus die Hyperglykämie eine entscheidende schädigende Rolle. Bedeutsam für die Prophylaxe diabetischer Spätkomplikationen ist daher eine strikte normnahe Blutzuckereinstellung durch intensivierte Insulintherapie. Hierdurch ließ sich das Auftreten einer Neuropathie um 60% reduzieren (Diabetes Control and Complications Trial Research Group 1993). International üblich sind daher sorgfältige Stoffwechselkontrollen und ein korrekter Gebrauch analgetisch wirkender Substanzen (Fedele und Giugliano 1997, Müller-Felber 2000, Powers 2001). Eine Besserung der Schmerzsymptomatik wurde durch Amitriptylin bei 28 von 38 Patienten mit diabetischer Neuropathie (74%) im Vergleich zu 19 von 46 Patienten der Placebogruppe (41%) nachgewiesen (Max et al. 1992). Ähnliche Ergebnisse wurden in zahlreichen anderen Studien mit Antidepressiva erhalten (McQuay et al. 1996).

Die unverhältnismäßig hohen Kosten der intravenösen Liponsäureinfusionen (17–35 € tgl.) sowie auch die Kosten der oralen Therapie (2,58–3,87 € tgl.) sind unter diesen Bedingungen nicht zu rechtfertigen. Schon früher ist die Liponsäure als Arzneimittel ohne gesicherte Wirkung in der Diabetestherapie kritisiert worden (Heise et al. 1995). Die Kosten dieser Therapie haben 2001 nur wenig abgenommen und betragen aber immer noch 63 Mio. € (Vorjahr 69 Mio. €) (Tabelle 49.5).

Kombinationspräparate

Der Rest der Verordnungen von Neuropathiepräparaten entfällt größtenteils auf Thiamin-Pyridoxin-Kombinationen (Tabelle 49.5). Diese Vitamine werden als sogenannte „neurotrope" Vitamine bei zahlreichen neurologisch bedingten Schmerzzuständen propagiert. Hauptgrund dürfte die Ähnlichkeit der Symptomatik mit entsprechenden

Tabelle 49.5: Verordnungen von Neuropathiepräparaten 2001. Angegeben sind die 2001 verordneten Tagesdosen, die Änderungen gegenüber 2000 und die mittleren Kosten je DDD 2001.

Präparat	Bestandteile	DDD in Mio.	Änderung in %	DDD-Kosten in €
Liponsäure				
Neurium	Liponsäure	15,2	(–8,0)	0,86
Liponsäure-ratiopharm	Liponsäure	12,3	(+21,7)	0,89
Thioctacid	Liponsäure	12,2	(–22,0)	1,29
biomo-lipon	Liponsäure	7,9	(+17,2)	0,85
Tromlipon	Liponsäure	6,4	(–2,8)	1,00
espa-lipon	Liponsäure	5,9	(+17,5)	0,88
Alpha-Lipon Stada	Liponsäure	4,5	(+29,2)	1,05
		64,5	(+0,5)	0,98
Thiamin und Pyridoxin				
Neuro-ratiopharm N	Thiamin Pyridoxin	13,6	(–16,0)	0,27
Neurotrat S	Thiamin Pyridoxin	5,4	(–1,0)	0,63
Neuro Stada	Thiamin Pyridoxin	1,8	(+2,4)	0,25
Neurobion N	Thiamin Pyridoxin	0,9	(–13,9)	0,70
		21,7	(–11,2)	0,38
Sonstige Kombinationen				
Keltican N	Uridintriphosphat Uridindiphosphat Uridinmonophosphat Cytidinmonophosphat	11,4	(+3,8)	1,50
Milgamma NA/100	Benfotiamin Pyridoxin	3,6	(–16,3)	1,37
Neuro-ratiopharm	Thiamin Pyridoxin Cyanocobalamin	0,9	(–16,3)	0,88
		15,8	(–2,8)	1,44
Summe		102,0	(–2,8)	0,92

Mangelerscheinungen von Thiamin (Polyneuropathien) und Pyrido-
xin (Neuritiden, epileptiforme Krämpfe) sein.

Unstrittig ist die Verordnung von B-Vitaminen z. B. bei Beriberi-
Polyneuropathie, Isoniazid-induzierter Pyridoxinmangel-Neuropa-
thie und Cobalaminmangel-Neuropathie. Diese Mangelzustände der
B-Vitamine treten aber nur unter besonderen Bedingungen auf (z. B.
Alkoholismus, Mangelernährungs- und Malabsorptionssyndrome).
Das lipidlösliche Thiaminderivat Benfotiamin (in *Milgamma NA/100*)
steigerte zwar bei 24 Patienten mit diabetischer Polyneuropathie die
Nervenleitgeschwindigkeit von 40 auf 42 m/s, hatte aber keinen signi-
fikanten Effekt auf das Vibrationsempfinden (Stracke et al. 1996).

Über die prinzipiellen Überlegungen hinaus gibt es seit Jahren
Diskussionen über die richtige Dosierung von Vitaminen. Unter
hochdosierter Pyridoxineinnahme kann es zu einer schweren sensi-
blen ataktischen Neuropathie kommen (Brandt et al. 1998). Nach
Bässler et al. (2002) kann ein exakter Grenzbereich der toxischen
Dosierung nicht angegeben werden, er wird aber bei einer Therapie
über längere Zeit zwischen 300 und 500 mg/d vermutet. Einige Neuropathiepräparate werden in diesen hohen Dosen empfohlen, z. B.
Neuro-ratiopharm N, *Neurotrat S forte*, *Neurobion N forte*, *Milgamma NA/100*. Eine hochdosierte Pyridoxingabe ist nur bei seltenen hereditären Stoffwechselkrankheiten (z. B. Homozysteinurie,
Zysteinurie, primäre Oxalose Typ I) als Monotherapie indiziert (Bässler 1989, Bässler et al. 2002).

Keltican N ist eine Nukleotidkombination, die früher als Analgetikum und seit 1992 als Neuraltherapeutikum klassifiziert wurde. Es
enthält mehrere Uridinphosphate und Cytidinmonophosphat in einer
Gesamtmenge von 4–5 mg. Das Mittel soll als „physiologisches Neuro-
tropikum" schmerzhafte Neuritiden und Myopathien bessern, obwohl
noch nicht einmal belegt ist, daß die kleinen Dosen nach oraler Gabe
überhaupt resorbiert werden.

Literatur

American Medical Association (1986): Drug evaluations, 6th ed. Saunders Com-
    pany, Philadelphia London, pp. 589–601.
Bässler K.H. (1989): Nutzen und Gefahren einer Megavitamintherapie mit Vitamin
    B$_6$. Dtsch. Ärztebl. 86: B-2404–2408.
Bässler K.H. , Golly I., Loew D., Pietrzik K., (2002): Vitamin-Lexikon. Urban &
    Fischer Verlag München und Jena, 3. Auflage.

Brandt T., Dichgans J., Diener H.C. (Hrsg.) (1998): Therapie und Verlauf neurologischer Erkrankungen. 3. Aufl. Kohlhammer, Stuttgart, S. 1046.

Collaborative Group of the Primary Prevention Project (PPP) (2001): Low-dose aspirin and vitamin E in people at cardiovascular risk, a randomised trial in general practice. Lancet 357: 89–95.

Diabetes Control and Complications Trial Research Group (1993): The effect of intensive treatment of diabetes on the development and progression of long-term complications in insulin-dependent diabetes mellitus. N. Engl. J. Med. 329: 977–986.

Fedele D., Giugliano D. (1997): Peripheral diabetic neuropathy. Drugs 54: 414–421.

Heise T., Heinemann L., Bucher E., Richter B., Berger M., Sawicki P.T. (1995): Kosten von Medikamenten ohne gesicherte Wirkung in der Diabetestherapie. Dtsch. Ärztebl. 92: C-2236–2241.

Lawhorne L., Ringdahl D. (1989): Cyanocobalamin injections for patients without documented deficiency. Reasons for administration and patient responses to proposed discontinuation. JAMA 261: 1920–1923.

Max M.B., Lynch S.A., Muir J., Shoaf S.E., Smoller B., Dubner R. (1992): Effects of desipramine, amitriptyline and fluoxetine on pain in diabetic neuropathy. N. Engl. J. Med. 326: 1250–1256.

Maxwell S.R.J. (1995): Prospects for the use of antioxidant therapies. Drugs 49: 345–361.

McQuay H.J., Tramèr M., Nye B.A., Carroll D., Wiffen P.J., Moore R.A. (1996): A systematic review of antidepressants in neuropathic pain. Pain 68: 217–227.

Mehnert H., Schmidt K., Stracke H., Sachse G. (1995): Diabetische Polyneuropathie. Münch. Med. Wschr. 137: 83–86.

Müller-Felber W. (2000): Die periphere Neuropathie bei Diabetes mellitus aus neurologischer Sicht. Internist 41: 429–433.

Powers A.C. (2001): Diabetes mellitus. In: Braunwald E. et al. (eds.): Harrison's principles of internal medicine, 15th ed. McGraw-Hill, New York, pp. 2109–2137.

Reljanovic M., Reichel G., Rett K., Lobisch M., Schuette K., Möller W., Tritschler H.J., Mehnert H. (1999): Treatment of diabetic polyneuropathy with the antioxidant thioctic acid (Alpha-lipoic acid): A two year multicenter randomized double-blind placebo-controlled trial (ALADIN II). Free Rad. Res. 31: 171–179.

Ruhnau K.J., Meissner H.P., Finn J.R., Reljanovic M., Lobisch M., Schütte K., Nehrdich D., Tritschler H.J., Mehnert H., Ziegler D. (1999): Effects of 3-week oral treatment with the antioxidant thioctic acid (Alpha-lipoic acid) in symptomatic diabetic polyneuropathy. Diabet. Med. 16: 1040–1043.

Stephens N.G., Parsons A., Schofield P.M., Kelly F., Cheeseman K. et al. (1996): Randomised controlled trial of vitamin E in patients with coronary disease: Cambridge Heart Antioxidant Study (CHAOS). Lancet 347: 781–786.

Stracke H., Lindemann A., Federlin K. (1996): A Benfotiamine-vitamin B combination in treatment of diabetic polyneuropathy. Exp. Clin. Endocrinol. Diabetes 104: 311–316.

The Heart Outcomes Prevention Evaluation Study Investigators (2000): Vitamin E supplementation and cardiovascular events in high-risk patients. N. Engl. J. Med. 342: 145–153.

49

Virtamo J., Rapola J.M., Ripatti S., Heinonen O.P., Taylor P.R. et al. (1998): Effect of vitamin E and beta carotene on the incidence of primary nonfatal myocardial infarction and fatal coronary heart disease. Arch. Intern. Med. 158: 668–675.

Ziegler D., Hanefeld M., Ruhnau K.J., Meißner H.P., Lobisch M. et al. (1995): Treatment of symptomatic diabetic peripheral neuropathy with the anti-oxidant α-lipoic acid: A 3-week multicentre randomized controlled trial (ALADIN Study). Diabetologia 38: 1425–1433.

Ziegler D., Hanefeld M., Ruhnau K.-J., Hasche H., Lobisch M. et al. (1999): Treatment of symptomatic diabetic polyneuropathy with the antioxidant α-lipoic acid (ALADIN III Study). Diabetes Care 22: 1296–1301.

Ziegler D., Schatz H., Conrad F., Gries F.A. Ulrich H., Reichel G. (1997): Effects of treatment with the antioxidant alpha-lipoic acid on cardiac autonomic neuropathy in NIDDM patients (DEKAN Study). Diabetes Care 20: 369–373.

50. Einsparpotentiale

Ulrich Schwabe

AUF EINEN BLICK

Einsparpotentiale der Arzneitherapie konzentrieren sich seit mehreren Jahren auf Generika, Analogpräparate und Arzneimittel mit umstrittener Wirksamkeit. Im Jahr 2001 haben sich die Generikaverordnungen weiter erhöht, so daß inzwischen Einsparungen von 2,3 Mrd. € erreicht wurden. Die verbleibenden Verordnungsreserven haben sich durch den Patentablauf wichtiger Wirkstoffe (z. B. wenig sedierende Antihistaminika) weiter vergrößert und betragen 1,5 Mrd. €. Analogpräparate sind 2001 deutlich mehr verordnet worden, so daß die Einsparmöglichkeiten in diesem Bereich auf 1,5 Mrd. € (Vorjahr 1,2 Mrd. €) angestiegen sind. Die umstrittenen Arzneimittel wurden seit 1992 weniger verordnet, wodurch der Umsatz von 4,8 Mrd. € auf 1,9 Mrd. € zurückging. Unter Berücksichtigung der Substitution durch wirksame Arzneimittel sind die Wirtschaftlichkeitsreserven dieses Sektors auf 1,2 Mrd. € (Vorjahr 1,4 Mrd. €) gesunken. Die Einsparpotentiale für die drei genannten Arzneimittelgruppen betragen 4,2 Mrd. € mit einem Anteil von 19,7% an den GKV-Arzneimittelausgaben.

Der starke Anstieg der Arzneimittelausgaben des Jahres 2001 hat frühzeitig die Frage induziert, ob damit auch die Einsparpotentiale der Arzneitherapie zunehmen könnten. Ein unmittelbarer Zusammenhang besteht nicht, denn der Kostenanstieg beruht hauptsächlich auf vermehrter Verordnung von Arzneimitteln, die in den letzten zehn Jahren eingeführt wurden. Viele Zusatzausgaben entfallen auf innovative Arzneimittel mit einem hervorragend dokumentierten Zusatznutzen. Prägnantes Beispiel sind die Statine zur Cholesterinsenkung bei der Sekundärprävention der koronaren Herzkrankheit (siehe Kapitel 34, lipidsenkende Mittel).

Schon die ersten Halbjahresanalysen des Jahres 2001 hatten aber gezeigt, daß unter den umsatzstärksten Arzneimitteln viele Präparate ohne klinischen Zusatznutzen vertreten waren. Nach der endgültigen Jahresauswertung steht nunmehr fest, daß Umsatz und Einsparpotentiale der Analogpräparate 2001 gegenüber dem Vorjahr kräftig gestiegen sind. Sie liegen damit fast auf gleicher Höhe mit den Wirtschaftlichkeitsreserven der Generika und haben die Einsparpotentiale der umstrittenen Arzneimittel inzwischen übertroffen.

Aus ökonomischen Gründen wird seit langem die Substitution teurer Originalpräparate und Analogpräparate durch Generika sowie der Ersatz veralteter Arzneimittel mit umstrittener Wirksamkeit durch rationale Therapieverfahren propagiert (Bazell 1971, Mattison 1986, Kessler et al. 1994, Griffin 1996). Die Klassifikationsmethoden des Arzneiverordnungs-Reports ermöglichen eine quantitative Erfassung der Einsparvolumina für Indikationsgruppen und einzelne Wirkstoffe bis zur Stufe einzelner Präparate. Damit lassen sich Einsparpotentiale relativ genau darstellen und, was noch wichtiger ist, Auswirkungen von Arzneimittelinformationen und gesetzlichen Maßnahmen analysieren.

Den steigenden Kostenbelastungen der Arzneitherapie durch teure Innovationen und aufwendige Spezialpräparate für lebenswichtige Indikationen stehen bedeutsame Einsparpotentiale in wichtigen Arzneimittelsektoren gegenüber. Bereits im Aktionsprogramm der Kassenärztlichen Bundesvereinigung 2000 wurden die folgenden Eckpunkte zur Sicherung einer wirtschaftlichen Arzneimittelversorgung definiert:

- Umstellung der Verordnung von Originalpräparaten auf preisgünstige Generika,
- Verzicht auf teure Analogpräparate (Me-too-Präparate) durch Einsatz pharmakologisch-therapeutisch vergleichbarer Wirkstoffe,
- Einschränkung der Verordnung umstrittener Arzneimittel und ggf. Substitution durch wirksame Alternativen.

In einigen Bereichen wurden sichtbare Entlastungen bei den Arzneimittelausgaben erzielt. Besonders deutlich ist diese Entwicklung an dem verstärkten Einsatz von Generika und an dem auffälligen Verordnungsrückgang umstrittener Arzneimittel erkennbar. Schwieriger ist die Situation allerdings im Bereich der Analogpräparate, deren Anteil trotz marginaler oder fehlender Vorteile im letzten Jahr kräftig gestiegen ist.

Generika

Generika sind Arzneimittel mit patentfreien Wirkstoffen, die in der klassischen Form mit dem internationalen Freinamen (international nonproprietary name, INN) auf den Markt gebracht werden. Ihnen gleichzusetzen sind die sogenannten Markengenerika (branded generics), die patentfreie Wirkstoffe unter einem neuen Handelsnamen anbieten. Aufgrund der Preisvorteile hat sich der Anteil der Generika (Zweitanmelder) am Gesamtmarkt in Deutschland seit 1981 stark erhöht (Abbildung 50.1). Die Zahlenwerte sind nicht direkt mit den im Vorjahr publizierten Daten vergleichbar, weil sich die Auswertung auf eine größere Zahl von 425 generikafähigen Wirkstoffen (2000: 420) bezieht. Ein vollständiger Überblick über den prozentualen Anteil der Generikaverordnungen wird in der ergänzenden statistischen Übersicht gegeben (Kapitel 55, Tabelle 55.7).

Im Gesamtmarkt ist der Verordnungsanteil der Generika von 10,9% im Jahr 1981 auf 49,9% im Jahr 2001 angestiegen und hat sich damit in diesem Zeitraum mehr als vervierfacht (Abbildung 50.1). Die größten prozentualen Zunahmen entwickelten sich 1991 infolge der Wiedervereinigung und 1993 nach Einführung des Arzneimittelbudgets. Nach einer kurzen Phase der Stagnation im Jahre 1998 sind die Generikaverordnungen wieder weiter auf dem Vormarsch.

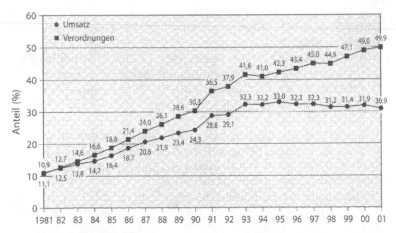

Abbildung 50.1: Anteil der Zweitanmelder am Gesamtmarkt 1981 bis 2001

Der Umsatzanteil der Generika im Gesamtmarkt zeigte zunächst eine ähnliche Entwicklung wie der Verordnungsanteil. Ab 1993 flacht die Kurve jedoch ab und ist seit 1995 überwiegend rückläufig. Dieser Rückgang ist auf die überproportionale Umsatzzunahme von teuren Arzneimittelinnovationen und Spezialpräparaten zurückzuführen.

Im generikafähigen Markt haben die Verordnungen der Generika im Jahr 2001 72,9% (Vorjahr 71,0%) erreicht, auch der Umsatzanteil hat sich auf 66,4% erhöht (Vorjahr 63,7%) (Abbildung 50.2, Tabelle 50.1). Bei einem internationalen Vergleich von fünf europäischen Ländern wurde in Deutschland bereits 1996/97 der höchste Generikaanteil am Gesamtmarkt festgestellt (Garattini und Tediosi 2000).

Durch die Verordnung von Generika (Zweitanmelderpräparaten) haben die bundesdeutschen Vertragsärzte im Jahr 2001 insgesamt 2,3 Mrd. € für die gesetzlichen Krankenkassen eingespart, wenn die derzeitigen Durchschnittskosten einer Generikaverordnung von 17,79 € im Vergleich zu 24,12 € für eine Originalpräparatverordnung zugrunde gelegt werden. Für den generikafähigen Teilmarkt mit einem Umsatzvolumen von 9,9 Mrd. € (46,5% des gesamten Arzneimittelmarkts) läßt sich für das Jahr 2001 ein zusätzliches Einsparpotential von 1,5 Mrd. € berechnen, wenn der jeweils günstigste Preis für Generika mit mindestens 20.000 Verordnungen ohne die umstrittenen Arz-

50

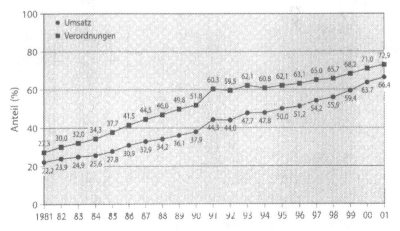

Abbildung 50.2: Anteil der Zweitanmelder am generikafähigen Markt 1981 bis 2001

neimittel zugrundegelegt wurde (Tabelle 50.1). Damit hat sich das
nutzbare Einsparpotential von Generika gegenüber 2000 nur wenig
geändert.

An der Spitze der Wirkstoffe mit besonders hohen Einsparpotentialen steht Metoprolol, gefolgt von Omeprazol und dem bisher führenden
Theophyllin (Tabelle 50.2). Diese Verschiebungen beruhen neben der
zunehmenden, aber unterschiedlichen Nutzung von Einsparpotentialen darauf, daß durch Preissenkungen und Einführung neuer Generika
weitere Einsparmöglichkeiten geschaffen wurden. Die Tabelle 50.2
zeigt weiterhin, daß der größte Teil der Einsparmöglichkeiten auf 20
Wirkstoffe entfällt, für die das Einsparvolumen 678 Mio. € und damit
45% des gesamten Einsparvolumens beträgt.

50

Tabelle 50.1: Anteile der Generikapräparate an Verordnungen und Umsatz von verordnungsstarken Wirkstoffen 2001

Wirkstoff	Verordnungen (Tsd.)	% Generika	Umsatz (Mio. €)	% Generika
Diclofenac	25659,1	62,5	146,9	59,3
Paracetamol	12923,5	85,9	23,4	82,1
Acetylsalicylsäure	11693,7	89,0	42,2	78,6
Levothyroxin	10233,9	73,9	87,4	73,5
Xylometazolin	10143,5	81,5	22,3	82,4
Ibuprofen	9805,8	100,0	82,7	100,0
Acetylcystein	9575,6	100,0	64,6	100,0
Metoprolol	9313,3	57,5	245,8	39,0
Ambroxol	7734,3	57,4	35,3	53,2
Metoclopramid	6946,2	77,8	30,6	75,2
Captopril	6697,1	94,0	111,7	84,8
Furosemid	6028,0	86,3	76,1	83,1
Omeprazol	5956,5	86,0	356,0	75,4
Metamizol	5834,8	73,0	32,4	70,3
Allopurinol	5449,7	93,3	49,8	92,2
Enalapril	5415,4	87,8	157,3	78,0
Metformin	5171,8	80,8	90,8	76,2
Phenoxymethylpenicillin	5136,8	84,9	42,1	83,7
Verapamil	5088,7	73,2	97,4	69,1
Tramadol	4927,8	77,4	133,9	70,8
Weitere Wirkstoffe	338657,9	69,6	7990,8	65,1
Alle generikafähigen Wirkstoffe	508393,5	72,9	9919,6	66,4
Gesamtmarkt GKV-Rezepte mit Fertigarzneimitteln	741997,9	49,9	21342,8	30,9

Tabelle 55.7 enthält eine vollständige Aufstellung von Wirkstoffen.

Die seit vielen Jahren zunehmende Verordnung von Generika führt nicht nur zu einem Rückgang des Marktanteils teurer Originalpräparate, sondern auch zu einem weiteren Absinken des Preisniveaus des jeweiligen Wirkstoffs, auch wenn bereits mehr als die Hälfte der Verordnungen auf Generikapräparate entfällt. Ursache ist ein weiterer Preiswettbewerb unter den Generikaherstellern nach Ausschöpfung der initial großen Preisvorteile gegenüber den Originalpräparaten. Seit 1991 haben die DDD-Kosten bei häufig verordneten generikafähigen Wirkstoffen bis zu 54% abgenommen. Im gesamten Generikamarkt aller generikafähigen Wirkstoffe haben die DDD-Kosten in den letzten zehn Jahren im Durchschnitt um 8,2% abgenommen, während

50

Tabelle 50.2: Einsparpotentiale von Generika 2001

Wirkstoff	Tatsächlicher Umsatz (Mio. €)	Umsatz bei günst. Preis (Mio. €)	Mögliche Einsparung (Mio. €)	Einsparung (kumuliert) (Mio. €)
Metoprolol	245,8	159,1	86,7	86,7
Omeprazol	356,0	281,6	74,5	161,2
Theophyllin	112,5	55,4	57,1	218,3
Nifedipin	93,7	46,3	47,4	265,8
Isosorbidmononitrat	122,6	77,7	44,9	310,7
Captopril	111,7	70,2	41,6	352,3
Budesonid	154,1	122,8	31,3	383,6
Pankreatin	82,8	52,4	30,5	414,0
Ranitidin	108,6	81,7	26,8	440,9
Diclofenac	110,6	84,1	26,6	467,4
Enalapril	157,3	131,7	25,7	493,1
Verapamil	96,8	72,1	24,7	517,8
Insulin (human Mischinsuline)	335,2	313,2	22,0	539,8
Levothyroxin	87,4	65,5	21,9	561,7
Ciclosporin	144,6	124,0	20,6	582,4
Isosorbiddinitrat	82,9	62,6	20,3	602,6
Captopril + Hydrochlorothiazid	55,9	35,9	20,0	622,7
Tramadol	133,5	114,8	18,8	641,4
Nitrendipin	39,7	21,4	18,3	659,8
Ibuprofen	80,1	62,2	18,0	677,7
Summe dieser 20 Wirkstoffe	2712,1	2034,3	677,7	
Summe aller Generika-Wirkstoffe	8685,4	7168,2	1517,2	

Bei der Berechnung des günstigsten Preises wurden nur unumstrittene Präparate mit ausreichender Marktabdeckung berücksichtigt.

Tabelle 50.3: Entwicklung der Tagestherapiekosten von 20 häufig verordneten generikafähigen Wirkstoffen von 1991 bis 2001. Angegeben sind die Durchschnittskosten pro definierte Tagesdosis (DDD nach WHO) von Wirkstoffen, deren Patentschutz vor 1990 abgelaufen ist.

Wirkstoff	WHO-DDD in mg	DDD-Kosten 1991 in €	DDD-Kosten 2001 in €	Änderung in %
Acetylcystein	500	0,87	0,41	–53,6
Allopurinol	400	0,21	0,17	–21,5
Ambroxol	60	0,51	0,42	–18,3
Amoxicillin	1000	1,37	0,90	–34,7
Atenolol	75	0,55	0,31	–44,0
Diclofenac	100	0,51	0,30	–40,6
Furosemid	40	0,19	0,12	–36,7
Glibenclamid	7	0,22	0,16	–24,1
Ibuprofen	2400	0,77	0,56	–26,6
Levothyroxin	0,15	0,14	0,14	1,0
Metamizol	3000	0,99	0,85	–14,0
Metoclopramid	30	0,52	0,48	–7,1
Metoprolol	150	0,75	0,51	–31,5
Nifedipin	30	0,57	0,36	–36,2
Paracetamol	3000	0,46	0,42	–7,3
Phenoxymethylpenicillin	2000	1,57	1,12	–28,8
Salbutamol	0,8	0,64	0,45	–30,5
Theophyllin	400	0,51	0,37	–28,6
Verapamil	240	0,50	0,43	–13,6
Xylometazolin	0,8	0,12	0,11	–11,8
Alle generikafähigen Wirkstoffe		0,57	0,52	–8,2
Gesamtmarkt GKV-Rezepte mit Fertigarzneimitteln		0,55	0,73	33,0

im Gesamtmarkt in dem gleichen Zeitraum ein Anstieg um 33,0% eingetreten ist (Tabelle 50.3). Der Generikawettbewerb sichert damit weitere Kostenvorteile für die Arzneimittelversorgung.

Analogpräparate

Analogpräparate enthalten neue Moleküle mit analogen Wirkungen wie bekannte Arzneimittel. Sie sind damit chemische Innovationen mit pharmakologisch ähnlichen oder gleichartigen Wirkungen ohne indikationsspezifische therapeutische Vorteile. Derartige neue Substanzen sind patentfähig und ermöglichen dem Erfinder in großen Indikationsgruppen einen profitablen Marktanteil. Produkte mit solchen Molekülvariationen werden wegen ihrer Ähnlichkeit zu bereits eingeführten Wirkstoffen auch als Me-too-Präparate bezeichnet. In vielen Ländern mit einer produktiven pharmazeutischen Industrie besteht ein großer Teil der jährlich neu eingeführten Wirkstoffe aus solchen Analogsubstanzen. So wurden in den USA von 1989 bis 1993 insgesamt 127 Arzneimittel mit neuen Molekülstrukturen zugelassen, von denen jedoch nur eine kleine Minderheit klare Vorteile gegenüber bestehenden Therapieprinzipien hatte (Kessler et al. 1994). In Deutschland kamen seit Inkrafttreten des Arzneimittelgesetzes 1978 insgesamt 653 neue Wirkstoffe auf den Markt, davon 165 Wirkstoffe mit therapeutisch bedeutsamen neuen Wirkprinzipien. Weitere 166 Wirkstoffe wiesen gegenüber bereits im Handel befindlichen Arzneimitteln Verbesserungen pharmakodynamischer oder pharmakokinetischer Eigenschaften auf (siehe Neue Arzneimittel, Kapitel 2). Die zahlenmäßige Dominanz der Analogpräparate prägt auch den deutschen Arzneimittelmarkt.

50

Nach traditionellen ökonomischen Kriterien verbessern sich die Marktchancen eines zusätzlichen Produkts in einem bereits gesättigten Markt, wenn es billiger als die Mitbewerber angeboten wird (Kessler et al. 1994). Analogpräparate können damit durchaus den Preiswettbewerb fördern und positive Auswirkungen auf die Arzneimittelkosten haben.

Viele Pharmafirmen vertrauen jedoch auf den bei Ärzten und Patienten weit verbreiteten Glauben, daß alle neuen Arzneimittel besser und damit auch mehr wert sind (Kessler et al. 1994). Mit geschickten Marketingmethoden und einseitigen Informationen über angebliche Vorteile pseudoinnovativer Neueinführungen gelingt es häufig, höhere Preise für überflüssige Analogpräparate zu erzielen. Aktuelle Beispiele des deutschen Arzneimittelmarkts sind die neu eingeführten insulinotropen Antidiabetika *Amaryl* (Glimepirid), *NovoNorm* (Repaglinid) und *Starlix* (*Nateglinid*) zur Behandlung des Typ-2-Diabetes. Nach den Tagestherapiekosten ist *Amaryl* viermal so teuer wie preiswerte Glibenclamidgenerika und fast doppelt so teuer wie das Originalpräparat *Euglucon* (Glibenclamid), das ursprünglich von der gleichen Firma vor 30 Jahren entwickelt wurde. *NovoNorm* ist sogar zwanzigmal so teuer wie Glibenclamidgenerika (siehe Antidiabetika, Kapitel 10, Tabelle 10.3).

Therapeutische Äquivalenz

Für einen Preiswettbewerb von Wirkstoffen innerhalb einer Arzneimittelklasse mit einem pharmakologisch einheitlichen Wirkungsmechanismus sind zwei wichtige Voraussetzungen erforderlich. Die
einzelnen Wirkstoffe müssen in ihrer indikationsbezogenen therapeutischen Wirkung und in den therapeutischen mittleren Tagesdosen
gleichwertig sein, d. h. die therapeutische Äquivalenz und die zugehö-
rige Äquivalenzdosis müssen nach methodisch einwandfreien Kriterien ermittelt werden. Im Arzneiverordnungs-Report wird seit 1985
die Methode der definierten Tagesdosis (defined daily dose, DDD) für
eine therapiebezogene Analyse kassenärztlicher Arzneiverordnungen
verwendet, die vom Nordic Council on Medicines (1985) entwickelt
wurde. Die Einzelheiten dieses Verfahrens und Probleme des Preisver-
gleichs sind im Arzneiverordnungs-Report 2000 (Generika und Analogpräparate, Kapitel 50) beschrieben worden.

Für die Substitution von Analogpräparaten kommen in der Regel
die Generika des Innovationsprodukts einer Arzneimittelgruppe in
Frage, wenn nach Ablauf des Patentschutzes die ersten Generika auf
dem Markt erscheinen. Eine weitergehende Forderung der therapeutischen Äquivalenz bezieht sich auch auf die Beleglage durch Langzeitstudien. Mit dem Innovationsprodukt sind häufig die besten
Belege für Langzeitwirkungen eines neuen Wirkprinzips erarbeitet
worden. Sind Analogpräparate oder ihre Generika innerhalb einer
Arzneimittelgruppe preisgünstiger als das Originalpräparat, ist eine
Substitution mit dem Analogpräparat nur vertretbar, wenn ein ver-
gleichbares wissenschaftliches Evidenzniveau für harte Endpunkte
vorliegt, wie z. B. die Senkung der Morbidität oder Letalität einer
Krankheit.

Aus Gründen der weitergehenden therapeutischen Äquivalenz wurden auch in diesem Jahr die HMG-CoA-Reduktasehemmer (Statine)
nicht in die Liste pharmakologisch-therapeutisch vergleichbarer
Wirkstoffe aufgenommen, obwohl nach dem ursprünglichen Innovationsprodukt Lovastatin (*Mevinacor*) fünf weitere Statine eingeführt
wurden und mit neueren Wirkstoffen große Einsparungen möglich
wären. Neuere Statine sind pharmakologisch zweifellos mit den länger
eingeführten Substanzen vergleichbar, weil sie über einen identischen
Wirkungsmechanismus cholesterinsenkend wirken. Die therapeutische Äquivalenz ist jedoch noch nicht gesichert, da bisher nur für Simvastatin und Pravastatin ausreichende Langzeitdaten zur Senkung der

kardiovaskulären Letalität und zur Nebenwirkungshäufigkeit vorliegen (siehe Lipidsenkende Mittel, Kapitel 34).

Formen des Preiswettbewerbs

Die stetig steigende Zahl der Analogpräparate und die unelastische Preisgestaltung vieler Hersteller schaffen die Basis für mehrere Formen von Preiswettbewerb auf dem Analogpräparatemarkt:

- Preiswettbewerb von therapeutisch äquivalenten Analogpräparaten mit dem Innovationsprodukt,
- Preiswettbewerb von Generika des Innovationsprodukts mit später eingeführten Analogpräparaten, die noch unter Patentschutz stehen, aber noch keine generische Konkurrenz haben.
- Preiswettbewerb von Analogpräparate-Generika nicht nur mit dem eigenen Originalpräparat, sondern auch mit dem Originalpräparat des ursprünglichen Innovationsprodukts und seinen Generika.

Bei der ersten Form des Preiswettbewerbs kann ein preisgünstiges Analogpräparat bei therapeutischer Äquivalenz einen beträchtlichen Marktanteil in seiner Arzneimittelklasse erreichen. Ein seit langem bekanntes Beispiel ist ein Analogpräparat aus der Gruppe der β_1-selektiven Betarezeptorenblocker. *Concor* (Bisoprolol) wurde 1986 als β_1-selektiver Betarezeptorenblocker auf den Markt gebracht und hatte trotz einer etwas höheren β_1-Selektivität als das ursprünglich innovative Erstprodukt Metoprolol (*Beloc*) niedrigere Tagestherapiekosten. In den folgenden Jahren erreichte *Concor* bis 1992 überdurchschnittliche Verordnungszunahmen, obwohl es bereits seit 1988 mit den ersten Generika von Atenolol und Metoprolol im Wettbewerb stand. Ein ähnlicher Preiswettbewerb hat in der Gruppe der Protonenpumpenhemmer zwischen dem Innovationsprodukt Omeprazol (*Antra*) und dem Analogprodukt Pantoprazol (*Pantozol, Rifun*) stattgefunden, bis 1996 der Preis von *Antra* entsprechend gesenkt wurde. Als Folge dieser Preiskonkurrenz lagen die Verordnungskosten der Protonenpumpenhemmer 1996 ca. 70 Mio. DM niedriger. Mit der Einführung der ersten Omeprazolgenerika gingen 1999 allerdings nicht nur die Verordnungen von *Antra* sondern auch der Analogpräparate deutlich zurück.
　　Bei der zweiten Form treten Generika nach dem Ablauf des Patentschutzes nicht nur mit dem wirkstoffgleichen Innovationsprodukt in

einen Preiswettbewerb (generische Konkurrenz), sondern zusätzlich mit den wirkungsgleichen Analogpräparaten (wirkungsbezogene oder pharmakologische Konkurrenz), auch wenn diese noch unter Patentschutz stehen und noch keine eigenen generischen Wettbewerber haben. Ein aktuelles Beispiel aus den Verordnungsentwicklungen des Jahres 2001 liefern die langwirkenden ACE-Hemmer. Nach dem Ablauf des Patentschutzes für das Innovationsprodukt Enalapril kamen ab Oktober 1999 die ersten Enalaprilgenerika und im Dezember 1999 die ersten Lisinoprilgenerika auf den Markt. Daraus resultierten massive Verordnungsrückgänge der Originalpräparate von Enalapril (*Xanef*, *Pres*) und Lisinopril (*Acerbon*, *Coric*). Parallel dazu gingen 2001 auch die Verordnungen der Analogpräparate Fosinopril (*Fosinorm*, *Dynacil*), Quinapril (*Accupro*), Cilazapril (*Dynorm*), Spirapril (*Quadropril*) und Trandolapril (*Udrik*) zurück (siehe ACE-Hemmer und Angiotensinrezeptorantagonisten, Kapitel 3, Tabelle 3.3). Der Preiswettbewerb durch Generika findet also nicht nur auf der Wirkstoffebene, sondern bei pharmakologisch-therapeutisch äquivalenten Wirkstoffen auf der Ebene einer gesamten Arzneimittelgruppe statt.

Ein Beispiel für die dritte Stufe von Einsparpotentialen auf dem Analogpräparatemarkt liefern die Ranitidingenerika in der Gruppe der H_2-Antagonisten, die zur Säuresekretionshemmung bei Ulkuspatienten eingesetzt werden. Ranitidin ist ein Analogpräparat des Innovationsprodukts Cimetidin, das 1977 als erster H_2-Antagonist in die Therapie eingeführt wurde. Nach dem Markteintritt der Ranitidingenerika im Jahre 1995 waren nicht nur die beiden Originalpräparate von Ranitidin (*Sostril*, *Zantic*), sondern auch das Innovationspräparat *Tagamet* (Cimetidin), mehrere Cimetidingenerika und weitere Analogpräparate in der Gruppe der H_2-Antagonisten rückläufig, wie z. B. Famotidin (*Pepdul*) und Nizatidin (*Nizax*). Als Ergebnis wird der Markt in der Arzneimittelklasse der H_2-Antagonisten 2001 von 14 Ranitidingenerika mit einem Marktanteil von über 90% beherrscht. Mit Ausnahme von Famotidin sind alle anderen H_2-Antagonisten nicht mehr unter den 2500 häufig verordneten Präparaten vertreten (siehe Magen-Darm-Mittel und Laxantien, Kapitel 35, Tabelle 35.4). Der Markterfolg der Ranitidingenerika beruht in erster Linie darauf, daß sie billiger als die Cimetidingenerika sind. Hinzu kommt allerdings, daß Ranitidin aufgrund geringerer Nebenwirkungen besser verträglich als Cimetidin ist und damit bereits als Analogpräparat das innovative Erstprodukt Cimetidin im Verordnungsmarkt überflügelt hatte.

Substitutionsvorschläge für Analogpräparate

Für die Verordnungen des Jahres 2001 sind in 25 Arzneimittelgruppen Leitsubstanzen für die Substitution von Analogpräparaten vorgeschlagen worden. Gegenüber dem Vorjahr ist die Auswertung um drei Arzneimittelgruppen mit pharmakologisch-therapeutisch vergleichbaren Analogpräparaten erhöht worden (Tabelle 50.4). Es handelt sich um wenig sedierende Antihistaminika, Betarezeptorenblocker zur Behandlung der Herzinsuffizienz und Hypertonie sowie glucocorticoidhaltige Rhinologika. Nicht mehr berücksichtigt wurden mittellang wirkende Tranquillantien, da mit der vermehrten Verordnung preiswerter Generika der Analogpräparate die bisher bestehenden Einsparpotentiale fast vollständig erschlossen wurden. Im folgenden werden die zur Substitution ausgewählten Leitsubstanzen für die jeweiligen Arzneimittelgruppen charakterisiert und der Vorschlag gegebenenfalls noch zusätzlich begründet.

ACE-Hemmer. Als Leitsubstanzen der langwirkenden ACE-Hemmer kommen aufgrund der pharmakologischen Eigenschaften grundsätzlich Enalapril und Lisinopril für die Substitution in Frage. Nach Ablauf des Patentschutzes dieser beiden ACE-Hemmer sind die ersten Generika von Enalapril und Lisinopril im Oktober bzw. Dezember 1999 in den Handel gekommen. Für die Substitution der Analogpräparate dieser Arzneimittelgruppe wurde Enalapril ausgewählt, da es sich um das innovative Erstprodukt der langwirkenden ACE-Hemmer handelt, für den das größte Ausmaß an therapeutischer Evidenz bei essentieller Hypertonie und chronischer Herzinsuffizienz vorliegt (The CONSENSUS Trial Study Group 1987, The SOLVD Investigators 1991, Todd und Goa 1992). Die Generika des kurzwirkenden ACE-Hemmers Captopril sind zwar billiger als die Enalaprilgenerika, werden aber für einen Austausch mit den langwirkenden ACE-Hemmern nicht empfohlen, da wegen der unterschiedlichen Wirkungsdauer und der damit verbundenen Vorgehensweisen bei der Ersteinstellung eine therapeutische Äquivalenz bezüglich der Pharmakokinetik nicht gegeben ist. Lisinopril hat eine längere terminale Halbwertszeit (40 Stunden) als Enalapril, die effektive Halbwertszeit (12,6 Stunden) unterscheidet sich jedoch nicht von Enalaprilat, dem aktiven Metaboliten von Enalapril (Beermann et al. 1989). Es gibt daher keine Notwendigkeit, Enalapril aus pharmakokinetischen Gründen durch Lisinopril zu ersetzen. In direkten Vergleichsstudien mit jeweils einmal täglicher Gabe von Enalapril und Lisinopril sind keine relevanten Unterschiede in der

796   Ulrich Schwabe

Tabelle 50.4: Einsparpotentiale durch Substitution von Änalogpräparaten mit pharmakologisch-therapeutisch vergleichbaren Wirkstoffen 2001. Der zur Substitution vorgeschlagene Wirkstoff (Leitsubstanz) und der durchschnittliche DDD-Preis des preisgünstigsten Generikums mit mindestens 50 Tsd. Verordnungen sind kursiv gedruckt. Die generische Substitution wurde nach der Methode für die Berechnung der Generikaeinsparpotentiale unter Berücksichtigung von vergleichbaren Arzneiformen, Packungsgrößen und Wirkstoffstärken gemäß Tabelle 50.2 durchgeführt.

Wirkstoff Substitutions- vorschlag	DDD Mio.	Umsatz Mio. €	DDD- Kosten €	Generische Substitution Umsatz Mio. €	Wirkstoff- Substitution Umsatz Mio. €	Einspar- potential Mio. €
1. ACE-Hemmer, lang wirkend						
(Enalapril, DDD 10 mg, Kosten 0,27 €)						
Enalapril	*463,2*	*157,3*	*0,34*	*131,7*		
Ramipril	262,6	127,1	0,48	127,1	70,9	56,2
Lisinopril	206,0	71,2	0,35	56,9	55,6	1,2
Benazepril	49,2	25,3	0,51	25,3	13,3	12,0
Quinapril	23,8	20,7	0,87	20,7	6,4	14,3
Fosinopril	38,1	26,9	0,71	26,9	10,3	16,6
Perindopril	18,6	13,7	0,74	13,7	5,0	8,7
Spirapril	15,1	9,4	0,62	9,4	4,1	5,3
Cilazapril	15,9	9,5	0,60	9,5	4,3	5,2
Trandolapril	6,6	4,8	0,73	4,8	1,8	3,0
	635,9	308,8		294,4	171,7	122,7
2. Alpharezeptorenblocker						
(Doxazosin, DDD 4 mg, Kosten 0,69 €)						
Doxazosin	*87,9*	*70,1*	*0,80*	*56,1*		
Tamsulosin	79,8	92,5	1,16	92,5	55,0	37,5
Alfuzosin	21,4	32,2	1,50	32,2	14,8	17,4
Bunazosin	8,5	7,9	0,92	7,9	5,9	2,0
Terazosin	10,7	16,0	1,49	16,0	7,4	8,6
Urapidil	11,2	18,6	1,66	18,6	7,7	10,8
	131,6	167,1		167,1	90,8	76,3
3. Antidepressiva, SSRI						
(Fluoxetin, DDD 20 mg, Kosten 1,02 €)						
Fluoxetin	*25,9*	*30,8*	*1,19*	*24,1*		
Citalopram	44,8	65,2	1,46	65,2	45,7	19,5
Paroxetin	25,6	48,0	1,87	42,1	26,1	16,0
Sertralin	35,6	48,0	1,35	48,0	36,3	11,7
	106,0	161,2		155,4	108,1	47,2

Tabelle 50.4: Einsparpotentiale durch Substitution von Änalogpräparaten mit pharmakologisch-therapeutisch vergleichbaren Wirkstoffen 2001 (Fortsetzung)

Wirkstoff Substitutionsvorschlag	DDD Mio.	Umsatz Mio. €	DDD-Kosten €	Generische Substitution Umsatz Mio. €	Wirkstoff-Substitution Umsatz Mio. €	Einsparpotential Mio. €
4. Antidepressiva, trizyklisch						
(Amitriptylin, DDD 75 mg, Kosten 0,32 €)						
Amitriptylin	*80,5*	*29,7*	*0,37*	*25,0*		
Doxepin	57,0	42,8	0,75	35,5	18,2	17,2
Trimipramin	24,5	31,4	1,28	29,1	7,8	21,3
Opipramol	43,5	34,9	0,80	34,9	13,9	21,0
Clomipramin	10,3	11,3	1,10	10,4	3,3	7,1
Nortriptylin	2,5	2,0	0,82	2,0	0,8	1,2
Amitriptylinoxid	13,7	4,5	0,33	4,5	4,4	0,1
	151,4	126,9		115,7	48,4	67,3
5. Antidiabetika, insulinotrop						
(Glibenclamid, DDD 7 mg, Kosten 0,09 €)						
Glibenclamid	*252,0*	*41,4*	*0,16*	*23,5*		
Glimepirid	238,0	93,9	0,39	93,9	21,4	72,5
Repaglinid	12,3	25,9	2,10	25,9	1,1	24,8
Nateglinid	2,1	3,6	1,72	3,6	0,2	3,4
	252,4	123,5		123,5	22,7	100,7
6. Antihistaminika, wenig sedierend						
(Loratadin, DDD 10 mg, Kosten 0,50 €)						
Loratadin	*33,0*	*22,2*	*0,67*	*7,1*		
Cetirizin	61,4	49,1	0,80	49,1	30,7	18,4
Desloratadin	31,2	23,9	0,77	23,9	15,6	8,3
Fexofenadin	26,7	19,3	0,72	19,3	13,3	6,0
Mizolastin	15,9	13,8	0,87	13,8	7,9	5,9
Levocetirizin	12,3	9,5	0,77	9,5	6,2	3,4
Azelastin	3,4	2,6	0,76	0,6	1,7	−1,1
Terfenadin	5,1	2,6	0,51	2,2	2,5	−0,3
	156,0	120,8		120,3	78,0	42,3
7. Benzodiazepinhypnotika, lang wirkend						
(Nitrazepam, DDD 5 mg, Kosten 0,11 €)						
Nitrazepam	*14,7*	*2,2*	*0,15*	*1,6*		
Flunitrazepam	17,4	5,4	0,31	4,4	1,9	2,4
Flurazepam	9,4	3,7	0,39	3,7	1,0	2,7
	41,6	11,3		9,6	3,0	5,1

50

798   Ulrich Schwabe

Tabelle 50.4: Einsparpotentiale durch Substitution von Änalogpräparaten mit pharmakologisch-therapeutisch vergleichbaren Wirkstoffen 2001 (Fortsetzung)

Wirkstoff Substitutions- vorschlag	DDD Mio.	Umsatz Mio. €	DDD- Kosten €	Generische Substitution Umsatz Mio. €	Wirkstoff- Substitution Umsatz Mio. €	Einspar- potential Mio. €
8. Betarezeptorenblocker, Glaukommittel						
(Timolol, DDD 0,2 ml, Kosten 0,11 €)						
Timolol	145,2	24,0	0,17	18,3		
Levobunolol	16,3	3,4	0,21	3,4	1,8	1,6
Metipranolol	14,4	3,1	0,21	3,0	1,6	1,4
Betaxolol	5,9	1,2	0,20	1,2	0,7	0,6
Carteolol	5,9	1,2	0,21	1,2	0,7	0,6
	42,6	9,0		8,8	4,7	4,1
9. Betarezeptorenblocker, Herzinsuffizienz/Hypertonie						
(Bisoprolol, DDD 10 mg, Kosten 0,42 €)						
Bisoprolol	227,7	109,9	0,48	99,4		
Carvedilol	59,4	97,1	1,63	97,1	25,0	72,2
	59,4	97,1		97,1	25,0	72,2
10. Betarezeptorenblocker, Hypertonie						
(Atenolol, DDD 75 mg, Kosten 0,26 €)						
Atenolol	116,6	35,8	0,31	30,4		
Metoprolol	478,9	245,8	0,51	159,1	124,5	34,5
Talinolol	30,6	11,1	0,36	11,1	8,0	3,2
Nebivolol	54,9	44,7	0,81	44,7	14,3	30,5
Betaxolol	17,3	8,9	0,51	8,9	4,5	4,4
Propranolol	27,7	20,5	0,74	18,4	7,2	11,2
Celiprolol	30,8	12,1	0,39	10,9	8,0	2,9
Pindolol	2,3	1,9	0,84	1,8	0,6	1,2
	642,5	345,1		254,9	167,1	87,9
11. Calciumantagonisten, Dihydropyridine						
(Nitrendipin, DDD 20 mg, Kosten 0,11 €)						
Nitrendipin	200,5	39,7	0,20	21,4		
Nifedipin	258,8	94,2	0,36	46,3	28,5	17,8
Nicardipin	1,3	2,5	1,97	2,5	0,1	2,4
Amlodipin	328,3	240,6	0,73	240,6	36,1	204,5
Felodipin	84,3	54,4	0,65	44,3	9,3	35,0
Nisoldipin	12,9	16,7	1,30	16,7	1,4	15,3
Isradipin	11,6	10,2	0,88	10,2	1,3	8,9
Nilvadipin	12,6	9,3	0,74	9,3	1,4	7,9
Lacidipin	14,8	13,3	0,90	13,3	1,6	11,7
Lercanidipin	24,3	19,0	0,78	19,0	2,7	16,4
	748,6	460,2		402,2	82,3	319,8

50

Tabelle 50.4: Einsparpotentiale durch Substitution von Änalogpräparaten mit pharmakologisch-therapeutisch vergleichbaren Wirkstoffen 2001 (Fortsetzung)

Wirkstoff Substitutionsvorschlag	DDD Mio.	Umsatz Mio. €	DDD-Kosten €	Generische Substitution Umsatz Mio. €	Wirkstoff-Substitution Umsatz Mio. €	Einsparpotential Mio. €
12. Calciumantagonisten, Verapamil- und Diltiazem-Typ						
(Verapamil, DDD 240 mg, Kosten 0,32 €)						
Verapamil	225,2	97,4	0,43	72,1		
Diltiazem	45,6	34,3	0,75	24,9	14,6	10,3
Gallopamil	7,0	6,9	0,98	6,2	2,3	3,9
	52,7	41,2		31,1	16,9	14,2
13. Digoxinderivate						
(Digoxin, DDD 0,25 mg, Kosten 0,10 €)						
Digoxin	18,8	2,0	0,10	1,8		
Metildigoxin	39,4	7,6	0,19	7,6	3,9	3,7
Acetyldigoxin	88,2	14,0	0,16	10,9	8,8	2,1
	127,6	21,6		18,5	12,8	5,8
14. Glucocorticoide, inhalativ						
(Budesonid, DDD 0,8 mg, Kosten 0,58 €)						
Budesonid	126,9	129,3	1,02	98,3		
Beclometason	35,3	51,9	1,47	36,1	20,5	15,6
Fluticason	29,0	44,4	1,53	44,4	16,8	27,6
Flunisolid	7,1	8,9	1,26	8,9	4,1	4,8
	71,4	105,2		89,4	41,4	48,0
15. Glucocorticoide, systemisch						
(Prednisolon, DDD 10 mg, Kosten 0,14 €)						
Prednisolon	131,1	25,8	0,20	22,6		
Prednison	57,8	17,6	0,30	14,2	8,1	6,2
Methylprednisolon	34,6	27,5	0,79	23,5	4,8	18,7
Cloprednol	2,7	3,7	1,36	3,7	0,4	3,3
	95,1	48,7		41,5	13,3	28,2
16. H₂-Rezeptorantagonisten						
(Ranitidin, DDD 300 mg, Kosten 0,44 €)						
Ranitidin	187,2	108,6	0,58	81,7		
Famotidin	15,5	12,4	0,79	8,2	6,8	1,3
	15,5	12,4		8,2	6,8	1,3

50

Tabelle 50.4: Einsparpotentiale durch Substitution von Änalogpräparaten mit pharmakologisch-therapeutisch vergleichbaren Wirkstoffen 2001 (Fortsetzung)

Wirkstoff Substitutions- vorschlag	DDD Mio.	Umsatz Mio. €	DDD- Kosten €	Generische Substitution Umsatz Mio. €	Wirkstoff- Substitution Umsatz Mio. €	Einspar- potential Mio. €
17. Nichtsteroidale Antiphlogistika, systemisch						
(Diclofenac, DDD 100 mg, Kosten 0,19 €)						
Diclofenac	411,4	107,5	0,26	81,7		
Indometacin	26,4	10,9	0,41	10,1	5,0	5,1
Ibuprofen	144,1	80,2	0,56	62,2	27,4	34,8
Piroxicam	23,2	12,1	0,52	9,2	4,4	4,8
Meloxicam	11,8	15,2	1,29	15,2	2,2	12,9
Acemetacin	11,7	11,5	0,98	9,3	2,2	7,1
Proglumetacin	3,0	3,6	1,20	3,6	0,6	3,0
Naproxen	8,1	6,5	0,80	5,2	1,5	3,6
Aceclofenac	6,3	6,9	1,10	6,9	1,2	5,7
Ketoprofen	7,5	4,0	0,53	2,7	1,4	1,3
Tiaprofensäure	1,9	2,0	1,04	2,0	0,4	1,7
Lornoxicam	4,1	3,5	0,86	3,5	0,8	2,8
Dexketoprofen	3,1	4,6	1,48	4,6	0,6	4,0
Phenylbutazon	0,9	1,4	1,44	1,3	0,2	1,1
	252,2	162,3		135,7	47,9	87,8
18. Nitrate						
(Isosorbiddinitrat, DDD 60 mg, Kosten 0,18 €)						
Isosorbid- dinitrat	307,6	83,1	0,27	62,6		
Isosorbid- mononitrat	335,5	122,8	0,37	77,7	60,4	17,3
Pentaerythrityl- tetranitrat	75,0	43,1	0,57	43,1	13,5	29,6
	410,5	165,9		120,8	73,9	46,9
19. Oralpenicilline						
(Phenoxymethylpenicillin, DDD 2000 mg, Kosten 0,89 €)						
Phenoxymethyl- penicillin	36,6	39,5	1,08	28,7		
Propicillin	2,8	6,6	2,36	6,6	2,5	4,1
Phenoxymethyl- penicillin- Benzathin	1,0	2,6	2,63	2,6	0,9	1,8
	3,8	9,2		9,2	3,4	5,8

50

Tabelle 50.4: Einsparpotentiale durch Substitution von Änalogpräparaten mit pharmakologisch-therapeutisch vergleichbaren Wirkstoffen 2001 (Fortsetzung)

Wirkstoff Substitutionsvorschlag	DDD Mio.	Umsatz Mio. €	DDD-Kosten €	Generische Substitution Umsatz Mio. €	Wirkstoff-Substitution Umsatz Mio. €	Einsparpotential Mio. €
20. Protonenpumpenhemmer						
(Omeprazol, DDD 20 mg, Kosten 1,32 €)						
Omeprazol	*220,1*	*356,0*	*1,62*	*281,6*		
Pantoprazol	64,6	183,0	2,83	183,0	85,2	97,8
Lansoprazol	17,1	48,7	2,86	48,7	22,5	26,2
Rabeprazol	4,7	12,2	2,60	12,2	6,2	6,0
Esomeprazol	55,2	80,7	1,46	80,7	72,9	7,9
	141,5	324,7		324,7	186,8	137,9
21. Rhinologika, glucocorticoidhaltige						
(Flunisolid, DDD 0,15 mg, Kosten 0,41 €)						
Flunisolid	*3,3*	*1,4*	*0,41*	*1,4*		
Mometason	14,0	11,5	0,82	11,5	5,8	5,8
Fluticason	4,9	3,2	0,65	3,2	2,0	1,2
Beclometason	6,3	4,1	0,66	3,8	2,6	1,2
Budesonid	4,1	3,4	0,81	3,1	1,7	1,4
Dexamethason	3,2	3,2	1,00	3,2	1,3	1,9
Triamcinolon	2,9	2,1	0,74	2,1	1,2	0,9
	35,4	27,5		26,9	14,5	12,4
22. Schleifendiuretika						
(Furosemid, DDD 40 mg, Kosten 0,09 €)						
Furosemid	*645,4*	*76,1*	*0,12*	*62,1*		
Piretanid	67,0	28,1	0,42	28,1	6,0	22,1
Torasemid	113,9	78,8	0,69	78,8	10,3	68,5
	181,0	106,9		106,9	16,3	90,6
23. Thiaziddiuretika						
(Hydrochlorothiazid, DDD 25 mg, Kosten 0,10 €)						
Hydrochloro-thiazid	*134,8*	*20,1*	*0,15*	*14,6*		
Xipamid	119,8	44,5	0,37	44,5	12,0	32,6
Indapamid	20,3	10,9	0,54	9,8	2,0	7,7
	140,1	55,4		54,3	14,0	40,3
24. Thyreostatika						
(Thiamazol, DDD 10 mg, Kosten 0,08 €)						
Thiamazol	*41,4*	*5,6*	*0,14*	*5,4*		
Carbimazol	29,8	7,0	0,24	7,0	2,4	4,6
	29,8	7,0	0,2	7,0	2,4	4,6

50

Tabelle 50.4: Einsparpotentiale durch Substitution von Änalogpräparaten mit pharmakologisch-therapeutisch vergleichbaren Wirkstoffen 2001 (Fortsetzung)

Wirkstoff Substitutionsvorschlag	DDD Mio.	Umsatz Mio. €	DDD-Kosten €	Generische Substitution Umsatz Mio. €	Wirkstoff-Substitution Umsatz Mio. €	Einsparpotential Mio. €
25. Tranquillantien, lang wirkend						
(Diazepam, DDD 10 mg, Kosten 0,06 €)						
Diazepam	46,2	5,8	0,12	5,2		
Medazepam	7,2	3,9	0,54	3,7	0,4	3,3
Dikaliumclorazepat	7,7	4,6	0,60	4,6	0,5	4,1
Clobazam	3,5	1,8	0,51	1,8	0,2	1,6
Prazepam	1,5	1,2	0,78	1,2	0,1	1,1
Chlordiazepoxid	2,8	2,0	0,71	2,0	0,2	1,8
	22,7	13,4		13,3	1,4	11,9
Gesamtsumme		3.032,6		2.736,5	1.253,6	1.481,4
Anteil am Gesamtmarkt		14,2%		12,8%		6,9%

blutdrucksenkenden Wirkung der beiden ACE-Hemmer beobachtet worden (Enstrom et al. 1992, Coca et al. 1996). Kostenmäßig bestehen zudem kaum Unterschiede zwischen den preiswerten Generikapräparaten dieser beiden ACE-Hemmer. In der Wirkstoffgruppe der langwirkenden ACE-Hemmer ergibt die Substitution von Analogpräparaten durch Enalapril im Jahr 2001 ein Einsparvolumen in Höhe von 122,7 Mio. € (Vorjahr 114,8 Mio. €). Die Zunahme beruht auf einer erhöhten Verordnung einiger Analogpräparate.

Alpharezeptorenblocker. Die meisten Vertreter dieser Arzneimittelgruppe gehören zur Untergruppe der α_1-selektiven Alpharezeptorenblocker und werden für die Behandlung des Bluthochdrucks und der benignen Prostatahyperplasie eingesetzt. Dazu gehören die Wirkstoffe Doxazosin und Terazosin. Weiterhin gibt es Alpha$_1$-Rezeptorenblocker (Bunazosin, Urapidil), die ausschließlich als Antihypertonika verwendet werden, und andere (Alfuzosin, Tamsulosin), die ausschließlich als Prostatamittel verordnet werden. Mit dem Ablauf des Patentschutzes von Doxazosin stehen seit November 1998 Doxazosingenerika zur Behandlung der Hypertonie zur Verfügung. Im Januar 2001 kam erstmals auch ein Doxazosingenerikum (*Uriduct*) auf den Markt, das für die benigne Prostatahyperplasie zugelassen ist.

Ein weiteres Doxazosingenerikum (*Doxazosin Stada*) ist für Hypertonie und Prostatahyperplasie zugelassen. Somit können Doxazosingenerika für beide Indikationen zur Substitution von Alpha$_1$-Rezeptorenblockern eingesetzt werden. Ob die experimentell nachweisbare erhöhte Selektivität von Tamsulosin für den α_{1A}-Subtyp der Prostata klinisch bedeutsam ist, wurde bisher nicht eindeutig nachgewiesen (siehe Urologika, Kapitel 45).

Antidepressiva. Bei den Antidepressiva sind die Analogpräparate für zwei Gruppen von pharmakologisch-therapeutisch vergleichbaren Wirkstoffen zusammengestellt worden. Die selektiven Serotonin-Rückaufnahme-Inhibitoren (SSRI) hemmen die neuronale Serotoninrückaufnahme selektiv und haben anders als die trizyklischen Antidepressiva kaum zusätzliche Hemmwirkungen auf adrenerge, muscarinische, Histamin- und Dopaminrezeptoren. Daraus erklärt sich die geringere Häufigkeit vegetativer und sedierender Nebenwirkungen als bei den klassischen trizyklischen Antidepressiva. Eine Auswahl von SSRI kommt immer dann in Frage, wenn die Patienten durch typische anticholinerge Nebenwirkungen wie Mundtrockenheit, Obstipation, Verwirrtheit, Miktionsstörungen oder Sehstörungen beeinträchtigt werden. Allerdings können SSRI auch häufiger Diarrhö, Kopfschmerz, Schlaflosigkeit und Übelkeit hervorrufen, so daß heute die Auswahl anhand des Nebenwirkungsprofils mit dem Patienten besprochen werden sollte (Snow et al. 2000).

In der Gruppe der SSRI-Antidepressiva kommen zwei Leitsubstanzen für die Substitution in Frage, nämlich Fluvoxamin und Fluoxetin. Fluvoxamin (*Fevarin*) wurde als erstes SSRI-Antidepressivum im Jahre 1985 eingeführt und ist damit das eigentliche Innovationsprodukt dieser Arzneimittelgruppe. Allerdings ist bisher kein Fluvoxamingenerikum unter den 2500 verordnungshäufigsten Präparaten vertreten, obwohl das erste schon im Oktober 1998 auf dem Markt kam. Daher wird eine Substitution mit Fluoxetin vorgeschlagen, das als zweites SSRI-Antidepressivum im Jahre 1990 eingeführt wurde. Alternativ zu Fluoxetin kommt auch Fluvoxamin in Frage, wenn eine Substanz mit einer kürzeren Halbwertszeit eingesetzt werden soll.

Bei den klassischen trizyklischen Antidepressiva werden sedierende Antidepressiva vom Amitriptylin-Typ für die Behandlung agitiert-ängstlicher Depressionen und psychomotorisch aktivierende Antidepressiva vom Desipramin-Typ zur Behandlung gehemmt-apathischer Depressionen unterschieden. Weitaus am häufigsten werden die trizyklischen Antidepressiva mit sedierender Komponente (Ami-

50

triptylin, Doxepin, Trimipramin, Amitriptylinoxid, Clomipramin) verwendet, während aktivierende trizyklische Antidepressiva (Maprotilin, Imipramin, Desipramin) deutlich seltener eingesetzt werden. Aus diesem Grunde wird zunächst nur Amitriptylin als Leitsubstanz für die Gruppe der sedierenden trizyklischen Antidepressiva vorgeschlagen. Amitriptylin ist seit über 40 Jahren die wichtigste Referenzsubstanz in der Gruppe der trizyklischen Antidepressiva. Eine aktuelle systematische Übersichtsarbeit hat gezeigt, daß Amitriptylin ein leicht überlegenes Wirksamkeitsprofil gegenüber allen anderen trizyklischen Antidepressiva aufweist (Barbui und Hotopf 2001). In der praktischen Schlußfolgerung dieser Übersichtsarbeit wird Amitriptylin als trizyklisches Antidepressivum der ersten Wahl empfohlen, da es mindestens genauso wirksam wie andere trizyklische und heterozyklische Antidepressiva ist. Mit Amitriptylin wird sogar eine geringfügig höhere Responderrate als mit selektiven Serotonin-Rückaufnahme-Inhibitoren (SSRI) beobachtet. Von Amitriptylinoxid gibt es zwar ein etwas preisgünstigeres Generikum (*Amioxid-neuraxpharm*), jedoch kann Amitriptylinoxid wegen der begrenzten Beleglage nicht zur Substitution empfohlen werden.

Insulinotrope Antidiabetika. Die Analogpräparate Glimepirid (*Amaryl*), Repaglinid (*NovoNorm*) und Nateglinid (*Starlix*) unterscheiden sich in ihren therapeutischen Eigenschaften nicht wesentlich von der Standardsubstanz Glibenclamid, die vor 30 Jahren als orales Antidiabetikum eingeführt wurde. Alle drei Substanzen sind aber erheblich teurer als Glibenclamid (siehe Antidiabetika, Kapitel 10, Tabelle 10.3). Für die neuen Analogpräparate werden besondere therapeutische Eigenschaften in Anspruch genommen, die mit den vorliegenden klinischen Studienergebnissen nicht belegbar sind. In der UKPDS-Studie ist darüber hinaus nur für Glibenclamid eine Senkung mikrovaskulärer Spätkomplikationen des Typ-2-Diabetes (insbesondere Retinopathie) über einen Zeitraum von 10 Jahren nachgewiesen worden (UK Prospective Diabetes Study Group 1998). Entsprechende Langzeitevidenzen fehlen bisher für Glimepirid, Repaglinid und Nateglinid. Aus diesem Grunde wird Glibenclamid als Leitsubstanz für die Substitution der drei Analogpräparate vorgeschlagen.

Wenig sedierende Antihistaminika. Als erstes wenig sedierendes H$_1$-Antihistaminikum wurde Terfenadin (*Teldane*) 1982 in die Therapie eingeführt. In der Folgezeit sind acht weitere Vertreter dieser Arzneimittelgruppe auf den Markt gekommen, die ein weitgehend ähnliches therapeutisches Wirkprofil aufwiesen. Mitte der neunziger Jahre gin-

gen jedoch die Verordnungen des ursprünglichen Innovationsprodukts Terfenadin zurück, da lebensbedrohliche polytope Kammerta-
chykardien nach zu hoher Dosierung oder Hemmung des hepatischen
Metabolismus infolge von Arzneimittelinteraktionen beobachtet worden waren. Terfenadin ist daher trotz mehrerer preiswerter Generika
nicht als Leitsubstanz für die Substitution analog wirkender H_1-Anti-
histaminika geeignet. Als führende Vertreter dieser Arzneimittelgruppe haben sich seitdem Loratadin (*Lisino*, Einführung 1989) und
Cetirizin (*Zyrtec*, Einführung 1990) entwickelt. Mit geringfügigen
Unterschieden bezüglich Restsedation und Wirkungseintritt gelten
alle neueren, wenig sedierenden H_1-Antihistaminika als weitgehend
klinisch äquivalent (Mattila und Paakkari 1999). Aus diesem Grunde
wird Loratadin als Leitsubstanz für die Substitution wenig sedierender
H_1-Antihistaminika vorgeschlagen. Mit dem Ablauf des Patentschutzes
von *Lisino* stehen ab Juni 2001 mehrere preiswerte Loratadingenerika
zur Verfügung (siehe Kapitel 5, Antiallergika). Loratadin hat den Vorteil, daß es in den üblichen Dosen weniger sedativ als Cetirizin wirkt,
wenn auch allergische Rhinitissymptome durch Cetirizin etwas
schneller und stärker gebessert werden.

Benzodiazepinhypnotika (langwirkende). Nitrazepam wurde 1965
als erstes Hypnotikum aus der Gruppe der Benzodiazepine eingeführt.
Es gehört aufgrund einer relativ langen Halbwertszeit von 18–30 Stunden zu den langwirkenden Benzodiazepinen, die wegen ihrer langen
Wirkungsdauer nur für Durchschlafstörungen geeignet sind. Andere
Vertreter dieser Benzodiazepingruppe haben gegenüber Nitrazepam
keine Vorteile. Flurazepam hat mit der Bildung seines aktiven Haupt-
metaboliten Desalkylflurazepam eine noch längere Halbwertszeit
(50–100 Stunden) und kann daher am nächsten Tag vermehrt sedative
Nebenwirkungen auslösen. Bei Flunitrazepam (z. B. *Rohypnol*) gilt der
bekannte Mißbrauch in der Drogenszene als Risiko (siehe Hypnotika
und Sedativa, Kapitel 28). Aus diesen Gründen wird Nitrazepam zur
Substitution dieser Analogpräparate vorgeschlagen.

Betarezeptorenblocker (Glaukommittel). Neben der systemischen
Anwendung gibt es Betarezeptorenblocker zur Behandlung des Glaukoms zur topischen Applikation am Auge als Augentropfen. Die Standardsubstanz ist hier seit langem das nichtselektive Timolol (siehe
Ophthalmika, Kapitel 40).

Betarezeptorenblocker (Hypertonie/Herzinsuffizienz). Die Betarezeptorenblocker sind das typische Beispiel für eine Arzneimittelklasse mit
einer großen Zahl von Analogpräparaten. Derzeit sind in Deutschland

50

21 verschiedene Wirkstoffe aus der Gruppe der Betarezeptorenblocker auf dem Markt, die in die Unterklassen der β_1-selektiven Substanzen, der nichtselektiven Betarezeptorenblocker und der Substanzen mit ISA-Aktivität klassifiziert werden. Für nahezu alle therapeutischen Indikationen sind die β_1-selektiven Substanzen wegen geringerer Nebenwirkungsrisiken die Mittel der Wahl. Aus diesem Grunde wird auch für die ISA-Betarezeptorenblocker und die nichtselektiven Substanzen eine Substitution mit den heute allgemein bevorzugten β_1-selektiven Betarezeptorenblockern empfohlen, obwohl diese beiden Untergruppen ein etwas anderes pharmakologisches Wirkungsprofil haben. Metoprolol wurde 1975 als erster β_1-selektiver Betarezeptorenblocker eingeführt und ist damit das ursprüngliche Innovationsprodukt. Metoprolol muß jedoch wegen seiner kurzen Halbwertszeit (3–4 Stunden) zweimal täglich gegeben werden oder als Retardform verwendet werden. Atenolol wurde als zweiter Vertreter der β_1-selektiven Betarezeptorenblocker 1975 wenige Monate nach Metoprolol eingeführt. Atenolol braucht wegen seiner ausreichend langen Wirkungsdauer (Halbwertszeit 6–11 Stunden) nur einmal täglich dosiert zu werden. In einer kontrollierten Studie an 83 Hypertoniepatienten zeigten Tagesdosen von 100 mg Metoprolol mit kontrollierter Freisetzung (Retardform) und 50 mg Atenolol bei einmal täglicher Gabe keine Unterschiede in der Blutdrucksenkung und der belastungsinduzierten Tachykardie (Dimenas et al. 1990). Für die Indikationen Hypertonie, koronare Herzkrankheit und Betarezeptorenblocker-sensible Arrhythmieformen wird daher zur Substitution Atenolol als β_1-selektiver Betarezeptorenblocker vorgeschlagen, weil es ohne Retardierung eingesetzt werden kann und als hydrophile Substanz günstigere pharmakokinetische Eigenschaften als Metoprolol hat.

Für die Behandlung der chronischen Herzinsuffizienz ist Atenolol nicht zugelassen, obwohl auch mit dieser Substanz die Progession der Herzinsuffizienz in einer kleineren Studie gesenkt wurde (Sturm et al. 2000). Wenn also herzinsuffiziente Patienten zusätzlich zur Standardtherapie mit einem Betarezeptorenblocker behandelt werden sollen, wird Bisoprolol als Leitsubstanz vorgeschlagen. Bisoprolol gehört zusammen mit Carvedilol und Metoprolol zu den Betarezeptorenblockern, mit denen in großen Langzeitstudien die Mortalität um ca. 35 % gesenkt wurde (CIBIS-II Investigators 1999, MERIT-HF Study Group 1999, Packer et al. 2001). Es hat gegenüber Metoprolol und Carvedilol den Vorteil einer längeren Halbwertszeit und wird daher einmal täglich ohne Retardierung verabreicht. Als β_1-selektive Substanz hat Bisoprolol darüber hinaus ein geringeres Nebenwirkungspotential als der unselektive Betarezeptorenblocker Carvedilol.

Calciumantagonisten (Dihydropyridine). Bei den Calciumantagonisten gibt es mehrere Untergruppen mit unterschiedlichen pharmakologischen und therapeutischen Anwendungen. Therapeutisch bedeutsamste Gruppe sind seit einigen Jahren die langwirkenden Dihydropyridine. Hauptvorteil ist die längere Wirkungsdauer, die eine Einmalgabe pro Tag erlaubt. Als erster Vertreter wurde 1985 Nitrendipin (*Bayotensin*) eingeführt. Hauptsächlich angewendet wird derzeit das 1994 eingeführte Amlodipin (*Norvasc*). Als Leitsubstanz wird die ursprüngliche Innovationssubstanz Nitrendipin vorgeschlagen, da es bisher der einzige Calciumantagonist ist, der bei Hochdruckpatienten das Schlaganfallsrisiko und bei diabetischen Hypertonikern auch die Mortalität senkt (Staessen et al. 1997, Tuomilehto et al. 1999) (siehe auch Calciumantagonisten, Kapitel 20). Amlodipin hat zwar aufgrund einer besonders langen Halbwertszeit (35–50 Stunden) und der damit verbundenen langsameren Anflutung theoretische Vorteile. In randomisierten Vergleichsstudien ergaben sich jedoch keine Unterschiede bezüglich eines reflektorischen Herzfrequenzanstiegs zwischen Nitrendipin und Amlodipin (Coca et al. 1993, Grandinetti und Feraco 1993). Diesbezügliche Unterschiede aus offenen Studien sind weniger überzeugend (Englert et al. 1991, Waeber et al. 1992). Nachteilig sind dagegen die Ergebnisse mit Amlodipin aus mehreren großen Langzeitstudien (Tabelle 50.5). Bei diabetischen Hypertonikern hatte die Amlodipingruppe in der FACET-Studie ein doppelt so hohes Herzinfarkt- und Schlaganfallsrisiko wie eine Fosinoprilgruppe (Tatti et al. 1998). Bei niereninsuffizienten Hypertonikern war die Progression der Niereninsuffizienz in der Amlodipingruppe 38% größer als in einer Ramiprilgruppe (AASK-Studie, Agodoa et al. 2001). Bei der koronaren Herzkrankheit (PREVENT-Studie) und der chronischen Herzinsuffizienz (PRAISE-Studie) hatte Amlodipin keine Vorteile gegenüber Placebo (Packer et al. 1996, Pitt et al. 2000). Nitrendipin kann auch die kurz wirkenden Dihydropyridine ersetzen, da Calciumantagonisten vom Typ des Nifedipin zu einer dosisabhängigen Steigerung der Mortalität von Koronarpatienten führen und in ihrer Indikation deutlich eingeschränkt wurden (Furberg et al. 1995). In der Gruppe der Calciumantagonisten ergibt sich durch die besonders günstigen DDD-Kosten der Nitrendipingenerika weiterhin das größte Einsparpotential aller Analogpräparategruppen mit 319,8 Mio. € (2000: 319,6 Mio. €).

50

Tabelle 50.5: Langzeit-Evidenz für Calciumantagonisten

Studien	Methode	Kontrolle	Verum	p-Wert
Amlodipin				
Herzinsuffizienz PRAISE (1996)	Tod, Hospitalisation 1153 Pat., 2,8 J.	246 Pat. Placebo	222 Pat.	ns p=0,31
Koronarsklerose PREVENT (2000)	Koronardurchmesser 825 Pat., 3 J.	-84 µm Placebo	-95 µm	ns p=0,38
Hypertonie FACET (1998)	Kardiovaskuläre Ereignisse (Herzinfarkt, Schlaganfall, KHK) 380 Typ-2-Diabetiker, 2,5 J.	14 Pat. Fosinopril	27 Pat.	+92% p=0,03
Hypertonie AASK (2001)	Nierenfunktion (GFR) 1094 Pat., 3 J., ml/min/1,73 m²	-2,1 ml Ramipril	-3,1 ml	-36% p=0,002
Nitrendipin				
Hypertonie Syst-Eur (1997)	Schlaganfall 4695 Pat., 2 J.	77 Pat. Placebo	47 Pat.	-42% p=0,003
Hypertonie Syst-Eur (1999)	Gesamtmortalität 492 Diabetiker, 2 J.	45 Pat. Placebo	26 Pat.	-55% p=0,04

Calciumantagonisten (Verapamil- und Diltiazemtyp). Eine weitere Gruppe der Calciumantagonisten bilden Verapamil und Diltiazem, die nicht nur auf die vaskulären, sondern auch auf die kardialen Calciumkanäle wirken. Verapamil kann deshalb zusätzlich als Antiarrhythmikum angewendet werden. Aus diesem Grunde wird Verapamil als Leitsubstanz zur Substitution der Analogpräparate dieser Arzneimittelgruppe vorgeschlagen.

Digoxinderivate. Das klassische Digitalisglykosid Digoxin wird zur Substitution der Digoxinderivate Metildigoxin und β-Acetyldigoxin vorgeschlagen, weil die beiden Analogpräparate keinerlei Vorteile gegenüber der Muttersubstanz Digoxin haben. β-Acetyldigoxin wird bereits prähepatisch deacetyliert und erscheint in der systemischen Zirkulation nur als Digoxin. Auch Metildigoxin wird partiell zu Digoxin demethyliert, ist aber auch als Metildigoxin mit einer längeren Halbwertszeit wirksam und kann bei Leberfunktionsstörungen zur Glykosidkumulation führen. Eine im Vergleich zu Digoxin geringfügig höhere Bioverfügbarkeit von Metildigoxin ist ohne klinische Bedeutung und rechtfertigt nicht die fast doppelt so hohen Tagestherapiekosten (siehe Kardiaka, Kapitel 31, Tabelle 31.2).

Glucocorticoide (inhalativ). Die beim Asthma bronchiale verwendeten inhalativen Glucocorticoide werden weitgehend als therapeutisch äquivalent angesehen (Pavort und Knox 1993). Aus diesem Grunde wird Budesonid mit besonders preiswerten Generikapräparaten als Substitution für die übrigen inhalativen Glucocorticoide vorgeschlagen.

Glucocorticoide (systemisch). Bei den systemischen Glucocorticoiden besteht eine weitgehende therapeutische Äquivalenz für die verschiedenen Prednisolonverbindungen. Darüber hinaus hat Prednisolon als direkt wirksames Glucocorticoid Vorteile gegenüber Prednison, das als Prodrug im Körper erst in das biologisch aktive Prednisolon umgewandelt wird (siehe Kapitel 21, Corticosteroide).

50

H_2-Rezeptorantagonisten. Bei den H_2-Rezeptorantagonisten wird die Therapie heute überwiegend mit Ranitidin durchgeführt, während das innovative Erstprodukt Cimetidin und die Analogpräparate Roxatidin und Nizatidin nicht mehr unter den häufig verordneten Arzneimitteln vertreten sind. Ranitidin gilt allgemein als Standardsubstanz dieser Wirkstoffgruppe, weil es gegenüber Cimetidin deutlich weniger Arzneimittelinteraktionen aufweist. Aus diesem Grunde wird die Substitution der noch verbliebenen Famotidinpräparate mit Ranitidin vorgeschlagen.

Nichtsteroidale Antiphlogistika (systemisch). Zwei Drittel aller Verordnungen von nichtsteroidalen Antiphlogistika entfallen auf Diclofenac, das als COX-2-präferentieller Cyclooxygenasehemmer Vorteile gegenüber nichtselektiven Substanzen im Hinblick auf die Magenverträglichkeit hat (siehe Antirheumatika und Antiphlogistika, Kapitel 16). Eine Substitution wird auch für die nichtsteroidalen Antiphlogistika mit längerer Halbwertszeit (z. B. Piroxicam, Meloxicam, Ketoprofen, Phenylbutazon) vorgeschlagen, weil Diclofenac auch aufgrund seiner kürzeren Wirkungsdauer vorteilhaft bezüglich gastrointestinaler Unverträglichkeitserscheinungen ist.

Nitrate. Unter den langwirkenden Nitraten zur Dauertherapie der Angina pectoris gilt Isosorbiddinitrat als Standardsubstanz, da Isosorbidmononitrat lediglich theoretische Vorzüge hat (siehe Koronarmittel, Kapitel 32).

Oralpenicilline. Das klassische Oralpenicillin ist Phenoxymethylpenicillin (Penicillin V). Propicillin und Phenoxymethylpenicillin-Benzathin gelten als therapeutisch äquivalent, sind aber etwa doppelt so teuer wie Phenoxymethylpenicillin (siehe Antibiotika und Chemotherapeutika, Kapitel 8). Deshalb wird eine Substitution mit der Standardsubstanz Phenoxymethylpenicillin vorgeschlagen.

Protonenpumpenhemmer. Bei den Protonenpumpenhemmern ist Omeprazol die Standardsubstanz, mit der alle wesentlichen Studien zum Nachweis der therapeutischen Wirksamkeit bei Magen- und Duodenalulzera sowie bei der Refluxkrankheit durchgeführt worden sind. Die Analogpräparate Pantoprazol (*Pantozol, Rifun*), Lansoprazol (*Agopton, Lanzor*), Rabeprazol (*Pariet*) und Esomeprazol (*Nexium*) können durch Omeprazolgenerika substituiert werden, weil zwischen den einzelnen Protonenpumpenhemmern keine bedeutsamen pharmakologisch-therapeutischen Unterschiede bestehen und damit therapeutische Äquivalenz vorliegt. Lediglich bei Arzneimittelinteraktionen ist eine mögliche Hemmung arzneimittelabbauender Enzyme (CYP2C9, CYP2C19) durch Omeprazol zu beachten. Bei Schnellmetabolisierern kann die Clearance von Diazepam, Phenytoin, Carbamazepin oder oralen Antikoagulantien abnehmen (Stedman und Barclay 2000). In zwei bisher beschriebenen Fällen einer Wechselwirkung von Omeprazol und Phenprocoumon ließ sich der zuvor erhöhte INR-Wert durch Dosisreduktion von Phenprocoumon oder Absetzen von Omeprazol wieder normalisieren (Enderle et al. 2001).

Rhinologika. Bei allergischer Rhinitis haben lokal applizierte Glucocorticoide eine entzündungshemmende Wirkung gegen die Symptome Juckreiz, Niesreiz, Sekretion und Kongestion. Mit Ausnahme von Dexamethason haben alle Wirkstoffe eine zuverlässige lokale Wirkung ohne systemische Nebenwirkungen (siehe Kapitel 43, Rhinologika und Otologika). Flunisolid ist der preiswertesteWirkstoff und wurde daher als Leitsubstanz ausgewählt.

Schleifendiuretika. Bei den Schleifendiuretika ist Furosemid als innovatives Erstprodukt seit langem die Standardsubstanz für eine starke und schnelle Diurese. Das Analogpräparat Torasemid wirkt gleichartig, hat jedoch einen etwas langsameren Wirkungseintritt und eine längere Wirkungsdauer als Furosemid. Dieser Zeitverlauf der diuretischen Wirkung wird von einigen Autoren als vorteilhaft angesehen. Vergleiche der beiden Schleifendiuretika wurden bisher jedoch überwiegend in offenen Studien durchgeführt, die methodisch nicht ausreichend aussagekräftig sind. So hatte die bessere Bioverfügbarkeit von Torasemid keine therapeutisch bedeutsamen Auswirkungen auf die Natriumausscheidung bei Patienten mit Herzinsuffizienz (Vargo et al. 1995). In einer weiteren offenen Studie wurde eine geringere Hospitalisierungsrate herzinsuffizienter Patienten nach Torasemid im Vergleich zu Furosemid beobachtet (Murray et al. 2001). Dagegen wurde die Lebensqualität herzinsuffizienter Patienten durch Torasemid im

Vergleich zu Furosemid nicht wesentlich verändert (Noe et al. 1999). Trotz möglicher theoretischer Vorzüge ergeben sich daher für die Analogpräparate von Furosemid keine klinisch-therapeutischen Vorteile bei der Behandlung der Herzinsuffizienz. Aus diesem Grunde wird die Substitution der vielfach teureren Analogpräparate von Piretanid (*Arelix*) und Torasemid (*Torem, Unat*) durch Furosemidgenerika vorgeschlagen.

Thiaziddiuretika. Die beiden Thiazidanaloga Xipamid (*Aquaphor*) und Indapamid (*Natrilix*) sind bezüglich Wirkungseintritt und Wirkungsdauer dem Hydrochlorothiazid weitgehend therapeutisch äquivalent (siehe Diuretika, Kapitel 23). Aus diesem Grunde können beide durch das klassische Standarddiuretikum Hydrochlorothiazid substituiert werden, was mit erheblichen Kosteneinsparungen verbunden ist.

50

Thyreostatika. Zur Gruppe der Thyreostatika gehören die beiden Mercaptoimidazole Carbimazol und Thiamazol. Carbimazol ist ein Prodrug und wird erst im Organismus in seinen aktiven Metaboliten Thiamazol umgewandelt. Daher wird zunehmend empfohlen, eine thyreostatische Therapie nur mit dem aktiven Metaboliten durchzuführen (siehe Schilddrüsentherapeutika, Kapitel 44).

Tranquillantien. In der Gruppe der Benzodiazepine gibt es eine große Zahl von Analogpräparaten, die im wesentlichen als Anxiolytika zur symptomatischen Behandlung von Angst- und Spannungszuständen eingesetzt werden. Für praktische Zwecke ist eine Unterteilung in mittellang und lang wirkende Benzodiazepine sinnvoll. Bei den mittellang wirkenden Benzodiazepinen sind die in den vorangehenden Jahren berechneten Einsparpotentiale durch die Verordnung preiswerter Generika von Lorazepam und Bromazepam weitgehend realisiert worden. Daher erübrigt sich die Darstellung dieser Arzneimittelgruppe.

Diazepam ist der Prototyp der langwirkenden Benzodiazepine, das im Vergleich zu anderen Benzodiazepinen relativ schnell anflutet, aber als Substanz und über seine aktiven Metaboliten eine relativ lange Halbwertszeit hat. Möglicherweise ist das der Grund dafür, daß heutzutage überwiegend mittellang wirkende Benzodiazepine als Tranquillantien verwendet werden. Der größte Teil der lang wirkenden Benzodiazepine hat ein ähnliches Metabolitenmuster wie Diazepam und wird zu Desmethyldiazepam (Nordazepam) und Oxazepam abgebaut. Daraus erklärt sich neben der pharmakodynamischen auch die große pharmakokinetische Ähnlichkeit dieser Analogpräparate des Diazepams.

Entwicklung der Einsparpotentiale

Bei den 25 analysierten Arzneimittelgruppen ergibt die Substitution von Analogpräparaten durch therapeutisch äquivalente Innovationsprodukte oder andere Leitsubstanzen insgesamt ein rechnerisches Einsparpotential in Höhe von 1,5 Mrd. € für die Verordnungen des Jahres 2001 (Tabelle 50.6). Dabei sind die Einsparmöglichkeiten durch preislich günstige Generika (generische Substitution) bereits berücksichtigt. Dieses Einsparvolumen hat sich gegenüber 2000 unter Berücksichtigung der erweiterten Auswertung von drei zusätzlichen Arzneimittelgruppen deutlich um 240 Mio. € erhöht. Im vorjährigen Arzneiverordnungs-Report sind nur 23 Wirkstoffgruppen analysiert worden, so daß die dort publizierten Zahlen mit einem Einsparpotential von 1,2 Mrd. € nur eingeschränkt mit den diesjährigen Umsatzwerten vergleichbar sind. Teilweise ist dieses erhöhte Einsparpotential durch den Patentablauf von neuen Leitsubstanzen (z. B. Loratadin) bedingt.

Die Einsparpotentiale haben sich in den einzelnen Arzneimittelgruppen der Analogpräparate recht unterschiedlich entwickelt. Erwähnenswerte Einsparungen wurden im Jahr 2001 im Vergleich zu 2000 nur bei den inhalativen Glucocorticoiden erzielt (Tabelle 50.6). Durch erhöhte Verordnung von Analogpräparaten in anderen Arzneimittelgruppen sind diese Rationalisierungserfolge wieder aufgezehrt worden. Die höchsten Zunahmen der Einsparpotentiale verzeichnen selektive Antidepressiva (SSRI), insulinotrope Antidiabetika, Alpharezeptorenblocker, Schleifendiuretika und Protonenpumpenhemmer.

Der größte Teil der Einsparmöglichkeiten der Analogpräparate entfällt im Jahr 2001 auf 30 umsatzstarke Präparate mit einem Umsatzvolumen von 973 Mio. €, das bereits über die Hälfte des gesamten Einsparvolumens ausmacht (Tabelle 50.7). Das höchste Einsparpotential hatte *Norvasc* mit dem Wirkstoff Amlodipin mit 204,5 Mio. € in der Gruppe der langwirkenden Calciumantagonisten, wenn eine Substitution mit preisgünstigen Generika von Nitrendipin (z. B. *Nitrendipin AL*) vorgenommen wird. Weitere hohe Einsparpotentiale von jeweils über 50 Mio. € ergaben sich bei dem Protonenpumpenhemmer *Pantozol* (Pantoprazol) nach Substitution mit Omeprazol (z. B. *Omeprazol AL*) und bei dem oralen Antidiabetikum *Amaryl* (Glimepirid) nach Substitution mit Glibenclamid (z. B. *Glibenclamid AL*). Vom Verband forschender Arzneimittelhersteller (2002) wird dagegen behauptet, daß Analogpräparate den Krankenkassen deutli-

Tabelle 50.6: Entwicklung der Einsparpotentiale 2001 durch Substitution von Analogpräparaten mit pharmakologisch-therapeutisch vergleichbaren Wirkstoffen

Arzneimittelgruppen	Umsatz 2001 Mio. €	Einsparpotential Mio. € 2000	Einsparpotential Mio. € 2001	Änderung Mio. €
1. ACE-Hemmer (langwirkend)	308,8	114,7	122,7	+8,0
2. Alpharezeptorenblocker	167,1	55,1	76,3	+21,2
3. Antidepressiva (SSRI)	161,2	23,7	47,2	+23,5
4. Antidepressiva (trizyklische)	126,9	62,4	67,3	+4,9
5. Insulinotrope Antidiabetika	123,5	77,9	100,7	+22,8
6. Antihistaminika (wenig sedierend)	120,8	0,0	42,3	+42,3
7. Benzodiazepinhypnotika (langwirkend)	11,3	5,2	5,1	-0,1
8. Betarezeptorenblocker (Glaukommittel)	9,0	4,8	4,1	-0,7
9. Betarezeptorenblocker (Herzinsuffizienz/Hypertonie)	97,1	0,0	72,2	+14,9
10. Betarezeptorenblocker (Hypertonie)	345,1	104,3	87,9	-16,4
11. Calciumantagonisten (Dihydropyridine)	460,2	319,6	319,8	+0,2
12. Calciumantagonisten (Verapamiltyp)	41,2	17,9	14,2	-3,7
13. Digoxinderivate	21,6	6,3	5,8	-0,5
14. Glucocorticoide (inhalativ)	105,2	71,3	48,0	-23,3
15. Glucocorticoide (systemisch)	48,7	29,3	28,2	-1,1
16. H_2-Rezeptorantagonisten	12,4	1,1	1,3	+0,2
17. Nichtsteroidale Antiphlogistika	162,3	74,1	87,8	+13,7
18. Nitrate	165,9	38,0	46,9	+8,9
19. Oralpenicilline	9,2	7,6	5,8	-1,8
20. Protonenpumpenhemmer	324,7	99,7	137,9	+38,2
21. Rhinologika	27,5	0,0	12,4	+12,4
22. Schleifendiuretika	106,9	72,9	90,6	+17,7
23. Thiaziddiuretika	55,4	36,4	40,3	+3,9
24. Thyreostatika	7,0	4,4	4,6	+0,2
25. Tranquillantien (langwirkend)	13,4	12,1	11,9	-0,2
Gesamtsumme	3.032,6	1.241,0	1.481,4	+ 240,4

che Einsparungen bei der Arzneimittelversorgung ermöglichen. Dabei wird auf angebliche Einsparungen von 230 Mio. € verwiesen, die bei zwei ausgewählten Arzneimittelgruppen (Protonenpumpenhemmer, Benzodiazepinrezeptoragonisten) für die Zeit von 1995 bis 2001 berechnet wurden (Häussler et al. 2002). Solche Darstellungen sind

Tabelle 50.7: Einsparpotentiale umsatzstarker Analogpräparate 2001. Angegeben sind die 30 umsatzstärksten Präparate mit definierten Tagesdosen (DDD), Umsatz, Substitutionsvorschlägen mit den durchschnittlichen DDD-Kosten, Subtitutionskosten und dem resultierenden Einsparpotential.

Analog-präparat	DDD-in Mio	Umsatz Mio. €	Substitutions-vorschläge (Beispiele)	DDD-Kosten in €	Substi-tutions-kosten Mio. €	Einspar-potential Mio. €
Norvasc	328,3	240,6	Nitrendipin AL	0,11	36,1	204,5
Pantozol	47,6	134,7	Omeprazol AL	1,32	62,8	71,9
Delix	210,7	101,2	Enahexal	0,27	56,9	44,3
Amaryl	238,0	93,9	Glibenclamid AL	0,09	21,4	72,5
Nexium	55,2	80,7	Omeprazol AL	1,32	72,9	7,8
Dilatrend	38,1	63,0	Bisobeta	0,42	16,0	47,0
Cipramil	35,9	52,1	Fluoxetin-neurax	1,02	36,6	15,5
Rifun	16,9	48,2	Omeprazol AL	1,32	22,3	25,9
Omnic	41,6	48,2	Doxazosin Stada	0,69	28,7	19,5
Zyrtec	58,5	46,8	Lora-Lich	0,50	29,3	17,5
Nebilet	54,9	44,7	Atenolol AL	0,26	14,3	30,4
Aquaphor	119,8	44,5	HCT von ct	0,10	12,0	32,5
Alna	38,2	44,3	Doxazosin Stada	0,69	26,4	17,9
Agopton	15,3	43,1	Omeprazol AL	1,32	20,2	22,9
Pentalong	74,0	42,5	Isodinit	0,18	13,3	29,2
Trevilor	16,7	41,3	Fluoxetin-neurax	1,02	17,0	24,3
Torem	56,6	41,0	Furosemid AL	0,09	5,1	35,9
Unat	57,3	37,7	Furosemid AL	0,09	5,2	32,5
Flutide	23,0	35,3	budesonid von ct	0,58	13,3	22,0
Insidon	43,5	34,9	Amineurin	0,32	13,9	21,0
Zoloft	25,4	34,3	Fluoxetin-neurax	1,02	25,9	8,4
Querto	21,3	34,1	Bisobeta	0,42	8,9	25,2
Seroxat	17,4	33,0	Fluoxetin-neurax	1,02	17,7	15,3
Arelix	67,0	28,1	Furosemid AL	0,09	6,0	22,1
Corangin	52,7	27,4	ISDN Hexal	0,18	9,5	17,9
Vesdil	51,9	25,9	Enahexal	0,27	14,0	11,9
NovoNorm	12,3	25,9	Glibenclamid AL	0,09	1,1	24,8
Stangyl	19,5	25,7	Amineurin	0,32	6,2	19,5
Cibacen	49,2	25,3	Enahexal	0,27	13,3	12,0
Modip	30,9	23,1	Nitrendipin AL	0,11	3,4	20,5
Rang 1–30		1.601,5			629,7	972,6
Alle 25 Analog-präparategruppen		3.032,6			1.551,2	1.481,4

lediglich von historischem Interesse, klammern aber durch selektive Betrachtungsweise die realen Einsparmöglichkeiten im Analogpräparatemarkt bewußt aus.

Insgesamt hat der Umsatz der hier genannten substituierbaren Analogpräparate am Gesamtmarkt im Jahr 2001 einen Anteil von 14,2% (Vorjahr 12,8%) am gesamten Arzneimittelumsatz. Diese Entwicklung zeigt, daß der Bereich der Analogpräparate weiterhin einen steigenden Anteil aufweist und daher für zukünftige Wirtschaftlichkeitsüberlegungen eine größere Bedeutung bekommen könnte als die schon bisher besser ausgeschöpften Einsparmöglichkeiten bei den Generika. Das Einsparpotential der Analogpräparate liegt 2001 erstmals sogar höher als das der umstrittenen Arzneimittel.

50

Umstrittene Arzneimittel

Als umstrittene Arzneimittel werden Wirkstoffe oder Fertigarzneimittel bezeichnet, deren therapeutische Wirksamkeit nicht oder nicht in ausreichendem Maße durch kontrollierte klinische Studien nachgewiesen worden ist. Zur Verbesserung der Transparenz des deutschen Arzneimittelmarkts sind Arzneimittelgruppen mit umstrittener Wirksamkeit seit 1986 im Arzneiverordnungs-Report dargestellt worden. Die erste Aufstellung umfaßte damals elf Arzneimittelgruppen, auf die 1985 ein Verordnungsvolumen von 1,7 Mrd. € entfiel (Arzneiverordnungs-Report '86). Mit der Ausdehnung der pharmakologisch-therapeutischen Analyse auf weitere Indikationsgebiete, die in den ersten Ausgaben des Arzneiverordnungs-Reports noch nicht evaluiert worden waren, kamen in den nachfolgenden Jahren weitere Indikationen hinzu, so daß im Arzneiverordnungs-Report 2001 55 Arzneimittelgruppen dargestellt wurden, die überwiegend oder ausschließlich Arzneimittel mit umstrittener Wirksamkeit enthielten.

Für die diesjährige Ausgabe ist die Strukturierung der Indikationsgruppen mit umstrittenen Arzneimitteln gegenüber der vorjährigen Ausgabe bei einer Indikationsgruppe geändert worden, um die indikative Abgrenzung unter Berücksichtigung des ATC-Codes übersichtlicher zu gestalten. Lactulose und Lactitol wurden aus der Gruppe der Laxantien in die Gruppe der Arzneimittel zur Behandlung der hepatischen Enzephalopathie umgruppiert, wo sie als Mittel der Standardtherapie trotz einer nicht ganz befriedigenden Beleglage in ihrer therapeutischen Wirksamkeit unumstritten sind. Nach dieser aktuali-

sierten Struktur sind die Verordnungen auch für die vorangehenden
Jahre dargestellt worden (Abbildung 50.3).

Verordnungsentwicklung

Die seit 1992 rückläufige Verordnungsentwicklung der umstrittenen
Arzneimittel hat sich auch im Jahr 2001 fortgesetzt (Abbildung 50.3).
Im Vergleich zum Vorjahr hat sich der Abwärtstrend allerdings abgeschwächt. Die Verordnungen sind um 5,5% zurückgegangen (Vorjahr
−16,2%). In einem ähnlichen Umfang gingen auch die Umsätze um
3,8% (Vorjahr −16,7%) zurück (Tabelle 50.8). Damit haben die Ausgaben für umstrittene Arzneimittel im Jahr 2001 um 74 Mio. € (Vorjahr
402 Mio. €) abgenommen. Gegenüber dem Spitzenwert von 4,8 Mrd. €
im Jahre 1992 sind die Ausgaben um 60% zurückgegangen, so daß in
den letzten acht Jahren insgesamt Einsparungen von 2,9 Mrd. € in diesem Bereich erzielt worden sind. Das noch verbleibende Umsatzvolumen der umstrittenen Arzneimittel in Höhe von 1,9 Mrd. € ist nicht in
vollem Umfang für Einsparungen verfügbar, weil ein großer Teil durch
wirksame Arzneimittel ersetzt werden kann (siehe Tabelle 50.9).

Zu den besonders häufig verordneten Gruppen der umstrittenen Arzneimittel gehören auch im Jahr 2001 Expektorantien (201,9

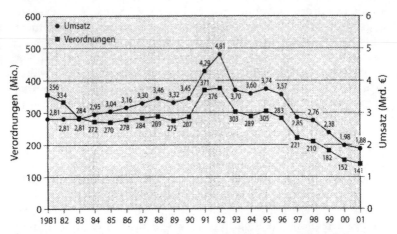

Abbildung 50.3: Verordnungen und Umsatz umstrittener Arzneimittel 1981–2001,
ab 1991 mit den neuen Bundesländern

Mio. €), Antidementiva (174,4 Mio. €), Neuropathiepräparate (118,7 Mio. €) und durchblutungsfördernde Mittel (94,9 Mio. €) (Tabelle 50.8). Viele dieser Arzneimittel sind in den USA, Großbritannien und den skandinavischen Ländern nicht erhältlich oder nur als Nahrungs- ergänzungsmittel im Handel. Daher wurde schon vor vielen Jahren gefolgert, daß wir ohne Nachteil für unsere Patienten auf diese umstrittenen Arzneimittel verzichten können (Gysling und Kochen 1987). Durch die Verordnungsentwicklung der letzten neun Jahre ist diese Prognose eindrucksvoll bestätigt worden.

Der Verordnungsrückgang umstrittener Arzneimittel tritt noch deutlicher in Erscheinung, wenn er im Zusammenhang mit dem stei- genden Umsatzvolumen des Gesamtmarkts betrachtet wird. So wird erkennbar, daß der prozentuale Verordnungsanteil dieser Arzneimit- telgruppe in den letzten 20 Jahren kontinuierlich von 46,2% auf 19,0% abgenommen hat (Abbildung 50.4). Der Umsatzanteil ist sogar noch stärker von 40,1% auf 8,8% gefallen.

Die neuerlichen Verordnungsrückgänge umstrittener Arzneimittel sind vor allem als Erfolg der intensiven Informationstätigkeit der Kas- senärztlichen Vereinigungen auf regionaler Ebene und der Kassenärzt- lichen Bundesvereinigung mit dem Aktionsprogramm 2000 auf Bundes- ebene zu werten (Kassenärztliche Bundesvereinigung 2000). So soll bei umstrittenen Arzneimitteln geprüft werden, ob eine Arzneitherapie

50

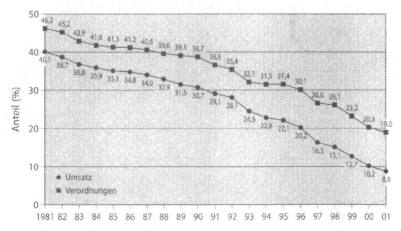

Abbildung 50.4: Anteile der umstrittenen Arzneimittel am Gesamtumsatz und Gesamtverordnungen von 1981–2001, ab 1991 mit den neuen Bundesländern

Tabelle 50.8: Arzneimittel mit umstrittener Wirksamkeit 2001

Arzneimittelgruppen	Verord- nungen in Tsd.	Änd. %	Umsatz in Mio. €	Änd. %
Anabolika	24	-17,1	1,1	-10,1
Analgetika-Kombinationen mit anderen Stoffen	446	-16,0	1,8	-15,7
Antacida-Kombinationen	433	-12,2	11,5	9,3
Antianämika-Kombinationen	304	-12,1	4,6	-13,9
Antiarrythmika-Kombinationen	83	-16,3	6,6	-11,1
Antiarthrotika u. Antiphlogistika	2.217	-1,4	51,7	3,0
Antidementiva	5.516	-4,9	174,4	-3,4
Antidiarrhoika (sonstige)	796	-10,9	7,3	-6,8
Antidysmenorrhoika	624	-4,3	9,9	-3,6
Antiemetika-Kombinationen	1.371	0,4	19,6	3,1
Antihypotonika	2.152	-14,9	38,2	-13,6
Antikataraktika	190	-13,2	2,5	-4,3
Antipruriginosa	3.147	-11,1	23,6	-8,9
Antitussiva-Kombinationen	1.690	-18,8	12,5	-15,5
Carminativa	2.280	-5,2	24,3	-5,4
Cholagoga	556	-15,6	12,7	-13,1
Clofibrinsäureester	75	-34,5	4,7	-27,0
Corticosteroid-Kombinationen	126	-3,8	1,0	-4,2
Darmfloramittel	2.622	-0,5	24,9	1,0
Dermatika (sonstige)	2.816	-8,3	36,3	-5,6
Durchblutungsfördende Mittel	3.735	-7,5	94,9	-7,8
Enzym-Kombinationen (oral)	581	-9,7	15,5	-10,6
Expektorantien	32.455	-8,7	201,9	-7,6
Grippemittel	1.611	-13,7	11,4	-12,7
Gynäkologika (sonstige)	544	-4,6	6,2	-0,7
Hämorrhoidenmittel	2.512	-1,3	29,4	1,3
Hypnotika (pflanzliche)	2.266	-11,0	27,3	-8,8
Immunstimulantien	2.635	-9,8	77,7	4,0
Kardiaka (pflanzliche)	2.107	-6,7	38,8	-1,6
Klimakteriumstherapeutika	1.120	3,5	17,3	2,6
Koronardilatatoren	215	-21,4	4,4	-13,8
Laxantien	1.475	5,3	17,3	15,9
Lebertherapeutika	465	-5,2	19,1	-5,1
Lipidsenker (andere)	90	-20,4	3,5	-14,7
Magendarmmittel (pflanzl.)	1.137	2,8	12,3	9,7
Magnesiumpräparate	5.887	-0,1	73,6	-1,4
Methylxanthinkombinationen	26	-0,7	1,3	11,9
Migränemittel-Kombinationen	1.191	-12,2	18,6	-8,6
Mund- und Rachentherapeutika	5.625	-12,8	39,8	-11,1
Muskelrelaxantien (Komb.)	64	13,2	1,3	-0,8
Neuropathiepräparate	2.823	-6,0	118,7	-3,6
Ophthalmika-Kombinationen	3.289	-2,3	24,7	3,1
Ophthalmika (sonstige)	3.202	51,7	22,4	1,9
Prostatamittel (pflanzliche)	2.326	-0,5	78,6	2,8

Tabelle 50.8: Arzneimittel mit umstrittener Wirksamkeit 2001 (Fortsetzung)

Arzneimittelgruppen	Verord-nungen in Tsd.	Änd. %	Umsatz in Mio. €	Änd. %
Psychopharmaka (pflanzliche)	3.159	-11,3	67,3	-8,1
Rheumamittel (Externa)	11.527	2,6	72,4	4,4
Rhinologika-Kombinationen	7.101	-7,3	48,4	-7,9
Spasmolytika (oral, rektal)	2.447	-11,4	40,8	-15,0
Urologika (Antiinfektiva)	601	-9,4	8,8	-5,7
Urologika (pflanzliche)	1.260	-4,1	21,7	1,9
Urologika (Spasmolytika)	2.052	4,5	92,4	5,9
Venentherapeutika	4.018	-7,0	65,8	-6,3
Vitamin-Kombinationen	567	-10,2	7,6	-13,8
Wundbehandlungsmittel	2.865	10,4	24,2	2,2
Weitere Einzelpräparate	506	-17,7	7,4	-15,4
Summe	140.883	-5,5	1.882,3	-3,8

überhaupt notwendig ist oder ob dem Patienten nicht mit anderen Maßnahmen geholfen werden kann. Aufgrund gerichtlicher Entscheidungen ist es den Partnern der Selbstverwaltung jedoch untersagt, die betroffenen Arzneimittel im einzelnen zu nennen und zu bewerten.

Aus diesem Grunde werden die umstrittenen Arzneimittel nicht nur nach Arzneimittelgruppen sondern zusätzlich auch nach Präparaten aufgelistet, um die pharmakologisch-therapeutische Bewertung transparenter zu gestalten. Für die Darstellung wurden die 100 umsatzstärksten Arzneimittel mit umstrittener Wirksamkeit ausgewählt (Tabelle 50.9). Diese Präparategruppe kommt insgesamt auf ein Umsatzvolumen von 965,9 Mio. € und umfaßt damit über die Hälfte des Gesamtvolumens der umstrittenen Arzneimittel.

Substitutionsvorschläge für umstrittene Arzneimittel

Die Ausgaben für umstrittene Arzneimittel sind überflüssig, können aber nicht in vollem Umfang eingespart werden. Therapeutisch umstrittene Arzneimittel sollen nach Möglichkeit immer durch wirksame Arzneimittel ersetzt werden. Nur in den Indikationsgebieten, in denen wir nicht oder noch nicht über eine wirksame Arzneitherapie verfügen, sollen andere, nichtmedikamentöse Therapieverfahren herangezogen werden, vor allem dann, wenn ihre Wirksamkeit gut belegt ist.

Bei einigen Indikationsgruppen können aus mehreren Gründen keine anderen Arzneimittel empfohlen werden. Häufig handelt sich um die Behandlung geringfügiger Gesundheitsstörungen, die eine hohe Selbstheilungstendenz haben und den leistungsrechtlichen Verordnungsausschlüssen nach § 34 Abs. 1 SGB V unterliegen. Dazu gehören Erkältungskrankheiten und grippale Infekte, bei denen die Anwendung von Schnupfenmitteln, Schmerzmitteln sowie von hustendämpfenden und hustenlösenden Mittel im Vordergrund steht. Weitere Arzneimittel für geringfügige Gesundheitsstörungen sind Mund- und Rachentherapeutika (Ausnahme Pilzinfektionen), Abführmittel und Arzneimittel gegen Reisekrankheiten. Darüber hinaus sind einige dieser Arzneimittel bezüglich ihres therapeutischen Nutzens zweifelhaft. Dazu gehören Expektorantien (hustenlösende Mittel), Laxantien, Grippemittel sowie Mund- und Rachentherapeutika ohne Antimykotika. Bei den Grippemitteln entfällt der größte Teil der Verordnungen auf homöopathische Komplexpräparate, die auch von den Vertretern der klassischen Hahnemannschen Homöopathie abgelehnt werden. Bei den Rhinologika (Schnupfenmittel) und Sinusitismitteln ist die Wirksamkeit fast aller Kombinationspräparate nicht ausreichend gesichert.

Aber auch für umstrittene Arzneimittel, die bei schweren Krankheiten eingesetzt werden, stehen nur im beschränktem Umfang wirksame arzneitherapeutische Alternativen zur Verfügung. Dazu gehören Antidementiva, durchblutungsfördernde Mittel, urologische Spasmolytika und Venentherapeutika. Unter den ersten 100 umstrittenen Präparaten ist nur in 53 Fällen eine sinnvolle medikamentöse Substitution vertretbar. Begründungen zu den arzneitherapeutischen Substitutionsvorschlägen für umstrittene Arzneimittel sind mehrfach in vorangehenden Ausgaben des Arzneiverordnungs-Reports dargestellt worden, zum Teil unter Verweis auf die jeweiligen Kapitel eines Indikationsgebietes (siehe Arzneiverordnungs-Report 2000, Kapitel 50). In allen anderen Fällen war der Hinweis auf nichtmedikamentöse Verfahren möglich, teilweise unter Angabe spezieller Behandlungsmöglichkeiten (z. B. Physiotherapie, Gehtraining, Kompression). Im folgenden werden daher einige ergänzende Erläuterungen zu den nichtmedikamentösen Substitutionsvorschlägen einzelner umstrittener Arzneimittel gegeben, da die ärztliche Beratung des Patienten in solchen Fällen besonders schwierig ist.

Antidementiva. Der Hauptteil der Verordnungen von Antidementiva entfällt weiterhin auf Arzneimittel ohne ausreichend belegte Wirksamkeit. Ein Hinweis darauf ist beispielsweise der erste Rang

Tabelle 50.9: Substitutionsvorschläge für umstrittene Arzneimittel 2001. Angegeben sind die 100 umsatzstärksten Präparate mit Umsatz, definierten Tagesdosen (DDD), Substitutionsvorschläge mit den durchschnittlichen DDD-Kosten. Bei Substitutionsvorschlägen durch nichtmedikamentöse Therapie sind die Substitutionskosten nicht bezifferbar (n.b.).

Nr.	Präparat	Umsatz Mio. €	DDD in Mio.	Substitutionsvorschläge (Beispiele)	DDD-Kosten in €	Substitution Mio. €
1	Tebonin	37,4	47,5	Nichtmedikamentös	n.b.	0
2	Detrusitol	30,8	14,7	Physiotherapie	n.b.	0
3	ACC	27,6	74,4	Hydratation	n.b.	0
4	Voltaren Emulgel	26,4	42,5	Diclo-1A Pharma	0,19	8,1
5	Sinupret	23,0	29,5	Otriven	0,10	3,0
6	Dusodril	20,9	15,0	Gehtraining	n.b.	0
7	Spasmex Tabl.	18,9	14,5	Physiotherapie	n.b.	0
8	Gelomyrtol/-forte	18,8	33,5	Hydratation	n.b.	0
9	Trental	17,5	22,6	Gehtraining	n.b.	0
10	Keltican N	17,1	11,4	Amineurin	0,32	3,6
11	Mucosolvan	16,5	44,3	Hydratation	n.b.	0
12	Tromcardin	16,3	22,8	Normalkost	n.b.	0
13	Gingium	16,2	21,3	Nichtmedikamentös	n.b.	0
14	Thioctacid	15,8	12,2	Amineurin	0,32	3,9
15	Iscador	15,3	8,2	Supportive Therapie	n.b.	0
16	Ginkobil	14,4	19,4	Nichtmedikamentös	n.b.	0
17	NAC-ratiopharm	14,2	36,3	Hydratation	n.b.	0
18	Prospan	14,0	35,3	Hydratation	n.b.	0
19	Crataegutt	13,9	35,2	Lanicor	0,10	3,5
20	Perenterol	13,7	4,4	Loperamid AL	1,11	4,9
21	Neurium	13,0	15,2	Amineurin	0,32	4,9
22	Venoruton oral	13,0	12,6	Kompression	n.b.	0
23	Magnesium Verla N	12,8	31,6	Normalkost	n.b.	0
24	Prostagutt forte	12,7	20,6	Doxazosin Stada	0,69	14,2
25	Jarsin	12,5	23,5	Amineurin	0,32	7,5
26	Iberogast	12,2	16,2	MCP von ct	0,39	6,3
27	Natil	11,0	14,7	Nichtmedikamentös	n.b.	0
28	Liponsäure-ratioph.	11,0	12,3	Amineurin	0,32	3,9
29	Pentoxifyllin-ratiopharm	10,5	15,4	Gehtraining	n.b.	0
30	Mictonorm	10,5	6,6	Doxazosin Stada	0,69	4,6
31	Bazoton	10,4	16,6	Doxazosin Stada	0,69	11,4
32	Lektinol	10,4	4,4	Supportive Therapie	n.b.	0
33	Duspatal	10,3	9,6	BS-ratiopharm	1,38	13,2
34	Phlogenzym	10,0	5,3	Diclo-1A Pharma	0,19	1,0
35	sab simplex	9,7	5,7	Diätumstellung	n.b.	0
36	rökan	9,7	12,5	Nichtmedikamentös	n.b.	0
37	Arlevert	9,5	12,1	Vertigo-Vomex	1,03	12,5
38	Remifemin plus	9,3	24,6	Gynamon	0,26	6,5
39	Magnetrans forte	9,0	28,2	Normalkost	n.b.	0
40	Spasmo-lyt/-10	8,9	6,5	Physiotherapie	n.b.	0
41	Faktu	8,8	7,8	LidoPosterine	0,94	7,3

Tabelle 50.9: Substitutionsvorschläge für umstrittene Arzneimittel 2001. Angegeben sind die 100 umsatzstärksten Präparate mit Umsatz, definierten Tagesdosen (DDD), Substitutionsvorschläge mit den durchschnittlichen DDD-Kosten. Bei Substitutionsvorschlägen durch nichtmedikamentöse Therapie sind die Substitutionskosten nicht bezifferbar (n.b.) (Fortsetzung).

Nr.	Präparat	Umsatz Mio. €	DDD in Mio.	Substitutions-vorschläge (Beispiele)	DDD-Kosten in €	Substi-tution Mio. €
42	Fluimucil	8,4	13,9	Hydratation	n.b.	0
43	Vertigoheel	8,2	39,9	Betahistin-ratiopharm	0,30	12,0
44	Lefax	8,2	4,9	Diätumstellung	n.b.	0
45	Azuprostat M	8,1	39,1	Doxazosin Stada	0,69	27,0
46	Tepilta Suspension	8,0	2,4	Ranitidin AL	0,44	1,0
47	Fibrolan	8,0	3,2	Zinksalbe Lichtenstein	0,21	0,7
48	Locabiosol	7,8	10,3	Leistungsausschluß		0
49	Buscopan plus	7,7	3,5	BS-ratiopharm	1,38	4,8
50	Spasmo-Cibalgin comp. S	7,6	1,7	BS-ratiopharm	1,38	2,3
51	Venostasin oral	7,6	8,5	Kompression	n.b.	0
52	Meditonsin Lösung	7,5	34,8	Nichtmedikamentös	n.b.	0
53	Carnigen/Mono	7,2	7,5	Nichtmedikamentös	n.b.	0
54	Felis	7,1	18,9	Amineurin	0,32	4,2
55	Enzym-Lefax	7,0	5,5	Nichtmedikamentös	n.b.	0
56	Sedariston Konzentrat Kaps.	6,8	7,6	Amineurin	0,32	2,4
57	biomo-lipon	6,7	7,9	Amineurin	0,32	2,5
58	Neuroplant	6,7	12,2	Amineurin	0,32	3,9
59	Cordichin	6,6	3,9	Verapamil AL	0,32	1,2
60	Mutaflor	6,6	3,1	Loperamid AL	1,11	3,4
61	Dona 200-S Drag.	6,4	3,4	Diclo-1A Pharma	0,19	0,6
62	Tromlipon	6,4	6,4	Amineurin	0,32	2,0
63	Ambroxol-ratiopharm	6,2	13,2	Hydratation	n.b.	0
64	Legalon	6,1	1,8	Alkoholkarenz	n.b.	0
65	Claudicat	5,9	9,0	Gehtraining	n.b.	0
66	Helixor	5,8	3,0	Supportive Therapie	n.b.	0
67	Piracetam-ratiopharm	5,8	10,1	Nichtmedikamentös	n.b.	0
68	Laif	5,8	18,2	Amineurin	0,32	5,8
69	Harzol	5,7	5,5	Doxazosin Stada	0,69	3,8
70	Nootrop	5,6	5,7	Nichtmedikamentös	n.b.	0
71	Nimotop	5,6	0,8	Nichtmedikamentös	n.b.	0
72	Korodin	5,6	17,9	Lanicor	0,10	1,8
73	Magium K	5,5	12,0	Normalkost	n.b.	0
74	Prostess	5,4	17,6	Doxazosin Stada	0.69	12,1
75	Codipront	5,4	3,7	Codicaps mono	1,07	4,0
76	Normabrain	5,4	6,1	Nichtmedikamentös	n.b.	0
77	Dexa-Gentamicin	5,4	16,0	Gentamytrex	0,18	2,9
78	Chlorhexamed	5,3	5,2	Nichtmedikamentös	n.b.	0
79	Uro-Vaxom	5,3	4,1	cotrim forte von ct	0,33	1,4
80	Magnesium-Diasporal N/orange	5,3	15,7	Normalkost	n.b.	0

50

Tabelle 50.9: Substitutionsvorschläge für umstrittene Arzneimittel 2001. Angegeben sind die 100 umsatzstärksten Präparate mit Umsatz, definierten Tagesdosen (DDD), Substitutionsvorschläge mit den durchschnittlichen DDD-Kosten. Bei Substitutionsvorschlägen durch nichtmedikamentöse Therapie sind die Substitutionskosten nicht bezifferbar (n.b.) (Fortsetzung).

Nr.	Präparat	Umsatz Mio. €	DDD in Mio.	Substitutions- vorschläge (Beispiele)	DDD- Kosten in €	Substi- tution Mio. €
81	Tannosynt	5,3	31,5	Zinkoxidemulsion LAW	0,21	6,6
82	Prostagutt mono	5,2	16,4	Doxazosin Stada	0,69	11,3
83	espa-lipon	5,2	5,9	Amineurin	0,32	1,9
84	Verrumal	5,1	22,6	Verrucid	0,21	4,7
85	Kaveri	5,0	6,2	Nichtmedikamentös	n.b	0
86	Spasmo-Urgenin TC	5,0	1,4	BS-ratiopharm	1,38	1,9
87	Contramutan D/N	4,9	2,6	Nichtmedikamentös	n.b.	0
88	Milgamma NA/100	4,9	3,6	Amineurin	0,32	1,2
89	Bromelain-POS	4,8	9,2	Diclo-1A Pharma	0,19	1,7
90	Miroton N forte	4,8	5,2	Lanicor	0,10	0,5
91	Kytta-Sedativum f	4,8	9,4	Nervo OPT N	0,19	1,8
92	Movicol Pulver	4,8	3,0	Ballaststoffe	n.b.	0
93	Umckaloabo	4,7	5,1	Penicillin V AL	0,89	4,5
94	Dexium	4,7	9,4	Nichtmedikamentös	n.b.	0
95	Alpha-Lipon Stada	4,7	4,5	Amineurin	0,32	1,4
96	Tannolact	4,6	11,4	Zinkoxidemulsion LAW	0,21	2,4
97	Isopto-Max	4,6	6,9	Gentamytrex	0,18	1,2
98	Naftilong	4,6	4,3	Gehtraining	n.b.	0
99	Talso	4,5	12,7	Doxazosin Stada	0,69	8,8
100	Soledum Kapseln	4,1	5,3	Hydratation	n.b.	0

Summe Nr. 1–100		965,9	1427,9			269,9
Anteil an der Gesamtgruppe		51,2%				
Alle umstrittenen Arzneimittel		1.882,3				687,6
Einsparpotential						1.194,7

eines Ginkgopräparats (*Tebonin*) in der Umsatzliste der umstrittenen Arzneimittel (Tabelle 50.9). Damit stellt sich hier ganz besonders die Frage, ob eine Substitution von Ginkgoextrakten durch wirksame Antidementiva empfohlen werden kann. Die beiden Acetylcholinesterasehemmstoffe Donepezil (*Aricept*) und Rivastigmin (*Exelon*) sind seit Oktober 1997 bzw. Mai 1998 in Deutschland im Handel und wurden 2001 in steigendem Umfang verordnet. Das Ausmaß der Wirksamkeit dieser Arzneimittel erreichte trotz statistischer Signifikanz nicht die durch ein Expertenkomitee vorgegebene klinische Relevanz, so daß die praktische Bedeutung dieser Veränderungen für Patienten und Betreuer auch nach einem Cochrane-Review unklar bleibt (Birks und Melzer 2000) (siehe Antidementiva, Kapitel 9). Nach klinischen Daten wird bei Alzheimerpatienten die Progression der eingeschränkten Alltagsaktivität durch Donepezil um fünf Monate verzögert (Mohs et al. 2001). In einer weiteren Placebo-kontrollierten Einjahresstudie wurden die Demenzsymptome durch Donepezil jedoch nicht signifikant (p = 0,054) gebessert (Winblad et al. 2001). Bisher ist also schwer abzuschätzen, in welchem Umfang diese auch zeitlich begrenzten Effekte die Betreuung der Patienten erleichtern. Die Cholinesterasehemmer können daher im Einzelfall zur symptomatischen Progressionsverzögerung in Betracht gezogen werden. Für eine generelle Substitution von Ginkgopräparaten und anderen älteren Antidementiva ist der therapeutische Nutzen jedoch immer noch unklar.

Carminativa. Simethicon (z. B. *sab simplex*) wird unter anderem bei Meteorismus und zur Entleerung abnormer Gasansammlungen im Gastrointestinaltrakt empfohlen. Dieser Entschäumer ist auch speziell bei Säuglingskoliken klinisch geprüft worden, wirkte aber nicht besser als Placebo (siehe Kapitel 35). Die Behandlung solcher Störungen erfolgt üblicherweise nichtmedikamentös. Nur zur Vorbereitung diagnostischer Untersuchungen liegen positive Studiendaten mit Simethicon vor.

Cholagoga. Cholagoga und andere Gallenwegstherapeutika aus der Gruppe der pflanzlichen Arzneimittel und die Gallenblasenextrakte sind bei Leber- und Gallenwegskrankheiten umstritten, weil eine Wirksamkeit nicht nachgewiesen wurde (siehe Kapitel 33). Werden Gallenwegskrankheiten durch Gallensteine ausgelöst, werden sie heute überwiegend minimal invasiv und nur noch gelegentlich durch medikamentöse Gallensteinauflösung behandelt. Größtenteils werden diese Präparate jedoch für die Behandlung von gestörter Fettverdauung (*Cholecysmon-Dragees*) oder dyspeptischen Beschwerden (*Hepar SL*) angeboten. Hier haben sich bei falschen Diätgewohnheiten vor allem nichtmedikamentöse Verfahren in Form einer kalorienreduzierten, fettarmen und ballaststoffreichen Kost zusammen mit vermehrter Bewegung bewährt.

Durchblutungsfördernde Mittel. Zu dieser Gruppe gehören immer noch besonders umsatzstarke Produkte wie Naftidrofuryl (z. B. *Dusodril*) und Pentoxifyllin (z. B. *Trental*) (Tabelle 50.9). Trotz zahlreicher klinischer Studien ist die therapeutische Wirksamkeit dieser Arzneimittel umstritten (siehe Kapitel 24). Zur Substitution werden nichtmedikamentöse Maßnahmen vorgeschlagen, wobei im Frühstadium Gehtraining und Rauchverzicht besonders effektiv sind.

Expektorantien. Bei den Expektorantien wird die therapeutische Wirksamkeit trotz zahlreicher klinischer Studien weiterhin kontrovers beurteilt, so daß die Anwendung dieser Mittel in erster Linie auf Empirie und subjektiven Eindrücken von Patienten und Ärzten beruht (siehe Kapitel 17). Bei trockenem Reizhusten kann zur Schleimverflüssigung eine ausreichende Flüssigkeitszufuhr (Hydratation) sinnvoll sein. Bei den besonders häufigen akuten virusbedingten Bronchitiden im Rahmen von Erkältungskrankheiten und grippalen Infekten sind Expektorantien für Erwachsene leistungsrechtlich ausgeschlossen. Bei chronischer Bronchitis führte eine Mukolytikabehandlung zu einer geringfügigen Reduktion akuter Exazerbationen und zu einer etwas größeren Abnahme von Arbeitsunfähigkeitstagen, während sich die Lungenfunktion nicht änderte (Poole und Black 2001). Expektorantien gehören daher weiterhin nicht zur Standardtherapie der chronischen Bronchitis (Honig und Ingram 2001). Auch bei der Überprüfung von 4500 pharmazeutischen Spezialitäten des französischen Arzneimittelmarkts wurde der therapeutische Nutzen aller Expektorantien als ungenügend bewertet (Agence Francaise de Securite Sanitaire des Produits de Sante 2001, http://www.agmed.sante.gov.fr).

Immunstimulantien. Die Verordnungen dieser Arzneimittelgruppen betreffen ausschließlich bakterielle und pflanzliche Immunstimulantien, die hauptsächlich für die Prophylaxe von Erkältungskrankheiten zur Steigerung der körpereigenen Abwehr propagiert werden. Da es für diese leichteren virusbedingten Infektionen keine ausreichend wirksame Arzneitherapie gibt, wird eine Substitution durch nichtmedikamentöse Maßnahmen vorgeschlagen. Bei älteren Risikopatienten ist gegebenenfalls eine Grippeschutzimpfung oder aktive Immunisierung gegen Pneumokokken indiziert.

Laxantien. Die längerdauernde Einnahme von Laxantien wird aus medizinischen Gründen wegen des Mißbrauchsrisikos und der damit verbundenen Nebenwirkungen, insbesondere einer Verstärkung einer chronischen Obstipation, abgelehnt. Eine sinnvolle Alternative ist die nichtmedikamentöse Behandlung durch ballaststoffreiche Kost und ausreichende Flüssigkeitsaufnahme. Darüber hinaus ist diese Arzneimittelgruppe nach § 34 Abs. 1 SGB V ab dem 18. Lebensjahr mit Ausnahme von bestimmten Darmkrankheiten (z. B. Tumorleiden, Megakolon, Divertikulose) ausgeschlossen.

50

Lebertherapeutika. Die häufigste Ursache von Leberkrankheiten ist übermäßiger Alkoholgenuß. Daher ist die Alkoholabstinenz die wichtigste therapeutische Maßnahme. Bei Virushepatitis B und C wird die Viruselimination durch die Behandlung mit Interferon alfa gefördert, das in anderen Indikationsgruppen eingeordnet ist. Unter diesen speziellen Bedingungen werden vor allem für die häufigen alkoholisch bedingten Leberschäden nichtmedikamentöse Verfahren, wie z. B. eine strenge Alkoholkarenz, als Substitution vorgeschlagen.

Magnesiumpräparate. Ein alimentär bedingter Magnesiummangel ist bei üblicher Kost wegen der weiten Verbreitung dieses Kations in der Nahrung selten. Nur bei ausgeprägtem Magnesiummangel ist eine temporäre Substitution mit oralen Magnesiumpräparaten indiziert. Ein diuretikabedingter Magnesiumverlust wird sehr viel wirksamer durch kaliumsparende Diuretika verhindert als durch Magnesiumsupplementierung. Die Zunahme der Magnesiumverordnungen in den letzten zehn Jahren beruht vermutlich auf der Anwendung bei Indikationen, bei denen eine therapeutische Wirksamkeit nicht mit den heutigen Methoden nachgewiesen wurde. Für zahlreiche derartige Indikationen (Myalgie, Migräne, vegetative Dysregulation, Durchblutungsstörungen) werden in erster Linie nichtmedikamentöse Maßnahmen in Form normaler Kost zur Substitution vorgeschlagen.

Urologische Spasmolytika. Mit den meisten Anticholinergika wurden in kontrollierten Studien Besserungen urodynamischer Parameter beobachtet. Zur Beeinflussung der Inkontinenz sind die Daten jedoch weiterhin widersprüchlich. Auch mit dem neu eingeführten Tolterodin wurde nur in vier von neun Studien die Inkontinenzfrequenz gesenkt (siehe Urologika, Kapitel 47). Durch Verhaltens- oder Physiotherapie wird dagegen nach einer Metaanalyse von 22 Studien bei bis zu 70% der Betroffenen die Stressinkontinenz gebessert (Berghmans et al. 1998). In einer Inkontinenzstudie mit positivem Ergebnis war eine Verhaltenstherapie deutlich effektiver als Oxybutynin (Burgio et al. 1998). Daher werden nichtmedikamentöse Verfahren nach wie vor als Behandlung der ersten Wahl für diese häufige Inkontinenzform angesehen.

Venentherapeutika. Bei ausgeprägter Varikosis sind neben der Kompressionstherapie primär operative Maßnahmen indiziert. Auch bei chronisch venöser Insuffizienz ist die Kompression die Therapie der Wahl (siehe Kapitel 48). Venentherapeutika können die Kompressionstherapie nicht verbessern und schon gar nicht ersetzen. Insofern sind auch hier nichtmedikamentöse Verfahren die korrekte therapeutische Alternative.

Entwicklung der Einsparpotentiale

Die pharmakologisch-therapeutische Analyse der Arzneimittel mit umstrittener Wirksamkeit hat ergeben, daß der Umsatz umstrittener Arzneimittel im Jahr 2001 um 74 Mio. € zurückgegangen ist (Tabelle 50.8). Das noch verbleibende Umsatzvolumen der umstrittenen Arzneimittel in Höhe von 1,9 Mrd. € ist, wie bereits erwähnt, nicht in vollem Umfang für Einsparungen verfügbar, weil ein großer Teil durch wirksame Arzneimittel ersetzt werden kann. Für die 100 verordnungshäufigsten Arzneimittel mit umstrittener Wirksamkeit in der Tabelle 50.9 werden in 53 Fällen wirksame Arzneimittel und bei 47 Präparaten nichtmedikamentöse Therapieverfahren (Hydratation, Gehtraining, Kompression, Normalkost, Physiotherapie) zur Substitution vorgeschlagen. Die aufgeführten Substitutionsvorschläge ergeben einen Gesamtbetrag von 688 Mio. €, woraus sich insgesamt ein verbleibendes Einsparvolumen von 1,2 Mrd. € berechnet.

In vielen Fällen werden mit den Substitutionsvorschlägen Einsparmöglichkeiten gegenüber den umstrittenen Arzneimitteln möglich. Das zeigt sich insbesondere bei den pflanzlichen Arzneimittelgruppen, die entgegen landläufiger Meinung keineswegs preiswert, sondern im Vergleich zu den wirksamen Arzneimitteln oft teurer sind. So können bei pflanzlichen Hypnotika 18 Mio. €, pflanzlichen Kardiaka 29 Mio. €, pflanzlichen Psychopharmaka 17 Mio. € und pflanzlichen Urologika 15 Mio. €, d.h. zusammen 79 Mio. € durch Umstellung auf wirksame Arzneimittel eingespart werden.

Bei den Substitutionsvorschlägen gibt es aber auch mehrere Beispiele für Mehrkosten durch eine Therapieumstellung von umstrittenen auf wirksame Arzneimittel. Die Substitution pflanzlicher Prostatamittel durch Alpha$_1$-Rezeptorenblocker ergibt Mehrkosten von 51 Mio. €, die Substitution von Enzymkombinationen, die fast ausnahmslos erheblich unterdosiert sind, Mehrkosten von 31 Mio. €.

In den vergangenen neun Jahren ist das Verordnungsvolumen umstrittener Arzneimittel von 4,8 auf 1,9 Mrd. € zurückgegangen, d.h. jährlich um rund 320 Mio. €. Wenn sich diese Entwicklung auch zukünftig fortsetzt, wären die noch bestehenden Einsparmöglichkeiten in Höhe von 1,9 Mrd. € in etwa 6 Jahren ausgeschöpft. Damit steht auch in Zukunft immer noch ein erhebliches Umsatzvolumen für die Modernisierung der Arzneitherapie zur Verfügung. Man muß sich aber auch darüber im Klaren sein, daß durch die tiefgreifende Umstrukturierung der Arzneitherapie in den letzten Jahren bereits ca.

50

60% der bestehenden Rationalisierungsreserven bei den umstrittenen Arzneimitteln realisiert worden sind.

Ob dieser Weg erfolgreich fortgesetzt werden kann, hängt unter anderem davon ab, ob der Ärzteschaft wirksame Informationsmöglichkeiten in die Hand gegeben werden, um die Einsparungen im Bereich der umstrittenen Arzneimittel auszuschöpfen. Dazu gehört die Bewertung einzelner Arzneimittel zusammen mit der Darstellung konkreter Wirtschaftlichkeitsziele und Einsparpotentiale. Es ist zu hoffen, daß die inzwischen erarbeitete Vorschlagsliste für die Positivliste als Rechtsverordnung vom Bundesministerium für Gesundheit zeitnah erlassen werden kann und daß damit weitere Einsparungen bei Arzneimitteln mit nur geringfügigem therapeutischen Nutzen ermöglicht werden.

Literatur

Agence Francaise de Securite Sanitaire des Produits de Sante (2001): Reevaluation du service medical rendu de 4500 specialites pharmaceutiques. 07.06.2001. http://www. agmed.sante.gouv.fr.

Agodoa L.Y., Appel L., Bakris G.L., Beck G., Bourgoignie J., Briggs J.P. et al. for the African American Study of Kidney Disease and Hypertension (AASK) Study Group (2001): Effect of ramipril vs. amlodipine on renal outcomes in hypertensive nephrosclerosis. A randomized controlled trial. JAMA 285: 2719–2728.

Barbui C., Hotopf M. (2001): Amitriptyline v. the rest: still the leading antidepressant after 40 years of randomised controlled trials. Br. J. Psychiatry 178: 129–144.

Bazell R.J: (1971): Drug efficacy study: FDA yields on fixed combinations. Science 172: 1013–1015.

Beermann B., Till A.E., Gomez H.J., Hochens M., Bolognese J.A., Junggren I. (1989): Pharmacokinetics of lisinopril (IV/PO) in healthy volunteers. Biopharm. Drug Dispos. 10: 397–409.

Berghmans L.C.M., Hendriks H.J.M., Bø K., Hay-Smith E.J., de Bie R.A., van Waalwijk van Doorn E.S.C. (1998): Conservative treatment of stress urinary incontinence in women: a systematic review of randomized clinical trials. Br. J. Urol. 82: 181–191.

Birks J.S., Melzer D. (2000): Donepezil for mild and moderate Alzheimer's disease. Cochrane Database Syst. Rev. 2: CD001190.

Burgio K.L., Lochter J.L., Goode P.S., Hardin M., McDowell B.J., Dombrowski M., Candib D. (1998): Behavioral vs. drug treatment for urge urinary incontinence in older women. A randomized controlled trial. JAMA 280: 1995–2000.

CIBIS-II Investigators and Committees (1999): The Cardiac Insufficiency Bisoprolol Study II (CIBIS-II): a randomised trial. Lancet 353: 9–13.

Coca A., Picado M.J., De la Sierra A., Aguilera M.T., Sanchez M., Lluch M.M., Urbano-Marquez A. (1993): Comparative evaluation of the antihypertensive efficacy of once-daily amlodipine versus nitrendipine with 24-hour ambulatory blood pressure monitoring in essential hypertension. J. Cardiovasc. Pharmacol. 22: 513–518.

Coca A., Sobrino J., Modol J., Soler J., Minguez A., Plana J., De la Sierra A. (1996): A multicenter, parallel comparative study of the antihypertensive efficacy of once-daily lisinopril vs. enalapril with 24-h ambulatory blood pressure monitoring in essential hypertension. J. Hum. Hypertens. 10: 837–841.

Dimenas E., Ostergren J., Lindvall K., Dahlof C., Westergren G., de Faire U. (1990): Comparison of CNS-related subjective symptoms in hypertensive patients treated with either a new controlled release (CR/ZOK) formulation of metoprolol or atenolol. J. Clin. Pharmacol. 30 (2 Suppl.): S82–90.

Enderle C., Müller W., Grass U. (2001): Drug interaction: Omeprazole and phenprocoumon. BMC Gastroenterology 1: 2

Englert R., Beressem P., von Manteuffel E., Stafunsky M., Kramar M. (1991): Amlodipine compared to nitrendipine for the treatment of mild-to-moderate hypertension. Postrag. Med. J. 67 (Suppl. 5): S35–S37.

Enstrom I., Thulin T., Lindholm L.H. (1992): Comparison between enalapril and lisinopril in mild-moderate hypertension: a comprehensive model for evaluation of drug efficacy. Blood Press. 1: 102–107.

Furberg C.D., Psaty B.M., Meyer J.V. (1995): Nifedipine. Dose-related increase in mortality in patients with coronary heart disease. Circulation 92: 1326–1331.

Garattini L., Tediosi F. (2000): A comparative analysis of generics markets in five European countries. Health Policy 51: 149–162.

Grandinetti O., Feraco E. (1993): Middle term evaluation of amlodipine vs. nitrendipine: efficacy, safety and metabolic effects in elderly hypertensive patients. Clin. Exp. Hypertens. 15 (Suppl. 1): 197–210.

Griffin J.P. (1996): A historical survey of UK government measures to control the NHS medicines expenditure from 1948 to 1996. Pharmacoeconomics 10: 210–224.

Gysling E., Kochen M. (1987): Beschränkung als Prinzip rationaler Pharmakotherapie. Pharma-Kritik 9: 1–4.

Häussler B., Gothe H., Reschke P., Höer A., Hagenmeyer G., Ryll A., Hempel E. (2002): Analog-Wirkstoffe im Arzneimittelmarkt: Therapeutischer Nutzen und Bedeutung für die Ausgaben der Krankenversicherung. Schriftenreihe Strukturforschung im Gesundheitswesen, Bd. 30, ISBN 3-9808407-1-9.

Honig E.G., Ingram R.H.Jr. (2001): Chronic bronchitis, emphysema, and airways obstruction. In: Braunwald E., Hauser S.L., Fauci A.S., Longo D.L., Kasper D.L., Jameson L.J. (eds.): Harrison's Principles of Internal Medicine. 15th ed., McGraw Hill, New York, San Francisco, Washington, pp. 1491–1499.

Kassenärztliche Bundesvereinigung (2000): Aktionsprogramm 2000. Rationale Arzneimitteltherapie unter Bedingungen der Rationierung, Köln.

Kessler D.A., Rose J.L., Temple R.J., Schapiro R., Griffin J.P. (1994): Therapeutic class wars – drug promotion in a competitive marketplace. N. Engl. J. Med. 331: 1350–1353.

Mattila M.J., Paakkari I. (1999): Variations among non-sedating antihistamines: are there real differences? Eur. J. Clin. Pharmacol. 55: 85–93.

Mattison N. (1986): Pharmaceutical innovation and generic drug competition in the USA: effect of the drug price competition and patent term restoration act of 1984. Pharm. Med. 1: 177–185.

MERIT-HF Study Group (1999): Effect of metoprolol CR/XL in chronic heart failure: metoprolol CR/XL Randomised Intervention Trial in Congestive Heart Failure (MERIT-HF). Lancet 353: 2001–2007.

Mohs R.C., Doody R.S., Morris J.C., Ieni J.R., Rogers S.L., Perdomo C.A., Pratt R.D. for the „312" Study Group (2001): A 1-year, placebo-controlled preservation of function survival study of donepezil in AD patients. Neurology 57: 481–488.

Murray M.D., Deer M.M., Ferguson J.A., Dexter P.R., Bennett S.J., Perkins S.M. et al. (2001): Open-label randomized trial of torsemide compared with furosemide therapy for patients with heart failure. Am. J. Med. 111: 513–520.

Noe L.L., Vreeland M.G., Pezzella S.M., Trotter J.P. (1999): A pharmacoeconomic assessment of torsemide and furosemide in the treatment of patients with congestive heart failure. Clin. Ther. 21: 854–866.

Nordic Council on Medicines (1985): Nordic drug index with DDD. NLN Publication No. 15, Uppsala.

Packer M., Coats A.J., Fowler M. B., Katurs H.A., Krum H., Mohacsi P., et al. for the Carvedilol Prospective Randomized Cumulative Survival Study Group (2001): Effect of carvedilol on survival in severe chronic heart failure. N. Engl. J. Med. 344: 1651–1658.

Packer M., O'Connor C.M., Ghali J.K., Pressler M.L., Carson P.E. et al. (1996): Effect of amlodipine on morbidity and mortality in severe chronic heart failure. N. Engl. J. Med. 335: 1107–1114.

Pavort I., Knox H. (1993): Pharmacokinetic optimization of inhaled steroid therapy in asthma. Clin. Pharmacokinet. 25: 126–135.

Pitt B., Byington R.P., Furberg C.D., Hunninghake D. B., Mancini J., Miller M.E., Riley W. for the PREVENT Investigators (2000): Effect of amlodipine on the progression of atherosclerosis and the occurrence of clinical events. Circulation 102: 1503–1510.

Poole P.J., Black P.N. (2001): Oral mucolytic drugs for exacerbations of chronic obstructive pulmonary disease: systematic review. Brit. Med. J. 322: 1271.

Snow V., Lascher S., Mottur-Pilson C., for the American College of Physicians American Society of Internal Medicine (2000): Clinical guideline I. Pharmacological treatment of acute major depression and dysthemia. Ann. Int. Med. 132: 739–742.

Staessen J.A., Fagard R., Thijs L., Celis H., Arabidze G.G. et al. (1997): Randomised double-blind comparison of placebo and active treatment for older patients with isolated systolic hypertension. The Systolic Hypertension in Europe (Syst-Eur) Trial Investigators. Lancet 350: 757–764.

Stedman C.A.M., Barclay M.L. (2000): Review article: comparison of the pharmacokinetics, acid suppression and efficacy of proton pump inhibitors. Aliment. Pharmacol. Ther. 14: 963–978.

Sturm B., Pacher R., Strametz-Juranek J., Berger R., Frey B., Stanek B. (2000): Effect of beta 1 blockade with atenolol on progression of heart failure in patients pretreated with high-dose enalapril. Eur. J. Heart Fail. 2: 407–412.

Tatti P., Pahor M., Byington R.P., Di Mauro P., Guarisco R., Strollo G., Strollo F. (1998): Outcome results of the Fosinopril Versus Amlodipine Cardiovascular Events Randomized Trial (FACET) in patients with hypertension and NDDM. Diabetes Care 21: 597–603.

The CONSENSUS Trial Study Group (1987): Effects of enalapril on mortality in severe congestive heart failure. Results of the Cooperative North Scandinavian Enalapril Survival Study (CONSENSUS). N. Engl. J. Med. 316: 1429–1435.

The SOLVD Investigators (1991): Effect of enalapril on survival in patients with reduced left ventricular ejection fractions and congestive heart failure. N. Engl. J. Med. 325: 293–302.

Todd P.A., Goa K.L. (1992): Enalapril. A reappraisal of its pharmacology and therapeutic use in hypertension. Drugs 43: 346–381.

Tuomilehto J., Rastenyte D., Birkenhäger W.H., Thijs L., Antikainen R. et al. (1999): Effects of calcium-channel blockade in older patients with diabetes and systolic hypertension. N. Engl. J. Med. 340: 677–684.

UK Prospective Diabetes Study (UKPDS) Group (1998): Intensive blood-glucose control with sulphonylureas or insulin compared with conventional treatment and risk of complications in patients with type 2 diabetes (UKPDS 33). Lancet 352: 837–853.

Vargo D.L., Kramer W.G., Black P.K., Smith W. B., Serpas T., Brater D.C. (1995): Bioavailability, pharmacokinetics, and pharmacodynamics of torsemide and furosemide inpatients with congestive heart failure. Clin. Pharmacol. Ther. 57: 601–609.

Verband Forschender Arzneimittelhersteller (2002): IGES legt erstmalige Analyse zu Analog-Wirkstoffen vor. Pressemitteilung Nr. 16/2002 vom 04.07.2002, www.vfa.de.

Waeber B., Borges E.T., Christeler P., Guillaume-Gentil M., Hollenstein U., Mannhart M. (1992): Amlodipine compared to nitrendipine in hypertensive patients: the effects on toleration in relationship to the onset of action. Cardiology 80 (Suppl. 1): 46–53.

Winblad B., Engedal K., Soininen H., Verhey F., Waldemar G, Wimo A. et al. and the Donepezil Nordic Study Group (2001): A 1-year, ramdomized, placebo-controlled study of donepezil in patients with mild to moderate AD. Neorology 57: 489–495.

51. Qualität der Arzneimittelversorgung

Ulrich Schwabe

AUF EINEN BLICK

Die Qualität der Arzneimittelversorgung ist in den letzten Jahren bei vielen großen Volkskrankheiten durch Einsatz innovativer Medikamente erheblich verbessert worden. Bei Patienten mit Tumorschmerzen, Diabetes und Epilepsie war im Jahr 2001 bundesweit praktisch eine Vollversorgung gewährleistet. Bei der Sekundärprophylaxe der koronaren Herzkrankheit mit Statinen wird das Ziel voraussichtlich in diesem Jahr erreicht werden. Bei der Depression ist die Zahl der Antidepressivaverordnungen in den letzten zehn Jahren fast verdoppelt worden. Patienten mit multipler Sklerose werden in Deutschland häufiger als in den USA und in Großbritannien mit Betainterferonen behandelt. Lediglich bei der Alzheimerdemenz entspricht die Arzneitherapie bisher nicht den heutigen Möglichkeiten, da hier noch viele veraltete Mittel ohne nachweisbaren Nutzen eingesetzt werden.

Ziel einer optimalen Gesundheitsversorgung ist die gelungene Kombination von hoher Qualität, niedrigen Kosten und umfassendem Versorgungsumfang. Angesichts steigender Gesundheitskosten und begrenzter Ressourcen ist es eine schwierige Aufgabe, eine Balance zwischen einer qualitativ hochstehenden Versorgung und der wirtschaftlichen Leistungsfähigkeit herzustellen.

Im Bereich der Arzneimittelversorgung prallen ökonomisch ausgerichtete gesetzliche Regelungen der Arzneimittelausgaben und Vorwürfe über eine arzneitherapeutische Unterversorgung besonders heftig aufeinander. Eine wichtige Voraussetzung für eine sachliche Diskussion dieses komplexen Themas sind zuverlässige Daten über das Volumen und die Qualität der Arzneiverordnungen sowie über den Versorgungsbedarf, nämlich die Zahl der erkrankten und behandlungsbedürftigen Patienten.

Arzneiverordnungsdaten für Patienten der gesetzlichen Krankenversicherung (GKV) stehen seit 20 Jahren durch den GKV-Arzneimittelindex zur Verfügung und werden seit 1985 jährlich im Arzneiverordnungs-Report publiziert. Neben Verordnungskosten und verordneten Arzneimittelpackungen haben wir das Verordnungsvolumen auch nach definierten Tagesdosen (defined daily doses, DDD) gestützt auf die ATC-DDD-Klassifikation der WHO (WHO Collaborating Centre for Drug Statistics Methodology 2001) analysiert. Das DDD-Volumen ist eine therapeutische Maßeinheit, aus der sich die Zahl der mit einem Arzneimittel behandelten Patienten berechnen läßt. Grundsätzlich ergibt sich die gemessene DDD-Menge aus der Zahl der behandelten Patienten, der tatsächlich verschriebenen Tagesdosis und der Behandlungsdauer. Im einfachsten Fall, wenn ein Arzneimittel kontinuierlich als Dauertherapie über das ganze Jahr angewendet wird und die verschriebene Tagesdosis mit der definierten Tagesdosis übereinstimmt, entspricht der tägliche DDD-Verbrauch der Zahl der Patienten, denen dieses Arzneimittel verordnet wurde (Cosentino et al. 2000). Diese Berechnungsmethode sei kurz am Beispiel des ACE-Hemmers Captopril erklärt. Von diesem Arzneimittel wurden 2001 insgesamt 369,6 Mio. DDD verordnet (Tabelle 3.2). Wird dieses DDD-Volumen auf einen Tag umgerechnet, ergeben sich 1,01 Mio. DDD, die durchschnittlich pro Tag in Deutschland verordnet wurden und mit denen unter den oben genannten Voraussetzungen 1,01 Mio. Patienten behandelt werden können. Diese Methode ist beispielsweise für Antidiabetika, Antiepileptika und Parkinsonmittel angewendet worden (Literatur bei Cosentino et al. 2000).

Zur Schätzung der Zahl behandlungsbedürftiger Patienten werden für die Situation in Deutschland häufig die Prävalenzdaten aus dem Bundesgesundheitssurvey 1998 herangezogen. Er enthält Daten einer repräsentativen Bevölkerungsstichprobe von 7124 Personen im Alter von 18–79 Jahren (Bellach et al. 1998). Weitere Diagnose-bezogene Daten über die Prävalenz häufiger chronischer Krankheiten stehen für einzelne Indikationen zur Verfügung. Mit den Prävalenzdaten des Bundesgesundheitssurveys und den DDD-basierten Verordnungsdaten des Arzneiverordnungs-Reports ist eine annäherungsweise Abschätzung der Arzneimittelversorgung in wichtigen Indikationsgebieten möglich. Unter den gegebenen methodischen Voraussetzungen können für eine solche Analyse nur chronische Krankheiten herangezogen werden, die eine Dauertherapie erfordern, und nur solche Arzneimittel, die primär für eine Hauptindikation angewendet werden.

51

Die DDD-bezogenen Verordnungsdaten der letzten Jahre zeigen, daß die Qualität der Arzneimittelversorgung in mehreren großen Indikationsgebieten erheblich verbessert worden ist. Maßgeblich für diese Entwicklung sind die Einführung innovativer Arzneimittel und der Verordnungsrückgang zahlreicher veralteter Arzneimittel mit umstrittener Wirksamkeit. Der Umsatz der in den letzten zehn Jahren neu eingeführten Wirkstoffe betrug im Jahr 2001 bereits 5,5 Mrd. € und hat einen Anteil von 25,9% an den gesamten Arzneimittelumsätzen erreicht (siehe Neue Arzneimittel, Kapitel 2, Tabelle 2.4). Damit hat sich der Neueinführungsanteil im Vergleich zu 1995 (14,3%) innerhalb von nur sechs Jahren fast verdoppelt (siehe Arzneiverordnungs-Report '96). Auch der Verordnungsanteil von Arzneimitteln mit neuen Wirkstoffen hat sich in diesem Zeitraum von 5,6% auf 8,2% deutlich erhöht. Dieser bemerkenswerte Strukturwandel der Arzneitherapie war trotz der Ausgabenbegrenzung durch Arzneimittelbudgets und Richtgrößen möglich.

Eine zweite Komponente des therapeutischen Strukturwandels war die qualitative Verbesserung der Arzneitherapie durch Verzicht auf veraltete Arzneimittel mit umstrittener Wirksamkeit. Dadurch nahmen die Ausgaben für umstrittene Arzneimittel von 3,7 Mrd. € im Jahre 1995 auf 1,9 Mrd. € im Jahr 2001 ab. Der Umsatzanteil umstrittener Arzneimittel ist seit 1995 von 22,1% auf 8,8% im Jahr 2001 zurückgegangen (Abbildung 50.4). Diese Einsparungen haben wesentlich dazu beigetragen, daß die notwendigen Ressourcen für die Finanzierung kostenträchtiger Arzneimittelinnovationen frei wurden. Auf dem gleichen Wege werden auch in Zukunft weitere qualitative Fortschritte möglich sein (siehe Einsparpotentiale, Kapitel 50, Tabelle 50.9).

Die Erfolge einer verbesserten Arzneimittelversorgung sind aber nicht nur an dem verstärkten Kosteneinsatz erkennbar, sondern vor allem an der stark gestiegenen Zahl von Patienten, denen die neuen Arzneimittel zugute gekommen sind. Bei vielen großen Volkskrankheiten sind bemerkenswerte therapeutische Fortschritte erzielt worden, die vor einigen Jahren noch in den Anfängen steckten.

Koronare Herzkrankheit

Das beste Beispiel für die erheblich verbesserte Versorgungsqualität mit Arzneimitteln ist das Indikationsgebiet der koronaren Herzkrankheit, in dem seit zehn Jahren die Therapie mit Cholesterinsynthese-

hemmern (Statinen) möglich ist. Eine breite Akzeptanz erlangte dieses
neue Therapieprinzip, als 1994 mit der bahnbrechenden 4S-Studie
nachgewiesen wurde, daß die Gesamtsterblichkeit von Herzinfarktpatienten im Laufe von fünf Jahren absolut von 11,5 auf 8,2% mit einer
relativen Risikoreduktion um 30% und die koronare Letalität dieser
Patienten sogar um 42% gesenkt wurde (Scandinavian Simvastatin
Survival Study Group 1994). Damals wurden in Deutschland jedoch
erst 134 Mio. definierte Tagesdosen (DDD) von Statinen verordnet, mit
denen 370.000 Patienten behandelt werden konnten (siehe Lipidsenkende Mittel, Kapitel 34, Abbildung 34.1). Im Jahr 2001 wurden in
Deutschland 861 Mio. definierte Tagesdosen (DDD) dieser hochwirksamen Cholesterinsenker verordnet, so daß damit täglich 2,4 Mio.
Patienten behandelt werden können.

Aktuelle Daten über das Herzinfarktgeschehen in Deutschland zeigen eine Lebenszeitprävalenz an Zuständen nach Herzinfarkt von
2,45% bei der 18–80jährigen Wohnbevölkerung (Wiesner et al. 1999).
Wenn diese Prävalenz auf die 70,95 Mio. GKV-Versicherten des Jahres
2001 unter Berücksichtigung der Altersstruktur bezogen wird, ergibt
sich eine Zahl von 1,5 Mio. Herzinfarktträgern. Das oben angegebene
DDD-Volumen für die Behandlung von 2,4 Mio. Patienten reicht also
nicht nur für die Sekundärprophylaxe aller Herzinfarktpatienten aus,
sondern noch für die Behandlung von weiteren 900.000 Patienten, die
noch keinen Herzinfarkt erlitten haben, aber bereits an einer koronaren Herzkrankheit mit Herzschmerzen leiden. Da keine Prävalenzdaten über die gesamte Häufigkeit der koronaren Herzkrankheit in
Deutschland verfügbar sind, können amerikanische Daten einer Prävalenz von ca. 4% herangezogen werden, woraus sich im GKV-Bereich
eine Zahl von ca. 2,8 Mio. Patienten mit koronarer Herzkrankheit
berechnen läßt. Danach haben im Jahr 2001 bereits 86% aller Patienten mit koronarer Herzkrankheit eine lipidsenkende Sekundärprophylaxe erhalten (siehe auch Lipidsenkende Mittel, Kapitel 34). Die
Behandlung von Koronarpatienten mit erhöhten Cholesterinwerten
hat sich damit in Deutschland substantiell gegenüber 1994 verbessert.
Behauptungen des Verbandes Forschender Arzneimittelhersteller
(VFA) (2000), daß nur 4% der Koronarpatienten eine ausreichende
cholesterinsenkende Therapie erhalten würden, zeigen ein erhebliches
Informationsdefizit über die reale Versorgungssituation von Herzin-
farktpatienten und das aktuelle Verordnungsverhalten der deutschen
Ärzteschaft.

Schmerzpatienten

Die Unterversorgung von Patienten mit Tumorschmerzen ist ein weltweit persistierendes Problem. In einer amerikanischen Studie an 13.625 Pflegeheimpatienten über 65 Jahre hatten 29% täglich Tumorschmerzen, obwohl der größte Teil dieser Patientengruppe nichtopioide Analgetika (16%), schwach wirkende Opioide (32%) oder stark wirkende Opioide (26%) erhielt (Bernabei et al. 1998). Als Gründe für eine unzureichende Schmerztherapie werden ungenügende ärztliche Kenntnisse, unbegründete Bedenken über das Risiko einer Opioidabhängigkeit, „Underreporting" von Schmerzen durch Patienten, fehlende Compliance und Hindernisse für eine optimale Schmerztherapie im Gesundheitssystem diskutiert (Portenoy und Lesage 1999).

Auch in Deutschland gibt es seit langem Hinweise auf eine Unterversorgung von Tumorschmerzpatienten mit Opioidanalgetika entsprechend dem WHO-Stufenschema. Nach einer Beobachtungsstudie wurden in Bremen in den Jahren von 1993 bis 1996 nur 14,5% der Tumorpatienten ausreichend behandelt (Munzinger et al. 2001). Im Rahmen einer Anwendungsbeobachtung über transdermales Fentanyl (*Durogesic*) wurde festgestellt, daß 1999 bereits 71% der Tumorschmerzpatienten stark wirksame Opioidanalgetika (WHO-Stufe 3) erhielten. Trotzdem traten weiterhin bestehende Defizite zu Tage, da 84% der dokumentierten Patienten keine Zusatzmedikation zur Schmerztherapie erhielten (Sabatowski et al. 2001).

Die aktuellen deutschen Verordnungsdaten zeigen jedoch, daß die Behandlung chronischer Tumorschmerzpatienten mit stark wirkenden Opioidanalgetika vom Morphintyp seit 1995 erheblich verbessert worden ist. Vor sechs Jahren wurden nur 10 Mio. DDD von Morphin und anderen stark wirkenden Opioiden verordnet, ausreichend für die tägliche Behandlung von 27.000 Patienten (siehe Arzneiverordnungs-Report '96). Im Jahr 2001 betrug das Verordnungsvolumen für Morphin und fünf weitere stark wirkende Opioidanalgetika 96,3 Mio. DDD (siehe Tabelle 4.2, Kapitel 4, Analgetika). Diese Verordnungsdaten beziehen sich auf die 2500 meistverordneten Arzneimittel. Das Verordnungsvolumen aller Morphinpräparate (1104 Tsd. Verordnungen entsprechen 19,5 Mio. DDD) liegt etwas höher, so daß 2001 insgesamt 98,8 Mio. DDD von stark wirkenden Opioidanalgetika verordnet wurden. Damit können rein rechnerisch 271.000 Patienten behandelt werden, wenn die von der WHO festgelegten definierten Tagesdosen zugrundegelegt werden (Tabelle 51.1).

Tabelle 51.1: Verordnung von Opioidanalgetika 2001 bei Patienten mit Tumorschmerzen. td: transdermal, sl: sublingual.

Opioid	DDD Mio.	WHO-DDD	Tumor-schmerz DDD	Tumorschmerz-DDD, Mio.	Tumor-patienten
Morphin	19,5	100 mg oral	200 mg	9,8	26.800
Fentanyl	52,4	0,6 mg td	2,4 mg	13,1	35.900
Oxycodon	12,8	30 mg oral	120 mg	3,2	8.800
Hydromorphon	9,1	4 mg oral	30 mg	1,2	3.300
Levomethadon	3,6	12,5 mg oral	12,5 mg	3,6	9.900
Buprenorphin	1,4	1,2 mg sl	1,2 mg	1,4	3.800
Summe	98,8			32,3	88.500

51

Um jedoch zu einer realistischen Schätzung der Versorgung von Tumorschmerzpatienten mit Opioidanalgetika zu kommen, ist zu berücksichtigen, daß die WHO-DDD nicht bei allen Opioidanalgetika für die Dauertherapie von Tumorschmerzen ausreichend wirksam sind. So beträgt die wirksame analgetische Tagesdosis für orales Morphin in Retardform nach einer Übersicht über zehn klinische Studien bei Tumorpatienten durchschnittlich 199 mg (Warfield 1998). Für transdermales Fentanyl liegt die durchschnittliche Tagesdosis mehrerer Studien mit 2,4 mg (96 µg/Stunde) sogar deutlich höher als die WHO-Tagesdosis (Muijsers und Wagstaff 2001). Ähnliches gilt auch für retardiertes Oxycodon (124 mg/Tag) und Hydromorphon (30 mg/Tag) (Hagen und Babul 1997). Lediglich für Buprenorphin (1,2 mg/Tag) und Methadon (25 mg/Tag) liegen die in klinischen Studien verwendeten Tagesdosen im Bereich der WHO-DDD (Bono und Cuffari 1997, Mercadante et al. 1998). Dabei sollte berücksichtigt werden, daß Levomethadon (*L-Polamidon*) bis vor kurzem nur für die Therapie schwerer Schmerzen zugelassen war. Viel häufiger wird Methadon als Rezeptur für die Substitutionstherapie opioidabhängiger Patienten verordnet (siehe Abbildung 4.2, Kapitel 4, Analgetika). Diese Verordnungen werden natürlich nicht für die Indikation Tumorschmerzen berücksichtigt. In anderen Ländern wird racemisches Methadon wegen seiner langen Halbwertszeit und seiner günstigen Kosten als wertvolle therapeutische Option bei Unverträglichkeit oder ungenügender Schmerzkontrolle durch Morphin erfolgreich eingesetzt (Mercadante et al. 1998, Davis und Walsh 2001). Ebenso gibt es von Buprenorphin neben dem Präparat für die Schmerztherapie

(*Temgesic*) ein weiteres Präparat für die Substitutionstherapie (*Subutex*), das deshalb bei der Berechnung des DDD-Volumens für die Schmerztherapie nicht berücksichtigt wird. Wenn statt der WHO-DDD die jeweilige Tagesdosis für Tumorschmerztherapie zugrundegelegt wird, ergibt sich für die stark wirksamen Opioidanalgetika ein korrigiertes DDD-Volumen von 32,3 Mio. DDD im Jahre 2001. Diese Opioidverordnungen sind ausreichend, um 88.500 Patienten mit starken Tumorschmerzen zu behandeln (Tabelle 51.1).

Um den Versorgungsgrad mit Opioidanalgetika beurteilen zu können, wird die Zahl der Opioidverordnungen auf die Zahl der Tumorschmerzpatienten bezogen. Nach einer Schätzung der Tumorschmerzprävalenz auf der Basis des Krebsatlasses der Bundesrepublik Deutschland ergibt sich eine Zahl von 220.000 Patienten, die täglich eine Tumorschmerzbehandlung benötigen (Heidemann 1999). Bezogen auf die GKV-Versicherten (siehe oben) ergibt sich daraus eine Zahl von 190.000 Patienten. Damit sind im Jahr 2001 nunmehr stark wirkende Opioidanalgetika in wirksamer Dosierung für 47% der Tumorschmerzpatienten verordnet worden. Dieser Anteil entspricht ziemlich genau der prozentualen Anwendung stark wirkender Opioidanalgetika (49%), der in einer prospektiven Zehnjahresstudie zur Validierung der WHO-Leitlinie über die Schmerzlinderung bei Tumorpatienten gefunden wurde (Zech et al. 1995). Mit dieser Opioidmenge können fast alle Tumorpatienten mit starken Schmerzen, die stark wirkende Opioide der WHO-Stufe 3 benötigen, in den notwendigen hohen Dosierungen wirksam behandelt werden. Rein rechnerisch sind mit diesem Verordnungsvolumen die Voraussetzungen für eine weitgehende Vollversorgung der Tumorschmerzpatienten mit starken Opioidanalgetika gegeben.

Zu den stark wirkenden Opioidanalgetika kommen noch die Verordnungen schwach wirksamer Opioide hinzu, die in der Stufe 2 des WHO-Stufenschemas eingesetzt werden. Dazu gehören Tramadol (74,3 Mio. DDD), Tilidin-Naloxon-Kombinationen (55,3 Mio. DDD), Codein-Kombinationen (17,2 Mio. DDD) und Dihydrocodein als Schmerzmittel (1,7 Mio. DDD) mit insgesamt 148,5 Mio. Tagesdosen (Tabellen 4.2 bis 4.4, Kapitel 4). Damit können weitere 407.000 Schmerzpatienten behandelt werden. Nach den Tumorschmerzprävalenzdaten von Heidemann (1999) und dem Anteil von 32% der Tumorschmerzpatienten, die mit Opioidanalgetika der Stufe 2 behandelt werden (Zech et al. 1995), benötigen 61.000 Tumorpatienten schwachwirksame Opioidanalgetika. Damit stehen für die Behandlung von weiteren Schmerzpatienten mit nicht malignen chronischen Schmerzen schwach wirkende Opioidanalgetika zur Verfügung, die für 346.000 Patienten ausreichen.

Nicht tumorbedingte chronische Schmerzen sind neben akuten Schmerzen und Tumorschmerzen die dritte große Schmerzkategorie, bei der Opioide nach Versagen anderer Schmerzmittel indiziert sein können. Dazu gehören chronische Rückenschmerzen, Kopfschmerzen, myofasziale Schmerzsyndrome, Fibromyalgie, neuropathische Schmerzen, Phantomschmerzen und zentrale Schmerzsyndrome (Ashburn und Staats 1999). In Australien entfiel ein beträchtlicher Anteil der gestiegenen Opioidverordnungen auf nichtmaligne Schmerzen (Bell 1997). In Deutschland stehen für diesen Bereich keine gesicherten epidemiologischen Daten zur Verfügung.

51

Bisher wird der Einsatz von Opioidanalgetika bei chronischen Nichttumorschmerzen immer noch kontrovers diskutiert (Breivik 2001, Collett 2001). Wichtige Arzneimittel bei Nichttumorschmerzen sind nichtsteroidale Antiphlogistika, die vor allem bei chronischen Rheuma- und Arthroseschmerzen eingesetzt werden. Bei neuropathischen Schmerzen sind trizyklische Antidepressiva und Antiepileptika (z. B. Carbamazepin) hilfreich (McQuay et al. 1996). Hauptgrund für die Zurückhaltung bei der Anwendung von Opioiden ist die geringe Zahl kontrollierter Studien bei dieser Indikation, um Evidenz-basierte Empfehlungen begründen zu können. Die wenigen bisher vorliegenden Studien erstrecken sich auf 4–9 Wochen. So wirkte orales Morphin bei weichteilrheumatischen Beschwerden über einen Zeitraum von neun Wochen ausreichend analgetisch, ging aber nicht mit einer funktionellen oder psychologischen Besserung einher (Moulin et al. 1996). Oxycodon wurde bei Arthrosepatienten nur vier Wochen lang gegen Placebo (Caldwell et al. 1999) und bei postherpetischer Neuralgie ebenfalls vier Wochen (Watson und Babul 1998) geprüft. Dagegen fehlen bisher Placebo-kontrollierte Studien mit dem häufig verordneten transdermalen Fentanyl bei nichtmalignen chronischen Schmerzen (Breivik 2001).

Nach Behauptungen des Verbandes Forschender Arzneimittelhersteller (VFA) (2000) gab es in Deutschland eine dramatische Unterversorgung von Schmerzpatienten, da nur 3,6% der Fälle die erforderliche Behandlung mit stark wirkenden Opioiden erhalten würden. Auch nach Auffassung von Schmerztherapeuten reichen die verordneten Morphinmengen nur für knapp 9% der Tumorpatienten (Zenz 2001). Offenbar wird übersehen, daß nur etwa 50% der Tumorschmerzpatienten stark wirkende Opioide benötigen und daß neben Morphin weitere stark wirkende Opioide in der ambulanten Versorgung von Tumorschmerzpatienten erfolgreich eingesetzt werden (Tabelle 51.1). Weiterhin wird nicht ausreichend realisiert, daß im Jahr 2001 darüber hinaus in noch größerem Umfang schwach wirkende Opioidanalgetika verordnet wurden, mit denen etwa 350.000 Patienten mit nichtmalignen Schmerzen behandelt werden können. Eine gesicherte wissenschaftliche Evidenz für eine Daueranwendung von stark wirkenden Opioidanalgetika bei Patienten ohne Tumorschmerzen fehlt bisher. Die Verordnung starker Opioide bei dieser Patientengruppe ist bei Versagen anderer Therapiemöglichkeiten im Einzelfall sicher gut begründbar. So lange keine epidemiologischen Daten und keine ausreichenden Belege für diese Indikation vorliegen, bleibt die Behauptung der Unterversorgung von Nichttumorschmerzpatienten mit stark wirkenden Opioiden spekulativ.

Diabetes

Bei der Behandlung der Zuckerkrankheit sind in den letzten Jahren von Ärzten und Krankenkassen besondere Anstrengungen unternommen worden, die Versorgungsqualität zu verbessern. Im Jahre 1995 sind insgesamt 969 Mio. Tagesdosen von Antidiabetika verordnet worden (siehe Antidiabetika, Kapitel 10, Abbildung 10.1). Im Vergleich dazu sind im Jahr 2001 die Verordnungen um fast 40% auf insgesamt 1345 Mio. DDD angestiegen, die rein rechnerisch ausreichen würden, um 3,7 Mio. Diabetiker zu behandeln, wenn alle Patienten eine Monotherapie mit Antidiabetika erhalten würden. Es gibt aber mehrere neu eingeführte orale Antidiabetika, die ausschließlich zur Kombinationstherapie zugelassen sind. Darüber hinaus gibt es weitere Möglichkeiten der antidiabetischen Kombinationstherapie, so daß die Verordnungsdaten einer genaueren Analyse unterzogen werden müssen, um die Versorgung der Diabetespatienten zu beurteilen.

Zur Häufigkeit des Diabetes mellitus in Deutschland liegen zwei neuere Arbeiten vor (Tabelle 51.2). Nach den Daten des Bundesgesundheitssurvey beträgt die Diabetesprävalenz für Männer 4,7% und für Frauen 5,6% in der 18- bis 80-jährigen Wohnbevölkerung (Thefeld 1999). Bezogen auf die Gesamtbevölkerung von 82 Mio. Einwohnern ergibt sich daraus eine Diabetesprävalenz von 4,22% und eine Zahl von 3,5 Mio. Diabetikern in Deutschland. Da sich unsere Verordnungs-

Tabelle 51.2: Diabetesprävalenz und Diabetesbehandlung

Prävalenz und Therapie	Thefeld (1999)	Liebl et al. (2001)
Diabetesprävalenz		
Patienten	369	809
Typ 1		0,35%
Typ 2		4,24%
Gesamt	4,22%	4,59%
Zahl der Diabetiker in Deutschland	3.460 Tsd.	3.764 Tsd.
GKV-versicherte Diabetiker		
Typ 1		245 Tsd.
Typ 2		3.012 Tsd.
Gesamt	3.000 Tsd.	3.257 Tsd.
Diabetestherapie		
Diätbehandlung, Typ 2	465 Tsd. (15,5%)	572 Tsd. (19%)
Orale Antidiabetika, Typ 2	1.335 Tsd. (44,5%)	1.596 Tsd. (53%)
Insulin	738 Tsd. (24,6%)	1.088 Tsd.
Medikamentöse Therapie	2.073 Tsd. (69,1%)	2.684 Tsd. (81%)

51

daten auf die GKV-Versicherten (70,95 Mio.) beziehen, wurde mit den
genannten Prävalenzdaten zusätzlich die Zahl der GKV-versicherten
Diabetiker mit 3,0 Mio. berechnet. Von dieser Gesamtzahl wurden
15,5% der Patienten mit Diät, 44,5% mit oralen Antidiabetika und
24,6% mit Insulin behandelt (Thefeld 1999). Für 15,7% der Diabetespatienten wurde keine Behandlung angegeben. Insgesamt erhielten
nach diesen Daten 2,1 Mio. Diabetiker eine medikamentöse Therapie
(Tabelle 51.2).

In der zweiten Studie wurden retrospektiv medizinische und demographische Daten aus Krankenakten von 809 Patienten durch Interviews mit 135 Ärzten erhoben und auf die Gesamtpopulation von Typ-
2-Diabetikern in Deutschland hochgerechnet (Liebl et al. 2001). Für
die Prävalenz des Typ-2-Diabetes wurden die Angaben des statistischen Bundesamtes mit 4,24% im Jahr 1998 zugrunde gelegt. Nicht
einbezogen wurden in dieser Studie die Patienten mit Typ-1-Diabetes,
für die in Mitteleuropa von einer Prävalenz von 0,3–0,4% ausgegangen
wird (Landgraf und Scriba 1998). Wenn man diese Prävalenzdaten
zusammenfaßt, errechnet sich für beide Diabetestypen eine Gesamt-
prävalenz von 4,59%, die einer Zahl von 3,8 Mio. Diabetikern in
Deutschland und 3,3 Mio. GKV-versicherten Diabetikern entspricht
(Tabelle 51.2). Die Behandlung der Typ-2-Diabetiker in dieser Studie
erfolgte zu 19% mit Diät, 53% mit oralen Antidiabetika und 28% mit

Insulin. Um die Gesamtverordnungen von Insulin für GKV-Versicherte berechnen zu können, werden zusätzlich auch noch 245.000 Typ-1-Diabetiker berücksichtigt, die definitionsgemäß alle insulinpflichtig sind und deshalb zusätzlich bei der Zahl der Insulin-behandelten Diabetiker aufgeführt werden. Daraus ergibt sich eine Gesamtzahl von 2,7 Mio. medikamentös behandelten Diabetikern in der gesetzlichen Krankenversicherung. Diese Zahl liegt um ca. 600.000 Patienten höher als die Daten aus der Studie von Thefeld (1999). Hauptgrund für diesen Unterschied dürfte sein, daß in der Thefeld-Studie ein Teil der Diabetespatienten keine Behandlung (15,7%) angaben, was einer Zahl von ca. 500.000 Patienten entspricht. Wieviele dieser nicht behandelten Diabetiker zusätzlich eine medikamentöse Therapie mit oralen Antidiabetika oder sogar mit Insulin benötigen, ist den Daten der Thefeld-Studie nicht zu entnehmen. Aus diesem Grunde werden für die Beurteilung der Qualität der Antidiabetikatherapie die Prävalenzdaten von Liebl et al. (2001) zugrunde gelegt.

Mit der Zahl von 1.345 Mio. DDD könnten in Deutschland rein rechnerisch 3,7 Mio. Patienten behandelt werden (Tabelle 51.3), wenn die hier zugrunde gelegten WHO-DDD den tatsächlich verschriebenen Tagesdosen entsprechen und wenn jeder Diabetiker nur mit einer Monotherapie behandelt würde. In beiden Punkten ergeben sich aufgrund der Besonderheiten der Antidiabetikatherapie Korrekturen, wenn die Dosierungen aus klinischen Studien berücksichtigt werden. Bei den zehn verordneten Antidiabetika entspricht die WHO-DDD bis auf eine Ausnahme auch den in kontrollierten Studien erhobenen durchschnittlichen Tagesdosen, die hier als Studien-DDD bezeichnet werden (Tabelle 51.3). Lediglich bei Glimepirid liegen die in zwei klinischen Studien eingesetzten mittleren Tagesdosen mit 5 mg deutlich höher als die WHO-DDD von 2 mg (Draeger et al. 1996, Marbury et al. 1999). Unter Berücksichtigung der Studien-DDD sind von Glimepirid tatsächlich nur 95,2 Mio. DDD verordnet worden, so daß sich damit eine DDD-Korrektur von 142,8 Mio. DDD entsprechend einer Zahl von 391.000 Patienten ergibt. Weiterhin ist zu berücksichtigen, daß die Hälfte der mit Insulin behandelten Typ-2-Diabetiker zusätzlich mit oralen Antidiabetika behandelt wird. Nach den Prävalenzdaten von Liebl et al. (2001) sind 77% der Insulin-behandelten Diabetiker Typ-2-Diabetiker, von denen wiederum die Hälfte (38,5%) eine Kombinationstherapie mit oralen Antidiabetika erhält. Aus diesem Grunde müssen von den 539 Mio. DDD für Insulinverordnungen 208 Mio. DDD und entsprechend 570.000 Patienten abgezogen werden. Nach

Tabelle 51.3: Verordnung von Antidiabetika bei Diabetikern

Antidiabetika	WHO-DDD mg	Studien-DDD mg	DDD in Mio.	Patienten in Tsd.
Glibenclamid	10	10 (a, b)	258,0	707
Glimepirid	2	5 (a, c)	238,0	652
Repaglinid	6	6 (b)	12,3	34
Nateglinid		120 (d)	2,1	6
Metformin	2000	2000 (e)	230,0	630
Rosiglitazon	6	4–8 (f)	10,7	29
Pioglitazon	30	30 (g)	6,7	18
Acarbose	300	300 (h)	41,7	114
Miglitol	300	300 (i)	6,6	18
Insuline	40 I.E.	36 I.E. (j)	539,0	1.477
Zwischensumme			**1.345,1**	**3.685**
DDD-Korrektur				
Nateglinid (Komb.)			–2,1	–6
Rosiglitazon (Komb.)			–10,7	–29
Pioglitazon (Komb.)			–6,7	–18
Glimepirid (5 mg)			–142,8	–391
Insulintherapie (50% Kombination mit oralen Antidiabetika bei Typ-2-Diabetikern)			–208,0	–570
Summe			**974,8**	**2.671**

(a) Draeger et al. (1996), (b) Marbury et al. (1999), (c) Schade et al. (1998), (d) Horton et al. (2000), (e) Garber et al. (1997), (f) Fonseca et al. (2000), (g) Einhorn et al. (2000), (h) Holman et al. (1999), (i) Johnston et al. (1998), (j) UKPDS Group (1998)

Berücksichtigung der DDD-Korrekturen für die Antidiabetika, die ausschließlich als Kombinationstherapeutika zugelassen sind (Nateglinid, Rosiglitazon, Pioglitazon), der DDD-Korrektur für Glimepirid und der Insulinkombinationstherapie bei Typ-2-Diabetikern ergibt sich ein korrigierter DDD-Wert von 975 Mio. DDD, die ausreichend für eine Behandlung von 2,7 Mio. Patienten sind (Tabelle 51.3). Dabei ist berücksichtigt worden, daß in der Gruppe der Typ-2-Diabetiker insgesamt 623.000 Patienten eine Kombinationstherapie aus Insulin und oralen Antidiabetika oder aus zwei oralen Antidiabetika erhalten. Das korrigierte DDD-Volumen, das die praktischen Belange der medikamentösen Diabetestherapie vor allem bezüglich der Kombinationstherapie berücksichtigt, entspricht damit genau der Zahl von Diabetespatienten, die nach aktuellen deutschen Prävalenzdaten eine antidiabetische Arzneitherapie benötigen (Tabelle 51.2). Besonders auffällig ist die große Zahl der Insulinverordnungen, nach denen bereits 41% aller Typ-2-Diabetiker täglich mit Insulin behandelt werden. Damit liegt der Anteil der mit Insulin behandelten Typ-2-Diabetiker im gesamten Bundesgebiet inzwischen fast 50% höher als in der Stichprobe der CODE-2-Studie des Jahres 1998 (Liebl. et al. 2001). Nach diesen Daten besteht kein Zweifel, daß in Deutschland eine bundesweite Vollversorgung der Diabetespatienten mit Antidiabetika gewährleistet ist. Der hohe Anteil der Insulinbehandlung ist ein weiteres Indiz dafür, daß die Qualitätsanforderungen für eine moderne medikamentöse Diabetestherapie im Prinzip erfüllt sind.

Darüber hinaus gibt es verschiedene Hinweise, daß in Zukunft nichtmedikamentöse Behandlungsverfahren noch stärker berücksichtigt werden sollten. Nach der CODE-2-Studie ist ein Anteil von 73% übergewichtiger Typ-2-Diabetiker mit einem Body-Mass-Index von über 25 auffällig hoch (Liebl et al. 2001). Kürzlich ist in zwei großen Studien gezeigt worden, daß die Entstehung des Typ-2-Diabetes allein durch nichtmedikamentöse Maßnahmen erheblich reduziert werden kann. In Finnland wurde das Diabetesrisiko bei 522 übergewichtigen Prädiabetikern in 3,2 Jahren allein durch Gewichtsreduktion, eingeschränkte Fettaufnahme, ballaststoffreiche Diät und körperliche Bewegung um 58% gesenkt (Tuomilehto et al. 2001). In einer amerikanischen Untersuchung wurde die Diabetesinzidenz bei 3234 nichtdiabetischen übergewichtigen Personen durch eine mindestens 7%ige Gewichtsabnahme und wöchentlich 150 Minuten körperliche Aktivität in 2,8 Jahren ebenfalls um 58% vermindert (Diabetes Prevention Program Research Group 2002). Metformin (31% Risikoreduktion) war deutlich weniger effektiv. Die Prävention des Typ-2-Diabetes mit nichtmedikamentösen Maßnahmen ist damit wesentlich erfolgreicher als die Arzneitherapie des Diabetes, die zwar gefährliche Komplikationen aufhält, aber eine Normalisierung der diabetischen Stoffwechsellage üblicherweise nicht erreicht.

Depression

Antidepressiva haben sich in den letzten zehn Jahren zur verordnungsstärksten Gruppe der Psychopharmaka entwickelt. Seit 1992 sind die Verordnungen der Antidepressiva von 250 Mio. definierten Tagesdosen kontinuierlich auf 475 Mio. im Jahr 2001 angestiegen (siehe Psychopharmaka, Kapitel 42, Abbildung 42.2). Das nunmehr erreichte DDD-Volumen reicht aus, um 1,3 Mio. Patienten zu behandeln. Weiterhin wurden 2001 Johanniskrautpräparate in einer Menge von 115 Mio. DDD (Tabelle 42.9) verordnet, mit der 0,4 Mio. Patienten täglich behandelt werden können. Nach einer neueren epidemiologischen Untersuchung in der primärärztlichen Versorgung beträgt die Prävalenz der schweren Depression 4,2% der erwachsenen Bevölkerung (15 bis 99 Jahre) in Deutschland (Wittchen et al. 2001). Bezogen auf die 70,95 Mio. GKV-Versicherten ergibt sich unter der Berücksichtigung der Altersstruktur eine Zahl von 2,5 Mio. Patienten, die für eine antidepressive Therapie in Frage kommen. Aus den Prävalenzdaten leitet sich ab, daß etwa die Hälfte der Patienten mit schwerer Depression täglich mit einem Antidepressivum behandelt wird. Rechnet man auch die Verordnungen der pflanzlichen Mittel hinzu, deren Wirksamkeit allerdings nicht überzeugend belegt ist, erhalten sogar 64% der depressiven Patienten eine Behandlung mit Antidepressiva. Die Depression ist allerdings eine Erkrankung, die schubförmig verläuft und im depressionsfreien Intervall keine regelmäßige Dauertherapie mit Antidepressiva erfordert. Die einzige Ausnahme ist die Depressionsprophylaxe mit Lithiumsalzen, die jedoch nur bei 5% der Patienten eingesetzt werden.

Nach Erkenntnissen der Weltgesundheitsorganisation wird allerdings der größere Teil depressiver Patienten immer noch nicht korrekt diagnostiziert und auch nicht adäquat behandelt. Damit besteht die Möglichkeit, daß das in den letzten zehn Jahren stark angestiegene Verordnungsvolumen von Antidepressiva immer noch nicht für die Versorgung aller depressiven Patienten ausreicht. Diese Problematik beschränkt sich jedoch nicht auf Deutschland und ist auch keine Folge von Budgetierung.

Epilepsie

Auch die Verordnungen der Antiepileptika haben in den letzten zehn Jahren deutlich zugenommen. Seit 1992 sind die verordneten Tagesdosen von 114 Mio. auf 186 Mio. im Jahr 2001 angestiegen (siehe Antiepileptika, Kapitel 12). Daraus errechnet sich eine Zahl von 510.000 Patienten, die täglich eine Dauertherapie mit Antiepileptika erhalten. Diese Zahl entspricht 0,7% der 70,95 Mio. GKV-Versicherten und stimmt ungefähr mit der Epilepsieprävalenz von 0,4–0,8% in der Bevölkerung überein (Hufnagel und Noachtar 1998). Neuere Antiepileptika haben einen steigenden, aber relativ geringen Anteil an den Gesamtverordnungen. Wesentlicher Grund ist die Tatsache, daß die neuen Wirkstoffe anders als die Standardantiepileptika Carbamazepin und Valproinsäure vor allem als Zusatztherapie und erst seit kurzem auch als Monotherapie verwendet werden.

Multiple Sklerose

Die Behandlungsmöglichkeiten der multiplen Sklerose sind durch die Einführung der immunmodulatorischen Therapie mit Betainterferonen vor sechs Jahren erheblich erweitert worden. Seit 1996 ist die Zahl der verordneten Tagesdosen von 1,0 auf 7,7 Mio. DDD angestiegen (Abbildung 51.1). Dieses Verordnungsvolumen reicht aus, um 21.000 Patienten mit multipler Sklerose zu behandeln. Die hier zugrundegelegte WHO-DDD beträgt für Interferon beta-1b 4 Mio. I.E. und entspricht der in klinischen Studien angewendeten Dosis von 8 Mio. I.E. subkutan jeden zweiten Tag (Paty et al. 1993). Die Gesamtkosten der Betainterferone beliefen sich 2001 auf 311 Mio. €.

Nach einer repräsentativen Erhebung bei 277 Ärzten gab es im Jahre 1997 in Deutschland 122.000 Patienten mit multipler Sklerose (Hein und Hopfenmüller 2000). Diese Gesamtzahl verteilte sich auf

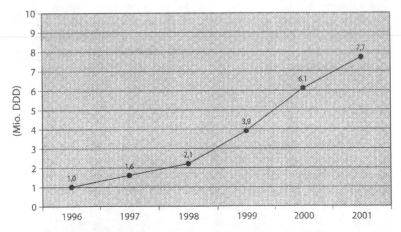

Abbildung 51.1: Verordnung von Betainterferonen von 1996 bis 2001. Angegeben sind die definierten Tagesdosen in Mio. DDD

43.000 Patienten (35%) mit schubförmig remittierendem Verlauf, 29.000 Patienten (24%) mit schubförmig progredientem Verlauf, 21.000 Patienten (17%) mit benignem Verlauf und 29.000 Patienten (24%) mit chronisch progredientem Verlauf. Betainterferone wurden zunächst zur Behandlung bei multipler Sklerose mit schubförmig remittierendem Verlauf zugelassen, seit 1999 auch für die sekundär progredienten Verlaufsformen. Werden die Prävalenzdaten der Studie von Hein und Hopfenmüller (2000) zugrundegelegt, dann kommen 72.000 Patienten entsprechend 62.000 GKV-Patienten für die Betainterferontherapie in Frage. Danach erhielten 2001 34% der GKV-Patienten mit den behandelbaren Verlaufsformen der multiplen Sklerose eine Betainterferonbehandlung. In den USA werden dagegen nur rund 20% und in Großbritannien sogar nur 2% der Multiple-Sklerose-Patienten mit Betainterferonen behandelt (Taylor 2001). Die durchschnittlichen Behandlungskosten liegen in Deutschland bei 15.000 € pro Patient und Jahr.

Unter Berücksichtigung einer 30%igen Senkung der Schubfrequenz wird bei der schubförmig verlaufenden multiplen Sklerose alle 2,5 Jahre ein Schub bei einem Patienten verhindert. Die Verhinderung eines Schubes verursacht also Arzneikosten von 37.500 €. Wesentlich höher sind die Betainterferonkosten für die Progressionsverzögerung der sekundär progredient verlaufenden multiplen Sklerose. Auch bei dieser Verlaufsform ist Betainterferon wirksam. In einer Studie an 718 Patienten über 36 Monate wurden in der Betainterferongruppe nur 67 von 360 Patienten (18,6%) rollstuhlpflichtig im Vergleich zu 102 von 358 Patienten (28,5%) in der Placebogruppe (Kappos et al. 2001). Bei Betainterferonkosten von 45.000 € für eine dreijährige Behandlung eines Patienten kostet die Verhinderung der Rollstuhlpflichtigkeit bei 35 Patienten 16,2 Mio. € und damit 463.000 € pro Patient. Bei der Bewertung der Betainterferone hat das National Institute for Clinical Excellence (2001) die Kosten pro Qualitäts-adjustiertes Lebensjahr (QALY) für das Zehnjahresmodell auf 190.000 bis 425.000 € geschätzt. Wegen dieser hohen Kosten und wegen des limitierten klinischen Nutzens wurden weder Betainterferone noch Glatirameracetat für die Behandlung der multiplen Sklerose im Nationalen Gesundheitsdienst (NHS) in England und Wales empfohlen (National Institute for Clinical Excellence 2001). Diese Empfehlung hat erhebliche Kontroversen hervorgerufen. Das Gesundheitsministerium hat vermutlich aus politischen Gründen Überlegungen angestellt, individuelle Behandlungsversuche mit Betainterferon bei Patienten zu bezahlen, wenn sich das

Medikament nach einiger Zeit als wirksam erweist (Mayor 2001). Die Betainterferone sind damit ein prägnantes Beispiel dafür, daß die Bezahlung sehr teurer innovativer Arzneimittel kein medizinisches Problem ist, sondern von der Finanzkraft nationaler Gesundheitssysteme abhängt.

Demenz

Aufgrund der steigenden Zahl älterer Menschen entwickelt sich die Demenz zu einem bedeutsamen Problem der Gesundheitsversorgung. Nach einer aktuellen epidemiologischen Analyse leiden in Deutschland 900.000 Patienten an dementiellen Erkrankungen, davon 650.000 an der Alzheimerschen Demenz (Bickel 2000). Im Gegensatz zu anderen Indikationsgebieten haben die Verordnungen von Antidementiva seit 1992 kontinuierlich abgenommen. Damals wurden noch 516 Mio. Tagesdosen von Antidementiva mit einem Umsatz von 467 Mio. € verordnet, mit denen täglich 1,4 Mio. Patienten behandelt werden konnten. Bis zum Jahr 2001 sind die Antidementiva-DDD um etwa 60% auf 209 Mio. zurückgegangen (siehe Antidementiva, Kapitel 9, Tabelle 9.2). Damit können aber immer noch 572.000 Patienten behandelt werden. Dieses DDD-Volumen wäre normalerweise ausreichend, um die 562.000 Alzheimerpatienten aus dem Bereich der GKV zu behandeln.

Bis auf wenige Ausnahmen gehören die in Deutschland verwendeten Antidementiva jedoch zur Gruppe der Arzneimittel ohne ausreichend belegte Wirksamkeit. Das dürfte auch der wesentliche Grund dafür sein, daß die Verordnungen seit Jahren rückläufig sind. Erst im Oktober 1997 und im Mai 1998 wurden die beiden häufig verordneten Vertreter der Acetylcholinesterasehemmstoffe (Donepezil, Rivastigmin) in Deutschland zur Behandlung der Alzheimerdemenz eingeführt. Sie wurden im Jahr 2000 erstmals in nennenswerten Mengen verordnet und nahmen 2001 weiter kräftig zu (siehe Antidementiva, Kapitel 9, Tabelle 9.2). Mit diesen neuen Wirkstoffen ist bei leichter bis mittelschwerer Alzheimerdemenz eine geringfügige symptomatische Besserung durch Studien belegt, wodurch das Fortschreiten der Krankheit um fünf Monate verzögert werden kann. In kleinerem Umfang liegen auch Belege für einen Glutamatantagonisten (Memantin) vor. Von diesen drei Substanzen sind im Jahr 2001 insgesamt 22,5 Mio. Tagesdosen verordnet worden, die für die Behandlung von 62.000 Patienten ausreichen.

Wenn man davon ausgeht, daß eine leichte bis mittelschwere Form der Demenz bei etwa der Hälfte der Alzheimerpatienten vorliegt, dann kämen 281.000 Patienten für diese neuen Therapeutika in Frage, so daß derzeit nur 22% der Alzheimerpatienten mit den neueren Antidementiva behandelt werden. Die übrigen 220.000 Patienten erhalten ältere Antidementiva ohne ausreichend belegte therapeutische Wirksamkeit. Die Verordnungskosten dieser Mittel betrugen 2001 immer noch 136 Mio. €. Hier liegt also vor allem eine Fehlversorgung vor. Die Umstellung der Therapie auf die neueren Antidementiva aus der Gruppe der Cholinesterasehemmer und NMDA-Antagonisten würde Mehrkosten von etwa 160 Mio. € erfordern. Nach aktuellen Therapieempfehlungen können die Acetylcholinesterasehemmer bei Patienten mit leichter bis mäßiger Alzheimerdemenz in Betracht gezogen werden (siehe Antidementiva, Kapitel 9). Wegen der insgesamt begrenzten Effekte in der Langzeitanwendung ist eine routinemäßige Anwendung bei schon länger behandelten Patienten nicht ableitbar. Nur bei der Neueinstellung der Therapie von Alzheimerpatienten ist eine kurzfristige Progressionsverzögerung (5 Monate) nach den bisherigen Studiendaten belegt.

Literatur

Ashburn M.A., Staats P.S. (1999): Management of chronic pain. Lancet 353: 1865–1869.

Bell J.R. (1997): Australian trends in opioid prescribing for chronic non-cancer pain, 1986–1996. Med. J. Aust. 167: 26–29.

Bellach B.M., Knopf H., Thefeld W. (1998): The German Health Survey. 1997/98. Gesundheitswesen 60 (Suppl. 2): S59–S68.

Bernabei R., Gambassi G., Lapane K., Landi F., Gatsonis C., Dunlop R. et al. for the SAGE Study Group (1998): Management of pain in elderly patients with cancer. JAMA 279: 1877–1882.

Bickel H. (2000): Dementia syndrome and Alzheimer disease: an assessment of morbidity and annual incidence in Germany. Gesundheitswesen 62: 211–218.

Bono A.V., Cuffari S. (1997): Effectiveness and tolerance of tramadol in cancer patients. A comparative study with respect to buprenorphine. Drugs 53 (Suppl. 2): 40–49.

Breivik H. (2001): Opioids in cancer and chronic non-cancer pain therapy – indications and controversies. Acta Anaesthesiol. Scand. 45: 1059–1066.

Caldwell J.R., Hale M.E., Boyd R.E., Hague J.M., Iwan T., Shi M., Lacouture P.G. (1999): Treatment of osteoarthritis pain with controlled release oxycodone or fixed combination oxycodone plus acetaminophen added to nonsteroidal anti-inflammatory drugs: a double blind, randomized, multicenter, placebo controlled trial. J. Rheumatol. 26: 862–869.

Collett B.-J. (2001): Chronic opioid therapy for non-cancer pain. Brit. J. Anaesth. 87: 133–143.

Cosentino M., Leoni O., Banfi F., Lecchini S., Frigo G. (2000): An approach for the estimation of drug prescribing using the defined daily dose methodology and drug dispensation data. Eur. J. Clin. Pharmacol. 56: 513–517.

Davis M.P., Walsh D. (2001): Methadone for relief of cancer pain: a review of pharmacokinetics, pharmacodynamics, drug interactions and protocols of administration. Support Care Cancer 9: 73–83.

Diabetes Prevention Program Research Group (2002): Reduction in the incidence of type 2 diabetes wit lifestyle intervention or metformin. N. Engl. J. Med. 346: 393–403.

Draeger K.E., Wernicke-Panten K., Lomp H.-J., Schüler E., Roßkamp R. (1996): Long-term treatment of type 2 diabetic patients with the new oral antidiabetic agent glimepiride (Amaryl®): a double-blind comparison with glibenclamide. Horm. Metab. Res. 28: 419–425.

Einhorn D., Rendell M., Rosenzweig J., Egan J.W., Mathisen A.L., Schneider R.L. for the Pioglitazone 027 Study Group (2000): Pioglitazone hydrochloride in combination with metformin in the treatment of type 2 diabetes mellitus: a randomized, placebo-controlled study. Clin. Ther. 22: 1395–1409.

Fonseca V., Rosenstock J., Patwardhan R., Salzman A. (2000): Effect of metformin and rosiglitazone combination therapy in patients with type 2 diabetes mellitus. JAMA 283: 1695–1702.

Garber A.J., Duncan T.G., Goodman A.M., Mills D.J., Rohlfs J.L. (1997): Efficacy of metformin in type II diabetes: results of a double-blind, placebo-controlled, dose-response trial. Am. J. Med. 103: 491–497.

Hagen N.A., Babul N. (1997): Comparative clinical efficacy and safety of a novel controlled-release oxycodone formulation and controlled-release hydromorphone in the treatment of cancer pain. Cancer 79: 1428–1437.

Heidemann E. (1999): Tumorpatienten in Deutschland: Was wissen wir über Schmerzprävalenzen? Schmerz 13: 249–252.

Hein T., Hopfenmüller W. (2000): Hochrechnung der Zahl an Multipler Sklerose erkrankten Patienten in Deutschland. Nervenarzt 71: 288–294.

Holman R.R., Turner R.C., Cull C.A. on behalf of the UKPDS Study Group (1999): A randomized double-blind trial of acarbose in type 2 diabetes shows improved glycemic control over 3 years (U.K. Prospective Diabetes Study 44). Diabetes Care 22: 960–964.

Horton E.S., Foley J., Clinkingbeard C., Mallows S., Gatlin M., Shen S. (2000): Nateglinide alone and in combination with metformin improves glycemic control by reducing mealtime glucose levels in type 2 diabetes. Diabetes Care 23: 1660–1665.

Hufnagel A., Noachtar S. (1998): Epilepsien und ihre medikamentöse Behandlung. In: Brandt T., Dichgans J., Diener H.C. (Hrsg.): Therapie und Verlauf neurologischer Erkrankungen. 3. Aufl., Kohlhammer, Stuttgart, Berlin, Köln, S. 179–203.

51

Johnston P.S., Krol A., Feig P.U., Davidson J.A., Coniff R.F., Haffner S.M. (1998): Long-term titrated-dose α-glucosidase inhibition in non-insulin requiring hispanic NIDDM patients. Diabetes Care 21: 409–415.

Kappos L., Polman C., Pozzilli C., Thompson A., Beckmann K., Dahlke F., and the European Study Group in Interferon β-1b in Secondary-Progressive MS (2001): Final analysis of the European multicenter trial on IFNβ-1b in secondary-progressive MS. Neurology 57: 1969–1975.

Landgraf R., Scriba P.C. (1998): Diabetes mellitus. In: ClassenM., Diehl V., Kochsiek K. (Hrsg.): Innere Medizin, 4. Aufl., Urban & Schwarzenberg, München, Wien, Baltimore, S. 895–924.

Liebl A., Neiß A., Spannheimer A., Reitberger U., Wagner T., Görtz A. (2001): Kosten des Typ-2-Diabetes in Deutschland. Ergebnisse der CODE-2®-Studie. Dtsch. Med. Wschr. 126: 585–589.

Marbury T., Huang W.-C., Strange P., Lebovitz H. (1999): Repaglinide versus glyburide: a one-year comparison trial. Diabetes Res. Clin. Pract. 43: 155–166.

Mayor S. (2001): Health department to fund interferon beta despite institute's ruling. Brit. Med. J. 323: 1087.

McQuay H.J., Tramer M., Nye B.A., Carroll D., Wiffen P.J., Moore R.A. (1996): A systematic review of antidepressants in neuropathic pain. Pain 68: 217–227.

Mercadante S., Casuccio A., Agnello A., Serretta R., Calderone L., Barresi L. (1998): Morphine versus methadone in the pain treatment of advanced-cancer patients followed up at home. J. Clin. Oncol. 16: 3656–3661.

Moulin D.E., Iezzi A., Amireh R., Sharpe W.K., Boyd D., Merskey H. (1996): Randomised trial of oral morphine for chronic non-cancer pain. Lancet 347: 143–147.

Muijsers R.B., Wagstaff A.J. (2001): Transdermal fentanyl: an updated review of its pharmacological properties and therapeutic efficacy in chronic cancer pain control. Drugs 61: 2289–2307.

Munzinger H., Horstkotte E., Hoffmann W. (2001): Opioidanalgetika in der Behandlung ambulanter Tumorpatienten 1993 und 1996. Schmerz 15: 26–32.

National Institute for Clinical Excellence (2001): Beta interferon and glatiramer acetate for the treatment of multiple sclerosis. nice.org.uk.

Paty D.W., Li D.K.B., the UBC MS/MRI Study Group, and the IFNB Multiple Sclerosis Study Group (1993): Interferon beta-1b is effective in relapsing-remitting multiple sclerosis. Neurology 43: 662–667.

Portenoy R.K., Lesage P. (1999): Management of cancer pain. Lancet 353: 1695–1700.

Sabatowski R., Arens E.R., Waap I., Radbruch L. (2001): Tumorschmerztherapie in Deutschland. Ergebnisse und Analysen einer Befragung von Ärzten. Schmerz 15: 241–247.

Scandinavian Simvastatin Survival Study Group (1994): Randomized trial of cholesterol lowering in 4444 patients with coronary heart disease. The Scandinavian Simvastatin Survival Study (4S). Lancet 344: 1383–1389.

Schade D.S., Jovanovic L., Schneider J. (1998): A placebo-controlled, randomized study of glimepiride in patients with type 2 diabetes mellitus for whom diet therapy is unsuccessful. J. Clin. Pharmacol. 38: 636–641.

Taylor D. (2001): Funding medicines for people with multiple sclerosis. Brit. Med. J. 323: 1379–1380.

51

Thefeld W. (1999): Prävalenz des Diabetes mellitus in der erwachsenen Bevölkerung Deutschlands. Gesundheitswesen 61 (Sonderheft 2): S85–S89.

Tuomilehto J., Lindström J., Eriksson J.G., Valle T.T., Hämäläinen H., Ilanne-Parikka P., for the Finnish Diabetes Prevention Study Group (2001): Prevention of type 2 diabetes mellitus by changes in lifestyle among subjects with impaired glucose tolerance. N. Engl. J. Med. 344: 1343–1350.

U.K. Prospective Diabetes Study (UKPDS) Group (1998): Intensive blood-glucose control with sulphonylureas or insulin compared with conventional treatment and risk of complications in patients with type 2 diabdtes (UKPDS 33). Lancet 352: 837–853.

Verband Forschender Arzneimittelhersteller (2000):Die Budgets provozieren Unterversorgung. Pressemitteilung Nr. 10/2000 vom 26.6.2000.

Warfield C.A. (1998): Controlled-release morphine tablets in patients with chronic cancer pain. Cancer 82: 2299–2306.

Watson C.P., Babul N. (1998): Efficacy of oxycodone in neuropathic pain: a randomized trial in postherpetic neuralgia. Neurology 50: 1837–1841.

WHO Collaborating Centre for Drug Statistics Methodology (2001): Guidelines for ATC classification and DDD assignment, 4th ed., Oslo, Norway.

Wiesner G., Grimm J., Bittner E. (1999): Zum Herzinfarktgeschehen in der Bundesrepublik Deutschland: Prävalenz, Inzidenz, Trend, Ost-West-Vergleich. Gesundheitswesen 61 (Sonderheft 2): S72–S78.

Wittchen H.U., Hofler M., Meister W. (2001): Prevalence and recognition of depressive syndromes in German primary care settings: poorly recognized and treated? Int. Clin. Psychopharmacol. 16: 121–135.

Zech D.F., Grond S., Lynch J., Hertel D., Lehmann K.A. (1995): Validation of World Health Organization Guidelines for cancer pain relief: a 10-year prospective study. Pain 63: 65–76.

Zenz M. (2001): Zu schön, um wahr zu sein. Arzneimittelverordnungs-Report bescheinigt Deutschland Vollversorgung beim Tumorschmerz. Schmerz 15: 409–410.

52. Der Arzneimittelmarkt in der Bundesrepublik Deutschland

KATRIN NINK und HELMUT SCHRÖDER

AUF EINEN BLICK

Die GKV-Arzneimittelumsätze haben 2001 mit 21,3 Mrd. € (+10,4%) ein neues Rekordniveau erreicht. Ausschlaggebend war eine abermals erhöhte Strukturkomponente von 10,4%, während die Preise (+1%) nur geringfügig angestiegen sind. Trotzdem liegen die Arzneimittelpreise in Deutschland im internationalen Vergleich, insbesondere auch die Distributionskosten, hoch. Die neuerdings gesetzlich vorgeschriebenen Zielvereinbarungen für die Verschreibung durch Ärzte zeigen nur eine marginale Marktwirkung in den Bereichen Generika, Reimporte und umstrittene Arzneimittel, während bei Analogpräparaten sogar deutliche Zuwächse eingetreten sind. Angesichts der Finanzierungsprobleme im deutschen Gesundheitssystem wird vorgeschlagen, vorhandene Wirtschaftlichkeitsreserven bei Generika, Analogpräparaten und umstrittenen Arzneimitteln auszuschöpfen sowie – unabhängig voneinander betrachtet – die Mehrwertsteuer auf Arzneimittel zu senken (Einsparpotential 1,6 Mrd. €), den Arzneimittelversandhandel zuzulassen (1,2 Mrd. €) sowie die patentgeschützten Arzneimittel in das Festbetragsverfahren einzubeziehen (1,1 Mrd. €).

In den vergangenen Jahren war der Arzneimittelmarkt durch eine Vielzahl von Steuerungsmaßnahmen und gesetzlichen Änderungen geprägt. Mit Beginn des Jahres 2001 wurde durch die Ankündigung des Gesundheitsministeriums, die mit dem Gesundheitsstrukturgesetz 1993 erstmals eingeführten Arzneimittelbudgets endgültig abzuschaffen, ein zentrales Steuerungsinstrument für die Arzneimittelausgaben der GKV faktisch außer Kraft gesetzt. Nachdem die GKV-Fertigarzneimittelumsätze bereits im vierten Quartal 2000 deutlich angezogen hatten, wurde 2001 mit einem Jahresumsatz von rund 21,3 Mrd. € ein neues Rekordniveau erreicht und der Vorjahreswert damit um 10,4% überschritten. Die im Nachgang zur angekündigten

Budgetablösung gemeinsam von den Spitzenverbänden der Krankenkassen und der Kassenärztlichen Bundesvereinigung geschaffene
Bundesempfehlung und die darauf aufbauenden Zielvereinbarungen
auf der Ebene der Kassenärztlichen Vereinigungen haben bisher keine
entscheidende Wirkung auf die Ausgabenentwicklung entfaltet.

Die Darstellung der Umsatzentwicklung nach Quartalen ermöglicht es, die Wirkung und die Wirkungsdauer verschiedener Maßnahmen und Einflüsse der letzten Jahre auf den Arzneimittelmarkt
nachzuzeichnen (Abbildung 52.1). Während das Gemeinsame Aktionsprogramm der Kassenärztlichen Bundesvereinigung, der Spitzenverbände der Gesetzlichen Krankenversicherung und des Bundesministeriums für Gesundheit im vierten Quartal 1999 noch einen
Umsatzrückgang von 2,6% gegenüber dem Vorjahresquartal be-
wirkte, lief das Aktionsprogramm der Kassenärztlichen Bundesvereinigung im Jahre 2000 allem Anschein nach ins Leere, da mit dem
Umsatzwert von 5,1 Mrd. € ein vorläufiger Höchstwert erreicht
wurde, der 8,8% über dem Wert des entsprechenden Quartals im Vorjahr lag. Die Umsatzentwicklung im Jahr 2001 zeigt nach der Ankündigung der Budgetablösung für alle Quartale starke Umsatzanstiege
gegenüber dem Vorjahr und erreicht mit 5,6 Mrd. € im vierten Quartal eine neue Höchstmarke.

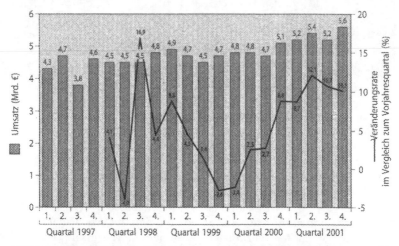

Abbildung 52.1: GKV-Fertigarzneimittelumsätze in den Quartalen von 1997 bis
2001

Während der Beratung des Arzneimittel*b*udget-*A*blösungsgesetzes (ABAG) mit den darin festgelegten Zielvereinbarungen wurde daher bereits ab Mitte 2001 über neue Kostendämpfungsmaßnahmen nachgedacht. Mit dem Arzneimittel*a*usgaben-*B*egrenzungsgesetz (AABG), das im Februar 2002 in Kraft getreten ist, soll den steigenden Arzneimittelausgaben mit einem Bündel verschiedener Maßnahmen entgegengewirkt werden. Die erreichbaren Einsparpotentiale lassen sich jedoch nur bei einem Teil der Maßnahmen konkret beziffern (Nink und Schröder 2001):

- Die Erhöhung des Apothekenrabatts in den Jahren 2002 und 2003 von 5 auf 6% führt zu jährlichen Einsparungen von rund 200 Mio. €.
- Das ursprünglich geplante Preismoratorium mit einer Preissenkung von 4% für verschreibungspflichtige Arzneimittel hätte zu einer jährlichen Umsatzminderung von circa 350 Mio. € geführt, die sich auf Apotheker, Großhändler, Hersteller und das Finanzamt (Mehrwertsteuer) entsprechend ihren Umsatzanteilen verteilt hätten. Der pharmazeutischen Industrie ist es jedoch gelungen, sich im Vorfeld des Gesetzes mit einer Einmalzahlung von knapp 205 Mio. € von dieser Regelung freizukaufen.

Damit erreichen die Einsparpotentiale dieser Maßnahmen rund 405 Mio. € für das Jahr 2002. Die möglichen Einspareffekte der weiteren Maßnahmen des AABG lassen sich hingegen nur begrenzt abschätzen. So ist die Wirkung der neuen Aut-idem-Regelung, mit der Apotheker zur Abgabe von Generika aus dem unteren Preisdrittel verpflichtet werden, abhängig von der Preisgestaltung der pharmazeutischen Industrie, dem Verhalten der Vertragsärzte und komplizierten Substitutionsvorschriften für die Apotheken. Nachdem die Spitzenverbände der Krankenkassen die Preislinien des unteren Preisdrittels für eine erste Tranche von circa 6.000 Arzneimitteln zum 1. Juli 2002 festgelegt haben, läßt sich eine erste Abschätzung vornehmen, die für dieses Teilsegment ein Einsparpotential von rund 90 Mio. € – bezogen auf das Verordnungsjahr 2001 – ergibt. Da dieser Teilmarkt circa ein Viertel des Generikamarktes umfaßt, kann davon ausgegangen werden, daß das Gesamteinsparpotential circa 360 Mio. € betragen wird. Voraussetzung hierfür ist allerdings, daß die verordnenden Ärzte nicht in größerem Umfang von der Möglichkeit Gebrauch machen, eine preiswerte Substitution durch Ankreuzen des Aut-Idem-Feldes zu unterbinden und daß die Preisgestaltung der pharmazeutischen Hersteller bei der nächsten Festsetzung des unteren Preisdrittels nicht zu einem Anstieg der Preislinie führt. Darüber hinaus kann nur ein Teil dieser Einsparungen im Jahr 2002 realisiert werden, da die Regelung durch die schrittweise Festlegung der Preislinien für einzelne Tranchen erst im Jahresverlauf 2002 ihre Wirkung entfalten kann.

Der Maßnahmenkatalog enthält des weiteren eine Stärkung der Rechte des Bundesausschusses, der damit in seinen Arzneimittel-Richtlinien explizit Hinweise zur Wirtschaftlichkeit der Verordnung von Analogpräparaten geben kann. Diese Maßnahme zielt grundsätzlich ebenso in die richtige Richtung wie die neue Regelung, daß bei Krankenhausentlassungen der Therapievorschlag der entlassenden Klinik die Wirkstoffbezeichnung bzw. gegebenenfalls einen preisgünstigeren Therapievorschlag enthalten soll. Die eventuellen Wirtschaftlichkeitspotentiale dieser beiden Maßnahmen lassen sich in keiner Weise abschätzen.

Entwicklung der Marktkomponenten

Der Anstieg des GKV-Arzneimittelumsatzes ist wie in den vergangenen Jahren überwiegend auf eine teurere Verordnungsweise zurückzuführen (Tabelle 52.1). So kostete die durchschnittliche Verordnung im Jahr 2001 28,76 € und damit 11,5% mehr als im Vorjahr und rund 78% mehr als im Jahr 1992. Bei einem gleichzeitigen Verordnungsrückgang von rund 30% während der vergangenen neun Jahre hat sich der Arzneimittelumsatz seit 1992 insgesamt um knapp 25% erhöht. Mit einem Verordnungsrückgang von lediglich 1% im Jahr 2001 gegenüber dem Vorjahr erscheint der langjährige Trend rückläufiger Verordnungszahlen jedoch gebremst (Abbildung 52.2). Dies wird noch deutlicher bei Betrachtung der durchschnittlichen Verordnungszahl pro Versicherter, die gegenüber dem Vorjahr konstant geblieben ist (vgl. Kapitel 53). Der Rückgang der Verordnungszahlen ist daher allein auf eine sinkende Versichertenzahl in der Gesetzlichen Krankenversicherung gegenüber dem Vorjahr zurückzuführen. Dies bedeutet jedoch, daß sich der steigende Wert je Verordnung fast vollständig auf den Umsatz auswirkt. Ausschlaggebend für die deutliche Steigerung des durchschnittlichen Verordnungswertes ist eine ausgeprägte Strukturkomponente von 10,4%, die damit allein für eine Umsatzsteigerung von rund 2 Mrd. € steht, während die Preise mit einer Steigerung von 1% im Jahr

Tabelle 52.1: Umsatz-, Mengen und Strukturentwicklung im GKV-Fertigarzneimittelmarkt 1992 bis 2001

Jahr	Wert je Verordnung €	Änd.(%)	Verordnungen Mio.	Änd. (%)	Umsatz Mio. €	Änd. (%)	Struktur- kompo- nente Änd. (%)
1992	16,12		1064		17.138		
1993	15,98	-0,9	944	-11,2	15.085	-12,0	2,7
1994	17,24	7,9	915	-3,1	15.781	4,6	9,0
1995	17,38	0,8	973	6,3	16.909	7,1	0,7
1996	18,86	8,6	939	-3,5	17.720	4,8	8,7
1997	20,91	10,8	834	-11,3	17.425	-1,7	11,3
1998	22,65	8,3	807	-3,2	18.265	4,8	8,1
1999	24,03	6,1	783	-3	18.802	2,9	5,6
2000	25,80	7,4	749	-4,3	19.333	2,8	6,7
2001	28,76	11,5	742	-1,0	21.343	10,4	10,4

2001 nur in geringem Umfang zu der Umsatzsteigerung beitragen. Bei einer differenzierten Betrachtung der Strukturkomponente zeigt sich, daß diese vor allem durch eine Verordnung anderer und teurerer Medikamente angewachsen ist, während die Verordnung anderer Stärken oder Packungsgrößen des gleichen Medikaments nur in geringem Umfang zur Höhe der Strukturkomponente beigetragen hat.

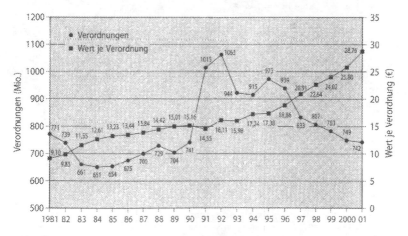

Abbildung 52.2: Entwicklung von Verordnungen und Wert je Verordnung von 1981 bis 2001 (ab 1991 mit den neuen Bundesländern)

Arzneimittelpreise

Die Preise für Arzneimittel im deutschen Arzneimittelmarkt sind seit 1989 weitestgehend stabil geblieben. Nach der deutlichen Preissenkung durch das Preismoratorium der Jahre 1993 und 1994 hat das Niveau im Jahr 2000 erstmals wieder das Niveau von 1989 erreicht und im Verlauf des Jahres 2001 überschritten. Verantwortlich für die langjährige Preisstabilität ist sicherlich das Festbetragssystem, das dazu beigetragen hat, daß der Preisindex seit Januar 1989 (100%) bis Ende 2001 mit einem Wert von 101% nur geringfügig angestiegen ist (Abbildung 52.3). Diesem stabilen Verlauf der Arzneimittelpreise auf dem Gesamtmarkt stehen gegenläufige Entwicklungen im Festbetrags- und Nichtfestbetragsmarkt gegenüber. Im Festbetragsmarkt liegt das Preisniveau 2001 um knapp 30% unter und im Nichtfestbetragsmarkt rund 25% über den Preisen vom Januar 1989. Man erkennt deutlich, daß sich mit der sukzessiven Definition weiterer Festbetragsgruppen stufenweise Preisanpassungen nach unten im Markt durchgesetzt haben. Den stärksten Preisknick gab es im September 1989, als die umsatzstärksten ersten zehn Festbetragsgruppen definiert wurden. Auch zum Januar und Juli 1990 sind noch deutliche Preisrückgänge eingetreten.

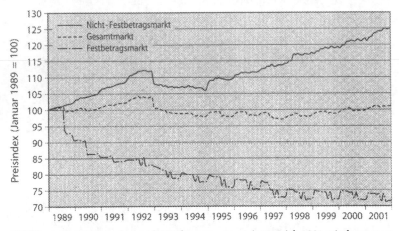

Abbildung 52.3: Preisindex nach Marktsegmenten seit 1989 (ab 1991 mit den neuen Bundesländern). Zur Jahresmitte werden jeweils aktuelle Warenkörbe der Preisindexberechnung zugrunde gelegt. Durch neue Festbetragsgruppen und Preisanpassungen einzelner Festbetragsgruppen kann es zu Preisniveausprüngen kommen

Naturgemäß werden solche Effekte jedoch immer kleiner, da zusätzliche neue Festbetragsgruppen immer geringere Marktanteile umfassen und seit 1998 kartellrechtliche Auseinandersetzungen neue Festbetragsfestsetzungen verhindert hatten. Durch die Initiierung eines Preiswettbewerbs im Festbetragssegment haben sich die Festbeträge für den Gesamtmarkt als preisstabilisierend erwiesen. Im Vergleich mit den Preissteigerungen der Jahre vor 1989 wird deutlich, daß erst die marktgerechte Begrenzung der Preisentwicklung durch das Instrument der Festbeträge, die im Rahmen des Gesundheitsreformgesetzes (GRG) eingeführt wurden, in den vergangenen zwölf Jahren eine Preissteigerung im Gesamtmarkt verhindert hat. Im Jahr 2001 umfaßt dieses Marktsegment nur noch 61,4% der Verordnungen und 36,8% des Umsatzes. Zum Jahresbeginn 2002 hat nun erstmals das Bundesministerium für Gesundheit die Festbeträge per Rechtsverordnung angepaßt, was bereits im Januar 2002 zu deutlichen Preissenkungen im Festbetragssegment geführt hat. Insgesamt soll die lange überfällige Anpassung der Festbeträge ein jährliches Einsparvolumen von circa 280 Mio. € umfassen. Die preisstabilisierende Wirkung der Festbeträge ist daher zunächst kurzfristig gesichert. Entscheidend wird sein, wie das deutsche Bundesverfassungsgericht zur Frage der Legitimation der Selbstverwaltung und der Europäische Gerichtshof zur Frage der Unternehmereigenschaft von Krankenkassenverbänden urteilen werden. Ohne gesetzliche Neuregelung würde das bisher praktizierte Festbetragsverfahren im Jahre 2004 automatisch wieder aufleben. Die Wirksamkeit des Festbetragssystems könnte darüber hinaus gesteigert werden, wenn die Möglichkeit bestünde, Festbeträge der Stufen 2 und 3 auch für patentgeschützte Arzneimittel, die weder eine neuartige Wirkungsweise noch einen therapeutischen Zusatznutzen besitzen (Me-too-Arzneimittel), festzulegen. Seit 1996 sind diese Arzneimittel von der Festbetragsregelung ausgenommen und damit mit innovativen patentgeschützen Arzneimitteln gleichgestellt. Bei Abschaffung dieser Sonderregelung stünden diese Me-too-Arzneimittel im Rahmen der Festbeträge in einem Preiswettbewerb mit generischen Präparaten der ursprünglich innovativen Substanz, was zu erheblichen Einsparungen führen würde (vgl. Tabelle 52.5).

Arzneimitteldistribution

Im europäischen Vergleich liegen die Arzneimittelpreise in Deutschland nach wie vor auf hohem Niveau. So liegt Deutschland auf Rang 4 hinter Schweden, der Schweiz und Dänemark (Clement und Kolb 2000). Preisunterschiede zwischen den Mitgliedsländern der Europäischen Union spielen in der Diskussion um die Abgabe von preiswerten Reimportpräparaten in deutschen Apotheken bereits seit einigen Jahren eine nicht unwesentliche Rolle. Daß eine gesetzliche Verpflichtung zur Abgabe preiswerter Reimporte mit Beginn des Jahres 2000 – wie bereits bis Ende 1996 im Gesetz vorgeschrieben – überhaupt nötig war, zeigt, wie schwer sich die Akteure im deutschen Arzneimittelmarkt tun, diese Preisvorteile auch für das deutsche System zu nutzen.

Auch die Distributionskosten sind in Deutschland im Vergleich zu anderen europäischen Ländern hoch. Deutschland hat in einem 1998 durchgeführten Preisvergleich nach der Schweiz den höchsten Großhandels- sowie Apothekenzuschlag je Packung (Clement und Kolb 2000). Der GKV-Fertigarzneimittelumsatz resultiert aus dem Herstellerabgabepreis (53,0%), der Großhandelsspanne (8,1%), der Apothekenspanne (20,8%), dem Kassenrabatt (4,3%) und der Mehrwertsteuer (13,8%) (Abbildung 52.4).

52

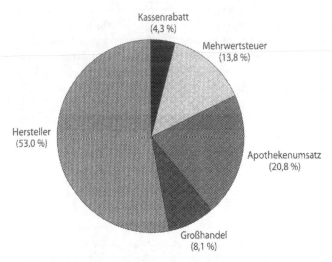

Abbildung 52.4: Die Aufteilung des GKV-Fertigarzneimittelumsatzes 2001

Die Mehrwertsteuer für Arzneimittel erbrachte 2001 Einnahmen von 2,9 Mrd. €. Die Diskussionen um eine Reduzierung des Mehrwertsteuersatzes gewinnen insbesondere vor dem europäischen Hintergrund an Gewicht. Ein Vergleich der Umsatzsteuern von fünfzehn Mitgliedstaaten der Europäischen Union zeigt, daß Deutschland nach Luxemburg (15%) zusammen mit Spanien den zweitniedrigsten Umsatzsteuersatz im Gesamtmarkt erhebt (Bauer 2001, Rosian et al. 2001). Im Arzneimittelmarkt erhebt Deutschland hingegen nach Dänemark (25%) und Österreich (20%) die dritthöchsten Umsatzsteuern. Dabei sind beispielsweise die Arzneimittel zu Lasten des staatlichen britischen Gesundheitsdienstes oder verschreibungspflichtige Arzneimittel in Schweden umsatzsteuerfrei. Frankreich erhebt 2,1% auf erstattungsfähige und 5,5% auf nicht erstattungsfähige Arzneimittel. Ein vielfach diskutierter Vorschlag ist ein verminderter Steuersatz von 7%. Dieser würde Deutschland im europäischen Vergleich in die Nähe von Ländern wie Spanien (4%), Portugal (5%), Niederlande und Belgien (jeweils 6%) oder Griechenland und Finnland (jeweils 8%) rücken. Mit diesem Steuersatz wären im Jahre 2001 anstatt der 2,9 Mrd. € nur 1,3 Mrd. € als Steueranteil angefallen. Eine solche Umsatzsteuerreduktion für Arzneimittel würde die Arzneimittelausgaben der Solidargemeinschaft um 1,6 Mrd. € (entspricht 7,8% des Gesamtumsatzes) vermindern, aber auch die Steuereinnahmen im Nicht-GKV-Bereich entsprechend reduzieren.

Darüber hinaus zeigt ein europäischer Vergleich der Herstellerabgabepreise auf Pharmazentralnummernebene in 15 Ländern, daß erhebliche Unterschiede beim Herstellerabgabepreis vorhanden sind (Auskunft nach Pharma-Preisinformation des Österreichischen Bundesinstituts für Gesundheitswesen: Preisstand Juni 2002). Bei den zehn umsatzstärksten Arzneimitteln des Jahres 2001 mit knapp 1 Mrd. € Umsatz liegen die Preise in Deutschland zumeist im oberen Drittel. In anderen europäischen Ländern liegen die Herstellerabgabepreise bis zu 50% unter denen in Deutschland, z. B. Proleukin mit einem Herstellerabgabepreis pro Injektion von 255,28 € in Deutschland und 125,44 € in Griechenland. Die in einem Gutachten im Auftrag des Verbands Forschender Arzneimittelhersteller vorgeschlagenen Einkaufsmodelle (Zweifel und Breuer 2002) würden konsequenterweise auch bedeuten, daß europäische Preisunterschiede im Arzneimittelbereich von Versicherten und ihren Krankenkassen genutzt würden.

Arzneimittelversand

Der Versand von Arzneimitteln ist nach dem deutschen Arzneimittelrecht abgesehen von Ausnahmefällen momentan verboten. Andererseits wird nach Europarecht der freie Warenverkehr innerhalb der Europäischen Union garantiert. Nach der Einschätzung vieler Experten, aber auch eines Krankenkassen-Landesverbandes, der von Mitte März 2002 an erstmalig in Deutschland einen Arzneimittelliefevertrag mit einer Versandhandelsapotheke abgeschlossen hatte, gilt auch für Arzneimittel der Grundsatz des freien Warenverkehrs. Auch wenn zwischenzeitlich das bayrische Sozialministerium als zuständige Aufsichtsbehörde diese Vereinbarung beanstandet hat, muß abgewartet werden, wie die juristische Entscheidung ausfallen wird.

52

Das Versandhandelsverbot wird gesundheitspolitisch damit gerechtfertigt, daß Sicherheit, Qualität und flächendeckende Versorgung im Arzneimittelmarkt Tag und Nacht gewährleistet sein muß. „Was dem Schutz des Patienten dienen soll, hat sich jedoch mit der Zeit zumindest teilweise zu einer paternalistischen Bevormundung entwickelt, die im Widerspruch zu dem ansonsten viel bemühten Leitbild des mündigen und aufgeklärten Bürgers steht" (Cassel 2002).

Angesichts hoher Distributionskosten in Deutschland wird diskutiert, wie vor dem Hintergrund europarechtlicher Entscheidungen und der Finanzierungsprobleme der gesetzlichen Krankenversicherung eine Änderung der restriktiven Regelungen der Vertriebswege in Deutschland unter Wahrung der Arzneimittelsicherheit herbeigeführt werden kann. Der Versandhandel mit Arzneimitteln böte dann eine Möglichkeit, Preisvorteile in anderen Ländern zu nutzen. Im Jahr 2000 hatten die Aktivitäten sogenannter „Internet-Apotheken" in Mitgliedsländern der europäischen Union dem Thema eine neue Dynamik gegeben. Während bis dahin die Akteure im Gesundheitssystem einstimmig vor dem Bezug von Arzneimitteln aus dem Internet gewarnt hatten – zu groß erschienen die Risiken und der Verbraucherschutz gefährdet –, war ab 2000 ein Stimmungsumschwung zu beobachten. Die deutsche Apothekerschaft, die derzeit ein Monopol auf die Abgabe von Arzneimitteln in der ambulanten Versorgung hat, lehnt den Versandhandel grundsätzlich mit den Argumenten der Gefährdung der Arzneimittelsicherheit sowie der flächendeckenden Arzneimittelversorgung ab. Andere Marktpartner, die sich für die Nutzung dieses Vertriebsweges stark machen, versprechen sich erhebliche Einsparpotentiale von einer Liberalisierung der Vertriebswege. So hatten zwischenzeitlich einzelne

Kassen ihre Versicherten auf die Möglichkeit des Bezugs von Arzneimitteln per Versandhandel aufmerksam gemacht und Kostenübernahme signalisiert. Diesem Vorgehen wurde von Seiten der Aufsichtsbehörden ebenso ein Riegel vorgeschoben, wie dem Vertragsabschluss zwischen dem BKK-Landesverband Bayern und einem niederländischen Versandhändler.

Andere europäische Länder wie beispielsweise die Niederlande, die Schweiz oder Großbritannien kennen ein solches Verbot nicht. Die Frage, ob Arzneimittel aus Ländern der europäischen Union, in denen der Versand rechtlich zulässig ist, auch nach Deutschland versendet werden dürfen, wird von deutschen Gerichten unterschiedlich bewertet. Hier ist eine politische Entscheidung vonnöten, die durch entsprechende Gesetze den freien Warenverkehr in Europa auch für Arzneimittel ermöglichen könnte.

52

Ungeachtet der juristischen Diskussion bietet der Bezug von preisgünstigen Arzneimitteln aus Versandapotheken erhebliche Einsparpotentiale für die Gesetzliche Krankenversicherung. Ersetzt man bei den GKV-Fertigarzneimittelverordnungen des Jahres 2001 die deutschen Arzneimittelpreise durch die Preise des niederländischen Versandhändlers Doc Morris, lassen sich potentielle Einsparungen von rund 1,2 Mrd. € berechnen (Tabelle 52.2). Darüber hinaus ist nach Aussage der Internet-Apotheke eine Rezeptzuzahlung in den Niederlanden unüblich und wird daher von der Apotheke nicht erhoben. Dieser Bezugsweg wird damit nicht nur für die Gesetzliche Krankenversicherung preiswerter, sondern auch für die Patienten. Hatte einstmals der Vorwurf der sogenannten „Rosinenpickerei" mit einer kleinen überschaubaren Sortimentsliste der Versandapotheke Anfang 2001 noch gegolten, kann zwischenzeitlich mit mehr als 33.000 verschiedenen Fertigarzneimitteln nahezu von einem Vollsortiment ausgegangen werden. Das Sortiment des Versandhändlers deckt damit 95,2% der Verordnungen (2000: 8,3%) und 93,3% des Umsatzes (2000: 28,4%) der verordneten Arzneimittel des Jahres 2001 ab. Damit kann trotz erheblicher Einsparpotentiale eine umfassende Arzneimittelversorgung der Bevölkerung gewährleistet werden. Auch das Gegenargument, es handele sich hierbei um eine „Milchmädchenrechnung", da der Versandhändler nur deswegen günstigere Preise anbieten könne, weil in seinem Land ein niedrigerer Mehrwertsteuersatz für Arzneimittel gilt, ist ungerechtfertigt. Innerhalb der Europäischen Union gilt für die Mehrwertsteuer das Bestimmungsland-Prinzip, wonach die Umsatzsteuer dort anfällt, wo die Ware verbraucht wird (Prang und Händeler 2002).

Tabelle 52.2: Versandapothekenfähiger Markt (Preis- und Produktstand März 2002)

Präparat	Versandapothekenfähiger Markt Umsatz Mio. €	Verordnungen Mio.	Einsparpotential in Mio. €
Sortis	432,3	3,8	42,6
Zocor	190,0	1,5	19,8
Erypo	175,7	0,4	17,0
Sandimmun	142,8	0,4	16,2
Plavix	108,9	0,7	12,9
Insulin Actraphane HM	154,6	1,7	12,9
Zyprexa	114,7	0,6	12,3
Viani	135,0	1,6	12,0
Insuman Comb	146,6	1,7	11,4
Iscover	95,2	0,6	11,3
Pantozol	134,7	1,8	10,7
Nebilet	78,3	1,1	10,3
Risperdal	94,3	0,8	9,8
Neorecormon	100,4	0,2	9,8
Humalog	93,3	0,8	9,5
Pravasin	91,8	0,8	9,4
Antra	87,6	0,8	8,5
Uroxatral	20,5	0,3	7,1
Zoladex	66,3	0,1	6,9
Summe hier	2.463,2	19,7	250,2
Anteil am versand- apothekenfähigen Markt	12,4%	2,8%	20,4%
Versandapothekenfähiger Markt	19.916,4	706,1	1.224,0
Anteil am Gesammarkt	93,3%	95,2%	5,7%

Die ambulante Arzneimittelversorgung durch Apotheken in Deutschland wird wirtschaftlich über eine Art Mischfinanzierung gedeckt. So muß der Erlös des Apothekers im Rahmen der Abgabe von Arzneimitteln auch möglicherweise defizitäre Tätigkeiten wie beispielsweise den Apotheken-Notdienst decken. Wenn bestimmte umsatzstarke Arzneimittel zukünftig überwiegend aus Versandapotheken bezogen werden, wird dies Auswirkungen auf die deutsche Apothekenlandschaft haben. Vor diesem Hintergrund muß losgelöst von standespolitischen Interessen und unter Berücksichtigung der Versorgungsqualität, aber auch von Effizienzaspekten diskutiert werden, welche Versorgungsaufgaben die verschiedenen Akteure zukünftig übernehmen sollen und wie sie dafür honoriert werden. So muß beispielsweise die Frage gestellt werden, ob und in welchem Umfang die Versandhändler am Apothekennotdienst teilnehmen, ob die Versorgung im Notdienst möglicherweise durch ein Dispensierrecht für Ärzte sichergestellt werden kann oder ob Apotheken zukünftig für die Bereitstellung des Notdienstes anders honoriert werden. Möglicherweise ist auch die Arzneimittelversorgung durch Apothekenketten ohne Qualitätseinbußen preiswerter. In diesem Zusammenhang ist das System der Arzneimittelpreisverordnung und die alleinige Honorierung der Leistung des Apothekers über den Verkauf von Arzneimitteln zu hinterfragen (vgl. auch Sachverständigenrat 2001a). Alternative Honorierungsmöglichkeiten sollten durchdacht werden. Die Schweizer Apothekerschaft hatte beispielsweise bereits vor geraumer Zeit diskutiert, auf betriebswirtschaftlichen Prinzipien ein an den Leistungen des Apothekers orientiertes Honorarsystem aufzubauen (Schweizerischer Apothekenverein 1998). Seit Juli 2001 wurde die leistungsorientierte Abgeltung (LOA) für Schweizer Apotheker eingeführt, wobei die pharmazeutischen Dienstleistungen des Apothekers unabhängig vom Preis abgegolten und somit die bisherigen Preis- und Mengenanreize korrigiert wurden. Darüber hinaus werden wirtschaftliches Verhalten wie die aktive Empfehlung von kostengünstigeren Generika und die Beratungsqualität zusätzlich belohnt.

Auch das deutsche Apothekensystem muß zukünftig im Vergleich zu anderen, preiswerteren Handelswegen bestehen können. Es darf angesichts zunehmender Finanzierungsprobleme in der Gesetzlichen Krankenversicherung keine standespolitischen Tabuthemen geben. Müßten Versandapotheken verpflichtend sicherstellen, daß eine kurzfristig erreichbare Beratung – per Telefon oder email – zur Verfügung steht, stellte sich die Frage, wieviel Geld Patienten und Krankenkassen für die Möglichkeit einer persönlichen Beratung vor Ort im Rahmen eines teureren Vertriebsweges ausgeben möchten und ob der direkte persönliche Kontakt diese Mehrkosten rechtfertigt. Auch in der Apotheke vor Ort wird längst nicht jedes Arzneimittel direkt an den Patienten abgegeben. So schätzen befragte Apotheker, daß mehr als 20% der Kunden ihre Verordnung nicht selbst, sondern mittels einer dritten Person einlösen (Pfaff und Neldner 2001). Korrespondierend hierzu wird der Heimlieferservice durch Apotheken von mehr als der Hälfte der über-60-jährigen Versicherten als wichtiges Dienstleistungsangebot eingeschätzt. Dieser Service wird auch von mehr als 40% der befragten Apotheken regelmäßig angeboten und verstößt – am Rande bemerkt – in diesem Umfang ebenfalls gegen das Versandhandelsverbot. So sind akut kranke oder immobile Patienten häufig auf die Hilfe Dritter angewiesen, die den Weg in die Apotheke übernehmen und eventuelle Informationen des Apothekers übermitteln müssen. Besonders in diesen Fällen kann der direkte Kontakt des Patienten mit einer Versandapotheke möglicherweise auch sicherer sein, da Informationen zwischen Patienten und Versandhändler ohne Umweg ausgetauscht werden können.

Betrachtet man die Aussagen der Patienten über die deutsche Apothekerschaft, wird deutlich, daß nur eine begrenzte Beratungsleistung in den deutschen Apotheken gewährleistet wird. Letztlich wurden nur knapp ein Drittel der Patienten überhaupt beraten (Zok 2002). Mit diesen Ergebnissen zur Beratungsleistung in der Apotheke kann keine hochpreisige Arzneimitteldistribution begründet werden, insbesondere vor dem Hintergrund von jährlich steigenden Roherträgen deutscher Apotheken (Diener 2002).

Das wichtigste Argument, das einem Versandhandel mit Arzneimitteln momentan im Wege steht, ist jedoch nach wie vor die ungeklärte rechtliche Situation. Damit gehen im grenzüberschreitenden Versandhandel Fragen der Produktsicherheit und der Sicherheit des Vertriebsweges einher. So ist eine deutliche Trennlinie zwischen solchen Versandapotheken zu ziehen, die sich auf dem legalen Boden nationaler rechtlicher Bestimmungen bewegen – wie beispielsweise in den Niederlanden, Großbritannien oder der Schweiz –, und als unseriös einzustufenden Internethändlern, die sich auf das „schnelle Geschäft" mit sogenannten Lifestyle-Medikamenten konzentrieren. Zahlreiche Untersuchungen zeigen, daß diese Internethändler häufig gegen rechtliche Bestimmungen verstoßen und nicht selten die Gesundheit der Patienten gefährden (Österreichisches Bundesinstitut für Gesundheitswesen 2000). Diese zweite Gruppe ist selbstverständlich bei einer Diskussion um eine Versorgung von Patienten auf dem Versandhandelsweg nicht gemeint und muß durch eindeutige rechtliche Regelungen ausgeschlossen bleiben. Lösbar erscheinen diese Fragen zumindest innerhalb der europäischen Union, so daß sich die Diskussion um den Versandhandel mit Arzneimitteln zunächst auf diesen Bereich beschränken sollte. Eine einheitliche rechtliche Regelung auf europäischer Ebene könnte hier Sicherheit schaffen. Ziel muß hierbei sein, daß der Patient Arzneimittel erhält, die in ihrer Qualität nicht hinter den in Deutschland vorgeschriebenen Standard zurückfallen, daß die Arzneimittel eine dem deutschen Arzneimittelrecht entsprechende Kennzeichnung und eine deutschsprachige Packungsbeilage haben, daß Lagerung und Vertriebsweg bei empfindlichen Arzneistoffen entsprechend den heute geltenden deutschen Regelungen sichergestellt sind, daß nationale Unterschiede in der Verschreibungspflicht berücksichtigt werden und insbesondere bei Fragen der Produkthaftung das sogenannte „Empfängerlandprinzip" gilt.

Einen ersten Schritt in diese Richtung haben auch die deutschen Apotheken mit dem von der Bundesvereinigung Deutscher Apotheken eingerichteten Apothekenportal im Internet unternommen. Damit können auch die deutschen Apotheker zukünftig helfen – zusammen mit ihren europäischen Mitwettbewerbern –, die Wirtschaftlichkeitspotentiale bei der Distribution von Arzneimitteln zu erschließen.

Zielvereinbarungen 2001

Die Kassenärztliche Bundesvereinigung und die Spitzenverbände der Krankenkassen haben Ende Juni 2001 eine Empfehlung zur Steuerung der Arzneimittelversorgung im Jahr 2001 herausgegeben. Hiermit wurde ein Rahmen für die Vereinbarung konkreter Zielvorgaben in den Kassenärztlichen Vereinigungen geschaffen. Als Ausgangspunkt wurden daher in der Bundesempfehlung Kennzahlen in den vier Marktsegmenten Generika, Me-too-Präparate, umstrittene Arzneimittel und Reimportarzneimittel nach Verordnungsanteilen und -kosten definiert. Diese Kennzahlen stellten für die einzelnen Kassenärztlichen Vereinigungen die Basis zur Definition eigener Wirtschaftlichkeitsziele in den genannten Marktsegmenten nach Verordnungsanteilen und Wert je Verordnung dar.

Punktgenauer wäre jedoch die Berechnung von Einsparpotentialen in € je Versicherter in der entsprechenden KV. Ein überdurchschnittlich hoher Verordnungsanteil bei Generika in einer KV muß beispielsweise nicht zwangsläufig auf eine wirtschaftliche Verordnungsweise der Kassenärzte hinweisen, sondern könnte auch bedeuten, daß hochpreisige Generika verordnet werden. Eine Zielvereinbarung mit einer höheren Generikaausschöpfung würde somit nicht zwangsläufig das gewünschte Ergebnis bringen, wenn anstatt hochpreisiger Originalanbieter im generikafähigen Markt dann die hochpreisigen Generika verordnet würden. Eine Betrachtung der Einsparpotentiale würde dieses Problem beheben, da in die Berechnung nicht der Generikaanteil sondern vielmehr die tatsächlich ausgestellten Verordnungen für einen generikafähigen Wirkstoff – Originale und unterschiedlich teure Generika – mit ihren Umsätzen in den einzelnen KVen eingehen würden. Damit kann für jeden generikafähigen Wirkstoff, getrennt nach Packungsgröße, Hauptdarreichungsform und Wirkstärke eine konkrete preiswertere generische Substitution in die Berechnung einbezogen werden. Eine exemplarische Betrachtung einzelner generischer Wirkstoff mit hohem Einsparpotential würde diese Aussagen auch für Ärzte nachvollziehbar machen.

Neben dem generischen Marktsegment wurden auch die Verordnungsanteile von Analogpräparaten ohne therapeutischen Zusatznutzen (Gruppe C) nach der Klassifikation von Fricke und Klaus (2002) berücksichtigt (siehe auch Kapitel 2). Auch in diesem Marktsegment wäre eine Berechnung von Einsparpotentialen aussagekräftiger als die Betrachtung der Verordnungsanteile. Hierzu wäre es sinnvoll, auf die im Arzneiverordnungs-Report benannten Analogpräparate mit therapeutischer Äquivalenz (vgl. Kapitel 50) zurückzugreifen. In diesen Feldern konkurrieren bereits generikafähige Leitsubstanzen mit entsprechenden häufig patentgeschützten Analogpräparaten. Dadurch bestehen gerade für diese Analogpräparate durch deutliche Preisunterschiede zu den generischen Präparaten der Leitsubstanz hohe Einsparpotentiale. Wenn diese Einsparpotentiale nach KVen ausgewiesen werden, könnten die Bemühungen der Ärzteschaft an den regionalen Verordnungsdaten gemessen werden. Auswertungen des Jahres 2001 hierzu wie auch zu dem generischen Einsparpotential werden auf Landesebene bereits für AOK – aber auch GKV-Verordnungsdaten – genutzt (zur weiteren Diskussion vgl. Schröder und Nink 2002).

Im Jahresverlauf 2001 zeigen die Ergebnisse bei den benannten Marktgruppen nur eine marginale Marktwirkung der Zielvereinbarungen (Abbildung 52.5). Dabei zeigt sich auch im Quartalsverlauf 2001 der steigende Umsatzanteil der Generika im generikafähigen Marktsegment, der leicht rückläufige Umsatzanteil umstrittener Arzneimittel sowie der steigende Umsatzanteil patentgeschützter Me-too-Präparate und – ergänzend zu den Zielvereinbarungen abgebildet – der Spezialpräparate.

Der Generikamarkt

Der im Quartalsverlauf ersichtliche Anstieg der Generikaumsätze liegt im langjährigen Trend. Die steigende Zahl der Generikaverordnungen hat sich auch 2001 fortgesetzt. So lag der Verordnungsanteil der patentfreien Zweitanbieter am Gesamtmarkt 2000 noch bei

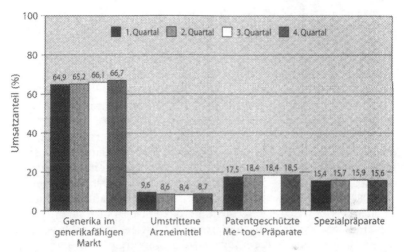

52

Abbildung 52.5: Prozentuale Umsatzanteile einzelner Marktsegmente im Quartalsverlauf 2001

49,0%, im Jahr 2001 hingegen bei 49,9% (siehe auch Abbildung 50.1), während der Umsatzanteil mit 30,9% im Jahr 2001 gegenüber 31,9% im Jahr 2000 rückläufig ist (vgl. auch Kapitel 50). Trotz eines rückläufigen Umsatzanteils sind die durchschnittlichen Kosten je Generikaverordnung von 17,79 € im Vergleich zu 2000 um 6,5% angestiegen, wahrend der durchschnittliche Packungspreis je Originalverordnung im generikafähigen Markt von 24,12 € im Jahr 2001 (2000: 23,42 €) lediglich um 3,0% zugelegt hat. Der stärkere Anstieg bei den Generikaverordnungen ist jedoch nicht auf steigende Generikapreise zurückzuführen, sondern auf einen höheren Marktanteil von relativ teuren Wirkstoffen, die erst im Laufe der Jahre 1999 bis 2001 patentfrei geworden sind (vgl. Tabelle 52.4). Der sinkende Umsatzanteil der Generikaverordnungen am Gesamtmarkt läßt sich durch einen deutlich stärkeren Anstieg des Wertes je Verordnung (+11,5%) im Gesamtmarkt erklären.

Betrachtet man hingegen nur die Anteile der Generika an den Verordnungen innerhalb des generikafähigen Sektors, dann zeigt sich hier wie auch schon in den Vorjahren sowohl nach Verordnungen als auch nach Umsatz ein weiter wachsender Anteil (Abbildung 50.1). Mit Blick auf den allgemeinen Qualitätsstandard der Arzneimittelherstellung in Deutschland scheint der Trend in die richtige Richtung zu gehen. Tatsächlich besteht keine Notwendigkeit, teure Originalpräparate generikafähiger Wirkstoffe zu verordnen.

So lag der Verordnungsanteil im Jahresdurchschnitt 2001 bei 72,9% gegenüber 71,0% im Jahr 2000, entsprechend lag der Umsatzanteil mit 66,4% im Berichtsjahr höher als im Jahr 2000 mit 63,7%. Trotz dieser hohen Generikaquote bestanden auch 2001 noch beträchtliche Wirtschaftlichkeitsreserven von 1,5 Mrd. € (vgl. Kapitel 50).

Darüber hinaus zeigt ein Blick auf das „Alter" der Generika, daß eine kontinuierliche Informationspolitik auch über „ältere" generikafähige Wirkstoffe helfen könnte, das genannte generische Einsparpotential zu realisieren. So könnten mit den 455 Wirkstoffe, die bereits vor 1982 generikafähig wurden, insgesamt 811 Mio. € an Einsparungen erreicht werden. Bei der Betrachtung des Einsparpotentials je Wirkstoff müssen jedoch insbesondere die Wirkstoffe betrachtet werden, deren Patentschutz aktuell abgelaufen ist. So ergibt sich durch den Patentablauf von Omeprazol, Enalapril, Lisinopril und Ciclosporin seit 1999 ein jährliches Einsparpotential von 135,1 Mio. €.

Galt bis 2001 noch die Regelung, daß der verschreibende Kassenarzt eine preiswertere generische Substitution erst durch das Ankreuzen des entsprechenden Aut-idem-Feldes auf dem Rezept in die Hände des Apothekers legen konnte, wird mit der neuen Regelung des AABG Aut-idem als Voreinstellung gewählt. Seitdem kann der Arzt Aut-idem nur noch durch das Ankreuzen der entsprechenden Stelle auf dem Rezept aktiv ausschließen. Diese Aut-idem-Regelung wurde 2002 beschlossen, mit der Maßgabe, daß die Abgabeobergrenze der Preis des teuersten vergleichbaren Arzneimittels im unteren Preisdrittel ist, vorausgesetzt, daß mindestens fünf Artikel im unteren Preisdrittel liegen. Ansonsten muß aus den fünf aktuell preisgünstigsten Präparaten innerhalb einer Gruppe ausgewählt werden. Die vermutete Strategieanfälligkeit dieser Regelung durch eine Grenzziehung über eine Bestimmung des unteren Preisdrittels von der Preisdifferenz des Durchschnitts der drei teuersten und der drei niedrigsten Preise vergleichbarer Anbieter hat sich bereits gezeigt. Einzelne pharmazeutische Hersteller hatten vor der Festsetzung des unteren Preisdrittels durch hohe „Phantasiepreise" für einzelne Arzneimittel die Grenze des unteren Preisdrittels künstlich nach oben geschoben. Eine weitere „Umgehungsstrategie" des Herstellers wäre die Schaffung neuer Packungsgrößen, die eine Substitution nicht zulassen. Des weiteren ist als „Umgehungsstrategie" denkbar, daß in der Arztpraxis – wie in Australien geschehen – die Praxissoftware das Kreuzchen „keine Aut-idem-Substitution" standardmäßig aktiviert.

Eine erste präparatebezogene Liste mit Preislinien für das untere Preisdrittel wurde zwischenzeitlich am 12. Juni 2002 von den Spitzenverbänden der Krankenkassen erstellt, gemäß den Hinweisen des Bundesausschusses der Ärzte und Krankenkassen welche generikafähigen Darreichungsformen als austauschbar gelten. Jedes Quartal wird eine Aktualisierung sowie eine Ausweitung auf weitere generikafähige Wirkstoffgruppen vorgenommen. Auf der ersten Liste sind insgesamt 5.809 Präparate enthalten, die unter die „Preisdrittel-Regelung" fallen. Davon wurden bereits im Jahr 2001 5.467 Präparate mit einem Verordnungsvolumen von 100,6 Mio. (13,2% an den Gesamtverordnungen der Fertigarzneimittel 2001) und einem Umsatzvolumen von 1,26 Mrd. € (5,8% des Gesamtumsatzes von Fertigarzneimitteln 2001) zu Lasten der GKV verschrieben. Würde man unterstellen, daß diese Arzneimittelverordnungen des Jahres 2001 nicht mehr zum gültigen Preis erbracht werden, sondern zu einem Preis im unteren Preisdrittel, ergäbe sich ein Einsparpotential in Höhe von rund 90 Mio. € (0,4% des Fertigarzneimittelumsatzes 2001). Da diese erste Liste circa ein Viertel der Verordnungen des generikafähigen Marktes umfaßt, ergäbe sich nach Klassifikation des Gesamtmarktes ein Einsparpotential von schätzungsweise 360 Mio. €. Damit übertrifft das Einsparpotential der Aut-idem-Regelung die vom Bundesministerium für Gesundheit im Vorfeld geschätzten Werte. Voraussetzung hierfür ist jedoch, daß die preiswerte Substitution in der Apotheke nicht in größerem Umfang durch die Ärzte unterbunden wird und darüber hinaus das Preisgefüge nicht durch Preisstrategien der pharmazeutischen Hersteller nach oben verschoben wird.

Me-too-Präparate

Seit 1986 werden im Arzneiverordnungs-Report die neuen Wirkstoffe eines Jahres nach ihrer therapeutischen Bedeutung analysiert. Dabei wird anders als im Zulassungsverfahren insbesondere der therapeutische Zusatznutzen gegenüber bereits bekannten Wirkstoffen bewertet. Dieser kann als Hinweis auf den Innovationscharakter einer neuen Substanz interpretiert werden. Als Grundlage dient hierfür die Klassifikation nach Fricke und Klaus (2002, Fricke 2000) (siehe auch Kapitel 2).

Für das Jahr 2001 wurden insgesamt 33 neue Wirkstoffe nach diesem Schema klassifiziert, die zu 73% therapeutische Innovationen
(Gruppe A) oder pharmakologische Verbesserungen (Gruppe B) darstellen (vgl. Kapitel 2). Bei 27% der neuen Wirkstoffe handelt es sich
lediglich um Molekülvariationen bereits bekannter Substanzen, die als
Analogpräparate in die Kategorie C fallen (Abbildung 52.6). Ob der
gegenüber früheren Jahren hohe Anteil an wirklich neuartigen Wirkstoffen im Jahr 2001 eine Trendwende zu mehr innovativen Wirkstof-
fentwicklungen einleitet, läßt sich an den Zahlen eines Jahres allein
nicht bestimmen. Im Vorjahr lag der Anteil der Analogwirkstoffe an
allen neuen Wirkstoffen des Jahres 2000 bei mehr als 50%. Bei der
Betrachtung aller seit 1986 nach diesem Schema klassifizierten neuen
Wirkstoffe erreicht der Anteil der Analogpräparate 50%, während auf
wirklich innovative Wirkstoffe der Kategorie A lediglich 31% entfallen. Dieses Phänomen erscheint paradox, da nur wirklich neuartige
Substanzen einen echten Fortschritt in der Therapie darstellen und
ihre Entwicklung damit gleichzeitig für die Hersteller ökonomisch
attraktiv sein sollte. Die Innovationskraft der neuen Wirkstoffe in den
letzten Jahren legt vielmehr den Verdacht nahe, daß Hersteller gezielte
Me-too-Forschung betreiben. Die Entwicklung eines Me-too-Arznei-
mittels birgt geringere wirtschaftliche Risiken als die Investition in ein
neues Therapieprinzip, das sich möglicherweise im Markt nicht be-

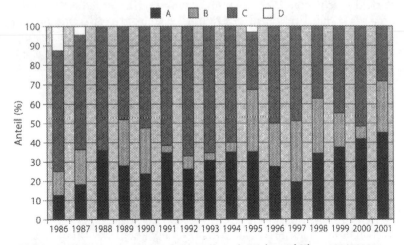

Abbildung 52.6: Bewertung neuer Wirkstoffe nach Fricke und Klaus 1986–2001

haupten kann oder bei Einsatz in der Praxis zu viele Risiken aufweist (Schröder und Selke 2000). Damit ist die Entwicklung eines Me-too-Präparats mit seinen Chancen und Risiken kalkulierbarer und damit auch ökonomisch attraktiv.

Daß diese Strategie der Hersteller im Jahr 2001 aufgegangen ist, zeigt die Analyse der Preis-, Mengen- und Strukturentwicklung für patentgeschützte Me-too-Präparate im Vergleich zum Vorjahr (Abbil-

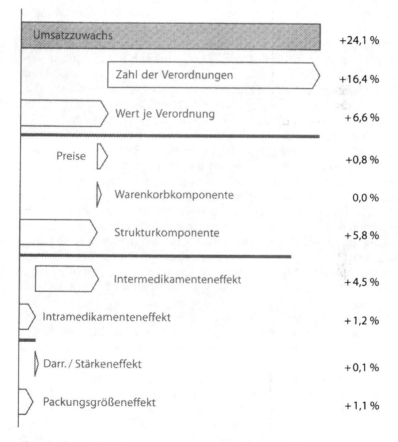

Abbildung 52.7: Grafische Darstellung der Umsatzentwicklung bei patentgeschützten Me-too-Präparaten 2000/2001 im gesamten Bundesgebiet

dung 52.7). Dieses Marktsegment zeigt einen Umsatzzuwachs von 24,1% und damit eine wesentlich höhere Steigerungsrate als der Gesamtmarkt mit einem Plus von 10,4% gegenüber dem Vorjahr. Ausgedrückt in absoluten Zahlen verzeichneten diese patentgeschützten Me-too-Präparate einen Umsatzanstieg von 778 Mio. € und können damit allein knapp 39% der Umsatzsteigerung im Gesamtmarkt von 2 Mrd. € erklären. Ausschlaggebend für die rasante Entwicklung in diesem Marktsegment ist jedoch anders als im Gesamtmarkt und insbesondere im Generikamarkt eine starke Zunahme der Verordnungen um 16,4%, die allein für einen Umsatzanstieg von 547 Mio. € verantwortlich ist. Dabei stellt sich die Frage, wie sich dieser Trend für die Verordnungsstruktur bei den pharmakologisch-therapeutisch vergleichbaren Wirkstoffen (Analoggruppen) darstellt (Tabelle 50.4), in denen mit einer generikafähigen Leitsubstanz bereits preiswerte therapeutisch mindestens gleichwertige Präparate zur Verfügung stehen. Insgesamt haben die Verordnungen in den 25 Analoggruppen (inklusive Leitsubstanzen) im Jahr 2001 im Vergleich zum Vorjahr um 4,9% zugelegt. Dieser im Vergleich zum Gesamtmarkt (−1,0%) überproportionale Anstieg verteilt sich jedoch ungleich auf die Verordnung der generikafähigen Leitsubstanzen und die zugehörigen Analogpräparate. Während die patentfreien Leitsubstanzen aller Analoggruppen lediglich einen Verordnungsanstieg von 1,3% gegenüber dem Vorjahr verzeichnen, findet sich für die entsprechenden Analogsubstanzen – unabhängig von ihrem Patentstatus – ein deutlich höherer Verordnungsanstieg von 8,6%. Der starke Verordnungsanstieg im Bereich der patentgeschützten Me-too-Präparate hat damit in nicht unerheblichem Maße zu den steigenden Einsparpotentialen im Analogbereich beigetragen.

Des weiteren ist für den Umsatzanstieg im patentgeschützten Me-too-Segment die Strukturkomponente verantwortlich, wobei hier insbesondere der Intermedikamenteneffekt – also die Verschiebung zu anderen, teureren Me-too-Präparaten – mit einem Umsatzplus von 158 Mio. € zu Buche schlägt. Verschiebungen zwischen patentgeschützten Me-too-Präparaten und patentfreien Leitsubstanzen werden in dieser Analyse nicht berücksichtigt. Die 20 Me-too-Präparate mit der höchsten Umsatzsteigerung im Jahr 2001, vermögen allein rund 79% des Verordnungsanstiegs und mehr als 91% des Umsatzanstiegs in diesem Marktsegment zu erklären (Tabelle 52.3). Große Zuwächse verzeichnen die Protonenpumpenhemmer *Nexium Mups* und *Pantozol*, für die bereits preisgünstige Omeprazolgenerika zum Austausch zur

Tabelle 52.3: Verordnungs- und Umsatzsteigerung gegenüber dem Vorjahr der 20 patentgeschützten Me-too-Präparate mit dem stärksten Umsatzanstieg in 2001

Präparat	Markt-eintritt	Verordnungs-anstieg in Tsd.	Umsatzanstieg in Mio. €
Sortis	1997	960,1	116,5
Nexium Mups[1]	2000	1.176,1	72,7
Pantozol[1]	1994	695,2	52,4
Zocor	1990	272,9	39,2
Zyprexa	1996	151,3	30,2
Delix/-protect	1990	396,2	29,6
Pravasin	1991	249,2	28,0
Celebrex	2000	455,7	26,7
Risperdal	1994	263,9	24,3
Aerius[1,2]	2001	1.119,2	23,9
NovoRapid	1999	169,1	20,5
Kaletra[2]	2001	25,9	19,4
Remergil	1996	159,3	19,3
Locol	1994	197,8	19,3
Actonel 5	2000	178,4	17,3
Cipramil[1]	1996	159,9	17,1
Trevilor	1996	102,6	16,7
Amaryl[1]	1996	309,2	16,5
Carmen[1]	2000	234,8	13,6
Seroquel	2000	113,2	12,9
Summe der 20 Präparate		**7.390,1**	**616,2**
Alle Me-too-Wirkstoffe		**8.083,3**	**777,8**
		Verordnungen	Umsatz
Anteil der Me-too-Wirkstoffe an Gesamtmarkt		**7,7%**	**18,8%**

[1] Die gekennzeichneten Präparate enthalten Wirkstoffe, die nach Tabelle 50.4 als Analogsubstanzen definiert sind. Damit stehen günstigere Generika der entsprechenden Leitsubstanzen zur Verfügung
[2] Die gekennzeichneten Präparate sind erst im Laufe des Jahres 2001 neu in den Markt gekommen

Verfügung stehen (vgl. Tabelle 50.4) sowie das neue wenig sedierende Antihistaminikum *Aerius* (Desloratadin), das durch preisgünstige Loratadingenerika ersetzbar ist.

Insgesamt liegen die patentgeschützten Me-too-Präparate mit einem durchschnittlichen Wert je Verordnung von 69,75 € deutlich über dem Durchschnittswert des Gesamtmarktes von 28,76 € bzw. dem entsprechenden Vergleichswert von 17,79 € je Generikaverordnung. Berechnet man den Wert je Generikaverordnung allein für die Generikapräparate, die nach Tabelle 50.4 in Gruppen mit pharmakologisch-therapeutisch vergleichbaren Wirkstoffen fallen, liegt der Durchschnittswert mit 17,66 € sogar noch etwas niedriger als im gesamten Generikamarkt. Andererseits liegt der Wert je Verordnung für ein patentgeschütztes Me-too-Präparat zwar deutlich über dem Gesamtdurchschnitt, aber deutlich unter den Durchschnittskosten von „innovativen" Präparaten mit einem Durchschnittswert von 167,86 € für patentgeschützte Präparate der Kategorie A und 103,15 € für die B-Kategorie. Eine entsprechende Darstellung für den durchschnittlichen Wert je DDD zeigt die Abbildung 52.8. Pharmazeutische Hersteller müßten somit – trotz der größeren Unsicherheit bezüglich des Ausgangs der Forschung nach einem innovativen Wirkstoff und dessen Marktakzeptanz – ein großes Interesse an Forschung nach innovativen Wirkstoffen haben, da durch hohe Preise und hohe Umsätze eines neuen Arzneimittels große Gewinne zu erzielen sind. Statt dessen setzen die Hersteller auf den Glauben der Ärzte und Patienten, daß neue Arzneimittel besser und somit auch teurer sind und flankieren ihre Produkte mit entsprechenden Marketingmethoden und einseitigen Informationen (Kessler et al. 1994). Ergänzend hierzu versuchen die pharmazeutischen Hersteller neuerdings, mit Hilfe von Auftragsstudien den Beweis anzutreten, daß der Einsatz von Me-too-Präparaten

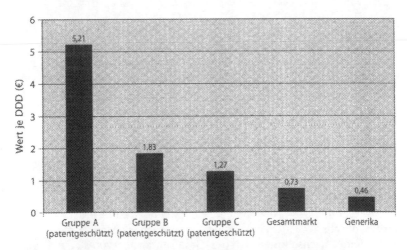

Abbildung 52.8: Durchschnittliche DDD-Kosten nach Marktsegmenten 2001

– auch ohne innovativen Charakter – aus ökonomischer Sicht sinnvoll sei, noch bevor der Bundesausschuß seinem erweiterten Auftrag mit der Bestimmung von Analoggruppen nachkommen kann (beispielsweise Häussler et al. 2002). Betrachtet man die Entwicklungszeiten eines neuen Wirkstoffs, zeigt sich vielmehr, daß mit Analogpräparaten der ökonomische Nutzen auf Seiten der Hersteller maximiert werden soll. Selbst in den eigenen Reihen werden die Rekordrenditen der Pharmaindustrie mittlerweile skeptisch betrachtet. So fordert der Präsident des Weltpharmaverbands und gleichzeitig Sprecher der Unternehmensleitung bei Boehringer-Ingelheim im Rahmen der Bilanzpressekonferenz 2002: „Es hilft nichts, auch wenn dieser Gedanke für viele unangenehm ist: nur ein freier Wettbewerb auf den Pharmamärkten wird auch in Zukunft medizinischen Fortschritt ermöglichen [...] Der Wettbewerb wird zu einer deutlichen Reduzierung der Kosten im Gesundheitswesen führen und weitere Investitionen in der Erforschung und Entwicklung neuer Präparate stimulieren" (Krebs 2002). Die Hersteller benötigten zur Entwicklung eines neuen Arzneimittels zwischen 1986 und 1990 insgesamt 109 Monate. Diese Entwicklungsphase konnte seitdem um 35% auf 71 Monate reduziert werden (1996 und 2000). Dieser Rückgang könnte damit begründet werden, daß es sich zunehmend um die Entwicklung von Me-too-Präparaten handelt. Die Marktdurchdringung von Me-too-Präparaten würde somit weniger durch echte Forschungsinnovation, sondern durch eine entsprechende Bewerbung erreicht, deren Kosten im Vergleich zu den finanziellen Risiken bei der Suche nach einer echten Innovation deutlich geringer sein dürften. Diesem Agieren zur Erreichung eines maximalen Preises nahezu unabhängig von therapeutischer Relevanz könnte man – wie in anderen europäischen Ländern praktiziert – beispielsweise durch Einkaufsmodelle zwischen der Gesetzlichen Krankenversicherung und den pharmazeutischen Herstellern oder durch staatliche Preisfestsetzungen entgegenwirken. Auch die Wiedereinführung der Festbetragsregelung für patentgeschützte Me-too-Präparate (vgl. Tabelle 52.5) könnte einen ökonomischen Rahmen schaffen, in dem die echte Innovation belohnt würde und gleichzeitig das Me-too-Präparat einem Preiswettbewerb mit ähnlichen Wirkstoffen – insbesondere Generikapräparaten der ursprünglich innovativen Substanz einer Wirkstoffgruppe – ausgesetzt würde. Auf diesem Weg könnte mehr Rationalität bei der Preisgestaltung neuer Arzneimittel in gesamtgesellschaftlicher Hinsicht erreicht werden.

Patentmarkt

Angesichts der fehlenden Möglichkeiten, Einfluß auf die Markteinfüh-
rungspreise patentgeschützter Arzneimittel zu nehmen, ist eine ausreichende Markttransparenz eine entscheidende Voraussetzung, um
den Ärzten Entscheidungshilfen bei der Verordnungsauswahl zur Verfügung zu stellen. Ärzte und Krankenkassen sollten angesichts der
starken Preisunterschiede zwischen Original- und Generikaanbietern
frühzeitig auf den Patentablauf bei einem Wirkstoff vorbereitet sein.
Dies setzt voraus, daß den Marktpartnern im Arzneimittelmarkt die
Mechanismen deutlich sind, die bei Eintritt eines ehemals patentgeschützten Wirkstoffs in den generischen Wettbewerb wirken.

Die Zusammenstellung der Wirkstoffe mit Patentende zwischen
1999 und 2002 zeigt, daß auch bei einer hohen Generikaausschöpfung eines Wirkstoffs erhebliche Einsparpotentiale bestehen können
(Tabelle 52.4). Wie am Beispiel Omeprazol zu sehen ist, liegt die
Generikaausschöpfung im Jahr 2001 dieses seit April 1999 aus dem
Patentschutz gelaufenen Wirkstoffs bei 75,4% bei einem verbleibenden Einsparpotential von 74,5 Mio. €. Die Preisstrategie der Hersteller wurde im Arzneiverordnungs-Report 2001 (Kapitel 52) hinläng-
lich beschrieben.

Die gesetzliche Regelung des AABG stärkt die Richtlinienkompetenz
des Bundesausschusses für eine wirtschaftliche Verordnung. Die vergleichende Bewertung des therapeutischen Zusatznutzen von Innovationen ermöglicht eine reale Einschätzung, ob die höheren Kosten
medizinisch und wirtschaftlich vertretbar sind. Damit könnte die eingeschränkte Effizienz des Preiswettbewerbs, die als „ökonomische
Überversorgung" (Wille 2002) interpretiert wird, gesteigert werden.

Augenblicklich sind Me-too-Produkte mit knapp 70 € pro Packung
im Schnitt etwa viermal so teuer wie die generische Alternative eines
gleichwertigen Wirkstoffes. Weiterhin bedeutet der Verzicht auf die
Me-too-Variante und die Fortführung der Therapie mit langjährig
bekannten Arzneimitteln grundsätzlich eine größere Arzneimittelsicherheit.

Trotz der Stärkung der Kompetenz des Bundesausschusses zur
Bewertung von Me-too-Präparaten fehlen diesem jedoch entsprechende Sanktionsmöglichkeiten. Als eine mögliche Maßnahme zur
kurzfristigen Umsetzung sollte daher über die Wiederaufnahme von
patentgeschützten Wirkstoffen ohne therapeutischen Zusatznutzen in
die Festbetragsregelung diskutiert werden. So wird nach § 35 SGB V

Tabelle 52.4: Wirkstoffe mit Patentablauf in den Jahren 1999 bis 2001 im Jahr 2001

Patentablauf Jahr/Monat	Wirkstoff	Umsatz in Mio. €	Generika- umsatz in %	Einsparpotential[1] in Mio. €
1999				
3	Famotidin	12,4	52,5	3,9
4	Omeprazol	356,0	75,4	74,5
4	Zopiclon	22,1	55,3	4,0
6	Ticlopidin	21,2	49,8	4,7
6	Felodipin	54,4	31,7	9,6
6	Midazolam	0,2	15,1	0,0
8	Hepatitis-A-Viren, inaktiv	0,2	–	0,0
8	Hydromorphon	14,4	98,6	0,2
10	Amoxicillin + Clavulansäure	24,9	54,8	2,3
10	Enalapril	157,3	78,0	25,7
12	Lisinopril	71,2	65,8	14,4
2000				
4	Cefuroximaxetil	39,5	40,2	4,6
5	Moclobemid	12,9	9,5	1,1
5	Ciclosporin	144,8	1,1	20,6
2001				
1	Roxithromycin	62,0	74,8	10,4
5	Epirubicin	8,1	7,7	4,4
6	Loratadin	22,2	31,7	3,1
7	Ciprofloxacin	70,7	21,2	5,3
8	Nimodipin	6,3	89,8	0,5
8	Ofloxacin	24,2	29,6	1,9
10	Zolpidem	32,3	1,1	1,3
11	Domperidon	12,4	0,1	0,0
2002				
2	Cetirizin	49,1	–	–
3	Citalopram	65,2	–	–
Summe hier		**1.284,1**		**192,4**
Durchschnitt hier			**47,9**	
Summe/Durchschnitt gesamt		**9.919,6**	**66,4**	**1.517,2**

[1] Das Einsparpotential baut auf dem faktischen im Jahr 2001 zur Verfügung stehenden Präparatemix auf. Ein generischer Wettbewerb kann erst nach Patentablauf vollständig zum Tragen kommen.

zwischen Festbeträgen für Arzneimittel mit denselben Wirkstoffen
(Stufe 1), mit pharmakologisch-therapeutisch vergleichbaren Wirkstoffen (Stufe 2) und mit therapeutisch vergleichbarer Wirkung (Stufe
3) unterschieden. Arzneimittel mit patentgeschützten Wirkstoffen,
deren Wirkungsweise neuartig ist und die eine therapeutische Verbesserung darstellen, sind von der Festbetragsregelung allerdings ausgenommen. Im Jahr 1996 wurde diese Ausnahmeregelung während der
Zeit des Patentschutzes auf alle ab 1996 zugelassenen Arzneimittel
ausgeweitet, so daß Festbeträge der Stufen 2 und 3 für patentgeschützte Me-too-Präparate ohne therapeutischen Zusatznutzen auch
nach Ablauf des Patentschutzes für die innovative Erstsubstanz nicht
mehr möglich sind. Dadurch wurde de facto jedes patentgeschützte
Arzneimittel als Innovation eingestuft.

52   Die Einführung einer Festbetragsregelung für alle momentan
patentgeschützten Me-too-Präparate würde fast ein Drittel des
Umsatzes aller patentgeschützten Arzneimittel des Jahre 2001 in Höhe
von 7,8 Mrd. €, unter die Festbetragsregelung der Stufe 2 oder 3 stellen. Würde man für dieses Marktsegment der Nachahmer in der Grö-
ßenordnung von 2,1 Mrd. € im Jahr 2001 Festbeträge der Stufe 2 defi-
nieren, so würde sich der Umsatz dieser Gruppe, ausgehend von den
niedrigsten DDD-Kosten innerhalb einer Wirkstoffgruppe, um knapp
1,1 Mrd. € reduzieren (Tabelle 52.5) Dies entspricht einem Anteil von
rund 14% am Gesamtumsatz im patentgeschützten Markt.

Eine Gruppe, die davon betroffen ist, sind beispielsweise die Dihydropyridine aus der Gruppe der Calciumkanalblocker mit einer
potentiellen Umsatzsenkung von knapp 61 Mio. €. Hierbei wird unter-
stellt, daß ein teures patentgeschütztes Me-too-Präparat mit den preiswerten Generikapräparaten bereits patentfreier Substanzen der gleichen Wirkstoffgruppe in einen Preiswettbewerb tritt. Für die genannte
Gruppe bedeutet das konkret, daß die patentgeschützten Me-too-
Wirkstoffe Isradipin, Nicardipin, Nisoldipin, Lacidipin, Nilvadipin und
Lercanidipin einem Preiswettbewerb mit den entsprechend preiswerteren Wirkstoffen wie Nitrendipin ausgesetzt werden. Nimmt man
eine Berechnung für alle patentgeschützten Me-too-Präparate vor, so
reduziert sich – ausgehend von den Idealbedingungen des günstigsten
Preises innerhalb einer Wirkstoffgruppe – der Umsatz für alle patentgeschützten Me-too-Verordnungen um knapp 1,1 Mrd. €.

Damit würde die derzeitige Gleichstellung patentierter Wirkstoffe
ohne therapeutischen Zusatznutzen mit den originären Innovationen,
endlich beendet werden und diese Me-too-Präparate müßten sich

Tabelle 52.5: Fiktive Umsatzsenkung von patentgeschützten Me-too-Präparaten unter Festbetragsstufe 2

| Wirkstoffgruppe | Patentgeschützte Me-too-Präparate | | | |
	DDD in Mio.	Wert je DDD in €	DDD-Kosten des preis-wertesten Wirkstoffs	Einspar-potential[1] in Mio. €
Protonenpumpen-hemmer	141,5	2,29	1,43	121,9
ACE-Hemmer	396,1	0,54	0,25	114,1
Schleifendiuretika	182,6	0,59	0,11	86,8
Bisphosphonate	13,4	6,22	1,67	61,1
Dihydropyridine	77,3	0,92	0,13	60,9
Sulfonylharnstoffe	238,0	0,39	0,15	58,4
Dopaminagonisten	8,1	9,66	5,49	33,8
Fluorchinolone	15,2	4,18	2,01	32,9
Selektive Serotonin-Wiederaufnahme-hemmer	80,4	1,41	1,01	32,4
Selektive Beta-rezeptorenblocker	72,2	0,74	0,30	32,1
Summe hier	1.224,8			634,2
Summe gesamt	1.832,4			1.059,0

[1] Die potentielle Senkung des Umsatzes in einer Wirkstoffgruppe legt die günstig-sten wirkstoffbezogenen DDD-Kosten innerhalb dieser Gruppe zu Grunde.

dem generischen Preiswettbewerb mit Präparaten der zwischenzeit-lich patentfreien innovativen Erstsubstanz bzw. gegebenenfalls eben-falls patentfreien Parallelentwicklungen stellen. Damit wäre der „Preisschutz" auf die Patentlaufzeit der ersten am Markt verfügbaren Substanz beschränkt, wovon Parallelentwicklungen ebenfalls profitie-ren würden, nicht aber Produkte nachahmender Forschung. Der im Jahre 1996 als Folge der genannten Änderung der Festbetragsregelung erwartete Schub für einen Forschungs-, Beschäftigungs- und Investi-tionsstandort Deutschland ist bisher ausgeblieben. Da diese patentge-schützten Nachahmerpräparate, die immerhin knapp 49% an allen momentan patentgeschützten Wirkstoffen ausmachen, keinen thera-peutischen Zusatznutzen haben, muß zumindest ein ökonomischer eingefordert werden.

Damit würde die von den Me-too-Präparaten ausgehende Kosten-steigerung aufgehalten. So wuchs der Umsatzanteil dieses Marktsegments seit Mitte der 90er Jahres stark an. Die gesundheitspolitische Fehlsteuerung begann 1996, als für patentgeschützte Wirkstoffe mit Zulassung ab 1996 die Möglichkeit der Festbetragsgruppenbildung nach Stufe 2 und 3 aufgehoben wurde. Dies hat vermutlich wesentlich zu den hohen Strukturkomponenten seit 1996 beigetragen. Ein budgetfreier Raum, wie faktisch seit Jahresbeginn 2001 gegeben, ist dem erfolgreichen pharmazeutischen Marketing für die vermeintlichen Vorteile patentierter Wirkstoffalternativen natürlich förderlich.

Umstrittene Arzneimittel

52

Die Ausgaben der Gesetzlichen Krankenversicherung für umstrittene Arzneimittel sind seit Jahren rückläufig und erreichen im Jahr 2001 einen Umsatzanteil von 8,8%. Damit wurden im Jahr 2001 1,9 Mrd. € für knapp 141 Mio. umstrittene Verordnungen umgesetzt (vgl. Tabelle 50.8). Insgesamt errechnet sich seit 1981 ein Umsatzvolumen von 66,7 Mrd. € für umstrittene Arzneimittel, welches somit knapp 24% aller Arzneimittelumsätze ausmacht. Umstrittene Arzneimittel sind nicht zuletzt deswegen in Deutschland bedeutsam, weil sich der deutsche Arzneimittelmarkt im internationalen Vergleich als besonders unübersichtlich darstellt. Auf dem deutschen Markt gibt es ca. 50.000 Fertigarzneimittel, während in den meisten Ländern Europas deutlich weniger als 10.000 Arzneimittel zugelassen sind. So kommt beispielsweise Schweden mit ca. 3.500, Frankreich mit ca. 7.700 und Italien mit rund 9.000 Arzneimitteln aus (Österreichisches Bundesinstitut für Gesundheitswesen 1998). Von den 50.000 Arzneimitteln hat nur die Hälfte eine Zulassung nach dem 1978 in Kraft getretenen Arzneimittelgesetz erhalten. Die übrigen sogenannten Altarzneimittel verfügen lediglich über eine „fiktive" Zulassung, mit der sie sich jedoch rechtmäßig im Verkehr befinden (Thiele und Beckmann 1998). Nach einer Beanstandung durch die Europäische Kommission wurde mit der 10. AMG-Novelle im Juli 2000 versucht, das Nachzulassungsverfahren zu straffen. So werden 10.200 der „Altlasten" in absehbarer Zeit vom Markt verschwinden, 5.000 sofort und 5.200 nach Ablauf der gesetzlichen Abverkaufsfrist von zwei Jahren. Im Nachzulassungsverfahren befinden sich derzeit noch circa 15.500 Arzneimittel, wobei es sich bei mehr als der Hälfte um Arzneimittel der besonderen Therapierichtungen und registrierpflichtige Homöopathika handelt (arznei-telegramm 2001). Das Bundesinstitut für Arzneimittel und Medizinpro-

dukte geht nach wie vor davon aus, daß die Nachzulassung bis Ende
2005 abgeschlossen sein wird.

Der Verordnungsrückgang umstrittener Arzneimittel 2001 von
5,5% im Vergleich zum Vorjahr beruht vermutlich auf verstärkten
Informationsanstrengungen der Ärzteschaft. Die Positivliste wurde als
neues Instrument zur Qualitätsverbesserung auch im Jahr 2001 nicht
eingeführt. Da nicht zu vermuten ist, daß die Rechtsverordnung bis zur
Bundestagswahl im September 2002 erlassen wird, bleibt somit nur zu
hoffen, daß der Anteil der umstrittenen Arzneimittel auch so weiter
sinken wird. Erste Abschätzungen aufgrund der Vorschlagsliste ver-
ordnungsfähiger Arzneimittel des Instituts für die Arzneimittelverordnung in der Gesetzlichen Krankenversicherung zeigen, daß ein
großer Teil dieses umstrittenen Marktsegments zukünftig von der Verordnung ausgeschlossen sein wird. Viele Arzneimittel der besonderen
Therapierichtungen befinden sich allerdings im Anhang der Positivliste und sollen somit weiterhin verordnungsfähig bleiben.

Im Vergleich mit anderen europäischen Ländern wie Dänemark mit
einer Positivliste von ca. 6.400 einzelnen Artikeln oder Italien mit etwa
4.300 (Stand: Frühjahr 2001) belegt Deutschland mit 50.000 Fertigarzneimitteln einen Spitzenplatz. Dabei ist jedoch zu berücksichtigen,
daß beispielsweise in Italien kaum Generika angeboten werden, so daß
der Markt dort nur ca. 9.000 Artikel umfaßt. Angesichts eines überschaubaren Arzneimittelsortiments von ungefähr 600 Medikamenten
im hausärztlichen Bereich würde eine Positivliste in Deutschland
nicht nur für mehr Transparenz für den rezeptierenden Arzt sorgen,
sondern insbesondere die Qualität der Arzneimitteltherapie verbessern (Becker 2001).   Eine ausführlichere Darstellung findet sich im
Arzneiverordnungs-Report 2001 (Kapitel 52).

Reimporte

Reimportarzneimittel wurden als weitere Gruppe in die Zielvereinbarung mit aufgenommen. Darüber hinaus ist seit Januar 2000 die
Abgabe von Reimporten durch die Apotheke wieder im Gesetz ver-
ankert. Dies hat zu einem neuen Rahmenvertrag und der Import-
quotenregelung ab 1. April 2002 geführt, die im Schiedsverfahren
beschlossen wurde. Betrachtet man die quartalsweise Entwicklung
vor und nach der Gesetzesänderung wird deutlich, daß die Ausschöpfung im reimportfähigen Markt angestiegen ist (Abbildung 52.9).

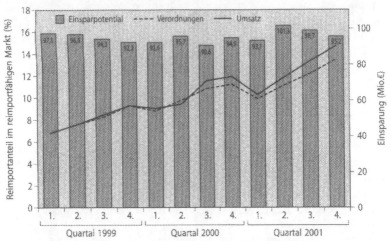

Abbildung 52.9: Reimportmarkt im Quartalsverlauf 1999 bis 2001

Würde konsequent auf Reimportpräparate umgestellt werden, könnte ein Einsparpotential von 388 Mio. € (1,8% des Gesamtmarktes) im Jahr 2001 realisiert werden (2000: 374 Mio. €). Die Preisunterschiede in der Europäischen Gemeinschaft führen bei einer konsequenten Umsetzung der gesetzlichen Regelung im bundesdeutschen Gesundheitssystem zu einer spürbaren Entlastung. Durch die Einbindung sowohl der Apotheken durch den oben genannten Rahmenvertrag als auch der Ärzteseite im Rahmen der Zielvereinbarungen sind die beiden entscheidenden Akteure zu einer Steigerung der Verordnung und Abgabe von Reimportpräparaten in die Pflicht genommen worden. Die Ausschöpfungsraten der Reimporte im reimportfähigen Markt deuten daraufhin, daß die gewünschte Marktwirkung durch diese Maßnahmen erzielt wird.

Zuzahlung der Versicherten

Zum Januar 1999 wurden zum sechsten Male seit 1988 die gesetzlichen Zuzahlungsregelungen im Arzneimittelbereich geändert. Der Gesetzgeber entlastete damit erstmals seit Jahren die Patienten geringfügig und belastete im Gegenzug die Gesetzlichen Krankenkassen. Histo-

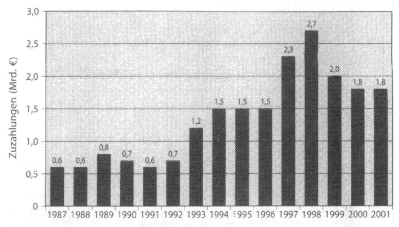

Abbildung 52.10: Eigenbeteiligung der GKV-Versicherten bei Fertigarzneimitteln seit 1987

risch gesehen ist die Haltbarkeit der gesetzlichen Zuzahlungsregelungen zunehmend kürzer geworden. So wurden in einem Zeitraum von 59 Jahren (1923 bis 1981) die gesetzlichen Eigenbeteiligungsregelungen insgesamt siebenmal verändert, genau so oft wie in den 16 Jahren zwischen 1982 und 1997. Die durchschnittliche Halbwertszeit der gesetzlichen Regelungen ist also von 8,4 Jahren im erstgenannten Zeitraum auf unter 2,3 Jahre zwischen 1982 und 1999 gesunken (vgl. Arzneiverordnungs-Report 1999, Kapitel 50). Nach der Absenkung der Zuzahlung zum 1. Januar 1999 besteht nunmehr die Hoffnung, daß die Änderung der Zuzahlungsregelung mittelfristig nicht mehr als Instrument zur fortschreitenden Finanzentlastung und daraus folgend einer zunehmenden Entsolidarisierung herangezogen wird.

Die ständigen Zuzahlungserhöhungen der Vergangenheit brachten für die Patienten bis 1998 erheblich höhere Eigenbeteiligungen mit sich (Abbildung 52.10). 1998 hatten die Versicherten durch die für ein volles Jahr gültige Zuzahlungshöhe von 9, 11, 13 DM je nach Packungsgröße im Vergleich zum Vorjahr wiederum einen deutlichen Anstieg um knapp 0,5 Mrd. € zu tragen. Nach der Absenkung auf 8, 9 und 10 DM je nach Packungsgröße leisteten die Patienten im Jahr 1999 einen Zuzahlungsbetrag von knapp 2,0 Mrd. €, entsprechend einem Rückgang von knapp 29% gegenüber 1998. Auch im Jahr 2000 lag der Zuzahlungsbetrag mit 1,8 Mrd. € erneut um knapp 10% unter dem

Vorjahreswert, während der Zuzahlungsbetrag im Jahr 2001 mit ebenfalls 1,8 Mrd. € und einem Plus von 8,8 Mio. € erstmals wieder um circa
0,5% geringfügig zugelegt hat. Hierbei muß berücksichtigt werden,
daß die vorliegende Analyse Zuzahlungen bzw. Zuzahlungsbefreiun-
gen anhand der Statusangabe auf dem Rezept bestimmt. Zuzahlungen,
die die Kassen dem Versicherten nachträglich erstatten, können tech-
nisch bedingt nicht berücksichtigt werden, so daß der Zuzahlungsbetrag insgesamt etwas niedriger liegen dürfte.

Mit Einführung des Euro zum 1. Januar 2002 war zwangsläufig eine
erneute Änderung der Zuzahlungsregelung erforderlich, um auch zukünftig „glatte" Zuzahlungsbeträge zu haben, da eine rein rechnerische Umstellung von DM auf € zu Beträgen von 4,09 (N1), 4,60 (N2)
und 5,11 (N3) € geführt hätte. Statt dessen gelten ab 1. Januar 2002
geglättete Beträge von 4, 4,5 und 5 €. Ausgehend von den Verordnungsdaten des Jahres 2001 führt dies zu einer Entlastung der Patienten bei
gleichzeitiger Belastung der GKV um circa 40 Mio. €.

Im Jahre 2001 waren insgesamt rund 47% (2000: 48%) der Verordnungen von der Zuzahlung befreit. Dies sind neben den nach § 61
SGB V definierten Härtefällen sowie Kindern und Schwangeren auch
der in § 62 SGB V befreite Personenkreis, der sich auch unterjährig
wegen Überforderung von der Zuzahlung befreien lassen kann. Angesichts der massiven Zuzahlungserhöhung im Jahre 1997 wurde mit
dem 1. Neuordnungsgesetz die gesetzlich verankerte Überforderungs-
grenze abgesenkt. Damit können Patienten, deren Zuzahlungen im
Laufe eines Kalenderjahres mehr als zwei Prozent ihres Bruttoeinkom-
mens übersteigen, den über dieser Grenze liegenden Betrag von ihrer
Krankenkasse zurückfordern. Bei chronisch Kranken liegt das entsprechende Überforderungslimit bei einem Prozent, und seit 1999
werden diese Versicherten nach Erbringung der einprozentigen Zuzahlung bei Fortbestehen der Erkrankung in den Folgejahren vollständig befreit. Diese gesetzliche Änderung hat dazu geführt, daß sich
nach Auskunft des Bundesministeriums für Gesundheit die Anzahl
der im Rahmen der „Überforderungsklausel" befreiten Versicherten
zwischen 1997 und 2000 von 326.921 auf 1.815.315 Versicherte mehr
als verfünffacht hat. Somit war unter Berücksichtigung aller von der
Zuzahlung befreiten Gruppen im Jahr 2000 wiederum mehr als jeder
dritte Versicherte von der Zuzahlung befreit. Die sozialpolitisch
gewollte Befreiung der Patienten mit hohen Arzneimittelumsätzen
bedeutet, daß diese Patienten zwar zahlenmäßig nur einen kleinen Teil
der GKV-Versicherten ausmachen, jedoch als meist chronisch Kranke

viele Verordnungen erhalten und daher die Kassen massiv belasten. Läßt man die befreite Personengruppe der Kinder einmal außer acht, zeigt sich, daß zuzahlungspflichtige Versicherte 2000 im Durchschnitt 8,4, zuzahlungsbefreite Versicherte hingegen 20,9 Verordnungen im Jahr erhalten haben. Die 46,1 Mio. zuzahlungspflichtigen Erwachsenen vereinigen 11,4 Mrd. € Umsatz auf sich. Die Personengruppe der 11,1 Mio. Erwachsenen mit einer vollständigen oder teilweisen Befreiung von der Zuzahlung verursacht einen Umsatz von rund 6,7 Mrd. €. Somit vereinigen die zuzahlungsbefreiten Versicherten knapp 38% des Umsatzes auf sich, obwohl sie nur einen Anteil von knapp 20% der Versicherten an dieser Gruppe ausmachen.

Gesetzgeberische Handlungsfelder

Durch die Ablösung der Arzneimittelbudgets wurde ein zentrales Steuerungsinstrument abgeschafft, ohne daß ähnlich wirksame Instrumente an seine Stelle getreten wären. Reine Maßnahmen zur Ausgabenbegrenzung wie das AABG können allenfalls kurzfristig Wirkung entfalten, aber keine grundlegenden Richtungsänderungen hin zu einer qualitativ hochwertigen und wirtschaftlichen Arzneimittelversorgung einläuten. Es bleibt abzuwarten, ob in Zukunft Steuerungsinstrumente wie beispielsweise eine Positivliste oder medizinische Versorgungsnetze hier weitere Impulse für eine rationale Arzneimitteltherapie geben können. Angesichts der Finanzierungsprobleme im deutschen Gesundheitssystem und der Diskussionen um Leistungseinschränkungen bzw. Eigenbeteiligungsanhebungen sollten alle Möglichkeiten geprüft werden, zunächst die vorhandenen Wirtschaftlichkeitspotentiale auszuschöpfen und damit die zur Verfügung stehenden Mittel nutzbringend für die Patienten einzusetzen. Im Arzneimittelmarkt sind es insbesondere die im folgenden diskutierten Handlungsfelder, die bei zukünftigen Reformen unter anderem einen Beitrag zu mehr Wirtschaftlichkeit liefern könnten. Da sich die Auswirkungen der verschiedenen Maßnahmen gegenseitig beeinflussen, ergibt sich das Gesamtpotential nicht durch eine additive Verknüpfung der Einzelbeträge.

Nachfolgend werden die im Kapitel angesprochenen Themenfelder zusammenfassend mit besonderem Blick auf politische Handlungsmöglichkeiten dargestellt.

Senkung der Mehrwertsteuer auf Arzneimittel

Mit einem Mehrwertsteuersatz von derzeit 16% auf Arzneimittel wurden Einnahmen aus der Arzneimittelversorgung von rund 2,9 Mrd. € erzielt. Eine Senkung der Mehrwertsteuer auf den verminderten Satz von 7% würde den Fertigarzneimittelumsatz um rund 1,6 Mrd. € reduzieren. Angesichts der Tatsache, daß Deutschland im europäischen Vergleich die dritthöchsten Umsatzsteuern auf Arzneimittel erhebt, spricht einiges für eine entsprechende Anpassung.

Einführung des Versandhandels mit Arzneimitteln

52

Mit der Einführung eines Versandhandels von Arzneimitteln bestünde die Möglichkeit, Preisvorteile des europäischen Binnenmarktes für die Arzneimittelversorgung der deutschen Bevölkerung zu nutzen. Hier besteht ein rechnerisches Einsparpotential von 1,2 Mrd. € (Tabelle 52.2). Wieviel von diesem Einsparpotential tatsächlich realisiert werden kann, hängt von der Akzeptanz des neuen Vertriebswegs bei den Patienten ab. Selbst wenn sich nur ein kleiner Teil der Patienten – wie von den Versandhandelsgegnern häufig ins Feld geführt – hierfür entscheidet, kann dies zu erheblichen Einsparungen führen. Ausgehend von der Kenntnis, daß auf 20% der Versicherten bereits 78% des Arzneimittelumsatzes entfallen (Schröder und Selke i.E.), besteht ein erhebliches Einsparpotential, wenn gerade chronisch kranke Patienten bzw. stellvertretend ihre Angehörigen den neuen Versandweg nutzen. Darüber hinaus ist davon auszugehen, daß bei einer Aufhebung des Versandhandelsverbots auch die deutschen Arzneimittelpreise zur Diskussion stehen werden, um deutschen Apothekern eine faire Chance zur Teilnahme an einem europäischen Arzneimittelmarkt einzuräumen.

Einbeziehung patentgeschützter Arzneimittel in das Festbetragsverfahren

Mit dem siebten SGB-V-Änderungsgesetz wurden ab 1996 patentgeschützte Arzneimittel generell aus der Festbetragsregelung ausgenommen. Dies führt dazu, daß sich die preisstabilisierende Wirkung der Festbeträge nicht für patentgeschützte Me-too-Präparate entfalten kann. Beim Vergleich der durchschnittlichen DDD-Kosten von patentgeschützten Me-too-Präparaten innerhalb einer Wirkstoffgruppe mit den preiswertesten DDD-Kosten innerhalb dieser Gruppe (Tabelle 52.5) werden erhebliche Preisunterschiede deutlich. Berechnet man die Umsätze des Jahres 2001 für diese Wirkstoffe mit Hilfe der niedrigsten DDD-Kosten innerhalb einer Wirkstoffgruppe sinkt der Umsatz in diesem Marktsegment um knapp 1,1 Mrd €. Die Wiedereinführung der Festbeträge für patentgeschützte Me-too-Präparate würde zur Preis- und Umsatzstabilisierung im deutschen Arzneimittelmarkt beitragen.

Schaffung von Rahmenbedingungen zur Ausschöpfung von Wirtschaftlichkeitspotentialen in den Marksegmenten umstrittene Arzneimittel, Generika und Analogpräparate

52

Insgesamt ergibt sich für das Jahr 2001 in den drei Marksegmenten Generika, Analogpräparate und umstrittene Arzneimittel ein Einsparpotential von 4,2 Mrd. € (siehe Tabelle 1.1, Kapitel 1). Die Umsätze umstrittener Arzneimittel sind seit Jahren rückläufig, so daß die Informationsanstrengungen der Ärzteschaft ihre Wirkung zeigen. Weitere Schritte zur Einschränkung der Verordnung von umstrittenen Arzneimitteln sind der Abschluß des Nachzulassungsverfahrens und das Inkrafttreten der Positivliste, womit ein großer Teil dieser Präparate von der Verschreibung zu Lasten der gesetzlichen Krankenversicherung ausgeschlossen würde. Flankiert von der aktuellen Fassung der Arzneimittelrichtlinien, die nach wie vor juristisch blockiert ist, sind geeignete Instrumente zur Erschließung eines Einsparpotentials von 1,2 Mrd. € in diesem Marktsegment bereits vorhanden. Die Politik sollte Maßnahmen für eine zügige Umsetzung einleiten.

Die Ausschöpfungsrate bei Generikaverordnungen steigt seit Jahren und zeigt die Bemühungen der Ärzteschaft, preisgünstige Arzneimittel zu verordnen. Die Nutzung generischer Einsparpotentiale in den einzelnen Kassenärztlichen Vereinigungen ist jedoch sehr unterschiedlich. Daher sollte die Verordnung und Abgabe besonders preisgünstiger Generika gesetzlich gefördert werden. Die neue Autidem-Regelung zielt damit grundsätzlich in die richtige Richtung. Sie zeigt sich jedoch bereits im Vorfeld als anfällig für geschickte Preisstrategien der Hersteller, die durch „Phantasiepreise" einzelner Produkte die Preisgrenze künstlich in die Höhe treiben können. Es bleibt daher abzuwarten, in welchem Umfang die neue Regelung, zur

Erschließung der Wirtschaftlichkeitsreserven in diesem Marktsegment von 1,5 Mrd. € beitragen kann. Erste Schätzungen auf der Basis der Preislinien für einen Teilmarkt belaufen sich auf ein jährliches Einsparvolumen von circa 90 Mio. € bzw. hochgerechnet auf 360 Mio. € für den gesamten Generikamarkt, das jedoch im Jahr 2002 wegen der schrittweisen Festlegung der Preislinien für Teilmärkte im Jahresverlauf nur zu einem Teil realisiert werden kann. Darüber hinaus ist die Zukunft des Festbetragssystems nach wie vor ungewiß. Hier ist der Gesetzgeber gefragt, langfristig eine rechtssichere Lösung zu schaffen.

Die Umsatzdynamik patentgeschützter Me-too-Präparate ohne therapeutischen Zusatznutzen zeigt, daß in diesem Bereich erhebliche Wirtschaftlichkeitsreserven erschlossen werden können. Eine zentrale Rolle kommt hierbei nach dem AABG zunächst dem Bundesausschuß Ärzte und Krankenkassen zu, der zukünftig Empfehlungen zur Wirtschaftlichkeit von Analogpräparaten abgeben kann, dem jedoch keinerlei Sanktionsmöglichkeiten an die Hand gegeben wurden. Kurzfristig könnte daher die bereits dargestellte Möglichkeit einer Wiedereinführung von Festbeträgen für patentgeschützte Me-too-Arzneimittel erheblich dazu beitragen, die Wirtschaftlichkeitspotentiale in diesem Marktsegment zu erschließen.

Qualität der Arzneimittelversorgung

Eine qualitativ anspruchsvolle Arzneitherapie hängt von vielen Faktoren ab. Dazu gehören die richtige Diagnose, eine leitliniengerechte Behandlung und die Patientencompliance. Selbst eine richtige Diagnose führt nicht zwangsläufig zu einer leitliniengerechten Behandlung oder der entsprechenden Compliance beim Patienten. So hat eine Studie über das Krankheitsbild Asthma ergeben, daß mehr als 45 % der deutschen Patienten nicht leitliniengerecht therapiert wurden (Lagerlov et al. 2000). Die Qualität der Versorgung in Deutschland ist nach dieser Studie optimierbar. Auch nach dem Gutachten des Sachverständigenrates für die Konzertierte Aktion im Gesundheitswesen zu Bedarfsgerechtigkeit und Wirtschaftlichkeit bestehen eine Vielzahl von Hinweisen auf Über-, Unter- und Fehlversorgung im Bereich der Arzneimitteltherapie (Sachverständigenrat 2001b). Des weiteren weisen Studienergebnisse über Arzneimittel im Müll auf mangelnde Compliance der Patienten hin. Der Sachverständigenrat (2001a) fordert daher, daß auch diese Komponenten bei einer zukünftigen Gesundheitspolitik stärker in den Fokus rücken müssen. Die Erschließung von Wirtschaftlichkeitspotentialen in den Marktsegmenten Generika, Analogpräparate und umstrittene Arzneimittel kann daher zwar zur Effizienzsteigerung durch einen rationaleren Ressourceneinsatz in der Arzneimitteltherapie ohne Qualitätsverlust in der Therapie beitragen. Hierbei wird jedoch grundsätzlich von der Annahme ausgegangen, daß die Verordnung indikationsgerecht erfolgt ist. Zur Aufdeckung von Über-, Unter- und Fehlversorgung in der Arzneimitteltherapie besteht noch erheblicher Forschungsbedarf, und es wird die zukünftige Aufgabe aller Akteure sein, Qualitätsmängel zu identifizieren und jenseits von Standes- und Verbandspolitik im Interesse der Versicherten und Patienten zu beheben.

Mit den hier benannten Handlungsfeldern stehen der Politik vielfältige Möglichkeiten zur Verfügung, den Arzneimittelmarkt zukünftig aktiv umfassend neu auszurichten. Zentrale Instrumente für diese Reformen in Richtung einer qualitätsorientierten, effizienten und bedarfsgerechten Arzneimittelversorgung zielen auf die Wertschöpfungskette, auf die Nutzung der bestehenden gesetzlichen Regelungen und deren weiteren Ausbau. Darüber hinaus müssen die Fragen nach Über-, Unter- und Fehlversorgung in Deutschland beantwortet werden, damit zukünftig neben der Verteilung auch über die Höhe der zur Verfügung stehenden Mittel empirisch fundiert diskutiert werden kann.

52

Literatur

arznei-telegramm (2001): Nachzulassung – Aufarbeitung der Altlasten, 32/7: 75–76.

Bauer E. (2001): Pharma-Länder-Dossiers. Die Arzneimittelversorgung in Europa. Govi-Verlag Pharmazeutischer Verlag, Eschborn.

Becker J. (2001): Interview mit Bruno Müller-Oerlinghausen. Die Positivliste muss kommen – und zwar bald! Gesundheit und Gesellschaft 4/01: 36–39.

Cassel D. (2002): Ordnungspolitischer Reformbedarf des Arzneimittelmarktes. In: Stein P. (Hrsg.): Perspektiven zur Regelung des Internetversandhandels von Arzneimitteln. Argumente und Materialien zum Zeitgeschehen 33, München, S. 13–18.

Clement W., Kolb W. (2000): Die Entwicklung des Arzneimittelsektors am Apothekenmarkt Österreichs im internationalen Vergleich 1989-1998. Industriewissenschaftliches Institut, Wien.

Diener F. (2002): Effiziente Strukturen zum Wohl des Patienten. Pharm. Ztg. 147: 22–31.

Fricke U., Klaus W. (2002): Neue Arzneimittel. Fakten und Bewertungen von 1997 bis 2000 zugelassener Arzneimittel, Band 12. Wissenschaftliche Verlagsgesellschaft, Stuttgart.

Fricke U. (2000): Arzneimittelinnovationen – Neue Wirkstoffe: 1978–1999. Eine Bestandsaufnahme. In: Klauber J., Schröder H., Selke G.W. (Hrsg.): Innovationen im Arzneimittelmarkt. Springer, Berlin, S. 85–97.

Häussler B., Gothe H., Reschke P., Höer A., Hagenmeyer E., Ryll A., Hempel E. (2002): Analog-Wirkstoffe im Arzneimittelmarkt. Institut für Gesundheits- und Sozialforschung GmbH, Berlin.

Kessler D.A., Rose J.I., Temple R.J., Schapiro R., Griffin J.P. (1994): Therapeutic-class wars – drug promotion in a competitive marketplace. N. Engl. J. Med. 331: 1350–1353.

Krebs R. (2002): Ausführungen auf der Bilanz-Pressekonferenz Boehringer-Ingelheim am 9. April 2002. Ingelheim.

Lagerlov P., Veninga C.C.M., Muskova M., Hummers-Pradier E., Stalsby Lindborg C., Andrew M., Haaijer-Ruskamp F.M. (2000): Asthma management in five European countries: doctors' knowledge, attitudes and prescribing behaviour. Eur. Resp. J. 15: 25–29.

Nink K., Schröder H. (2001): Arzneimittelversorgung in Deutschland: Auf der Suche nach Qualität und Rationalität. Soziale Sicherheit 11/2001: 376–382.

Österreichisches Bundesinstitut für Gesundheitswesen (1998): Arzneimittel. Steuerung der Arzneimittelmärkte in neun europäischen Ländern. Wien.

Österreichisches Bundesinstitut für Gesundheitswesen (2000): E-Pharma. Arzneimittelvertrieb im Internet. Wien.

Pfaff M., Neldner T. (2001): Einstellungen zum Pharmaversand. Ergebnisse einer repräsentativen CATI-Befragung bei Apothekern, Ärzten und der Bevölkerung. Unveröffentlichtes Manuskript. INIFES, Stadtbergen.

Prang K.-M., Händeler M. (2002): Umsatzsteuer auf importierte Arzneimittel. Pharm. Ztg. 147: 2457.

Rosian I., Antony K., Habl C., Vogler S., Weigl M. (2001): Benchmarking Arzneimittelausgaben. Strategien zur Kostendämpfung in der Europäischen Union. ÖBIG, Wien.

Sachverständigenrat für die Konzertierte Aktion im Gesundheitswesen (2001a): Addendum zu Bedarfsgerechtigkeit und Wirtschaftlichkeit: Zur Steigerung von Effizienz und Effektivität der Gesundheitsversorgung in der gesetzlichen Krankenversicherung. Bonn.

Sachverständigenrat für die Konzertierte Aktion im Gesundheitswesen (2001b): Bedarfsgerechtigkeit und Wirtschaftlichkeit. Band III: Über-, Unter- und Fehlversorgung. Bonn.

Schröder H., Nink K. (2002): Benchmarking von Arzneimittelausgaben. Auf der Suche nach Gründen für die regionale Variation der Arzneimittelausgaben und deren Quantifizierung. Wissenschaftliches Institut der AOK, Bonn.

Schröder H., Selke G.W. (2000): Lebenszyklen von Arzneimittelinnovationen. In: Klauber J., Schröder H., Selke G.W. (Hrsg.): Innovationen im Arzneimittelmarkt. Springer, Berlin, S. 219–237.

52

Schröder H. , Selke G. W. (i.E.): Arzneimittelverbrauch: ein Beitrag zur Gesundheitsberichterstattung in NRW. Düsseldorf.

Schweizerischer Apothekerverein (1998): Leistungsorientiertes Abgeltungssystem für Apotheker und Apothekerinnen. Basel.

Thiele A., Beckmann J. (1998): Formalstatus von Arzneimitteln in Deutschland. Pharm. Ztg. 143: 48–50.

Wille E. (2002): Welche Auswirkungen hat die „4. Hürde" auf Über-, Unter- und Fehlversorgung und auf die deutsche Gesundheitsindustrie. In: Lauterbach K.W., Volmer T. (Hrsg.): Arzneimitteltherapie. Über-, Unter- und Fehlversorgung. Schattauer, Stuttgart, S. 33–55.

Zok K. (2002): Ergebnisse des WIdO-GKV-Monitors 2002. In Vorbereitung. Wissenschaftliches Institut der AOK, Bonn.

Zweifel P., Breuer M. (2002): Weiterentwicklung des deutschen Gesundheitssystems. Gutachten im Auftrag des Verbands Forschender Arzneimittelhersteller. Zürich.

53. Arzneimittelverordnungen nach Alter und Geschlecht

KATRIN NINK und HELMUT SCHRÖDER

AUF EINEN BLICK

Der Arzneimittelverbrauch zeigt deutliche Unterschiede nach Alter und Geschlecht der Versicherten. Für jeden Versicherten wurden 2001 durchschnittlich 410 definierte Tagesdosen verordnet. Die 20- bis 25-Jährigen zeigten den niedrigsten Arzneiverbrauch (99 Tagesdosen), die 85- bis 90-Jährigen den höchsten Verbrauch (1308 Tagesdosen). Frauen bekommen mit durchschnittlich 460 Tagesdosen erheblich mehr Arzneimittel verordnet als Männer (339 Tagesdosen). So werden Frauen beispielsweise doppelt so viel psychotrope Substanzen (Psychopharmaka, Hypnotika/Sedativa) wie Männern verordnet. Anderseits benötigen Männer beispielsweise mehr Urologika, Gichtmittel oder Antikoagulantien. Auch die Kosten einer Tagesdosis zeigen geschlechtsspezifische Unterschiede, da die Tagesdosen für Männer 19% mehr als für Frauen kosten.

Zu den wesentlichen Einflußfaktoren auf die Morbidität und damit auch auf den Arzneimittelverbrauch gehört, wie seit langem allgemein akzeptiert und belegt ist, das Alter des Patienten. Dies gilt sowohl für die Art als auch für die Menge der Arzneimittel. Auch der Einfluß des Geschlechts auf die Menge der Medikation ist seit langem gut belegt. Aus diesem Grunde werden die aktuellen Änderungen der vertragsärztlichen Arzneiverordnungen im Jahre 2001 nach Alter und Geschlecht der Patienten analysiert.

Die Größen der Altersgruppen wurden mit Hilfe der Erhebungen der Gesetzlichen Krankenversicherung (GKV) zur Struktur von Mitgliedern und mitversicherten Familienangehörigen für das Jahr 2001 (KM6, Stichtag 1. Juli 2001) sowie des Statistischen Jahrbuchs 2001 ermittelt (zu den Einzelheiten vgl. z.B. Arzneiverordnungs-Report 1999). Daraus ergibt sich die in Tabelle 53.1 und Abbildung 53.1 dargestellte Alterspyramide für die GKV-Versicherten, die den folgenden

Tabelle 53.1: Alters- und Geschlechtsstruktur der GKV-Versicherten 2001

Altersgruppe	Männer (Tsd.)	Frauen (Tsd.)	Zusammen (Tsd.)
0 bis unter 5	1730,0	1646,9	3376,9
5 bis unter 10	1875,9	1784,3	3660,2
10 bis unter 15	1850,6	1776,3	3627,0
15 bis unter 20	2076,2	1980,0	4056,2
20 bis unter 25	1998,6	2058,6	4057,2
25 bis unter 30	1966,9	2030,6	3997,5
30 bis unter 35	2614,9	2747,2	5362,1
35 bis unter 40	2967,3	3130,9	6098,2
40 bis unter 45	2645,7	2845,9	5491,6
45 bis unter 50	2272,6	2495,7	4768,3
50 bis unter 55	2053,6	2293,4	4347,1
55 bis unter 60	1802,4	2008,8	3811,2
60 bis unter 65	2454,2	2725,1	5179,4
65 bis unter 70	1870,0	2171,6	4041,5
70 bis unter 75	1444,9	1907,7	3352,6
75 bis unter 80	883,1	1751,9	2635,1
80 bis unter 85	456,9	1142,1	1599,0
85 bis unter 90	224,8	733,2	958,0
90 und älter	101,3	425,6	526,9
Summe	**33290,0**	**37655,8**	**70945,7**

53

Darstellungen zugrunde liegt. Setzt man die Daten der Arzneimittelverordnungen nach Altersgruppen zu den Versichertenzahlen in
Beziehung, dann erhält man die in Tabelle 53.2 angegebenen Werte für
die verordneten Tagesdosen der Arzneimittel nach Indikationsgruppen je Versicherter der GKV.

Die Aufschlüsselung der verordneten Mengen nach Alter und Indikationsgruppe weist interessante Unterschiede aus. Auch Arzneimittelgruppen, die im Gesamtmarkt keine große Rolle spielen, treten mitunter in einzelnen Altersgruppen deutlich hervor. Nicht immer haben
diese Differenzen jedoch ihren Grund in Morbiditätsunterschieden.
Vielmehr können sie auch durch die Regelungen zur Erstattung von
Arzneimitteln durch die GKV begründet sein, wie etwa bei der Verordnung oraler Kontrazeptiva, bei denen eine Kostenübernahme durch
die GKV bis zur Vollendung des 20. Lebensjahres erfolgt (§ 24a
SGB V), ältere Versicherte jedoch selbst für die Kosten der Empfäng-
nisverhütung aufkommen müssen. Die hier zugrunde gelegte Stichprobe erfaßt nur die von niedergelassenen Ärzten zu Lasten der GKV
ausgestellten und in öffentlichen Apotheken eingelösten Rezepte

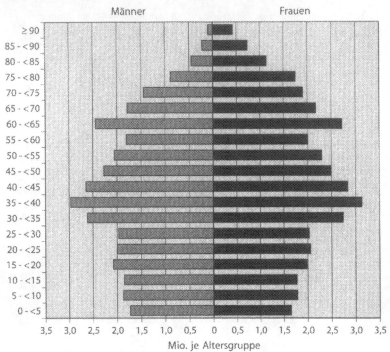

Abbildung 53.1: Alters- und Geschlechtsstruktur der GKV-Versicherten 2001

(siehe Kapitel 55). Der Selbstmedikationsmarkt wird hingegen nicht erfaßt. Dies betrifft einige Indikationsgruppen stärker, die in größerem Umfang rezeptfreie Arzneimittel umfassen – beispielsweise die Analgetika –, andere hingegen gar nicht. Zudem hat die seit 1997 deutlich gestiegene Zuzahlung trotz der leichten Absenkung zum Jahresbeginn 1999 weiterhin zur Folge, daß viele, auch rezeptpflichtige, Arzneimittel vollständig von den Patienten bezahlt werden müssen. Inwieweit diese Verschreibungen abrechnungstechnisch bedingt in der Stichprobe möglicherweise unterrepräsentiert sind, läßt sich nach wie vor nicht exakt quantifizieren. Es gibt jedoch Hinweise darauf, daß anfangs entstandene Lücken mittlerweile zumindest teilweise wieder geschlossen wurden.

Andererseits beziehen sich die angegebenen Mengen auf die verschriebenen, nicht aber auf die tatsächlich verbrauchten Arzneimittelmengen. Während man bei chronischen Indikationen davon ausgehen kann, daß diese beiden Mengen gleich sind, werden bei akuten Erkrankungen Packungen nicht immer vollständig aufgebraucht, wie Untersuchungen über weggeworfene Arzneimittel belegen (Bronder und Klimpel 2001, Heeke und Günther 1993).

Altersverteilung der Verschreibungen

Im Jahre 2001 wurden in Deutschland durchschnittlich 10,5 Arzneimittelpackungen mit 410 definierten Tagesdosen (DDD) für jeden Versicherten der Gesetzlichen Krankenversicherung verordnet (Tabelle 53.2). Gegenüber dem Vorjahr ist die Anzahl der Verschreibungen je Versicherter somit anders als in den Vorjahren konstant geblieben, während die durchschnittliche DDD-Menge nach heutigem DDD-Klassifikationsstand gegenüber dem Vorjahr um 4,0% zugenommen hat. Das bedeutet, daß etwas häufiger Arzneimittelpackungen mit einer größeren Reichweite verordnet wurden. Wenn der Mittelwert der Tagesdosen in Fünfjahresschritten nach dem Alter aufgegliedert wird, ergibt sich die in Abbildung 53.2 dargestellte Verteilung. Sie reicht von 99 DDD bei den 20- bis unter 25-Jährigen bis zu 1308 DDD bei den Versicherten zwischen 85 und 90 Jahren, entsprechend 0,3 bzw. 3,6 Tagesdosen pro Tag. Es gibt Hinweise darauf, daß gerade im Alter häufig eine Multimedikation stattfindet. Die Einnahme zahlreicher verschiedener Arzneimittel ist wegen oft schwer überschaubarer Wechselwirkungen jedoch nicht unproblematisch. „Manchmal wundere ich mich, wenn Patienten … mir erzählen, daß sie gleichzeitig sechs verschiedene Medikamente einnehmen." (Erdmann 1995).

Auf der anderen Seite der Altersskala findet das Problem der „Off-label"-Verschreibung von Arzneimitteln für Kinder zunehmend Aufmerksamkeit in der Forschung. Nachdem für den stationären Bereich bereits ein hoher Anteil an „Off-label"-Verordnungen in verschiedenen europäischen Ländern gefunden wurde (Conroy et al. 2000), stehen mittlerweile erste Zahlen für den ambulanten Bereich zur Verfügung. Die Analyse von knapp 460.000 Verordnungen für 0- bis 16-jährige Versicherte der AOK Baden-Württemberg zeigt einen Anteil an Off-label-Verschreibungen von 13,2% (Bücheler et al. 2002). Überträgt man diese Zahl auf die hier vorliegenden DDD-Mengen aller gesetzlich versicherten Kinder der untersuchten Altersgruppe, handelt

53

Tabelle 53.2: Arzneiverbrauch in definierten Tagesdosen (DDD) je Versicherter in der Gesetzlichen Krankenversicherung im Jahre 2001 nach Indikationsgruppen

53

Indikationsgruppe	0-4	5-9	10-14	15-19	20-24	25-29	30-34	35-39	40-44	45-49	50-54	55-59	60-64	65-69	70-74	75-79	80-84	85-89	>=90	Summe
5 Analgetika/Antirheumatika	5,5	3,9	4,4	5,7	5,4	6,1	7,5	9,8	12,9	17,8	24,5	32,0	35,0	41,4	50,0	58,8	68,5	77,4	80,5	21,6
7 Antiallergika	1,2	3,4	8,0	6,0	5,2	5,2	5,3	5,4	4,5	4,5	4,7	4,2	3,3	3,0	2,9	2,6	3,0	4,4	6,8	4,5
8 Antianämika	0,3	0,3	0,4	0,9	1,8	2,6	2,6	1,8	1,5	1,6	1,5	1,3	1,7	2,0	2,8	3,7	4,5	5,5	7,0	1,8
9 Antiarrhythmika	0,1	0,0	0,0	0,1	0,1	0,0	0,1	0,3	0,6	1,0	2,3	4,1	6,0	9,0	11,6	13,4	12,7	8,1	5,7	3,0
10 Antibiotika/Antiinfektiva	6,7	6,9	5,2	6,2	5,3	5,0	5,5	5,6	5,1	4,7	4,6	5,1	4,4	4,2	4,2	4,2	4,6	4,7	6,0	5,3
11 Antidementiva (Nootropika)	0,0	0,0	0,1	0,1	0,2	0,2	0,2	0,4	0,5	0,9	1,6	2,8	4,3	7,1	10,8	16,4	21,4	23,9	22,7	3,3
12 Antidiabetika	0,3	0,3	1,1	1,9	1,8	1,8	2,6	3,6	5,6	10,9	19,3	27,9	40,0	55,1	61,7	62,9	66,3	58,7	44,4	19,0
14 Antiemetika/Antivertiginosa	0,6	0,4	0,3	0,2	0,4	0,4	0,4	0,4	0,6	0,8	1,2	1,8	2,1	3,4	4,9	7,7	11,0	14,3	15,3	1,9
15 Antiepileptika	0,3	0,7	1,4	1,6	1,9	2,3	2,7	3,0	3,5	3,1	3,1	3,1	3,2	3,1	3,3	3,4	3,2	3,0	3,2	2,6
17 Antihypertonika	0,5	0,0	0,1	0,2	0,6	1,0	2,2	4,5	9,6	21,1	37,1	55,1	72,3	90,8	103,3	107,6	104,6	85,7	69,9	31,9
19 Antihypotonika	0,0	0,0	0,2	0,6	0,6	0,6	0,7	0,9	1,0	1,2	1,2	1,2	1,3	1,4	1,8	1,8	1,9	2,4	3,8	0,9
20 Antikoagulantia	0,1	0,0	0,1	0,3	0,4	0,5	0,7	1,0	1,2	2,0	2,9	4,5	6,8	9,6	12,5	12,5	11,5	6,4	3,8	3,4
21 Antimykotika	4,3	0,6	0,9	1,1	1,3	1,4	1,5	1,7	1,8	2,0	2,3	2,8	3,0	3,2	3,0	3,6	3,9	4,3	6,3	2,2
23 Antiphlogistika	0,2	0,4	0,7	0,6	0,4	0,5	0,5	0,6	0,6	0,7	0,8	0,9	1,1	1,1	1,2	1,5	1,6	1,9	1,7	0,8
24 Antitussiva/Expektorantia	22,6	12,0	8,4	7,2	3,8	3,1	3,3	3,4	3,5	3,5	4,4	5,7	5,7	7,0	9,0	10,1	11,0	12,1	15,3	6,8
27 Beta-, Ca-Bl., Angiotensin-Hemmst.	0,8	0,1	0,4	0,6	1,1	2,0	4,3	7,9	16,0	29,7	50,4	73,4	96,2	126,4	149,7	162,1	170,0	155,7	130,1	46,4
28 Broncholytika/Antiasthmatika	5,3	6,2	6,7	5,5	5,8	6,5	8,1	9,1	11,3	13,3	17,5	25,0	27,9	36,7	44,5	42,9	38,0	27,2	23,2	16,9
31 Corticoide (Interna)	2,2	0,9	0,6	0,9	1,5	1,9	2,4	2,7	3,3	3,8	5,4	6,3	7,3	8,2	10,3	10,5	9,3	8,2	7,1	4,4
32 Dermatika	14,3	11,7	12,5	15,0	10,8	8,7	8,1	8,0	8,3	8,7	9,3	10,2	10,2	11,9	12,7	13,8	16,0	18,3	24,9	11,0
33 Desinfizientia/Antiseptika	0,6	0,8	1,1	1,6	1,6	1,0	0,6	0,5	0,6	1,0	1,0	1,3	0,8	1,4	1,3	1,7	2,4	3,9	5,0	1,1
36 Diuretika	0,4	0,1	0,1	0,3	0,4	0,5	1,5	2,4	4,3	8,9	15,7	24,3	34,0	50,1	70,7	91,4	117,0	147,7	166,7	21,9
37 Durchblutungsfördernde Mittel	0,0	0,0	0,0	0,1	0,1	0,2	0,2	0,2	0,3	0,5	1,0	1,5	2,6	3,8	5,5	7,1	8,5	9,4	9,3	1,6
44 Gichtmittel	0,1	0,0	0,0	0,1	0,1	0,2	0,5	1,0	1,9	3,5	5,3	7,6	10,1	12,9	14,0	14,1	14,3	13,0	11,2	4,6
45 Grippemittel	1,5	2,0	0,3	1,4	0,7	0,5	0,4	0,4	0,3	0,2	0,2	0,2	0,2	0,2	0,2	0,2	0,1	0,1	0,2	0,6
46 Gynäkologika	1,5	2,0	0,7	1,1	2,1	2,6	3,1	3,3	3,7	5,7	7,9	8,6	8,9	8,4	9,1	8,8	8,1	7,9	8,4	4,9
47 Hämorrhoidenmittel	0,1	0,0	0,0	0,1	0,2	0,3	0,3	0,4	0,5	0,5	0,7	0,9	1,0	1,0	1,1	1,2	1,3	1,4	1,5	0,6
48 Hepatika	0,5	0,1	0,1	0,0	0,1	0,1	0,1	0,2	0,5	0,5	0,6	1,0	1,3	1,5	2,1	3,1	4,8	8,7	12,9	1,0
49 Hypnotika/Sedativa	0,7	0,1	0,1	0,2	0,4	0,5	0,7	1,1	1,5	2,0	2,7	4,3	4,5	5,7	8,0	10,5	13,9	18,0	19,4	3,1
50 Hypophysen-, Hypothalamushormone	0,1	0,5	1,1	0,4	0,3	0,8	1,2	1,1	0,5	0,2	0,2	0,1	0,2	0,2	0,3	0,4	0,3	0,2	0,3	0,5

Tabelle 53.2: Arzneiverbrauch in definierten Tagesdosen (DDD) je Versicherter in der Gesetzlichen Krankenversicherung im Jahre 2001 nach Indikationsgruppen (Fortsetzung)

Indikationsgruppe	0–4	5–9	10–14	15–19	20–24	25–29	30–34	35–39	40–44	45–49	50–54	55–59	60–64	65–69	70–74	75–79	80–84	85–89	>90	Summe
51 Immunmodulatoren	1,0	0,9	0,6	0,5	0,5	0,6	0,8	1,0	1,1	1,1	1,0	1,0	1,0	0,9	0,8	0,4	0,3	0,1	0,4	0,8
52 Infusionslösungen usw.	1,3	0,5	0,2	0,1	0,0	0,1	0,1	0,1	0,1	0,1	0,1	0,2	0,2	0,2	0,3	0,3	0,5	0,5	0,9	0,2
53 Kardiaka	0,2	0,1	0,1	0,1	0,2	0,2	0,2	0,1	0,5	1,0	2,0	3,7	6,5	12,4	21,8	33,1	46,5	58,8	61,7	6,4
54 Karies- und Parodontose-mittel	32,8	42,6	37,4	10,2	0,4	0,5	0,3	0,2	0,2	0,3	0,1	0,1	0,9	0,2	0,0	0,0	5,2	0,2	1,1	6,6
55 Koronarmittel	0,2	0,5	0,0	0,0	0,0	0,0	0,0	0,2	0,8	1,8	4,9	10,2	18,4	32,6	53,8	77,1	101,0	112,1	105,2	14,4
56 Laxantia	1,0	0,5	0,3	0,2	0,2	0,3	0,3	0,4	0,4	0,7	0,9	1,5	2,0	2,8	4,1	6,9	9,5	17,4	24,3	1,8
58 Lipidsenker	0,2	0,0	0,1	0,1	0,2	0,3	0,9	2,4	5,2	9,8	17,4	27,4	38,4	45,5	47,3	40,9	29,0	12,3	5,8	14,1
60 Magen-Darm-Mittel	2,6	1,0	1,4	2,4	3,2	3,9	5,0	6,2	8,2	11,1	13,6	18,2	20,7	23,6	26,6	31,1	34,0	37,5	42,0	11,9
61 Migränemittel	0,0	0,0	0,0	0,1	0,2	0,2	0,3	0,5	0,7	0,8	0,8	0,9	0,6	0,6	0,5	0,3	0,3	0,3	0,3	0,4
62 Mineralstoffpräparate	0,2	0,2	0,4	0,9	1,6	2,7	2,9	2,0	2,1	2,7	4,4	6,3	8,8	11,6	14,9	17,7	19,5	20,0	18,0	5,3
63 Mund- und Rachen-therapeutika	2,2	1,3	1,4	1,2	0,7	0,6	0,6	0,6	0,6	0,6	0,7	1,0	1,0	1,1	1,0	1,1	1,1	1,3	1,1	1,0
64 Muskelrelaxanzien	0,2	0,2	0,2	0,3	0,4	0,5	0,5	0,9	1,1	1,5	1,6	1,9	2,1	2,4	2,2	2,5	2,5	2,7	2,3	1,2
66 Neuropathiepräparate usw.	0,0	0,0	0,0	0,0	0,1	0,2	0,3	0,4	0,8	1,2	2,0	2,9	4,0	5,2	6,3	7,1	6,8	6,6	4,5	2,0
67 Ophthalmika	9,7	5,6	4,6	3,9	4,2	4,5	5,1	5,9	7,3	9,8	13,7	19,5	27,0	35,9	48,3	60,7	71,1	77,1	70,7	17,7
68 Osteoporosemittel/Ca-Stoffw.reg.	0,0	0,0	0,0	0,0	0,0	0,1	0,1	0,1	0,3	0,5	0,9	1,9	2,5	3,3	4,9	5,7	5,7	4,7	3,0	1,3
69 Otologika	4,0	2,5	1,5	0,8	0,5	0,4	0,4	0,4	0,4	0,4	0,4	0,4	0,4	0,4	0,4	0,4	0,5	0,5	1,0	0,8
70 Parkinsonmittel usw.	0,0	0,1	0,1	0,1	0,1	0,1	0,2	0,3	0,4	0,7	0,9	1,5	2,5	3,9	6,1	7,7	9,3	8,7	6,9	1,7
71 Psychopharmaka	0,4	1,4	2,9	1,7	3,5	6,2	8,3	12,0	15,1	18,3	22,0	24,4	22,8	24,4	28,0	33,5	38,0	42,9	45,8	15,3
72 Rhinologika/Sinusitismittel	32,3	18,7	11,2	6,4	2,9	2,4	2,4	2,4	2,2	2,0	2,0	2,3	2,1	1,9	1,8	1,3	1,5	1,1	2,4	5,2
74 Schilddrüsentherapeutika	0,9	1,5	4,7	5,4	6,2	10,3	14,4	17,8	21,4	25,2	30,3	30,8	29,0	29,5	27,8	27,7	24,5	17,8	15,0	18,4
76 Sexualhormone	0,5	0,0	1,5	68,2	17,3	4,9	4,0	4,7	8,1	22,5	50,8	61,2	46,3	28,2	14,8	14,8	4,9	2,3	5,0	21,0
77 Spasmolytika	0,1	0,1	0,2	0,2	0,8	0,3	0,3	0,5	0,5	0,6	0,6	0,6	0,9	1,1	0,9	1,3	1,3	1,5	1,4	0,6
79 Thrombozyten-aggregationshemmer	0,2	0,1	0,1	0,2	0,2	0,3	0,8	0,8	1,7	3,8	8,3	13,8	21,6	30,8	42,6	52,3	60,6	66,5	59,9	12,0
82 Urologika	0,2	0,4	0,2	0,4	0,6	0,7	0,7	0,7	1,1	1,8	3,4	7,8	11,9	18,1	23,5	24,3	24,8	22,8	19,1	6,1
83 Venentherapeutika	0,1	0,3	0,7	0,7	0,5	0,5	0,6	0,7	0,9	1,1	1,7	2,5	3,2	4,2	5,6	7,2	9,3	9,1	8,9	2,1
84 Vitamine	60,2	0,8	0,8	0,8	0,8	1,3	2,0	2,3	2,9	4,0	4,3	7,5	9,7	12,6	17,5	20,5	24,1	25,9	29,1	8,9
85 Wundbehandlungsmittel	3,9	1,5	1,1	0,7	0,5	0,5	0,5	0,5	0,6	0,9	1,2	1,5	1,6	2,2	3,3	5,1	8,8	16,5	27,7	2,0
86 Zytostatika usw.	0,0	0,1	0,1	0,0	0,1	0,1	0,2	0,3	0,6	0,9	1,8	2,7	3,2	4,0	5,4	6,1	6,6	5,5	3,5	1,7
Gesamter Fertigarznei-mittelmarkt	227,6	134,6	130,0	166,3	98,8	99,9	119,8	146,0	191,8	280,5	422,5	572,4	686,5	851,5	1025,2	1161,9	1284,4	1308,4	1283,1	499,9

Ausgewiesen sind nur Indikationsgruppen mit mindestens 1,0 Mio Verordnungen.

53

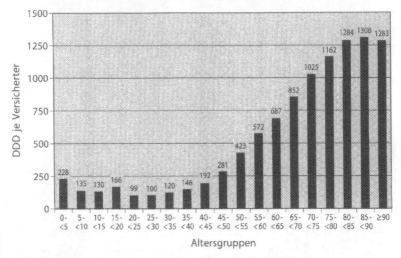

53

Abbildung 53.2: Arzneiverbrauch je Versicherter in der GKV 2001

es sich bei circa 130 Mio. der verordneten Tagesdosen des Jahres 2001 um „Off-Label"-Verschreibungen.

Im statistischen Mittel wurden 2001 jedem Versicherten Arzneimittel mit Kosten in Höhe von 301 € verordnet. All diese Maßzahlen divergieren sehr stark zwischen den einzelnen Altersgruppen. So zeigte schon eine frühere Studie, daß auf 10% der Versicherten bereits 53% der Arzneimittelausgaben entfallen (Berg 1986). Dies kann auch mit aktuellen Verordnungsdaten einzelner Krankenkassen der AOK bestätigt werden, bei denen im Jahre 1999 20% der verordnungsintensivsten Versicherten 65% der Verordnungen und 20% der umsatzintensivsten Versicherten 78% des Umsatzes auf sich vereinigen. (Schröder und Selke i. V.). Betrachtet man darüber hinaus alle Leistungsausgaben für Krankenhaus, Krankengeld und Arzneimittel, so verschärft sich dieser Effekt, wobei 10% der Versicherten 80% und 1% der Versicherten bereits 30% der Kosten verursachen (Winkelhake et al. 2002).

Die Versicherten mit einem Lebensalter ab 60 Jahren, die lediglich 25,8% der Gesamtpopulation darstellen, vereinigten im Jahr 2001 56% des gesamten GKV-Fertigarzneimittelumsatzes auf sich, also mehr als das Doppelte des Bevölkerungsanteils. Im Durchschnitt wird jeder Versicherte über 60 Jahre mit rund 2,6 Arzneimitteln täglich als Dauertherapie behandelt. Beispielhaft sei hier das Verordnungsspektrum in der Altersgruppe 70 bis unter 75 Jahre dargestellt (Nink und Schröder 2002). Auf jeden Versicherten in dieser Altersgruppe entfielen 2001 im Mittel 21 Arzneipackungen im Wert von 702 €. Besonders häufig sind dabei Krankheiten des Herz-Kreislauf-Systems, die im Alter vor allem mit Betarezeptorenblockern/Calciumantagonisten/Angiotensin-Hemmstoffen, Antihypertonika, Diuretika, Koronarmitteln und Thrombozytenaggregationshemmern behandelt werden. Daneben sind auch Antidiabetika, Analgetika/Antirheumatika, Ophthalmika, Lipidsenker und Broncholytika/Antiasthmatika bedeutsam. Der Verbrauch nimmt mit steigendem Alter aber nicht gleichförmig zu. Während er bei Analgetika/Antirheumatika, Koronarmitteln, Diuretika, Ophthalmika und Thrombozytenaggregationshemmern in den höheren Altersgruppen weiter stark ansteigt, nimmt er bei den Lipidsenkern und den Broncholytika/Antiasthmatika mit steigendem Alter ab. In den übrigen genannten Gruppen bleibt der Verbrauch weitgehend konstant oder geht nach einem Anstieg in den höchsten Altersgruppen wieder leicht zurück.

53

Allerdings wäre der Schluß voreilig, daß der demographische Wandel die treibende Kraft hinter steigenden Ausgaben ist. Wie bereits früher gezeigt wurde (vgl. Arzneiverordnungs-Report '94), erklärt das Älterwerden unserer Gesellschaft den Kostenanstieg nur zu einem geringen Teil. Vielmehr scheinen Krankheitskosten ganz allgemein nicht allein mit wachsendem Alter zuzunehmen, sondern vielmehr mit der Nähe zum Tod (Braun et al. 1998; Zweifel 2001). Daher können Mehrausgaben für unser Gesundheitssystem nicht pauschal mit einer wachsenden Lebenserwartung in unserer Gesellschaft erklärt werden.

Charakteristisch ist bei Frauen der Altersverlauf bei den Sexualhormonen. Hier zeigt sich ein deutlicher Gipfel bei den 15- bis 19-Jährigen, der durch die Erstattungsfähigkeit hormonaler Kontrazeptiva in dieser Altersgruppe verursacht wird (vgl. Tabelle 53.2). Ab etwa 45 Jahren steigt die Kurve erneut stark an, um dann bei etwa 65 Jahren wieder deutlich abzusinken. Dieser zweite, breitere Gipfel wird durch die Hormonsubstitution nach der Menopause verursacht. Ob die zur Zeit in Deutschland übliche Praxis der breiten und langjährigen Anwendung der hormonellen Substitutionstherapie bei Frauen über 40 Jahre nach dem aktuellen wissenschaftlichen Erkenntnisstand zu Nutzen und Risiken angemessen ist, bleibt umstritten (Greiser et al. 2000). Aktuelle Studienergebnisse zeigen nun, daß die gesundheitlichen Risiken bei der postmenopausalen Hormonsubstitution überwiegen (Writing Group for the Women's Health Initiative Investigators 2002).

Geschlechtsverteilung der Verschreibungen

Der Arzneimittelverbrauch nach Tagesdosen zeigt deutliche Verordnungsunterschiede zwischen Männern und Frauen. So bekommen Frauen in fast allen Altersgruppen deutlich mehr Arzneimittel verordnet als Männer (Abbildung 53.3). Bei Betrachtung des Gesamtmarkts zeigt sich mit 460 Tagesdosen bei Frauen gegenüber 339 Tagesdosen bei Männern ein Mehrverbrauch von knapp 36%, wobei der Unterschied im Vergleich zum Vorjahr mit knapp 40% Differenz wiederum geringfügig abgenommen hat. In einzelnen Indikationsgruppen sind die Unterscheide teilweise noch größer. So erhalten Frauen mit durchschnittlich 19,2 verordneten Tagesdosen fast doppelt so viel Psychopharmaka-Verordnungen wie Männer (durchschnittlich 10,9 Tagesdosen). Ähnlich ist die Situation für die Hypnotika/Sedativa mit durchschnittlich 4,1 Tagesdosen bei Frauen gegenüber 1,9 Tagesdosen bei Männern. Hier decken sich die Auswertungen mit den bekannten Befunden, daß Frauen häufiger psychotrope Substanzen einnehmen (Gmel 1997). Deutlich erhöht ist neben geschlechtsspezifischen Indi-

53

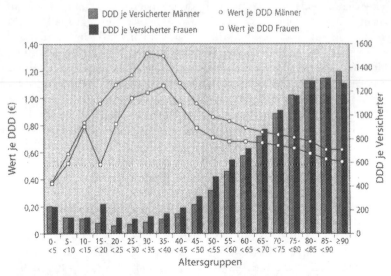

Abbildung 53.3: Arzneiverbrauch und Kosten je Tagesdosis nach Alter und Geschlecht 2001

kationsgruppen wie Sexualhormonen, Gynäkologika und Osteoporosemitteln auch die Verordnung von Schilddrüsentherapeutika, Mineralstoffpräparaten, Kardiaka oder Ophthalmika bei Frauen, während etwa bei den Indikationsgruppen Antibiotika/Antiinfektiva, Thrombozytenaggregationshemmern oder Antidiabetika der Geschlechtsunterschied gering ausfällt (Abbildung 53.4). Insbesondere findet sich

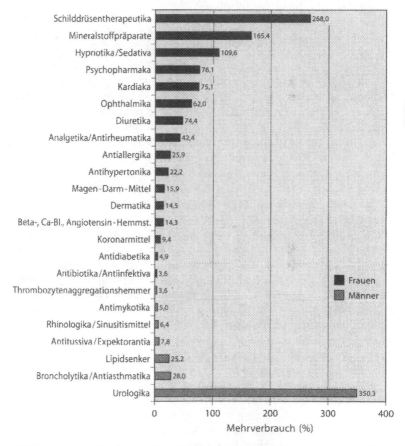

Abbildung 53.4: Mehrverbrauch an DDD je Versicherter gegenüber dem anderen Geschlecht bei verordnungsstarken Indikationsgruppen (exklusive Sexualhormone und Gynäkologika)

in einigen typischen Indikationsgruppen (Urologika, Broncholytika/
Antiasthmatika, Lipidsenker) auch ein Mehrverbrauch der Männer
(vgl. Arzneiverordnungs-Report '96). Es gibt Anhaltspunkte, daß der
erhöhte Verbrauch an Lipidsenkern bei Männern darauf zurückzuführen ist, daß Frauen seltener Lipidsenker zur Sekundärprävention der
koronaren Herzkrankheit erhalten als Männer, obwohl sie häufiger
erhöhte Cholesterinwerte aufweisen (Hippisley-Cox et al. 2001).

Die generell hohen Verordnungszahlen bei Frauen sind zumindest
teilweise darauf zurückzuführen, daß sie häufiger den Arzt konsultie-
ren. Bezogen auf den einzelnen Arztbesuch sind die Verordnungen
zwischen Männern und Frauen annähernd gleich verteilt. Dies bestätigt eine Untersuchung über Verordnungen psychotroper Arzneimittel
und oraler Antidiabetika anhand einer Stichprobe von ca. 27000
Patienten aus 50 allgemeinmedizinischen Praxen (Schoettler 1992).
Männer und Frauen erhalten pro Kopf und Arztbesuch in annähernd
gleichem Umfang Arzneimittel, 73% aller Arztbesuche entfallen jedoch auf Frauen. Von 1320 befragten Versicherten der GKV, die in den
vorangegangenen drei Monaten eine Arzneimittelverordnung erhalten
haben, haben 48% der Frauen, aber nur 39% der Männer die Verordnung eines Arzneimittels von vornherein erwartet (Zok 2002).

Die Tatsache, daß in allen westlichen Industrienationen Frauen
länger leben als Männer, ihren Gesundheitszustand jedoch subjektiv
schlechter bewerten, mehr Arzneimittel einnehmen und deutlich
häufiger zum Arzt gehen, ist heute unter dem Begriff „Geschlechterparadox" in der Gesundheitsforschung bekannt. Eine Vielzahl von
Aspekten sollen hierbei eine Rolle spielen, wie biologisch-genetische
Unterschiede, unterschiedliche Gesundheitskonzepte und Unterschiede
im Gesundheitsverhalten von Männern und Frauen sowie die
geschlechtsspezifische Behandlung von Männern und Frauen im
Gesundheitssystem. Psychosozialen Einflußfaktoren sowie geschlechtsspezifischen Lebenslagen wird ebenfalls ein bedeutsamer Erklärungs-
wert zugeschrieben (Kuhlmann und Kolip 1997, Maschewsky-Schneider 1997, Macintyre et al. 1996).

Neben der verordneten Arzneimittelmenge unterscheiden sich
auch die unterschiedlichen DDD-Kosten nach Alter und Geschlecht
der Versicherten (Abbildung 53.3). Während die Kosten einer DDD im
Kindesalter erwartungsgemäß mit 0,37 € (Mädchen) und 0,38 € (Jungen) bei den 0- bis 5-jährigen Kindern am niedrigsten liegt, sind die
durchschnittlichen DDD-Kosten in den mittleren Altersgruppen am
höchsten. Der höchste Wert von 1,33 € pro Tagesdosis wird in der

Altersgruppe der 30- bis 35-jährigen Männer erreicht und liegt knapp 38% über den durchschnittlichen DDD-Kosten gleichaltriger Frauen. Männer über 15 Jahre werden deutlich teurer therapiert als gleichaltrige Frauen. Im Durchschnitt über alle Altersgruppen kostet die Tagesdosis eines Mannes knapp 19% mehr als die Tagesdosis für eine Frau.

Literatur

Berg H. (1986): Bilanz der Kostendämpfungspolitik im Gesundheitswesen 1977–1984. Asgard-Verlag, Sankt Augustin.

Braun B., Kühn H., Reiners H. (1998): Das Märchen von der Kostenexplosion. Fischer, Frankfurt/Main.

Bronder E., Klimpel A. (2001): Unverbrauchte Arzneimittel. DAZ Nr. 6, 141. Jg.: 49–54.

Bücheler R., Schwab M., Mörike K., Kalchthaler B., Mohr H., Schröder H., Schwoerer P., Gleiter C.H. (2002): Off label prescribing in primary care in Germany: retrospective cohort study. Brit. Med. J. 324: 1311–1312.

Conroy S., Choonara I., Impicciatore P., Mohn A., Arnell H., Rane A., Knoeppel C., Seyberth H., Pandolfini C., Raffaelli M.P., Rocchi F., Bonati M., 't Jong G., de Hoog M., van den Anker J. (2000): Survey of unlicensed and off label drug use in paediatric wards in European countries. Brit. Med. J. 320: 79–82.

Erdmann E. (1995): Werden in Deutschland zu viele Medikamente verordnet? Münch. Med. Wschr. 137 (Beilage): 11.

Gmel G. (1997): Konsum von Schlaf- und Beruhigungsmitteln in der Schweiz: Nehmen Frauen mehr Medikamente oder sind mehr Männer erwerbstätig? Zeitschrift für Gesundheitswissenschaften 5: 15–31.

Greiser E., Günther J., Niemeyer M., Schmacke N. (2000): Weibliche Hormone – Ein Leben lang. Wissenschaftliches Institut der AOK, Bremer Institut für Präventionsforschung und Sozialmedizin, Bonn, Bremen.

Heeke A., Günther J. (1993): Arzneimittel im Müll, Essen.

Hippisley-Cox J., Pringle M., Crown N., Meal A., Wynn A. (2001): Sex inequalities in ischaemic heart disease in general practice: cross sectional survey. Brit. Med. J. 322: 1–5.

Kuhlmann E., Kolip P. (1997): Das Geschlechterparadox in der Gesundheitsforschung. Welche Rolle spielt privilegierte Berufstätigkeit? Jahrbuch für kritische Medizin, Argument-Verlag, Hamburg.

Macintyre S., Hunt K., Sweeting H. (1996): Gender differences in health: are things really as simple as they seem? Soc. Sci. Med., 4 (42): 617–624.

Maschewsky-Schneider U. (1997): Frauen sind anders krank: zur gesundheitlichen Lage der Frauen in Deutschland. Juventa-Verlag, Weinheim, München.

Nink K., Schröder H. (2002): Arzneimittelverordnungen nach Altersgruppen 2001. Wissenschaftliches Institut der AOK, Bonn.

Schoettler P. (1992): Untersuchung der Verordnung von psychotropen Arzneimitteln und oralen Antidiabetika in der allgemeinmedizinischen Praxis (Dissertation). Kiel.

Schröder H., Selke G.W.: Arzneimittelverbrauch: ein Beitrag zur Gesundheitsberichterstattung in NRW. Düsseldorf, in Vorbereitung.

Statistisches Bundesamt (2001): Statistisches Jahrbuch 2001. Wiesbaden.

Winkelhake O., Miegel U., Thormeier K. (2002): Die personelle Verteilung von Leistungsausgaben in der Gesetzlichen Krankenversicherung 1998 und 1999. Sozialer Fortschritt 3: 58–61.

Writing Group for the Women's Health Initiative Investigators (2002): Risks and benefits of estrogen plus progestin in healthy postmenopausal women. Principal results from the Women's Health Initiative randomized controlled trial. JAMA 288: 321–333.

Zok K. (2002): Ergebnisse des WIdO-GKV-Monitors 2002. Wissenschaftliches Institut der AOK, Bonn. In Vorbereitung.

Zweifel P. (2001): Alter, Gesundheit und Gesundheitsausgaben – eine neue Sicht. GGW Nr.1, 1. Jg: 6–12.

53

54. Arzneiverordnungen nach Arztgruppen

Katrin Nink und Helmut Schröder

AUF EINEN BLICK

Die Zahl der an der vertragsärztlichen Versorgung teilnehmenden Ärzte hat im Jahr 2001 auf 128.500 (+1,3%) zugenommen, während die Versichertenzahlen dagegen abnahmen. Seit 1992 ist die Versorgungsdichte insgesamt von 1,49 auf 1,81 Ärzte pro 1000 Versicherte (+22%) angestiegen. Ein Vertragsarzt hat 2001 durchschnittlich 5.774 Fertigarzneimittel mit 226.000 Tagesdosen und einem Umsatz von 166.000 € verordnet. Der größte Teil der Verordnungen entfällt auf Allgemeinmediziner (55%) und Internisten (16%). Die Umsatzkosten pro Verordnung betrugen für alle Ärzte im Mittel 29 €. Dieser Wert wurde von Urologen (61 €), Nervenärzten (56 €) und Internisten (38 €) erheblich überschritten, dagegen von Hautärzten (20 €), Orthopäden (16 €), Augenärzten (15 €), HNO-Ärzten (14 €) und Kinderärzten (12 €) deutlich unterschritten. Hohe Generikaanteile hatten Augenärzte (76%), Kinderärzte (73%), Urologen 72%) und Gynäkologen (72%).

54

Das Verordnungsverhalten der Ärzte bestimmt maßgeblich den Arzneimittelverbrauch. Im folgenden wird das Verordnungsverhalten im Vergleich der einzelnen Facharztgruppen analysiert. Aktuelle Auswertungen für das gesamte Bundesgebiet sind hier mit den Daten des GKV-Arzneimittelindex für elf Arztgruppen durchgeführt worden (Nink und Schröder 2002).

Verschreibungsmengen nach Arztgruppen

Die Darstellung der verordneten Tagesdosen nach Arztgruppen zeigt, daß Allgemeinärzte (einschließlich praktische Ärzte) und Internisten die meisten Arzneimittel verordnen (Abbildung 54.1). Auch die Ana-

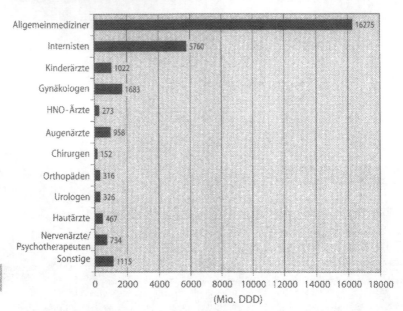

Abbildung 54.1: Arzneiverordnungen einzelner Arztgruppen 2001

lyse der Verordnungen nach Arzneimittelpackungen bestätigt, daß von der Gesamtzahl der 742 Mio. Verordnungen der größte Teil auf Allgemeinmediziner (404,1 Mio.) und Internisten (121,6 Mio.) entfällt. Im Jahr 2001 ist der Anteil der Allgemeinmediziner an der Verordnungstätigkeit mit 54,5% (2000: 53,7%) leicht angestiegen, während der Anteil der Internisten mit 16,4% konstant war. Der Umsatzanteil beider Gruppen am Gesamtmarkt ist leicht gesunken. Auf Allgemeinmediziner entfallen 49,7%, auf Internisten nunmehr 22,2%. Damit verschreiben Internisten also deutlich teurere Arzneimittel als der Durchschnitt aller Ärzte, wobei sich der Abstand weiter vergrößert hat.

Weiterhin stellen die Allgemeinmediziner und Internisten die meisten Ärzte, so daß die Konzentration des Verordnungsgeschehens auf diese Gruppen größtenteils erklärbar ist. In Tabelle 54.1 sind deshalb zum besseren Vergleich die Verordnungen, Umsätze und definierten Tagesdosen (DDD) je Arzt der entsprechenden Facharztgruppe ausgewiesen.

Tabelle 54.1: Arzneiverordnungen, Umsätze und definierte Tagesdosen je Arzt 2001, aufgeführt nach Facharztgruppen

Arztgruppe	Zahl der Ärzte	Verordnungen je Arzt	Umsatz je Arzt (Tsd. €)	DDD je Arzt (Tsd. DDD)
Allgemeinmediziner und Praktische Ärzte	44326	9118	239	367
Internisten	19667	6181	241	293
Kinderärzte	6740	8041	94	152
Gynäkologen	10794	3052	77	156
HNO-Ärzte	4138	3493	49	66
Augenärzte	5414	3354	50	177
Chirurgen	5497	1244	27	28
Orthopäden	5383	2681	42	59
Urologen	2816	2886	176	116
Hautärzte	3499	5133	104	134
Nervenärzte/ Psychotherapeuten	9635	2241	126	76
Sonstige	10603	2603	152	105
Alle Ärzte	**128512**	**5774**	**166**	**226**

54

Im Jahre 2001 hat ein an der kassenärztlichen Versorgung teilnehmender Arzt im Mittel 5.774 Fertigarzneimittel verordnet. Das entspricht 226.000 definierten Tagesdosen mit einem Umsatzvolumen von 166.000 € je Arzt. Erneut verordnete der einzelne Arzt auch im Jahr 2001 weniger Arzneimittelpackungen als im jeweiligen Vorjahr (–2,3%), die allerdings wiederum größer und teurer als zuvor waren. Daher stieg der Umsatz je Arzt um 9%. Damit setzt sich ein langjähriger Trend fort. Der im Gesamtmarkt zu beobachtende Verordnungsrückgang verteilt sich ähnlich wie im Vorjahr unterschiedlich auf die einzelnen Arztgruppen. Die größten Abnahmen sind bei Kinderärzten (–9,9%) und Hautärzten (–7,3%) zu finden, während Chirurgen (+5,8%), Orthopäden (+3,9%), Nervenärzte/Psychotherapeuten (+3,9%) sowie die Urologen (+1,0%) einen Anstieg verzeichnen. Der Anstieg des Arzneimittelumsatzes je Arzt konzentriert sich in diesem Jahr auf einige Arztgruppen, insbesondere auf Nervenärzte einschließlich Nervenärzte (+20,0%), Chirurgen (+16,3%), Orthopäden (+16,1%) und Urologen (+12,5%).

Die Verordnungsfrequenz der einzelnen Arztgruppen zeigt große Unterschiede. Sie ist besonders hoch bei Allgemeinmedizinern und praktischen Ärzten, Internisten sowie Kinderärzten. Beim Umsatz und bei den mittleren Tagesdosen bleiben die Kinderärzte deutlich hinter den Allgemeinmedizinern und Internisten zurück, da sie vor allem akute Krankheiten mit in der Regel kleineren Arzneimittelpackungen behandeln und niedrig dosierte Präparate (Kinderdosen) verordnen. Gegenüber dem Vorjahr hat sich die Arztzahl um 1.680 (+1,3%) erhöht. Deutlich gewachsen sind die Gruppen der Internisten (+3,7%) und der Orthopäden (+2,1%). Keine der Arztgruppen ist kleiner geworden. Allerdings setzt sich die Verschiebung von Praktikern (−4,3%) zu Allgemeinmedizinern (+2,5%) innerhalb der Gruppe der Allgemeinmediziner und praktischen Ärzte weiter fort. Insgesamt sind seit der deutschen Vereinigung die Arztzahlen jedoch deutlich stärker gewachsen als die Versichertenzahlen. Wurden 1992 noch 1000 Versicherte von 1,49 Ärzten versorgt, ist dieser Wert bis zum Jahr 2001 auf etwas über 1,81 gestiegen. Damit ist die Versorgungsdichte im statistischen Mittel um fast 22% gestiegen. Dieser Zuwachs hat Auswirkungen darauf, wie die für Arzneimittel zur Verfügung stehenden finanziellen Ressourcen bewirtschaftet werden.

54

Marktsegmente

Werden die in Kapitel 50 beschriebenen Marktsegmente, die eine wirtschaftlichere Arzneimittelversorgung sicherstellen könnten, nach Arztgruppen analysiert, so ergibt sich ein heterogenes Bild (Tabelle 54.2).

Die Arzneimittel, deren therapeutischer Nutzen nicht ausreichend belegt ist (vgl. Tabelle 50.8), werden von den einzelnen Arztgruppen in unterschiedlichem Maße verordnet. Von den Gesamtkosten in Höhe von 1,9 Mrd. € entfällt der größte Anteil mit rd. 1,1 Mrd. € auf Allgemeinmediziner (10,5% ihres Arzneimittelumsatzes), Internisten mit 296 Mio. € (6,3% ihres Arzneimittelumsatzes) und Kinderärzte mit knapp 99 Mio. € (15,5% ihres Arzneimittelumsatzes). Bei allen anderen Arztgruppen liegen die Arzneimittelkosten insgesamt deutlich niedriger, so daß absolut betrachtet auch die Ausgaben für umstrittene Arzneimittel geringer sind. Auffällig sind jedoch die großen Unterschiede im Kostenvolumen je Arzt der Fachgruppe. Urologen nehmen mit über 29 Tsd. € pro Arzt die Spitzenstellung ein, gefolgt von Allgemeinmediziner mit 25 Tsd. € je Arzt, während alle anderen Gruppen nicht einmal die Hälfte dieses Spitzenwertes erreichen. Bei Einführung einer Positivliste wären viele dieser Arzneimittel nicht mehr erstattungsfähig.

Tabelle 54.2: Anteile der Umsätze und definierten Tagesdosen nach Facharztgruppen und Marktsegmenten

Arztgruppe	Anteil umstrittener Arzneimittel am Gesamtmarkt		Generikaanteil am generikafähigen Markt		Analogaanteil an Analoggruppen	
	Verordnungen	Umsatz	Verordnungen	Umsatz	Verordnungen	Umsatz
Allgemeinmediziner und Praktische Ärzte	19,7%	10,5%	73,1%	66,5%	50,6%	64,6%
Internisten	14,4%	6,3%	71,8%	64,5%	51,1%	64,1%
Kinderärzte	30,6%	15,5%	68,7%	73,0%	54,7%	48,5%
Gynäkologen	12,7%	7,1%	79,4%	71,7%	56,6%	64,8%
HNO-Ärzte	35,8%	23,5%	79,7%	70,8%	60,3%	74,5%
Augenärzte	25,1%	13,2%	80,5%	76,4%	26,2%	36,1%
Chirurgen	24,5%	11,1%	71,3%	56,0%	40,8%	58,4%
Orthopäden	18,8%	11,5%	77,8%	69,1%	32,0%	51,2%
Urologen	32,3%	16,8%	78,1%	71,9%	77,2%	93,6%
Hautärzte	10,3%	5,7%	70,7%	55,0%	68,7%	79,1%
Nervenärzte/ Psychotherapeuten	10,5%	5,0%	68,8%	60,8%	67,9%	81,1%
Sonstige	14,0%	3,2%	59,9%	56,5%	48,9%	61,7%
Alle Ärzte	19,2%	8,9%	72,9%	66,4%	50,7%	65,2%

54

Weiterhin könnten durch den Einsatz preisgünstiger Generika 1,5 Mrd. € eingespart werden (vgl. Kapitel 50, Tabelle 50.2). Dieses Einsparpotential verteilt unterschiedlich auf die Arztgruppen (vgl. Arzneiverordnungs-Report 2000, Kapitel 54). Hierbei zeigt sich, daß insbesondere Augenärzte (76,4%), Kinderärzte (73,0%), Urologen (71,9%) und Gynäkologen (71,7%) einen vergleichsweise konsequenten Einsatz von Zweitanmelderpräparaten nutzen. Angesichts eines Kostenunterschieds von 6,33 € je Verordnung zwischen dem Verordnungswert eines Generikums (17,79 €) und dem Verordnungswert eines Originalpräparats (24,12 €) würden facharztspezifische wirkstoffbezogene Listen mit Preisvergleichen im generikafähigen Marktsegment die Realisierung der genannten Wirtschaftlichkeitsreserven erleichtern.

Das Arzneimittelausgaben-Begrenzungsgesetz (AABG) enthält darüber hinaus zwei Maßnahmen für eine bessere Ausschöpfung generischer Einsparpotentiale. Bisher konnte ein Arzt auf einem Rezept das sogenannte Aut-idem-Feld ankreuzen und damit den Apotheker vom Substitutionsverbot entbinden. Die neue Regelung ab 2002 hat das Verfahren umgekehrt. Der Apotheker ist jetzt verpflichtet, ein wirkstoffgleiches Präparat aus dem unteren Preisdrittel auszuwählen, wenn der Arzt die Substitution durch Ankreuzen nicht aktiv unterbindet. Den bekannten Krankenhausentlassungseffekten, daß Patienten hochpreisig eingestellt das Krankenhaus verlassen und die Arzneimitteltherapie trotz kostengünstiger Alternativen in dieser Form ambulant fortgesetzt wird, wurde ebenfalls entgegengewirkt. Der Therapievorschlag des Krankenhauses an den weiterbehandelnden Vertragsarzt soll nach dem AABG die Wirkstoffbezeichnung verwenden und ggf., wenn preiswertere Wirkstoffe für die Therapie in Frage kommen, mindestens einen angeben. Damit wird eine seit langen Jahren beklagte Fehlsteuerung aufgehoben, da eine Weiterverordnung von hochpreisigen Originalpräparaten nach der Krankenhausentlassung damit verhindert wird. So wurden Generikaverordnungen von Hausärzten bei nachfolgenden Krankenhausaufenthalten zur Hälfte durch teurere Originalpräparate ersetzt. „Der Verdacht liegt nahe, daß dieses Verhalten durch günstige Einkaufsbedingungen [der Krankenhäuser] stimuliert wird." (Himmel und Kochen 1998). Bei der Weiterbehandlung nach der Entlassung belasten diese Präparate dann die Budgets der niedergelassenen Ärzte in voller Höhe. Wenn keine medizinischen Gründe entgegen stehen, ist eine Umstellung der Patienten auf wirkungsgleiche, jedoch preiswertere Präparate im Sinne des Wirtschaftlichkeitsgebotes des Sozialgesetzbuches angeraten, auch wenn es dazu eines (einmaligen) höheren Beratungsaufwandes im Patientengespräch bedarf.

Ähnliche Überlegungen gelten in gleichem Maße für die Verschreibung teurer Analogpräparate. Nach Tabelle 50.4 ergibt sich für 25 verordnungsstarke Analoggruppen durch Wirkstoffsubstitution ein Einsparpotential von knapp 1,5 Mrd. €. Das arztgruppenspezifische Verordnungsverhalten läßt sich durch den jeweiligen Anteil teurer Analogwirkstoffe an den Umsätzen der Analoggruppen darstellen. So liegen die Umsatzanteile teurer Analogpräparate bei Urologen (93,6%), Nervenärzten einschließlich Psychotherapeuten (81,1%) und Hautärzten (79,1%) vergleichsweise hoch. Die größten Umsätze dieser teuren Analogpräparate je Arzt erreichen Allgemeinmediziner und praktischen Ärzte (42 Tsd. €), gefolgt von Internisten mit 36 Tsd. € und Urologen mit knapp 31 Tsd. €.

Inwieweit der im Laufe der letzten Jahre zunehmende Einsatz von teuren Analogpräparaten durch eine Stärkung der Kompetenz des Bundesausschusses durch das AABG vermindert wird, bleibt abzuwarten. Diesbezügliche Richtlinien und Empfehlungen zur wirtschaftlichen Verordnung sollen von diesem Gremium herausgeben werden. Unabhängig davon, welche handlungsleitende Relevanz beim Verordnungsverhalten der Ärzte zunächst zu erwarten ist, wird mit dieser „zweiten" Zulassungshürde die Tür zu einer Kosten-Nutzen-orientierten Pharmakotherapie geöffnet.

54

Analyse der Verordnungszahlen

Deutliche Unterschiede im Verordnungsverhalten der einzelnen Arztgruppen zeigen sich auch in diesem Jahr bei Packungsgrößen und Verordnungskosten (Tabelle 54.3). Die Anzahl der DDD je Verordnung gibt an, wieviele Tage lang die Medikation mit einer Verordnung durchgeführt werden kann. Dies ist somit ein Maß für die Größe der Packung. Im Vergleich der Arztgruppen muß bedacht werden, daß die verschiedenen Krankheitsbilder, die von den jeweiligen Arztgruppen behandelt werden, unterschiedliche Verläufe haben und deshalb auch eine unterschiedlich lange Therapiedauer erfordern. Wie schon mehrfach in den vergangenen Jahren bemerkt, verschreiben Augenärzte überdurchschnittlich große Arzneimittelmengen pro Verordnung, die für eine Therapiedauer von sieben Wochen ausreichend sind. Die

Tabelle 54.3: Maßzahlen zur Beschreibung der arztgruppenspezifischen Besonderheiten 2001

Arztgruppe	DDD je Verordnung	Umsatz je Verordnung in €	Umsatz je DDD in €
Allgemeinmediziner und Praktische Ärzte	40,3	26,26	0,65
Internisten	47,4	38,92	0,82
Kinderärzte	18,9	11,72	0,62
Gynäkologen	51,1	25,11	0,49
HNO-Ärzte	18,9	14,12	0,75
Augenärzte	52,7	15,06	0,29
Chirurgen	22,2	21,53	0,97
Orthopäden	21,9	15,57	0,71
Urologen	40,1	61,01	1,52
Hautärzte	26,0	20,29	0,78
Nervenärzte/ Psychotherapeuten	34,0	56,42	1,66
Sonstige	40,4	58,24	1,44
Mittelwert	**39,2**	**28,76**	**0,73**

54

größten Packungen verschreiben neben den Augenärzten mit 52,7 Tagesdosen je Verordnung erneut die Gynäkologen, bei denen eine Packung im Mittel für eine Therapiedauer von 51,1 Tagen ausreicht. Gegenüber dem Jahr 1989 (25,7 Tage) ist dieser Wert mittlerweile auf das Doppelte gestiegen. In der Zunahme spiegelt sich einerseits die Abgabe hormonaler Kontrazeptiva an junge Frauen, andererseits aber auch die dauerhafte postmenopausale Hormonsubstitution wider, die jedoch nicht unumstritten ist (Greiser et al. 2000). Die aktuellen Ergebnissen der vorzeitig abgebrochenen Studie Women's Health Initiative zeigen, daß die gesundheitlichen Risiken bei der postmenopausale Hormonsubstitution überwiegen (Writing Group for the Women's Health Initiative Investigators 2002). Die kleinsten Packungen verordnen Hals-Nasen-Ohren-Ärzte und Kinderärzte mit durchschnittlich 18,9 DDD je Verordnung, die damit für rund zweieinhalb Wochen ausreicht.

Bei der Beurteilung dieser Zahlen muß sicherlich auch der Anteil der chronisch Kranken berücksichtigt werden. Hier können hohe DDD-Volumina je Verordnung durchaus wirtschaftlich sein, denn größere Packungen haben im allgemeinen die niedrigeren Tagestherapiekosten. Die Umsätze je Verordnung und Tagesdosis zeigen große Unterschiede zwischen den einzelnen Fachgebieten (Tabelle 54.3).

Tabelle 54.4: Arzneiverordnungen in definierten Tagesdosen (DDD) je Arzt der Fachgruppe in der Gesetzlichen Krankenversicherung im Jahre 2001 nach Indikationsgruppen

Indikationsgruppe	Allgemein-mediziner	Inter-nisten	Kinder-ärzte	Gynäko-logen	HNO-Ärzte	Augen-ärzte	Chirur-gen	Ortho-päden	Uro-logen	Haut-ärzte	Nerven-ärzte	Sonstige	Insgesamt
	21173,4	13675,0	4395,5	1055,8	1762,2	476,4	5957,7	27347,6	2097,7	681,2	1736,4	6821,9	11950,0
5 Analgetika/Antirheumatika	3287,3	1963,9	3298,8	185,3	8286,6	240,6	225,1	197,7	190,5	14743,1	174,6	1755,6	2481,4
7 Antiallergika	1345,9	1663,3	374,0	2646,3	41,7	16,5	53,2	54,6	108,8	136,8	71,7	460,5	1016,7
8 Antianämika	3091,7	3438,7	138,9	136,4	44,4	42,4	97,1	87,5	175,0	65,4	71,4	281,3	1656,6
9 Antiarrhythmika	4228,1	2480,5	5539,9	930,5	6322,3	201,4	609,0	320,5	4030,3	3350,3	126,5	3096,2	2902,7
10 Antibiotika/Antiinfektiva	3107,4	1983,2	95,4	115,3	2694,9	291,3	132,9	154,0	168,7	87,8	3465,7	571,7	1814,3
11 Antidementiva (Nootropika)	20509,6	19601,2	1199,7	507,9	225,6	291,3	770,8	291,4	600,9	173,3	327,9	2131,6	10462,5
12 Antidiabetika	1899,4	1173,6	465,4	179,9	2902,3	43,0	107,4	145,6	68,6	61,9	616,8	209,6	1046,8
14 Antiemetika/Antivertiginosa	1687,7	759,8	1228,2	55,1	107,9	61,1	98,4	57,9	49,0	44,9	7468,2	1273,6	1447,4
15 Antiepileptika	35812,0	30861,8	739,3	864,3	484,0	594,4	973,9	617,2	1146,1	295,1	593,8	2896,2	17611,3
17 Antihypertonika	1097,6	679,7	108,7	129,0	13,4	8,5	23,9	30,4	67,9	8,3	143,1	86,5	521,8
19 Antihypotonika	3386,3	3588,4	108,8	190,9	36,6	80,3	987,1	550,1	143,4	74,7	78,2	570,4	1866,8
20 Antikoagulantia	1649,3	667,1	1710,5	487,0	353,0	82,3	201,4	71,9	655,6	13008,9	40,0	419,6	1234,2
21 Antimykotika	755,6	298,8	280,8	162,3	510,0	22,7	439,6	780,0	215,0	120,7	36,8	212,1	431,8
23 Antiphlogistika	6652,6	3211,0	1300,2	183,7	3956,3	85,4	232,5	112,8	272,7	94,0	88,7	1203,1	3747,5
24 Antitussiva/Expektorantia	51891,5	44828,0	1478,1	1241,6	613,7	1025,9	1462,9	911,7	1211,8	599,6	1365,2	4608,3	25629,6
27 Beta-Ca-Bl., Angiotensin-Hemmst.													
28 Broncholytika/Antiasthmatika	15860,3	14836,9	6626,0	469,0	881,3	278,6	454,7	277,1	552,9	773,0	323,0	13336,6	9356,9
31 Corticoide (Interna)	3109,7	4051,5	1380,7	356,4	1262,0	366,0	838,8	3179,2	235,4	1961,4	739,5	3247,0	2402,0
32 Dermatika	6965,5	2611,1	9983,3	1677,7	1711,5	355,3	1220,0	519,4	1358,0	80511,4	176,5	2795,5	6076,3
33 Desinfizientia/Antiseptika	788,4	426,3	1163,1	77,2	43,5	14,0	620,2	98,1	2519,4	836,8	25,4	565,8	563,8
36 Diuretika	23659,1	22090,0	594,5	716,0	618,8	402,5	782,7	632,2	1384,8	292,0	471,6	3406,8	12083,9
37 Durchblutungsfördernde Mittel	1691,4	1073,8	51,8	42,6	1892,3	238,0	164,8	40,1	66,7	75,4	251,9	185,8	871,4
44 Gichtmittel	5090,9	3977,4	111,6	105,9	51,6	44,7	273,2	427,5	3215,7	83,4	94,0	422,2	2526,2
45 Grippemittel	628,8	157,3	1699,9	11,6	273,9	6,1	13,2	14,2	4,8	8,5	7,0	36,7	345,2
46 Gynäkologika	1658,1	644,0	1091,6	21525,3	100,8	21,2	98,8	62,0	3560,0	369,9	339,7	584,3	2708,4
47 Hämorrhoidenmittel	535,8	419,0	55,8	182,3	12,0	10,1	323,7	26,9	386,4	252,5	22,8	64,5	305,3
48 Hepatika	1121,8	674,8	289,3	28,9	30,4	18,5	36,0	14,0	48,0	8,6	33,0	171,1	529,6
49 Hypnotika/Sedativa	3168,1	1904,5	400,7	133,4	146,3	50,8	117,4	123,6	189,6	80,5	2640,5	648,5	1691,3
50 Hypophysen-, Hypothalamushormone	79,3	81,7	535,3	1162,7	38,9	16,2	20,2	28,3	3707,3	41,2	19,3	361,5	283,2

54

Tabelle 54.4: Arzneiverordnungen in definierten Tagesdosen (DDD) je Arzt der Fachgruppe in der Gesetzlichen Krankenversicherung im Jahre 2001 nach Indikationsgruppen (Fortsetzung)

Indikationsgruppe	Allgemein-mediziner	Inter-nisten	Kinder-ärzte	Gynäko-logen	HNO-Ärzte	Augen-ärzte	Chirur-gen	Ortho-päden	Uro-logen	Haut-ärzte	Nerven-ärzte	Sonstige	Insgesamt
51 Immunmodulatoren	481,4	720,1	641,7	38,6	320,0	17,9	94,6	21,2	103,8	181,9	730,8	909,1	466,2
52 Infusionslösungen usw.	145,3	94,6	833,1	7,4	118,1	3,4	23,2	29,6	47,7	17,4	14,5	98,6	125,8
53 Kardiaka	7383,4	5597,1	219,8	219,0	98,4	131,6	187,7	109,7	214,6	118,1	133,3	447,5	3509,3
54 Karies- und Parodontosemittel	2390,0	353,2	20176,5	423,6	445,1	259,8	210,1	160,3	622,9	203,3	158,0	19543,8	3656,7
55 Koronarmittel	16192,4	13799,2	340,3	442,8	210,2	326,1	447,6	333,4	357,2	260,3	322,0	1350,6	7955,9
56 Laxantia	1909,8	1433,5	781,9	92,1	77,9	56,8	167,9	68,2	169,7	11,2	97,5	638,4	1005,8
58 Lipidsenker	14937,2	15435,4	417,9	469,2	202,4	345,9	475,7	315,5	514,8	172,7	258,5	1752,2	7810,2
60 Magen-Darm-Mittel	12553,4	11885,2	1805,4	524,9	358,3	245,8	695,0	393,7	444,5	244,0	435,3	2109,1	6578,7
61 Migränemittel	479,3	252,7	23,1	37,8	24,0	15,3	24,1	34,9	28,9	3,9	218,1	102,8	237,9
62 Mineralstoffpräparate	4772,0	4469,0	301,6	3077,1	177,3	182,1	251,4	3551,0	338,8	685,2	219,1	1196,0	2918,2
63 Mund- und Rachentherapeutika	644,3	207,5	1390,9	44,7	1007,8	29,7	76,5	47,8	70,8	306,6	31,4	1745,3	525,9
64 Muskelrelaxanzien	917,1	505,2	73,1	24,2	28,9	27,8	110,5	936,7	127,4	57,5	1457,0	1436,3	677,7
66 Neuropathiepräparate usw.	1772,8	1503,6	106,7	83,9	190,0	63,6	162,4	562,4	54,1	44,7	1974,6	403,9	1077,3
67 Ophthalmika	4237,5	2092,6	4674,9	1254,5	5228,3	167036,2	1166,1	868,8	1802,1	2450,0	860,2	2270,3	9782,0
68 Osteoporosemittel/Ca-Stoffw.reg.	1021,9	846,1	29,0	143,3	20,7	57,7	66,8	4341,7	40,5	17,7	36,2	304,6	712,6
69 Otologika	584,7	149,7	2185,8	17,9	2367,5	150,1	42,8	15,9	58,1	34,2	13,1	134,6	440,1
70 Parkinsonmittel usw.	946,9	442,9	103,5	41,0	128,7	82,5	82,6	82,2	37,0	36,8	5864,5	771,3	923,0
71 Psychopharmaka	11180,5	6267,8	2220,7	569,8	761,3	420,5	672,8	677,0	517,9	274,0	37478,9	6677,2	8458,9
72 Rhinologika/Sinusitismittel	2879,4	893,6	21240,5	94,2	15441,3	103,1	136,0	77,9	76,7	377,0	61,2	1103,2	2870,0
74 Schilddrüsentherapeutika	20043,0	16100,0	3337,5	3369,2	1065,8	401,8	697,2	413,4	688,9	339,5	414,0	2252,1	10174,6
76 Sexualhormone	6022,4	2616,1	682,9	103964,3	416,5	281,4	700,8	689,7	2280,1	2070,5	630,9	1309,9	11591,5
77 Spasmolytika	621,0	560,8	145,2	80,8	24,8	12,1	29,1	37,3	207,1	17,3	66,9	79,1	335,1
79 Thrombozyten-aggregationshemmer	13346,9	10868,3	370,2	475,8	347,1	501,7	561,5	310,1	311,7	241,2	1433,8	1103,6	6607,5
82 Urologika	3772,5	2221,7	398,7	646,9	110,4	267,3	387,7	392,9	68094,1	640,9	310,9	857,9	3368,0
83 Venentherapeutika	2278,1	1263,3	156,2	180,0	55,9	96,1	1251,9	1042,3	150,8	555,9	71,2	184,4	1144,4
84 Vitamine	5773,9	5737,5	27261,4	628,8	703,9	270,1	351,8	5458,6	439,6	295,2	945,0	2048,6	4887,4
85 Wundbehandlungsmittel	1981,7	894,3	1948,9	227,6	426,7	48,9	867,9	104,6	641,1	1901,2	50,6	511,3	1110,8
86 Zytostatika usw.	819,6	994,1	82,7	2938,1	19,8	11,1	147,9	102,8	6787,6	111,1	64,2	691,7	911,3
Gesamter Fertigarzneimittelmarkt	367138,9	292851,7	151649,8	153883,7	66018,9	176878,9	27601,8	58645,7	115722,1	133545,4	76139,3	105177,6	226275,2

54

Bezogen auf die einzelne Verordnung liegen die Verordnungskosten mit 11,72 € bei den Kinderärzten weiterhin am niedrigsten. Dagegen kosten die urologischen Verordnungen mehr als fünfmal so viel. Die Kosten einer durchschnittlichen Packung sind hier um 11,4% gestiegen. Auch Nervenärzte und Psychotherapeuten verordnen relativ teure Packungen, die gegenüber dem Vorjahr um 15,5% teurer geworden sind.

Bezieht man den Behandlungszeitraum der verordneten Packungen in die Berechnung ein (Tagestherapiekosten im Arzneimittelbereich), haben die von Augenärzten verordneten Arzneimittel mit 0,29 € unverändert die niedrigsten DDD-Kosten. Urologen dagegen verschreiben Medikamente, die mit 1,52 € je DDD mehr als fünfmal so teuer sind. Die Nervenärzte einschließlich der Pychotherapeuten zeigen zwar mit 76 Tsd. DDD ein unterdurchschnittliches DDD-Aufkommen je Arzt (Durchschnitt 226 Tsd. DDD), verschreiben jedoch mit Tagesdosiskosten von 1,66 € erstmals am teuersten. Die DDD-Kosten der Allgemeinmediziner liegen wiederum unter dem Durchschnitt, während die Internisten deutlich darüber liegen. Einen Gesamtüberblick über die Anzahl der verordneten Tagesdosen je Arzt in den wesentlichen Indikationsgruppen gibt Tabelle 54.4.

54

Literatur

Greiser E., Günther J., Niemeyer M., Schmacke N. (2000): Weibliche Hormone – Ein Leben lang. Wissenschaftliches Institut der AOK, Bremer Institut für Präventionsforschung und Sozialmedizin, Bonn, Bremen.

Himmel W., Kochen M.M. (1998): Kontinuität und Diskontinuität der hausärztlichen Medikation bei Krankenhauseinweisung. Z. Allg. Med. 74: 245–250.

Nink K., Schröder H. (2002): Arzneimittelverordnungen nach Arztgruppen 2001. Wissenschaftliches Institut der AOK, Bonn.

Writing Group for the Women's Health Initiative Investigators (2002): Risks and benefits of estrogen plus progestin in healthy postmenopausal women. Principal results from the Women's Health Initiative randomized controlled trial. JAMA 288: 321–333.

55. Ergänzende statistische Übersicht

KATRIN NINK und HELMUT SCHRÖDER

In Ergänzung zu den Verordnungsdaten, die bereits im einleitenden Überblick (Kapitel 1) über die Arzneiverordnungen dargestellt wurden, werden im folgenden zusätzliche Erläuterungen zur Berechnung definierter Tagesdosen und zur Analyse des GKV-Fertigarzneimittelmarktes in der gesamten Bundesrepublik gegeben. In tabellarischen Übersichten werden außerdem die Entwicklung aller Indikationsgebiete, der Arzneimittelverbrauch nach ATC-Gruppen, die DDD-Analyse kleinerer Indikationsgruppen, der Anteil der Zweitanmelderpräparate sowie die 2500 verordnungshäufigsten Arzneimittel dargestellt.

Grundlage der Auswertungen dieses Kapitels sind die etwa 440 Mio. zu Lasten der GKV ausgestellten Rezeptblätter. Daraus wird eine 4-Promille-Stichprobe gezogen, so daß die Analyse letztlich auf circa 3,2 Mio. einzelnen Verordnungen basiert. Auf das einzelne Rezept entfielen 2001 im Durchschnitt 1,7 Fertigarzneimittelverordnungen.

Die statistische Analyse des Arzneimittelmarktes basiert im GKV-Arzneimittelindex auf dem Konzept der Komponentenzerlegung. Die Umsatzentwicklung wird danach in die Preis-, Mengen- und Strukturkomponenten zerlegt. Einzelheiten zur Methode der statistischen Komponentenzerlegung sind bereits vor geraumer Zeit beschrieben worden (Reichelt 1987, Reichelt 1988).

Berechnung von definierten Tagesdosen

Als Maß für die verordnete Arzneimittelmenge wird in diesem Buch in erster Linie die definierte Tagesdosis (*defined daily dose*, DDD) verwendet. Gegenüber anderen Meßgrößen wie der Anzahl der abgegebenen Packungen oder dem damit erzielten Umsatz hat die DDD den Vorteil, daß der Verbrauch eines Arzneimittels anhand einer zuvor festgelegten Wirkstoffmenge direkt gemessen wird. Veränderungen anderer Meßgrößen, die ebenfalls dem Einfluß des Verordnungsverhaltens unterliegen – etwa Änderungen der Packungsgrößen, der Dosisstärken oder der Preise – können den in DDD gemessenen Verbrauch nicht verfälschen. Zudem bietet diese Meßgröße den Vorteil, auch international weithin verwendet zu werden, so daß länderübergreifend vergleichende Untersuchungen des Arzneimittelverbrauchs möglich werden (Merlo et al. 1996).

Die definierte Tagesdosis basiert auf der Menge eines Wirkstoffes bzw. eines Arzneimittels, die typischerweise für die Hauptindikation bei Erwachsenen pro Tag angewendet wird (Nordic Council on Medicines 1985, WHO Collaborating Centre for Drug Statistics Methodology 2002). Für Arzneimittel, die ausschließlich bzw. vornehmlich bei Kindern angewendet werden, werden für die Daten der vorliegenden Publikation durchschnittliche Kinderdosen eingesetzt (vgl. auch Fricke und Günther 2002). In beiden Fällen ist zu berücksichtigen, daß die DDD nicht notwendigerweise die empfohlene oder tatsächlich verordnete Tagesdosis eines Arzneimittels wiedergibt, sondern primär eine technische Maß- und Vergleichseinheit darstellt.

In der Regel wird die DDD als in mg gemessene Wirkstoffmenge definiert. Bei einigen Kombinationspräparaten, bei denen die Wirkstoffmenge nicht als Vergleichsbasis geeignet ist, wird die DDD in Form sogenannter *fixer Dosen* angegeben. Hierbei werden keine exakten Dosen für jedes einzelne Präparat festgelegt. Vielmehr wird für die gesamte Präparategruppe die durchschnittliche Dosierungsempfehlung ohne Berücksichtigung der Dosisstärke der einzelnen Kombinationspartner als DDD zugrundegelegt. Die DDD gibt in diesen Fällen die üblicherweise empfohlene Anzahl der festgelegten Einzeldosen in Form der jeweiligen Arzneizubereitungen (Tabletten, Kapseln, Ampullen, Suppositorien etc.) an.

Die DDD für Arzneimittel aus der gleichen therapeutischen Gruppe sollen entsprechend den Grundregeln für die Festlegung von DDD-Werten in ähnlicher Weise ermittelt werden, um eine gute Vergleichbarkeit zwischen den Dosierungen zu erhalten. Innerhalb einer therapeutischen Gruppe soll nach Möglichkeit eine Äquivalenz der Wirkungsstärke (*equipotency*) angestrebt werden (Nordic Council on Medicines 1985). Wenn für ein Arzneimittel sowohl eine Initialdosierung wie auch eine Erhaltungsdosis angegeben wird, bezieht sich die DDD grundsätzlich auf die Erhaltungsdosis. Wenn Unterschiede zwischen stationärer und ambulanter Behandlung gemacht werden, werden in der Regel die Angaben für die ambulante Dosierung verwendet.

Für die Berechnung definierter Tagesdosen werden die Angaben aus mehreren Quellen herangezogen. Bei Monopräparaten werden, soweit bekannt, die DDD-Angaben der WHO benutzt. Zwischenzeitlich liegt durch eine Kooperation der WHO mit dem Wissenschaftlichen Institut der AOK (WIdO) dieser ATC-Index mit definierten Tagesdosen sowie die Richtlinien für ATC-Klassifikation und DDD-Festlegung bereits in zweiter Auflage auch in deutscher Übersetzung vor (WHO Collaborating Centre for Drug Statistics Methodology 2002). Im Rahmen einer systematischen Aktualisierung der DDD-Werte wurden 1997 ca. 50 Wirkstoffe von den älteren Angaben der Preisvergleichsliste auf die aktuellen DDD-Angaben der WHO-Liste umgestellt. In den jeweiligen Kapiteln des Arzneiverordnungs-Reportes 1998 wurde diese Umstellung erwähnt, da die Zahlenwerte nicht mehr direkt mit den früher publizierten Werten vergleichbar sind. In sämtlichen Zeitreihen der Verordnungsanalysen sind die Verordnungen auch für die früheren Jahre mit den aktualisierten DDD-Werten berechnet worden, so daß die jeweiligen Verordnungsentwicklungen korrekt dargestellt sind.

Soweit in der WHO-DDD-Liste keine Angaben enthalten sind, werden für Monopräparate und alle Kombinationspräparate die Dosierungsempfehlungen der Hersteller zugrunde gelegt (Rote Liste 2001). Wird ein Wirkstoff oder eine fixe Zweier-Kombination von mehreren Herstellern für dasselbe Indikationsgebiet in den Handel gebracht, wird der arithmetische Mittelwert der Dosierungsangaben aller Hersteller berechnet und als Basis für die DDD-Berechnung eingesetzt. Bei der Festlegung dieser mittleren DDD werden darüber hinaus Angaben aus der Fachliteratur berücksichtigt. Soweit Monographien der Kommission E formuliert wurden, werden die dort angegebenen Tagesdosen als Basis für die DDD-Festlegung bei den Phytopharmaka zugrunde gelegt.

Die DDD sind üblicherweise für verschiedene Arzneiformen identisch. Wenn die Bioverfügbarkeit für einzelne Darreichungsformen jedoch unterschiedlich ist, können unterschiedliche DDD-Werte festgelegt werden. Bei topisch angewendeten Arzneimitteln gibt es häufig keine genauen Dosierungsempfehlungen des Herstellers. Hier wurde bei topischen Dermatika eine Standardfläche von 100 cm² zugrunde gelegt, für die üblicherweise als Einzeldosis 1 g Creme oder Salbe benötigt wird (Arndt und Clark 1979). Die DDD-Festlegung bei topischen Dermatika erfolgte daher unter Zugrundelegung einer Standarddosis von 1 g per Einzeldosis. Bei anderen topisch angewendeten Arzneimitteln wurden Herstellerangaben zur DDD-Berechnung verwendet, sofern keine WHO-DDD vorhanden sind. Falls dort auch keine exakten Dosierungsempfehlungen erhältlich waren, wurde ebenfalls eine Standarddosis von 1 g pro Einzeldosis für die DDD-Berechnung zugrunde gelegt. Für Ophthalmika und Arzneimittel, die nur auf einer begrenzten Fläche angewendet werden (z. B. Stomatologika), wurde bei fehlender Dosierungsempfehlung als Standarddosis eine Einzeldosis von 0,1 g bzw. ml (d. h. bei den Ophthalmika je 1 Tropfen pro Auge) festgelegt.

Die in diesem Buch aufgeführten Arzneimittelnamen (Standardaggregatnamen) entsprechen den Bezeichnungen der Fertigarzneimittel und nach Möglichkeit auch den Präparatenamen der Roten Liste. Die Bezeichnungen von Packungsgrößen, Darreichungsformen oder Stärken eines Fertigarzneimittels werden nicht erwähnt, wenn sich keine Unterschiede in den Bestandteilen oder der Indikation nach dem ATC-Code ergeben. Zusätze zum Handelsnamen wie „mite", „forte" oder „semi" werden in den Arzneimittelbezeichnungen des Arzneiverordnungs-Reports üblicherweise nicht erwähnt. Von diesem Grundsatz wird nur dann abgewichen, wenn eine solche Zusatzbezeichnung zur Benennung eines Arzneimittels benötigt wird, das von einem anderen Fertigarzneimittel mit gleicher Hauptbezeichnung wegen anderer Bestandteile oder einer ATC-relevanten abweichenden Indikation getrennt werden muß.

Arzneimittelausgaben und Fertigarzneimittelumsatz

Der rechnerische Zusammenhang zwischen Arzneimittelausgaben und Fertigarzneimittelumsatz im GKV-Bereich ist in Tabelle 55.1 dargestellt. Vier Positionen machen eine Unterscheidung zwischen Arzneimittelausgaben und Fertigarzneimittelumsatz notwendig:

- Sprechstundenbedarf, der im Rahmen des GKV-Arzneimittelindex nicht berücksichtigt wird (ca. 4 %),
- Kassenrabatt (5 %),
- Eigenanteil der Versicherten (ab 1.1.1999: 8, 9, 10 DM nach Packungsgröße bzw. ab 01.01.2002: 4, 4,50 und 5 €),
- Verordnungen von Nichtfertigarzneimitteln (Rezepturen, Verbandstoffe, Krankenpflegeartikel etc.)

Letztere werden im Rahmen des GKV-Arzneimittelindex nicht unter Fertigarzneimitteln geführt, sondern auf gesonderten Sammelpositio-

55

Tabelle 55.1: Zusammenhang zwischen GKV-Ausgaben und Fertigarzneimittelumsatz 2000/2001 (gesamtes Bundesgebiet)

GKV-Ausgaben	Beiträge in Mio. €		Veränderung	
	2000	2001	Mio. €	in %
GKV-Ausgaben für Arzneimittel nach KV 45	19.300	21.421	2.122	11,0
Praxisbedarf (2000: 4%) (2001: 4%)	772	857	85	11,0
Zwischensumme	18.528	20.565	2.037	11,0
Eigenanteil (2000: 8,7%) (2001: 7,9%)	1.859	1.856	–3	–0,1
Zwischensumme	20.387	22.421	2.034	10,0
Kassenrabatt (2000: 5%) (2001: 5%)	1.073	1.180	107	10,0
Brutto-Apothekenumsatz mit GKV-Rezepten	21.460	23.601	2.141	10,0
Umsatz für Rezepturen, Verbandstoffe, Krankenpflegeartikel usw., sowie bei der Erfassung nicht identifizierte Rezepte (2000: 9,9%) (2001: 9,6%)	2.127	2.258	132	6,2
GKV-Fertigarzneimittelumsatz	19.333	21.343	2.010	10,4

nen erfaßt. Zu berücksichtigen ist dabei, daß auch nicht identifizierbare Verordnungspositionen in dieser Sammelposition summiert werden.

Von den Ausgaben der GKV in Höhe von 21.421 Mio. € wird zunächst der Sprechstundenbedarf abgezogen, der aufgrund verschiedener Arzneikostenstatistiken mit 4% geschätzt wird. Dieser Sprechstundenbedarf ist im GKV-Arzneimittelindex nicht enthalten.

Im nächsten Schritt wird der Eigenanteil der Versicherten addiert, der im GKV-Arzneimittelindex enthalten ist, in den GKV-Ausgaben dagegen nicht. Die Angabe des Eigenanteils von 7,9% bezieht sich dabei auf den Brutto-Apothekenumsatz. Zu diesem Betrag wird der Kassenrabatt addiert. Das Ergebnis ist der Apothekenumsatz mit GKV-Arzneimittelverordnungen in Höhe von 21.460 Mio. €. Von diesem Umsatz wird der Umsatz der Nichtfertigarzneimittel (Rezepturen, Verbandstoffe, Krankenpflegeartikel etc.) abgezogen, um schließlich zum GKV-Fertigarzneimittelumsatz zu gelangen, der im Jahre 2001 21.343 Mio. € beträgt.

Tabellarische Übersicht zu den Indikationsgruppen

Eine Übersicht der verordnungsstärksten Indikationsgruppen nach der Gliederung der Roten Liste 2001 zeigt die Tabelle 55.2. Im folgenden werden die im Jahre 2001 an Versicherte der gesetzlichen Krankenversicherung im gesamten Bundesgebiet verordneten Fertigarzneimittel, getrennt nach Indikationsgruppen gemäß der Roten Liste 2001, dargestellt. In Tabelle 55.3 (Nink und Schröder 2002) wird für jede der alphabetisch aufgeführten Indikationsgruppen angegeben:
- Nummer in der Roten Liste und Bezeichnung der Indikationsgruppe,
- Brutto-Durchschnittswert je Verordnung in der Indikationsgruppe (Apothekenverkaufspreise inklusive Mehrwertsteuer),
- Anzahl der Verordnungen in der Indikationsgruppe und stückzahlmäßiger Marktanteil,
- Umsatz in der Indikationsgruppe (nach Apothekenverkaufspreisen inklusive Mehrwertsteuer) und umsatzmäßiger Marktanteil.

Zusätzlich werden folgende Veränderungswerte errechnet:
- Veränderung des Gesamtumsatzes (zu Brutto-Apothekenverkaufspreisen) in der Indikationsgruppe (rechts in der Tabelle),
- Veränderung der Verordnungszahl (Zahl der Packungen),
- Veränderung des durchschnittlichen Wertes je Arzneimittelverordnung,
- Preisveränderungen in der Indikationsgruppe (Preisindex nach Laspeyres als Durchschnitt der zwölf Monate),
- Warenkorbkomponente als statistischer Korrekturfaktor, der die Abweichungen des Laspeyres-Preisindex von derjenigen Preiskomponente angibt, die sich aus effektiven Umsätzen und Verordnungen ergibt (Berücksichtigung von außer Handel genommenen Präparaten und Neueinführungen sowie saisonalen Schwankungen im Warenkorb),

Tabelle 55.2: Die verordnungsstärksten Indikationsgruppen 2001

Rang 2001 (2000)		Indikationsgruppe	Verordnungen in Tsd. Änd. %		Umsatz Mio. € Änd. %	
1	(1)	Analgetika/ Antirheumatika	87,0	-0,7	1402,5	23,2
2	(2)	Beta-,Ca-Bl., Angiotensin-Hemmst.	51,7	7,7	1580,1	9,5
3	(3)	Antibiotika/Antiinfektiva	42,3	-9,6	1181,5	1,5
4	(5)	Magen-Darm-Mittel	40,7	1,5	1258,6	12,0
5	(4)	Antitussiva/Expektorantia	40,7	-10,8	264,5	-9,5
6	(6)	Psychopharmaka	38,8	2,2	1200,5	15,1
7	(7)	Dermatika	30,3	-5,6	416,3	-1,3
8	(8)	Broncholytika/Antiasthmatika	28,0	-2,1	1074,1	3,6
9	(10)	Antihypertonika	27,0	7,7	1633,2	12,1
10	(9)	Ophthalmika	26,7	-1,6	328,3	7,9
11	(12)	Antidiabetika	23,5	9,1	1196,4	18,4
12	(11)	Rhinologika/Sinusitismittel	20,3	-6,5	107,2	-2,9
13	(13)	Sexualhormone	19,9	-7,5	491,8	-1,8
14	(14)	Diuretika	18,4	7,8	368,9	10,3
15	(15)	Schilddrüsentherapeutika	17,1	1,1	167,0	2,7
16	(16)	Koronarmittel	14,5	-3,8	352,0	-3,2
17	(21)	Lipidsenker	11,5	13,2	1138,0	18,2
18	(17)	Mineralstoffpräparate	11,4	2,6	180,3	2,9
19	(18)	Hypnotika/Sedativa	10,8	-1,5	114,9	1,0
20	(19)	Antiallergika	10,5	-1,5	337,7	1,6
21	(20)	Antimykotika	9,8	-5,3	224,9	-2,3
22	(26)	Thrombozytenaggregations-hemmer	9,6	32,4	261,8	36,0
23	(22)	Gynäkologika	9,6	-2,7	109,1	-1,3
24	(24)	Urologika	9,3	1,7	414,1	11,0
25	(23)	Kardiaka	8,7	-6,3	83,6	-4,4
26	(25)	Corticoide (Interna)	7,7	2,8	125,1	-2,1
27	(28)	Wundbehandlungsmittel	6,1	-1,9	48,1	2,1
28	(31)	Gichtmittel	6,0	4,1	59,4	3,4
29	(27)	Mund- und Rachentherapeutika	6,0	-15,6	42,2	-10,9
30	(32)	Antiemetika/Antivertiginosa	5,7	-0,3	111,8	3,3
31	(30)	Antidementiva (Nootropika)	5,6	-3,5	218,8	3,9
32	(29)	Vitamine	5,5	-7,0	69,8	-4,1
33	(33)	Antiepileptika	5,2	3,0	292,3	21,9
34	(36)	Parkinsonmittel usw.	5,0	10,7	313,8	19,3
Summe der Ränge 1 bis 34			670,8	-0,6	17168,6	9,6
Gesamtmarkt GKV-Rezepte mit Fertigarzneimitteln			742,0	-1,0	21342,8	10,4

Angegeben sind nur Indikationsgruppen mit mindestens 5 Mio. Verordnungen.

- Strukturkomponente: für jede der ausgewiesenen Indikationsgruppen wird errechnet, in welchem Umfang sich der Durchschnittswert je verkaufter Einheit (Packung) verändert hat aufgrund einer strukturell veränderten Nachfrage nach anderen Packungsgrößen, Darreichungsformen, Stärken oder anderen Arzneimitteln innerhalb der Indikationsgruppe.

Der Struktureffekt wird gegliedert in:
- Intermedikamenteneffekt: Veränderung des Durchschnittswertes je verkaufter Einheit (Packung) aufgrund der Veränderung der Nachfrage nach *anderen Arzneimitteln,*
- Intramedikamenteneffekt: Veränderung des Durchschnittswertes je verkaufter Einheit (Packung) aufgrund Nachfrageveränderung nach *anderen Packungsgrößen, Stärken* und *Darreichungsformen identischer Arzneimittel.*

Der Intramedikamenteneffekt wird seinerseits untergliedert in:
- Darreichungsformen-/Stärken-Effekt: Veränderung des Durchschnittswertes je verkaufter Einheit (Packung) aufgrund Nachfrageveränderung nach anderen Stärken und Darreichungsformen identischer Arzneimittel,
- Packungsgrößeneffekt: Veränderung des Durchschnittswertes je verkaufter Einheit (Packung) aufgrund Nachfrageveränderung nach anderen Packungsgrößen identischer Arzneimittel.

In der ersten Summenzeile ist unter der Bezeichnung „Gesamtmarkt GKV-Rezepte mit Fertigarzneimitteln" die Entwicklung des Gesamtmarktes für Fertigarzneimittel angegeben. Der Intermedikamenteneffekt wird unter der Rubrik „Gliederung des Intermedikamenteneffektes" aufgeschlüsselt in:
- Inter-Indikationsgruppeneffekt: Veränderung des Durchschnittswertes je verkaufter Einheit (Packung) aufgrund Veränderung der Nachfrage nach Arzneimitteln anderer Indikationsgruppen,
- Intra-Indikationsgruppeneffekt: Veränderung des Durchschnittswertes je verkaufter Einheit (Packung) aufgrund Veränderung der Nachfrage nach anderen Arzneimitteln innerhalb der einzelnen Indikationsgruppen.

Unter der ersten Summenzeile werden die Verordnungen der wichtigsten Gruppen von „Nicht-Fertigarzneimitteln", also Rezepturen, Hilfs-

55

Erläuterung zu Tabelle 55.3: Indikationsgruppenübersicht 2001: Preis-, Mengen- und Strukturentwicklung 2001/2000

Indikationsgruppe Nr. Bezeichnung	Wert je VO	VO 2001 in Mio.	Ant. VO	Umsatz 2001 in Mio. €	Ant. Ums.	Veränderungswerte: 1. Zeile: Indexwert in % 2. Zeile: Äquivalent in Mio €									
						Verord-nungen	Wert je VO	Preis-index	Waren-korbk.	Struk-turk.	Inter-med.	Intra-med.	Darr./Strk.	Pack-größ.	Gesamt-umsatz
	②	③	④	⑤	⑥	⑦	⑧	⑨	⑩	⑪	⑫	⑬	⑭	⑮	⑯
①															
5 Analgetika/ Antirheumatika	16,12	87,0	11,7	1402,5	6,6	-0,7 -8,7	24,0 272,7	1,9 23,8	0,1 1,8	21,6 247,1	15,9 187,3	4,8 59,8	-0,1 -1,1	4,9 60,8	23,2 264,0
7 Antiallergika	32,10	10,5	1,4	337,7	1,6	-1,5	3,1	2,4	0,1	0,6	2,5	-1,9	-1,8	-0,1	1,6

① Nummer und Bezeichnung der Indikationsgruppe gemäß Roter Liste

② Durchschnitt brutto je Verordnung in der Indikationsgruppe in €

③ Anzahl der Verordnungen (verordneten Arzneimittelpackungen) in der Indikationsgruppe in Mio.

④ Stückzahlmäßiger Marktanteil der Indikationsgruppe in Prozent

⑤ Umsatz in der Indikationsgruppe in Mio. €

⑥ Umsatzmäßiger Marktanteil der Indikationsgruppe in Prozent

⑦ Veränderung der Verordnungszahl

⑧ Veränderung des durchschnittlichen Wertes je Verordnung

⑨ Preisindex nach Laspeyres (Durchschnitt der 12 Monate)

⑩ Warenkorbkomponente; statistischer Korrekturfaktor, der die Wirkung von saisonalen Schwankungen und Warenkorbveränderungen auf die Preiskomponente beschreibt

⑪ Veränderung des durchschnittlichen Wertes je Verordnung in der Indikationsgruppe aufgrund struktureller Nachfrageveränderung gesamt

⑫ Veränderung des durchschnittlichen Wertes je Verordnung aufgrund veränderter Nachfrage nach den unterschiedlichen Arzneimitteln (Standardaggregate) der Indikationsgruppe

⑬ Veränderung des durchschnittlichen Wertes je Verordnung aufgrund veränderter Nachfrage nach Stärken, Darreichungsformen und Packungsgrößen identischer Arzneimittel

⑭ Veränderung des durchschnittlichen Wertes je Verordnung aufgrund veränderter Nachfrage nach Stärken und Darreichungsformen identischer Arzneimittel

⑮ Veränderung des durchschnittlichen Wertes je Verordnung aufgrund veränderter Nachfrage nach Packungsgröße identischer Darreichungsformen und Stärken

⑯ Veränderung des Umsatzes

Tabelle 55.3: Indikationsgruppenübersicht 2001: Preis-, Mengen- und Strukturentwicklung 2001/2000

Veränderungswerte: 1. Zeile: Indexwert in %; 2. Zeile: Äquivalent in Mio. €

Indikationsgruppe Nr. Bezeichnung	Wert je VO in Mio.	VO 2001 in Mio.	Ant. VO	Umsatz 2001 in Mio. €	Ant. Ums.	Verord nungen	Wert je VO	Preis index	Waren korb.	Struk turk.	Inter m.ed.	Intra med.	Darr./ Stk.	Pack größ.	Gesamt umsatz
5 Analgetika/ Antirheumatika	16,12	87,0	11,7	1402,5	6,6	-0,7 / -8,7	24,0 / 272,7	1,9 / 23,8	0,1 / 1,8	21,6 / 247,1	15,9 / 187,3	4,8 / 59,8	-0,1 / -1,1	4,9 / 60,8	23,2 / 264,0
7 Antiallergika	32,10	10,5	1,4	337,7	1,6	-1,5 / -5,1	3,1 / 10,3	2,4 / 8,0	0,1 / 0,2	0,6 / 2,1	2,5 / 8,4	-1,9 / -6,3	-1,8 / -6,0	-0,1 / -0,3	1,6 / 5,2
8 Antianämika	73,45	4,8	0,6	550,2	1,6	1,2 / 3,7	21,5 / 61,6	0,2 / 0,6	0,0 / 0,1	21,2 / 60,9	12,4 / 36,9	7,9 / 24,0	12,0 / 35,9	-3,7 / -12,0	22,9 / 65,3
9 Antiarrhythmika	41,59	3,7	0,5	153,2	0,7	-1,2 / -1,9	-2,9 / -4,6	-3,5 / -5,5	0,1 / 0,1	0,5 / 0,8	0,0 / 0,0	0,5 / 0,8	0,4 / 0,6	0,1 / 0,1	-4,1 / -6,5
10 Antibiotika/ Antiinfektiva	27,94	42,3	5,7	1181,5	5,5	-9,6 / -117,9	12,3 / 135,6	0,9 / 10,2	0,1 / 0,9	11,2 / 124,5	9,9 / 111,1	1,1 / 13,4	0,2 / 2,3	0,9 / 11,0	1,5 / 17,7
11 Antidementiva (Nootropika)	38,90	5,6	0,8	218,8	1,0	-3,5 / -7,7	7,8 / 16,1	0,5 / 1,0	0,0 / 0,0	7,3 / 15,0	5,5 / 11,6	1,6 / 3,5	1,0 / 2,0	0,7 / 1,4	3,9 / 8,3
12 Antidiabetika	50,84	23,5	3,2	1196,4	5,6	9,1 / 95,9	8,5 / 90,0	0,0 / -0,5	0,0 / 0,0	8,6 / 90,4	6,6 / 70,1	1,9 / 20,3	1,0 / 10,5	0,9 / 9,8	18,4 / 185,8
14 Antiemetika/ Antivertiginosa	19,50	5,7	0,8	111,8	0,5	-0,3 / -0,4	3,7 / 4,0	1,8 / 2,0	0,0 / 0,0	1,8 / 2,0	2,2 / 2,4	-0,4 / -0,4	1,0 / 1,1	-1,4 / -1,5	3,3 / 3,6
15 Antiepileptika	56,60	5,2	0,7	292,3	1,4	3,0 / 7,8	18,3 / 44,6	1,7 / 4,5	0,1 / 0,2	16,2 / 39,9	13,7 / 34,1	2,2 / 5,8	1,4 / 3,7	0,8 / 2,1	21,9 / 52,5
17 Antihypertonika	60,48	27,0	3,6	1633,2	7,7	7,7 / 114,1	4,1 / 62,4	1,0 / 15,3	0,0 / 0,4	3,1 / 46,6	1,3 / 19,5	1,8 / 27,1	0,4 / 5,6	1,4 / 21,5	12,1 / 176,5
19 Antihypotonika	18,30	2,2	0,3	40,5	0,2	-14,1 / -6,5	3,7 / 1,6	2,9 / 1,2	0,0 / 0,0	0,8 / 0,4	0,9 / 0,4	-0,1 / 0,3	0,7 / 0,3	-0,8 / -0,3	-10,9 / -5,0
20 Antikoagulantia	56,31	4,2	0,6	236,3	1,1	11,3 / 23,4	5,6 / 11,9	2,5 / 5,4	0,0 / 0,0	3,0 / 6,4	4,8 / 10,3	-1,8 / -3,9	-2,2 / -4,9	0,5 / 1,0	17,6 / 35,3
21 Antimykotika	22,87	9,8	1,3	224,9	1,1	-5,3 / -12,5	3,2 / 7,1	1,7 / 3,7	-0,1 / -0,2	1,6 / 3,6	2,1 / 4,8	-0,6 / -1,3	-0,7 / -1,7	0,2 / 0,4	-2,3 / -5,4
23 Antiphlogistika	14,69	2,5	0,3	37,2	0,2	-5,6 / -2,2	2,1 / 0,8	2,4 / 0,9	-0,1 / -0,1	-0,1 / 0,0	-1,4 / -0,5	1,3 / 0,5	-0,1 / 0,0	1,5 / 0,5	-3,6 / -1,4

55

55

Tabelle 55.3: Indikationsgruppenübersicht 2001: Preis-, Mengen- und Strukturentwicklung 2001/2000 (Fortsetzung)

Veränderungswerte: 1. Zeile: Indexwert in %, 2. Zeile: Äquivalent in Mio. €

Indikationsgruppe Nr. Bezeichnung	Wert je VO	VO 2001 in Mio.	Ant. VO	Umsatz 2001 in Mio. €	Ant. Umsa.	Verord-nungen	Wert je VO	Preis-index	Waren-korb	Struk-turk.	Inter-m.ed	Intra-med	Darr./Strk.	Pack²-größ.	Gesamt-umsatz
24 Antitussiva/Expektorantia	6,50	40,7	5,5	264,5	1,2	-10,8 / -31,8	1,5 / 4,1	-0,4 / -1,0	0,4 / 1,1	1,5 / 4,1	-3,2 / -8,9	4,8 / 13,0	3,9 / 10,6	0,9 / 2,4	-9,5 / -27,7
27 Beta-,Ca-Bl., Angiotensin-Hemmst.	30,58	51,7	7,0	1580,1	7,4	7,7 / 112,1	1,6 / 24,4	-1,0 / -15,8	0,0 / 0,7	2,6 / 39,5	0,5 / 8,0	2,1 / 31,5	1,1 / 16,6	1,0 / 14,9	9,5 / 136,5
28 Broncholytika/Antiasthmatika	38,41	28,0	3,8	1074,1	5,0	-2,1 / -21,9	5,8 / 59,2	0,1 / 1,1	-0,1 / -0,9	5,8 / 59,0	5,2 / 53,4	0,5 / 5,6	1,1 / 11,7	-0,6 / -6,1	3,6 / 37,3
31 Corticoide (Interna)	16,32	7,7	1,0	125,1	0,6	2,8 / 3,5	-4,7 / -6,1	0,1 / 0,2	0,0 / 0,0	-4,8 / -6,3	-4,5 / -5,8	-0,3 / -0,4	1,2 / 1,5	-1,5 / -2,0	-2,1 / -2,7
32 Dermatika	13,74	30,3	4,1	416,3	2,0	-5,6 / -24,2	4,6 / 18,8	1,3 / 5,6	-0,1 / -0,3	3,3 / 13,5	2,7 / 11,3	0,5 / 2,2	-0,3 / -1,4	0,9 / 3,6	-1,3 / -5,5
33 Desinfizientia/Antiseptika	6,76	1,4	0,2	9,1	0,0	-2,9 / -0,3	5,2 / 0,5	1,5 / 0,1	-0,3 / 0,4	3,3 / 0,3	2,6 / 0,2	0,7 / 0,1	-0,2 / 0,0	0,9 / 0,1	2,2 / 0,2
36 Diuretika	20,04	18,4	2,5	368,9	1,7	7,8 / 26,5	2,3 / 7,9	0,1 / 0,0	0,0 / 0,0	2,3 / 7,9	1,6 / 5,5	0,7 / 2,3	-0,1 / -0,3	0,8 / 2,6	10,3 / 34,4
37 Durchblutungsfördernde Mittel	32,19	3,7	0,5	120,6	0,6	-7,4 / -9,5	4,7 / 5,6	1,2 / 1,5	0,1 / 0,1	3,3 / 4,0	2,6 / 3,2	0,7 / 0,9	1,1 / 1,4	-0,4 / -0,5	-3,1 / -3,9
44 Gichtmittel	9,91	6,0	0,8	59,4	0,3	4,1 / 2,3	-0,7 / -0,4	0,5 / 0,3	0,0 / 0,0	-1,2 / -0,7	-1,2 / -0,7	0,0 / 0,0	-0,3 / -0,2	0,3 / 0,2	3,4 / 1,9
45 Grippemittel	7,09	1,8	0,2	12,4	0,1	-14,5 / -2,1	1,4 / 0,2	1,6 / 0,2	0,4 / 0,1	-0,6 / -0,1	-1,5 / -0,2	1,0 / 0,1	-0,1 / 0,0	1,1 / 0,1	-13,3 / -1,9
46 Gynäkologika	11,42	9,6	1,3	109,1	0,5	-2,7 / -3,0	1,4 / 1,5	1,3 / 1,4	0,1 / 0,1	0,0 / 0,0	-0,5 / -0,5	0,5 / 0,6	-0,8 / -0,9	1,3 / 1,5	-1,3 / -1,4
47 Hämorrhoidenmittel	12,01	3,2	0,4	37,9	0,2	-0,9 / -0,3	3,7 / 1,4	3,8 / 1,4	0,1 / 0,1	0,0 / 0,0	-0,1 / 0,0	0,1 / 0,0	0,7 / 0,3	-0,6 / -0,2	2,9 / 1,1
48 Hepatika	28,70	1,4	0,2	39,7	0,2	2,1 / 0,8	-3,1 / -1,3	0,8 / 0,3	0,0 / 0,0	-3,9 / -1,6	-3,9 / -1,6	0,0 / 0,0	1,2 / 0,5	-1,2 / -0,5	-1,1 / -0,5
49 Hypnotika/Sedativa	10,62	10,8	1,5	114,9	0,5	-1,5 / -1,7	2,6 / 2,9	2,1 / 2,4	0,0 / 0,0	0,4 / 0,5	0,6 / 0,7	-0,2 / -0,2	-0,1 / -0,2	-0,1 / -0,1	1,0 / 1,2

Tabelle 55.3: Indikationsgruppenübersicht 2001: Preis-, Mengen- und Strukturentwicklung 2001/2000 (Fortsetzung)

Veränderungswerte: 1. Zeile: Indexwert in % 2. Zeile: Äquivalent in Mio. €

Indikationsgruppe Nr. Bezeichnung	Wert je VO	VO 2001 in Mio.	Ant. VO	Umsatz 2001 in Mio. €	Ant. Umsatz	Verord-nungen	Wert je VO	Preis-index	Waren-korb.	Struk-turk.	Inter-m.ed.	Intra-med.	Darr./Stk.	Pack.größ.	Gesamt-umsatz
50 Hypophysen-, Hypo-thalamushormone	479,04	1,0	0,1	458,7	2,1	7,5	11,5	0,7	0,2	10,5	-1,1	11,7	14,8	-2,7	19,9
						30,5	45,6	2,9	0,8	41,9	-4,7	46,5	57,9	-11,4	76,1
51 Immunmodulatoren	301,09	2,9	0,4	880,3	4,1	-1,7	20,4	2,1	0,0	17,8	15,4	2,1	9,0	-6,4	18,3
						-14,0	150,4	17,1	0,4	132,9	116,1	16,8	70,1	-53,3	136,5
52 Infusionslösungen usw.	17,39	2,6	0,4	45,3	0,2	-3,1	12,1	1,7	0,6	9,6	6,7	2,8	5,7	-2,8	8,7
						-1,4	5,0	0,7	0,3	4,0	2,8	1,2	2,4	-1,2	3,6
53 Kardiaka	9,57	8,7	1,2	83,6	0,4	-6,3	2,0	1,8	0,1	0,1	-0,5	0,6	0,6	0,0	-4,4
						-5,5	1,7	1,5	0,1	0,1	-0,5	0,5	0,5	0,0	-3,9
54 Karies- und Paro-dontosemittel	6,46	1,5	0,2	9,4	0,0	-29,9	-1,7	0,0	0,2	-2,0	-0,5	-1,5	-0,9	-0,6	-31,1
						-4,1	-0,2	0,0	0,0	-0,2	-0,1	-0,2	-0,1	-0,1	-4,3
55 Koronarmittel	24,21	14,5	2,0	352,0	1,6	-3,8	0,6	0,2	0,0	0,4	-0,3	0,7	0,5	0,3	-3,2
						-13,8	2,3	0,9	0,0	1,4	-1,2	2,7	1,8	0,9	-11,5
56 Laxantia	12,87	3,2	0,4	40,8	0,2	1,3	3,3	0,7	-0,3	2,9	2,3	0,6	0,1	0,5	4,7
						0,5	1,3	0,3	-0,1	1,1	0,9	0,2	0,0	0,2	1,8
58 Lipidsenker	99,09	11,5	1,5	1138,0	5,3	13,2	4,4	0,9	-0,1	3,5	2,1	1,5	0,9	0,6	18,2
						130,2	45,1	9,9	-1,3	36,5	21,4	15,1	9,3	5,9	175,4
60 Magen-Darm-Mittel	30,93	40,7	5,5	1258,6	5,9	1,5	10,4	-0,9	0,0	11,3	7,6	3,5	0,6	2,9	12,0
						17,2	117,4	-10,9	0,4	127,9	86,6	41,2	7,0	34,3	134,6
61 Migränemittel	37,63	2,7	0,4	102,1	0,5	-0,9	10,6	2,0	0,0	8,4	7,5	0,9	0,3	0,7	9,6
						-0,9	9,8	1,9	0,0	7,9	7,0	0,9	0,3	0,6	9,0
62 Mineralstoffpräparate	15,84	11,4	1,5	180,3	0,8	2,6	0,3	-0,4	0,0	0,7	0,5	0,2	0,2	0,0	2,9
						4,5	0,6	-0,6	0,0	1,2	0,9	0,3	0,4	-0,1	5,1
63 Mund- und Rachentherapeutika	7,09	6,0	0,8	42,2	0,2	-15,6	5,6	3,7	0,0	1,9	2,0	-0,1	0,0	-0,1	-10,9
						-7,6	2,4	1,6	0,0	0,8	0,9	0,0	0,0	-0,1	-5,1
64 Muskelrelaxanzien	24,45	4,6	0,6	112,2	0,5	0,8	4,7	2,8	0,1	1,7	1,7	0,0	-0,1	0,0	5,5
						0,8	5,0	3,1	0,1	1,8	1,9	0,0	-0,1	0,0	5,8
66 Neuropathie-präparate usw.	46,71	2,8	0,4	132,9	0,6	-6,0	2,2	0,2	0,0	2,0	1,4	0,6	0,8	-0,2	-4,0
						-8,4	2,9	0,3	0,0	2,7	1,9	0,8	1,1	-0,3	-5,5
67 Ophthalmika	12,29	26,7	3,6	328,3	1,5	-1,6	9,6	2,0	0,0	7,5	6,1	1,3	0,7	0,6	7,9
						-5,1	29,1	6,3	0,0	22,7	18,7	4,0	2,1	1,9	24,0

55

55

Tabelle 55.3: Indikationsgruppenübersicht 2001: Preis-, Mengen- und Strukturentwicklung 2001/2000 (Fortsetzung)

Indikationsgruppe Nr. Bezeichnung	Wert je VO	VO 2001 in Mio.	Ant. VO	Umsatz 2001 in Mio. €	Ant. Ums.	Veränderungswerte (1. Zeile: Indexwert in %; 2. Zeile: Äquivalent in Mio. €)									
						Verord-nungen	Wert je VO	Preis-index	Waren-korb.	Struk-turk.	Inter-m.ed	Intra-med.	Darr./Strk.	Pack.-größ.	Gesamt-umsatz
68 Osteoporosemittel/Ca-Stoffw.reg.	106,50	2,1	0,3	227,1	1,1	7,2	12,4	2,3	0,1	9,8	11,3	-1,3	-1,3	-0,1	20,6
						14,4	24,3	4,7	0,3	19,4	22,1	-2,8	-2,6	-0,2	38,7
69 Otologika	8,66	2,3	0,3	19,6	0,1	-7,5	12,6	10,1	0,1	2,1	2,2	-0,1	-0,1	0,0	4,2
						-1,5	2,3	1,8	0,0	0,4	0,4	0,0	0,0	0,0	0,8
70 Parkinsonmittel usw.	62,77	5,0	0,7	313,8	1,5	10,7	7,8	1,3	0,0	6,4	4,0	2,3	2,4	-0,1	19,3
						29,3	21,5	3,7	-0,1	17,9	11,4	6,5	6,7	-0,2	50,8
71 Psychopharmaka	30,96	38,8	5,2	1200,5	5,6	2,2	12,7	1,8	-0,1	10,8	10,0	0,8	-0,6	1,4	15,1
						24,1	133,7	20,1	-1,1	114,7	106,3	8,4	-6,9	15,3	157,9
72 Rhinologika/Sinusitismittel	5,27	20,3	2,7	107,2	0,5	-6,5	3,8	2,3	0,2	1,2	1,9	-0,7	0,1	-0,8	-2,9
						-7,3	4,1	2,5	0,2	1,3	2,1	-0,8	0,1	-0,9	-3,2
74 Schilddrüsentherapeutika	9,77	17,1	2,3	167,0	0,8	1,1	1,6	1,3	0,0	0,3	0,5	-0,1	-0,2	0,0	2,7
						1,7	2,7	2,1	0,0	0,5	0,8	-0,2	-0,3	0,1	4,4
76 Sexualhormone	24,76	19,9	2,7	491,8	2,3	-7,5	6,2	2,9	0,4	2,8	2,7	0,1	-0,2	0,3	-1,8
						-38,7	29,9	14,3	2,0	13,5	13,0	0,5	-1,1	1,6	-8,8
77 Spasmolytika	13,22	4,0	0,5	52,6	0,2	-7,6	-4,9	2,6	0,0	-7,2	-6,4	-0,8	0,0	-0,9	-12,1
						-4,5	-2,8	1,4	0,0	-4,2	-3,7	-0,5	0,0	-0,5	-7,3
79 Thrombozyten-aggregationshemmer	27,24	9,6	1,3	261,8	1,2	32,4	2,7	0,0	0,1	2,5	0,3	2,2	-0,2	2,5	36,0
						63,4	5,9	0,0	0,2	5,6	0,6	5,0	-0,5	5,5	69,2
82 Urologika	44,43	9,3	1,3	414,1	1,9	1,7	9,2	4,6	0,0	4,3	2,9	1,4	0,2	1,2	11,0
						6,5	34,4	17,8	0,0	16,7	11,3	5,4	0,7	4,7	41,0
83 Venentherapeutika	16,35	3,9	0,5	63,9	0,3	-8,0	-0,3	2,1	0,0	-2,4	-2,5	0,1	0,9	-0,8	-8,3
						-5,6	-0,2	1,4	0,0	-1,6	-1,7	0,1	0,6	-0,5	-5,8
84 Vitamine	12,76	5,5	0,7	69,8	0,3	-7,0	3,2	1,6	-0,1	1,8	1,8	-0,1	0,6	-0,7	-4,1
						-5,2	2,3	1,1	-0,1	1,2	1,3	-0,1	0,4	-0,5	-3,0
85 Wundbehandlungsmittel	7,84	6,1	0,8	48,1	0,2	-1,9	4,1	3,3	0,0	0,8	0,6	0,2	-0,4	0,6	2,1
						-0,9	1,9	1,5	0,0	0,4	0,3	0,1	-0,2	0,3	1,0

Tabelle 55.3: Indikationsgruppenübersicht 2001: Preis-, Mengen- und Strukturentwicklung 2001/2000 (Fortsetzung)

Indikationsgruppe Nr. Bezeichnung	Wert je VO	VO 2001 in Mio.	Ant. VO	Umsatz 2001 in Mio. €	Ant. Ums.	Veränderungswerte 1. Zeile: Indexwert in % 2. Zeile: Äquivalent in Mio. €									
						Verord. nungen	Wert je VO	Preis-index	Waren-korb.	Struk-turk.	Inter-m.ed.	Intra-med.	Darr./ Strk.	Pack/ größ.	Gesamt-umsatz
86 Zytostatika usw.	252,03	2,4	0,3	511,0	2,9	5,9	22,0	1,6	0,1	19,9	15,6	3,7	0,9	2,8	29,1
						30,8	107,0	8,7	0,3	98,0	78,2	19,7	4,7	15,1	137,8
99 Nicht in Roter Liste	9,60	0,4	0,1	3,6	0,0	-7,5	9,9	4,7	1,0	3,9	15,5	-10,0	3,1	-12,7	1,7
						-0,3	0,3	0,2	0,0	0,1	0,5	-0,4	0,1	-0,5	0,1
Gesamtmarkt GKV-Rezepte mit Fertigarzneimitteln	28,76	742,0	100,0	21342,8	100,0	-1,0	11,5	1,0	0,0	10,4	8,6	1,6	1,2	0,4	10,4
						-196,9	2206,9	198,0	5,1	2003,8	1683,7	320,2	238,3	81,8	2010,0
Andere Nichtfertig-arzneim ttel (einschließlich nicht identifizierter Verordnungspositionen)	32,7	17,8	13,9	582,6	25,8										
Rezepturen und Zubereitungen	29,8	20,5	16,0	611,5	27,1										
Hilfsmittel	12,4	62,2	48,4	773,0	34,2										
Verbandstoffe	9,6	22,3	17,3	213,0	9,4										
Homöopathika und Anthroposophika	9,9	5,7	4,4	56,7	2,5										
Stückelung nach Ziffer 3	186,5	0,1	0,1	21,6	1,0										
Summe Nicht-Fertig-arzneimittel	17,6	128,7	100,0	2258,3	100,0										
Gesamtmarkt GKV-Rezepte	27,1	870,7	100,0	23601,0	100,0										

Gliederung des Intermedikamenteneffektes bei den Fertigarzneimitteln

Intermediaeffekt gesamt	davon: Inter-indik.	davon: Intra-Indik.
8,6	0,0	8,6
1683,7	0,0	1683,7

55

mittel, Verbandstoffe, Homöopathika und Anthroposophika usw. ausgewiesen, und in der Abschlußzeile schließlich wird zusammenfassend der gesamte Apothekenumsatz mit GKV-Rezepten dargestellt.

Zur Interpretation der einzelnen Umsatzeffekte

Die Differenzierung der Umsatzsteigerung in einzelne Umsatzeffekte
orientiert sich an verschiedenen Methoden der Indexberechnung.
Ganz allgemein lautet das Konzept der Berechnung eines bestimmten
Umsatzeffektes
entweder:
> Vergleiche den tatsächlichen Umsatz der Berichtsperiode 2001 mit
> einem fiktiven Umsatz der Berichtsperiode, der entstanden wäre,
> wenn sich ausschließlich ein bestimmter Parameter (beispielsweise
> die Preise bei der Berechnung des Preisindex) so, wie tatsächlich
> beobachtet, verändert hätte, wenn aber alle anderen Parameter von
> der Basis- zur Berichtsperiode 2001 hin gleich geblieben wären
> (Paasche-Konzept);

oder:
> Vergleiche einen fiktiven Umsatz der Basisperiode 2000, der ent-
> standen wäre, wenn in der Basisperiode bereits der ins Auge gefaßte
> Parameter aus dem Jahre 2001 gegolten hätte (für die Berechnung
> des Preisindex: wenn in der Basisperiode bereits die Preise der
> Berichtsperiode 2001 gegolten hätten), mit dem tatsächlichen Um-
> satz der Basisperiode (Laspeyres-Konzept).

Diese konzeptionellen Überlegungen können auf alle ausgewiesenen
Umsatzkomponenten angewandt werden. So gibt beispielsweise die
Veränderung der Verordnungshäufigkeit (–1,0%) an: Wären die Preise
von der Basisperiode 2000 zur Berichtsperiode 2001 hin unverändert
geblieben und hätte es in der Struktur der Verordnungen keine Veränderungen gegeben, dann wäre aufgrund der Verordnungsabnahme der
Umsatz um 1,0% gesunken. Der Preisindex (+1,0%) gibt entsprechend
an: Hätte sich die Zahl der Verordnungen von der Basisperiode 2000
zur Berichtsperiode 2001 hin nicht verändert und wäre auch die
Struktur der Verordnungen gleich geblieben, so hätte sich der Umsatz
aufgrund der Preissteigerung um 1,0% erhöht.

In gleicher Weise kann mit der Interpretation aller anderen Umsatzeffekte, insbesondere auch aller Struktureffekte, verfahren werden.

Es sei im übrigen ausdrücklich darauf hingewiesen, daß es sich bei der Darstellung der Struktureffekte als „Wanderungen" der Verordnungen lediglich um eine bildhafte Umschreibung handelt, die nicht in jedem Falle die Realität treffen muß. Rechnerisch beziehen sich die Struktureffekte auf Veränderungen der Relationen zwischen den Verordnungszahlen einzelner Produkte (Arzneimittel bzw. Packungsgrößen, Darreichungsformen, Stärken). Bei insgesamt rückläufiger Verordnungszahl etwa würden sich die Relationen selbstverständlich auch dann verändern, wenn ein Produkt A in geringer Zahl verordnet würde, Produkt B jedoch eine konstante Verordnungszahl aufwiese. In diesem Fall träte ein umsatzsteigernder Effekt ein, wenn das Produkt A das preisgünstigere wäre.

Weitere Übersichten zum Arzneimittelmarkt

Die verordnungsstärksten Indikationsgruppen der Roten Liste werden zusätzlich nach dem anatomisch-therapeutisch-chemischen Klassifikationssystem (ATC-System) der WHO dargestellt (Tabelle 55.4). Das ATC-System wurde bereits in der Anfangsphase der Projektarbeit für den GKV-Arzneimittelindex als international akzeptiertes Klassifikationssystem für Arzneimittel ausgewählt (Schwabe 1981) und im Laufe der Jahre für die spezifischen Belange des deutschen Arzneimittelmarktes erweitert (Schwabe 1995, Fricke und Günther 2002). Detaillierte Angaben zur Methodik der ATC-Klassifikation und DDD-Festlegung im Forschungsprojekt GKV-Arzneimittelindex zusammen mit einem tabellarischen ATC-Index mit DDD-Angaben finden sich bei Fricke und Günther (2002). Dabei wurde die Kompatibilität mit dem vom WHO Collaborating Centre (2002) veröffentlichten Standard gewahrt.

Die Klassifikation des ATC-Systems folgt medizinischen Prinzipien und ist daher unabhängig von Umgruppierungen, die von Herstellern in der Roten Liste vorgenommen werden. Sie erlaubt detaillierte Aussagen über die therapeutische Verwendung eines Arzneimittels. In der Klassifikation des ATC-Systems werden Arzneimittel in Gruppen mit fünf verschiedenen Ebenen klassifiziert. Die erste Ebene besteht aus 14 anatomischen Hauptgruppen, die in pharmakologische/therapeutische Untergruppen untergliedert werden. Darauf folgen chemische/pharmakologische/therapeutische Untergruppen und schließlich die Ebene der einzelnen chemischen Substanzen. In Tabelle 55.4 sind die

55

Tabelle 55.4: Arzneiverbrauch 2001 nach ATC-Gruppen

ATC	ATC-Gruppenname	Verordnungen in Mio.	Umsatz in Mio. €	DDD in Mio.
A01	Stomatologika	4,4	33,2	524,1
A02	Mittel bei Säure bedingten Erkrankungen	19,9	887,7	621,3
A03	Mittel bei funktionellen gastrointestinalen Störungen	14,2	124,8	138,4
A04	Antiemetika und Mittel gegen Übelkeit	3,9	77,4	67,0
A05	Gallen- und Lebertherapie	1,6	63,2	46,5
A06	Laxantien	3,9	52,9	185,7
A07	Antidiarrhoika und intestinale Antiphlogistika/Antiinfektiva	8,7	197,4	81,6
A09	Digestiva, inkl. Enzyme	2,0	98,3	30,2
A10	Antidiabetika	23,5	1.196,1	1.344,6
A11	Vitamine	5,0	70,2	475,6
A12	Mineralstoffe	11,9	195,2	397,9
A16	Andere Mittel für das alimentäre System und den Stoffwechsel	0,3	82,8	5,0
B01	Antithrombotische Mittel	13,9	500,6	1.089,5
B02	Antihämorrhagika	0,2	22,9	2,5
B03	Antianämika	5,3	356,2	288,7
B05	Blutersatzmittel und Perfusionslösungen	2,7	48,4	17,7
B06	Andere Hämatologika	0,4	9,2	11,7
C01	Herztherapie	26,0	546,0	1.581,5
C02	Antihypertonika	4,6	227,9	332,3
C03	Diuretika	18,7	380,2	1.573,7
C04	Periphere Vasodilatatoren	3,9	124,1	119,2
C05	Vasoprotektoren	7,2	103,9	190,4
C06	Andere Herz- und Kreislaufmittel	0,6	13,0	26,6
C07	Beta-Adrenorezeptor-Antagonisten	25,8	812,2	1.427,1
C08	Calciumkanalblocker	18,7	657,8	1.244,3
C09	Mittel mit Wirkung auf das Renin-Angiotensin-System	31,6	1.571,6	2.676,3
C10	Lipid senkende Mittel	11,5	1.137,7	1.003,7
D01	Antimykotika zur dermatologischen Anwendung	9,5	162,7	161,0
D02	Emollientia und Hautschutzmittel	4,0	41,0	149,1
D03	Zubereitungen zur Behandlung von Wunden und Geschwüren	3,0	28,2	81,1
D04	Antipruriginosa, inkl. Antihistaminika, Anästhetika etc.	3,6	26,8	89,1
D05	Antipsoriatika	0,8	55,6	53,4
D06	Antibiotika und Chemotherapeutika zur dermatologischen Anwendung	4,0	37,0	38,6
D07	Corticosteroide, dermatologische Zubereitungen	12,4	150,6	288,1
D08	Antiseptika und Desinfektionsmittel	3,9	26,9	119,4
D09	Medizinische Verbände	0,4	6,3	5,9
D10	Aknemittel	3,2	57,4	80,9

Tabelle 55.4: Arzneiverbrauch 2001 nach ATC-Gruppen (Fortsetzung)

ATC	ATC-Gruppenname	Verordnungen in Mio.	Umsatz in Mio. €	DDD in Mio.
D11	Andere Dermatika	2,4	30,6	113,8
G01	Gynäkologische Antiinfektiva und Antiseptika	4,4	37,7	26,0
G02	Andere Gynäkologika	2,3	43,4	116,7
G03	Sexualhormone und Modulatoren des Genitalsystems	22,5	620,6	1.700,3
G04	Urologika	8,2	385,0	415,4
H01	Hypophysen- und Hypothalamushormone und Analoga	0,4	232,1	10,9
H02	Corticosteroide zur systemischen Anwendung	7,8	129,9	312,8
H03	Schilddrüsentherapie	17,1	166,9	1.307,6
H05	Calciumhomöostase	0,2	10,5	1,9
J01	Antibiotika zur systemischen Anwendung	40,3	759,9	334,0
J02	Antimykotika zur systemischen Anwendung	0,8	71,0	6,6
J05	Antivirale Mittel zur systemischen Anwendung	1,3	414,2	23,6
J06	Immunsera und Immunglobuline	0,3	126,5	1,8
J07	Impfstoffe	0,3	14,0	0,3
L01	Antineoplastische Mittel	1,3	257,6	35,3
L02	Endokrine Therapie	1,3	370,0	99,5
L03	Immunstimulantien	2,6	677,2	53,1
L04	Immunsuppressiva	1,1	383,8	33,3
M01	Antiphlogistika und Antirheumatika	37,1	480,4	846,9
M02	Topische Mittel gegen Gelenk- und Muskelschmerzen	11,6	73,2	191,8
M03	Muskelrelaxantien	4,3	104,4	71,8
M04	Gichtmittel	6,0	59,3	324,6
M05	Mittel zur Behandlung von Knochenerkrankungen	1,1	192,8	61,0
M09	Andere Mittel gegen Störungen des Muskel- und Skelettsystems	1,5	32,4	50,1
N01	Anästhetika	0,5	5,3	3,2
N02	Analgetika	41,3	885,8	525,5
N03	Antiepileptika	5,2	292,3	186,0
N04	Antiparkinsonmittel	4,7	292,4	111,6
N05	Psycholeptika	32,9	704,2	696,9
N06	Psychoanaleptika	22,7	853,2	851,0
N07	Andere Mittel für das Nervensystem	5,2	189,7	220,0
P01	Mittel gegen Protozoen-Erkrankungen	0,7	8,9	4,8
P02	Anthelmintika	0,4	6,0	0,9
P03	Mittel gegen Ektoparasiten, inkl. Antiscabiosa, Insektizide und Repellenzien	0,8	8,0	4,8
R01	Rhinologika	21,4	126,4	383,7
R02	Hals- und Rachentherapeutika	4,1	28,9	31,8

55

Tabelle 55.4: Arzneiverbrauch 2001 nach ATC-Gruppen (Fortsetzung)

ATC	ATC-Gruppenname	Verordnungen in Mio.	Umsatz in Mio. €	DDD in Mio.
R03	Mittel bei obstruktiven Atemwegs-erkrankungen	27,7	1.070,4	1.196,9
R04	Brusteinreibungen und andere Inhalate	1,5	11,1	41,5
R05	Husten- und Erkältungspräparate	40,9	268,0	487,0
R06	Antihistaminika zur systemischen Anwendung	8,4	164,4	213,8
S01	Ophthalmika	25,7	315,5	1.249,0
S02	Otologika	2,1	18,1	53,7
S03	Ophthalmologische und otologische Zubereitungen	0,7	5,3	11,9
V01	Allergene	0,6	150,8	82,4
V04	Diagnostika	0,6	5,6	1,7
	Sonstige Gruppen	0,4	48,2	11,7
	Nicht klassifiziert	2,2	27,5	0,3
Gesamtmarkt GKV-Rezepte mit Fertigarzneimitteln		**742,0**	**21.342,8**	**29.079,1**

55

Verordnungen, Umsätze und Tagesdosen des Jahres 2001 auf der zweiten Gliederungsebene, also der pharmakologischen/therapeutischen Untergruppe, dokumentiert.

Präparate aus kleineren Indikationsgruppen der 2500 verordnungshäufigsten Arzneimittel, die nicht in den indikationsbezogenen Kapiteln erfaßt sind, werden in der Tabelle 55.5 nach Verordnungen und Umsatz zusammengefaßt. In der Tabelle 55.6 sind diese Präparate den einzelnen Indikationsgruppen mit Angabe von Bestandteilen und definierten Tagesdosen (DDD) zugeordnet.

Des weiteren finden sich in Tabelle 55.7 die Verordnungs- und Umsatzwerte für alle nicht patentgeschützten Wirkstoffe, sofern sie mindestens 50 Tsd. Verordnungen aufweisen, sowie die jeweiligen Anteile der Generika. In den Fällen, in denen kein Patentanmelder ermittelt werden konnte oder der ehemalige Patentanmelder seine Produkte bereits vor längerer Zeit vom Markt zurückgezogen hat, wurden ersatzweise der oder die langjährigen Marktführer als Quasi-Erstanbieter gewertet.

Zum Schluß sind die Verordnungs-, Umsatz- und DDD-Werte der 2500 meistverordneten Präparate des Jahres 2001 geordnet nach ihrer Verordnungshäufigkeit aufgelistet (Tabelle 55.8).

Tabelle 55.5: Verordnungen weiterer häufig verordneter Arzneimittel 2001. Angegeben sind die verordnungshäufigsten Präparate mit Verordnungsrang, Verordnungen und Umsatz 2001 im Vergleich zu 2000.

Rang	Präparat	Verordnungen in Tsd.	Änd. %	Umsatz Mio. €	Änd. %
85	Isotone Kochsalzlsg. Braun	1174,5	+4,0	11,0	+8,5
101	Meditonsin Lösung	1051,6	-16,1	7,5	-14,9
246	Fluoretten	606,5	-25,4	4,0	-26,7
350	Elmex Gelee	475,3	-37,1	3,3	-37,7
368	Isot. Kochsalzlsg. Fresenius	455,0	-18,0	3,4	-13,4
446	Effortil/Depot	397,4	-13,6	3,8	-15,9
477	Carnigen/Mono	370,6	-16,5	7,2	-13,7
480	Zymafluor Tabl.	368,5	-24,7	2,1	-25,0
497	Rivanol	358,0	+8,5	2,5	+11,1
541	Betaisodona Lsg.etc.	330,1	-13,3	2,5	-12,0
599	Goldgeist	298,7	-17,5	2,9	-15,5
764	Mercuchrom 2%	232,0	-15,8	0,8	-14,7
882	Tempil N	197,3	-6,8	1,5	-6,8
920	Infectopedicul	188,0	+11,2	2,1	+34,7
942	DET MS	183,0	-10,9	3,0	-13,9
968	Novadral	179,6	-17,2	3,7	-14,0
975	Kamillen-Bad-Robugen	178,0	-5,7	1,6	-0,8
1000	Polysept Lösung/Salbe	172,7	+3,2	0,8	+7,7
1150	Helmex	144,2	-26,9	1,7	-27,6
1215	Vermox	136,6	-8,9	1,5	-14,9
1221	Isot. Natriumchlorid Delta	136,1	+14,4	1,0	+17,0
1253	Jacutin	131,9	-21,3	1,3	-20,0
1291	X-Prep	125,8	-2,4	1,0	-2,3
1308	Balneum Hermal F	123,8	-20,3	1,8	-16,0
1434	HAES-steril	111,7	-7,2	9,6	-4,4
1467	Effortil plus	108,6	-25,1	2,8	-21,4
1617	Nephrotrans	94,9	+10,5	2,5	+10,7
1618	Balneum Hermal	94,9	-17,8	1,1	-17,2
1643	Prepacol	93,2	+2,1	0,6	+3,4
1663	Emla	91,8	-9,7	1,7	-7,9
1678	Gripp-Heel	90,8	-1,4	0,5	+8,4
1692	Gutron	89,6	-19,5	3,0	-17,3
1699	Mestinon	89,5	-1,0	7,6	+9,9
1709	Dihydergot	88,3	-21,3	1,5	-15,5
1756	Octenisept	84,5	+49,6	1,0	+56,3
1788	Chinosol Tabletten	82,5	+10,3	0,5	+19,6
1789	Molevac	82,5	-20,5	1,6	-19,0
1830	Kochsalzlösung Eifelfango	79,7	-8,3	0,9	-3,5
1834	Ubretid	79,3	+13,1	4,8	+13,9
1990	Balneum Hermal Plus	70,0	-14,3	0,9	-11,1
2038	NaHCO$_3$ Fresenius	67,2	+14,8	1,9	+14,8
2064	Thomasin	65,8	+3,0	1,1	-2,5
2066	Glucagen	65,7	-18,5	2,1	-17,3
2101	Pholedrin liquid. Meuselbach	64,1	-18,6	0,8	-15,9

55

Tabelle 55.5: Verordnungen weiterer häufig verordneter Arzneimittel 2001. Angegeben sind die verordnungshäufigsten Präparate mit Verordnungsrang, Verordnungen und Umsatz 2001 im Vergleich zu 2000 (Fortsetzung).

		Verordnungen		Umsatz	
Rang	Präparat	in Tsd.	Änd. %	Mio. €	Änd. %
2135	Linola-Fett N Ölbad	62,5	−16,0	0,7	−12,6
2147	Konakion	61,8	−4,9	0,7	−16,8
2207	Pholedrin-longo-Isis	58,8	−24,0	1,5	−14,1
2213	Engerix B	58,6	−33,4	3,1	−32,8
2227	Kytta Thermopack	57,9	−17,3	1,1	−17,7
2243	Metavirulent	57,4	−12,1	0,5	−10,2
2282	Gen-H-B-Vax	55,6	−31,4	4,0	−27,9
2307	Xylocain Salbe etc.	54,9	+20,3	0,5	+20,6
2353	Kochsalzlsg.Fresenius Spül	52,9	−27,4	0,3	−28,2
2356	Isotonische NaCl-Lsg.Jenaph.	52,7	−8,3	0,3	−10,1
2382	Rhesogam	51,6	+43,1	4,1	+40,0
2404	Isotone Kochsalzlsg. Steriph	50,6	+49,9	0,1	+51,8
2427	Doryl	49,8	+9,2	1,0	+12,8
2448	Kanavit Amp./Tr.	48,9	+76,2	0,6	+76,3
2460	Fleet Phospho-soda	48,6	+13,3	0,7	+14,4
2469	Encepur	48,3	+256,9	1,5	+231,5
2479	Dihydergot plus	47,7	−9,5	1,4	−4,3
2486	Crotamitex Gel etc.	47,6	+3,7	0,8	+15,4
2496	Isotonische NaCl-Lsg. Bernb.	47,2	−8,1	0,3	+28,6
Summe		10723,3	−12,0	141,6	−8,0

55

Literatur

Arndt K.A., Clark R.A.F. (1979): Principles of topical therapy. In: Fitzpatrick T. B. et al. (eds.): Dermatology in general medicine, 2nd ed. McGraw-Hill Book Company, New York, pp. 1753–1758.

Fricke U., Günther J. (2002): Anatomisch-therapeutisch-chemische Klassifikation nach dem deutschen Arzneimittelmarkt. Methodik der ATC-Klassifikation und DDD-Festlegung. ATC-Index mit DDD-Angaben. (CD-ROM). Wissenschaftliches Institut der AOK, Bonn.

Merlo J., Wessling A., Melander A. (1996): Comparison of dose standard units for drug utilization studies. Eur. J. Clin. Pharmacol. 50: 27–30.

Nink K., Schröder H. (2002): Der Markt für Fertigarzneimittel nach Indikationsgruppen 2001 im Vergleich zu 2000. Verordnungen, Umsätze und strukturelle Entwicklung. Wissenschaftliches Institut der AOK, Bonn.

Nordic Council on Medicines (1985): Guidelines for DDD, Oslo.

Reichelt H. (1987): Strukturkomponente „Packungsgröße" – Eine Meßzahl ohne Aussagekraft? DOK: 485–488.

Reichelt H. (1988): Eine Methode der statistischen Komponentenzerlegung. WIdO-Materialien 31, Bonn.

Rote Liste Service GmbH (Hrsg.) (2001): Rote Liste 2001. ECV Editio Cantor, Aulendorf.

Schwabe U. (1981): Pharmakologisch-therapeutische Analyse der kassenärztlichen Arzneiverordnungen in der Bundesrepublik Deutschland. Wissenschaftliches Institut der Ortskrankenkassen, Bonn.

Schwabe U. (1995): ATC-Code. Anatomisch-therapeutisch-chemische Klassifikation für den deutschen Arzneimittelmarkt. Wissenschaftliches Institut der AOK, Bonn.

WHO Collaborating Centre for Drug Statistics Methodology (2002): Anatomisch-Therapeutisch-Chemischer (ATC) Klassifikationsindex mit definierten Tagesdosen (DDD). Oslo.

WHO Collaborating Centre for Drug Statistics Methodology (2002): Richtlinien für die ATC-Klassifikation und die DDD-Festlegung. Oslo.

55

Tabelle 55.6: Verordnungen weiterer häufig verordneter Arzneimittel 2001. Angegeben sind die 2001 verordneten Tagesdosen, die Änderungen gegenüber 2000 und die mittleren Kosten je DDD 2001.

Präparat	Bestandteile	DDD in Mio.	Änderung in %	DDD-Kosten in €
Alkalose-/Acidosetherapeutika				
NaHCO₃ Fresenius	Natriumhydrogen-carbonat	1,9	(+14,8)	0,99
Nephrotrans	Natriumhydrogen-carbonat	1,3	(+10,5)	1,96
		3,2	(+13,0)	1,38
Anthelmintika				
Vermox	Mebendazol	0,6	(−18,6)	2,47
Helmex	Pyrantel	0,2	(−30,4)	10,81
Molevac	Pyrvinium	0,1	(−22,0)	19,75
		0,8	(−21,5)	5,74
Antihämorrhagika				
Konakion	Phytomenadion	1,4	(+13,4)	0,49
Kanavit Amp./Tr.	Phytomenadion	0,5	(+76,2)	1,22
		1,8	(+24,3)	0,67
Antihypoglykämika				
Glucagen	Glucagon	0,1	(−18,5)	32,25
Antihypotonika				
Novadral	Norfenefrin	13,6	(−9,3)	0,27
Carnigen/Mono	Oxilofrin	7,5	(−19,1)	0,97
DET MS	Dihydroergotamin	6,5	(−14,8)	0,46
Effortil/Depot	Etilefrin	4,9	(−19,0)	0,78
Effortil plus	Dihydroergotamin Etilefrin	4,2	(−27,3)	0,67
Dihydergot	Dihydroergotamin	3,2	(−14,0)	0,47
Pholedrin-longo-Isis	Pholedrin	2,4	(−18,8)	0,61
Dihydergot plus	Dihydroergotamin Etilefrin	2,3	(−4,5)	0,62
Pholedrin liquid. Meuselbach	Pholedrin	1,9	(−14,1)	0,43
Thomasin	Etilefrin	1,7	(−7,2)	0,64
Gutron	Midodrin	0,6	(−17,8)	5,14
		48,7	(−15,2)	0,61
Antiparasitäre Mittel (extern)				
Crotamitex Gel etc.	Crotamiton	4,3	(+9,4)	0,19

55

Tabelle 55.6: Verordnungen weiterer häufig verordneter Arzneimittel 2001. Angegeben sind die 2001 verordneten Tagesdosen, die Änderungen gegenüber 2000 und die mittleren Kosten je DDD 2001 (Fortsetzung).

Präparat	Bestandteile	DDD in Mio.	Änderung in %	DDD-Kosten in €
Goldgeist	Pyrethrumextrakt Piperonylbutoxid Chlorocresol Diethylenglycol	2,5	(–14,1)	1,17
Infectopedicul	Permethrin	0,9	(+32,7)	2,24
Jacutin	Lindan	0,4	(–19,0)	3,56
		8,1	(+1,3)	0,88
Balneotherapeutika				
Balneum Hermal F	Erdnußöl Paraffin, dünnflüssig	11,7	(–19,9)	0,15
Balneum Hermal	Sojabohnenöl	5,9	(–22,0)	0,19
Balneum Hermal Plus	Sojabohnenöl Polidocanol	5,5	(–16,2)	0,17
Linola-Fett N Ölbad	Paraffin, dickflüssig Hexadecyl(2-ethylhexa-noat)-Octadecyl(2-ethylhexanoat)-Iso-propylmyristat α-Dodecyl-ω-hydroxy-poly(oxyethylen)-2 (Dodecyltetradecyl)-ω-hydroxypoly(oxyethylen) -4,5-poly(oxypropylen)-5	1,8	(–15,7)	0,39
Kamillen-Bad-Robugen	Kamillenblütenextrakt	1,4	(–6,1)	1,16
Kytta Thermopack	Schweizer Jurahochmoor Fango Hartparaffin	0,9	(–17,3)	1,26
		27,2	(–18,7)	0,27
Cholinergika				
Ubretid	Distigminbromid	3,4	(+12,3)	1,40
Mestinon	Pyridostigminbromid	2,7	(+0,9)	2,78
Doryl	Carbachol	1,3	(+8,4)	0,73
		7,5	(+7,2)	1,79
Desinfektionsmittel und Antiseptika				
Octenisept	Octenidin Phenoxyethanol	33,4	(+49,7)	0,03

55

Tabelle 55.6: Verordnungen weiterer häufig verordneter Arzneimittel 2001. Angegeben sind die 2001 verordneten Tagesdosen, die Änderungen gegenüber 2000 und die mittleren Kosten je DDD 2001 (Fortsetzung).

Präparat	Bestandteile	DDD in Mio.	Änderung in %	DDD-Kosten in €
Betaisodona Lsg.etc.	Povidon-Iod	9,1	(−14,4)	0,28
Mercuchrom 2%	Merbromin	5,7	(−13,0)	0,14
Rivanol	Ethacridin	5,4	(+16,9)	0,47
Polysept Lösung/Salbe	Povidon-Iod	1,9	(+7,7)	0,42
Chinosol Tabletten	Chinolinolsulfat Kaliumsulfat	0,7	(+11,5)	0,64
		56,2	(+20,9)	0,14
Diagnostika				
X-Prep	Sennesfruchtextrakt	0,1	(−2,4)	7,82
Prepacol	Bisacodyl Natriummono- hydrogenphosphat Natriumdihydrogen- phosphat	0,1	(+2,1)	6,01
Fleet Phospho-soda	Natriumdihydrogen- phosphat Dinatriumhydrogen- phosphat	0,0	(+13,3)	15,19
		0,3	(+1,7)	8,53
Grippemittel				
Meditonsin Lösung	Aconitum D5 Atropinum sulf. D5 Mercurius cyanatus D8	34,8	(+99,5)	0,21
Metavirulent	Influenzinum D30 Acid. sarcolact. D15 Aconitum D4 Ferrum posph. D8 Gelsemium D4 Luffa D12 Veratrum alb. D4 Gentiana lutea Ø	2,1	(−12,2)	0,26
Gripp-Heel	Aconitum D4 Bryonia D4 Lachesis D12 Eupatorium D3 Phosphor D5	1,5	(−0,8)	0,35

55

Tabelle 55.6: Verordnungen weiterer häufig verordneter Arzneimittel 2001. Angegeben sind die 2001 verordneten Tagesdosen, die Änderungen gegenüber 2000 und die mittleren Kosten je DDD 2001 (Fortsetzung).

Präparat	Bestandteile	DDD in Mio.	Änderung in %	DDD-Kosten in €
Tempil N	Diphenylpyralin Metamfepramon Acetylsalicylsäure	0,9	(-6,8)	1,70
		39,3	(+76,0)	0,25
Infusions- und Standardinjektionslösungen				
Isotone Kochsalzlsg. Braun	Natriumchlorid	8,0	(+5,3)	1,37
Isot. Kochsalzlsg. Fresenius	Natriumchlorid	2,9	(-18,4)	1,16
Kochsalzlösung Eifelfango	Natriumchlorid	1,5	(-33,9)	0,58
HAES-steril	Polyhydroxyethylstärke Natriumchlorid	0,7	(-5,5)	12,86
Isotonische NaCl-Lsg. Jenaph.	Natriumchlorid	0,5	(-8,3)	0,54
Isot. Natriumchlorid Delta	Natriumchlorid	0,3	(+27,3)	2,97
Isotonische NaCl-Lsg. Bernb.	Natriumchlorid	0,1	(+14,6)	3,16
Kochsalzlsg. Fresenius Spül	Natriumchlorid	0,1	(-29,5)	4,31
Isotone Kochsalzlsg. Steriph	Natriumchlorid	0,1	(+49,9)	2,77
		14,2	(-6,8)	1,88
Karies- und Parodontosemittel				
Elmex Gelee	Olaflur Dectaflur Natriumfluorid	214,2	(-37,6)	0,02
Fluoretten	Natriumfluorid	165,2	(-31,5)	0,02
Zymafluor Tabl.	Natriumfluorid	87,0	(-26,2)	0,02
		466,4	(-33,6)	0,02
Lokalanästhetika und Neuraltherapeutika				
Emla	Lidocain Prilocain	0,7	(-4,9)	2,35
Xylocain Salbe etc.	Lidocain	0,6	(+22,0)	0,85
		1,4	(+5,6)	1,67

55

Tabelle 55.6: Verordnungen weiterer häufig verordneter Arzneimittel 2001. Angegeben sind die 2001 verordneten Tagesdosen, die Änderungen gegenüber 2000 und die mittleren Kosten je DDD 2001 (Fortsetzung).

Präparat	Bestandteile	DDD in Mio.	Änderung in %	DDD-Kosten in €
Sera, Immunglobuline und Impfstoffe				
Gen-H-B-Vax	Hepatitis-B-Oberflächenantigen	0,1	(-33,6)	64,83
Engerix B	Hepatitis-B-Oberflächenantigen	0,1	(-32,6)	51,88
Encepur	Inaktiv. FSME-Virus	0,1	(+179,5)	29,28
Rhesogam	Anti-D(rh)-Immun-globulin	0,1	(+40,1)	78,92
		0,2	(-4,9)	56,32
Summe		675,3	(-24,9)	0,21

55

Tabelle 55.7: Anteil der Generikapräparate an Verordnungen und Umsatz 2001

Wirkstoff	Gesamtverordnungen (Tsd.)	% Generika	Gesamtumsatz (Tsd. €)	% Generika
Acemetacin	367,0	45,2	11456,0	26,5
Acetazolamid	82,0	29,6	2086,8	25,9
Acetylcystein	9575,6	100,0	64571,9	100,0
Acetyldigoxin	2525,5	25,4	13991,8	22,3
Acetylsalicylsäure	11693,7	89,0	42226,3	78,6
Aciclovir	1605,2	84,7	26513,2	80,7
Alfacalcidol	225,5	79,5	14849,0	75,7
Allopurinol	5449,7	93,3	49761,0	92,2
Almasilat	68,3	100,0	713,4	100,0
Alprazolam	438,1	33,1	5602,6	26,6
Aluminium	231,0	100,0	5693,2	100,0
Aluminiumhydroxid + Magnesiumhydroxid	967,2	7,2	16481,8	5,4
Amantadin	431,5	55,0	11294,6	48,6
Ambroxol	7734,3	57,4	35309,8	53,2
Amilorid + Hydrochlorothiazid	620,5	68,0	6856,1	63,6
Amiodaron	327,6	48,8	32363,7	45,8
Amitriptylin	2322,7	100,0	29711,3	100,0
Amitriptylinoxid	228,2	46,9	4480,0	37,9
Amorolfin	202,9	0,0	9540,5	0,0
Amoxicillin	4902,7	99,9	56312,2	99,8
Amoxicillin + Clavulansäure	569,8	68,4	24850,2	54,8
Ampicillin	96,3	99,1	1453,1	98,2
Andere Calciumsalze	761,5	100,0	12508,3	100,0
Arnikaextrakt	52,5	100,0	542,9	100,0
Artischockenextrakt	128,7	29,1	3372,7	21,7
Ascorbinsäure	179,3	92,9	1565,2	95,6
Atenolol	2107,5	86,6	35827,7	84,5
Atenolol + Chlortalidon	290,1	78,7	12947,6	72,4
Atenolol + Nifedipin	238,5	33,0	14318,4	30,7
Atropin	160,7	100,0	1569,8	100,0
Azathioprin	375,6	47,2	40961,1	42,4
Azelastin	226,3	41,3	3696,4	31,7
Baclofen	535,7	35,1	19168,2	34,3
Baldrianextrakt	259,2	100,0	3599,8	100,0
Bamipin	75,2	0,0	401,9	0,0
Bärentraubenextrakt	183,8	100,0	1696,0	100,0
Beclometason	1162,1	85,2	56037,5	81,8
Benperidol	84,9	46,8	3232,1	48,6
Benzbromaron	109,3	100,0	1047,9	100,0
Benzocain	177,5	24,1	1145,2	22,8
Benzoylperoxid	868,8	80,7	6952,3	78,5
Benzylpenicillin	61,6	100,0	1202,2	100,0
Betahistin	1089,1	100,0	17317,0	100,0
Betamethason	1737,8	71,0	21529,7	51,3

Tabelle 55.7: Anteil der Generikapräparate an Verordnungen und Umsatz 2001 (Fortsetzung)

Wirkstoff	Gesamtverordnungen (Tsd.)	% Generika	Gesamtumsatz (Tsd. €)	% Generika
Bezafibrat	941,8	87,0	32565,0	80,2
Bibrocathol	186,3	56,6	1217,9	35,4
Biperiden	600,9	44,0	9521,9	30,3
Bisacodyl	207,6	28,5	1124,0	17,7
Bisoprolol	4519,4	70,3	109907,2	66,9
Bituminosulfonate	305,8	100,0	3575,1	100,0
Brennesselextrakt	492,6	58,9	18622,8	44,2
Brimonidin	272,9	100,0	15211,6	100,0
Bromazepam	1818,7	88,8	12031,3	87,1
Bromelaine	387,7	87,5	7914,1	75,0
Bromhexin	400,7	91,0	1626,8	85,5
Bromocriptin	256,4	64,1	12734,1	60,2
Budesonid	2877,0	52,7	154131,0	44,7
Bufexamac	649,8	57,4	5144,2	52,0
Buflomedil	236,9	67,1	8422,7	64,6
Buserelin	64,1	100,0	40207,7	100,0
Butylscopolamin	1318,3	30,7	7880,5	27,4
Calcitonin	201,3	100,0	10487,9	100,0
Calcitriol	118,4	22,0	10324,2	18,3
Calciumdobesilat	161,4	39,7	6606,9	28,5
Calciumfolinat	58,4	74,2	18048,4	75,5
Captopril	6697,1	94,0	111747,9	84,8
Captopril + Hydro-chlorothiazid	2360,0	91,3	56154,9	71,6
Carbachol	69,7	28,6	1454,4	34,5
Carbamazepin	1938,7	68,3	80205,8	66,2
Carbimazol	676,2	100,0	7021,3	100,0
Carbocistein	53,6	24,5	496,0	23,4
Carbomer	870,5	82,0	5679,6	77,1
Carteolol	104,7	100,0	2759,8	100,0
Cefaclor	1325,4	94,5	26670,7	92,1
Cefadroxil	464,0	100,0	11461,8	100,0
Cefalexin	134,3	92,7	3881,8	82,6
Cefuroximaxetil	735,9	47,1	39504,7	40,2
Celiprolol	338,9	37,0	12067,3	32,7
Cetylpyridinium	223,5	1,0	978,0	1,0
Chinin	325,3	100,0	7786,7	100,0
Chloralhydrat	291,8	1,7	2032,5	1,6
Chloramphenicol	64,8	100,0	213,0	100,0
Chlordiazepoxid	135,2	65,3	1997,5	50,4
Chlorhexidin	1175,2	34,0	8324,5	35,7
Chloroquin	52,5	3,1	1009,6	2,2
Chlorprothixen	468,4	100,0	5703,1	100,0
Choriongonadotropin	121,6	68,8	4164,0	72,8
Ciclosporin	376,6	1,5	144810,4	1,1

55

Tabelle 55.7: Anteil der Generikapräparate an Verordnungen und Umsatz 2001 (Fortsetzung)

Wirkstoff	Gesamtverordnungen (Tsd.)	% Generika	Gesamtumsatz (Tsd. €)	% Generika
Cimetidin	250,6	91,8	5835,1	89,0
Cinnarizin	265,0	100,0	1978,5	100,0
Ciprofloxacin	1637,5	31,2	70719,8	21,2
Clemastin	422,6	14,1	4011,3	7,5
Clenbuterol	136,3	0,0	2362,4	0,0
Clindamycin	1626,8	74,5	43025,6	67,7
Clioquinol	96,7	100,0	558,1	100,0
Clobetasol	639,9	54,5	8859,4	47,7
Clobutinol	621,0	23,7	2927,4	20,5
Clodronsäure	56,2	40,0	27088,0	42,6
Clomifen	108,0	89,2	1914,1	88,0
Clomipramin	399,7	100,0	11324,2	100,0
Clonazepam	247,0	22,1	4797,3	11,9
Clonidin	1004,0	49,5	18793,4	43,3
Clotrimazol	4263,4	96,8	26937,7	97,2
Clozapin	450,3	49,8	35834,9	48,0
Codein	1946,4	91,5	10881,6	91,5
Codein + Paracetamol	2459,3	82,0	10180,5	79,7
Colecalciferol	1157,6	30,1	7317,1	30,9
Colecalciferol + Calcium-carbonat	1769,5	100,0	42810,7	100,0
Colestyramin	95,2	58,2	7588,6	45,3
Co-trimoxazol	3678,3	97,7	11692,4	96,9
Cromoglicinsäure	2134,9	95,4	29897,9	88,8
Crotamiton	51,0	93,3	893,0	93,3
Cyanocobalamin	425,3	90,2	2744,1	86,8
Cyclandelat	255,7	0,0	11308,4	0,0
Cyproteron	159,6	6,7	10904,1	13,3
Dequalinium	221,5	97,0	2852,2	99,2
Desmopressin	259,4	27,5	18393,2	15,5
Dexamethason	1982,2	84,5	27798,0	61,1
Dexpanthenol	4207,5	59,1	16882,4	64,6
Dextromethorphan	76,5	100,0	372,6	100,0
Diazepam	2027,7	96,9	5768,1	95,5
Diclofenac	25659,1	62,5	146883,3	59,3
Digitoxin	3072,3	46,2	21290,2	44,9
Digoxin	211,0	69,0	1974,7	68,3
Dihydralazin	156,6	59,9	4300,9	60,5
Dihydrocodein	1673,7	6,7	15957,1	49,8
Dihydroergotamin	498,3	82,3	8462,4	81,9
Dihydroergotaminmesilat + Etilefrin	189,3	74,8	5167,8	72,0
Dihydroergotoxin	265,7	73,4	7562,1	73,4
Dihydrotachysterol	87,2	36,3	6835,5	26,6

55

Tabelle 55.7: Anteil der Generikapräparate an Verordnungen und Umsatz 2001 (Fortsetzung)

Wirkstoff	Gesamtverordnungen (Tsd.)	% Generika	Gesamtumsatz (Tsd. €)	% Generika
Diltiazem	1155,7	63,1	34333,9	56,2
Dimenhydrinat	2350,4	39,9	23842,3	57,9
Dimeticon/Simethicon	1860,9	53,9	20258,0	59,3
Dimetinden	1919,3	30,7	16603,2	20,0
Diphenhydramin	402,0	100,0	2030,6	100,0
Domperidon	317,9	0,2	12398,8	0,1
Doxazosin	1142,0	67,5	70134,1	55,9
Doxepin	2394,8	62,5	42829,0	59,8
Doxycyclin	3907,2	99,9	16629,4	99,3
Doxycyclin + Ambroxol	2171,4	93,6	11141,2	91,5
Doxylamin	82,7	68,8	565,4	62,8
Efeuextrakt	3314,3	34,0	20068,5	30,3
Eisen(II)-Salze	2514,5	100,0	34705,1	99,9
Eisen(II)-Sulfat + Folsäure	579,1	80,7	7501,5	86,2
Eisen(III)-Salze	211,6	100,0	5407,0	100,0
Enalapril	5415,4	87,8	157336,6	78,0
Epinephrin	92,4	100,0	3148,8	100,0
Ergotamin	63,4	100,0	1279,6	100,0
Erythromycin	2593,5	95,0	27045,7	94,2
Estradiol	3095,4	100,0	65258,0	100,0
Estriol	1836,4	65,0	14990,4	58,3
Estrogene, konjugierte	1256,8	39,7	24940,9	34,4
Ethacridin	413,6	13,4	3260,5	22,3
Ethosuximid	60,4	81,1	2661,9	81,1
Etilefrin	643,4	38,2	6290,6	39,1
Etofenamat	160,2	9,7	1201,7	9,8
Famotidin	420,6	81,7	12359,3	52,5
Felodipin	821,9	40,8	54388,5	31,7
Fenofibrat	919,8	96,8	43061,9	96,5
Fenoterol	838,7	0,0	15233,8	0,0
Fentanyl	954,4	0,0	209672,6	0,0
Flohsamenschalen	208,5	88,4	3447,7	90,0
Flumetason	63,1	91,6	874,9	94,9
Flunarizin	82,5	45,8	2889,9	39,9
Flunisolid	187,2	48,4	10299,7	86,8
Flunitrazepam	901,6	53,0	5442,1	42,5
Fluocinolonacetonid	279,5	13,4	3432,4	13,1
Fluocortin	72,2	100,0	489,7	100,0
Fluocortolon	248,0	0,0	6051,3	0,0
Fluorometholon	112,4	27,2	842,2	25,8
Fluoxetin	454,9	81,5	30775,5	68,9
Fluphenazin	214,8	20,4	11168,6	27,4
Flurazepam	473,3	49,1	3695,5	49,0
Flurbiprofen	80,3	0,0	1849,0	0,0
Fluspirilen	603,2	62,9	11987,9	57,6

55

Tabelle 55.7: Anteil der Generikapräparate an Verordnungen und Umsatz 2001
(Fortsetzung)

Wirkstoff	Gesamtverordnungen (Tsd.)	% Generika	Gesamtumsatz (Tsd. €)	% Generika
Flutamid	109,8	91,5	4840,1	80,3
Fluvoxamin	104,1	57,5	8400,3	46,3
Folsäure	355,2	100,0	5239,4	100,0
Foscarnet	59,0	1,8	1641,4	50,1
Fosfomycin	111,5	100,0	1191,2	100,0
Framycetin	318,0	16,3	4328,8	25,5
Furosemid	6028,0	86,3	76108,7	83,1
Fusidinsäure	1386,2	15,1	12919,4	12,1
Gallopamil	138,1	4,0	6908,6	2,3
Gentamicin	1623,4	40,2	7847,7	38,7
Ginkgo-biloba-Extrakt	3104,2	70,9	96228,1	61,2
Glibenclamid	4587,1	77,4	41416,3	69,6
Glucagon	65,7	100,0	2120,3	100,0
Glycerol	121,0	60,7	461,3	54,2
Glyceroltrinitrat	1934,0	20,3	23720,3	23,4
Goldrutenkrautextrakt	227,2	100,0	6225,8	100,0
Goserelin	116,9	0,0	66396,0	0,0
Haloperidol	739,7	60,9	16637,2	38,5
Hamamelisextrakt	229,0	100,0	1761,4	100,0
Harnstoff	596,4	67,8	6083,4	67,2
Heparin	2364,9	99,6	17293,1	97,3
Hexamidin	73,6	100,0	838,2	100,0
Hexetidin	414,1	59,0	3092,0	58,5
Hydrochlorothiazid	1931,2	86,2	20138,5	74,4
Hydrocortison	1761,6	88,5	25013,3	95,8
Hydromorphon	89,2	74,4	14384,2	98,6
Hydrotalcit	391,6	11,5	4252,3	8,8
Hydroxycarbamid	80,3	23,8	14637,9	22,2
Hydroxyethylrutoside	282,8	0,0	13072,4	0,0
Hydroxyethylsalicylat	928,3	100,0	3245,4	100,0
Hydroxyzin	225,5	31,8	3511,7	32,0
Hymecromon	284,7	100,0	4280,3	100,0
Hypromellose	760,9	99,6	6119,8	98,8
Ibuprofen	9805,8	100,0	82699,4	100,0
Imipramin	193,6	69,0	4146,3	72,0
Immunglobulin	168,7	99,5	103369,3	99,7
Indapamid	309,6	15,6	10905,3	13,5
Indometacin	1332,5	92,6	13764,0	90,5
Insulin (human intermediär wirkend)	1433,9	100,0	118712,2	100,0
Insulin (human kurzwirkend)	1788,0	100,0	159278,7	100,0
Insulin (human Mischinsulline)	3800,9	100,0	336036,8	100,0
Ipratropiumbromid	887,6	5,8	26705,3	19,6

55

Tabelle 55.7: Anteil der Generikapräparate an Verordnungen und Umsatz 2001 (Fortsetzung)

Wirkstoff	Gesamtverordnungen (Tsd.)	% Generika	Gesamtumsatz (Tsd. €)	% Generika
Isosorbiddinitrat	4314,3	48,1	83099,3	40,0
Isosorbidmononitrat	3774,2	87,5	122836,9	90,4
Isotretinoin	252,6	26,4	25736,4	3,1
Johanniskrautextrakt	2315,5	94,1	50760,3	97,3
Kaliumiodid	2399,6	75,5	16485,4	72,8
Kaliumsalze	725,1	63,5	8636,2	62,1
Kamillenextrakt	503,3	100,0	4792,6	100,0
Kanamycin	912,8	100,0	4145,3	100,0
Kava-Kava-Extrakt	410,8	87,0	8956,7	86,2
Ketoprofen	332,6	91,2	4459,2	74,2
Ketorolac	60,9	0,0	1323,0	0,0
Ketotifen	232,4	74,4	3653,2	66,5
Kohle, medizinische	54,5	18,6	327,9	9,6
Kürbissamenextrakt	328,6	100,0	10061,6	100,0
Lactobacillus-Arten	439,7	100,0	5619,6	100,0
Lactulose	2237,9	81,4	31868,3	78,1
Leuprorelin	172,5	100,0	108008,2	100,0
Levocarnitin	59,7	100,0	3068,9	100,0
Levodopa + Benserazid	1390,2	22,8	51493,6	17,3
Levodopa + Carbidopa	802,2	53,4	36821,4	43,0
Levomepromazin	446,5	49,8	8691,4	51,1
Levothyroxin	10233,9	73,9	87382,1	73,5
Lidocain	573,3	90,4	4706,0	88,9
Lindan	180,3	26,9	1693,3	25,0
Liponsäure	1059,8	83,8	82640,1	80,8
Lisinopril	2291,4	79,9	71212,6	65,8
Lisurid	88,1	0,0	6905,7	0,0
Lithiumsalze	483,8	56,4	10600,8	51,9
L-Methionin	352,4	43,1	10992,1	37,7
Loperamid	2676,0	68,4	14100,0	63,7
Loratadin	1339,6	41,6	22206,5	31,7
Lorazepam	1566,4	29,6	13707,0	26,3
Lormetazepam	1118,6	19,3	9669,7	17,6
Lynestrenol	88,1	0,0	1650,8	0,0
Lysin-Acetylsalicylat	205,1	29,1	4256,7	9,9
Magaldrat	988,0	51,3	12318,3	38,3
Magnesiumsalze	2294,6	100,0	26541,1	100,0
Maprotilin	406,2	66,2	6345,9	58,3
Mariendistelextrakt	360,2	67,5	14808,5	59,1
Mebeverin	405,0	29,2	13330,8	22,6
Meclozin	59,9	100,0	464,5	100,0
Medazepam	296,7	100,0	3895,6	100,0
Medroxyprogesteron	227,1	56,9	9522,6	67,2
Melissenblätterextrakt	146,1	100,0	1070,5	100,0
Melperon	1859,4	68,0	25979,7	61,4

55

Tabelle 55.7: Anteil der Generikapräparate an Verordnungen und Umsatz 2001 (Fortsetzung)

Wirkstoff	Gesamtverordnungen (Tsd.)	% Generika	Gesamtumsatz (Tsd. €)	% Generika
Mepivacain	73,4	65,0	595,8	65,7
Mesalazin	753,5	11,2	92939,8	13,4
Metamizol	5834,8	73,0	32425,7	70,3
Metformin	5171,8	80,8	90798,6	76,2
Methotrexat	435,1	56,6	37144,7	56,7
Methyldopa	103,3	62,5	3009,2	59,2
Methylergometrin	202,3	1,1	897,5	1,1
Methylprednisolon	713,0	45,0	27568,5	36,9
Metipranolol	194,8	100,0	3059,5	100,0
Metixen	190,7	0,0	4289,3	0,0
Metoclopramid	6946,2	77,8	30568,9	75,2
Metoprolol	9313,3	57,5	245789,0	39,0
Metoprolol + Hydro-chlorothiazid	767,4	55,2	32025,1	32,0
Metronidazol	975,5	88,3	9556,4	88,5
Mianserin	173,7	100,0	5696,1	100,0
Miconazol	665,5	67,4	5281,7	58,6
Milchsäure	110,8	100,0	890,9	100,0
Minocyclin	517,1	96,5	10025,9	95,1
Mistelkrautextrakt	530,8	44,3	33168,0	53,8
Moclobemid	143,2	13,2	12913,7	9,5
Molsidomin	2581,1	75,7	63553,4	66,0
Mönchspfefferextrakt	435,5	82,7	6858,3	77,2
Morphin	1104,4	81,3	103020,2	92,3
Moxaverin	81,9	11,3	2299,7	9,5
Naftidrofuryl	1253,3	31,6	30370,6	31,3
Naftifin	57,2	0,0	763,5	0,0
Naphazolin	470,0	99,3	1500,1	96,1
Naproxen	296,6	86,8	6458,3	70,0
Natamycin	56,5	21,4	661,4	17,7
Natriumchlorid	391,1	100,0	4489,7	100,0
Natriumfluorid	1188,1	69,0	7824,6	73,7
Natriumhydrogencarbonat	162,1	100,0	4385,6	100,0
Natriumpicosulfat	240,7	11,0	2506,7	8,0
Natriumselenit	83,0	100,0	3451,7	100,0
Neomycin	125,4	100,0	4951,5	100,0
Nicergolin	177,2	74,1	10962,0	63,3
Nifedipin	4392,0	86,8	94159,8	85,1
Nimodipin	95,3	90,3	6319,4	89,8
Nitrazepam	606,3	93,4	2191,7	92,6
Nitrendipin	2687,8	90,4	39711,1	61,2
Nitrofurantoin	323,6	66,8	2969,2	71,9
Nitroxolin	94,8	100,0	2926,6	100,0
Norethisteron	100,8	69,5	2357,2	56,2
Norfenefrin	212,9	15,7	4228,2	11,6

55

Tabelle 55.7: Anteil der Generikapräparate an Verordnungen und Umsatz 2001 (Fortsetzung)

Wirkstoff	Gesamtverordnungen (Tsd.)	% Generika	Gesamtumsatz (Tsd. €)	% Generika
Norfloxacin	885,1	92,0	10528,4	83,8
Nystatin	1812,6	89,6	21691,5	87,6
Nystatin + Zinkoxid	704,3	36,8	8178,5	30,2
Ofloxacin	1416,2	57,0	24220,4	29,6
Omeprazol	5956,5	86,0	356047,0	75,4
Oxazepam	2310,4	59,4	10681,2	53,0
Oxybutynin	468,5	85,9	11366,6	83,1
Oxycodon	281,4	100,0	44977,5	100,0
Oxyfedrin	52,8	39,3	1825,9	36,4
Oxymetazolin	704,3	0,3	3230,9	0,3
Oxytetracyclin	135,3	100,0	982,5	100,0
Pankreatin	1379,7	97,9	82856,4	96,9
Paracetamol	12923,5	85,9	23423,6	82,1
Paraffin	74,4	100,0	568,4	100,0
Paroxetin	434,2	100,0	47960,4	100,0
Pentaerythrityltetranitrat	1484,9	99,0	43063,9	98,7
Pentoxifyllin	1855,2	65,5	47517,5	63,1
Pentoxyverin	840,2	0,1	5025,1	0,1
Perazin	363,8	50,3	10030,3	51,7
Perphenazin	113,5	29,4	3064,2	30,8
Pethidin	56,5	24,7	1257,0	12,2
Phenobarbital	137,9	59,3	767,1	40,2
Phenoxymethylpenicillin	5136,8	84,9	42140,4	83,7
Phenprocoumon	2157,1	25,2	40122,3	24,9
Phenylbutazon	115,6	99,0	1354,1	99,0
Phenytoin	419,1	64,6	4413,5	66,7
physiologische Kochsalz-lösung	2050,7	42,7	17546,6	37,5
Phytomenadion	110,7	100,0	1231,1	100,0
Pilocarpin	363,7	100,0	3089,1	100,0
Pimozid	50,6	0,0	1676,0	0,0
Pindolol	71,6	28,9	1991,5	20,9
Piracetam	1126,4	85,5	29321,0	81,6
Pirenzepin	82,2	65,2	1531,6	57,2
Piroxicam	1135,0	89,2	12796,0	83,7
Polyvinylalkohol	281,2	46,3	1596,1	44,9
Povidon	1542,4	90,1	10689,5	81,1
Povidon-Iod	2479,3	44,5	17960,1	36,4
Prazosin	119,6	78,0	4581,9	77,8
Prednicarbat	1164,5	0,0	13577,4	0,0
Prednisolon	4577,4	71,5	40472,6	69,3
Prednison	1338,3	14,4	17567,0	14,0
Pridinol	134,6	100,0	2285,0	100,0
Primidon	243,1	44,6	5954,1	39,5
Procain	54,6	81,4	415,9	75,6

55

Tabelle 55.7: Anteil der Generikapräparate an Verordnungen und Umsatz 2001 (Fortsetzung)

Wirkstoff	Gesamtverordnungen (Tsd.)	% Generika	Gesamtumsatz (Tsd. €)	% Generika
Promethazin	1317,9	57,7	13956,4	60,8
Propafenon	471,0	53,1	16802,0	35,1
Propicillin	225,8	0,0	6571,4	0,0
Propranolol	1413,4	74,2	20519,8	75,7
Pyridostigmin	113,1	20,9	8153,4	6,6
Pyridoxin	73,8	100,0	724,9	100,0
Ranitidin	4700,2	95,7	108590,4	89,0
Retinol	592,1	100,0	3739,8	100,0
Ringerlösung	103,4	69,8	1761,9	63,5
Rosskastanienextrakt	591,2	100,0	19295,8	100,0
Roxithromycin	3024,2	79,4	62008,5	74,8
Saccharomyces boulardii	2149,6	31,1	18230,8	25,0
Sägepalmenfrüchteextrakt	739,2	100,0	24510,6	100,0
Salbutamol	4588,4	75,0	62196,0	70,1
Salicylsäure	411,1	60,6	3427,5	72,6
Schlangenwurzelextrakt	437,7	36,2	4534,2	38,3
Schöllkrautextrakt	88,2	100,0	1926,5	100,0
Selegilin	120,7	82,8	8877,5	76,7
Selendisulfid	66,2	67,6	762,8	69,4
Sitosterin	545,1	100,0	16549,7	100,0
Sojabohnenöl	120,7	100,0	1438,5	100,0
Somatropin	50,8	100,0	158920,0	100,0
Sonnenhutextrakt	247,5	100,0	2022,1	100,0
Sotalol	2326,7	77,7	62687,6	71,4
Spironolacton	964,8	68,4	27629,5	75,2
Spironolacton + Furosemid	751,6	78,7	28473,4	76,2
Steinkohlenteer	124,2	47,4	1856,2	39,0
Sucralfat	111,1	16,4	2457,0	17,1
Sulfasalazin	308,0	70,6	23852,5	71,3
Sulpirid	939,4	85,3	26139,9	82,7
Sultiam	61,6	0,0	2922,4	0,0
Tamoxifen	541,4	94,3	34116,6	89,3
Temazepam	808,8	16,1	5863,9	15,0
Terbutalin	731,8	41,0	9973,6	63,6
Terfenadin	241,0	97,3	2578,1	97,6
Testosteron	211,3	51,8	11348,6	59,7
Tetracyclin	154,8	90,6	1562,1	93,6
Tetrazepam	2082,7	75,9	21336,0	59,0
Tetryzolin	557,3	63,3	2253,2	66,5
Teufelskrallenextrakt	281,4	100,0	6862,2	100,0
Theophyllin	4912,6	100,0	112785,3	100,0
Thiamazol	576,6	76,8	5594,3	75,0
Thiamin	55,8	100,0	478,3	100,0
Thioridazin	257,5	29,3	5990,6	30,6
Thymianextrakt	1015,6	100,0	6005,3	100,0

55

954 Katrin Nink und Helmut Schröder

Tabelle 55.7: Anteil der Generikapräparate an Verordnungen und Umsatz 2001 (Fortsetzung)

Wirkstoff	Gesamtverordnungen (Tsd.)	% Generika	Gesamtumsatz (Tsd. €)	% Generika
Tiaprofensäure	68,1	0,0	2032,3	0,0
Ticlopidin	250,5	59,1	21192,2	49,8
Tilidin und Naloxon	2598,3	51,7	125050,3	34,1
Timolol	1953,6	100,0	24003,0	100,0
Tinidazol	55,8	0,0	749,5	0,0
Tobramycin	79,2	58,3	8475,1	70,8
Tocopherol	185,0	100,0	5461,5	100,0
Tolperison	710,5	0,0	15417,8	0,0
Tramadol	4927,8	77,4	133895,9	70,8
Tramazolin	189,9	88,1	836,2	89,1
Tretinoin	70,2	0,4	699,6	17,0
Triamcinolon	1954,9	99,3	19639,3	98,5
Triamteren + Hydrochlorothiazid	3315,3	68,6	35027,5	65,6
Trihexyphenidyl	101,3	72,4	1862,1	58,8
Trimethoprim	165,8	100,0	1238,9	100,0
Trimipramin	1108,1	100,0	31371,5	100,0
Trospiumchlorid	826,6	50,2	34879,2	45,7
Troxerutin	207,2	100,0	3679,7	100,0
Urogonadotropin	65,7	92,2	13546,9	91,8
Ursodeoxycholsäure	247,7	100,0	18464,4	100,0
Valproinsäure	1091,4	59,9	47451,7	56,0
Verapamil	5088,7	73,2	97364,9	69,1
Weißdornextrakt	1016,7	100,0	21003,4	100,0
Xantinolnicotinat	64,1	5,6	1465,7	6,6
Xylometazolin	10143,5	81,5	22335,3	82,4
Zinkorotat	189,8	100,0	2474,7	100,0
Zinkoxid	347,0	100,0	2656,6	100,0
Zolpidem	1875,4	1,7	32316,1	1,1
Zopiclon	1719,6	66,0	22141,6	55,3
Zuclopenthixol	143,6	0,0	6840,1	0,0
Alle 425 Wirkstoffe mit mind. 50 Tsd. Verordnungen	505626,1	72,9	9771521,2	66,4
Alle generikafähigen Wirkstoffe	508393,5	72,9	9919575,1	66,4
Gesamtmarkt GKV-Rezepte mit Fertigarzneimitteln	741997,9	49,9	21342783,6	30,9

Tabelle 55.8: Führende Arzneimittel 2001 nach Verordnungen

Rang	Präparat	Verordnung in Tsd.	Umsatz in Tsd. €	DDD in Tsd.
1	L-Thyroxin Henning	6210,1	53539,3	380464,3
2	Paracetamol-ratiopharm	4882,6	9244,5	23158,8
3	Voltaren/-Migräne	4764,4	30882,8	101458,3
4	Voltaren Emulgel/Schmerzgel	4743,3	26385,4	42484,1
5	Beloc	3901,2	148147,0	167185,1
6	Sortis	3777,5	432303,4	414395,5
7	ACC	3718,4	27648,5	74436,3
8	Diclofenac-ratiopharm	3615,9	20319,3	85493,8
9	Olynth	3599,6	7576,7	75893,9
10	Nasengel/Spray/Tr.-ratioph.	3411,8	7905,3	71383,5
11	Mucosolvan	3292,1	16526,0	44295,4
12	Norvasc	3029,8	240565,0	328263,1
13	HerzASS-ratiopharm	2991,1	10305,4	292699,8
14	Sinupret	2876,2	22985,0	29471,5
15	MCP-ratiopharm	2712,6	10617,2	24086,8
16	Euthyrox	2673,2	23190,8	165458,4
17	NAC-ratiopharm	2480,6	14165,0	36349,5
18	Gelomyrtol/-forte	2341,4	18832,7	33505,5
19	Diclac	2240,8	11548,9	48554,9
20	Isoket	2240,2	49846,8	176902,1
21	ASS-ratiopharm 100 TAH	2216,3	7492,0	210216,8
22	Prospan	2187,4	13979,8	35338,7
23	Allopurinol-ratiopharm	2182,4	19583,7	113057,2
24	Amaryl	2149,8	93944,0	237977,3
25	Berodual/-N	1974,0	82749,5	168104,8
26	Novodigal Tabl.	1885,2	10874,8	66350,4
27	Insidon	1865,0	34877,9	43462,6
28	Novaminsulfon-ratiopharm	1856,9	12237,4	15248,6
29	Otriven Lösung etc.	1841,3	3535,5	36534,0
30	Spasmo-Mucosolvan	1825,7	18679,5	11402,2
31	ben-u-ron	1817,5	4183,1	8166,3
32	Furosemid-ratiopharm	1799,6	18937,9	175515,7
33	Pantozol	1785,1	134737,7	47602,2
34	Zyrtec	1769,2	46779,6	58538,3
35	Zithromax	1737,1	41946,1	8021,8
36	Insuman Comb	1706,4	146661,9	103565,9
37	Insulin Actraphane HM	1687,7	154583,1	104186,8
38	Digimerck	1653,5	11728,7	113244,0
39	Diclo KD	1640,1	6816,7	28731,2
40	Omep	1629,5	83918,5	57675,1
41	Vioxx	1627,3	96297,8	90317,2
42	Marcumar	1612,9	30113,7	150151,8
43	Captohexal	1594,1	21077,8	96923,0
44	Viani	1576,6	134957,0	48470,5
45	Novalgin	1574,8	9626,2	10372,2
46	Paspertin	1539,0	7587,5	13461,5
47	Klacid	1533,5	48129,4	11289,5
48	Zocor	1528,1	190392,6	143561,5
49	Presomen comp. Drag.	1522,0	36695,0	124667,1
50	Paracetamol Stada	1516,7	2428,7	5517,3
	Summe	**122337,8**	**2708088,1**	**4953612,3**
	Kumulativer Anteil	**16,49%**	**12,69%**	**17,04%**

55

Tabelle 55.8: Führende Arzneimittel 2001 nach Verordnungen (Fortsetzung)

Rang	Präparat	Verordnung in Tsd.	Umsatz in Tsd. €	DDD in Tsd.
51	Paracodin/retard	1511,8	7595,9	6643,9
52	Delix/ -protect	1509,4	101200,4	210665,4
53	Aquaphor	1505,4	44538,9	119844,5
54	Perenterol	1480,1	13669,4	4406,2
55	Pentalong	1469,4	42513,9	73957,8
56	Nitrolingual	1451,2	13050,7	48805,6
57	Metoprolol-ratiopharm	1447,2	24831,7	80381,5
58	Jodid Tabletten	1445,0	9868,9	164506,6
59	Vomex A/N	1412,1	10037,6	8165,8
60	Glucobay	1371,3	55604,4	41672,2
61	Isoptin	1366,1	30077,2	60936,0
62	Magnesium Verla N Drag.	1363,0	12756,8	31605,6
63	Thyronajod	1348,4	19494,8	136994,9
64	Concor	1342,1	36360,6	58962,3
65	Capval	1336,8	6930,4	5642,7
66	Nexium Mups	1333,4	80748,4	55195,1
67	Fluimucil	1330,6	8400,9	13931,1
68	Fenistil/-retard	1329,6	13290,5	14137,6
69	Cotrim-ratiopharm	1316,5	4039,6	8606,7
70	ASS-ratiopharm	1313,9	3613,0	62497,1
71	Stilnox	1311,3	22436,2	24675,4
72	Bronchoretard	1298,6	37473,3	91829,1
73	Digitoxin AWD	1290,8	8737,0	83812,3
74	Ambroxol-ratiopharm	1286,9	6207,3	13204,0
75	Ranitidin-ratiopharm	1277,8	27837,0	50891,3
76	ferro sanol/duodenal	1269,2	19252,2	34244,8
77	Valoron N	1254,7	82437,8	32702,9
78	Aspirin protect	1254,6	8899,9	119056,5
79	Pulmicort	1236,0	81803,2	56003,1
80	Enahexal	1227,4	32464,7	118282,8
81	D-Fluoretten	1218,7	7176,7	109879,8
82	Amoxicillin-ratiopharm	1214,3	15223,7	16338,7
83	Batrafen Creme etc.	1176,9	23358,4	17646,1
84	Fucidine Gel etc.	1175,5	11215,9	8374,2
85	Isotone Kochsalzlsg. Braun	1174,5	10965,1	8024,2
86	ACE-Hemmer-ratiopharm	1170,1	15450,4	71105,9
87	Dermatop	1164,5	13577,4	37333,3
88	Sultanol inhalativ	1148,6	18580,6	32138,6
89	Diclophlogont	1146,2	6829,3	25476,0
90	Diazepam-ratiopharm	1133,8	2013,9	26098,0
91	Ciprobay	1126,6	55759,7	4412,2
92	Iberogast	1120,8	12206,4	16223,1
93	AERIUS	1119,2	23940,3	31223,6
94	Bepanthen Roche Augen/Nasen	1118,5	2898,2	28597,1
95	Tramal	1114,6	39069,4	18559,9
96	Tavor	1102,9	10105,1	20891,6
97	Ranitic	1076,9	22968,7	41889,1
98	Madopar	1073,0	42578,7	15605,7
99	Jodthyrox	1064,6	16316,7	103188,7
100	Delix plus	1056,6	82126,1	83386,7
	Summe	**185725,2**	**4006621,2**	**7502265,4**
	Kumulativer Anteil	**25,03 %**	**18,77 %**	**25,80 %**

55

Tabelle 55.8: Führende Arzneimittel 2001 nach Verordnungen (Fortsetzung)

Rang	Präparat	Verordnung in Tsd.	Umsatz in Tsd. €	DDD in Tsd.
101	Meditonsin Lösung	1051,6	7466,1	34814,6
102	paracetamol von ct	1050,3	1514,9	3435,8
103	Bisoprolol-ratiopharm	1048,5	24402,7	56522,0
104	Dytide H	1041,7	12057,1	78877,8
105	Benalapril	1040,9	28297,0	82445,2
106	Euglucon	1036,0	12583,4	59223,8
107	Ibuhexal	1017,1	8981,0	16835,5
108	Godamed	1016,0	3611,8	90035,2
109	Tromcardin Amp./Drag./Tabl.	997,3	16298,4	22811,1
110	Tramadolor	994,5	27484,8	16071,6
111	Glucophage	993,2	21607,8	46009,3
112	Novaminsulfon Lichtenstein	983,5	6201,8	7884,2
113	ASS Hexal	968,2	3041,4	29062,5
114	Arelix	965,3	28127,5	67044,0
115	Kadefungin	965,3	6820,1	5457,0
116	Penicillin V-ratiopharm	964,4	7474,4	7077,8
117	Durogesic	952,9	209661,9	52423,8
118	Gelonida Schmerz	952,6	3915,4	2817,7
119	Dilatrend	950,8	63024,5	38139,2
120	Kliogest N	946,0	29452,1	77506,5
121	Adumbran	937,7	5017,7	10116,4
122	Glibenclamid-ratiopharm/-S	936,5	6346,5	51193,0
123	Foradil	932,5	65600,7	41238,0
124	Ecural	925,7	11628,9	26940,3
125	Omeprazol-ratiopharm	925,0	46317,7	31867,4
126	Buscopan plus	917,5	7739,4	3484,5
127	Buscopan	913,8	5725,0	3248,1
128	Lipobay	913,0	91916,4	91449,6
129	Tebonin	903,4	37383,1	47537,8
130	Noctamid	902,1	7963,4	27877,2
131	Paracetamol-Al Pharma	900,8	1624,1	4318,5
132	Dexa-Gentamicin	900,2	5400,1	16038,9
133	Insulin Actrapid HM	882,9	78995,1	54416,1
134	diclo von ct	881,8	3634,1	14277,2
135	Linola	878,6	11323,9	27797,0
136	Tavanic	877,8	30630,2	9611,4
137	Berlosin	876,2	2485,3	2413,0
138	Ritalin	871,8	20874,1	13711,2
139	Maninil	867,6	9698,3	40857,2
140	Metohexal	865,5	15405,4	43816,3
141	Dusodril	857,6	20867,5	15027,3
142	Eferox	853,2	6532,5	50064,0
143	Lefax	852,1	8179,4	4928,3
144	Betaisodona Salbe etc.	846,4	6578,2	10571,4
145	Imodium	845,1	5119,2	3424,2
146	Ibuflam Lichtenstein	844,2	5926,2	12520,3
147	Risperdal	840,6	94345,2	12971,2
148	Sedotussin	839,7	5022,5	6237,1
149	Atrovent	836,6	21482,3	34138,2
150	Antra	831,9	87608,3	32785,7
	Summe	**232119,0**	**5256016,3**	**9041636,4**
	Kumulativer Anteil	**31,28%**	**24,63%**	**31,10%**

55

Tabelle 55.8: Führende Arzneimittel 2001 nach Verordnungen (Fortsetzung)

Rang	Präparat	Verordnung in Tsd.	Umsatz in Tsd. €	DDD in Tsd.
151	Stangyl	827,4	25678,1	19480,0
152	Lasix	825,4	12843,8	88646,5
153	Nasonex	824,6	11516,0	14029,6
154	Maaloxan	824,6	13919,9	5787,9
155	Cynt	823,1	52397,9	68266,7
156	Lanitop	821,3	7623,7	39386,1
157	Furorese	818,3	16104,6	120370,8
158	Saroten	817,5	12965,4	30375,8
159	Avalox	816,6	29699,0	4908,9
160	Advantan	811,1	8442,0	21510,7
161	Torem	806,5	41049,2	56577,4
162	Dipiperon	801,0	15559,3	6682,5
163	Pravasin	799,9	92488,8	55783,2
164	Apsomol Dosieraerosol	799,4	8827,9	24031,1
165	HCT von ct	794,3	6223,7	61049,3
166	Berotec/N	792,3	13952,2	50634,1
167	Verapamil-ratiopharm	785,8	11937,3	31741,7
168	Salbutamol-ratiopharm	785,1	8248,9	23228,7
169	Captohexal comp.	784,8	14986,8	71716,1
170	Lisino	782,9	15162,7	18553,2
171	Ibuprofen Stada	782,8	7568,8	13593,5
172	Katadolon	781,1	18095,1	6375,9
173	Isocillin	777,8	6864,4	5393,9
174	Chlorhexamed	774,3	5348,5	5162,1
175	Vertigoheel	768,7	8213,3	39867,9
176	Magnetrans forte	765,4	9038,0	28150,9
177	Aponal	762,7	14420,1	14340,3
178	Vigantoletten	762,6	4821,3	107098,9
179	Presomen	757,3	16365,5	59618,3
180	Codipront	755,9	5418,2	3699,3
181	Humalog	754,9	93326,8	49328,5
182	ibuprof von ct	752,9	7030,6	12096,6
183	Nurofen	749,3	3235,3	3616,4
184	Siofor	745,5	12934,2	33265,5
185	Paracetamol BC	744,9	1044,0	2219,0
186	Tramadol-ratiopharm	743,2	13675,4	9547,3
187	Enalapril-ratiopharm	737,6	18045,5	61084,4
188	sab simplex	737,3	9729,4	5676,8
189	Unat	735,0	37732,7	57341,7
190	Omeprazol Stada	731,4	40719,5	29575,3
191	Zymafluor D	730,6	4297,1	65276,4
192	ASS von ct	728,5	2087,8	21792,5
193	Lopedium	726,4	3464,4	2618,6
194	Ambroxol AL	726,3	2256,0	4817,7
195	Insulin Protaphan HM	725,6	60331,8	41158,5
196	Floxal	719,9	5155,8	18166,3
197	Arthotec	717,9	17184,5	17827,0
198	Mydocalm	710,5	15417,8	7720,7
199	Nebilet	704,2	44742,8	54907,1
200	Lorzaar plus	702,2	62951,5	57765,2
	Summe	270573,7	6227159,8	10693499,1
	Kumulativer Anteil	36,47%	29,18%	36,78%

Tabelle 55.8: Führende Arzneimittel 2001 nach Verordnungen (Fortsetzung)

Rang	Präparat	Verordnung in Tsd.	Umsatz in Tsd. €	DDD in Tsd.
201	Nasivin	701,9	3222,7	22748,1
202	Valette	701,2	17239,3	56239,9
203	Euphylong	700,8	18284,4	42093,8
204	Telfast	700,5	19290,3	26669,7
205	Sotahexal	697,9	17278,5	41259,1
206	Estraderm TTS/MX	696,7	18751,0	47766,1
207	Flutide	694,0	35297,7	22995,1
208	ParaCetaMol Lichtenstein	693,6	1115,9	2739,8
209	Gastrosil	693,4	3735,9	7298,7
210	Decortin-H	692,4	7235,9	40674,2
211	Celebrex	692,3	37830,3	24241,3
212	Oxis	691,4	42760,2	26215,1
213	Verahexal	687,8	14600,5	33838,7
214	Insuman Rapid/ -Infusat	687,2	61419,3	41055,7
215	Amoxypen	687,0	6823,0	7546,8
216	Kepinol	684,9	2813,0	4744,0
217	Glibenhexal	683,5	4463,5	40385,4
218	Plavix	680,0	109283,1	38150,2
219	Tannosynt	678,4	5254,0	31494,3
220	Mirfulan	677,0	6145,7	23167,9
221	Carbimazol Henning	667,7	6913,3	29332,1
222	Aarane/ N	658,1	44399,4	26860,6
223	Decortin	654,1	10432,7	35850,0
224	Ibuprofen AL	644,8	4515,4	10658,2
225	Bronchipret Saft/Tropfen	644,4	3025,2	6625,1
226	Climopax	642,1	16676,1	52541,8
227	Trental	640,7	17516,7	22604,7
228	Gingium	638,9	16222,5	21256,5
229	Zyprexa	638,7	119488,1	15704,8
230	Panthenol-ratiopharm	635,4	2525,3	19410,3
231	Codiovan	632,2	56156,0	52114,6
232	Ibu KD	629,0	4864,4	9969,0
233	Rifun	626,7	48158,3	16930,0
234	Corvaton	626,5	21637,1	51928,3
235	Rulid	623,8	15601,7	4407,2
236	Acemuc	620,4	3714,6	9902,9
237	Otobacid N	617,0	4967,2	6730,5
238	Locabiosol/Locabiotal	616,1	7751,7	10277,3
239	Lorzaar	615,4	53090,9	48455,1
240	Xalatan	615,3	43282,1	40466,2
241	Faktu	614,5	8784,5	7836,9
242	OeKolp vaginal	614,2	3956,5	43034,2
243	Tegretal	613,8	27114,1	23796,8
244	Nitrendipin-ratiopharm	613,2	5672,9	46098,7
245	Tarivid	609,2	17061,4	2617,1
246	Fluoretten	606,5	3962,6	165208,5
247	Obsidan	602,3	9426,4	13199,6
248	Allergospasmin-Aerosol	598,4	39688,4	23950,6
249	Broncho Spray	596,4	9304,6	23851,4
250	Iscover	596,0	95180,5	33272,6
Summe		**303147,6**	**7381094,5**	**12149714,4**
Kumulativer Anteil		**40,86%**	**34,58%**	**41,79%**

55

Tabelle 55.8: Führende Arzneimittel 2001 nach Verordnungen (Fortsetzung)

Rang	Präparat	Verordnung in Tsd.	Umsatz in Tsd. €	DDD in Tsd.
251	Amitriptylin-neuraxpharm	594,7	6882,2	20193,0
252	Eunerpan	594,2	10028,1	3298,4
253	Jodetten	589,1	4482,9	102938,4
254	Briserin N	587,0	17872,0	54878,8
255	Ximovan	585,3	9899,7	11024,2
256	Nasengel/Spray/Tropfen AL	583,4	1236,2	9303,6
257	Fenistil Gel	579,8	3244,1	5195,2
258	Locol	579,7	50016,6	37664,6
259	Adalat	579,3	14040,5	35080,8
260	Corinfar	577,9	14625,1	33410,0
261	Estragest TTS	576,1	16414,3	45933,9
262	Refobacin Augensalbe/Tropf.	573,7	1971,1	9999,6
263	Paracetamol Hexal	573,7	1062,9	2785,9
264	Megacillin oral	573,0	4607,5	4124,6
265	Oxazepam-ratiopharm	572,3	1931,3	6084,8
266	Corneregel	571,3	2724,8	73726,9
267	Euphorbium comp. SN	568,6	2791,8	6560,6
268	Fungizid-ratioph. Creme etc.	568,3	2888,9	7918,0
269	Sinuc	568,2	2844,2	9884,7
270	Crataegutt	567,5	13932,7	35201,5
271	Atacand	560,5	51925,4	69311,6
272	Corangin	559,4	27414,2	52716,8
273	Soledum Kapseln	559,0	4137,8	5313,3
274	Atosil	556,9	5466,7	10468,4
275	Theophyllin-ratiopharm	553,2	8642,8	37870,9
276	Roxigrün	552,8	12970,1	3794,3
277	Bromazanil	551,0	3104,4	11317,2
278	Calcium Sandoz Brausetabl.	550,5	10656,9	44137,7
279	furo von ct	549,9	4916,8	45351,2
280	Accuzide	549,7	40612,5	47057,3
281	Remergil	549,5	62548,9	28478,1
282	Rhinomer	548,5	2834,9	4853,5
283	Lactulose-ratiopharm	544,0	7124,3	35647,1
284	Molsihexal	542,5	10831,6	45910,0
285	Serevent	542,5	32817,4	21228,6
286	Baycuten	540,3	9624,9	6570,7
287	Rewodina	540,1	5124,0	17484,7
288	Tannolact	539,7	4630,8	11437,6
289	Ambrohexal	539,1	2110,9	4212,9
290	NovoNorm	538,8	25909,0	12345,4
291	Betagalen	538,6	4680,2	11029,6
292	Xanef	537,6	27877,5	37895,5
293	Cipramil	537,2	52116,3	35899,2
294	Agopton	534,0	43083,9	15269,3
295	Diovan	532,3	48100,7	53181,2
296	Bikalm	532,1	9538,2	10007,3
297	Ginkobil	529,2	14426,2	19366,9
298	Kanamytrex	528,8	2827,6	8267,0
299	Contramutan D/N	526,4	4915,0	2587,4
300	Nifedipin-ratiopharm	524,5	9721,6	27350,5
	Summe	330999,3	8115282,4	13401283,5
	Kumulativer Anteil	44,61 %	38,02 %	46,09 %

Tabelle 55.8: Führende Arzneimittel 2001 nach Verordnungen (Fortsetzung)

Rang	Präparat	Verordnung in Tsd.	Umsatz in Tsd. €	DDD in Tsd.
301	allo von ct	523,2	4084,4	29425,8
302	Roxithromycin-ratiopharm	521,9	9481,6	3612,8
303	Kalinor-Brausetabl.	519,4	10863,4	10993,9
304	Sotalex	519,4	17941,4	31527,9
305	Remifemin plus	518,1	9338,4	24639,1
306	Arlevert	517,5	9474,2	12106,6
307	Lemocin	515,8	2478,9	1839,5
308	Molsidomin-ratiopharm	515,8	10332,4	45851,0
309	Captobeta	515,1	6248,5	32791,8
310	Fraxiparin	514,8	˙59068,3	10210,0
311	Diclo-ratiopharm Gel	514,1	2455,5	4397,5
312	Doxy Wolff	513,6	2328,8	7395,6
313	Panthenol Lichtenst. Slb.etc	513,5	2259,1	17630,8
314	Isopto-Max	510,5	4581,0	6890,1
315	Kreon	508,6	34684,2	6937,6
316	Omnic	507,9	48180,9	41598,2
317	IbuTAD	507,7	5504,5	10678,0
318	Activelle	506,9	14473,2	40958,0
319	Doxam	506,5	2197,9	5436,6
320	Jarsin	506,4	12471,1	23457,2
321	Atenolol-ratiopharm	505,5	7945,5	28887,1
322	Cibadrex	504,6	34162,2	40505,6
323	Tilidin-ratiopharm plus	503,8	16355,9	11369,5
324	Doxepin-neuraxpharm	502,4	9902,2	15252,6
325	Musaril	502,2	8754,3	7117,0
326	Denan	499,6	61525,4	40268,7
327	Diclac-Gel	498,8	2426,1	14792,3
328	Tim Ophthal	497,5	5116,8	36537,9
329	Prednisolon Jenapharm	496,4	3576,5	23995,6
330	Doxy-ratiopharm	496,2	2114,8	8229,3
331	Allopurinol AL	493,7	3680,9	26857,7
332	Querto	493,4	34093,4	21288,7
333	Rectodelt	492,1	4673,6	11498,1
334	Indomet-ratiopharm	491,3	5812,0	14064,3
335	Ovestin Creme/Ovula	491,1	3935,4	85265,1
336	Diclo-Divido	489,7	3576,0	13086,8
337	Lantus	489,4	51973,7	26750,3
338	Falicard	488,6	7563,4	15617,3
339	Keltican N	487,3	17102,9	11411,5
340	Inflanefran	483,1	3724,2	9895,5
341	Decoderm tri	482,1	7460,0	6535,1
342	Riopan	481,3	7602,8	8649,2
343	Amoxihexal	481,2	5593,2	6064,8
344	Livocab Nasenspray	480,8	11506,2	4663,1
345	Falithrom	480,3	8865,8	45868,5
346	Nifehexal	479,1	10302,6	36266,1
347	dolomo TN	478,5	2880,5	2553,3
348	Korodin Herz-Kreislauf	477,2	5559,0	17942,6
349	Alna	475,5	44343,1	38175,7
350	Elmex Gelee	475,3	3297,3	214169,4
	Summe	355974,4	8779155,5	14613240,3
	Kumulativer Anteil	47,98%	41,13%	50,26%

55

962   Katrin Nink und Helmut Schröder

Tabelle 55.8: Führende Arzneimittel 2001 nach Verordnungen (Fortsetzung)

Rang	Präparat	Verordnung in Tsd.	Umsatz in Tsd. €	DDD in Tsd.
351	Silomat	473,9	2327,5	2760,4
352	Salofalk	473,2	58902,0	22863,9
353	Metformin-ratiopharm	472,8	7474,0	21299,9
354	Keimax	472,5	17338,9	2672,8
355	Anaesthesulf-Lotio	472,1	3075,6	12283,7
356	Pentoxifyllin-ratiopharm	471,4	10528,2	15421,5
357	Bepanthen Roche Salbe	470,3	2349,9	12927,1
358	Penhexal	470,2	3808,5	3738,6
359	Cordanum	467,8	11144,9	30620,7
360	Prednisolon-ratiopharm Tabl	467,1	3365,6	23334,1
361	Vomacur	464,9	1700,9	1228,3
362	Blopress	463,8	43533,9	59019,7
363	Cibacen	462,3	25338,4	49220,3
364	Acercomp	462,0	37576,2	40121,9
365	Erythromycin-ratiopharm	457,5	4562,6	2598,0
366	Lacophtal	456,9	3010,5	26917,1
367	Lisinopril-ratiopharm	455,2	11507,0	41768,4
368	Isot. Kochsalzlsg. Fresenius	455,0	3352,3	2894,5
369	Sympal	454,5	4561,9	3072,2
370	Gynodian Depot	454,0	13963,8	36826,9
371	Diabetase	452,2	7288,4	20642,7
372	Berlthyrox	451,7	3722,4	25524,2
373	Calcimagon-D3	451,5	8874,9	21270,7
374	Rhinotussal Saft	451,3	3105,5	1353,9
375	Orfiril	450,9	18541,3	14629,3
376	Dolo Posterine N	450,4	6252,2	5803,1
377	Azumetop	450,3	9437,6	34559,3
378	Omeprazol-Azupharma	450,2	24570,5	17335,9
379	Promethazin-neuraxpharm	448,2	4902,6	13120,3
380	Suprax	447,6	15936,3	2471,9
381	Grüncef	446,5	10992,3	2978,6
382	Amoxi-Wolff	445,7	4437,3	5010,3
383	Multilind Heilpaste	445,1	5709,5	9377,3
384	Normoc	444,7	3407,1	9629,5
385	Infectomox	443,1	3628,2	5050,2
386	talvosilen	442,7	2065,2	2065,7
387	HCT Hexal	439,8	3203,0	26130,8
388	Eryhexal	437,7	4269,3	2801,3
389	Ergenyl	437,5	20874,7	17235,3
390	Belara	437,0	10672,8	35197,7
391	Merigest	436,4	12848,2	35657,7
392	IS 5 mono-ratiopharm	435,7	10338,2	35247,9
393	Ranibeta	434,7	8908,7	16901,5
394	Verrumal	434,4	5099,6	22588,3
395	Lactulose Stada	432,5	6109,0	30364,6
396	Mevinacor	432,2	51324,1	27832,0
397	Panotile N	431,0	6443,0	6385,5
398	Vesdil plus	430,8	35705,7	36390,4
399	Erypo	430,6	180159,2	9159,2
400	Vertigo-Vomex S	429,7	11901,1	11571,6
	Summe	378524,1	9549306,0	15529117,1
	Kumulativer Anteil	51,01%	44,74%	53,41%

Tabelle 55.8: Führende Arzneimittel 2001 nach Verordnungen (Fortsetzung)

Rang	Präparat	Verordnung in Tsd.	Umsatz in Tsd. €	DDD in Tsd.
401	Tramundin	429,1	23265,2	10283,8
402	Ascotop	428,9	22995,8	2290,1
403	Clexane	428,5	48415,4	9771,0
404	cotrim forte von ct	426,9	869,0	2611,9
405	Monoflam	426,7	1926,1	8957,9
406	Detrusitol	426,5	30840,4	14706,9
407	Dilzem	426,2	15041,7	17414,3
408	Roxithromycin STADA	424,9	7744,6	2943,1
409	Aequamen	424,5	7280,4	17608,3
410	Rohypnol	423,7	3128,2	8210,4
411	Otalgan	421,5	1837,6	25287,8
412	Lisihexal	419,5	10799,4	39944,6
413	Spiro comp.-ratiopharm	418,2	15263,9	29471,5
414	Ödemase Tabl./ 30 mg ret.	417,2	4988,7	37867,6
415	Lendormin	417,0	3129,9	8071,9
416	Bricanyl/Duriles	416,5	3414,4	4035,1
417	Bifiteral	415,9	6965,6	27897,1
418	Canifug Vaginal	414,9	2911,0	2134,0
419	Diclofenac AL	414,7	1662,8	8269,1
420	Sotalol-ratiopharm	413,5	10309,3	25376,9
421	Ismo	412,9	9433,2	21705,1
422	Ossofortin forte/fortissimo	411,7	12404,9	19464,3
423	Heparin-ratiopharm	411,4	2779,9	16743,7
424	Meglucon	410,9	6669,7	19237,2
425	Magium K	409,5	5468,1	11985,1
426	XUSAL/A	408,8	9544,2	12349,4
427	Leios	407,2	8899,4	33054,4
428	Loperamid-ratiopharm	406,3	2294,6	1554,3
429	Gastronerton	405,7	1379,4	2408,3
430	Imigran	405,6	29440,1	3277,8
431	Lotricomb	405,1	8563,7	11775,7
432	Amineurin	405,0	4669,8	14613,2
433	Nitrepress	404,9	3759,8	30569,1
434	Acerbon	404,8	21158,1	29718,7
435	Alfason	404,8	5107,3	5681,9
436	Roxidura	403,8	7238,4	2741,9
437	Diane	401,9	10763,1	32356,1
438	Mobec	401,2	15169,5	11797,3
439	Uniphyllin	400,5	12889,0	34937,4
440	Spasmex Tabl.	400,2	18890,1	14547,5
441	Tetrazepam-ratiopharm	400,0	3434,3	3801,8
442	ISDN-ratiopharm	399,7	6228,4	21364,4
443	Klimonorm	399,6	9347,7	32797,4
444	Lacrisic	398,2	3059,3	23635,2
445	Ambroxol Heumann	397,9	1828,9	4576,8
446	Effortil/Depot	397,4	3829,4	4936,0
447	Paracetamol comp. Stada	397,0	1659,0	1894,0
448	Effekton Creme	395,7	2186,0	3664,5
449	MonoStep	394,5	5370,0	31799,0
450	Fucidine-H/-plus	392,1	4896,0	2331,0
	Summe	399053,5	10010457,0	16293589,0
	Kumulativer Anteil	53,78%	46,90%	56,04%

55

Tabelle 55.8: Führende Arzneimittel 2001 nach Verordnungen (Fortsetzung)

Rang	Präparat	Verordnung in Tsd.	Umsatz in Tsd. €	DDD in Tsd.
451	Mediabet	391,6	6928,7	14420,3
452	Tonsilgon N	391,1	2828,2	2988,2
453	Sic Ophtal	390,9	2311,3	22335,5
454	MST Mundipharma	390,9	53075,4	9400,3
455	Insuman Basal	390,7	32947,2	23149,6
456	Mono Embolex	390,4	30731,9	5140,0
457	Vesdil	388,7	25881,6	51910,5
458	Viburcol N	385,5	1630,1	1937,4
459	Timonil	385,2	18553,1	16354,8
460	Diclofenac Stada	384,4	1566,7	6935,3
461	Umckaloabo	384,4	4741,3	5105,9
462	CEC	383,4	7381,1	2270,0
463	Sedariston Konzentrat Kaps.	382,0	6788,0	7598,8
464	Penicillat	378,2	2651,2	2825,5
465	Afonilum	378,2	10372,4	24353,4
466	Enalapril Stada	378,0	9340,9	31806,2
467	Predni H Tablinen	376,9	2777,4	19747,3
468	Diclo Dispers	376,8	1563,9	5747,7
469	Ibu-ratiopharm	376,6	2803,4	5121,9
470	Ibubeta	376,6	2977,0	6260,9
471	Remestan	374,5	2735,8	6603,2
472	Nacom	374,2	20993,1	6970,1
473	Bronchicum Elixir N	373,5	2273,4	2364,2
474	Accupro	371,2	20734,8	23797,1
475	Triamgalen	370,8	2658,3	6774,9
476	Sandimmun	370,8	143264,9	7693,9
477	Carnigen/Mono	370,6	7218,1	7450,2
478	Vetren Gel/Salbe	370,5	2265,6	14775,2
479	Mono Mack	369,3	20829,9	56922,4
480	Zymafluor Tabl.	368,5	2061,5	86993,6
481	Dolobene Gel	368,2	3183,6	9140,0
482	Bisobloc	367,9	8819,3	20725,2
483	Tilidalor Hexal	366,6	11164,5	7453,4
484	Clindahexal	365,2	8487,5	1644,0
485	Allopurinol Heumann	365,1	3467,5	18758,7
486	BS-ratiopharm	365,0	1918,6	1388,8
487	Dociton	364,9	4984,1	6483,4
488	MCP AL	364,2	1450,1	3474,8
489	Physiotens	364,0	24290,3	33169,6
490	Uripurinol	363,7	3999,8	21009,1
491	Codipront mono/retard	363,5	2047,2	1326,5
492	Zyloric	363,4	3883,2	20033,4
493	Tavegil	363,0	3709,5	5197,6
494	Sobelin	363,0	12783,8	1652,4
495	Catapresan	362,2	8546,9	13538,6
496	bisoprolol von ct	358,6	8173,0	18968,3
497	Rivanol	358,0	2533,6	5386,4
498	Posterisan Salbe/Supp.	357,1	3734,0	5062,8
499	Analgin	356,9	1008,7	1012,9
500	Trusopt	356,6	23200,1	17651,6
	Summe	417704,8	10604728,6	16992420,8
	Kumulativer Anteil	56,29%	49,69%	58,45%

55

Tabelle 55.8: Führende Arzneimittel 2001 nach Verordnungen (Fortsetzung)

Rang	Präparat	Verordnung in Tsd.	Umsatz in Tsd. €	DDD in Tsd.
501	Arufil /uno	356,3	1902,5	20017,1
502	Solosin	355,9	5218,1	9636,6
503	Magnesiocard	355,9	3266,8	8525,0
504	Diutensat	355,8	4288,3	28768,3
505	Infectocillin	355,0	2947,4	2706,0
506	Captogamma	353,9	4790,0	23268,0
507	Kytta-Sedativum f	353,8	4791,5	9364,7
508	Singulair	352,7	40751,6	16432,4
509	Akatinol Memantine	352,4	39422,0	13927,9
510	Furosemid AL	350,8	3063,3	33973,5
511	Ibuprofen Heumann	350,4	3462,5	5664,9
512	Doxyhexal	349,9	1534,1	5641,8
513	Renacor	349,5	27224,8	30421,3
514	Ecolicin	348,6	2072,6	4062,4
515	Perocur	348,4	2202,3	1277,0
516	Lioresal	347,5	12589,4	7771,6
517	Talcid	346,7	3878,8	3833,0
518	Triampur comp.	346,5	2537,9	30615,8
519	ISDN Stada	346,2	8348,3	33231,8
520	Fosamax	345,2	41506,8	22544,6
521	Symbicort	344,8	31184,6	15668,3
522	Artelac	344,2	3605,6	22063,4
523	Beloc comp	343,7	21778,4	30312,4
524	Meto Tablinen	343,2	6998,3	23207,7
525	Urbason	342,0	15092,8	18478,9
526	Cefaclor-ratiopharm	340,2	6287,9	1956,8
527	Zoloft	339,5	34291,0	25387,3
528	Maxalt	339,5	18704,1	1622,0
529	Polyspectran	338,8	2025,7	4534,9
530	Climen	338,5	9606,3	27742,5
531	ISDN von ct	338,3	4167,0	18322,5
532	Gentamicin POS	337,2	1043,8	5569,8
533	Akineton	336,3	6636,1	8318,0
534	Fosinorm	336,1	18442,8	26425,5
535	Trevilor	335,0	41294,8	16671,0
536	Sempera	333,2	42280,9	4111,9
537	Thrombareduct	332,6	2520,7	12872,0
538	Rhinex	331,1	911,2	2178,4
539	Bisomerck	330,7	7529,9	17104,8
540	Neuro-ratiopharm N	330,4	3676,1	13561,8
541	Betaisodona Lsg.etc.	330,1	2533,9	9097,9
542	Nebacetin	329,7	3547,6	1716,9
543	Dexamytrex	329,3	2104,7	5546,8
544	Atacand plus	328,7	31532,1	24515,9
545	Concor plus	328,5	19171,3	27389,9
546	Allvoran	328,0	2270,1	7420,1
547	Beofenac	327,8	6927,8	6274,4
548	Arelix ACE	326,6	28172,9	26046,1
549	Ambrodoxy	325,9	1411,3	3539,7
550	Zopiclon-ratiopharm	325,4	3380,1	5524,5
	Summe	**434761,5**	**11199657,6**	**17717286,9**
	Kumulativer Anteil	**58,59%**	**52,48%**	**60,94%**

55

Tabelle 55.8: Führende Arzneimittel 2001 nach Verordnungen (Fortsetzung)

Rang	Präparat	Verordnung in Tsd.	Umsatz in Tsd. €	DDD in Tsd.
551	Freka-cid	323,0	1731,3	2814,9
552	Lumbinon 10/Softgel	322,2	1024,7	6536,4
553	Coaprovel	320,4	32888,3	25580,4
554	Tiapridex	320,4	21282,4	7005,1
555	Arilin vaginal	320,1	1528,9	827,9
556	Optiderm/- F	320,0	4831,6	14788,0
557	Neurontin	320,0	34177,4	6259,2
558	Felis	319,3	7052,2	18943,6
559	Fragmin	318,6	30545,9	5978,7
560	Motilium	317,3	12388,3	6747,8
561	Tranxilium	316,4	4576,4	7682,0
562	Lamisil Tabletten	316,4	41403,4	8244,6
563	Limptar N	315,6	7683,0	15087,9
564	Nasic	314,7	1256,5	7868,3
565	Orelox	314,7	10749,3	1566,7
566	triazid von ct	314,0	2592,3	24360,4
567	omeprazol von ct	313,2	17419,6	12025,6
568	Lactulose AL	312,3	3892,5	21582,6
569	Budesonid-ratiopharm	311,7	10596,0	17770,1
570	Kanamycin-POS	311,5	1029,0	4455,5
571	Melperon-ratiopharm	311,3	3611,5	1671,1
572	Miranova	311,1	6674,5	25143,4
573	MCP Hexal	311,1	1239,5	2638,8
574	Doxycyclin-ratiopharm	311,0	1055,8	3637,1
575	Terzolin	309,4	5019,4	12547,9
576	Bactoreduct	308,2	754,6	2068,0
577	Cyclo-Menorette	307,8	8544,8	25364,9
578	Hedelix	306,5	1791,3	2651,2
579	Monapax Saft/Supp./Tropfen	306,3	2787,6	1031,3
580	Mobloc	306,0	26307,0	26684,3
581	Oculotect fluid	305,3	1894,7	18247,6
582	Aldactone Drag./Kaps.	305,1	6839,1	9478,6
583	Truxal	305,1	3636,4	4404,4
584	Cranoc	305,0	26754,5	17207,1
585	Penicillin V Stada	304,7	2671,4	2410,9
586	ASS-Isis	304,7	720,2	29787,5
587	Linola-H N	304,6	3621,3	6181,9
588	Planum	304,0	2248,2	5507,5
589	Meprolol	303,9	5753,4	20705,5
590	Modip	303,3	23138,6	30891,2
591	Oralpädon 240	302,4	1391,2	756,0
592	Plastulen N	302,2	4671,2	17193,6
593	Tetra-Gelomyrtol	301,8	3843,6	1683,6
594	Lopirin	301,3	12444,2	12995,8
595	Faustan	300,9	615,4	5200,4
596	Elobact	299,7	18071,8	2691,8
597	Furosemid Heumann	299,6	3142,1	27500,9
598	Amoxicillin AL	299,4	3401,2	4207,5
599	Goldgeist	298,7	2921,6	2491,6
600	Timomann	298,3	3199,4	21445,6
	Summe	**450242,1**	**11637071,9**	**18277839,7**
	Kumulativer Anteil	**60,68%**	**54,52%**	**62,87%**

Ergänzende statistische Übersicht 967

Tabelle 55.8: Führende Arzneimittel 2001 nach Verordnungen (Fortsetzung)

Rang	Präparat	Verordnung in Tsd.	Umsatz in Tsd. €	DDD in Tsd.
601	Veramex	298,1	7333,0	15703,4
602	Vidisic	298,0	1581,8	16413,7
603	Piracetam-ratiopharm	297,7	5814,1	10119,7
604	Timolol CV	297,2	2331,7	21538,2
605	ASS Stada	296,6	640,5	5697,4
606	Refobacin Creme	296,6	1621,5	1514,4
607	Diclofenbeta	295,9	1747,7	8084,0
608	Iscador	295,8	15323,9	8191,0
609	Gynokadin	294,9	5626,1	28119,9
610	NovoRapid	294,7	34632,6	18232,5
611	Tryasol Codein	293,8	1613,8	1207,6
612	Seroxat	293,6	32978,5	17407,6
613	Psorcutan	293,5	14939,8	9926,9
614	Micardis	293,2	26698,1	35991,2
615	Tafil	292,9	4112,7	8517,5
616	Oculotect	291,9	2384,6	17328,9
617	Cromohexal Nasenspray	291,8	2562,3	2237,4
618	duranifin	291,6	6341,9	17196,4
619	Dermoxin/Dermoxinale	291,3	4633,7	9964,8
620	CycloÖstrogynal	291,1	6387,0	23734,1
621	Nitrendepat	291,1	3821,1	22552,5
622	Prostagutt forte	289,3	12656,7	20608,4
623	Aprovel	289,2	27318,7	30571,4
624	Atehexal	289,2	4507,5	16527,0
625	Haldol	289,0	10229,9	13420,9
626	TriamSalbe/Creme Lichtenst.	288,8	1515,6	4393,9
627	Methizol	287,7	2753,6	13908,4
628	Imbun	287,7	3457,0	4732,3
629	Jodid-ratiopharm	287,6	1596,8	30624,0
630	Dolo-Dobendan	287,3	1476,0	1076,0
631	Chloraldurat Pohl	287,0	1999,4	3241,9
632	Traumeel S	286,8	2374,1	6551,0
633	Duspatal	286,6	10313,3	9585,0
634	dehydro tri mite/ -sanol tri	286,4	6768,4	19396,4
635	Tri.-Thiazid Stada	286,3	3426,3	22557,3
636	Firin	286,2	2997,4	1492,6
637	Magnesium-Diasporal N/orange	285,8	5297,9	15725,8
638	Medikinet	285,8	6300,3	4549,7
639	Dynexan A Gel	284,8	1720,6	8107,1
640	Posterisan forte	283,7	3900,4	1890,1
641	Tenormin	282,8	5556,4	15291,2
642	Ranitidin Stada	282,7	6562,7	12092,5
643	Baymycard	282,1	16742,1	12850,2
644	Lorazepam-neuraxpharm	281,9	1920,7	6051,7
645	Nifedipat	281,9	7010,4	18765,7
646	OXYGESIC	281,4	44977,5	12771,8
647	Cosopt	281,1	21172,3	19845,5
648	Lamictal	280,7	60183,9	9053,9
649	Bromhexin Meuselbach	280,7	1098,7	3709,6
650	Ibuprofen Klinge	280,5	3685,1	5645,5
	Summe	**464694,3**	**12099717,9**	**18922555,8**
	Kumulativer Anteil	**62,63%**	**56,69%**	**65,08%**

55

Tabelle 55.8: Führende Arzneimittel 2001 nach Verordnungen (Fortsetzung)

Rang	Präparat	Verordnung in Tsd.	Umsatz in Tsd. €	DDD in Tsd.
651	Remifemin	279,3	2798,3	13759,9
652	Nedolon P	279,2	1157,4	832,5
653	Hepa-Gel/Salbe Lichtenstein	279,0	1558,1	11161,1
654	Novothyral	278,7	6234,7	34170,3
655	Zolim	278,5	8387,7	9519,0
656	Dolo-Visano M	277,8	4471,6	1261,0
657	Enzym-Lefax Neu/Forte	277,4	7046,4	5462,5
658	Parfenac	276,6	2467,6	6333,4
659	Oestrofeminal	276,1	4157,0	16618,3
660	Podomexef	275,8	8739,8	1261,9
661	arthrex	275,8	2128,6	7900,2
662	Tethexal	275,6	2217,0	2426,6
663	Venoruton oral	275,5	12966,4	12639,2
664	Doxycyclin Stada	275,0	1280,4	4749,1
665	Aciclovir-ratiopharm Creme	274,4	1626,2	2099,4
666	Magnesium Verla Tabl./N Konz	274,4	2871,0	8530,3
667	Ventolair	274,2	14320,9	5490,8
668	Herviros Lösung	273,7	1870,0	3421,4
669	Atmadisc	273,5	23308,5	8467,9
670	Alphagan	272,9	15211,6	17617,8
671	doxy von ct	272,6	965,5	3877,5
672	Neuroplant	271,3	6684,0	12243,4
673	Phlogenzym	271,3	9959,7	5341,0
674	Ranitidin AL	271,3	4588,8	10524,8
675	MCP von ct	270,7	1176,9	3022,9
676	Microgynon	270,0	3151,4	22192,2
677	Diastabol	269,8	10782,3	6594,5
678	Doxepin-Dura	268,5	3322,0	4510,5
679	molsidomin von ct	268,2	5234,6	21797,5
680	Salbuhexal	267,1	2875,1	8300,2
681	Microklist	267,0	3243,0	2318,6
682	Sofra-Tüll	266,2	3224,7	2825,3
683	Furobeta	265,8	2922,6	28949,2
684	Esidrix	265,8	5157,3	19514,8
685	Bisoprolol Stada	265,8	6082,6	13485,7
686	Allopurinol Hexal	265,5	1990,5	14215,8
687	Mobilat Gel/Salbe	264,9	2580,2	9672,2
688	Kalinor/retard	264,4	3274,9	4300,3
689	Vasomotal	264,0	6225,0	19847,6
690	Bromuc	263,1	3024,5	6248,9
691	Uroxatral	263,1	20532,0	13527,9
692	Coldastop	262,8	1815,3	9459,5
693	Pidilat	262,1	5584,3	12529,5
694	Coversum	261,8	13721,1	18553,3
695	Corvo	261,7	6789,6	24803,6
696	Jellin polyvalent	261,3	3632,0	2868,7
697	Natrilix	261,3	9433,5	16313,9
698	Mykoderm Heilsalbe	261,2	1542,7	3244,0
699	Cholspasmin forte	261,0	3889,9	7554,0
700	Metoprolol Stada	258,7	4822,9	12048,2
	Summe	478186,1	12382766,2	19436964,0
	Kumulativer Anteil	64,45%	58,02%	66,85%

55

Tabelle 55.8: Führende Arzneimittel 2001 nach Verordnungen (Fortsetzung)

Rang	Präparat	Verordnung in Tsd.	Umsatz in Tsd. €	DDD in Tsd.
701	Corsodyl	258,2	2108,3	4793,5
702	Anafranil	258,1	9150,8	8005,5
703	Bayotensin	257,7	15417,3	16596,7
704	Acenorm	257,6	8771,0	15112,9
705	Emesan	257,4	1150,5	1066,4
706	Metobeta	256,3	4303,4	13713,9
707	Mykundex Heilsalbe	256,3	2446,1	3721,4
708	Mericomb	256,1	5872,0	20569,6
709	Trisequens	256,0	8383,8	20893,1
710	Sigamuc	255,9	1685,0	2771,7
711	Epi-Pevaryl Creme etc.	255,6	3480,8	2460,4
712	Azopt	255,3	13337,6	16298,1
713	Carmen	255,3	14599,5	18653,0
714	Kortikoid-ratiopharm/F	255,0	1674,8	3657,5
715	Monostenase	254,8	7142,4	19605,1
716	Betnesol-V	254,2	4749,5	6133,9
717	Humalog Mix	253,9	27554,9	14424,1
718	Captopril AL	253,6	2584,2	14251,1
719	Bronchicum Tropfen N	253,2	1712,2	3172,0
720	Tridin	253,1	7743,8	6335,2
721	Didronel-Kit	252,6	30592,9	22733,5
722	Flunitrazepam-ratiopharm	251,7	1222,0	4908,2
723	Ebrantil	250,5	18566,7	11202,3
724	Karvea	250,3	24340,3	26683,0
725	durazanil	249,7	1789,9	5427,1
726	Delmuno	249,3	23573,6	19487,1
727	Otovowen	247,6	2393,5	6542,2
728	Natil	247,5	11022,8	14663,3
729	Captopril Heumann	247,1	3128,2	13570,6
730	Karison	246,3	3309,9	8248,3
731	Doxycyclin Heumann	245,9	1080,7	4225,0
732	Codeinsaft/-Tropfen von ct	244,2	1066,4	871,2
733	Tussamag Husten	244,2	1170,8	1203,2
734	Spasmo-Cibalgin comp. S	243,0	7628,4	1748,3
735	Blocotenol	242,8	4577,1	12486,0
736	Azuprostat	242,7	8128,8	39059,0
737	Molsidomin Heumann	242,5	6926,9	19842,9
738	Bezafibrat-ratiopharm	242,4	8094,5	13499,0
739	Spironolacton-ratiopharm	242,3	7685,8	14309,7
740	Jellin/Jellisoft	242,1	2982,1	5626,8
741	Dalmadorm	241,1	1886,3	4817,8
742	Prothazin	240,8	2913,8	5709,2
743	Metoprolol AL	240,3	2587,2	12629,9
744	Cyclo-Progynova	239,9	5847,7	19186,8
745	Radedorm	239,1	713,8	4656,6
746	Halcion	238,0	1274,6	3072,0
747	Progynova	237,8	2435,7	10592,2
748	Theophyllin Stada	237,6	2696,3	14193,7
749	Tramadol Stada	236,2	4252,4	3097,5
750	Trancopal Dolo	236,1	4480,5	1499,5
	Summe	490611,3	12725004,0	19974990,7
	Kumulativer Anteil	66,12%	59,62%	68,70%

Tabelle 55.8: Führende Arzneimittel 2001 nach Verordnungen (Fortsetzung)

Rang	Präparat	Verordnung in Tsd.	Umsatz in Tsd. €	DDD in Tsd.
751	Fungata	236,0	4014,4	177,0
752	rökan	235,7	9682,4	12489,1
753	Acenorm HCT	235,6	4532,4	21216,2
754	Rusedal	235,2	3217,0	5879,0
755	Karvezide	234,9	23531,2	18605,1
756	Anco	234,4	3066,5	4935,4
757	Linoladiol N Creme	234,1	2614,8	8749,2
758	Fluanxol/depot	233,9	13241,9	8537,9
759	Antifungol Vaginal	233,2	1638,3	1271,9
760	Neorecormon	233,1	105586,6	5370,3
761	Minisiston	232,5	3137,7	18653,6
762	Flotrin	232,3	15983,5	10745,9
763	Verapamil AL	232,2	3209,0	9926,7
764	Mercuchrom 2%	232,0	811,2	5685,9
765	Actonel 5	231,9	21706,8	13158,5
766	Mucophlogat	231,4	1082,3	2268,0
767	Fibrolan	231,2	7984,0	3217,2
768	Estramon	230,5	4636,2	16960,9
769	Doxycyclin AL	230,0	777,9	3693,1
770	Bromelain-POS	229,3	4840,2	9165,6
771	Isomonit	229,1	5136,4	17643,9
772	Optipect Kodein forte	228,9	1302,8	969,0
773	Siccaprotect	228,4	1303,5	14139,2
774	Kerlone	227,6	8896,1	17286,5
775	PVP Jod-ratiopharm	227,3	1291,9	2224,7
776	Femigoa	227,3	3114,8	18366,5
777	Ibu-1A Pharma	227,0	1363,5	3324,0
778	Berlinsulin H	226,6	19806,6	13890,5
779	Benzaknen	226,4	2001,0	8890,8
780	Leponex	226,2	18617,9	5065,3
781	Baycillin	225,8	6571,4	2787,2
782	Amoxibeta	224,3	2629,2	3028,6
783	Neurocil	224,0	4253,9	2095,1
784	Mescorit	223,8	5032,7	10145,1
785	galacordin	223,5	2967,0	4547,3
786	Vistagan	223,5	3443,2	16342,5
787	Kaban/Kabanimat	223,1	2468,6	7652,5
788	Sirdalud	222,3	5464,2	3868,5
789	Penbeta Mega	221,9	1508,3	1590,7
790	Arcasin	221,4	1752,4	1530,1
791	Metformin Stada	221,3	3473,0	9836,2
792	Dobendan	221,2	968,3	1167,5
793	Rytmonorm	221,1	10900,9	13173,4
794	Piroxicam-ratiopharm	221,0	2664,1	5471,7
795	Cilest	221,0	3035,9	17530,7
796	Trimipramin-neuraxpharm	220,3	4298,2	3902,4
797	Lipotalon Amp.	218,0	1966,6	811,3
798	frenopect	217,8	713,0	1295,3
799	Staurodorm Neu	217,2	1702,5	4343,9
800	Duofilm	217,1	1432,9	13025,9
	Summe	**501975,2**	**13090379,1**	**20381643,5**
	Kumulativer Anteil	**67,65%**	**61,33%**	**70,10%**

55

Tabelle 55.8: Führende Arzneimittel 2001 nach Verordnungen (Fortsetzung)

Rang	Präparat	Verordnung in Tsd.	Umsatz in Tsd. €	DDD in Tsd.
801	Diuretikum Verla	217,1	2117,3	16830,6
802	Diltahexal	217,0	5523,5	8154,1
803	Propra-ratiopharm	216,7	2852,7	2773,2
804	Lorano	216,4	3149,7	6268,8
805	Clotrimazol AL Creme etc.	216,4	772,6	3004,2
806	β-Acetyldigoxin-ratiopharm	216,4	930,1	7281,7
807	Triamteren comp.-ratiopharm	216,3	2442,5	17445,4
808	Soderm	216,0	1620,9	3672,4
809	Aerodur	215,5	5044,9	10772,6
810	Azudoxat	214,8	975,9	2913,2
811	Epipevisone	214,5	3016,1	3355,8
812	Laxoberal	214,2	2306,0	11040,7
813	Aknemycin Lösung/-2000 Salbe	213,7	1701,0	3041,6
814	Selectol	213,6	8121,9	19626,8
815	Metoprolol Heumann	213,5	4799,9	12237,7
816	Infectomycin	213,0	4095,0	1051,1
817	Practo-Clyss	212,0	1683,6	1046,5
818	Roxithromycin AZU	211,6	3791,7	1433,0
819	Emser Salz Nase Siemens	211,2	1330,1	3560,4
820	Quilonum	211,0	5096,7	10081,8
821	Phlogont Creme/Gel	210,8	699,2	4777,4
822	Fluomycin N	210,7	2807,0	632,2
823	Fucithalmic	210,0	1557,2	6299,7
824	Canifug-Creme etc.	209,7	1163,2	2812,1
825	Huminsulin Basal	209,4	17179,6	11925,8
826	Cil 200	208,9	7151,1	15239,9
827	Cloderm	208,5	1776,5	5008,9
828	Harzol	208,2	5721,9	5502,7
829	Bisoprolol Heumann	208,1	4561,4	10362,2
830	Procto-Jellin	207,9	1771,6	1608,8
831	Verabeta	207,7	3897,7	10414,8
832	Rabix-Inhalat N	207,3	999,1	13955,5
833	Tepilta Suspension	207,0	7989,2	2386,4
834	Morphin Merck / -retard	206,8	7938,9	1538,6
835	Dexa-Rhinospray N	206,5	2675,5	4130,8
836	Claudicat	206,1	5932,5	8993,7
837	capto von ct	206,0	2381,4	10652,4
838	Tantum Verde Lösung	205,8	1439,9	823,2
839	Neurotrat S	205,7	3439,9	5431,0
840	amoxi von ct	205,6	2909,0	3030,6
841	Teveten	205,4	13869,7	12780,7
842	Movicol Pulver	204,7	4751,0	3019,6
843	Lisinopril Stada	204,7	5309,7	19615,6
844	Rocornal	204,3	10844,9	7666,6
845	Diabesin	203,9	3241,4	9272,0
846	ACE-Hemmer-ratiopharm comp	203,3	3789,5	17926,3
847	Ficortril Augensalbe	203,1	1049,8	2031,0
848	Nifedipin Stada	203,0	4653,6	12055,9
849	Enabeta	203,0	5201,9	18502,7
850	Loceryl	202,9	9540,5	4775,1
	Summe	512461,1	13297994,9	207604072
	Kumulativer Anteil	69,07%	62,31%	71,41%

55

Tabelle 55.8: Führende Arzneimittel 2001 nach Verordnungen (Fortsetzung)

Rang	Präparat	Verordnung in Tsd.	Umsatz in Tsd. €	DDD in Tsd.
851	Lexotanil	202,9	1557,1	4205,7
852	Dona 200-S Drag.	202,5	6435,2	3380,2
853	Cephoral	202,5	7673,7	1182,6
854	Bazoton	202,5	10398,2	16560,9
855	Acic Creme	202,4	1124,1	1492,7
856	Motens	202,4	13341,2	14770,8
857	NAC AL	202,2	942,2	2576,4
858	Hypnorex	201,8	4312,6	8679,3
859	Rantudil	201,3	8424,4	7726,0
860	Monoclair	200,9	6040,1	18028,9
861	Titretta S/T	200,7	2187,7	1612,5
862	Acimethin	200,7	6845,2	4173,1
863	Penicillin V AL	200,5	1203,2	1350,3
864	Methergin	200,2	888,0	2493,1
865	Metoprolol von ct	200,1	3321,5	10508,1
866	Junik	200,1	10573,6	4060,4
867	oxa von ct	199,9	647,0	2057,0
868	Allopurinol 300 Stada	199,9	2341,6	13042,8
869	Doxepin-ratiopharm	199,9	3710,4	6146,7
870	Carbamazepin-ratiopharm	199,5	6683,1	7560,1
871	Pres plus	198,9	15388,1	17183,0
872	Moduretik	198,8	2497,6	17180,6
873	Biperiden-neuraxpharm	198,7	2289,5	4319,5
874	Fluspi 1,5	198,5	2982,9	6091,0
875	Sinuforton	198,5	1559,5	1887,5
876	Migränerton	198,2	2474,4	3004,5
877	Imurek	198,2	23574,9	6219,7
878	Omebeta	198,2	10089,2	6949,3
879	durafenat	198,1	7106,1	15913,1
880	Venostasin N/-retard/-S	197,4	7579,0	8494,1
881	arthrex Cellugel	197,3	991,4	1707,5
882	Tempil N	197,3	1487,4	876,7
883	Diclo-1A Pharma	197,2	751,8	4048,9
884	Ergo-Lonarid PD	197,0	2235,1	2307,7
885	Azur compositum	196,8	843,5	805,9
886	Amoxicillin Heumann	196,8	2777,0	2878,9
887	Pariet	196,6	12224,4	4703,4
888	Naftilong	196,3	4570,6	4274,5
889	Claversal	196,3	21619,6	8427,3
890	Nitrendipin Stada	195,1	1806,9	15035,9
891	Kompensan Liquid/Tabl.	194,9	2339,1	2467,7
892	Betamann	194,8	3059,5	14360,1
893	Biso-Puren	194,7	4565,3	10640,9
894	Melneurin	194,5	2661,4	1409,8
895	Melperon neuraxpharm	194,4	2760,4	1432,0
896	PK-Merz	194,3	5805,8	9542,7
897	Vividrin Nasenspray	194,3	1979,2	1457,5
898	Enoxor	193,5	2378,3	625,5
899	Yxin	193,4	717,0	14446,6
900	Neo-Eunomin	192,5	4735,0	15383,5
	Summe	**522375,9**	**13552494,7**	**210096090,1**
	Kumulativer Anteil	**70,40%**	**63,50%**	**72,56%**

55

Tabelle 55.8: Führende Arzneimittel 2001 nach Verordnungen (Fortsetzung)

Rang	Präparat	Verordnung in Tsd.	Umsatz in Tsd. €	DDD in Tsd.
901	Rivotril	192,5	4227,6	3641,3
902	Haemo-Exhirud	192,4	2899,4	5016,5
903	Climarest	192,0	3487,2	19673,3
904	Ditec	192,0	11715,7	7336,8
905	Basodexan	191,9	1997,3	7989,9
906	Colchicum-Dispert	191,2	2860,9	3349,4
907	Ultralan Creme etc.	191,2	3673,8	9240,9
908	Zentropil	190,9	2082,7	10207,9
909	Doxymono	190,4	661,5	2770,8
910	Salbutamol Stada	189,8	1972,2	4658,7
911	Calcium-dura	189,6	2967,1	8233,0
912	Betadermic	189,4	1846,1	4182,6
913	Diprogenta	189,1	4440,4	3837,2
914	Spasmo-Urgenin TC	188,7	4963,5	1394,0
915	Bronchicum Mono Codein	188,5	1543,0	1357,0
916	Praxiten	188,5	1464,9	3769,9
917	Furosemid Stada	188,2	2090,5	18335,8
918	Minirin	188,0	15550,5	3434,9
919	Ranitidin von ct	188,0	3814,8	6952,2
920	Infectopedicul	188,0	2086,0	931,7
921	Triamhexal	187,9	1642,1	8731,7
922	Laif	187,9	5786,8	18173,0
923	Betahistin-ratiopharm	187,4	1706,6	5669,6
924	Diblocin	187,2	15538,6	16474,1
925	Estradiol Jenapharm	187,0	2573,4	15119,2
926	Kalium-Mag.-Apogepha	187,0	1963,0	4527,0
927	Gabrilen	186,2	1690,8	4551,9
928	Roaccutan	185,9	24938,8	5333,3
929	Traumeel Salbe	185,4	1453,5	6619,0
930	Spasmo-lyt/-10	185,3	8922,7	6510,6
931	Budes	185,1	5802,6	9428,3
932	Omeprazol Heumann	185,0	9379,7	6439,6
933	Kalium-Duriles	184,9	2457,8	4045,6
934	Ophtalmin N/sine	184,4	860,4	17989,8
935	Levomepromazin-neuraxpharm	184,1	3728,1	2450,9
936	Cardular	183,5	15401,5	16264,0
937	Neuro-Lichtenstein N	183,5	1734,3	7126,6
938	Doxazosin-ratiopharm	183,4	9060,5	13118,2
939	Skid	183,2	2834,2	2081,8
940	Femoston	183,1	4933,6	14700,3
941	Munobal	183,0	13984,5	18958,9
942	DET MS	183,0	2999,9	6502,3
943	Vobaderm	182,9	1715,8	1518,4
944	Perazin-neuraxpharm	182,9	5186,6	11192,6
945	Fungizid-ratiopharm Vaginal	182,5	1307,6	969,8
946	Oxytetracycl.Pred. Jenapharm	182,3	1704,4	2604,4
947	Blopress Plus	182,2	18070,3	14059,7
948	Triam Lichtenstein Amp.	182,2	1507,2	7713,2
949	Luvased	182,2	2163,8	5010,0
950	Tremarit	182,0	4096,7	2365,1
	Summe	**531708,7**	**13803985,6**	**21478652,6**
	Kumulativer Anteil	**71,66%**	**64,68%**	**73,88%**

55

974   Katrin Nink und Helmut Schröder

Tabelle 55.8: Führende Arzneimittel 2001 nach Verordnungen (Fortsetzung)

Rang	Präparat	Verordnung in Tsd.	Umsatz in Tsd. €	DDD in Tsd.
951	Visc-Ophtal/-sine	182,0	971,3	8985,9
952	Soledum Hustensaft/-Tropfen	181,6	1119,8	1090,5
953	Dolgit Creme/Gel	181,6	1439,8	1398,0
954	Conpin	181,4	4447,9	15441,7
955	Rhinotussal Kaps.	181,4	1437,8	1110,7
956	Predni Lichtenstein Amp.	181,2	734,2	1174,2
957	Taxilan	180,9	4843,7	8573,7
958	Ambrobeta	180,7	626,4	1367,5
959	Gelusil/Lac	180,6	2739,7	1730,7
960	Omeprazol dura	180,6	9051,4	6385,7
961	Aspecton Saft	180,4	1257,7	1779,3
962	Quadropril	180,4	9417,3	15120,8
963	Olynth Salin	180,2	617,5	1217,2
964	Augmentan	180,2	11230,5	1804,2
965	Tramabeta	180,0	3962,0	2447,1
966	Clindastad	179,8	3872,1	740,4
967	Differin	179,7	2326,9	5675,2
968	Novadral	179,6	3737,6	13592,6
969	Ursofalk	179,4	13648,3	5762,1
970	Mevalotin	179,0	20985,7	13800,5
971	Indometacin Berlin-Ch.	179,0	2028,5	4516,0
972	Urospasmon Tabl.	178,3	3826,5	1446,1
973	Linoladiol-H N Creme	178,1	2198,7	2653,9
974	Panzytrat	178,0	14890,6	3078,5
975	Kamillen-Bad-Robugen	178,0	1625,6	1396,3
976	Tramagit	177,9	4299,1	2924,2
977	Zinkorotat	177,7	2311,7	6868,7
978	Dontisolon D	177,3	1185,2	3379,0
979	Desmin	177,2	3117,8	14196,4
980	Progestogel	176,8	2874,2	6347,0
981	Skinoren	176,7	3406,2	2955,4
982	Ferrlecit Amp.	176,5	3766,8	551,5
983	Lipidil	176,4	11946,4	13887,8
984	Heparin AL	176,4	676,2	5537,6
985	Nasicur	175,8	869,8	3197,0
986	Prostess	175,1	5423,0	17611,8
987	Haloperidol-ratiopharm	174,8	2219,7	4594,3
988	Nitrangin-Isis	174,6	1153,7	5268,9
989	Telos	174,6	3548,5	4147,1
990	Bromhexin Berlin-Chemie	174,4	621,2	2800,2
991	Ideos	174,2	4589,2	7404,1
992	Metalgin	174,2	819,7	959,1
993	Dexa Rhinospray M Mono	173,4	2343,3	2477,8
994	Celestamine N	173,0	2307,1	1744,8
995	Enelbin-Paste N	173,0	1834,9	1037,7
996	Hamadin	172,9	958,8	530,5
997	Salbulair / -N	172,8	2829,4	5258,7
998	Esberitox N	172,8	1588,4	1537,5
999	Clonid Ophtal	172,7	2088,5	19149,6
1000	Polysept Lösung/Salbe	172,7	798,5	1887,8
	Summe	540584,9	13994600,5	21737196,2
	Kumulativer Anteil	72,86%	65,57%	74,77%

Tabelle 55.8: Führende Arzneimittel 2001 nach Verordnungen (Fortsetzung)

Rang	Präparat	Verordnung in Tsd.	Umsatz in Tsd. €	DDD in Tsd.
1001	Amciderm	172,4	2783,5	4521,3
1002	MCP-beta	172,4	583,1	1216,5
1003	Clinda-saar	171,9	6285,2	1197,4
1004	Spasman	171,8	3087,9	3251,9
1005	Ibuphlogont	171,7	1848,9	3018,8
1006	Migräne-Kranit N Tabletten	171,6	2224,8	2731,6
1007	Thioctacid	171,6	15834,6	12234,1
1008	Lactulose-saar	171,3	2342,4	11682,0
1009	Estriol Jenapharm Ovula	171,1	1039,2	7197,0
1010	Avandia	170,9	23400,3	10725,1
1011	Liponsäure-ratiopharm	170,5	10976,4	12305,2
1012	Neurium	170,3	12988,8	15188,6
1013	Atemur	170,2	9098,4	5988,5
1014	Hexoral	169,7	1283,3	898,9
1015	ISDN AL	169,5	2066,3	9531,1
1016	Metformin-Basics	169,2	2514,4	6496,8
1017	Cordarex	167,8	17526,8	12867,7
1018	Urem/-forte	167,7	1067,7	1265,8
1019	Calciumacetat-Nefro	167,4	2469,5	5274,8
1020	PanOxyl	167,3	1491,9	8696,7
1021	HCT-Beta	167,1	1221,7	10306,2
1022	Eisendragees-ratiopharm	167,0	1317,9	2894,2
1023	enalapril von ct	166,9	3827,9	12315,5
1024	Thyreotom	166,9	2872,9	5804,9
1025	Kamillosan Lösung	166,8	1724,3	892,8
1026	Combaren	166,5	6273,4	2145,2
1027	Symbioflor I	166,3	3446,9	2127,9
1028	Vidisept	166,3	1067,2	10107,2
1029	Budecort	166,2	6924,6	8960,2
1030	Ichtholan	165,9	1559,4	14227,1
1031	Unimax	165,4	16435,8	13273,1
1032	Capto-Isis	164,9	6342,4	8853,2
1033	Ell-Cranell alpha	164,9	3075,6	7015,3
1034	Agnucaston	164,8	2661,9	14420,5
1035	Zentramin Bastian N Tabl.	164,6	4014,7	3155,3
1036	Folsan	164,2	3062,0	6599,4
1037	Adocor	163,8	2158,3	9819,9
1038	Hydrocortison-Wolff	163,8	980,6	1879,2
1039	Mictonorm	163,8	10512,6	6632,2
1040	Unacid PD oral	163,6	5691,1	638,1
1041	Scheriproct	163,3	1893,4	1635,2
1042	Normabrain	163,3	5404,1	6108,9
1043	Sinuforton Saft	163,2	1059,4	1088,2
1044	Distraneurin	162,7	3869,6	1642,8
1045	Chlorprothixen neuraxpharm	162,4	2062,6	2816,4
1046	Doximucol	162,2	936,6	1729,4
1047	Sophtal-POS N	162,0	938,3	12001,4
1048	Livocab Augentropfen	161,8	2320,8	5394,8
1049	Imap 1,5 mg	161,8	2992,3	4884,9
1050	Volon A Kristallsusp.	161,8	3095,8	7104,2
	Summe	548925,4	14225257,7	220599600,0
	Kumulativer Anteil	73,98%	66,65%	75,88%

55

Tabelle 55.8: Führende Arzneimittel 2001 nach Verordnungen (Fortsetzung)

Rang	Präparat	Verordnung in Tsd.	Umsatz in Tsd. €	DDD in Tsd.
1051	Vagiflor	161,8	1671,5	1176,8
1052	Tambocor	161,4	15181,8	6785,9
1053	Mykosert	161,2	1709,7	2338,8
1054	Zovirax Creme	161,1	1384,0	1077,4
1055	Ibu-AbZ	160,2	946,5	2295,5
1056	Penicillin V Heumann	160,1	1286,6	1273,7
1057	Nif-Ten	159,8	9927,9	15073,6
1058	Osyrol-Lasix Kaps.	159,8	6774,0	12041,3
1059	MCP Stada	159,6	646,9	1324,3
1060	Biso-Hexal	159,5	3494,1	8212,8
1061	Nootrop	159,4	5612,6	5692,6
1062	Utrogest	159,3	3625,4	3430,0
1063	Arutimol	159,2	2549,7	14526,1
1064	NAC Stada	159,1	911,3	2120,9
1065	Ilon-Abszeß-Salbe	158,9	1020,1	4454,0
1066	Carbium	157,6	6111,8	7171,1
1067	Temgesic	157,4	7534,6	1409,7
1068	Ampho-Moronal Lutschtabl.	157,1	2248,3	1461,7
1069	Lantarel	156,7	13895,8	16982,5
1070	Liposic	156,6	1298,9	8539,4
1071	Hydrogalen	156,5	996,9	2698,4
1072	Decaprednil	156,4	1311,4	8073,7
1073	Diarrhoesan	156,3	1091,9	173,6
1074	Flammazine	155,9	2190,8	6834,6
1075	Fucicort	155,7	1665,0	707,3
1076	Mizollen	155,6	5423,7	6341,6
1077	Mitosyl/ -N	155,3	1529,9	6522,7
1078	Blephamide Augensalbe/Tr.	155,3	1507,1	6089,2
1079	Tramagetic	155,2	2448,9	1706,0
1080	Amadol	155,2	3625,9	2074,6
1081	Ventilat	155,1	6067,5	4938,0
1082	Bronchoforton Salbe	154,5	1494,0	5444,1
1083	Aerobin	154,2	2625,4	9849,9
1084	Dispatenol	154,2	932,2	10143,8
1085	Kaveri	154,1	4966,4	6196,0
1086	Dynacil	154,1	8458,9	11703,8
1087	Atarax	153,7	2388,8	2401,3
1088	Amoxicillin Stada	153,7	1913,0	2086,8
1089	Allobeta	153,6	1224,1	8989,1
1090	Dynorm	153,4	9533,9	15890,3
1091	Phardol Rheuma-Balsam	153,3	879,8	5111,6
1092	Protagent	152,9	2023,0	8288,3
1093	Naramig	152,3	8205,2	815,2
1094	Seroquel	152,3	17026,0	2314,6
1095	Kytta Plasma F/Salbe F	152,3	1703,4	3691,3
1096	Cabaseril	151,9	46988,6	5167,7
1097	Mutaflor	151,8	6570,5	3148,8
1098	Captopril Stada	151,7	2026,8	8276,9
1099	MCP-Isis	151,7	588,2	1227,3
1100	Chibro-Timoptol	151,6	2217,6	10965,3
	Summe	556730,7	14462714,1	22345219,7
	Kumulativer Anteil	75,03%	67,76%	76,86%

55

Tabelle 55.8: Führende Arzneimittel 2001 nach Verordnungen (Fortsetzung)

Rang	Präparat	Verordnung in Tsd.	Umsatz in Tsd. €	DDD in Tsd.
1101	Exhirud-Gel etc.	151,6	1796,5	3312,3
1102	Azuranit	151,6	3650,2	6614,4
1103	Oleo-Tüll	151,4	2428,0	2677,3
1104	zopiclon von ct	151,3	1505,2	2435,8
1105	Ozym	151,1	5806,9	1488,6
1106	Asche Basis	151,0	1129,4	6264,0
1107	Liquifilm	150,9	879,2	9344,6
1108	Zenas	150,7	15081,1	15999,6
1109	Espumisan	150,7	1327,1	774,9
1110	Cotrimoxazol AL	150,6	326,2	967,1
1111	Dexa-Polyspectran N	150,5	1291,8	2905,7
1112	Frisium	150,5	1791,5	3519,6
1113	Capto-ISIS plus	150,3	2849,4	13532,8
1114	Supertendin Amp.	150,1	1971,3	5932,0
1115	Tramadol AL	149,8	2417,2	2082,6
1116	Hct-Isis	149,3	2379,1	9213,6
1117	Lisinopril-Azu	149,1	4006,4	15138,0
1118	Androcur	148,8	9459,0	2105,2
1119	Zofran	148,8	28438,3	536,9
1120	Phenhydan	148,5	1469,5	7038,9
1121	Dulcolax	148,5	925,5	2200,8
1122	Isodinit	148,4	1968,5	10653,3
1123	Adocomp	148,4	2736,1	13101,7
1124	Codeinum phosph. Berlin-Chem.	148,4	569,4	436,3
1125	Pangrol	148,3	7997,6	1947,8
1126	Azupamil	147,9	2495,3	5783,8
1127	Aciclostad Creme	147,4	908,3	1203,0
1128	Metohexal comp.	147,4	3565,0	12903,3
1129	Parkotil	147,2	30336,3	2529,1
1130	Dominal	147,0	2798,9	1793,3
1131	Prostagutt mono	147,0	5207,4	16378,7
1132	Doxy-1A Pharma	146,6	456,2	2314,0
1133	Urion/-uno	146,5	11650,3	7878,6
1134	Migrätan S	146,3	2394,3	2923,3
1135	Aknemycin Plus	146,2	1937,2	2643,4
1136	Enalapril AZU	146,2	3586,7	12453,4
1137	Enadura	145,9	3770,4	13578,6
1138	Magaldrat-ratiopharm	145,8	1380,0	1663,3
1139	Proscar	145,7	20076,5	12065,3
1140	Aspisol	145,5	3835,5	750,8
1141	Baclofen-ratiopharm	145,3	5046,2	3986,6
1142	Clin-Sanorania	145,1	3074,5	595,0
1143	Unilair	145,0	3870,3	9635,5
1144	Solu-Decortin H	144,7	3814,9	3492,0
1145	Isoglaucon	144,6	2114,1	16485,0
1146	Thymipin N	144,4	923,4	1387,2
1147	Nystatin Lederle Filmtbl.etc	144,4	2231,0	796,1
1148	Triamteren HCT AL	144,3	1179,3	11308,6
1149	Norfloxacin Stada	144,2	1705,8	852,8
1150	Helmex	144,2	1742,2	161,1
	Summe	564124,1	14687014,6	22631005,3
	Kumulativer Anteil	76,03%	68,81%	77,84%

55

Tabelle 55.8: Führende Arzneimittel 2001 nach Verordnungen (Fortsetzung)

Rang	Präparat	Verordnung in Tsd.	Umsatz in Tsd. €	DDD in Tsd.
1151	Gynoflor	144,1	1462,6	680,3
1152	Duraglucon	144,0	1640,4	8290,7
1153	Oestronara	144,0	3956,7	11956,9
1154	Melleril	143,9	3961,9	4871,1
1155	Cefuroxim-ratiopharm	143,9	6597,9	1219,1
1156	Clonidin-ratiopharm	143,7	2657,3	4606,6
1157	Ciatyl-Z	143,6	6840,1	5280,0
1158	Eucabal Balsam S	143,2	830,7	1813,9
1159	Ossofortin	143,1	2494,9	3464,1
1160	Comtess	142,9	20715,2	2713,5
1161	Cromoglicin-ratioph.Nasensp.	142,9	1282,2	1094,9
1162	Iruxol N	142,8	3311,3	5357,3
1163	Dispatim	142,8	2236,3	10675,3
1164	Jellin-Neom./Jellisoft-Neom.	142,4	1422,4	2161,1
1165	Diltiazem-ratiopharm	142,4	3670,3	5335,4
1166	Uzara	142,4	950,5	659,9
1167	ambroxol von ct	141,8	611,6	1327,5
1168	Aeromax	141,8	8477,0	5470,0
1169	Novoprotect	141,8	1416,3	4256,7
1170	Elacutan	141,7	1458,7	5771,4
1171	Kytta-Gel	141,7	483,7	3310,3
1172	Doneurin	141,6	2064,6	3190,5
1173	Volon A/Volonimat antib.frei	141,6	1316,8	2004,6
1174	Candio-Hermal Creme etc.	141,5	1282,7	1642,7
1175	Paveriwern	141,4	887,2	1690,9
1176	Omeprazol AL	141,2	7629,9	5785,6
1177	Hexoraletten N	141,1	675,0	470,3
1178	Collomack	140,8	651,9	5633,5
1179	Codicaps mono/N	140,8	802,9	750,0
1180	Dermatop Basis	140,7	1267,9	5145,5
1181	Ranitidin-1A Pharma	140,4	2281,8	5244,6
1182	gliben von ct	140,3	730,7	7173,1
1183	Contractubex	140,3	2433,1	1355,3
1184	Vividrin Augentropfen	140,1	746,1	3224,2
1185	Glibenclamid AL	140,1	725,6	8198,1
1186	Lactulose Neda	139,4	2206,8	8571,1
1187	Topisolon Salbe etc.	139,1	2138,9	3440,3
1188	Nitregamma	139,1	1296,9	10749,9
1189	Freka Drainjet NaCl	139,0	3173,5	1390,2
1190	Fem7	138,9	3695,3	12968,8
1191	Tramadura	138,8	3057,7	1988,8
1192	tetrazep von ct	138,7	932,7	991,1
1193	Vitaferro Kaps.	138,6	1781,6	3762,8
1194	Dynorm Plus	138,5	11352,4	11853,6
1195	Myospasmal	138,5	949,8	1019,1
1196	Yasmin	138,5	4248,7	11041,4
1197	Prograf	138,4	61733,6	2599,9
1198	Mucotectan	138,4	942,6	1495,4
1199	Sepram	138,4	13120,6	8922,8
1200	Paracetamol Heumann	138,3	193,4	453,9
	Summe	571177,2	14897813,1	22854079,5
	Kumulativer Anteil	76,98%	69,80%	78,61%

Tabelle 55.8: Führende Arzneimittel 2001 nach Verordnungen (Fortsetzung)

Rang	Präparat	Verordnung in Tsd.	Umsatz in Tsd. €	DDD in Tsd.
1201	Liviella	138,2	11099,7	10762,9
1202	Mycospor Creme etc.	138,1	1571,8	4111,7
1203	Dogmatil /-forte	138,0	4518,9	1124,2
1204	OME-nerton	138,0	6972,1	4779,9
1205	Ludiomil	137,5	2649,2	4506,4
1206	Tonsiotren	137,5	949,9	1374,7
1207	Eryfer 100	137,3	2341,6	4320,2
1208	NAC AbZ	137,3	697,1	2010,7
1209	Enalagamma	137,1	3744,0	13939,0
1210	Codicaps	137,1	1117,9	931,3
1211	Gladem	137,0	13697,4	10169,7
1212	Hyperforat	137,0	1353,9	1847,8
1213	Braunovidon	136,7	980,9	1741,0
1214	Ampho-Moronal Suspension	136,7	3779,5	1393,5
1215	Vermox	136,6	1467,2	593,4
1216	Canesten Creme etc.	136,4	754,6	1656,2
1217	Azubronchin	136,3	1011,7	2326,0
1218	Tarka	136,3	11501,5	11727,3
1219	Spiro von ct	136,2	4232,3	8171,8
1220	Sandocal D	136,2	4736,8	9168,7
1221	Isot. Natriumchlorid Delta	136,1	952,4	321,1
1222	Calcium D₃ Stada	136,1	2780,4	6804,6
1223	Provas	136,1	11813,0	13794,4
1224	Prednihexal	135,9	530,8	903,2
1225	Miroton N forte	135,8	4829,6	5169,0
1226	NAC-1A Pharma	135,7	769,9	2279,6
1227	Provas comp.	135,6	11559,7	10698,1
1228	Euvegal Entspann.u.Einschl.	135,5	2525,7	2652,6
1229	Tannacomp	135,2	1277,8	617,4
1230	Melperon Stada	135,0	1479,0	638,8
1231	Loperamid Stada	135,0	789,3	556,1
1232	Fosinorm comp	135,0	10079,1	10759,3
1233	Haemoprotect	134,8	1539,4	3526,4
1234	Mylepsinum	134,8	3602,1	4071,9
1235	Transpulmin Balsam/ E	134,6	1211,9	3805,3
1236	Myoson	134,6	2285,0	1698,2
1237	Remid	134,4	1499,7	7838,8
1238	Sinquan	134,3	2808,2	2762,4
1239	Fortecortin	134,3	8483,0	12088,2
1240	Mykundex Drag. etc.	134,1	1692,0	724,5
1241	Monobeta	134,0	3006,0	11791,4
1242	Favistan	133,7	1396,0	17516,0
1243	Captobeta comp.	133,5	2484,6	12119,1
1244	Emser Inh.-Lsg. Siemens	133,0	2100,9	1414,0
1245	Isostenase	132,7	1940,1	6033,4
1246	Nifical	132,6	2504,3	5550,3
1247	Ospur D₃	132,6	949,1	24593,5
1248	Aspecton N	132,6	952,0	1114,0
1249	Procorum	132,5	6752,0	6791,7
1250	Hot Thermo	132,0	509,5	5280,1
	Summe	577950,7	15072093,8	23134649,5
	Kumulativer Anteil	77,89%	70,62%	79,57%

55

Tabelle 55.8: Führende Arzneimittel 2001 nach Verordnungen (Fortsetzung)

Rang	Präparat	Verordnung in Tsd.	Umsatz in Tsd. €	DDD in Tsd.
1251	Cefuhexal	132,0	5818,4	1065,0
1252	Ell-Cranell	132,0	2451,2	5240,1
1253	Jacutin	131,9	1270,1	356,4
1254	Phlogont Thermalsalbe/Gel	131,2	944,3	2709,1
1255	Lymphomyosot	130,9	1437,5	2872,2
1256	Metoprolol-ratiopharm comp.	130,7	3108,4	11208,8
1257	Vitamin-B-Kompl.N Lichtenst.	130,5	1103,3	4015,1
1258	Ciprohexal	130,4	5003,4	545,5
1259	Rheuma-Salbe Lichtenstein N	130,3	636,3	5211,9
1260	Lacrimal	130,3	716,9	7559,1
1261	Zopiclon Stada	130,0	1522,0	2362,7
1262	TRI-Normin	129,7	10536,6	11742,1
1263	Calcilac KT	129,2	2541,3	6087,4
1264	Flutide Nasal	129,1	3201,8	4896,1
1265	Ultracortenol	128,4	1473,6	3021,9
1266	Loperamid Heumann	128,3	588,8	359,9
1267	Ciloxan	128,2	850,2	3206,1
1268	Transpulmin Kinderbalsam S	128,2	845,8	2503,7
1269	Cibalgin compositum N	128,0	4662,3	1037,8
1270	Cromohexal-Augentropfen	127,7	640,6	3262,1
1271	Supracyclin	127,6	760,0	1771,6
1272	Paediathrocin	127,4	1506,6	689,0
1273	Isicom	127,4	5359,5	2691,6
1274	Glukovital	127,4	931,5	7175,2
1275	Molsicor	127,4	2563,8	10989,7
1276	Dexa-Polyspectran Tropfen	127,3	1106,1	2457,8
1277	Soledum Balsam Lösung	127,1	815,3	3817,1
1278	Phytodolor/N	126,9	1727,1	2853,2
1279	Spiropent	126,8	2190,9	3427,1
1280	Capozide	126,6	9721,1	11686,5
1281	Zineryt	126,6	2471,4	2360,6
1282	Sovel	126,5	317,4	4557,6
1283	Imidin N/S	126,5	348,8	1610,4
1284	doxy comp. von ct	126,5	526,6	1320,5
1285	Roxi Puren	126,4	2279,5	862,5
1286	Triniton	126,3	3067,7	12073,6
1287	Zacpac	126,3	15218,6	883,9
1288	Basocin	126,0	1827,6	2128,9
1289	Mastodynon N	126,0	1881,9	6835,0
1290	Solian	125,8	23277,0	4423,6
1291	X-Prep	125,8	984,3	125,8
1292	Somnosan	125,7	1447,9	2219,3
1293	Doxacor	125,7	6289,8	9134,8
1294	Amitriptylin beta	125,7	1057,8	3226,1
1295	Lisodura	125,6	3414,7	12920,2
1296	Clivarin	125,5	7402,2	1740,2
1297	Bepanthen Roche Tabletten	125,3	702,0	1601,5
1298	Celipro Lich	125,3	3945,4	11138,4
1299	Magnesium Jenapharm	125,3	1465,1	4255,0
1300	Hametum Salbe etc.	125,1	1024,9	2336,4
	Summe	**584337,6**	**15227079,3**	**23347225,4**
	Kumulativer Anteil	**78,75%**	**71,35%**	**80,30%**

Tabelle 55.8: Führende Arzneimittel 2001 nach Verordnungen (Fortsetzung)

Rang	Präparat	Verordnung in Tsd.	Umsatz in Tsd. €	DDD in Tsd.
1301	Sisare	124,7	3516,2	10266,6
1302	Erythromycin Wolff	124,5	1169,8	747,7
1303	Pulmicort nasal	124,5	3360,3	4149,0
1304	Vitafluid	124,4	703,6	26836,1
1305	Aurorix	124,3	11687,3	6144,0
1306	Otodolor	124,3	504,5	263,6
1307	Ome-Puren	124,2	6608,2	4545,2
1308	Balneum Hermal F	123,8	1799,3	11741,7
1309	Cefa Wolff	123,8	1957,6	672,2
1310	Cystinol	123,6	940,6	987,0
1311	ISMN Stada	123,6	3302,1	10021,5
1312	Stillacor	123,4	690,3	4252,5
1313	Leioderm P	123,1	1155,9	1202,9
1314	Oxytetracyclin Augensalbe	123,1	846,7	1758,0
1315	Diclo AbZ	122,9	394,6	1922,4
1316	Dexa-Phlogont L	122,9	991,4	491,4
1317	Pres	122,5	6691,3	9404,0
1318	Primolut-Nor	122,4	1032,1	4003,2
1319	Cedur	122,4	6457,4	7714,6
1320	Tromphyllin	122,3	2601,9	9666,3
1321	Trigoa	122,3	1676,7	9900,3
1322	Sulmycin mit Celestan-V	122,2	2717,4	1496,6
1323	Sinuselect	122,1	929,9	2670,0
1324	Clozapin-neuraxpharm	122,1	9927,2	3671,1
1325	Schmerz-Dolgit	122,0	842,8	1048,9
1326	Azulfidine RA	122,0	9957,7	6400,4
1327	L-Polamidon	121,9	3568,7	3572,8
1328	Lido Posterine	121,8	1654,4	1755,4
1329	Verrucid	121,5	1032,6	4859,0
1330	Ovestin Tabl.	121,4	1873,2	3917,9
1331	ParacetaCod-ratiopharm	121,4	331,9	338,3
1332	Betaisodona Mundantiseptikum	121,4	1046,9	809,2
1333	Roxithro Lich	121,3	2193,0	830,8
1334	Santax S	121,2	1225,2	514,6
1335	Equilibrin	121,2	2780,2	7733,2
1336	Piroxicam Stada	121,0	1158,8	2055,6
1337	Nystaderm Creme etc.	121,0	1016,5	1529,6
1338	Dolo-Puren	120,9	1252,7	2056,7
1339	Aricept	120,8	32478,3	6836,4
1340	Petadolex	120,3	3120,2	2223,1
1341	Talso	120,3	4453,4	12731,0
1342	Predni-POS	120,1	873,4	9611,7
1343	InfectoBicillin	120,0	2649,7	1008,3
1344	Sormodren	119,9	2943,9	3678,0
1345	Lyogen/Depot	119,8	5660,9	6303,8
1346	Diclo-Puren	119,8	861,6	2602,3
1347	Vitamin A-POS	119,8	489,9	1996,9
1348	Fluoxetin-ratiopharm	119,8	6773,2	6554,9
1349	Clotrimazol AL vaginal	119,7	659,4	639,1
1350	Bromazep	119,6	654,4	2430,8
	Summe	590436,8	15390294,7	235757917,7
	Kumulativer Anteil	79,57%	72,11%	81,09%

55

Tabelle 55.8: Führende Arzneimittel 2001 nach Verordnungen (Fortsetzung)

Rang	Präparat	Verordnung in Tsd.	Umsatz in Tsd. €	DDD in Tsd.
1351	Loperhoe	119,4	456,4	394,9
1352	Sinusitis Hevert N	119,4	1038,7	1080,5
1353	Estrifam	119,1	2217,0	9901,1
1354	Diclofenac Heumann	118,8	676,9	2690,9
1355	Dolgit Drag./ -akut Caps	118,8	1531,0	2547,0
1356	Fenofibrat-ratiopharm	118,7	4496,6	9600,6
1357	Hepathromb	118,5	659,8	4071,2
1358	Dolviran N	118,4	872,4	373,6
1359	Mebemerck	118,4	3017,5	3423,4
1360	Rekawan	118,4	953,0	2056,5
1361	Spersadexolin	118,2	1537,1	2955,5
1362	Antifungol Creme etc.	118,2	625,4	1639,7
1363	vera von ct	118,1	1300,3	3971,7
1364	Restex	118,1	3379,8	1133,3
1365	Diazepam Desitin Rectiole	118,1	1981,4	494,1
1366	Nitrangin compositum	117,8	1374,1	1748,6
1367	Isotrexin Gel	117,7	1465,1	2536,4
1368	Omniflora N	117,5	2027,8	1751,3
1369	Helixor	117,5	5834,7	2980,4
1370	Bronchipret TP	117,3	948,7	1168,6
1371	Legalon	117,2	6057,5	1844,9
1372	Mucofalk	117,1	1925,9	3556,6
1373	Finlepsin	117,0	4880,4	4220,0
1374	Milgamma NA/100	117,0	4897,8	3564,0
1375	Cotrimstada	117,0	444,4	813,5
1376	Ichthoseptal	116,9	1632,9	2536,4
1377	Zoladex	116,9	66396,0	8198,5
1378	Thombran	116,8	3617,1	1740,1
1379	Sifrol	116,7	23541,0	2416,0
1380	Timo Comod	116,7	1473,5	7005,0
1381	Haloperidol-neuraxpharm	116,6	2004,5	4424,7
1382	Lovelle	116,6	2527,9	9278,7
1383	Nifedipin AL	116,6	1318,6	5931,3
1384	Pento-Puren	116,4	2899,4	4532,9
1385	Chlormadinon Jenapharm	116,3	1695,7	3343,8
1386	MTX Hexal	116,2	7029,5	4521,9
1387	Cinnarizin-ratiopharm	116,2	1031,6	4932,2
1388	sulpirid von ct	116,1	2413,6	804,1
1389	Estracomb TTS	115,9	3719,9	9173,0
1390	Glibenclamid Heumann	115,9	887,7	6814,0
1391	ISMN von ct	115,8	2699,6	9214,9
1392	Totocortin	115,7	587,9	5786,7
1393	clotrimazol v. ct Creme etc.	115,6	552,8	1612,9
1394	ISMN AL	115,5	2272,6	10180,3
1395	Ambroxol comp.-ratiopharm	115,4	686,5	1278,9
1396	Fumaderm	115,4	23534,8	3176,2
1397	Nephral	115,4	1470,3	9711,8
1398	Cotrim Hexal	115,4	303,7	710,3
1399	Daktar Mundgel	115,3	976,4	258,5
1400	Infectosoor Zinksalbe	115,2	1146,1	597,3
	Summe	**596290,0**	**15601313,7**	**23764490,4**
	Kumulativer Anteil	**80,36%**	**73,10%**	**81,74%**

Tabelle 55.8: Führende Arzneimittel 2001 nach Verordnungen (Fortsetzung)

Rang	Präparat	Verordnung in Tsd.	Umsatz in Tsd. €	DDD in Tsd.
1401	Elmetacin	115,2	617,2	679,1
1402	Tranquase	115,2	227,2	3832,1
1403	Fluor-Vigantoletten	115,0	672,3	10347,7
1404	Lösferron	115,0	1303,2	2106,6
1405	Miflonide	114,8	3475,3	3279,8
1406	Monolong	114,7	4870,9	10285,6
1407	Pan Ophtal	114,4	413,6	7436,1
1408	Mar plus	114,2	546,1	1776,5
1409	Metformin AL	114,2	1694,5	5020,4
1410	Digostada	114,2	505,3	3924,1
1411	Sanasthmax	114,1	8312,8	8413,6
1412	Met	114,0	1829,4	5346,9
1413	Captopril HCT comp. Stada	113,7	2146,3	10135,4
1414	Rheuma-Hek	113,7	2212,1	2601,7
1415	Neotri	113,6	4096,6	9176,6
1416	Thilo-Tears	113,4	1046,5	5875,0
1417	Hydrocortison-POS N	113,3	595,0	707,9
1418	Nitrendipin Heumann	113,2	1014,6	8518,4
1419	Evista	113,0	13459,2	7639,0
1420	Sotabeta	112,7	2411,5	6701,4
1421	BetaCreme/Salbe Lichtenstein	112,7	796,1	2228,5
1422	Lorafem	112,7	4939,2	598,7
1423	Texx	112,7	1766,4	5360,9
1424	Dexa-sine	112,7	1098,9	2307,2
1425	Elotrans Neu	112,7	611,4	344,1
1426	Tussoret	112,6	700,4	639,4
1427	Felodipin-ratiopharm	112,6	5802,9	11673,8
1428	Ambene	112,5	1320,0	853,8
1429	Desitin Salbe/Salbenspray	112,5	633,1	2840,4
1430	Metfogamma	112,2	1726,8	4681,6
1431	Andante	111,9	7855,5	8507,4
1432	Sedariston Tropfen	111,8	1440,0	3230,4
1433	Zeel Tabl./Amp.	111,7	1926,3	3928,1
1434	HAES-steril	111,7	9605,9	747,0
1435	Ferro-Folsan Drag.	111,6	1031,5	2488,9
1436	Ortoton	111,5	3029,9	790,0
1437	xylo von ct	111,5	248,9	1661,4
1438	Monuril	111,5	1191,2	111,5
1439	Betahistin Stada	111,4	976,9	3107,6
1440	Dexaflam Amp./ Tabl.	111,2	373,4	797,8
1441	Cordes BPO	111,1	768,6	2893,8
1442	Nomon mono	110,9	2585,1	4559,7
1443	Cystinol akut	110,8	1193,5	806,2
1444	Carbamazepin-neuraxpharm	110,7	3871,7	4474,5
1445	Thrombocutan N/ -Ultra	110,7	375,1	4426,0
1446	Kamistad-Gel	110,6	585,6	3686,0
1447	Normoglaucon	110,6	3797,3	10563,0
1448	Thyreocomb N	110,5	1526,8	10505,4
1449	Mareen	110,3	2070,5	3459,2
1450	Zantic	110,3	6305,7	4022,0
	Summe	601919,7	157229183	239845884
	Kumulativer Anteil	81,12%	73,67%	82,49%

984   Katrin Nink und Helmut Schröder

Tabelle 55.8: Führende Arzneimittel 2001 nach Verordnungen (Fortsetzung)

Rang	Präparat	Verordnung in Tsd.	Umsatz in Tsd. €	DDD in Tsd.
1451	Nortrilen	110,1	1999,7	2453,5
1452	Flunitrazepam-neuraxpharm	110,0	546,1	2145,4
1453	Lacrimal O.K.	109,9	2249,1	6974,6
1454	Mykohaug C vaginal	109,7	645,7	581,5
1455	Digotab	109,6	633,1	3803,2
1456	Captoflux	109,6	1624,3	7944,2
1457	dysto-loges\- N	109,4	1094,1	3496,7
1458	Atenolol AL	109,3	1679,5	6497,1
1459	Actos	109,3	16824,8	6699,5
1460	Mykohaug C Creme	109,3	402,7	1532,4
1461	Sedacur	109,0	1242,3	2162,4
1462	Nitrosorbon	109,0	2215,9	10418,9
1463	Aescusan /-retard /-mono	109,0	3069,9	3661,6
1464	Aminophyllin OPW	109,0	1949,7	2270,5
1465	Aciclovir-ratioph.Tabl./p.i.	108,7	4091,8	495,4
1466	Jenacard	108,6	1696,4	5272,5
1467	Effortil plus	108,6	2763,7	4155,7
1468	Berlocombin	108,5	519,5	745,4
1469	Inderm	108,4	904,1	2442,7
1470	Maliasin	108,4	3287,7	2516,9
1471	Subutex Sublingual	108,3	3903,5	5660,0
1472	Merimono	108,3	1418,0	6519,4
1473	Norflosal	108,1	1250,7	629,0
1474	Climopax Cyclo	108,0	2691,2	8797,5
1475	Normalip	107,9	7998,8	9973,9
1476	Nitrendipin beta	107,8	944,1	8032,6
1477	Atenolol-Heumann	107,8	2018,7	5686,9
1478	Nasan	107,7	249,3	1818,3
1479	Huminsulin Profil	107,7	9442,8	6683,5
1480	Triarese Hexal	107,7	884,6	8201,9
1481	Spasmo Gallo Sanol	107,7	3157,7	1355,0
1482	Alerid	107,5	2043,2	2477,1
1483	Ibutop Creme/Gel	107,5	1014,0	1006,0
1484	nife von ct	107,4	1610,6	5061,1
1485	Ferrum Hausmann Sirup/Tr.	107,4	1006,7	2196,9
1486	Marax	107,3	1165,7	1170,1
1487	Furadantin	107,3	834,9	1645,0
1488	Amoclav/ -forte	107,1	3737,0	770,0
1489	Amioxid-neuraxpharm	107,1	1699,8	5920,8
1490	Gentamycin medphano Slb.etc	106,8	874,8	1221,3
1491	loperamid von ct	106,7	488,3	432,2
1492	Anaesthesin Creme etc.	106,5	750,8	1173,2
1493	Prednisolon Salbe LAW	106,2	932,4	3546,4
1494	Proculin	106,0	388,7	7069,6
1495	Triamcinolon Wolff	105,9	716,5	1402,0
1496	Pankreon	105,7	6588,6	1600,9
1497	Alpicort	105,7	1172,9	2113,5
1498	Posiformin	105,5	431,5	1318,6
1499	Befibrat	105,4	3260,3	5415,6
1500	piracetam von ct	105,4	2223,7	4293,6
	Summe	607314,7	15837258,0	24174050,3
	Kumulativer Anteil	81,85%	74,20%	83,15%

Tabelle 55.8: Führende Arzneimittel 2001 nach Verordnungen (Fortsetzung)

Rang	Präparat	Verordnung in Tsd.	Umsatz in Tsd. €	DDD in Tsd.
1501	Rani AbZ	105,4	1738,3	3940,4
1502	Codeinum phosph. Compr.	105,1	591,2	498,7
1503	NAC von ct	104,9	641,7	1420,5
1504	Aquaretic	104,9	1223,5	8595,0
1505	Vit. B-Komplex forte-ratioph.	104,9	1484,1	2330,1
1506	Voltaren ophtha	104,8	2468,3	3057,9
1507	Mycinopred	104,8	795,7	2995,4
1508	Dexapos	104,8	455,8	1717,5
1509	Norflox-AZU	104,7	1000,8	494,7
1510	Clomipramin-neuraxpharm	104,7	1629,7	1752,6
1511	Volmac	104,5	2497,2	4072,7
1512	Tussed Hustenstiller	104,5	420,0	575,7
1513	Halicar	104,5	1200,9	2593,1
1514	Prosta Fink forte	104,5	3875,6	7964,1
1515	Thiamazol Henning	104,3	985,8	6985,9
1516	Gyno-Pevaryl	104,2	1079,5	388,5
1517	Ellatun/N	104,1	504,1	5205,6
1518	Berlinsulin H-Normal	104,0	9172,1	6442,2
1519	Oxazepam AL	104,0	269,7	851,3
1520	Valocordin-Diazepam	103,9	209,8	2597,1
1521	Lindoxyl	103,8	421,9	759,7
1522	Nystaderm/-S	103,4	1688,7	884,1
1523	Pirorheum	103,3	987,7	1945,7
1524	Doloreduct	103,2	175,6	500,4
1525	Nifuran	103,0	719,9	330,3
1526	Hylak plus	102,9	1248,7	1188,7
1527	vertigo-neogama	102,8	2799,0	2406,3
1528	Ranitidin Heumann	102,8	2293,8	4239,8
1529	Venalot Depot	102,7	3642,9	2064,2
1530	duradermal	102,5	819,7	2393,5
1531	Vagi-Hex	102,5	1103,4	614,7
1532	durasoptin	102,4	1939,6	4031,9
1533	Tiklyd	102,3	10630,5	4220,5
1534	tensobon	102,2	4521,2	4816,9
1535	Amoxi Lichtenstein	102,1	1324,2	1494,9
1536	Elcrit	101,9	7289,8	2584,6
1537	Orthangin N	101,9	1359,1	3955,4
1538	Ranidura T	101,9	2251,8	4251,8
1539	Testoviron	101,8	4570,3	3856,3
1540	Remotiv	101,8	2254,6	4108,2
1541	Sulpirid-ratiopharm	101,6	2641,5	910,0
1542	Metformin-Lich	101,4	1590,5	4577,6
1543	Diclofenac Heumann Gel	101,2	517,0	888,8
1544	Tamoxifen-ratiopharm	101,2	6304,0	10125,4
1545	Innohep	101,0	10542,4	1844,8
1546	Erythromycin Stada	101,0	946,8	735,8
1547	Atenolol Stada	100,9	1859,6	5222,0
1548	Combivir	100,8	72066,6	3024,7
1549	Captopril Pfleger	100,7	1565,1	5619,4
1550	Levopar	100,7	2538,9	1165,1
	Summe	612467,9	16022116,6	24323290,9
	Kumulativer Anteil	82,54%	75,07%	83,66%

55

Tabelle 55.8: Führende Arzneimittel 2001 nach Verordnungen (Fortsetzung)

Rang	Präparat	Verordnung in Tsd.	Umsatz in Tsd. €	DDD in Tsd.
1551	Neuro-ratiopharm	100,7	770,6	872,9
1552	Antikataraktikum N	100,5	1146,6	18595,7
1553	Vascal	100,2	7097,1	8010,5
1554	Sanoxit/MT	100,2	744,4	2916,0
1555	Aknefug-EL	100,1	718,8	1973,2
1556	Cerucal	100,0	1280,2	2966,3
1557	Zinkoxidemulsion/-salbe LAW	99,9	547,5	2557,6
1558	Metodura/ -Z	99,9	1650,6	5255,3
1559	Solan M	99,7	836,3	14840,3
1560	Calcium Hexal	99,7	1643,9	3434,9
1561	Dexamethason Jenapharm	99,7	2740,4	5549,8
1562	Corotrend	99,7	2178,0	4808,4
1563	Novopulmon	99,7	3588,8	4467,2
1564	Biofanal Vaginal	99,7	865,6	692,9
1565	Aquapred/ -N Augentropfen	99,5	577,4	4421,9
1566	Vitamin-B_{12}-ratiopharm	99,5	458,1	4876,6
1567	Tamoxifen Hexal	99,4	6292,1	10107,8
1568	Pyolysin	99,4	766,0	2556,7
1569	Iso Mack/Retard	99,2	1947,3	6319,9
1570	Sedotussin Efeu	99,2	549,4	1738,6
1571	Capto AbZ	99,0	1102,1	6370,7
1572	DNCG Stada	98,9	2550,7	1375,8
1573	Nitrendipin AL	98,8	789,8	7352,5
1574	Terramycin Augensalbe	98,8	223,6	493,8
1575	Panthogenat	98,7	412,6	2941,8
1576	Monomycin	98,4	931,2	413,3
1577	Zopiclon-neuraxpharm	98,4	1048,3	1708,4
1578	Pantederm	98,2	562,3	2513,4
1579	Treloc	98,1	7640,5	9197,0
1580	Infectocef	98,1	1811,2	586,2
1581	Indo Top-ratiopharm	98,1	451,5	514,1
1582	Theo von ct	98,0	1010,6	4115,1
1583	diucomb	98,0	3384,0	8362,5
1584	temazep von ct	97,9	647,4	1707,9
1585	Liquigel	97,9	656,2	4302,7
1586	Verasal	97,9	2099,1	5859,2
1587	Benadryl Infant N	97,8	605,6	391,4
1588	Tetra-saar	97,8	742,9	704,3
1589	Sevredol	97,7	5215,4	619,0
1590	Doxysolvat	97,6	411,0	1031,7
1591	Sweatosan N	97,5	1878,1	3419,2
1592	capto comp. von ct	97,5	1808,1	8735,9
1593	Dexium	97,4	4724,9	9376,9
1594	Rhinopront Saft	97,1	496,6	291,3
1595	Infectodiarrstop GG	97,0	1184,0	291,1
1596	Primosiston Tabl.	97,0	960,8	970,3
1597	Unizink	97,0	1354,5	4828,5
1598	Sedonium	97,0	1901,2	1692,5
1599	Terracortril Augensalbe/-Tr.	97,0	441,3	983,4
1600	Tachmalcor	96,9	5349,2	1727,1
	Summe	617399,0	161110910,5	245231130,6
	Kumulativer Anteil	83,21%	75,49%	84,35%

Tabelle 55.8: Führende Arzneimittel 2001 nach Verordnungen (Fortsetzung)

Rang	Präparat	Verordnung in Tsd.	Umsatz in Tsd. €	DDD in Tsd.
1601	Linola-sept	96,7	558,1	1154,3
1602	Syntaris	96,6	1359,5	3329,1
1603	Depo-Clinovir	96,6	2810,0	8675,1
1604	Requip	96,5	14066,1	1765,9
1605	Esbericum	96,4	1862,3	2961,6
1606	Molsidomin Stada	96,4	1915,7	8619,2
1607	Moronal Suspension	96,2	1071,2	249,3
1608	Betaferon	96,0	123759,5	2879,1
1609	Aredia	96,0	44896,7	169,6
1610	Rentylin	95,9	2672,1	3006,9
1611	Carminativum-Hetterich N	95,8	657,9	2602,5
1612	Arava	95,6	21994,8	6850,6
1613	Ossiplex retard	95,3	1568,6	2542,4
1614	TMS Tabletten/Kindersaft	95,2	358,8	592,2
1615	Femoston Conti	95,0	2535,4	7239,4
1616	Polyspectran HC Salbe	94,9	888,8	1971,6
1617	Nephrotrans	94,9	2480,6	1265,4
1618	Balneum Hermal	94,9	1116,1	5911,7
1619	Lisinopril-Heumann	94,9	2213,3	7655,3
1620	Berberil N	94,8	335,6	5740,7
1621	Amuno/Retard	94,8	1273,7	3073,7
1622	ferro sanol gyn	94,6	1244,6	4116,5
1623	Lindofluid N	94,6	791,4	4660,3
1624	Hyperesa	94,6	1832,7	3993,1
1625	Tensiomin	94,5	1927,8	5233,2
1626	Anti-Phosphat	94,5	2645,5	886,4
1627	Gelonasal	94,5	245,8	1363,3
1628	Fluninoc	94,5	440,6	1756,1
1629	Kaoprompt-H	94,4	906,1	52,2
1630	Optidorm	94,3	1047,0	1588,0
1631	Turfa-BASF	94,3	1119,7	7350,2
1632	atenolol von ct	93,9	1413,8	5152,0
1633	Kava-ratiopharm	93,8	1743,1	6596,7
1634	TMP-ratiopharm	93,8	504,9	649,4
1635	Gityl	93,7	671,7	1937,6
1636	Antares	93,7	2556,4	8710,5
1637	Trenantone	93,6	76722,3	9505,5
1638	Miniasal	93,5	234,1	9353,6
1639	Melperon beta	93,5	1392,0	765,9
1640	Piracetam-neuraxpharm	93,4	3033,5	3719,7
1641	Allergodil	93,4	1904,9	2492,3
1642	Metoprolol-1A Pharma	93,2	989,4	5044,1
1643	Prepacol	93,2	560,2	93,2
1644	Dysmenalgit N	93,0	1122,9	930,3
1645	Optalidon spezial NOC	93,0	2044,6	2197,4
1646	Doxyderma	93,0	544,8	1855,1
1647	Heparin-POS	93,0	476,0	4570,6
1648	Tilidin comp. Stada	93,0	3027,4	2107,5
1649	Amoxillat	93,0	1227,7	1342,9
1650	Ulcogant	92,9	2037,9	1220,8
	Summe	622126,4	16455714,0	24700630,4
	Kumulativer Anteil	83,84%	77,10%	84,96%

55

Tabelle 55.8: Führende Arzneimittel 2001 nach Verordnungen (Fortsetzung)

Rang	Präparat	Verordnung in Tsd.	Umsatz in Tsd. €	DDD in Tsd.
1651	Ingelan Puder	92,8	680,4	2872,9
1652	Systral Gel/Creme	92,6	467,0	722,5
1653	metformin von ct	92,6	1450,7	4138,1
1654	Imipramin-neuraxpharm	92,5	2191,5	2953,2
1655	Vitagel	92,5	486,5	4872,8
1656	Predni-M-Tablinen	92,5	2742,5	4094,2
1657	Gelonida NA Saft	92,4	688,6	310,3
1658	Rocaltrol	92,4	8433,7	2512,9
1659	cinna von ct	92,2	622,2	3847,1
1660	Hexetidin-ratiopharm	92,0	375,9	613,2
1661	Bondiol	92,0	4693,8	3518,4
1662	Sulmycin	91,9	1001,1	1023,9
1663	Emla	91,8	1740,4	739,9
1664	Lamisil Creme	91,7	792,6	1091,6
1665	Gonal	91,6	54891,9	1162,1
1666	Nasacort	91,6	2059,6	2747,3
1667	Canephron/-N	91,5	1206,8	1409,6
1668	Makatussin Tropfen forte	91,5	833,8	797,3
1669	Bufexamac-ratiopharm/- F	91,3	645,3	1735,7
1670	Ginkgo Stada	91,3	2161,8	2805,4
1671	Hepar SL	91,3	2641,9	2058,9
1672	Tensostad	91,2	1329,5	5741,6
1673	Dexagel	91,2	558,2	1706,7
1674	Cernilton N	91,2	2818,0	2733,6
1675	Faros	91,0	1852,6	5074,8
1676	CellCept	90,9	51483,5	2923,0
1677	Solupen S mono/ N	90,9	834,6	714,3
1678	Gripp-Heel	90,8	527,6	1526,8
1679	Entocort	90,8	12747,4	1875,1
1680	Sisare Gel mono	90,8	2617,3	6922,6
1681	Terracortril Creme etc.	90,7	1159,0	768,9
1682	Inhacort	90,6	8940,2	7116,4
1683	Azulfidine	90,5	6856,3	4143,7
1684	Sostril	90,4	5651,2	3574,0
1685	Hepathrombin	90,4	616,7	4070,1
1686	Nitroxolin Chephasaar	90,2	2895,9	847,8
1687	Doxepin Holsten	90,2	1609,7	2532,0
1688	Azudoxat comp.	90,0	526,3	975,8
1689	Gingopret	89,9	1876,1	2430,5
1690	Belnif	89,8	5142,2	8703,9
1691	Finalgon-Salbe	89,7	624,7	3728,0
1692	Gutron	89,6	2965,1	577,3
1693	Ila-Med M	89,6	640,5	408,1
1694	Gynamon	89,6	1907,7	7244,8
1695	Penicillin V Wolff	89,5	728,0	547,0
1696	Dacrin	89,5	444,1	4476,4
1697	Zinnat	89,5	5549,2	865,1
1698	pirox von ct	89,5	714,3	1621,8
1699	Mestinon	89,5	7613,5	2737,2
1700	Paedisup K/S	89,4	337,8	447,1
	Summe	626675,3	16678089,0	248433692,1
	Kumulativer Anteil	84,46%	78,14%	85,42%

Tabelle 55.8: Führende Arzneimittel 2001 nach Verordnungen (Fortsetzung)

Rang	Präparat	Verordnung in Tsd.	Umsatz in Tsd. €	DDD in Tsd.
1701	Estriol LAW	89,3	657,0	17263,0
1702	Diursan	89,2	1091,8	7515,0
1703	Demetrin/Mono Demetrin	89,2	1167,3	1506,0
1704	Doxy Komb	89,0	379,4	804,9
1705	Cotrim Heumann	88,9	303,7	524,3
1706	Erybeta	88,7	798,9	585,8
1707	gyno Canesten	88,5	807,0	472,0
1708	Ambroxol AL comp.	88,5	376,2	954,9
1709	Dihydergot	88,3	1530,3	3239,3
1710	Calcigen D	88,2	1794,9	3930,4
1711	Prosiston	88,1	1045,2	1762,9
1712	Biviol	88,1	1898,3	7099,4
1713	Melrosum Hustensirup	87,9	569,8	425,9
1714	Alomide	87,8	908,0	1560,1
1715	Clont oral	87,8	1000,4	283,9
1716	Lacrigel	87,7	486,7	4887,2
1717	Vagi C	87,7	674,9	667,7
1718	Spasyt	87,7	2015,4	2170,7
1719	Rinofluimucil-S	87,6	863,6	973,2
1720	Fadul	87,4	1685,8	3028,8
1721	Meresa / -forte	87,4	3187,4	803,2
1722	Doss	87,3	6544,5	5419,3
1723	Captin	87,2	166,2	339,5
1724	Nubral	86,6	1115,8	4808,0
1725	Bronchobest	86,5	495,4	1106,0
1726	Nifeclair	86,4	1472,3	4466,5
1727	Calcivit D	86,4	1827,4	3567,0
1728	Azathioprin-ratiopharm	86,3	8335,4	2706,9
1729	Nafti-ratiopharm	86,2	2007,5	1864,4
1730	P-Mega-Tablinen	86,1	519,2	580,0
1731	Lektinol	86,1	10384,6	4445,4
1732	Hydrodexan/- S	86,1	1567,1	1939,9
1733	Biofanal Drag. etc.	86,0	1834,9	850,4
1734	Kelofibrase	86,0	1084,5	661,9
1735	Ginkgo biloba comp.	86,0	1375,4	3807,8
1736	inimur	85,9	1412,8	535,7
1737	biomo-lipon	85,9	6748,3	7947,5
1738	Trama KD	85,8	893,3	676,8
1739	Prednisolon Galen	85,8	595,3	3291,9
1740	Linola Urea	85,8	745,8	3861,1
1741	Crom Ophtal	85,7	452,6	2477,3
1742	Orgametril	85,5	1608,1	4210,0
1743	Nifedipin Heumann	85,5	1585,3	4365,6
1744	Oestro Gynaedron M	85,3	578,9	13688,1
1745	Diurapid	85,3	1473,9	14153,0
1746	Ambrolös	85,2	400,4	828,8
1747	Hämatopan F	85,1	671,2	1444,6
1748	amitriptylin von ct	85,1	827,9	2460,1
1749	Avamigran N	84,9	1323,1	1122,4
1750	Prothyrid	84,8	1512,0	8168,9
	Summe	631019,4	16760890,6	24999945,5
	Kumulativer Anteil	85,04%	78,53%	85,99%

Tabelle 55.8: Führende Arzneimittel 2001 nach Verordnungen (Fortsetzung)

Rang	Präparat	Verordnung in Tsd.	Umsatz in Tsd. €	DDD in Tsd.
1751	Volon A Tinktur N	84,7	1267,5	1310,6
1752	Blemaren N	84,7	3554,3	2117,0
1753	Nimotop	84,6	5600,2	794,3
1754	Eryaknen	84,6	746,2	1324,4
1755	Azuglucon	84,5	717,4	4865,8
1756	Octenisept	84,5	977,9	33401,5
1757	Paracetamol 1A-Pharma	84,4	122,4	422,2
1758	Dilanacin	84,4	850,0	8441,2
1759	ZUK Rheuma/Schmerz	84,3	371,4	2108,5
1760	Loratadin ratiopharm	84,3	1022,7	2062,6
1761	Isomol Pulver	84,2	1812,4	1132,5
1762	Clobegalen	84,2	692,5	2430,1
1763	Aerobec	84,2	5651,3	5499,2
1764	Pandel	84,0	726,9	755,6
1765	melperon von ct	83,9	957,3	511,5
1766	Allergopos N	83,8	419,2	4790,4
1767	Lamuna	83,8	1347,1	6805,5
1768	Glucobon	83,7	1235,5	3701,3
1769	Haemiton Tabl.	83,6	1695,5	2298,2
1770	Nystalocal	83,6	1464,1	791,3
1771	Pilomann	83,5	675,7	5766,0
1772	Kytta-Cor	83,4	1245,7	3592,5
1773	Melrosum Hustensirup N	83,4	492,9	270,4
1774	Cordichin	83,3	6583,4	3930,5
1775	Huminsulin Normal	83,2	7525,0	5341,3
1776	Protaxon	83,2	3599,3	2995,5
1777	Ranicux	83,0	1741,5	3335,7
1778	Prostamed	83,0	962,4	1588,7
1779	Nipolept	83,0	3048,0	1589,6
1780	Famotidin-ratiopharm	82,9	1652,7	2982,3
1781	Trileptal	82,9	9746,8	4521,7
1782	Prednisolon Jenapharm AS	82,8	706,1	919,9
1783	Zerit	82,8	26529,8	2216,4
1784	ISDN Heumann	82,8	848,5	3438,4
1785	Dopergin	82,7	6775,6	1233,7
1786	Lonarid	82,6	358,8	260,2
1787	Carbabeta/- retard	82,6	3493,0	4139,8
1788	Chinosol Tabletten	82,5	471,9	742,4
1789	Molevac	82,5	1581,7	80,1
1790	Meteozym	82,5	2074,0	1738,3
1791	ASS-light	82,5	252,1	7954,0
1792	Menorest	82,4	2082,4	5194,3
1793	Diacard Liquidum	82,2	1225,7	10841,5
1794	Nitre Puren	82,2	1056,8	6181,9
1795	Oculotect Gel/sine Tropfen	82,1	809,7	5316,6
1796	Udramil	82,0	6833,4	6956,6
1797	Delagil	82,0	447,8	688,1
1798	Uro-Vaxom	81,9	5323,8	4054,8
1799	Loftan	81,9	1980,7	3511,2
1800	Betoptima	81,8	1211,4	5911,9
	Summe	**635183,0**	**16893458,9**	**25192803,7**
	Kumulativer Anteil	**85,60%**	**79,15%**	**86,65%**

Tabelle 55.8: Führende Arzneimittel 2001 nach Verordnungen (Fortsetzung)

Rang	Präparat	Verordnung in Tsd.	Umsatz in Tsd. €	DDD in Tsd.
1801	Efflumidex	81,8	624,9	1635,8
1802	Dreisafer	81,7	1172,1	2521,0
1803	Diflucan/-Derm	81,6	21242,5	1700,2
1804	Convulex	81,6	3536,2	3480,2
1805	Obsilazin	81,5	1114,0	2635,6
1806	Capto Puren	81,4	1719,5	4961,6
1807	sotalol von ct	81,4	1927,8	4583,9
1808	Arteoptic	81,3	1245,1	5946,3
1809	Methotrexat medac	81,3	10686,8	2228,6
1810	Gianda	81,3	1952,0	249,3
1811	Bifon	81,2	579,4	1870,1
1812	Ginkgo Syxyl	81,1	864,0	1467,1
1813	Kivat	81,0	1344,1	2589,2
1814	Pravidel Tabl.	80,9	3472,1	2078,4
1815	Noviform Augensalbe	80,8	786,5	1010,5
1816	Amoxicillin-ratiopharm comp.	80,8	2834,7	566,5
1817	Gastrovegetalin	80,7	578,4	956,8
1818	Corifeo	80,6	4444,6	5653,3
1819	Helarium	80,6	1532,8	4073,5
1820	Propafenon-ratiopharm	80,6	1850,2	5008,2
1821	Ossin	80,6	880,6	3466,5
1822	Fluctin	80,6	9362,6	4622,2
1823	Micotar	80,5	656,6	1182,1
1824	Maprolu	80,3	936,5	1841,2
1825	Decentan	80,1	2121,9	1176,7
1826	Echinacin	79,9	997,3	745,4
1827	Liskantin	79,8	1844,7	1863,2
1828	Siccapos	79,8	383,7	3963,6
1829	Rebif	79,8	108477,6	2883,0
1830	Kochsalzlösung Eifelfango	79,7	866,3	1493,6
1831	Aprical	79,6	2006,2	6198,2
1832	B12-Steigerwald	79,4	555,2	36491,5
1833	Solcoseryl	79,3	460,0	991,4
1834	Ubretid	79,3	4801,7	3420,3
1835	Tradelia	79,2	2161,7	6024,6
1836	Depressan	79,2	2205,9	2640,2
1837	Nystatin Stada	79,1	2008,1	1746,1
1838	ASS 1A Pharma	79,1	152,6	1787,4
1839	Methylprednisolon Jenapharm	79,0	2343,2	3439,5
1840	Dermestril	78,9	2200,4	6198,0
1841	Windol	78,9	550,9	1492,4
1842	Petibelle	78,9	2463,4	6410,2
1843	Pankreatin-ratiopharm	78,8	3823,2	920,8
1844	Pilocarpin Ankerpharm	78,7	561,0	4893,7
1845	Lisi-Lich	78,6	1997,7	7424,8
1846	Salbutamol AL	78,5	593,9	1112,3
1847	Uvirgan mono	78,5	2404,8	2681,9
1848	Enalapril Heumann	78,5	1774,2	5797,2
1849	Loperamid AL	78,4	297,3	267,4
1850	Gentamytrex	78,4	254,1	1445,5
	Summe	639185,8	17117110,2	25372641,4
	Kumulativer Anteil	86,14%	80,20%	87,27%

55

Tabelle 55.8: Führende Arzneimittel 2001 nach Verordnungen (Fortsetzung)

Rang	Präparat	Verordnung in Tsd.	Umsatz in Tsd. €	DDD in Tsd.
1851	Phenytoin AWD	78,4	848,0	4149,6
1852	tensobon comp	78,3	6214,6	7210,3
1853	Dexpanthenol Heumann	78,2	348,8	1996,6
1854	Vidirakt S mit PVP	78,1	486,2	5469,3
1855	Bufedil	78,0	2982,2	2325,7
1856	Lactocur	78,0	1076,8	4568,3
1857	Cystium wern	77,9	710,1	941,2
1858	Corangin Nitro	77,8	670,9	3461,4
1859	Radepur	77,8	906,3	1084,9
1860	M-Dolor	77,6	7693,5	1876,1
1861	Infectosoor Mundgel	77,6	381,3	166,3
1862	Beclorhinol	77,4	1257,6	2102,1
1863	Kavacur	77,2	1259,4	4111,7
1864	Topamax	77,1	16617,3	2114,4
1865	Enantone	77,0	30957,7	3463,8
1866	Epivir	77,0	23023,6	2242,7
1867	Urol mono	76,9	2404,3	852,6
1868	DHC Mundipharma	76,9	7785,3	1657,8
1869	Flexase	76,9	580,3	925,2
1870	Nizoral Creme	76,8	589,7	994,1
1871	Berlinsulin H Basal	76,8	6184,1	4296,1
1872	AHP 200	76,8	2896,7	2559,1
1873	Verapamil-Hennig	76,7	1603,1	4165,9
1874	Capto-1A Pharma	76,5	818,8	4662,1
1875	Pentofuryl	76,4	716,1	341,2
1876	Gestakadin	76,4	430,2	6989,5
1877	Insulin Novo Semilente	76,4	5095,0	3817,6
1878	Recessan	76,2	451,3	2541,4
1879	Gabrilen Gel	76,2	459,8	692,8
1880	Exelon	76,2	11386,7	1769,6
1881	Piracebral	76,2	1849,0	3490,5
1882	Timohexal	76,0	962,2	5555,1
1883	Fluspi Stechamp.	75,9	2150,7	1643,9
1884	Juvental	75,9	1394,3	3975,5
1885	Sonata	75,9	896,6	908,6
1886	Pentasa	75,5	11381,3	5091,1
1887	Salbutamol Trom	75,5	636,8	439,9
1888	panthenol von ct	75,4	231,2	2048,5
1889	Thioridazin-neuraxpharm	75,3	1835,1	1573,6
1890	Colina	75,3	979,0	554,8
1891	Agnolyt	75,2	1564,7	5591,9
1892	Acic Hexal Tbl.	75,2	2865,6	361,3
1893	Dolormin/-Migräne	75,1	350,7	356,4
1894	Hydrocortison Jenapharm	75,0	3962,9	2313,7
1895	Cefavora	75,0	1569,0	3300,0
1896	Cromohexal	74,9	1761,1	906,5
1897	Nitroderm TTS	74,9	4255,8	5280,3
1898	Fenizolan	74,9	463,4	459,4
1899	Vagisan	74,9	601,5	524,0
1900	Effekton	74,9	736,2	2888,2
	Summe	643008,3	17294393,3	25503453,9
	Kumulativer Anteil	86,66%	81,03%	87,72%

Tabelle 55.8: Führende Arzneimittel 2001 nach Verordnungen (Fortsetzung)

Rang	Präparat	Verordnung in Tsd.	Umsatz in Tsd. €	DDD in Tsd.
1901	Neogama	74,8	3107,5	816,1
1902	Chol-Kugeletten Neu	74,8	1017,1	1453,2
1903	Kytta Balsam f	74,8	710,8	2151,8
1904	Ocuflur	74,6	1639,4	2187,5
1905	Disalunil	74,6	1555,7	5907,1
1906	Tromlipon	74,5	6423,9	6414,9
1907	Tridin forte	74,5	3234,7	3724,0
1908	Terfenadin-ratiopharm	74,4	739,2	1632,0
1909	Obstinol mild/M	74,4	568,4	412,0
1910	Beclomet-Nasal Orion	74,4	1440,9	2141,4
1911	Homviotensin	74,3	1486,4	7109,5
1912	Mirfulan Spray N	74,3	661,5	3714,2
1913	Diclophlogont Gel	74,3	349,3	592,0
1914	Eusaprim	74,2	316,6	515,5
1915	Magnerot N	74,1	662,6	1786,6
1916	Micotar Mundgel	74,1	497,5	172,8
1917	Cellidrin	74,1	822,8	4343,9
1918	Nitrazepam-neuraxpharm	74,1	260,9	2258,5
1919	Colchysat Bürger	73,9	680,7	1378,9
1920	Furacin-Sol	73,9	651,9	496,8
1921	Dorithricin	73,8	368,7	270,2
1922	Tardyferon-Fol Drag.	73,7	1051,0	3525,6
1923	Alpha-Lipon Stada	73,6	4719,2	4509,8
1924	Esprenit	73,4	1039,7	1665,6
1925	Maalox	73,4	1667,2	511,5
1926	Parkopan	73,3	1094,6	2381,6
1927	Cafergot N	73,2	3072,5	1589,8
1928	Felocor	73,0	3718,1	7319,5
1929	Dexa-Siozwo N	73,0	525,9	1043,4
1930	Magnesium-Diasporal 150	73,0	920,9	2957,7
1931	Optipect N/Neo	73,0	372,2	698,0
1932	duraprednisolon	73,0	499,0	3127,0
1933	Optalidon N	72,9	358,7	598,3
1934	cromo pur von ct Nasenspray	72,9	625,7	560,9
1935	Bisobela	72,9	1556,3	3665,8
1936	CORIC plus	72,9	5881,1	6324,7
1937	Cephalexin-ratiopharm	72,9	1675,8	392,1
1938	Pepdul	72,9	5561,7	3663,8
1939	Fusid	72,8	1743,1	15944,8
1940	Amantadin-ratiopharm	72,7	1686,8	4069,1
1941	Edronax	72,7	5145,8	2190,7
1942	Klysma-Salinisch	72,7	682,0	277,5
1943	Kollateral	72,6	2081,4	2470,3
1944	Doxazomerck	72,5	3656,0	5268,5
1945	Irtan Nasenspray	72,4	1525,1	1044,9
1946	Dicodid	72,4	449,3	413,4
1947	Panoral	72,4	2119,8	486,3
1948	Quensyl	72,3	1847,8	1925,3
1949	Bezafibrat AL	72,3	1878,0	3585,2
1950	Vaspit	72,2	489,7	1740,5
	Summe	**646682,1**	**17379234,5**	**25636884,3**
	Kumulativer Anteil	**87,15%**	**81,43%**	**88,18%**

55

Tabelle 55.8: Führende Arzneimittel 2001 nach Verordnungen (Fortsetzung)

Rang	Präparat	Verordnung in Tsd.	Umsatz in Tsd. €	DDD in Tsd.
1951	Lederlind Heilpaste	72,1	824,9	1190,3
1952	Infectotrimet	72,1	734,0	450,4
1953	Ticlopidin-ratiopharm	72,0	4670,4	2917,8
1954	Tetrazepam Stada	71,9	506,8	539,0
1955	Capto Dura M	71,9	796,2	3947,8
1956	Kalitrans-Brausetabletten	71,9	918,7	1902,2
1957	Diclo SchmerzGel	71,9	337,3	600,0
1958	Ambril	71,8	340,9	649,0
1959	Isoptin RR plus	71,8	4372,3	6469,0
1960	Instillagel	71,7	2169,5	1628,8
1961	Furo 1A-Pharma	71,6	850,4	9124,0
1962	Medivitan N	71,5	2205,1	927,1
1963	Tetramdura	71,4	715,3	712,1
1964	Broncho-Vaxom	71,4	2684,0	4385,0
1965	Gingobeta	71,3	1590,7	2077,0
1966	Tramadol-Lichtenstein	71,2	933,9	693,9
1967	Flui-DNCG	71,2	2005,2	1251,2
1968	Felden	71,2	1684,5	2459,4
1969	Norethisteron Jenapharm	71,2	464,6	3138,2
1970	Klimaktoplant H	71,1	1126,5	3403,4
1971	Barazan	71,0	1708,3	491,1
1972	Diazepam Stada	71,0	211,7	3034,9
1973	Furosal	71,0	916,0	9193,7
1974	Molsiket	71,0	2290,9	6398,3
1975	Staphylex	70,8	2759,9	323,7
1976	Hydergin	70,8	2009,4	3787,1
1977	Modenol	70,8	2207,8	6757,4
1978	Syneudon	70,8	921,3	2713,3
1979	Doxazosin Azu	70,7	3518,7	5058,5
1980	Lorazepam-ratiopharm	70,6	491,9	1581,8
1981	Escor	70,5	5124,6	6893,6
1982	Solupen D	70,5	647,3	1762,7
1983	lisinopril von ct	70,5	1601,3	5349,3
1984	Alpicort F	70,3	1101,4	1406,1
1985	Ampicillin-ratiopharm	70,2	1048,4	562,9
1986	Siros	70,2	1532,8	140,4
1987	Lymphozil K/E	70,2	482,4	1290,6
1988	Travocort	70,1	931,2	719,3
1989	Azufibrat	70,0	2329,2	3743,1
1990	Balneum Hermal Plus	70,0	940,9	5516,4
1991	Maprotilin Neurax	69,8	1013,5	2191,6
1992	Hepa-Merz Amp./Gran./Kautbl.	69,8	7873,6	1843,7
1993	Bambec	69,8	4581,2	2604,9
1994	Dexa Loscon mono	69,8	1439,2	1551,7
1995	Teltonal	69,8	1343,9	2629,0
1996	Furanthril	69,7	639,3	6298,3
1997	Mykoderm Mund-Gel	69,7	368,8	150,7
1998	Troxerutin-ratiopharm	69,7	1435,2	2131,4
1999	Mycospor-Nagelset	69,7	2043,7	696,6
2000	Theophyllin Heumann	69,6	910,8	3869,6
	Summe	650222,5	17463590,4	25776041,2
	Kumulativer Anteil	87,63%	81,82%	88,66%

Tabelle 55.8: Führende Arzneimittel 2001 nach Verordnungen (Fortsetzung)

Rang	Präparat	Verordnung in Tsd.	Umsatz in Tsd. €	DDD in Tsd.
2001	Loratadin Stada	69,6	804,8	1603,4
2002	Fluanxol 0,5 mg	69,6	594,4	1159,3
2003	Cutanum	69,5	2241,0	6166,9
2004	Thomapyrin	69,5	260,3	365,2
2005	Tilidin AL comp.	69,5	2110,6	1652,6
2006	Ortho-Gynest	69,5	502,2	2729,6
2007	Hydrocortison Hoechst	69,5	4595,5	2286,5
2008	Rivoltan	69,0	1817,5	2862,5
2009	Phardol mono	68,9	260,3	1722,1
2010	Johanniskraut-ratiopharm	68,7	1121,2	3245,8
2011	Trama AbZ	68,6	1000,3	863,7
2012	Tagonis	68,6	9050,3	4440,4
2013	Daivonex	68,6	3327,4	2119,2
2014	Metformin-1A Pharma	68,6	1000,6	2863,2
2015	Ciprobeta	68,5	2605,8	284,7
2016	Spilan	68,4	1714,4	3864,1
2017	Gevilon	68,4	3251,0	3471,9
2018	Avonex	68,4	78177,1	1907,9
2019	Tardyferon	68,3	944,7	1576,8
2020	Sedalipid	68,3	2554,9	2276,1
2021	Mg 5-Longoral/Granulat	68,2	839,0	2647,4
2022	Metysolon	68,2	1816,8	2722,7
2023	Rhinopront Kaps.	68,2	461,7	456,9
2024	Neobac	68,2	345,2	164,3
2025	Surgam	68,1	2032,3	1944,9
2026	Timolol-POS	68,1	809,1	4741,0
2027	Amilorid comp.-ratiopharm	68,0	556,4	5744,6
2028	Neo Tussan	67,8	334,5	83,7
2029	Arilin oral	67,8	616,7	188,6
2030	Milupa GES	67,7	258,0	135,4
2031	Acesal	67,7	215,3	1864,7
2032	Theophyllin AL	67,6	698,9	3549,9
2033	Amoxi Clavulan Stada	67,4	2473,8	490,2
2034	PVP-Jod Lichtenstein	67,3	433,4	845,7
2035	Kan Ophtal	67,3	259,7	1121,0
2036	Psychotonin-sed.	67,3	1227,1	3777,7
2037	Sustiva	67,2	32661,7	2001,1
2038	NaHCO$_3$ Fresenius	67,2	1905,0	1920,0
2039	Magnesium 500 von ct	67,2	418,6	949,8
2040	Cysto Fink	67,2	1442,3	1609,0
2041	Diligan	67,1	1730,9	1451,4
2042	Echinacea-ratioph. Tabl.	67,1	224,7	252,6
2043	Vitamin B$_{12}$ Jenapharm	67,0	466,5	30609,9
2044	Kompensan-S Liquid/Tabl.	67,0	911,3	714,6
2045	Spasmo-Cibalgin S	66,9	1056,1	342,0
2046	Sinfrontal	66,8	626,3	556,3
2047	Morphin-ratiopharm	66,8	5825,0	1446,9
2048	Isotrex	66,7	797,6	1640,3
2049	Ginkodilat	66,7	1613,5	2101,2
2050	Haematopan	66,5	895,7	1521,9
	Summe	653622,5	17645477,9	25901098,5
	Kumulativer Anteil	88,09%	82,68%	89,09%

Tabelle 55.8: Führende Arzneimittel 2001 nach Verordnungen (Fortsetzung)

Rang	Präparat	Verordnung in Tsd.	Umsatz in Tsd. €	DDD in Tsd.
2051	Fluoxetin-neurax	66,5	3848,4	3755,6
2052	Duphaston	66,5	1113,9	2876,3
2053	Natriumfluorid 25 Baer	66,4	457,1	1760,4
2054	Palladon retard	66,4	14177,7	9117,3
2055	Mictonetten	66,4	2050,5	802,2
2056	Pinimenthol S mild	66,4	315,7	608,9
2057	Karil	66,4	5117,3	663,7
2058	Ena Puren	66,3	1790,9	6542,7
2059	Toxi-loges N	66,3	375,8	1000,1
2060	Videx	66,1	21497,4	1790,6
2061	Lipox	66,0	2052,5	3808,3
2062	Dridase	65,9	1923,4	1735,5
2063	Plastufer	65,8	1163,5	2149,5
2064	Thomasin	65,8	1055,8	1661,2
2065	Psyquil	65,8	904,8	1005,3
2066	Glucagen	65,7	2120,3	65,7
2067	Clinofem	65,7	1181,9	3332,5
2068	Bronchoforton Saft/Tropfen	65,7	458,2	633,1
2069	Spironolacton Heumann	65,6	2281,0	4197,5
2070	Dolo Arthrosenex N/-NH	65,5	260,5	1858,5
2071	Starlix	65,5	3614,3	2103,4
2072	Dekristol	65,5	427,4	4488,7
2073	Nitrofurantoin-ratiopharm	65,5	564,9	1636,5
2074	Lomaherpan	65,5	492,0	1090,9
2075	Pro-Symbioflor	65,4	1091,6	1072,5
2076	Pulmotin /-N Salbe	65,4	244,7	413,5
2077	Venoplant retard S	65,4	2295,4	2937,0
2078	Lanicor	65,4	626,2	6181,0
2079	Soventol HC	65,3	482,1	763,2
2080	Aknefug simplex	65,3	598,0	1101,4
2081	Remederm Widmer	65,3	863,2	5157,0
2082	Soventol Gel	65,3	299,0	457,1
2083	CYSTO FINK Mono	65,3	2110,1	2109,2
2084	Berniter	65,3	1131,8	7293,6
2085	Dentinox N	65,2	306,0	1614,1
2086	Sigacalm	65,1	342,5	660,6
2087	Nyogel	65,1	858,5	4263,9
2088	Vitamin D$_3$- Hevert	65,0	404,5	12020,2
2089	Kollateral A+E Drag.	65,0	2074,7	1909,1
2090	Zeel comp./ comp. N	64,9	1070,4	2718,6
2091	Otosporin	64,8	479,8	740,9
2092	AH3 N	64,7	1034,0	1013,3
2093	Nystaderm-comp.	64,7	784,6	647,4
2094	Rheumon	64,7	586,3	438,4
2095	Terracortril N	64,7	310,3	2443,8
2096	Magnesium-Optopan	64,6	363,8	1615,4
2097	Aciclostad	64,4	2358,1	296,5
2098	Intal	64,3	2434,7	1640,2
2099	Protactyl	64,3	675,5	403,9
2100	Atebeta	64,2	929,5	3507,5
	Summe	656894,7	17739478,5	26023202,5
	Kumulativer Anteil	88,53%	83,12%	89,51%

Tabelle 55.8: Führende Arzneimittel 2001 nach Verordnungen (Fortsetzung)

Rang	Präparat	Verordnung in Tsd.	Umsatz in Tsd. €	DDD in Tsd.
2101	Pholedrin liquid. Meuselbach	64,1	786,8	1850,9
2102	Proteozym	64,1	446,7	403,8
2103	Oxazepam Stada	64,1	268,3	490,1
2104	Dexa-Allvoran Amp.	64,0	261,3	407,4
2105	Regepithel	64,0	326,5	1280,4
2106	Amoxi Hefa	64,0	819,6	918,2
2107	Dobica	64,0	1882,0	3199,6
2108	Neuro-Lichtenstein	63,9	404,0	1327,5
2109	Nitrensal	63,9	559,9	4845,0
2110	Estrafemol	63,8	1658,2	5249,0
2111	Aknefug-oxid	63,8	383,6	1074,7
2112	Acetabs	63,7	326,8	852,2
2113	Diprosalic	63,6	2120,8	1620,5
2114	Noctazepam	63,6	199,4	502,6
2115	Profact	63,6	40089,4	5398,6
2116	Hirudoid/-forte	63,6	770,9	2391,8
2117	Melperon AL	63,6	642,3	316,4
2118	Benzbromaron-ratiopharm	63,6	620,3	5675,0
2119	Doxy-Tablinen	63,5	209,4	862,1
2120	Uvalysat	63,5	434,3	296,2
2121	Sogoon	63,4	1595,7	2558,5
2122	Doxepin AZU	63,3	696,2	992,1
2123	Biaxin HP	63,2	4712,3	893,4
2124	Anusol	63,2	551,1	720,8
2125	Biciron	63,2	241,1	6319,1
2126	Bezafibrat Heumann	63,1	1786,8	2708,7
2127	Bronchocort	63,0	4980,0	4614,6
2128	Sulp Hexal	63,0	1572,1	537,2
2129	Syntestan	62,8	3686,6	2709,3
2130	Cotrimox-Wolff	62,8	309,7	457,6
2131	Nepresol	62,7	1699,4	2141,1
2132	Beclomet Orion	62,6	1101,3	3870,6
2133	Solugastril	62,5	1200,7	519,2
2134	Diclo-Puren Gel	62,5	328,8	564,1
2135	Linola-Fett N Ölbad	62,5	692,1	1755,6
2136	Sinophenin	62,2	569,6	309,1
2137	Traumon	62,1	446,4	423,0
2138	Harntee 400	62,1	503,9	805,2
2139	M Long	62,1	6976,6	1378,6
2140	Pentohexal	62,0	1581,7	2468,8
2141	Imap	62,0	2095,1	1394,8
2142	Bronchicum plus	62,0	767,5	313,4
2143	Zinksalbe von ct	61,9	297,1	1435,8
2144	Sulpivert	61,9	1216,4	402,9
2145	Euvegal Balance	61,8	847,0	1121,3
2146	nitrendipin von ct	61,8	551,1	4478,3
2147	Konakion	61,8	680,8	1376,0
2148	Pilocarpol	61,7	425,4	3954,9
2149	Teneretic	61,7	3569,2	5761,7
2150	Septacord	61,7	906,3	1265,5
	Summe	**660043,7**	**17842276,9**	**26120415,2**
	Kumulativer Anteil	**88,95%**	**83,60%**	**89,84%**

55

Tabelle 55.8: Führende Arzneimittel 2001 nach Verordnungen (Fortsetzung)

Rang	Präparat	Verordnung in Tsd.	Umsatz in Tsd. €	DDD in Tsd.
2151	MSI Mundipharma	61,7	2897,4	692,7
2152	Amiohexal	61,6	5934,9	4788,1
2153	Pyralvex	61,6	455,5	1967,0
2154	Ospolot	61,6	2922,4	1423,8
2155	Ulnor	61,6	3216,2	2217,0
2156	Eatan N	61,5	380,4	2443,2
2157	Betasemid	61,5	4834,7	5641,1
2158	Cordicant	61,4	1595,1	4198,2
2159	Rhinoguttae Argenti Leyh	61,4	297,8	750,5
2160	Uro-Tablinen	61,4	733,9	1105,0
2161	Pädiamol	61,4	418,1	333,1
2162	Orphol	61,3	1582,2	2829,1
2163	Prednison Galen	61,3	966,3	3963,4
2164	Spiro-D-Tablinen	61,3	2173,6	4463,3
2165	Litalir	61,2	11386,7	1748,1
2166	pentox von ct	61,1	1458,6	2268,4
2167	Lisi-Puren	61,1	1565,4	5686,6
2168	Hylak N	61,0	550,2	663,5
2169	NovaStep	61,0	832,6	4889,5
2170	Dequonal	61,0	401,8	653,8
2171	Acular	60,9	1323,0	1966,2
2172	duravolten	60,9	583,1	1985,6
2173	Triam-Injekt	60,8	573,0	2362,2
2174	Osanit	60,8	341,9	285,2
2175	Betavert	60,8	701,4	1600,7
2176	Meto AbZ	60,8	514,9	2382,8
2177	Nystatin Lederle Creme etc.	60,7	640,2	883,4
2178	Doxy-Wolff Mucolyt.	60,6	386,8	651,8
2179	Nitrazepam AL	60,5	172,0	1600,2
2180	Panchelidon	60,4	1505,9	956,1
2181	Codicompren	60,4	337,8	296,1
2182	Betagentam	60,4	306,4	1207,4
2183	Cromoglicin-ratioph.Augentr.	60,3	287,6	1449,2
2184	Espa Tussin	60,3	313,9	1043,1
2185	Loxin	60,3	798,6	3015,7
2186	Sotalol AL	60,3	1247,5	3772,1
2187	Kamistad N	60,3	322,0	2009,9
2188	LentoNit	60,3	589,8	6937,1
2189	ibudolor	60,1	323,6	365,4
2190	stas Hustenlöser	60,1	221,9	378,4
2191	Furo AbZ	60,1	529,5	4983,2
2192	Tofranil	60,0	1159,1	1123,2
2193	Ostochont Gel/Salbe	60,0	752,0	1500,4
2194	Udrik	59,9	3240,1	4418,0
2195	diazep von ct	59,7	101,9	1437,6
2196	Delgesic	59,6	421,3	461,0
2197	Tavegil Gel	59,6	301,8	467,2
2198	Zaditen	59,5	1223,3	2068,3
2199	Panthenol-Augensalbe	59,5	165,7	850,1
2200	Calcimed D$_3$ forte	59,5	1190,9	2493,1
	Summe	663078,2	17907457,6	262280091,3
	Kumulativer Anteil	89,36%	83,90%	90,21%

Tabelle 55.8: Führende Arzneimittel 2001 nach Verordnungen (Fortsetzung)

Rang	Präparat	Verordnung in Tsd.	Umsatz in Tsd. €	DDD in Tsd.
2201	Locacorten-Vioform	59,5	1101,8	613,0
2202	Sandrena	59,4	1734,2	4566,0
2203	Harmosin	59,3	837,1	366,1
2204	Lanzor	59,3	5658,2	1791,4
2205	Kamillan plus	59,0	416,4	276,5
2206	Traumasept	59,0	258,4	342,7
2207	Pholedrin-longo-Isis	58,8	1456,1	2375,6
2208	Psychotonin M/N/300	58,8	1725,3	3290,4
2209	Spondyvit	58,8	2563,7	14278,2
2210	Viramune	58,7	24531,6	1692,9
2211	Dolgit Diclo	58,7	287,6	1319,7
2212	Spersallerg	58,7	674,6	4694,1
2213	Engerix B	58,6	3137,1	60,5
2214	Atenolol-ratiopharm comp.	58,6	2518,3	5187,4
2215	Cassadan	58,5	607,4	1067,7
2216	Soderm plus	58,5	489,2	2355,5
2217	Neupogen	58,5	63157,6	289,9
2218	Cotrim Diolan	58,4	198,3	504,8
2219	Tolvin	58,4	2271,1	1677,0
2220	Metformin-Heumann	58,3	859,7	2368,2
2221	Flantan	58,2	2399,3	5264,0
2222	ASS AL	58,1	110,3	1254,0
2223	Expit	58,1	219,5	378,8
2224	Complamin	58,0	1219,8	1495,4
2225	Enalapril AL	57,9	1326,2	4555,2
2226	Triapten	57,9	818,8	255,1
2227	Kytta Thermopack	57,9	1091,4	868,8
2228	Cholagogum F	57,9	1844,1	1548,5
2229	Acemetacin Stada	57,9	1078,6	1500,5
2230	Sanasthmyl	57,8	1895,7	1478,2
2231	Lormetazepam-ratiopharm	57,8	394,5	1765,8
2232	Cerson	57,8	830,0	2327,2
2233	Diamox	57,7	1545,6	1007,9
2234	Colifoam	57,7	3643,1	3885,4
2235	Zinksalbe Lichtenstein	57,7	428,3	2077,0
2236	Mel-Puren	57,6	678,8	319,7
2237	Navoban	57,6	8286,0	248,3
2238	espa-lipon	57,6	5193,1	5870,1
2239	Cholecysmon-Dragees	57,5	719,7	2342,1
2240	Polybion N	57,5	418,3	597,9
2241	Clabin N/plus	57,5	319,1	2754,7
2242	Symbioflor II	57,5	980,0	1557,1
2243	Metavirulent	57,4	546,2	2122,3
2244	Tamokadin	57,4	3543,7	5786,9
2245	Dexahexal	57,3	330,5	700,8
2246	Indo-Phlogont	57,3	592,8	1405,1
2247	Exoderil	57,2	763,5	1721,9
2248	Diprosone Creme etc.	57,1	1198,8	2062,1
2249	budesonid von ct Dosier.	57,1	1309,0	2268,0
2250	Glibenbeta	57,0	311,6	3318,0
	Summe	**665983,1**	**18065977,2**	**26339945,6**
	Kumulativer Anteil	**89,76%**	**84,65%**	**90,60%**

55

Tabelle 55.8: Führende Arzneimittel 2001 nach Verordnungen (Fortsetzung)

Rang	Präparat	Verordnung in Tsd.	Umsatz in Tsd. €	DDD in Tsd.
2251	Tampositorien H	57,0	425,2	261,8
2252	Ergocalm	56,9	552,4	2061,4
2253	Doxy Lindoxyl	56,9	243,9	596,3
2254	tramadol von ct	56,8	936,4	702,4
2255	Östro-Primolut	56,8	300,8	681,5
2256	Ultralan-oral	56,8	2377,5	2682,3
2257	CORIC	56,7	3212,2	4580,8
2258	Corto-Tavegil Gel	56,6	583,9	596,8
2259	Tetrazepam AL	56,5	345,7	435,5
2260	Leptilan	56,5	2250,7	1854,9
2261	Borocarpin S	56,5	446,9	4021,8
2262	Vitamin B12 Lichtenstein	56,5	316,3	28243,2
2263	Timosine	56,4	1780,9	5649,0
2264	Dexamethason LAW	56,4	764,0	2103,1
2265	Levocarb Gry	56,4	1743,7	1161,4
2266	Tyrosur Gel	56,4	296,6	131,0
2267	DNCG Trom	56,3	1649,4	984,0
2268	Menogon	56,2	11561,7	2620,1
2269	Luminal	56,1	458,8	4678,3
2270	Dispadex comp.	56,1	404,3	1122,6
2271	Imeson	56,1	220,5	1097,1
2272	Lopresor	56,0	1727,8	2503,0
2273	toxi-loges Tropfen	56,0	595,9	1192,0
2274	Clindamycin-ratiopharm	56,0	1519,6	296,0
2275	Vera Lich	56,0	1102,7	2967,7
2276	Coversum combi	55,9	4395,2	4141,6
2277	ISMN Heumann	55,9	1320,4	3807,5
2278	Jomax	55,8	348,7	904,6
2279	Simplotan Tabl.	55,8	749,5	78,5
2280	utk	55,7	2136,5	4896,8
2281	Rebetol	55,7	54322,6	1474,2
2282	Gen-H-B-Vax	55,6	3961,5	61,1
2283	Ciprofloxacin STADA	55,6	1683,8	185,3
2284	A.T. 10	55,6	5019,5	3261,8
2285	Neuro Stada	55,5	449,2	1775,1
2286	Azulon	55,5	527,5	1005,7
2287	Dexa Biciron	55,5	559,6	1849,8
2288	Glycilax	55,5	186,4	273,3
2289	Miroton	55,4	977,4	1300,1
2290	Lösnesium	55,4	966,2	1704,7
2291	Methiotrans	55,3	1775,9	1088,5
2292	Meto-Isis/ -NT	55,3	1080,8	3029,1
2293	Budenofalk	55,2	8765,0	1452,7
2294	Veno SL	55,2	1140,9	1582,6
2295	Rentibloc	55,2	1444,1	2754,1
2296	Diclofenac-Wolff	55,2	425,1	1507,0
2297	Digimed	55,1	352,0	3964,0
2298	Silkis	55,1	2153,8	1557,8
2299	Candio-Hermal Drag. etc.	55,1	695,3	205,2
2300	Aciclobeta Creme	55,1	232,9	325,3
	Summe	**668780,4**	**18197464,7**	**26457356,1**
	Kumulativer Anteil	**90,13%**	**85,26%**	**91,00%**

Tabelle 55.8: Führende Arzneimittel 2001 nach Verordnungen (Fortsetzung)

Rang	Präparat	Verordnung in Tsd.	Umsatz in Tsd. €	DDD in Tsd.
2301	Aciclovir AL Creme	55,1	203,2	220,2
2302	Allo. comp.-ratiopharm	55,0	1370,3	5068,1
2303	Myxofat	55,0	535,7	1219,1
2304	Diltiuc	55,0	2064,9	2468,3
2305	ZUK Thermocreme	54,9	394,7	2747,0
2306	Vera 1A-Pharma	54,9	803,1	2434,7
2307	Xylocain Salbe etc.	54,9	521,4	612,7
2308	Lisigamma	54,8	1512,9	5796,5
2309	Amoxi-Diolan	54,8	662,8	683,3
2310	PulmiDur	54,8	1509,6	3389,9
2311	Dysurgal N	54,8	1049,8	1586,6
2312	Enzynorm forte	54,7	1796,4	1759,5
2313	Schnupfen Endrine	54,7	146,8	848,8
2314	Osmil	54,6	1236,0	4475,8
2315	Antelepsin	54,5	569,7	525,3
2316	Respicort/ -MAGtab	54,5	2496,5	3432,0
2317	silymarin von ct	54,4	1794,6	671,3
2318	Ciprofloxacin-ratiopharm	54,4	2118,0	239,9
2319	Budesonid Stada	54,3	1905,7	3193,4
2320	paracet comp. von ct	54,3	142,4	151,9
2321	Nasenspray-Heumann	54,3	136,3	678,6
2322	Allo AbZ	54,3	399,8	2953,8
2323	Paediamuc	54,3	151,5	238,0
2324	Ortoton Plus	54,2	1125,4	434,6
2325	KCl-retard Zyma	54,2	720,4	955,3
2326	Heuschnupfenmittel DHU	54,1	756,8	3288,6
2327	Nitro Mack	54,1	1035,8	3069,1
2328	Infectokrupp	54,0	1187,2	1036,0
2329	Ketek	54,0	2281,5	290,7
2330	Virzin	53,9	1565,4	248,5
2331	Lormetazepam AL	53,8	343,2	1572,1
2332	Gastrotranquil	53,8	226,4	517,9
2333	Celestan-V	53,7	1118,0	1438,0
2334	Ferrum Verla	53,7	438,7	702,7
2335	Meto-Hennig	53,7	940,2	3427,6
2336	Proneurin 25	53,6	503,2	1644,0
2337	Hypericum Stada	53,5	958,3	2131,3
2338	Diazep AbZ	53,4	106,7	1630,0
2339	Neurobion N	53,4	631,6	908,8
2340	Enteroplant	53,4	834,1	1000,7
2341	Kavosporal Forte	53,3	1237,3	2208,4
2342	Defluina peri	53,3	1906,0	946,2
2343	Procto-Kaban	53,2	653,5	581,5
2344	Ivel	53,2	924,1	2297,4
2345	Rhinoguttae pro inf. SR Leyh	53,2	257,9	415,4
2346	Dexa-ratiopharm	53,1	452,3	819,2
2347	Supracombin	53,0	207,3	413,7
2348	Lecicarbon CO_2-Laxans	53,0	408,9	950,3
2349	Myko Cordes Creme etc.	53,0	384,1	944,3
2350	Aniflazym	52,9	1286,0	424,1
	Summe	671483,4	18243477,1	265537047,2
	Kumulativer Anteil	90,50%	85,48%	91,27%

Tabelle 55.8: Führende Arzneimittel 2001 nach Verordnungen (Fortsetzung)

Rang	Präparat	Verordnung in Tsd.	Umsatz in Tsd. €	DDD in Tsd.
2351	Betacreme/-Salbe KSK	52,9	341,1	1078,0
2352	Corsotalol	52,9	1678,5	3544,6
2353	Kochsalzlsg.Fresenius Spül	52,9	323,0	74,9
2354	Biso Lich	52,9	1186,7	2775,3
2355	Indocolir	52,9	913,2	1523,8
2356	Isotonische NaCl-Lsg.Jenaph.	52,7	285,4	527,3
2357	acemetacin von ct	52,7	914,2	1262,7
2358	Prectal	52,6	491,7	157,8
2359	Laubeel	52,6	569,4	1221,9
2360	DCCK	52,6	1540,2	2997,2
2361	Doxazosin Stada	52,5	2629,7	3788,0
2362	Diprosis	52,5	1034,5	1745,4
2363	Nebacetin Augensalbe	52,5	187,2	327,9
2364	Eisensulfat Stada	52,4	612,2	1039,3
2365	Azutrimazol Creme	52,3	255,0	744,1
2366	Coleb	52,3	3270,6	7172,8
2367	Dexabene Amp.	52,2	368,6	633,0
2368	Daktar Creme etc.	52,2	661,3	905,5
2369	Ginkgo Duopharm	52,2	959,3	1642,9
2370	Captogamma HCT	52,2	953,0	4596,8
2371	Amoxi-1A Pharma	52,1	621,9	836,8
2372	Neuralgin	52,1	196,9	297,6
2373	Sobelin Vaginal	52,1	1132,4	416,6
2374	Mundisal	52,0	263,4	1037,1
2375	heparin von ct	52,0	444,4	2321,8
2376	Monopur	51,9	1171,8	4174,9
2377	Leukase N Puder/Salbe	51,9	1104,1	1371,5
2378	Metronidazol-ratiopharm	51,9	485,8	166,6
2379	Oxymedin	51,8	1087,6	836,1
2380	Folicombin	51,7	706,0	2068,8
2381	Cordes Beta	51,7	663,3	949,1
2382	Rhesogam	51,6	4075,8	51,6
2383	Naproxen von ct	51,6	930,0	1374,7
2384	Corti-Dynexan Gel	51,6	378,2	1032,0
2385	Doxy plus Stada	51,6	339,5	577,0
2386	Colina spezial	51,5	768,7	419,8
2387	Tilade	51,5	2613,9	1823,0
2388	Pinimenthol	51,5	344,4	985,3
2389	ISMN AbZ	51,4	935,8	4323,5
2390	Piroxicam AL	51,4	499,8	1288,2
2391	Aureomycin Salbe	51,4	599,1	855,9
2392	Frubiase Calcium forte	51,4	1654,6	1142,3
2393	Felden Top	51,2	407,1	1209,6
2394	Parkinsan	51,1	6757,1	2322,5
2395	Clomhexal	51,1	894,1	2840,1
2396	Itrop	51,1	5223,1	1249,9
2397	Osspulvit S	51,1	542,7	709,4
2398	Nitrendimerck	51,0	466,9	3933,2
2399	Zalain	51,0	550,9	756,8
2400	Visken	50,9	1575,2	1731,8
	Summe	674080,5	18300086,3	266617909,7
	Kumulativer Anteil	90,85%	85,74%	91,55%

Tabelle 55.8: Führende Arzneimittel 2001 nach Verordnungen (Fortsetzung)

Rang	Präparat	Verordnung in Tsd.	Umsatz in Tsd. €	DDD in Tsd.
2401	Thyrozol	50,9	458,9	2943,5
2402	Allomaron	50,8	1612,1	4557,1
2403	Budefat	50,8	1829,1	3067,9
2404	Isotone Kochsalzlsg. Steriph	50,6	140,1	50,6
2405	Serenoa-ratiopharm	50,6	1418,0	4757,3
2406	Remedacen	50,5	413,1	680,8
2407	Döderlein Med	50,5	531,3	505,1
2408	Siozwo N	50,3	204,1	718,2
2409	Dedrei	50,2	243,3	9078,4
2410	Urbason solubile	50,2	2310,6	1578,7
2411	Nifurantin B6	50,2	903,8	403,9
2412	Migralave N	50,2	794,3	996,5
2413	Konjunktival	50,2	369,9	2255,0
2414	Faktu akut	50,1	452,5	632,7
2415	Felodipin Stada	50,1	2667,7	5348,6
2416	Reparil-Gel N	50,1	495,9	1579,2
2417	Captopril Verla	50,1	816,2	2715,5
2418	Glandosane	50,1	759,9	385,4
2419	Uralyt-U Granulat	50,0	1873,6	1471,3
2420	Paedialgon	50,0	79,2	163,5
2421	Phlebodril Kaps.	50,0	1061,0	1164,2
2422	Pankreaplex Neu	50,0	449,6	523,4
2423	Kaliumiodid BC	50,0	369,9	6318,3
2424	Doreperol N	50,0	329,5	228,5
2425	Nystaderm Mundgel	49,8	377,9	311,9
2426	Luminaletten	49,8	184,8	645,7
2427	Doryl	49,8	953,3	1303,9
2428	Repa Ophtal Gel hochvisk.	49,8	205,1	6856,8
2429	Vergentan	49,8	1056,9	448,2
2430	Liprevil	49,7	5319,4	2929,0
2431	Heparin Heumann	49,6	230,9	1391,7
2432	hydrocort von ct	49,6	310,9	1411,9
2433	Uro-Nebacetin N	49,6	2550,7	496,1
2434	Levodopa comp. B Stada	49,5	1314,5	603,5
2435	Prednison-ratiopharm	49,5	436,7	2120,9
2436	Gyno-Daktar	49,4	539,6	345,9
2437	Bifomyk	49,4	365,3	1109,0
2438	Candio-Hermal Plus	49,3	942,6	556,5
2439	Vagimid oral	49,3	448,4	129,9
2440	Megalac Almasilat	49,3	538,2	342,9
2441	Herphonal	49,2	1027,6	715,7
2442	Nivadil	49,1	4132,0	5676,5
2443	digox mite von ct	49,1	206,8	1682,3
2444	Methionin Stada	49,0	1148,1	1004,6
2445	Xapro	49,0	396,9	10576,8
2446	PK Levo	48,9	1681,7	775,1
2447	Asasantin	48,9	2389,5	1331,2
2448	Kanavit Amp./Tr.	48,9	550,2	452,6
2449	Verapamil-Wolff	48,9	1010,7	2483,0
2450	Ell-Cranell deya	48,9	884,6	1862,4
	Summe	**676570,3**	**18349873,3**	**26717597,3**
	Kumulativer Anteil	**91,18%**	**83,98%**	**91,90%**

55

Tabelle 55.8: Führende Arzneimittel 2001 nach Verordnungen (Fortsetzung)

Rang	Präparat	Verordnung in Tsd.	Umsatz in Tsd. €	DDD in Tsd.
2451	OeKolp Tabl.	48,8	759,8	3131,8
2452	Flosa	48,8	902,5	1407,6
2453	Testosteron Jenapharm	48,8	2811,7	3008,2
2454	Stas Nasenspray/Tropfen	48,7	119,3	695,4
2455	Antagonil	48,7	2503,6	1273,1
2456	Isla-Moos	48,7	202,4	320,1
2457	Biomagnesin	48,7	521,8	1001,4
2458	Zostex	48,7	5598,9	340,7
2459	Penicillin-Heyl oral	48,6	289,4	242,8
2460	Fleet Phospho-soda	48,6	738,7	48,6
2461	traumanase/-forte Drag.	48,6	1980,2	558,0
2462	Campral	48,6	3104,9	930,6
2463	Haloper	48,5	561,0	1150,4
2464	Aknichthol N/-soft N	48,5	673,5	945,8
2465	Munitren H	48,5	147,9	210,4
2466	Alprazolam-ratiopharm	48,5	394,2	842,6
2467	Epaq Dosieraerosol	48,5	690,9	1870,1
2468	Topsym/-F	48,4	722,6	1169,1
2469	Encepur	48,3	1537,2	52,5
2470	Angocin Anti-Infect N	48,3	566,6	362,6
2471	Timpilo	48,1	2524,0	3539,0
2472	Tramadol Heumann	48,1	780,5	555,9
2473	Furorese comp.	48,0	1692,4	3395,0
2474	Skid Gel	48,0	325,9	719,7
2475	Bezacur	47,9	1641,2	2735,5
2476	Baldrian-Dispert/-Stark	47,8	396,2	153,6
2477	Meto-BASF	47,8	834,4	2676,6
2478	Famobeta	47,7	796,0	1465,3
2479	Dihydergot plus	47,7	1447,6	2345,7
2480	Phytoestrol N	47,7	904,3	3554,5
2481	Dipidolor	47,6	629,9	79,4
2482	Mykofungin Vaginal	47,6	470,9	250,7
2483	Klimadynon	47,6	533,4	2223,4
2484	Cuxanorm	47,6	736,7	2611,0
2485	Solidagoren N	47,6	476,8	1055,9
2486	Crotamitex Gel etc.	47,6	833,4	4303,3
2487	Laryngomedin N	47,6	624,5	1151,0
2488	Babylax	47,6	211,1	173,9
2489	Zopi-Puren	47,6	535,3	865,3
2490	Sanasepton	47,5	624,8	349,1
2491	Almirid	47,4	7720,1	1041,8
2492	Curatoderm	47,4	2275,0	2103,8
2493	Amoxidura plus	47,3	1775,2	349,2
2494	Allergo-COMOD Augentr.	47,3	266,3	1257,3
2495	Zovirax oral/i.v.	47,2	2864,6	121,4
2496	Isotonische NaCl-Lsg. Bernb.	47,2	310,3	98,3
2497	Levodop-neuraxpharm	47,2	1525,6	949,2
2498	Amitriptylin Desitin	47,2	642,8	1643,0
2499	almag von ct Suspension	47,2	575,4	346,2
2500	Betaisodona Vaginal	47,1	948,8	830,2
	Summe	678969,2	18410623,8	26780103,4
	Kumulativer Anteil	91,51%	86,26%	92,11%

Sachverzeichnis

Die Zahlen, denen ein R vorangestellt ist, geben den Verordnungsrang des betreffenden Präparates an. Damit besteht eine schnelle Zugriffsmöglichkeit zu den wichtigsten Verordnungsdaten über die Tabelle 55.8 (S. 955 ff), in der die Präparate nach ihrer Verordnungshäufigkeit sortiert abgedruckt sind. Alle übrigen Zahlen beziehen sich auf die Seiten des Arzneiverordnungs-Reports 2002.